中华医学百科全书

临床医学

肿瘤学（四）

国家出版基金项目
NATIONAL PUBLICATION FOUNDATION

中国协和医科大学出版社
北 京

图书在版编目（CIP）数据

中华医学百科全书·肿瘤学.四/赵平主编.—北京：中国协和医科大学出版社，2022.11
ISBN 978-7-5679-2063-7

Ⅰ.①中…　Ⅱ.①赵…　Ⅲ.①医学—百科全书②肿瘤学—百科全书　Ⅳ.①R-61②R73-61

中国版本图书馆 CIP 数据核字（2022）第 201562 号

中华医学百科全书·肿瘤学（四）

主　　编：赵　平

编　　审：张之生

责任编辑：孙文欣

出版发行：**中国协和医科大学出版社**
（北京市东城区东单三条 9 号　邮编 100730　电话 010-6526 0431）

网　　址：www.pumcp.com

经　　销：新华书店总店北京发行所

印　　刷：北京广达印刷有限公司

开　　本：889×1230　1/16

印　　张：22.75

字　　数：660 千字

版　　次：2022 年 11 月第 1 版

印　　次：2022 年 11 月第 1 次印刷

定　　价：348.00 元

ISBN 978-7-5679-2063-7

《中华医学百科全书》编纂委员会

总顾问　吴阶平　韩启德　桑国卫

总指导　陈　竺

总主编　刘德培　王　辰

副总主编　曹雪涛　李立明　曾益新　吴沛新　姚建红

编纂委员（以姓氏笔画为序）

丁　洁	丁　樱	丁安伟	于中麟	于布为	于学忠	万经海
马　军	马　进	马　骁	马　静	马　融	马安宁	马建辉
马烈光	马绪臣	王　平	王　伟	王　辰	王　政	王　恒
王　铁	王　硕	王　舒	王　键	王一飞	王一镗	王士贞
王卫平	王长振	王文全	王心如	王生田	王立祥	王兰兰
王汉明	王永安	王永炎	王成锋	王延光	王华兰	王行环
王旭东	王军志	王声湧	王坚成	王良录	王拥军	王茂斌
王松灵	王明荣	王明贵	王金锐	王宝玺	王诗忠	王建中
王建业	王建军	王建祥	王临虹	王贵强	王美青	王晓民
王晓良	王高华	王鸿利	王维林	王琳芳	王喜军	王晴宇
王道全	王德文	王德群	木塔力甫·艾力阿吉		尤启冬	戈　烽
牛　侨	毛秉智	毛常学	乌　兰	卞兆祥	文卫平	文历阳
文爱东	方　浩	方以群	尹　佳	孔北华	孔令义	孔维佳
邓文龙	邓家刚	书　亭	毋福海	艾措千	艾儒棣	石　岩
石远凯	石学敏	石建功	布仁达来	占　堆	卢志平	卢祖洵
叶　桦	叶冬青	叶常青	叶章群	申昆玲	申春悌	田家玮
田景振	田嘉禾	史录文	冉茂盛	代　涛	代华平	白春学
白慧良	丛　斌	丛亚丽	包怀恩	包金山	冯卫生	冯希平
冯泽永	冯学山	边旭明	边振甲	匡海学	邢小平	邢念增
达万明	达庆东	成　军	成翼娟	师英强	吐尔洪·艾买尔	
吕时铭	吕爱平	朱　珠	朱万孚	朱立国	朱华栋	朱宗涵
朱晓东	朱祥成	乔延江	伍瑞昌	任　华	任钧国	华　伟
伊河山·伊明		向　阳	多　杰	邬堂春	庄　辉	庄志雄
刘　平	刘　进	刘　玮	刘　强	刘　蓬	刘大为	刘小林
刘中民	刘玉清	刘尔翔	刘训红	刘永锋	刘吉开	刘芝华

刘伏友	刘华平	刘华生	刘志刚	刘克良	刘迎龙	刘建勋
刘胡波	刘树民	刘昭纯	刘俊涛	刘洪涛	刘桂荣	刘献祥
刘嘉瀛	刘德培	闫永平	米玛	米光明	安锐	祁建城
许媛	许腊英	那彦群	阮长耿	阮时宝	孙宁	孙光
孙皎	孙锟	孙少宣	孙长颢	孙立忠	孙则禹	孙秀梅
孙建中	孙建方	孙建宁	孙贵范	孙洪强	孙晓波	孙海晨
孙景工	孙颖浩	孙慕义	纪志刚	严世芸	苏川	苏旭
苏荣扎布	杜元灏	杜文东	杜治政	杜惠兰	李飞	李方
李龙	李东	李宁	李刚	李丽	李波	李剑
李勇	李桦	李鲁	李磊	李燕	李冀	李大魁
李云庆	李太生	李日庆	李玉珍	李世荣	李立明	李汉忠
李永哲	李志平	李连达	李灿东	李君文	李劲松	李其忠
李若瑜	李泽坚	李宝馨	李建兴	李建初	李建勇	李映兰
李思进	李莹辉	李晓明	李凌江	李继承	李董男	李森恺
李曙光	杨凯	杨恬	杨勇	杨健	杨硕	杨化新
杨文英	杨世民	杨世林	杨伟文	杨克敌	杨甫德	杨国山
杨宝峰	杨炳友	杨晓明	杨跃进	杨腊虎	杨瑞馥	杨慧霞
励建安	连建伟	肖波	肖南	肖永庆	肖培根	肖鲁伟
吴东	吴江	吴明	吴信	吴令英	吴立玲	吴欣娟
吴勉华	吴爱勤	吴群红	吴德沛	邱建华	邱贵兴	邱海波
邱蔚六	何维	何勤	何方方	何志嵩	何绍衡	何春涤
何裕民	余争平	余新忠	狄文	冷希圣	汪海	汪静
汪受传	沈岩	沈岳	沈敏	沈铿	沈卫峰	沈心亮
沈华浩	沈俊良	宋国维	张泓	张学	张亮	张强
张霆	张澍	张大庆	张为远	张玉石	张世民	张永学
张华敏	张宇鹏	张志愿	张丽霞	张伯礼	张宏誉	张劲松
张奉春	张宝仁	张建中	张建宁	张承芬	张琴明	张富强
张新庆	张潍平	张德芹	张燕生	陆华	陆林	陆翔
陆小左	陆付耳	陆伟跃	陆静波	阿不都热依木·卡地尔		陈文
陈杰	陈实	陈洪	陈琪	陈楠	陈薇	陈曦
陈士林	陈大为	陈文祥	陈玉文	陈代杰	陈尧忠	陈红风
陈志南	陈志强	陈规化	陈国良	陈佩仪	陈家旭	陈智轩
陈锦秀	陈誉华	邵蓉	邵荣光	邵瑞琪	武志昂	
其仁旺其格	范明	范炳华	茅宁莹	林三仁	林久祥	林子强
林天歆	林江涛	林曙光	杭太俊	郁琦	欧阳靖宇	尚红

果德安	明根巴雅尔	易定华	易著文	罗 力	罗 毅	罗小平
罗长坤	罗颂平	帕尔哈提·克力木		帕塔尔·买合木提·吐尔根		
图门巴雅尔	岳伟华	岳建民	金 玉	金 奇	金少鸿	金伯泉
金季玲	金征宇	金银龙	金惠铭	周 兵	周永学	周光炎
周利群	周灿全	周良辅	周纯武	周学东	周宗灿	周定标
周宜开	周建平	周建新	周春燕	周荣斌	周辉霞	周福成
郑一宁	郑志忠	郑金福	郑法雷	郑建全	郑洪新	郑家伟
郎景和	房 敏	孟 群	孟庆跃	孟静岩	赵 平	赵 艳
赵 群	赵子琴	赵中振	赵文海	赵玉沛	赵正言	赵永强
赵志河	赵彤言	赵明杰	赵明辉	赵耐青	赵临襄	赵继宗
赵铱民	赵靖平	郝 模	郝小江	郝传明	郝晓柯	胡 志
胡 明	胡大一	胡文东	胡向军	胡国华	胡昌勤	胡盛寿
胡德瑜	柯 杨	查 干	柏树令	钟翠平	钟赣生	
香多·李先加		段 涛	段金廒	段俊国	侯一平	侯金林
侯春林	俞光岩	俞梦孙	俞景茂	饶克勤	施慎逊	姜小鹰
姜玉新	姜廷良	姜国华	姜柏生	姜德友	洪 两	洪 震
洪秀华	洪建国	祝庆余	祝䎃晨	姚永杰	姚克纯	姚祝军
秦 川	秦卫军	袁文俊	袁永贵	都晓伟	晋红中	栗占国
贾 波	贾建平	贾继东	夏术阶	夏照帆	夏慧敏	柴光军
柴家科	钱传云	钱忠直	钱家鸣	钱焕文	倪 健	倪 鑫
徐 军	徐 晨	徐云根	徐永健	徐志云	徐志凯	徐克前
徐金华	徐建国	徐勇勇	徐桂华	凌文华	高 妍	高 晞
高志贤	高志强	高金明	高学敏	高树中	高健生	高思华
高润霖	郭 岩	郭小朝	郭长江	郭巧生	郭宝林	郭海英
唐 强	唐向东	唐朝枢	唐德才	诸欣平	谈 勇	谈献和
陶永华	陶芳标	陶·苏和	陶建生	陶晓华	黄 钢	黄 峻
黄 烽	黄人健	黄叶莉	黄宇光	黄国宁	黄国英	黄跃生
黄璐琦	萧树东	梅 亮	梅长林	曹 佳	曹广文	曹务春
曹建平	曹洪欣	曹济民	曹雪涛	曹德英	龚千锋	龚守良
龚非力	袭著革	常耀明	崔 蒙	崔丽英	庚石山	康 健
康廷国	康宏向	章友康	章锦才	章静波	梁 萍	梁显泉
梁铭会	梁繁荣	谌贻璞	屠鹏飞	隆 云	绳 宇	巢永烈
彭 成	彭 勇	彭明婷	彭晓忠	彭瑞云	彭毅志	
斯拉甫·艾白		蒉 坚	蒉立宏	董方田	蒋力生	蒋建东
蒋建利	蒋澄宇	韩晶岩	韩德民	惠延年	粟晓黎	程天民

程仕萍　　程训佳　　焦德友　　储全根　　童培建　　曾　苏　　曾　渝

曾小峰　　曾正陪　　曾国华　　曾学思　　曾益新　　谢　宁　　谢立信

蒲传强　　赖西南　　赖新生　　詹启敏　　詹思延　　鲍春德　　窦科峰

窦德强　　褚淑贞　　赫　捷　　蔡　威　　裴国献　　裴晓方　　裴晓华

廖品正　　谭仁祥　　谭先杰　　翟所迪　　熊大经　　熊鸿燕　　樊　旭

樊飞跃　　樊巧玲　　樊代明　　樊立华　　樊明文　　樊瑜波　　黎源倩

颜　虹　　潘国宗　　潘柏申　　潘桂娟　　薛社普　　薛博瑜　　魏光辉

魏丽惠　　藤光生　　B·吉格木德

《中华医学百科全书》学术委员会

主任委员　巴德年

副主任委员（以姓氏笔画为序）

汤钊猷　　吴孟超　　陈可冀　　贺福初

学术委员（以姓氏笔画为序）

丁鸿才	于明德	于是凤	于润江	于德泉	马　遂	王　宪
王大章	王之虹	王文吉	王正敏	王邦康	王声涌	王近中
王政国	王晓仪	王海燕	王鸿利	王琳芳	王锋鹏	王满恩
王模堂	王德文	王澍寰	王翰章	毛秉智	乌正赉	方福德
尹昭云	巴德年	邓伟吾	石一复	石中瑗	石四箴	石学敏
平其能	卢世璧	卢圣栋	卢光琇	史俊南	皮　昕	吕　军
吕传真	朱　预	朱大年	朱元珏	朱晓东	朱家恺	仲剑平
任德全	刘　正	刘　耀	刘又宁	刘宝林（口腔）		
刘宝林（公共卫生）	刘彦信	刘敏如	刘景昌	刘新光	刘嘉瀛	
刘镇宇	刘德培	闫剑群	江世忠	汤　光	汤钊猷	许　琪
许彩民	阮金秀	孙　燕	孙汉董	孙曼霁	纪宝华	严隽陶
苏　志	苏荣扎布	杜乐勋	李亚洁	李传胪	李仲智	李连达
李若新	李钟铎	李济仁	李舜伟	李巍然	杨　莘	杨圣辉
杨克恭	杨宠莹	杨瑞馥	肖文彬	肖承悰	肖培根	吴　坚
吴　坤	吴　蓬	吴乐山	吴永佩	吴在德	吴军正	吴观陵
吴希如	吴孟超	吴咸中	邱蔚六	何大澄	余森海	谷华运
邹学贤	汪　华	汪仕良	沈　岩	沈竞康	张乃峥	张习坦
张月琴	张世臣	张丽霞	张伯礼	张金哲	张学文	张学军
张承绪	张俊武	张洪君	张致平	张博学	张朝武	张蕴惠
陆士新	陆道培	陈　虹	陈子江	陈文亮	陈世谦	陈可冀
陈立典	陈宁庆	陈在嘉	陈尧忠	陈君石	陈松森	陈育德
陈治清	陈洪铎	陈家伟	陈家伦	陈寅卿	邵铭熙	范乐明
范茂槐	欧阳惠卿	罗才贵	罗成基	罗启芳	罗爱伦	罗慰慈
季成叶	金义成	金水高	金惠铭	周　俊	周仲瑛	周荣汉
周福成	郑德先	房书亭	赵云凤	胡永华	胡永洲	钟世镇
钟南山	段富津	侯云德	侯惠民	俞永新	俞梦孙	施侣元
姜世忠	姜庆五	恽榴红	姚天爵	姚新生	贺福初	秦伯益
袁建刚	贾弘禔	贾继东	贾福星	夏惠明	顾美仪	顾觉奋

顾景范　　徐文严　　翁心植　　栾文明　　郭　定　　郭子光　　郭天文

郭宗儒　　唐由之　　唐福林　　涂永强　　黄秉仁　　黄洁夫　　黄璐琦

曹仁发　　曹采方　　曹谊林　　龚幼龙　　龚锦涵　　盛志勇　　康广盛

章魁华　　梁文权　　梁德荣　　彭小忠　　彭名炜　　董　怡　　程天民

程元荣　　程书钧　　程伯基　　傅民魁　　曾长青　　曾宪英　　温　海

强伯勤　　裘雪友　　甄永苏　　褚新奇　　蔡年生　　廖万清　　樊明文

黎介寿　　薛　淼　　戴行锷　　戴宝珍　　戴尅戎

《中华医学百科全书》工作委员会

主任委员　姚建红

副主任委员　李　青

执行主任委员　张　凌

顾问　罗　鸿

编审（以姓氏笔画为序）

司伊康　吴翠姣　张　宇　张　凌　张之生　张立峰　张晓雪
陈　懿　陈永生　呼素华　郭亦超　傅祚华　谢　阳

编辑（以姓氏笔画为序）

于　岚　王　霞　尹丽品　孙文欣　李元君　李亚楠　刘　婷
沈冰冰　陈　佩　胡安霞　郭　琼

工作委员

张晓雪　左　谦　吴　江　李志北　刘　华　卢运霞　栾　韬
丁春红　孙雪娇

办公室主任　吴翠姣

办公室副主任　孙文欣　王　霞

临床医学

总主编

高润霖　　中国医学科学院阜外医院

肿瘤学

总主编

赵　平　　中国医学科学院肿瘤医院

赫　捷　　中国医学科学院肿瘤医院

学术委员

孙　燕　　中国医学科学院肿瘤医院

程书钧　　中国医学科学院肿瘤医院

本卷编委会

主　编

赵　平　　中国医学科学院肿瘤医院

副主编

唐金海　　江苏省人民医院

鲍　军　　江苏省肿瘤医院

蔡建强　　中国医学科学院肿瘤医院

李井泉　　海南省医学院第一附属医院

丁永斌　　江苏省人民医院

王贵齐　　中国医学科学院肿瘤医院

王成锋　　中国医学科学院肿瘤医院

刘　骞　　中国医学科学院肿瘤医院

编　委（以姓氏笔画为序）

丁永斌　　江苏省人民医院

马晋平　　中山大学附属第一医院

王　翔	中国医学科学院肿瘤医院
王　靖	中国医学科学院肿瘤医院
王成锋	中国医学科学院肿瘤医院
王黎明	中国医学科学院肿瘤医院
尹　丽	江苏省肿瘤医院
邓　荣	江苏省肿瘤医院
左朝晖	湖南省肿瘤医院
石素胜	中国医学科学院肿瘤医院
田一童	江苏省人民医院
田艳涛	中国医学科学院肿瘤医院
冯　勇	江苏省肿瘤医院
冯　强	中国医学科学院肿瘤医院
冯晓莉	中国医学科学院肿瘤医院
司呈帅	江苏省肿瘤医院
边志民	中国医学科学院肿瘤医院
毕新宇	中国医学科学院肿瘤医院
刘　骞	中国医学科学院肿瘤医院
刘跃平	中国医学科学院肿瘤医院
孙跃民	中国医学科学院肿瘤医院
牟一平	浙江大学医学院附属邵逸夫医院
李　丽	江苏省肿瘤医院
李　建	江苏省肿瘤医院
李小优	江苏省肿瘤医院
李井泉	海南省医学院第一附属医院
李东正	江苏省肿瘤医院
李秀娟	江苏省肿瘤医院
李忱瑞	中国医学科学院肿瘤医院

李智宇	中国医学科学院肿瘤医院
杨　林	中国医学科学院肿瘤医院
吴　凡	中国医学科学院肿瘤医院
吴健雄	中国医学科学院肿瘤医院
汪　毅	中国医学科学院肿瘤医院
张　频	中国医学科学院肿瘤医院
张弘纲	中国医学科学院肿瘤医院
张建伟	中国医学科学院肿瘤医院
张嘉洸	江苏省人民医院
陈应泰	中国医学科学院肿瘤医院
陈国际	中国医学科学院肿瘤医院
陈晓峰	江苏省人民医院
茅昌飞	江苏省肿瘤医院
林冬梅	中国医学科学院肿瘤医院
金　晶	中国医学科学院肿瘤医院
周　欣	江苏省肿瘤医院
周海涛	中国医学科学院肿瘤医院
郑朝旭	中国医学科学院肿瘤医院
赵　平	中国医学科学院肿瘤医院
赵　宏	中国医学科学院肿瘤医院
赵丽君	江苏省肿瘤医院
荣维淇	中国医学科学院肿瘤医院
胡　云	江苏省肿瘤医院
胡　清	江苏省肿瘤医院
胡赛男	江苏省肿瘤医院
钟宇新	中国医学科学院肿瘤医院
姜洪池	哈尔滨医科大学附属医院

恽　文　　江苏省肿瘤医院

袁兴华　　中国医学科学院肿瘤医院

顾　晋　　北京大学首钢医院

钱普东　　江苏省肿瘤医院

徐卫国　　华北理工大学附属医院

徐兵河　　中国医学科学院肿瘤医院

唐金海　　江苏省人民医院

黄　镜　　中国医学科学院肿瘤医院

黄鼎智　　天津市肿瘤医院

崔修铮　　中国医学科学院肿瘤医院

彭　伟　　江苏省肿瘤医院

鲁海珍　　中国医学科学院肿瘤医院

鲍　军　　江苏省肿瘤医院

解　鹏　　江苏省肿瘤医院

蔡建强　　中国医学科学院肿瘤医院

裴　炜　　中国医学科学院肿瘤医院

潘兰兰　　江苏省人民医院

前　言

　　《中华医学百科全书》终于和读者朋友们见面了！

　　古往今来，凡政通人和、国泰民安之时代，国之重器皆为科技、文化领域的鸿篇巨制。唐代《艺文类聚》、宋代《太平御览》、明代《永乐大典》、清代《古今图书集成》等，无不彰显盛世之辉煌。新中国成立后，国家先后组织编纂了《中国大百科全书》第一版、第二版，成为我国科学文化事业繁荣发达的重要标志。医学的发展，从大医学、大卫生、大健康角度，集自然科学、人文社会科学和艺术之大成，是人类社会文明与进步的集中体现。随着经济社会快速发展，医药卫生领域科技日新月异，知识大幅更新。广大读者对医药卫生领域的知识文化需求日益增长，因此，编纂一部医药卫生领域的专业性百科全书，进一步规范医学基本概念，整理医学核心体系，传播精准医学知识，促进医学发展和人类健康的任务迫在眉睫。在党中央、国务院的亲切关怀以及国家各有关部门的大力支持下，《中华医学百科全书》应运而生。

　　作为当代中华民族"盛世修典"的重要工程之一，《中华医学百科全书》肩负着全面总结国内外医药卫生领域经典理论、先进知识，回顾展现我国卫生事业取得的辉煌成就，弘扬中华文明传统医药璀璨历史文化的使命。《中华医学百科全书》将成为我国科技文化发展水平的重要标志、医药卫生领域知识技术的最高"检阅"、服务千家万户的国家健康数据库和医药卫生各学科领域走向整合的平台。

　　肩此重任，《中华医学百科全书》的编纂力求做到两个符合。一是符合社会发展趋势：全面贯彻以人为本的科学发展观指导思想，通过普及医学知识，增强人民群众健康意识，提高人民群众健康水平，促进社会主义和谐社会构建。二是符合医学发展趋势：遵循先进的国际医学理念，以"战略前移、重心下移、模式转变、系统整合"的人口与健康科技发展战略为指导。同时，《中华医学百科全书》的编纂力求做到两个体现：一是体现科学思维模式的深刻变革，即学科交叉渗透/知识系统整合；二是体现继承发展与时俱进的精神，准确把握学科现有基础理论、基本知识、基本技能以及经典理论知识与科学思维精髓，深刻领悟学科当前面临的交叉渗透与整合转化，敏锐洞察学科未来的发展趋势与突破方向。

　　作为未来权威著作的"基准点"和"金标准"，《中华医学百科全书》编纂过程中，制定了严格的主编、编者遴选原则，聘请了一批在学界有相当威望、具有较高学术造诣和较强组织协调能力的专家教授（包括多位两院院士）担任大类主编和学科卷主编，确保全书的科学性与权威性。另外，还借鉴了已有百科全书的编写经验。鉴于《中华医学百科全书》的编纂过程本身带有科学研究性质，还聘请了若干科研院所的科研管理专家作为特约编审，站在科研管理的高度为全书的顺利编纂保驾护航。除了编者、编审队伍外，还制订了详尽的质量保证计划。编纂委员会和工作委员会秉持质量源于设计的理念，共同制订了一系列配套的质量控制规范性文件，建立了一套切实可行、行之有效、效率最优的编纂质量管理方案和各种情况下的处理原则及预案。

《中华医学百科全书》的编纂实行主编负责制，在统一思想下进行系统规划，保证良好的全程质量策划、质量控制、质量保证。在编写过程中，统筹协调学科内各编委、卷内条目以及学科间编委、卷间条目，努力做到科学布局、合理分工、层次分明、逻辑严谨、详略有方。在内容编排上，务求做到"全准精新"。形式"全"：学科"全"，册内条目"全"，全面展现学科面貌；内涵"全"：知识结构"全"，多方位进行条目阐释；联系整合"全"：多角度编制知识网。数据"准"：基于权威文献，引用准确数据，表述权威观点；把握"准"：审慎洞察知识内涵，准确把握取舍详略。内容"精"："一语天然万古新，豪华落尽见真淳。"内容丰富而精练，文字简洁而规范；逻辑"精"："片言可以明百意，坐驰可以役万里。"严密说理，科学分析。知识"新"：以最新的知识积累体现时代气息；见解"新"：体现出学术水平，具有科学性、启发性和先进性。

《中华医学百科全书》之"中华"二字，意在中华之文明、中华之血脉、中华之视角，而不仅限于中华之地域。在文明交织的国际化浪潮下，中华医学汲取人类文明成果，正不断开拓视野，敞开胸怀，海纳百川般融入，润物无声状拓展。《中华医学百科全书》秉承了这样的胸襟怀抱，广泛吸收国内外华裔专家加入，力求以中华文明为纽带，牵系起所有华人专家的力量，展现出现今时代下中华医学文明之全貌。《中华医学百科全书》作为由中国政府主导，参与编纂学者多、分卷学科设置全、未来受益人口广的国家重点出版工程，得到了联合国教科文等组织的高度关注，对于中华医学的全球共享和人类的健康保健，都具有深远意义。

《中华医学百科全书》分基础医学、临床医学、中医药学、公共卫生学、军事与特种医学和药学六大类，共计144卷。由中国医学科学院/北京协和医学院牵头，联合军事医学科学院、中国中医科学院和中国疾病预防控制中心，带动全国知名院校、科研单位和医院，有多位院士和海内外数千位优秀专家参加。国内知名的医学和百科编审汇集中国协和医科大学出版社，并培养了一批热爱百科事业的中青年编辑。

回览编纂历程，犹然历历在目。几年来，《中华医学百科全书》编纂团队呕心沥血，孜孜矻矻。组织协调坚定有力，条目撰写字斟句酌，学术审查一丝不苟，手书长卷撼人心魂……在此，谨向全国医学各学科、各领域、各部门的专家、学者的积极参与以及国家各有关部门、医药卫生领域相关单位的大力支持致以崇高的敬意和衷心的感谢！

《中华医学百科全书》的编纂是一项泽被后世的创举，其牵涉医学科学众多学科及学科间交叉，有着一定的复杂性；需要体现在当前医学整合转型的新形式，有着相当的创新性；作为一项国家出版工程，有着毋庸置疑的严肃性。《中华医学百科全书》开创性和挑战性都非常强。由于编纂工作浩繁，难免存在差错与疏漏，敬请广大读者给予批评指正，以便在今后的编纂工作中不断改进和完善。

刘德培

凡　例

　　一、《中华医学百科全书》（以下简称《全书》）按基础医学类、临床医学类、中医药学类、公共卫生类、军事与特种医学类、药学类的不同学科分卷出版。一学科辑成一卷或数卷。

　　二、《全书》基本结构单元为条目，主要供读者查检，亦可系统阅读。条目标题有些是一个词，例如"炎症"；有些是词组，例如"弥散性血管内凝血"。

　　三、由于学科内容有交叉，会在不同卷设有少量同名条目。例如《肿瘤学》《病理生理学》都设有"肿瘤"条目。其释文会根据不同学科的视角不同各有侧重。

　　四、条目标题上方加注汉语拼音，条目标题后附相应的外文。例如：

xiǎocháng liángxìng zhǒngliú
小肠良性肿瘤　（benign tumor of small intestine）

　　五、本卷条目按学科知识体系顺序排列。为便于读者了解学科概貌，卷首条目分类目录中条目标题按阶梯式排列，例如：

小肠良性肿瘤 ………………………………………………………………
　小肠腺瘤 …………………………………………………………………
　　小肠管状腺瘤 …………………………………………………………
　　　小肠绒毛状腺瘤 ……………………………………………………
　　　　小肠管状绒毛状腺瘤 ……………………………………………
小肠恶性肿瘤 ………………………………………………………………
　小肠腺癌 …………………………………………………………………

　　六、各学科都有一篇介绍本学科的概观性条目，一般作为本学科卷的首条。介绍学科大类的概观性条目，列在本大类中基础性学科卷的学科概观性条目之前。

　　七、条目之中设立参见系统，体现相关条目内容的联系。一个条目的内容涉及其他条目，需要其他条目的释文作为补充的，设为"参见"。所参见的本卷条目的标题在本条目释文中出现的，用蓝色楷体字印刷；所参见的本卷条目的标题未在本条目释文中出现的，在括号内用蓝色楷体字印刷该标题，另加"见"字；参见其他卷条目的，注明参见条所属学科卷名，如"参见□□□卷"或"参见□□□卷□□□□"。

　　八、《全书》医学名词以全国科学技术名词审定委员会审定公布的为标准。同一概念或疾病在不同学科有不同命名的，以主科所定名词为准。字数较多，释文中拟用简称的名词，每个条目中第一次出现时使用全称，并括注简称，例如：甲型病毒性肝炎（简称甲肝）。个别众所周知的名词直接使用简称、缩写，例如：B超。药物名称参照《中华人民共和国药典》2020年版和《国家基本药物目录》2018年版。

九、《全书》量和单位的使用以国家标准 GB 3100—1993《国际单位制及其应用》、GB/T 3101—1993《有关量、单位和符号的一般原则》及 GB/T 3102 系列国家标准为准。援引古籍或外文时维持原有单位不变。必要时括注与法定计量单位的换算。

十、《全书》数字用法以国家标准 GB/T 15835—2011《出版物上数字用法》为准。

十一、正文之后设有内容索引和条目标题索引。内容索引供读者按照汉语拼音字母顺序查检条目和条目之中隐含的知识主题。条目标题索引分为条目标题汉字笔画索引和条目外文标题索引，条目标题汉字笔画索引供读者按照汉字笔画顺序查检条目，条目外文标题索引供读者按照外文字母顺序查检条目。

十二、部分学科卷根据需要设有附录，列载本学科有关的重要文献资料。

肿瘤学（四）卷缩略语表

缩略语	英文全称	中文
AAH	atypical adenomatoid hyperplasia	不典型腺瘤样增生
AASLD	American Association for the Study of Liver Diseases	美国肝病研究协会
ACR	American College of Radiology	美国放射学会
ACTH	adrenocorticotropic hormone	促肾上腺皮质激素
ADH	atypical ductal hyperplasia	导管上皮不典型增生
ADM	acellular dermal matrix	脱细胞真皮基质
AFP	alpha-fetoprotein	甲胎蛋白
AIHA	autoimmune hemolytic anemia	自身免疫性溶血性贫血
AJCC	American Joint Committee on Cancer	美国癌症联合委员会
ALH	atypical lobular hyperplasia	小叶不典型增生
ALK	anaplastic lymphoma kinase	间变性淋巴瘤激酶
ALND	axillary lymph node dissection	腋窝淋巴结清扫
ALP	alkaline phosphatase	碱性磷酸酶
APBI	accelerated partial breast irradiation	加速部分乳腺照射
APUD 细胞	amine precursor uptake and decarboxylation cell	胺前体摄取和脱羧细胞
ASA	American Society of Anesthesiologist	美国麻醉医师协会
ASCO	American Society of Clinical Oncology	美国临床肿瘤学会
ASGPR	asialoglycoprotein receptor	抗去唾液酸糖蛋白受体
ASI	active specific immunotherapy	主动性特异免疫治疗
ASVS	aterial stimulating and venous sampling	动脉钙刺激肝静脉取血
ATM gene	ataxia-telangiectasia mutated gene	毛细血管扩张性共济失调突变基因
AUPD	amine precursor uptake and decarboxylation	胺前体摄取和脱羧
BAO	basal acid output	基础酸排出量
BCLC	Barcelona Clinic Liver Cancer	肝癌巴塞罗那临床分期
CALND	conventionally axillary lymph node dissection	常规腋窝淋巴结清扫
CAP	College of American Pathologist	美国病理学家协会
CC position	craniocaudal position	头尾位
CDFI	color Doppler flow imaging	彩色多普勒血流显像
CEA	carcinoembryonic antigen	癌胚抗原
CgA	chromogranin A	嗜铬粒蛋白 A
cHCC-CCA	combined hepatocellular-cholangiocarcinoma	混合性肝细胞癌-胆管癌
CIK 细胞	cytokine-induced killer cell	细胞因子诱导的杀伤细胞
CIN	cervical intraepithelial neoplasia	子宫颈上皮内瘤变
CIS	China integrated score	中国联合记分
CISH	chromogenic in situ hybridization	色素原位杂交法

缩略语	英文全称	中文
CK	cytokeratin	细胞角蛋白
CLIP	Cancer of the Liver Italian Program	意大利肝癌评分
CME	complete mesocolic excision	全结肠系膜切除
COG	Children's Oncology Group	儿童肿瘤协作组
CR	complete response	完全缓解
CRT	conformal radiation therapy	适形放射治疗
CSCO	Chinese Society of Clinical Oncology	中国临床肿瘤学会
CT	computer tomography	计算机体层扫描
CTA	computed tomography angiography	计算机体层血管成像
cTNM	clinical staging	临床分期
CTP score	Child-Turcotte Pugh score	蔡尔德-皮尤改良评分
CTSE	cathepsin E	组织蛋白酶 E
CTV	clinical target volume	临床靶区
CUSA	cut-ultrasound aspiration	超声吸引刀
3D-CRT	three-dimensionalconformal radiotberapy	三维适形放射治疗
DCIS	ductal carcinoma in situ	导管原位癌
DDLS	dedifferentiated liposarcoma	去分化脂肪肉瘤
DDP	cisplatin	顺铂
DFS	disease free survival	无病生存期
DHPG	3, 4-Dihydroxyphenylglycol	3,4-二羟基苯基二醇
DIC	disseminated intravascular coagulation	弥散性血管内凝血
DIEP	deep inferior epigastric perforator	腹壁下动脉穿支皮瓣
dMMR	mismatch repair deficient	错配修复缺陷
DP	distal pancreatectomy	胰体尾切除术
DSA	digital subtraction angiography	数字减影血管造影
DTF	desmoid-type fibromatosis	韧带样瘤
DVH	dose volume histogram	剂量体积直方图
EATL	enteropathy associated T-cell lymphoma	肠病相关性 T 细胞淋巴瘤
EBER	Epstein-Barr virus encoded RNA	EB 病毒编码的核糖核酸
EBRT	external beam radiation therapy	外照射放疗
ECT	emission computed tomography	发射体层仪
ECOG	Eastern Cooperative Oncology Group	美国东部肿瘤协作组
EFS	event free survival	无事件生存率
EGFR	epidermal growth factor receptor	表皮生长因子受体
EGJ	esophagogastric junction	食管胃交界部
EHL	electric hydraulic lithotrity	电子液压碎石

缩略语	英文全称	中文
EIC	extensive intraductal component	广泛导管内癌成分
EMA	epithelial membrane antigen	上皮膜抗原
EMA	European Medicines Agency	欧洲药品局
EMR	endoscopic mucosal resection	内镜下黏膜切除术
ENBD	endoscopic nasobiliary drainage	经内镜鼻胆管引流术
EPD	endoscopic biliary drainage	内镜下胆管引流术
EORTC	European Organisation for Research and Treatment of Cancer	欧洲癌症研究和治疗组织
ER	estrogen receptor	雌激素受体
ESD	endoscopic submucosal dissection	内镜黏膜下剥离术
ESMO	European Society for Medical Oncology	欧洲肿瘤内科学会
ESWL	extracorporeal shock wave lithotripsy	体外冲击波碎石术
EUS	endoscopic ultrasonography	超声内镜
FAC	familial adenomatosis coli	家族性息肉病
FDA	Food and Drug Administration	美国食品和药品管理局
FEA	flat epithelial atypia	平坦型上皮不典型增生
FFS	failure free survival	无失败生存率
FNA	fine-needle aspiration	细针抽吸活检
FNAC	fine-needle aspiration cytology	细针穿刺细胞学
FPC	familial pancreatic cancer	家族性胰腺癌
FSH	follicle-stimulating hormone	卵泡雌激素
GGT	glutamyl transpeptidase	γ-谷氨酰转肽酶
GHDC	double contrast	胃双对比造影
GIA	gastro-intestinal anastomosis	胃肠吻合器
GIST	gastrointestinal stromal tumor	胃肠道间质瘤
GPER	G protein coupled estrogen receptor	G 蛋白偶联的雌激素受体
GTV	gross target volume	肿瘤区
HBV	hepatitis B virus	乙型肝炎病毒
HCCA	hilar cholangiocarcinoma	肝门部胆管癌
HCG	human chorionic gonadotropin	人绒毛膜促性腺激素
HCV	hepatitis C virus	丙型肝炎病毒
HER-2	human epidermal growth factor receptor 2	人表皮生长因子·受体 2
HGF	hepatocyte growth factor	肝细胞生长因子
HHV	human herpes virus	人类疱疹病毒
HIFU	high-intensity focused ultrasound	高能聚焦超声
HIPEC	hyperthermic intraperitoneal chemotherapy	腹腔热灌注化疗
HL	Hodgkin lymphoma	霍奇金淋巴瘤

缩略语	英文全称	中文
HLA	human leucocyte antigen	人类白细胞抗原
HNPCC	hereditary nonpolyposis colorectal cancer	遗传性非息肉病性结直肠癌
HP	Helicobacter pylori	幽门螺杆菌
HPD	hepatopancreatoduodenectomy	肝胰十二指肠切除术
HPF	high power field	高倍视野
HPV	human papillomavirus	人乳头瘤病毒
HR	high risk	高危
HR	hormone receptor	激素受体
HSIL	high-grade squamous intraepithelial lesion	高级别鳞状上皮内病变
HTAI	hepatic transcatheter arterial infusion	经导管肝动脉灌注
HTLV	human T-cell lymphotropic virus	人类嗜 T 细胞病毒
HVA	homovanillic acid	高香草酸
ICGK	plasma disappearance rate	血浆清除率
ICGR15	retention rate of ICG 15-minute	15 分钟滞留率
ICU	intensive care unit	重症监护室
iDFS	invasive disease-free survival	无浸润性肿瘤复发生存率
IDUS	intraductal ultrasonography	管腔内超声检查术
IGCA	International Gastric Cancer Association	国际胃癌联合会
IGF	insulin-like growth factor	胰岛素样生长因子
IGRT	image-guided radiation therapy	图像引导的放射治疗
IHC	immunohistochemistry	免疫组织化学
IMRT	intensity modulated radiation therapy	调强适形放射治疗
INR	international normalized ratio	国际标准化比值
IORT	intraoperative radiotherapy	术中放射治疗
IP	intraperitoneal chemotherapy	腹腔灌注化疗
IPAA	ileal pouch anal anastomosis	回肠储袋肛管吻合术
IPI	international prognostic index	国际预后指数
IPRA	ileal pouch rectal anastomosis	回肠储袋直肠吻合术
IPSID	immunoproliferative small intestinal disease	免疫增生性小肠病
IRA	ileal rectal anastomosis	回肠直肠吻合术
IRSG	Intergroup Rhabdomyosarcoma Study Group	美国横纹肌肉瘤研究组
ISDE	The International Society for Diseases of the Esophagus	国际食管疾病学会
ISGPF	international study group of pancreatic fistula	国际胰瘘研究组
ITP	immune thrombocytopenia	免疫性血小板减少症
ITV	internal target volume	内靶区体积
JCOG	Japan Clinical Oncology Group	日本临床肿瘤研究组

缩略语	英文全称	中文
JES	Japan Esophagus Society	日本食管协会
JGCA	Japanese Gastric Cancer Association	日本胃癌协会
JIS	Japan integrated score	日本综合分期评分
KPS	Karnofsky perpformance scale	卡氏功能评分
LAK 细胞	lymphokine activated killer cell	淋巴因子激活的杀伤细胞
LBA	ligand binding assay	配体结合方法
LC	laparoscopic cholecystectomy	腹腔镜胆囊切除术
LCIS	lobular carcinoma in situ	小叶原位癌
LDM	latissimus dorsi myocutaneous	背阔肌皮瓣
LHRHa	luteinizing hormone-release hormone analogue	黄体生成素释放激素类似物
LISL	laser-induced shock wave lithotripsy	激光介导震波碎石
LLS	lipoma-like liposarcoma	脂肪瘤样脂肪肉瘤
LSIL	low-grade squamous intraepithelial lesion	低级别鳞状上皮内病变
LV	leucovorin	亚叶酸
LVI	lymphatic vessel invasion	淋巴管浸润
MA	megestrol acetate	醋酸甲地孕酮
MALND	mastoscopic axillary lymph node dissection	乳腔镜腋窝淋巴结清扫
MALT	mucosa associated lymphoid tissue	黏膜相关淋巴组织
MANEC	mixed adenoneuroendocrine carcinoma	混合性腺神经内分泌癌
MAO	maximal acid output	最大酸排出量
MCT	microwave coagulation therapy	微波固化术
MDT	multidisciplinary team	多学科诊疗组
MELD	model for end-stage liver disease	终末期肝病模型
MEN	multiple endocrine neoplasia	多发性内分泌肿瘤
MIBG	metaiodobenzylguanidine	间碘苄胍
MLO position	mediolateral oblique position	内外斜位
MLPA	multiplex ligation-dependent probe amplification	多重连接探针扩增技术
MLS	myxoid liposarcoma	黏液性脂肪肉瘤
MMR	mismatch repair	错配修复
mOS	overall survival	中位总生存期
MPA	medroxyprogesterone acetate	醋酸甲羟孕酮
mPFS	median progression-free survival	中位无进展生存期
MRA	magnetic resonance angiography	磁共振血管成像
MRC	Medical Research Council	医学研究理事会
MRCP	magnetic resonance cholangiopancreatography	磁共振胰胆管成像
MRI	magnetic resonance imaging	磁共振成像

缩略语	英文全称	中文
MSI-H	microsatellite instability-high	微卫星高度不稳定
mTOR	mammalian target of rapamycin	哺乳动物雷帕霉素靶蛋白
MVD	microvascular density	微血管密度
NCCN	National Comprehensive Cancer Network	美国国立综合癌症网络
NCI	National Cancer Institute	美国国家癌症研究所
NCI-CTC	National Cancer Institute-Common Toxicity Criteria	美国国家癌症研究所常规毒性判定标准
NCPB	neurolytic celiac plexus block	腹腔神经丛阻滞术
NEC	neuroendocrine carcinoma	神经内分泌癌
NET	neuroendocrine tumor	神经内分泌肿瘤
NFAC	Non-familial adenomatosis coli	非家族性息肉病
NGS	next generation sequencing	二代测序
NHL	non-Hodgkin lymphoma	非霍奇金淋巴瘤
NHT	neoadjuvant hormornal therapy	新辅助内分泌治疗
NH	National Institutes of Health	美国国立卫生研究院
NMPA	National Medical Products Administration	中国国家药品监督管理局
NOTES	natural orifice transluminal endoscopic surgery	经自然腔道内镜手术
NSE	neuron specific enolase	神经元特异性烯醇化酶
NSM	nipple-sparing mastectomy	保留乳头乳晕的乳房切除术
ORR	objective response rate	客观缓解率
OS	overall survival	总生存期
PAI	pereutaneous acetic acid injection	瘤内无水乙酸注射
PARP	poly（ADP-ribose）polymerase	多腺苷二磷酸核糖聚合酶
PAS	periodic acid Schiff	过碘酸希夫
PCAA	pancreatic cancer associated antigen	胰腺癌相关抗原
PCI	peritoneal carcinomatosis index	腹膜癌病指数
PCNA	proliferating cell nuclear antigen	增殖细胞核抗原
PCR	polymerase chain reaction	聚合酶链反应
PET	pancreatic endocrine tumor	胰腺内分泌肿瘤
PET	positron emission tomography	正电子发射体层成像
PFS	progression free survival	无进展生存期
PG	pancreaticogastrostomy	胰胃吻合
PJ	pancreaticojejunostomy	胰肠吻合
PJS	Peutz-Jeghers syndrome	波伊茨-耶格综合征
PLS	pleomorphic liposarcoma	多形性脂肪肉瘤
pMMR	proficient mismatch repair	错配修复功能完整
PMP	pseudomyxoma peritonei	腹膜假黏液瘤

缩略语	英文全称	中文
PN	parenteral nutrition	肠外营养
POA	pancreatic oncotetal antigen	胰胚抗原
PPS	peroralpancreatoscopy	经口胰管镜
PR	partial response	部分缓解
PR	progesterone receptor	孕激素受体
PRL	prolactin	催乳素
PS	performance status	功能状态评分
PT	prothrombin time	凝血酶原时间
PTC	percutaneous transhepatic cholangiography	经皮穿刺肝胆道成像
PTCD	percutaneous transhepatic cholangial drainage	经皮肝穿刺胆道引流术
PTCS	percutaneous transhepatic cholangioscopy	经皮经肝胆道镜
pTNM	pathological staging	病理分期
PTPC	percutaneous transhepatic portal catheterization	经皮肝穿刺门静脉置管
PTV	planning target volume	计划靶体积
PVA	polyvinyl alcohol	聚乙烯醇
RT-qPCR	real-time quantitative polymerase chain reaction	实时定量聚合酶链反应
RCLS	round-celled liposarcoma	圆细胞性脂肪肉瘤
RECIST	response evaluation criteria in solid tumor	实体肿瘤的疗效评价标准
RFS	recurrence free survival	无复发生存期
RI	resistance index	阻力指数
RILD	radiation induced liver disease	放射性肝病
RLA	retroperitoneal lymphadenectomy	腹膜后淋巴结清扫术
RTOG	radiation therapy oncology group	肿瘤放射治疗学组
SCC	squamous cancinoma-associated antigen,	鳞癌相关抗原
SD	stable disease	疾病稳定
SLNB	sentinel lymph node biopsy	前哨淋巴结活检
SLS	sclerosing liposarcoma	硬化型脂肪肉瘤
SLV	standard liver volume	标准肝体积
SMA	smooth muscle actin	平滑肌肌动蛋白
SPECT	single photon emission computed tomography	单光子发射计算机断层成像
SPVS	selective portal venous sampling	选择性门静脉系统分段取血
SR	strain ratio	应变率比值
SRS	somatostatin receptor scintigraphy	生长抑素受体显像
sTNM	surgical staging	外科分期
STR	short tandem repeat	短串联重复序列
Syn	synaptophysin	突触素

缩略语	英文全称	中文
TAE	transcatheter arterial embolization	肝动脉栓塞术
TCPM	titanium-coated polypropylene mesh	钛化聚丙烯网片
TDLU	terminal ductal-lobular unit	终末导管小叶单位
TIA	transient ischemic attack	短暂性脑缺血发作
TIL	tumor infiltrating lymphocyte	肿瘤浸润淋巴细胞
TKI	tyrosine kinase inhibitor	酪氨酸激酶抑制剂
TPN	total parenteral nutrition	全胃肠外营养
TRAM	transverse rectus abdominis myocutaneous	带蒂横行腹直肌肌
TTP	time to progression	进展时间
UCSF	University of California, San Francisco	加利福尼亚大学旧金山分校
UICC	The Union for International Cancer Control	国际抗癌联盟
UNOS	United Network for Organ Sharing	器官分配联合网络
uPA	urokinase-type plasminogen activator	尿激酶型纤溶酶原激活物
US-FNAB	ultrasound-guided fine needle aspiration biopsy	超声引导下细针穿刺活检
VEGF	vascular endothelial growth factor	血管内皮生长因子
VEGFR	vascular endothelial growth factor receptor	血管内皮生长因子受体
VMA	vanilla-mandelic acid	香草基扁桃酸
VTE	venous thromboembolism	静脉血栓栓塞症
WDL	well differentiated liposarcoma	分化好的脂肪肉瘤
WGO	World Gastroenterology Organisation	世界胃肠病学组织
WHO	World Health Organization	世界卫生组织
ZES	Zollinger-Ellison syndrome	佐林格-埃利森综合征
5-FU	5-fluorouracil	5-氟尿嘧啶
5-HIAA	5-hydroxyindole acetic acid	5-羟基吲哚乙酸
5-HT	5-hydroxytryptamine	5-羟色胺
α_1-ACT	α_1-antichymotrypsin	α_1-抗糜蛋白酶
α_1-AT	α_1-antitrypsin	α_1-抗胰蛋白酶

目　录

wèi-cháng shàngpí huàshēng

胃肠上皮化生 （intestinal epithelial metaplasia of the stomach）

胃黏膜上皮在长期慢性炎症刺激下转化为肠黏膜上皮的现象。其形态结构、特性及酶组织化学等均类似于小肠或大肠，特点是杯状细胞的出现。胃肠上皮化生是一种常见的胃黏膜病变，肠上皮化生可发生于不同背景的胃黏膜，是机体对内外环境各种有害因子刺激的适应性反应。

组织来源 胃肠上皮化生的真正组织来源尚不清楚，有以下几种说法：①来源于胃腺颈部未分化的干细胞，然后向上下两个方向扩展，颈部干细胞是胃肠上皮化生的唯一组织来源。②不仅起源于腺颈部的干细胞，而且存在于腺体各部的干细胞在一定条件下也可分化成腺上皮。③由胃腺上皮直接转化而成。

分型 依据黏膜组织和细胞分泌物性质分 4 种类型。①完全小肠型（Ⅰa）：组织形态学类似小肠黏膜上皮，可见具有明显纹状缘的吸收细胞、杯状细胞和少数帕内特（Paneth）细胞。杯状细胞含唾液酸黏液，不含硫酸黏液，吸收细胞不含黏液。②不完全小肠型（Ⅰb）：组织学除见杯状细胞、吸收细胞外，可见部分吸收细胞被柱状黏液细胞所取代，无帕内特细胞存在，杯状细胞含唾液酸黏液，但不含硫酸黏液，柱状细胞仅含中性黏液。③完全大肠型（Ⅱa）：可见具有明显纹状缘的吸收细胞、杯状细胞和帕内特细胞。杯状细胞含硫酸黏液，吸收细胞不含黏液。④不完全大肠型（Ⅱb）：吸收细胞部分或全部为柱状黏液细胞所取代，无帕内特细胞存在。

还可根据有无表层黏液细胞、幽门腺细胞、吸收细胞、杯状细胞和帕内特细胞分为胃肠混合型和单纯肠型。胃肠混合型属于不完全胃肠上皮化生，单纯肠型为完全性胃肠上皮化生。

判断有无肠上皮化生可根据显微镜下有无杯状细胞来确定。以高铁二胺（HID）染色，硫酸化酸性黏液呈棕黑色到黑色，非硫酸化酸性黏液呈蓝色，细胞核酸性黏液呈红色。以黏液组织化学染色显示是否分泌硫酸化黏液而分为大肠型肠上皮化生和小肠型肠上皮化生。大肠型肠上皮化生含氧乙酰唾液酸黏液，而小肠型肠上皮化生含乙酰黏液。

分级 根据胃化生程度分为轻度、中度和重度 3 级。胃肠上皮化生腺管占 1/3 者为轻度（+），占 2/3 者为中度（++），全层腺管胃肠上皮化生者为重度（+++）。随着年龄的增长，胃肠上皮化生程度呈现递增趋势。依胃肠上皮化生的面积又分为 4 级：0 级，黏膜中部包含胃肠上皮化生病变；1 级，胃肠上皮化生占黏膜面积的 30%；2 级，胃肠上皮化生面积介于 30%～70%；3 级，胃肠上皮化生的面积大于 70%。

诊断 主要依据内镜与病理学检查。

内镜诊断正确率高达 95.5%，内镜下主要有 4 种形态学特征。①淡黄色结节型：单发或多发的直径 2～3mm 淡黄色结节，略呈扁平状突出于胃黏膜，表面呈绒毛状或细颗粒状。②瓷白色小结节型：孤立或多发的细小结节，瓷白色半透明状，表面光滑、柔软，镜反光较正常胃黏膜强，可消失或向弥漫型转化。③鱼鳞型：胃小区呈条状扩大，排列呈鱼鳞状，一般呈条状或弥漫性分布。④弥漫型：黏膜弥漫不规则颗粒状不

平，略呈灰白色。

放大内镜诊断明显优于常规内镜。肠上皮化生程度不同，则内镜诊断的准确性也不同，肠化生程度越重，符合率越高，即中重度肠化生肉眼特异性改变较轻型突出，内镜诊断率、内镜与病理诊断符合率亦高。病理学检查可明确诊断。

鉴别诊断 淡黄色结节型肠上皮化生与黄色瘤类似，应做出鉴别。前者为轻度不规则，呈细颗粒状或绒毛状，而黄色瘤也为淡黄色，但其表面及边界常较光滑，略突出于黏膜表面，活检的准确性亦极为重要。

临床意义 胃肠上皮化生作为一种重要的癌前期病变，既有发展成胃癌的倾向，又有向正常黏膜逆转的可能，因此，研究胃肠上皮化生与胃癌的关系对提高胃癌的早期诊断率有重要意义。现普遍认为胃癌是沿慢性胃炎→萎缩性胃炎→肠上皮化生→非典型增生的路径发展而成，幽门螺杆菌感染、吸烟和高盐饮食是胃肠上皮化生的诱因，根治幽门螺杆菌感染是预防胃肠上皮化生的重要措施。

（左朝晖）

wèishàngpí yìxíng zēngshēng

胃上皮异型增生 （gastric epithelial dysplasia，GED）

各种原因导致胃黏膜上皮异常增生的现象。在帕多瓦（Padova）国际分类中称为非浸润性新生物，即限制在基底膜内的非浸润肿瘤上皮增生代替了正常的胃黏膜上皮，是癌前病变，也是不可复性病变。主要发生在肠上皮化生基础上，也有一部分发生于胃小凹上皮等处。按照异型增生分化程度和范围分为轻度、中度和重度 3 级，轻度是指炎症性及再生性良性异

型增生病变；中度是指异型化较为明显，接近胃癌的"临界性病变"；重度是指异型化更为明显，形态上难以和分化型癌相区别。

病理分型 按照组织来源对异型增生进行分类。①腺瘤型异型增生：来源于肠型上皮，起于黏膜浅层，癌变后为高分化腺癌。②隐窝型异型增生：起源于隐窝，癌变后为中分化或高分化腺癌。③再生型异型增生：见于黏膜缺损部的再生上皮，癌变后为低分化或未分化腺癌。异型增生是一动态过程，可以由轻度向重度发展，但也可以保持不变或逆转，而重度异型增生则不易逆转，可以发展成胃癌。

病理特征 主要为细胞的形态异常、腺管结构异常及细胞分泌黏液减少，黏液性质发生变化。腺上皮细胞核质比明显增高，细胞核染色质深染，有明显的多型性核分裂象，多见细胞核排列不规则，核密集，杯状细胞的黏液明显减少，细胞排列极向消失，核向细胞表面浮动；形成复层化，这种变化不仅局限腺体生发带，多延伸至腺体表面或低层，对于异型增生的级别判断，细胞核的大小、位置及多型性是重要的指标。腺体结构异常，分支紊乱，排列较密集，可见腺体背靠背及共壁现象。

低度异型增生 多发生在黏膜表面，细胞多型性较小，核分裂较少，尤其病理核分裂罕见；核的位置多位于整个细胞的一半以下，核仁小腺体结构排列很少有背靠背及共壁现象。

高度异型增生 细胞多型性明显，可见病理核分裂象，核上浮至细胞上部，排列紊乱，形成复层化核深染。核仁大，呈泡状。多见腺体结构异常，有腺体背靠

背、共壁及发芽现象。高度异型增生与原位癌是同义语，在理论上两者应该有区别，但实际在组织学上无法区分两者。在某些异型增生中腺管结构只有轻度变化，但细胞异型性明显，泡状核仁突出，核的位置发生移动，有较多核分裂象，仍为高度异型增生。

未定型异型增生 指对上皮增生变化性质不能肯定是肿瘤还是炎症，从无异型增生到高度异型增生中间可能包括上皮再生、增生、低度及高度异型增生等多种表现的一个谱系。而其中很多原因引起的非肿瘤性上皮的再生、增生，有时很难与肿瘤性异型增生相区别。

伴有肠上皮化生的异型增生 可能来源于肠上皮化生，多见肠上皮化生背景。肠上皮化生多为不完全型及不成熟型，在异型增生的上皮中可见杯状细胞及吸收细胞，黏液染色证实细胞可产生酸性黏液。这种异型增生与肠型胃癌关系密切。

不伴有肠上皮化生的异型增生 多直接来源于胃小凹腺颈部，由于该区原本就是胃黏膜的生发带，细胞具有不分化的特点，并可见核分裂象，此处发生异型增生缺乏明显的腺管结构异常的特点。生发带细胞失去向表面上皮及深部腺体逐渐成熟的过程；细胞多型性更为明显，核体积大、不规则呈泡状并失去极向；这种异型增生的细胞可向表面及黏膜深部扩展。这种异型增生是弥漫型胃癌的癌前病变。

临床意义 有以下几方面。

轻度异型增生 常出现于溃疡边缘，或各型胃炎、增生性息肉、失蛋白性胃病等，多分为再生型。这类病变大多属可逆性范畴，无须定期随访。

中度异型增生 组织学和细胞学异型性比较明显，既可以出现于萎缩性胃炎、腺瘤性息肉等，也可以出现于癌旁黏膜。有些病例可逆，或可长期保持原状，但也可演变加重升级，故需作定期的胃镜随访。

重度异型增生 组织学和细胞学异型性明显，有时与黏膜内高分化癌不易鉴别。主要见于腺瘤样息肉、癌周黏膜，偶尔在瘤灶本身，有明显的恶变倾向，很少有回复降级的机会，随访应定期复查胃镜并做活检，如疑为癌，应积极治疗，包括胃镜下息肉摘除或激光烧灼、碎片样息肉切除和/或外科手术切除。

胃黏膜异型增生的癌变概率约为5%。另外，癌变的概率与异型增生的程度有关，重度异型增生的癌变机会大于中度。

与胃黏膜增生鉴别 胃黏膜增生：胃小凹增生，腺体较规则，表面上皮成熟。不成熟细胞主要集中在胃小凹生发带，细胞低柱状，细胞黏液减少，泡状核，核仁明显，较小，较规则，可见核分裂象。异型增生：胃小凹增生延续至表面上皮，腺体结构紊乱，架桥、背靠背、筛状结构，及腺体扩张。细胞多形性明显，核极性消失，呈假复层，细胞黏液明显减少，核仁增大，不规则，可有多个核仁，核分裂象多见。

（冯 强）

zǎoqī wèi'ái

早期胃癌 (early gastric cancer) 无论面积大小或有无淋巴结转移，癌组织局限于胃黏膜层和黏膜下层的胃癌。

分类 早期胃癌一般分为Ⅰ型（隆起型）、Ⅱ型（表浅型）、Ⅲ型（凹陷型）和混合型。其中Ⅱ型又分为ⅡA型（表浅隆起

型）、ⅡB型（表浅平坦型）和Ⅱ C型（表浅凹陷型）3型。还可分为以下几种特殊类型。①浅表广泛型早期胃癌：指肿瘤直径大于4cm的黏膜癌和直径大于5cm的黏膜下层癌。②小胃癌：肿瘤直径5~10mm，约占早期胃癌的15%。③微小胃癌：肿瘤直径在5mm以下，约占早期胃癌的10%。④胃一点癌：指胃黏膜活检证实为癌，而手术切除胃标本未能发现的癌。⑤多发早期胃癌：多为2个癌灶，有时可达10余个。分布于胃的各区，约占早期胃癌的10%。

病理类型 包括高分化腺癌、中分化腺癌、低分化腺癌、印戒细胞癌及黏液腺癌等。术前病理分型对早期胃癌的治疗方案有重要影响。

生物学行为 早期胃癌很少发生远处转移，但肿瘤的局部浸润及淋巴结转移并不少见，与预后有很大相关性。理论上局限于黏膜上皮层的早期胃癌细胞未侵及淋巴管，发生淋巴结转移的风险几乎为零。但有资料显示黏膜内癌淋巴结转移率为0.3%，而黏膜下癌约为20%。由于早期胃癌仅限于黏膜和黏膜下，胃壁的淋巴管网尚未受到破坏，因此淋巴结转移应该按照正常的淋巴引流通道，第一站淋巴结为转移的第一站，但也不能排除淋巴结的跳跃式转移。

诊断 X线气钡双对比造影、CT及磁共振成像（MRI）是常用的影像学诊断方法，也是评估患者疗效和术后随访的常用手段。胃镜检查是发现早期胃癌的重要手段，且通过胃镜对可疑病灶进行活组织病理学检查是诊断的金标准。

治疗 包括手术、化疗等综合手段。

手术治疗 是早期胃癌根治性的治疗手段，R0切除是最理想的目标。D2切除术是胃癌标准手术方式，适用于所有根治性手术切除的胃癌。早期胃癌采用标准的胃癌根治术，可以使治愈率明显提高，复发率明显降低。还可采用创新性治疗手段，主要有微创治疗（内镜手术和腹腔镜手术）和"缩小"手术。早期胃癌手术必须坚持以无瘤为治疗原则，不能单纯追求手术微创而忽视肿瘤残存的风险。

开腹手术 胃癌D2切除术是标准的根治手术方式。要求切除2/3以上胃和进行D2淋巴结清扫。考虑黏膜下癌可能发生跳跃性淋巴结转移，或胃癌的早期诊断可能有误、肿瘤侵犯的更深等情况，对早期胃癌施行标准的D2根治性切除仍然是合理的选择。对已证实的低分化腺癌、黏液细胞癌或印戒细胞癌，肿瘤较大者，也可选用D2切除术。对特殊类型的浅表广泛型胃癌、多灶性或残胃早期癌，仍建议行D2切除术及全胃切除术，并扩大淋巴结清扫范围。

腹腔镜手术 腹腔镜术后患者疼痛轻、胃肠道功能恢复快、住院时间短、术后生活质量好、对机体免疫功能影响小以及并发症少。早期胃癌的腹腔镜手术也能对胃周淋巴结进行清扫。与内镜下黏膜切除术（EMR）和内镜黏膜下剥离术（ESD）相比，腹腔镜胃癌根治术既能达到足够的切缘，又能根据肿瘤侵犯深度采取不同范围的胃周淋巴结清扫。在腹腔镜下可实施胃局部切除术、远侧胃切除术、保留幽门的胃切除术加改良D2淋巴结清扫术等。

内镜下黏膜切除术 内镜下行胃黏膜局部切除，深度可以达到黏膜下组织。最早应用于日本的早期胃癌治疗，术后无并发症。临床适应证为：分化好的早期胃癌，直径小于2cm，且无淋巴结转移，无淋巴及血管浸润，无溃疡。即使如此，病理标本仍应进行2mm厚度的连续切片和病理组织学检查，以判断是否完全切除干净病灶。

内镜黏膜下剥离术 是基于EMR的一次性完整切除包括黏膜全层、黏膜肌层及大部黏膜下层，不仅可明显降低肿瘤的残留与复发率，而且适用于直径大于2cm或溃疡型、经EMR治疗后再次复发的早期胃癌。但该手术无法获得完整的病理标本，临床应用要慎重。

胃局部切除术和缩小手术 是传统D2切除术的改良术式，包括缩小胃切除范围和淋巴结清扫范围、保留迷走神经和大网膜、网膜囊等。该术式旨在减少不必要的淋巴结清扫（D1或D1+）和减小胃的切除范围（节段性胃切除术、近侧胃部分切除术、远侧胃部分切除术、保留幽门的胃切除术、保留迷走神经的胃切除术、保留大网膜及网膜囊的胃切除术）。

术后辅助治疗手段 若开腹或腹腔镜手术的术后病理标本证实无淋巴结的转移且未侵及肌层，可定期监测随访；有区域淋巴结转移或证实有肌层浸润，术后可行氟尿嘧啶类药物替吉奥（S-1）的单药辅助治疗。EMR及ESD手术由于不能评估淋巴结转移，若组织切缘阴性可定期复查，若切缘阳性，则及时行补救性手术。

预后 欧美国家早期胃癌预后明显优于进展期胃癌，5年和10年生存率均为80%和92%，而日本、韩国均在 90% 以上。中国早期胃癌根治术后的 5 年和 10 年无瘤生存率也可达 90% 以上，复发率为 1.5%～15%，复发主要为血行转移，占 50% 以上，其次为淋巴结、腹膜转移和残胃复发。

随访　胃癌患者术后前两年每 3 个月复查 1 次，第 2～5 年每半年复查 1 次，5 年以后每年复查 1 次。

（郑朝旭）

胃一点癌

wèi yìdiǎn'ái

胃一点癌（one point cancer of gastric）　胃黏膜活检材料诊断为癌，而在手术切除标本上找不到癌灶（有时可伴良性溃疡或糜烂），即经系列组织切片仍找不到癌组织的早期胃癌。分两种，一种是真正意义上的一点癌，即只有一个点发生的癌；另一种是多发的一点癌，即在多个点上发生的极微小癌。

病理类型　最多见的是未分型的腺癌，其他以低分化腺癌最多，高中分化腺癌及黏液癌次之，个别的为溃疡恶变、原位癌和绒毛腺瘤恶变。

临床表现　好发部位以胃窦最多，其次为胃小弯、胃体、贲门、胃角和胃底。主要表现为上腹部疼痛、食欲减退及饱胀不适，其次为消瘦、反酸、嗳气、恶心、黑便、乏力、腹泻及上消化道出血。

诊断　主要依赖于胃镜检查。内镜下，应对每个可疑病灶详细观察，尤其对浅溃疡、糜烂处多取材，对于平坦型宜用近镜头观察，观察有无黏膜粗糙；隆起型要注意观察有无表面糜烂或颜色变浅；凹陷型病变要在边缘略隆起或糜烂处或集中辐辏的黏膜断裂处活检。由于一点癌病变微小，胃镜不易发现，在活检前尽可能将病灶置于视野中央，活检应有足够深度，然后再周边活检。准确的取材结合病理学检查，是诊断一点癌的重要手段。

治疗　多块活检钳除术和微波治疗法，虽然在一定时间内可以使病变"消失"，但治疗不彻底，仍有复发可能，大块黏膜切除术是预防及治疗早期胃癌的最适当的选择。内镜下黏膜剥离术（ESD）较安全、彻底、简单易行，尤其配合高频率超声内镜的应用，增强了 ESD 的可行性，避免了盲目性。但也有人认为中分化癌不应做内镜治疗，而且早期胃癌亦有 10% 左右的淋巴结转移率。因此，手术治疗仍是胃一点癌的主要治疗方法。对于局限于黏膜层的点状癌或直径小于 0.5cm 的微小癌，一般 D1 切除术亦可；对于分化差的一点癌，特别是术中探查有淋巴结肿大者，应行 D2 切除术，中、高分化癌，在无淋巴结肿大的情况下可行 D1 切除术。

（郑朝旭）

微小胃癌

wēixiǎo wèi'ái

微小胃癌（micro gastric carcinoma）　直径小于 0.5cm 的早期胃癌。好发于胃的中下 2/3 部，大体形态以凹陷型为主。发病者以男性患者居多，发病高峰年龄为 50～69 岁。

临床表现：缺乏特异性，常为中上腹部不适或疼痛，与慢性胃炎、胃溃疡等疾病相似。部分微小胃癌是慢性胃溃疡或慢性萎缩性胃炎癌变所致，故对于慢性胃溃疡或慢性萎缩性胃炎患者应定期进行胃镜检查。

诊断：因微小胃癌病变小而浅，因此上消化道造影较难发现或诊断病变。而纤维胃镜可在直视下观察胃内形态变化，并能采取病变组织进行活检，是诊断微小胃癌的主要手段。内镜医师应重视胃镜下细小病变的鉴别，对黏膜有结节样粗糙隆起、黏膜上皮浅表糜烂或溃疡等可疑病变应在不同的充气条件下反复观察，并钳取活检。

治疗：以内镜下切除手术为主。日本胃癌协会（JGCA）提出的内镜下切除适应证为：直径 ≤ 2cm 的高中分化型、无淋巴结转移、无脉管浸润的黏膜层或黏膜下层的早期胃癌。但如活检病理提示为低分化腺癌或印戒细胞癌，或内镜下治疗后病理结果切缘不净及其他高危因素，应采取根治性手术。

（郑朝旭）

小胃癌

xiǎo wèi'ái

小胃癌（small gastric cancer）　病灶最大直径为 0.5～1.0cm 的早期胃癌。几乎不侵及肌层，淋巴结的转移率较低。通常认为小胃癌的发生与胃部的慢性病变及炎性刺激有关，是胃癌发展的早期阶段，治愈率较高。国外报道小胃癌占早期胃癌的 7.0%～34.7%，中国国内报道为 21.6%～27.6%。以男性居多，发病高峰为 50～69 岁。

分型　好发于胃的中下部，大体上以凹陷型为主。以早期胃癌为基础可分为 3 型。①隆起型（Ⅰ型）：臼齿状隆起，中央有凹陷，覆盖白苔。周围黏膜呈星芒状，伴糜烂及小结节；非臼齿型呈半月状或半球状，色泽正常或充血，表面光滑，四周可有小颗粒样或小结节状改变。②平坦型（Ⅱ型）：癌表面黏膜红色（伴充血、糜烂）或白色。Ⅱa 型：癌表面高出周围黏膜低于Ⅰ型；Ⅱb 型：癌表面似乎接近周围黏膜；Ⅱc 型：癌表面低于周围黏膜。

③凹陷型（Ⅲ型）：非皱襞集中型，病变周围黏膜完整，凹陷区有小颗粒样改变、糜烂、覆盖白苔，边缘充血，不规则；皱襞集中型，病变四周稍隆起，皱襞端呈棒状，笔尖样，病变基底有小结节样改变。

结合大体形态、X线和内镜检查，还可分为以下几种类型。①隆起型：又分为结节型、半球型、戒指隆起型和白苔隆起型。②平坦型：又分为红色微凹陷型、红色微隆型。③凹陷型：又分为红色凹陷型、瘢痕溃疡型、红色边缘型和皱襞集中型。

病理类型 与早期胃癌相似，包括高分化腺癌、中分化腺癌、低分化腺癌、印戒细胞癌及黏液腺癌等。小胃癌是胃癌的始发阶段，随着癌肿的生长，出现黏膜层的分化型癌至深层后大多呈浸润方式生长而变成未分化型癌。未分化型癌易向黏膜下层浸润，直径大于5mm就有黏膜下层癌的可能，而分化型癌浸润黏膜下层较晚。小胃癌组织学多为分化型，大体形态多为Ⅱ型，大多局限为黏膜内癌，部分为黏膜下癌，故微小胃癌及小胃癌淋巴结转移率低，尤其是分化型者。但小胃癌中肿瘤组织类型为低分化腺癌或印戒细胞癌者，胃周淋巴结转移率较高。

临床表现 无特异性，常表现为中上腹部不适或疼痛，与慢性胃炎、胃溃疡等疾病相似，提示部分小胃癌与慢性胃溃疡或慢性萎缩性胃炎癌变相关。

诊断 上消化道造影是临床诊断的重要方法。小胃癌病灶直径为5~10mm，最常见征像为局限性胃壁变硬、扩张受限、雾滴征和小龛影，其次是小充盈缺损和双边征、多边征。蠕动波异常是发现小胃癌的重要线索，是胃双对比造影（GHDC）检查中小胃癌与良性病变的主要鉴别点。位于胃窦胃底区的病灶和胃体大弯侧的病灶，不论大小都应高度警惕小胃癌和微小胃癌的可能。纤维胃镜在直视下可以发现胃内形态变化，并能采取病变组织进行活检，是诊断小胃癌的主要手段。CT及磁共振成像（MRI）是诊断胃癌常用的影像学方法，也是术后随访的常用手段。

治疗 同早期胃癌，手术是胃癌唯一的根治性治疗手段。

手术治疗 R0切除是所有胃癌手术治疗的理想目标。D2切除术可以使患者的5年生存率接近100%，但术后的组织病理学表明大部分早期胃癌的患者并未发生周围淋巴结的转移，或只局限于第一站淋巴结。日本较多地采用内镜下黏膜切除术（EMR）及腹腔镜下胃部分切除术等限制性手术，由于术前无法精确地判断肿瘤的浸润深度及胃周淋巴结转移情况，对EMR手术治疗的彻底性存在争议。绝大多数的微小胃癌和分化型无淋巴结转移的小胃癌，可合理采用内镜下治疗。对于浸及黏膜下层、未分化型小胃癌，淋巴结转移率均较微小胃癌高，通过对其病理组织学分析，包括癌肿的大小、病理组织学类型及浸润情况等，再综合分析是否适合内镜下治疗。

术后辅助治疗 若开腹或腹腔镜手术的术后病理标本证实无淋巴结的转移且未侵及肌层，可定期监测随访。有区域淋巴结转移或证实有肌层浸润，术后可行氟尿嘧啶类药物替吉奥（S-1）的单药辅助治疗。EMR及内镜黏膜下剥离术（ESD）由于淋巴结转移不能评估，若组织切缘阴性可定期复查，若切缘阳性，则采取及时的补救性手术。

预后 较好，5年生存率可达90%以上。

随访 胃癌患者术后，前两年每3个月复查1次，第2~5年每半年复查1次，5年以后每年复查1次。

（郑朝旭）

Mǎlì Yuēsèfū jiéjié

玛丽约瑟夫结节（Sister Mary Joseph nodule，SMJN）

腹腔内恶性肿瘤转移到脐部形成的结节样病变。最常见的原发来源是腹腔内的腺癌。1949年，英国外科医师亨利·汉密尔顿·贝利（Henry Hamilton Bailey，1894~1961年）将腹腔内恶性肿瘤发生脐转移正式命名为玛丽约瑟夫结节。这种脐部转移可与腹腔内肿瘤同时出现或异时出现，是预后极差的表现。SMJN有时也是就诊时的首发临床表现，早于原发灶被发现，可为寻找原发灶提供线索。

流行病学 女性发病稍高于男性，组织学类型绝大多数为腺癌（75%）。内脏恶性肿瘤发生皮肤转移的概率是5%~9%，其中脐转移仅占1%~3%。在已知的原发肿瘤中，胃癌占18%~28%，卵巢癌占8%~24%，结直肠癌占10%~18%，胰腺癌占7%~15%，较少见的还有子宫内膜癌、子宫颈癌、乳腺癌、胆囊癌和前列腺癌等。有15%~29%脐转移无法查清原发肿瘤。

转移途径 SMJN转移与下列途径有关。

直接扩散 肿瘤细胞经腹水或经前腹壁直接种植是脐转移发生的最可能的途径。

淋巴转移 通常脐部皮下淋巴管通过浆膜下淋巴网与腋窝淋

巴结、腹股沟深浅淋巴结及肝圆韧带形成淋巴引流网络，脐部作为淋巴引流的中转站，癌细胞可沿上述通道顺流或逆流止于脐，并在该处形成肿瘤结节。

血行转移 主要是脐周静脉网与深部的腹壁上、下静脉沟通，分别流入上、下腔静脉；同时通过肝圆韧带周围附脐静脉与门静脉系统交通，肿瘤细胞逆行方式也可发生脐转移。

医源性 良性胆囊病变行腹腔镜胆囊切除术，术后诊断胆囊癌而发生脐种植。

临床表现 一般表现为脐部质硬结节，基底宽，大多与体肤颜色相同，可合并坏死、溃疡或橘皮样僵硬，多数直径为2~5cm。

诊断 通过脐部肿物切除、活检或肿瘤穿刺行病理学检查是确诊SMJN的重要手段，并能为寻找原发灶提供有力的线索。特别是细针抽吸细胞学检查具有方便、快速、安全的优点。临床如果发现脐部腺癌几乎可以肯定为SMJN。还可应用免疫组织化学方法检测肿瘤标志物分析肿瘤来源，如细胞角蛋白（CK）、癌胚抗原（CEA）、甲胎蛋白（AFP）及多种癌抗原（CA15-3、CA12-5和CA19-9）等。另外，CT、内镜、消化系统及泌尿系统造影等影像学检查对诊断也有帮助。

鉴别诊断 主要与脐部良性肿瘤，包括脐子宫内膜异位症、黑素细胞痣、纤维上皮乳头状瘤、上皮包涵性囊肿、皮肤纤维瘤、瘢痕瘤、嵌顿性脐疝和藏毛肉芽肿等鉴别。

治疗与预后 传统认为SMJN是癌症晚期及预后差的重要标志，平均生存期11个月，多数在发现脐病变后半年内死亡。现多认为脐转移癌的预后与原发肿瘤和细胞类型有关，积极的手术和辅助治疗能改善患者生存或有长期生存的可能性。原发于卵巢的脐转移癌患者的预后较原发于胃肠道、胰腺者为佳。因此，建议对卵巢癌脐转移者，只要患者能耐受手术，应予积极治疗，最大程度地行肿瘤细胞减灭术，术后再行多疗程辅助化放疗。而对胃癌脐转移患者出现梗阻、出血症状时，更应行胃肿瘤姑息切除或胃肠吻合术，以改善患者的生活质量，延长生存时间。

（陈应泰）

wèidǐ-bēnmén'ái

胃底贲门癌 （gastric fundus and cardiac cancer; proximal gastic cancer）

发生于胃最上部分的上皮源性恶性肿瘤。又称近端胃癌。胃分为上中下三部，最上部即为胃底贲门部。

1998年，国际胃癌联合会（IGCA）和国际食管疾病学会（ISDE）会议提出了贲门癌的定义和分型，将胃贲门上、下5cm范围内的食管和胃发生的癌定义为贲门区域癌，并将其分为3个类型。①Ⅰ型：位于食管远端，即食管胃交界部（EGJ）以上，通常起源于食管的特异性肠上皮化生区，即巴雷特（Barrett）食管，能够从上方浸润EGJ。②Ⅱ型：发生于EGJ上下区域即食管胃交界部的肠上皮化生区，而不考虑肿瘤的主体位于何处，又称交界部癌。③Ⅲ型：位于EGJ以下2~5cm，并从下方浸润食管胃交界部及食管的下端。Ⅱ型和Ⅲ型即胃底贲门癌，与Ⅰ型的食管腺癌在病因学、组织学等方面有显著差异。

病理分型 胃底贲门癌大体病理采用博尔曼（Borrmann）分型，分为结节蕈伞型、局部溃疡型、浸润溃疡型和弥漫浸润型。组织病理学分类有腺癌、黏液腺癌、印戒细胞癌、低分化腺癌和未分化癌等。

临床表现 早期一般无明显症状，进展期有进行性吞咽困难，也是最常见的症状。男女比例（2~6）:1。胃底贲门癌的播散与转移主要有直接浸润、淋巴转移、血行转移和种植转移。其中主要为淋巴转移，早期癌转移率约9.9%，进展期可达70%。通常沿淋巴管流向累及相应区域的淋巴结，有时也可发生跳跃式转移或逆向转移。血行转移最常见部位为肝，其次为肺、胰、肾上腺、骨、肾、脾和脑等处。

诊断 早期诊断较困难，易漏诊。至进展期诊断相对较易。临床常用的影像学检查有上消化道造影、胃镜、CT和磁共振成像（MRI）等。对于早期病变，胃镜是最有效的检查手段，可以通过碘或亚甲蓝染色发现早期癌变。对于进展期病变，CT、MRI显示局部胃壁增厚，肿块向周围组织侵犯，胃周淋巴结肿大、肝转移等。超声内镜可判断浸润深度及区域淋巴结转移情况。正电子发射计算机体层成像（PET-CT）可判断局部及全身转移情况，特异性较高。

治疗 包括手术切除和放化疗等综合治疗方式。

手术治疗 早期癌可采用内镜下黏膜切除术（EMR）和内镜黏膜下剥离术（ESD），但术前准确分期至关重要，因为早期癌随着肿瘤侵犯程度加深、分化差等因素也会发生淋巴转移。进展期胃底贲门癌依然首选手术治疗，目的是达到R0切除，并彻底清扫淋巴结。手术入路包括经腹切口、左胸后外切口和胸腹联合切口。

与食管下段癌主要转移至下后纵隔和心包淋巴结不同，胃底贲门癌以腹部淋巴结转移为主。因此，经腹手术可全面探查原发病变、淋巴结及肝转移，以利彻底清扫腹部淋巴结。如若食管侵犯位置高，游离食管下段及清扫难度大，上切缘阳性率增高。经左胸入路可清扫食管周围淋巴结，有时需要打开膈肌才能明确肿瘤是否可以切除，且难于行全胃切除术及彻底清扫腹部淋巴结。行胸腹联合切口手术兼具前述手术优点，显露清晰、充分游离食管，可以行 D2 淋巴结清扫，但手术创伤大、并发症发生率高，对心肺功能影响大，需慎重考虑。手术切除范围应保证切缘≥5cm，多数学者认为应行 D2 或 D2 以上淋巴结清扫，还应行脾切除完成第 10、11 组淋巴结清扫。

化疗　对于胃底贲门癌 Ⅱ／Ⅲ 期患者，术后应行化疗，包括 ECF 方案［表柔比星+顺铂+5-氟尿嘧啶（5-FU）］、改良 ECF 方案和氟尿嘧啶±铂类，与单纯手术相比可改善 3 年生存率、无病生存期和复发率。对于进展期癌，如手术切除困难也可行新辅助化疗后再酌情手术治疗。ECF 方案可改善中位生存期和生活质量；DCF 方案（多西他赛+顺铂+5-FU）可使 18% 的患者获得 2 年生存期；紫杉醇也可获得与多西他赛相似的疗效，但患者耐受性和依从性更佳。口服氟尿嘧啶衍生物卡培他滨和替吉奥（S-1）±顺铂，对于耐受差的老年患者可作为一线治疗方案。

放射治疗　术后辅助放疗可降低局部复发率，提高 5 年生存率。对于 $T_3 \sim T_4$ 期、N+以及 R1 的患者应行术后放化疗，在每月给予化疗的同时，在第 2、3 周期行同步放疗，有助于降低复发率和延长生存期。

靶向治疗　靶向治疗药物有曲妥珠单抗、西妥昔单抗和贝伐珠单抗，对于 HER-2 阳性的局部晚期或复发转移性患者，曲妥珠单抗联合化疗较单纯化疗可显著改善中位生存期。

（郑朝旭）

wèitǐái

胃体癌（gastric body carcinoma）　原发于胃中部 1/3 的上皮源性恶性肿瘤。其组织学病理类型与其他部位的胃癌相似，包括腺癌、黏液腺癌、印戒细胞癌、管状腺癌以及鳞癌。其中以腺癌居多，分化程度依次为低分化腺癌、中分化腺癌和高分化腺癌。

临床分期　胃体癌分为早期和中晚期胃体癌。早期胃体癌：癌细胞局限于黏膜层和黏膜下层，可分为隆起型、平坦型和凹陷型。中晚期胃体癌：癌组织浸润达肌层或浆膜层，大体可分为菌伞型、溃疡型、浸润型和隆起型。

临床表现　早期可无症状，症状主要是上腹部不适或疼痛，其次是食欲减退或乏力，表现为轻度的消化不良，由于缺乏特异性症状，经常被忽视。中晚期胃体癌，症状逐渐加重，如恶心、呕吐、呕血和黑便等，此时经常有食欲减退、食无味、饱腹感、贫血、体重减轻和全身无力等；腹痛常以隐痛不适为主，也可伴有腹部肿块和腹水等体征。远处淋巴结转移时，在左锁骨上可摸到质硬的融合结节，不能移动。患者常因此就诊。

早期胃体癌局部浸润及淋巴结转移并不少见，但很少发生远处转移。中晚期胃体癌的第二站淋巴结转移机会较大，且可伴肿瘤远处转移和播散，肝是晚期胃体癌最常见的转移部位，部分还伴有左锁骨上淋巴结转移。

诊断　以影像学检查为基础，胃镜检查及活检是临床诊断的金标准。X 线气钡双重对比造影可以评估肿瘤的部位和大小；CT 及磁共振成像（MRI）在胃癌术前诊断和术后随访常用，可通过胃壁密度的变化及周围淋巴结的大小来判断肿瘤的侵袭深度及转移程度，以助力临床分期。

治疗　包括手术、化疗、放射治疗和生物治疗等综合手段。

手术治疗　手术是胃癌唯一的根治性治疗手段，R0 切除是理想目标。D2 切除术是胃癌标准的手术方式，适用于所有可根治性切除的胃癌。对于胃镜下获得病理证实的胃癌患者，均应采取标准的胃癌根治手术。随着早期胃癌诊断与评估技术的不断进步以及微创技术的发展，临床逐步推广许多新的治疗手段，如内镜手术和腹腔镜手术等。患者的无瘤生存依然是治疗的根本，不能忽视肿瘤残存的风险。只要患者全身情况允许，又无远处转移时应积极施行手术治疗。对于发生梗阻、出血等急腹症时，可行姑息性短路手术缓解症状。

手术方式主要有 3 种，即根治性切除、姑息性切除以及短路手术。①根治性切除：即将肿瘤完整切除的手术，标准术式为胃癌 D2 切除术，是将胃体癌的原发病灶，连同部分组织及其相应的区域淋巴结一并切除的方法。②姑息性切除：对无法进行根治性切除的局部晚期或已有远处转移的胃体癌患者，切除局部病灶的方法，患者术后带瘤生存。③短路手术：指如胃体癌不能切除而有幽门梗阻或出血等情况时，解决患者进食问题以改善全身营养状况。同时，为接受药物治疗创造条件。常用的术式有胃空肠吻合术。

胃体癌治疗首选根治性切除术；若肿瘤扩散范围较大，无法切除干净，而肿瘤主体有可能切除时，可行姑息性切除手术；若综合评价患者不适合手术时，也可选择其他治疗方法。

化疗　化疗方案的制订主要依据胃癌的分型、分期以及手术治疗的结果。方案主要以氟尿嘧啶类药物为主［卡培他滨或替吉奥（S-1）］，可联合其他的铂类或紫杉类药物。化疗方法主要有单剂化疗和联合化疗，联合化疗的效果优于单剂化疗。对于可切除的进展期胃癌，术前化疗（新辅助化疗）可提高手术疗效，延缓肿瘤复发；术中化疗有助于减少肿瘤细胞医源性播散；术后辅助化疗可在一定程度上防止复发。

放射治疗　对不适合手术切除的胃体癌患者可考虑放疗，但由于解剖定位准确性较差，故其作用有限。

靶向治疗　主要依据术前的胃镜活检或术后的组织病理来确定相关靶抗原，选择对应的靶向治疗药物。包括曲妥珠单抗、贝伐珠单抗及西妥昔单抗等。

预后　与临床分期相关。早期癌的预后明显好于进展期，5年生存率可达80%~92%。而进展期预后取决于手术的根治程度、淋巴结的清扫范围及术后的辅助治疗情况。即使是根治性切除的中晚期胃癌，一半以上仍会发生腹膜种植转移。

随访　患者在术后前两年应每3个月复查1次，第2~5年每半年复查1次，5年以后每年复查1次。常规复查的项目包括X线胸片、胃镜、上消化道造影以及CT或MRI，必要时可行正电子发射计算机体层成像（PET-CT）。

（郑朝旭）

wèidòu'ái

胃窦癌（gastric antral cancer）

原发于胃窦部的上皮源性恶性肿瘤。又称幽门部癌、幽门窦癌，是角切迹以下至幽门环之间的原发恶性肿瘤，发生率占胃癌的一半以上。肿瘤直径大于2cm的占多数，小于2cm少见。形态一般分为隆起溃疡型、溃疡型和隆起型，发生率依次降低。

病理类型　与其他部位的胃癌相似，分为腺癌、黏液腺癌、印戒细胞癌、管状腺癌及鳞癌。其中以腺癌居多，分化程度依次为低分化腺癌、中分化腺癌及高分化腺癌。

临床表现　早期可无症状，若出现症状一般是上腹部不适或疼痛，其次是食欲减退或消瘦、乏力，表现为轻度的消化不良，经常被忽视。胃窦癌进展至中晚期，症状逐渐加重，常见有恶心、呕吐、呕血和黑便等，常伴有食欲减退、饱腹感和贫血，腹痛以隐痛不适为主，体重减轻，以及全身无力，可同时伴有腹部肿块和腹水等体征。部分胃窦癌是由胃溃疡演变而来，因此有类似胃溃疡的症状，如恶心、阵发性疼痛，食物刺激可引起胃痉挛或出血，肿瘤较大时可以造成胃排出道受阻。体征主要有腹部肿块，时有压痛，远处淋巴结转移时，可在左锁骨上内侧摸到质硬的结节、不能移动。还可出现副肿瘤综合征，如反复发作性血栓性静脉炎、黑棘皮病、皮肤皱褶有色素沉着及皮肌炎等。

早期胃窦癌的局部浸润及淋巴结转移并不少见，但很少发生远处转移。中晚期的胃窦癌的第二站淋巴结转移机会较大，并可伴随肿瘤的远处转移和播散。肝是晚期胃窦癌最常见的转移部位，部分患者还可发生左锁骨上淋巴结转移。

诊断　与其他部位的胃癌类似，以影像学检查为常规，胃镜检查及活检是临床诊断的金标准。术前X线气钡双重对比造影可以初步评估肿瘤的部位和大小；CT及磁共振成像（MRI）是诊断胃癌最常用的方法，可以通过胃壁密度的变化及周围淋巴结的大小来判断肿瘤的侵袭深度及转移程度，以助评估临床分期。

治疗　包括手术、化疗、放射治疗及生物治疗等综合手段。

手术治疗　是胃癌根治性治疗的唯一手段。R0切除是理想目标。D2切除术是标准的手术方式。经病理证实的胃癌均应采取标准的胃癌根治术，以提高手术的治愈率及降低复发率。进入新世纪，胃癌治疗手段的创新层出不穷，尤其是微创治疗（内镜手术和腹腔镜手术）和"缩小"手术，迅速在临床推广。

胃窦癌的手术方式主要有3种，即胃癌根治性切除手术、姑息性切除手术和短路手术。①胃癌根治性切除：标准术式是胃癌D2切除术，是将胃窦癌的原发病灶，连同部分组织及其相应区域的淋巴结一并切除的手术方式。②姑息性切除：对于无法进行根治性切除的局部晚期或已有远处转移的胃窦癌，施行切除局部病灶的手术方式，患者术后带瘤生存。③短路手术：指伴有幽门梗阻或出血，胃窦癌又不能切除的情况下，通过短路手术解决使患者进食问题，从而改善全身营养状况。常用手术方式有胃空肠吻合术。

化疗　进展期胃癌根治性切除术后或不能接受手术的晚期胃癌患者主要以氟尿嘧啶类药物为主［卡培他滨或替吉奥（S-1）］，可联合其他铂类或紫杉类药物。化疗方法主要有单剂化疗和联合化疗，联合化疗的效果优于单剂化疗。对于可切除的进展期胃癌，术前新辅助化疗与直接手术者相比可显著提高手术疗效，延缓肿瘤复发；术后辅助化疗可在一定程度上防止肿瘤复发。

放射治疗　胃窦癌放疗的解剖定位较困难。但放疗可在一定程度缓解梗阻症状和减轻不能切除病变的慢性出血，若肿瘤晚期患者有腰背部疼痛，放疗可缓解疼痛。另外，在开腹手术中，若发现肿瘤对毗邻脏器的侵犯难以根治性切除，可行术中放疗，也可以放置钛夹标记术后在 CT 指引下行放疗。

靶向治疗　依据组织病理学检查和分子诊断结果，根据相关的靶抗原选择相应的靶向治疗药物。胃窦癌的靶向治疗药物主要有曲妥珠单抗、贝伐珠单抗和西妥昔单抗等。

预后　与临床分期有关，早期胃窦癌预后明显好于进展期，其 5 年、10 年生存率为 80% 和 92%，而日本、韩国均在 90% 以上。中国早期胃癌根治术后的 5 年、10 年无瘤生存率可达 90% 以上，复发率为 1.5%～15%。进展期胃癌的预后取决于手术的根治程度、淋巴结的清扫范围及术后的辅助治疗反应。根治性切除的中晚期胃癌，术后有一半以上的患者发生腹膜种植转移。

随访　患者应在术后前两年每 3 个月复查 1 次；第 2～5 年每半年复查 1 次；5 年以后每年复查 1 次。常规复查包括 X 线胸片、胃镜、上消化道造影以及 CT 或 MRI，必要时可行正电子发射计算机体层成像（PET-CT）。

（郑朝旭）

cánwèi'ái

残胃癌（cancer of gastric remnant）　施行过胃部分切除手术后，剩余的部分胃发生的癌。一般将残胃癌的概念分为狭义和广义两种，前者指首次胃部分切除缘于良性病变；广义概念包括首次手术时即是胃癌。临床上广泛接受的标准是胃良性病变行胃切除术后或胃癌切除术后 20 年以上在残胃上新发生的癌，可诊断为残胃癌。残胃癌占所有胃癌的 1%～5%。男女之比为 5.4∶1，平均发病年龄为 65 岁。

发病机制　①胃切除术后改变了胃内环境，幽门功能丧失，十二指肠肠液反流，胆汁和胰液对胃黏膜产生损害作用，同时胃泌素分泌减少，久而久之可演变成萎缩性胃炎，肠上皮化生和发育不良等癌前期病变。②胃切除术后胃酸分泌明显减少，甚至处于无酸状态，适合厌氧菌和粪球菌生长，改变胃内微环境，使 N-硝基化合物等致癌物质增多。③肠液等破坏残胃黏膜的屏障作用，黏膜细胞动力学改变，致癌物质易进入胃黏膜细胞诱发癌变。④幽门螺杆菌和 EB 病毒感染与残胃癌的发生有密切关系。⑤胃手术后的瘢痕甚至不吸收缝线的刺激，亦可能是残胃癌的致病因素之一。

病理分型　残胃癌与原发性胃癌的病理分型相似，以腺癌为主，常伴显著炎症，特别是吻合口炎，肿瘤多呈浸润性生长，进展期的残胃癌与周围组织粘连紧密并有多发淋巴结的转移。若初次手术为胃癌根治术，则残胃癌和初发癌的病理类型相似。

临床表现　残胃癌多发生在胃大部切除术后 10 年以上，早期残胃癌往往无症状，中晚期才出现类似胃癌的症状。此时若出现以下症状，应高度怀疑为残胃癌的发生：①突然出现胃病症状，并进行性加重，自备药物治疗无缓解。②上腹部出现无规律的烧灼样疼痛或饱胀感，可伴有消瘦、消化不良和嗳气等症状。③出现不明原因的贫血，大便潜血试验反复阳性，或突然呕血，解柏油样大便。④出现不明原因的呕吐或吞咽困难，贲门部的残胃癌早期可出现吞咽困难；发生于吻合口周围的残胃癌则常出现间歇性呕吐胆汁样胃内容物。⑤偶有患者因肿瘤穿孔而急诊入院，若发生远处转移可出现转移部位的相应症状。若经胃部分切除术后患者症状有明显好转，但又出现消化不良、上腹痛、恶心、呕吐及黑便等症状，应注意有无残胃癌。

诊断　主要依据胃镜检查，辅以腹盆部 CT，确诊率可达 90% 以上。若胃镜检查发现黏膜色泽改变、隆起不平、糜烂或溃疡等，应多处取活检（残胃癌病灶呈多中心性）。对可疑者，一次活检阴性勿轻易否定诊断，应在短期内重复胃镜检查以明确诊断。胃癌从早期演变到进展期一般需要数月至数年时间，胃镜检查提供了早期发现残胃癌的机会。消化道造影对进展期胃癌的作用较大，可明确肿瘤所在的部位及大小。残胃癌的诊断应该是多种手段的联合应用，对评估手术指征及确定最佳的治疗方案极其重要。

治疗　残胃癌治疗效果取决于早期诊断和早期治疗。

手术治疗　是残胃癌的根治

性治疗手段，可行全胃切除＋D2淋巴结清扫，以及 Roux-en-Y 食管空肠吻合术重建消化道。少数在胃远端的小肿瘤可施行胃大部切除术。由于残胃癌发现时常为进展期，多与胰腺、横结肠、肝、脾等腹腔脏器浸润或粘连，因此切除率较低。但只要患者全身情况良好，无腹膜、肝、肺及远处淋巴结转移者，均应积极手术，以期获得根治性效果或姑息性地改善预后，提高生活质量。残胃癌的合理治疗是充分廓清淋巴结和多脏器切除。随着胃癌治疗手段的革新，残胃癌患者的预后已有明显改善。

术后辅助治疗 更多依赖于术后的组织病理学结果及胃癌的 TNM 分期。早期胃癌可以术后定期复查；若有淋巴结转移及肿瘤侵透肌层的局部进展期胃癌可行氟尿嘧啶类及铂类为主的化疗方案。若肿瘤较难行一期根治性手术，可行化疗和/或放射治疗。

预后 残胃癌预后与就诊时的临床分期有关。早期残胃癌因无明显症状，或其症状与胃切除术后症状相似，常易漏诊。患者就诊时多属晚期，导致根治性切除率低。残胃癌的一期根治性切除术后的 1 年、3 年和 5 年生存率分别为 77.8%、58.2% 和 28.9%，姑息性切除后的 1 年、3 年和 5 年生存率分别为 36.4%、9.8% 和 3.9%。胃部分切除术后的患者应定期到医院复查，并行胃镜检查，有助于提高残胃癌的早诊率，延长患者生存期。

（郑朝旭 赵 平）

pígéyàngwèi

皮革样胃（linitis plastica） 癌组织沿胃壁各层呈弥漫性浸润生长，导致胃壁增厚，变硬，胃腔缩小，黏膜皱襞大部分消失，使胃的形状变成类似皮革制成的囊袋。又称弥漫浸润型胃癌、博尔曼Ⅳ型胃癌。约占全部胃癌的10%，是中晚期胃癌的一种特殊类型，具有独特的生物学行为，恶性程度很高，病程进展迅速，早期即易发生胃周淋巴结和远处器官转移。

病理特征 病理类型包括腺癌（低分化腺癌、印戒细胞癌和黏液性腺癌）、腺鳞癌、未分化癌和不能分类的癌等。

临床表现 多种多样，缺乏典型症状。常以上腹隐痛、食欲减退和闷胀不适为主要表现；以消瘦、贫血、黑便和腹水等为次要表现。当反复出现的腹水无法找到明确原因时，应行胃镜检查。皮革样胃的生物特性是首先侵犯胃黏膜下疏松组织，然后向四周扩散。若癌组织向胃壁外层扩散，则易发生腹腔浸润及转移，导致癌性腹水或腹部肿块。

诊断 该病临床表现与预后常不同于一般类型的胃癌，易发生误诊或漏诊，误诊率可达10%～30%。应根据病史、临床症状及体征、钡餐造影及胃镜多点全方位、深部位活检，以获得准确的病理结果，必要时还需借助CT、磁共振成像（MRI）及内镜超声检查帮助诊断。

胃镜检查 胃镜下可见胃腔缩小，充气不扩张，胃壁僵硬、蠕动差，黏膜皱襞消失，局部黏膜肥厚增粗，表面呈大小不等结节或糜烂、溃疡等。超声胃镜显示病变范围广泛，累及大部分胃甚至整个胃。胃壁呈全层弥漫性增厚，多在 1.0cm 以上，黏膜下层及固有肌层尤为明显。各层结构不清或消失，呈低回声改变。胃壁僵硬，胃腔狭小。

影像学检查 X 线片显示胃腔明显缩小、很难充盈，胃壁僵硬、黏膜皱襞紊乱不规则且范围广。CT 检查显示表现为胃壁广泛不规则增厚，胃腔变小。

诊断标准 ①癌组织沿胃壁各层组织弥漫浸润，累及胃壁部分或全部，胃壁变厚、僵硬，胃腔变窄，充气后不能扩张，胃壁蠕动消失。胃黏膜皱襞粗大，结节状；黏膜表面也可仅见充血、糜烂。②组织活检阳性，但也可为阴性。③手术及病理学证实。

胃镜活检时应注意：①认真全面观察胃黏膜色泽、纹理、弹性和界限等。②在同一部位应取 3～4 块组织，以便取到黏膜癌组织。③多点活检：在各可疑病变处取 8～10 块。④必要时可采取针吸法。

治疗 主要方法是手术。根治性手术切除后患者的生存期相对延长。当皮革样胃尚局限时，应行根治性全胃切除手术；当肿瘤已难以根治时，可以选择姑息性胃切除术，以减轻患者肿瘤负荷，防止出血和梗阻的发生，延长患者的生存期；无法行手术切除肿瘤时，可考虑行放射治疗、化疗等综合措施。

预后 较差，患者生存时间短，早诊率低。

（左朝晖）

wèi gānyàngxiàn'ái

胃肝样腺癌（hepatoid adeno-carcinoma of the stomach） 原发于胃黏膜具有腺癌和肝细胞癌样分化特征的胃癌。恶性程度高、预后差，在胃腺癌中属于罕见类型，占 2%～5%，好发于胃窦部，占 60.2%；其次为胃底及贲门，以浸润溃疡型为主。多见于中老年男性，男女比例约 2.32∶1。

病因和发病机制 尚不十分清楚。

病理分型 ①普通型腺癌：包括高、中、低分化。②肠型腺癌：像原始消化管样具有透明胞质的立方状或柱状细胞组成。③肝样腺癌：像肝样由呈片状或栅栏状嗜伊红胞质的细胞组成。④卵黄囊瘤型腺癌：像卵黄囊瘤样是由梭形细胞构成的大小不同的滤泡状结构。

病理特征 肿瘤细胞在形态学上具有肝细胞样分化和腺样分化两种结构：①癌细胞大，多边形，嗜伊红性细颗粒状红染或透明样胞质，癌细胞呈髓样或条索样排列，腺癌及肝细胞样癌细胞相互交叉或移行，血窦丰富。②癌细胞内或癌细胞间出现嗜伊红性玻璃样过碘酸希夫反应（PAS）阳性小球，一种类型为小球，具有中心靶样区，外周低密度，另一类为均质的圆形小球，无细胞样结构，小球内为甲胎蛋白（AFP）。③部分癌细胞呈脂肪变性或可见胆汁分泌。④超微结构显示，胃肝样腺癌的腺癌区和肝癌样区均有肠上皮型微绒毛分化的癌细胞，且其组织来源于胃肠道上皮。⑤特征性免疫组化：肝样腺癌区 AFP 强阳性或阳性，α_1-抗胰蛋白酶（α_1-AAT）和 α_1-抗糜蛋白酶（α_1-ACT）阳性。α_1-AAT 和 α_1-ACT 是血清蛋白酶抑制因子，属于肿瘤生长促进因子，可能使胃肝样腺癌具有更大的侵袭性。

临床表现 缺乏特异性，以上腹部隐痛不适、腹胀或黑便等消化道症状为主。因此，发现时多已进入中晚期。AFP 高水平是肝样腺癌的一个特征性表现，70%~80% 的患者血清 AFP 升高，其高低与分化程度相关。部分患者血清 AFP 水平正常说明肿瘤的分化程度较低。该病的另一个显著特点是易发生肝和淋巴结转移，原因可能是胃肝样腺癌的细胞与原发性肝癌细胞在组织学上有相似之处。因此，容易出现嗜肝性特征，肿瘤趋向于侵犯周围的血管，特别是静脉。而且和肝细胞癌一样容易形成血栓，容易侵犯血管丰富的区域。

胃和肝在胚胎发育中均来源于原始前肠，如果在分化过程中发生失常，某些胃癌可能出现肝细胞样分化。这类胃癌的免疫血清学可以出现 AFP 水平显著升高，所以也将其称为产生 AFP 的胃胚胎癌。

诊断与鉴别诊断 对于血清 AFP 升高的胃癌患者应高度怀疑胃肝样腺癌，但也有 AFP 阴性的胃肝样腺癌。诊断主要依靠病理学，在胃腺癌中存在分化程度不等的肝细胞样区，免疫组化染色对鉴别诊断很有意义，癌胚抗原（CEA）及上皮膜抗原（EMA）阳性是与肝癌胃转移相区别的重要标志。由于胃肝样腺癌组织中肝样分化区一般较小，术前活检诊断率很低，确诊主要依靠手术标本的病理学检查。当胃肝样腺癌发生肝转移时，其转移组织在形态上很难与原发性肝癌相区别，常被误诊为肝癌。原发性肝癌与乙型肝炎病毒感染密切相关，因此要注意检测血清的乙型肝炎病毒表面抗原。另外，原发性肝癌多有肝硬化史。一般胃癌肝转移较原发性肝癌胃转移更常见。此外，通过免疫组化染色某些特异性的标志物如 HepParI、MOC-31 以及磷脂酰肌醇蛋白聚糖 3（glypican 3）也可用于与原发性肝癌的鉴别。

治疗 治疗原则与普通型胃癌大致相同。早期病变以根治性手术为主。大部分在确诊时已进入中晚期，失去手术治疗的最佳时机，只能选择姑息性治疗。

化疗方案可选用紫杉类、铂类及 5-氟尿嘧啶（5-FU）及其口服制剂组合。对于肝转移瘤可考虑介入治疗。随诊包括影像学检查、血清 CEA、AFP 等，尤其是血清 AFP 的升高对于监测术后复发或转移具有较高的敏感性。

预后 胃肝样腺癌多为低分化腺癌，恶性程度高，侵袭性明显，极易发生肝转移。另外，胃肝样腺癌与 AFP 阳性的胃腺癌相比更具血管侵袭性。两者预后均较差。5 年生存率分别为 11.9% 和 38.2%。

（冯强）

wèi'ái Bó'ěrmàn fēnxíng

胃癌博尔曼分型（Borrmann classification of gastric cancer）

由德国外科医师、病理学家博尔曼（Borrmann R）于 1926 年根据肿瘤的外观生长状态提出的胃癌大体标本分型法。其主要根据肿瘤在黏膜面的形态特征和胃壁内的浸润方式分为 4 型。

博尔曼 I 型：又称结节型或息肉型，肿瘤向胃腔隆起，呈息肉状、伞状或节点状生长，境界较清楚，溃疡少见，但可有小的糜烂。此型最少见。生长较缓慢，转移发生也较晚，组织学类型一般以分化较高的乳头状、乳头管状或管状腺癌常见，在 X 线检查和胃镜检查时，因有明显的隆起型肿块而易被发现和做出诊断。

博尔曼 II 型：又称溃疡局限型。肿瘤表面有明显的溃疡形成，溃疡边缘隆起呈现堤坝状，界限较清楚、局限，向周围浸润不明显。组织学类型也多以分化型腺癌多见。

博尔曼 III 型：又称浸润溃疡型。肿瘤有明显的溃疡形成，边缘部分隆起，部分被浸润破坏，境界不清，向周围浸润较明显，癌组织在黏膜下的浸润范围超过肉眼所见的肿瘤边界。此型最多见。组织学类型多为低分化腺癌和印戒细胞癌。

博尔曼Ⅳ型：又称弥漫浸润型、皮革样胃。肿瘤呈弥漫性浸润生长，难以确定边界。由于癌细胞弥漫浸润及纤维组织增生，致胃壁增厚、僵硬。组织学类型也多为分化较低的腺癌、富于纤维间质的癌（硬癌）和印戒细胞癌。

在博尔曼分型基础上又新添加两型：浅表扩散型胃癌，称博尔曼0型；不能归入上述四型者称博尔曼Ⅴ型。

（冯　强）

wèi'ái TNM fēnqī

胃癌 TNM 分期（TNM staging of gastric cancer）

国际抗癌联盟（UICC）和美国癌症联合委员会（AJCC）根据胃癌侵及范围、区域淋巴结受累情况、有无远处转移做出的分期系统。2016 年 10 月，UICC 和 AJCC 颁布了第 8 版胃癌 TNM 分期系统（表 1），新版分期系统将单一分期系统更改为包括临床分期（cTNM，表 2）、病理分期（pTNM，表 3）以及新辅助治疗后病理分期（ypTNM，表 4）。

适用于胃原发肿瘤（腺癌最常见）。不包括肉瘤、胃肠道间质肿瘤、淋巴瘤和神经内分泌肿瘤 G1/G2 级。

Ⅰ期：指无淋巴结转移的表浅型胃癌，或肿瘤虽已侵及肌层但不超过一个分区 1/2 者。Ⅱ期：指有第一站淋巴结转移的表浅癌、T_2 和 T_3 期癌，没有淋巴结转移的 T_3 期癌也属此期。Ⅲ期：指有第二站淋巴结转移的各种大小肿瘤，

或仅有第一站淋巴结转移甚或无淋巴结转移的肿瘤大小已超过一个分区者。Ⅳ期：凡伴有第三站淋巴结转移或远处转移的，不论肿瘤大小，均属此期。

（冯　强）

表 1　胃癌 TNM 分期（UICC/AJCC，2016）

TNM 分期	临床意义
T——原发肿瘤	
T_X	原发肿瘤不能评价
T_0	无原发肿瘤证据
T_{is}	高度异型增生，局限于上皮内，未侵犯固有层
T_1	
T_{1a}	肿瘤侵及固有层或黏膜肌层
T_{1b}	肿瘤侵及黏膜下层
T_2	肿瘤侵及固有肌层
T_3	肿瘤侵及至浆膜下结缔组织，无内脏腹膜或邻近结构的侵犯
T_4	肿瘤穿透浆膜层或侵犯邻近结构
T_{4a}	肿瘤穿透浆膜层（腹膜脏层），未侵犯邻近结构
T_{4b}	肿瘤侵及邻近结构和器官（脾、横结肠、肝、膈肌、小肠、胰腺、腹壁、腹膜后、肾上腺、肾
N——区域淋巴结	
N_X	区域淋巴结不能评价
N_0	无区域淋巴结转移
N_1	1~2 个区域淋巴结转移
N_2	3~6 个区域淋巴结转移
N_3	≥7 个区域淋巴结转移
N_{3a}	7~15 个区域淋巴结转移
N_{3b}	≥16 个区域淋巴结转移
M——远处转移	
M_0	无远处转移
M_1	有远处转移

表 2　胃癌临床 TNM 分期（cTNM）（UICC/AJCC，2016）

分期	N_0	N_1	N_2	N_3	任何 N，M_1
T_{is}	0				ⅣB
T_1	Ⅰ	ⅡA	ⅡA	ⅡA	ⅣB
T_2	Ⅰ	ⅡA	ⅡA	ⅡA	ⅣB
T_3	ⅡB	Ⅲ	Ⅲ	Ⅲ	ⅣB
T_{4a}	ⅡB	Ⅲ	Ⅲ	Ⅲ	ⅣB
T_{4b}	ⅣA	ⅣA	ⅣA	ⅣA	ⅣB
任何 T，M_1	ⅣB	ⅣB	ⅣB	ⅣB	ⅣB

表3　胃癌病理学 TNM 分期（pTNM）（UICC/AJCC，2016）

分期	N_0	N_1	N_2	N_{3a}	N_{3b}	任何 N，M_1
T_{is}	0					Ⅳ
T_1	ⅠA	ⅠB	ⅡA	ⅡB	ⅢB	Ⅳ
T_2	ⅠB	ⅡA	ⅡB	ⅢA	ⅢB	Ⅳ
T_3	ⅡA	ⅡB	ⅢA	ⅢB	ⅢC	Ⅳ
T_{4a}	ⅡB	ⅢA	ⅢA	ⅢB	ⅢC	Ⅳ
T_{4b}	ⅢA	ⅢB	ⅢB	ⅢC	ⅢC	Ⅳ
任何 T，M_1	Ⅳ	Ⅳ	Ⅳ	Ⅳ	Ⅳ	Ⅳ

表4　胃癌新辅助治疗后 TNM 分期（ypTNM）（UICC/AJCC，2016）

分期	N_0	N_1	N_2	N_3	任何 N，M_1
T_1	Ⅰ	Ⅰ	Ⅱ	Ⅱ	Ⅴ
T_2	Ⅰ	Ⅱ	Ⅱ	Ⅲ	Ⅳ
T_3	Ⅱ	Ⅱ	Ⅲ	Ⅲ	Ⅳ
T_{4a}	Ⅱ	Ⅲ	Ⅲ	Ⅲ	Ⅳ
T_{4b}	Ⅲ	Ⅲ	Ⅲ	Ⅲ	Ⅳ
任何 T，M_1	Ⅳ	Ⅳ	Ⅳ	Ⅳ	Ⅳ

wèi línbāliú

胃淋巴瘤（lymphoma of the stomach）　起源于胃及邻近淋巴结的淋巴瘤。是常见的淋巴结外淋巴瘤之一，占所有胃恶性肿瘤的 2%～5%。好发部位在胃窦和胃体，其次为贲门、小弯和幽门。男女发病率相似，大部分患者出现病变时已超过 50 岁。胃淋巴瘤的基本分类及诊断指标与淋巴瘤相似。

流行病学　非霍奇金淋巴瘤中约 40% 产生于淋巴结外，胃肠道是最常见的部位，在西方国家占全部非霍奇金淋巴瘤的 4%～18%，最常发生的部位是胃；在中东高达 25%，小肠是最常发生的部位。大部分胃淋巴瘤是高度恶性的 B 细胞淋巴瘤，低度恶性的病变几乎全部是 B 细胞黏膜相关淋巴组织（MALT）淋巴瘤。胃的 T 细胞淋巴瘤及霍奇金淋巴瘤极为罕见。

病因　主要是幽门螺杆菌（HP）感染和免疫抑制。

分型　分为低度恶性淋巴瘤和高度恶性淋巴瘤。

低度恶性淋巴瘤　胃原发恶性淋巴瘤中约 50% 为低度恶性，约 30% 高度恶性，其余是混合性的。低度恶性淋巴瘤常见于中老年人，有长期的非特异性症状，如消化不良、恶心和呕吐等。HP 检测常为阳性。

绝大多数低度恶性淋巴瘤起源于 MALT 组织，有如下特点：①多见于经常接受外界刺激的器官，如胃肠道、乳腺、皮肤、甲状腺、支气管、肺和涎腺等。②肿瘤细胞主要为小淋巴细胞、生发中心细胞或生发中心小裂核细胞。③有数目不等的肿瘤性浆细胞。④肿瘤性淋巴细胞在原有腺体周围浸润，破坏被覆上皮或腺上皮形成淋巴上皮病变。⑤弥漫增生浸润的淋巴细胞有淋巴滤泡形成。

该肿瘤生长缓慢，预后与肿瘤大小、浸润深度、淋巴结受累程度、是否有其他器官受累及受累程度、有无高度恶性成分及其多少、肿瘤对放化疗的敏感性、治疗是否及时正确，以及机体状况等因素相关。

高度恶性淋巴瘤　表现为明显的上腹部包块，可引起体重减轻。这些淋巴瘤包括大 B 及 T 细胞淋巴瘤，以及其他大细胞性非霍奇金淋巴瘤。常见的是弥漫性生发中心母细胞、免疫母细胞及其他大 B 细胞淋巴瘤。胃的原发性 T 细胞淋巴瘤很少见。

治疗　原发性胃淋巴瘤的治疗方案应根据肿瘤病理类型、临床分期和是否存在 HP 感染进行选择。不同于其他类型的淋巴瘤，早期以局限性病变为主，外科的根治性切除手术是治愈的有效手段。手术切除是独立的预后因素。

早期低度恶性 MALT 淋巴瘤应行 HP 检测，阳性者首选 HP 根除治疗而不必手术，定期内镜随访；HP 阴性或根除治疗失败者应行外科手术治疗或放疗。晚期 MALT 淋巴瘤或高度恶性胃淋巴瘤应以手术治疗和/或姑息性放化疗为主。晚期原发性胃淋巴瘤病变范围大，手术根治性切除率低，难以达到根治效果。对肿瘤较大且无深大溃疡者，行术前新辅助化疗，待病灶缩小后再行手术。对Ⅲ、Ⅳ期胃淋巴瘤宜首选非手术治疗，只有对规范的放化疗无效，出现药物无法控制的上消化道出血、急性穿孔或幽门梗阻等并发症时才行手术治疗。

根据肿瘤的进展程度和肿瘤分期制订不同的治疗方案：①ⅠE

期肿瘤局限于黏膜或黏膜下层，肿瘤直径小于7cm，按工作分类属低度恶性者选择单纯手术治疗。②IE期肿瘤直径大于7cm，未累及浆膜，中度或高度恶性者选择手术加放疗或化疗。③可切除的IE期肿瘤累及浆膜，中度或高度恶性，或Ⅱ期肿瘤者选择手术加放疗和化疗。④无法切除的肿瘤选择放疗和化疗，手术以分期和减轻临床症状为目的。

鉴于低度恶性B细胞胃淋巴瘤的增殖依赖于HP感染后T细胞的激活，在正规抗HP治疗后，有50%~70%的患者可出现完全消退。因此，正规的抗HP治疗不仅对接受放化疗的患者非常有效，也是手术切除后综合治疗的一部分。

术后辅助治疗　Ⅰ期原发性胃淋巴瘤在根治性手术后，无需辅助治疗。对于Ⅱ期以上的原发性胃淋巴瘤，术后辅助放化疗会提高生存时间；术后放化疗有助于对肿瘤的局部控制，有效地抑制淋巴结及血行微转移灶、远处转移，提高5年生存率。对于姑息性手术后切缘阳性、远处淋巴结转移、周围脏器浸润及高度恶性胃淋巴瘤，放化疗可控制残余病灶，延长生存期，改善生活质量。放疗最小剂量20~40Gy不等，化疗多选用CHOP方案（环磷酰胺+多柔比星+长春新碱+泼尼松）。

预后　原发性胃淋巴瘤的预后一般优于胃癌。低度恶性淋巴瘤总体5年生存率为91%，而高度恶性淋巴瘤仅为56%。

（冯强）

Kèlǔkěnbèigéliú

克鲁肯贝格瘤（Krukenberg tumor, KT）　继发于胃肠道肿瘤的卵巢转移性肿瘤。1896年，德国医师弗雷德里希·恩斯特·克鲁肯贝格（Friedrich Ernst Krukenberg，1871~1946年）首先发现6例具有独特形态的肿瘤，并误认为是一种含有黏液印戒细胞和纤维组织的卵巢原发性肉瘤。1902年，奥地利病理学家弗雷德里希·施拉根豪费尔（Friedrich Schlagenhaufer，1866~1930年）证实它是一种上皮源性的继发性肿瘤，此后把源于消化道的卵巢转移瘤统称为克鲁肯贝格瘤或把它当作卵巢转移瘤的同义词。1960年，伍德拉夫（Woodruff JD）和诺瓦克（Novak ER）为了澄清这个混淆的命名，提出了经世界卫生组织（WTO）认可的卵巢克鲁肯贝格瘤组织学标准：肿瘤生长在卵巢内；光镜下可见印戒状黏液细胞；卵巢间质伴有肉瘤样的浸润。

病因和发病机制　克鲁肯贝格瘤是由于胃癌，特别是胃黏液癌细胞浸润至胃浆膜表面时，经过种植性转移而扩散至双侧卵巢而形成的转移性黏液癌。原发肿瘤以胃癌最多见，占60%~70%，第二位是结肠癌，占15%~18%，其他还有乳腺、胆囊、阑尾、子宫、输卵管和膀胱等部位癌。

病理特征　常见发生于双侧卵巢，中等大小，卵巢常保持原有形状，呈肾形或椭圆形。表面光滑或有结节，质地硬，少有粘连，外有完整包膜。表现为囊性型、囊实混合型和实性型，囊性型和囊实混合型呈单囊或多囊，体积较大，囊壁和囊性间隔可增厚，因肿瘤在生长过程中经历囊变、坏死和出血或肿瘤内包含恶性上皮组织分泌的黏液或浆液，囊内液为水样密度，实性成分呈片状，实性型病理表现为肿瘤纤维间质增多呈纤维瘤样改变。光镜下，可见印戒细胞分散于肉瘤样的纤维组织中，其中，肉瘤样的间质成分仅是卵巢间质对转移癌的反应，并非真正的肉瘤。即使原发胃癌不是印戒细胞癌，其形成的卵巢转移灶中仍可出现印戒细胞的病理类型。

临床表现　该肿瘤好发于生育期妇女，年龄一般小于原发卵巢癌患者，多见于31~40岁，此期卵巢功能旺盛、血运丰富，适宜转移瘤生长。该肿瘤主要经淋巴途径转移。

诊断　超声和CT是较为常用的检查方法。

超声检查　应为首选。但将扫描范围扩大到膈肌，不仅可以观察肿瘤是否侵及盆腔肠管和子宫，显示腹膜后及盆腔淋巴结有无增大，而且可观察肿瘤腹腔内腹膜及脏器浆膜种植转移病变。但超声在观察胃肠道病变方面易受肠气的干扰，

CT　腹盆腔CT扫描则可在对比剂的衬托下显示胃肠道中原发肿瘤的部位及形态，对克鲁肯贝格瘤的诊断及其鉴别诊断具有重要价值。

鉴别诊断　该肿瘤CT表现缺少特异性，需与卵巢原发肿瘤鉴别。卵巢转移性肿瘤的影像表现与原发瘤有相关性，从胃癌转移的肿瘤，CT表现为实性，而从结肠、乳腺、小肠、膀胱和肾转移的肿瘤，表现为囊性型或囊实混合型。肿瘤囊性和囊实混合型平均直径12cm，实性型为4cm。

治疗　采取以手术为主、化疗为辅的综合治疗。同时应治疗原发瘤，对较晚期的胃肠道癌行预防性卵巢切除以提高克鲁肯贝格瘤的存活率。而原发的胃肠癌根治术后的腹腔化疗已被证实能

改善预后。克鲁肯贝格瘤治疗效果不佳。

（汪　毅　冯　强）

wèi jiānzhìliú

胃间质瘤（gastric stromal tumor, GST）　一组独立起源于胃间质卡哈尔（Cajal）细胞的肿瘤。约占全部消化道恶性肿瘤的 2.2%，占胃肠道间质瘤（GIST）的 60%~70%，是一种具有潜在恶性倾向的侵袭性肿瘤。男女发病率无明显差异，可发生于任何年龄段，以 50 岁以上的中老年人多见。

生物学行为　胃间质瘤的生物学行为主要参照肿瘤最大径、核分裂象和肿瘤细胞有无异型、坏死等特征作为判断标准；同时参照美国国立卫生研究院（NIH）提出的评估 GST 恶性程度风险的指标，根据肿瘤的大小（最大径，cm）及核分裂数/50HPF 进行分级，分为极低度风险、低度风险、中度风险和高度风险。所有 GST 均有发生转移的可能。

病理特征　肿瘤大小不一，直径一般 0.2~40cm，起源于胃壁的固有肌层，可向腔内、腔外或同时向腔内、腔外生长。向腔内生长可形成溃疡。根据肿瘤主体位置可分为腔内型、壁内型、哑铃型、腔外型和腹内胃肠道外型。大多数呈膨胀性生长，边界清楚，质硬易碎；肿瘤大多无包膜或有假包膜形成；切面灰白、质硬呈鱼肉状、灰红色，中心可有出血、坏死、囊性变等继发性改变。肿瘤可呈多中心生长。

GST 组织学可分为 3 种类型：梭形细胞为主型（70%）、上皮细胞为主型（20%）和混合型（10%），主要以梭形细胞和上皮样细胞呈束状交叉或弥漫性排列为特征。免疫组化染色表达 Kit 蛋白（CD117），遗传学上存在频发性 *c-kit* 基因突变。

临床表现　缺乏特异性。早期一般无症状，常在体检时或腹部手术探查时发现。GST 的临床表现常与肿瘤的大小和位置有关。临床常见的主诉包括呕血、黑便、腹痛、腹胀、消化不良及慢性梗阻等。其中胃肠道出血最常见，有原因不明的黑便及慢性贫血。若肿瘤位于胃底及近贲门处，且生长迅速，可造成胃贲门口狭窄，导致吞咽困难。肿瘤位于胃体往往临床症状出现较晚，可表现为非特异性的上消化道症状。幽门部的肿瘤可引起慢性不全性梗阻。但因胃穿孔引起的急腹症患者很少见。

因 GST 的临床症状往往不典型，大部分患者就诊时已处于中晚期并伴有腹腔及邻近脏器的广泛转移。第一次就诊时 11%~47% 的患者已有转移。转移的部位主要在肝和腹腔，淋巴结和腹腔外转移较为罕见。

诊断和鉴别诊断　根据临床表现，常需排查消化系统肿瘤。内镜检查可以发现消化道非黏膜病变的直观表现，内镜超声可以显示胃肠道壁的占位性病变，综合以上检查可对 GST 做出初步诊断。上消化道造影可显示肿瘤在胃肠道的位置及范围。CT 可清晰显示出肿瘤的大小、部位、周围脏器毗邻和远处播散情况等。组织病理学检查是诊断 GST 的金标准。CD117 是诊断 GST 的一项主要指标但不是唯一标准，必须结合 CD34 或其他免疫组织化学标志物，才能更有效与其他肿瘤鉴别。

治疗　包括手术治疗和药物治疗。

手术治疗　是 GST 最主要和最有效的治疗方法。手术切缘阴性的 R0 切除是外科治疗的标准。与胃癌或肠癌不同。间质瘤呈膨胀式生长。切缘距肿瘤边缘 2~3cm 已经足够。其转移方式与癌不同，以腹腔种植和血行转移为主，淋巴结转移的发生率低于10%，不主张进行淋巴结清扫。无瘤操作是降低手术后复发的重要环节，假包膜破裂不但可能导致出血，而且显著增加肿瘤种植转移的风险。最佳的手术方式是将肿瘤连同周围部分正常组织一并完整切除，当肿瘤侵犯邻近器官时，为防止种植播散和切除不净，可将邻近脏器一并切除。手术前穿刺可能造成肿瘤破裂和出血，增加肿瘤播散的风险。因此，对于临床怀疑为 GIST 者，手术前不宜做穿刺活检。

手术适应证：原发、复发和转移的 GST。直径 ≤5cm 的原发肿瘤，恶性程度较低的一般行胃局部切除，预后较好；对于直径大于 5cm 的原发肿瘤则行胃大部或全胃切除。原发肿瘤较大者其恶性程度增加，完整切除的可能不大，复发概率增加，预后差。

药物治疗　靶向治疗药物甲磺酸伊马替尼片是治疗中晚期胃肠道间质瘤的首选方案。基因检测是选择药物和评估疗效的必备条件。对于肿瘤直径大于 5cm 或肿瘤侵及范围较广者，术前应用靶向药物治疗有助于提高患者的总生存期。对于手术切缘阳性或高度恶性肿瘤，可给予相应的术后辅助治疗。对于复发或转移，也首选甲磺酸伊马替尼治疗。此外，舒尼替尼等可作为甲磺酸伊马替尼耐药的二线用药。

预后　GIST 总的 5 年生存率为 35%，肿瘤完全切除者 5 年生存率 50%~65%，不能切除者生存期少于 12 个月。肿瘤位置、大小、核分裂象和年龄均与预后有关。肿瘤直径小于 10cm，核分裂象少于 5/50HPF，复发转移概率为 2%～3%；当肿瘤直径超过 10cm，核分裂象多于 5/50HPF 时，86% 的患者出现转移；肿瘤直径小于 5cm、核分裂象多于 5/50HPF 时，与肿瘤直径大于 10cm、核分裂象少于 5/50HPF 者，出现转移的概率均较低，分别为 11% 和 15%。

(冯 强)

Tèlǔwǎxīyēzhēng

特鲁瓦西耶征 (Troisier sign)

锁骨上发现肿大的癌性淋巴结。锁骨上淋巴结是胃癌转移的主要途径。中晚期胃癌的淋巴结转移率高达 70%。胃癌的淋巴转移一般是由近及远，按顺序逐级转移。癌细胞容易侵犯胃黏膜及黏膜下淋巴丛，由此转移至胃周淋巴结、主动脉旁淋巴结及腹腔动脉旁淋巴结，淋巴结"跳跃式"转移并不少见。如经胸导管转移至左锁骨上淋巴结，有时为临床首发体征。终末期可经胸导管转移至锁骨上淋巴结，以左锁骨上多见。锁骨上淋巴结转移的男女比例明显高于一般胃癌，说明男性患者更易发生锁骨上淋巴结转移，可能与人体的激素水平不同有关。

诊断：手诊和超声检查，无创、快捷和可重复，是较好的检查方法。

治疗：按胃癌部位，上部、中部、下部及全胃癌的淋巴结转移率分别为 60%～65%、55%～58%、60% 和 90%。以淋巴结清扫为主的胃癌根治术中，应充分掌握胃癌淋巴结的转移规律，根据肿瘤部位、大小及组织形态、患者一般情况、肿瘤是否侵透浆膜和胃周淋巴结转移情况，从而提高手术根治性切除率，减少并发症和病死率。

胃癌锁骨上淋巴结转移属于 IV 期胃癌，此类患者已失去根治性手术切除的机会。治疗只能采取姑息性胃切除或已无法手术。术前行新辅助化疗使肿瘤缩小，降低原发肿瘤的分期，为姑息性手术切除创造机会，也可作为化疗敏感性试验。在新辅助化疗有效的基础上实施姑息切除手术，伴锁骨上淋巴结转移的 IV 期胃癌的 1 年、2 年和 3 年生存率分别为 70%、39% 和 12%。

(左朝晖)

jìnduān wèi'ái gēnzhìshù

近端胃癌根治术 (proximal radical resection of gastric cancer)

起源于贲门至胃小弯上 1/3 与胃大弯上 1/3 连线区的胃癌为近端胃癌，胃底贲门部及胃底体交界部癌均属于近端胃癌。治疗应遵循 3 个原则：①充分切除原发性癌灶。②彻底清除胃周淋巴结。③彻底清除腹腔游离癌细胞等微小病灶。

胃癌根治程度分为 3 级。①A 级：手术切除的淋巴结站别大于已转移的淋巴结站别或胃组织切缘 1cm 内无癌细胞浸润。②B 级：手术切除的淋巴结等于与转移的淋巴结，切缘 1cm 内有癌细胞浸润，也属于根治性手术。③C 级：仅切除原发灶和部分转移灶，有癌残余，属于非根治性手术。

对于病变范围大的进展期近端胃癌应行 D2 或 D2+ 式淋巴结切除。当第二站淋巴结阳性时，应选择 D3 式淋巴结切除。根治性胃大部分切除术的胃切断线依胃癌类型而定，博尔曼 (Borrmann) I 型和 II 型可少一些，III 型可多一些，一般距癌外缘 4～6cm。根治性近端胃大部分切除术应在贲门上 3～4cm 切断食管。

对于早期近端胃癌可选择近端胃根治性切除术，而对于进展期近端胃癌采用全胃切除术还是近端胃大部分切除术仍有不同的意见。两种手术方式的生存率和复发率无明显差异。

近端胃大部切除术有如下缺点：不能清除胃大弯侧淋巴结 (No.4)、幽门上淋巴结 (No.5)、幽门下淋巴结 (No.6)、脾门淋巴结 (No.10)；不能完全清除脾动脉干淋巴结 (No.11)。

与近端胃切除术相比，全胃切除术有如下优点：肿瘤切除范围足够，淋巴结清扫彻底；全胃切除吻合简单；术后并发症少。因此，建议对近端胃癌实施全胃切除术。全胃切除的 5 年生存率明显高于近端胃大部分切除术，并发症发生率也更少。

(左朝晖)

quánwèi qiēchúshù

全胃切除术 (total resection of the stomach)

切除范围包括整个胃及周围淋巴结的手术方式。

适应证 ①全胃癌（皮革样胃和多发性胃癌）。②癌灶位于胃远近两端。③胃体癌。④病变范围较广泛的表浅弥漫型或多灶性早期胃癌。⑤病变较局限，周围有广泛淋巴结转移，如贲门胃底癌伴胃窦部淋巴结转移，胃窦癌伴胃贲门周围淋巴结转移。⑥良性病变切除后的残胃癌及残胃复发癌。

手术方式 手术切口选择：经腹切口、经胸切口和经胸腹联合切口。经腹切口手术野暴露良好，腹腔内淋巴结清除较彻底，对心肺功能影响小，术后恢复快。经胸切口则肺部并发症较多。胸腹联合切口对食管下段可以提供较好的手术视野，凡胃癌侵犯食管下段均宜采用该切口。

根治性全胃切除应包括：幽门侧 3cm 十二指肠，贲门侧应在贲门上食管 2cm。由于吻合器的应用，使全胃切除更多采用经腹手术完成。操作简便，患者痛苦少，打开体腔单一，并发症相对较少。经腹手术取上腹正中切口，向上到达剑突并切除剑突，向下到达脐部。沿横结肠对胃结肠韧带进行处理，到达肝曲和脾曲。在幽门管下方分离显露胃网膜右动静脉，将动静脉的根部切断、结扎。在近肝处将肝胃韧带切断，在幽门管上方分离并切断胃右动静脉，将十二指肠残端闭合。分段切断和结扎脾胃韧带和胃短动脉，切断胃左动静脉根部。游离胃后方和贲门食管下端。将腹段食管周围组织清除，在食管裂孔的平面上，将前后迷走神干切断。对食管下端侵犯较为严重者，将两侧膈角切断，保证食管下端的暴露长度，横断食管，从而将全胃整块切除。

胃上部癌淋巴结转移发生率高的部位是贲门右、贲门左、小弯、大弯、胃左动脉干、肝总动脉干、腹腔动脉周围、脾门与脾动脉干（即 No.1~4、No.7~10）。全胃根治术的淋巴结清扫范围以 D2 式为标准，清扫范围包括 No.1~3、No.4sa、No.4d、No.5~7、No.8a、No.9~11 和 No.12a，对于第二站淋巴结阳性时，应选择 D3 式或淋巴结切除。对于胃底贲门癌及胃体部癌侵犯胰腺、脾、肝和横结肠，可采取根治性全胃切除联合周围脏器切除，当脾门有淋巴结转移时，应行脾及胰尾切除，否则术中要保留脾。根治性切除是提高局部进展期胃癌生存率的关键。

全胃切除后消化道重建的方法很多，Roux-en-Y 食管空肠吻合术操作简单易行，有益于防止反流性食管炎发生，满足进食容量等方面具有一定优势，是常用的重建方式（见全胃切除术后消化道重建术）。

（左朝晖）

quánwèi qiēchúshù hòu xiāohuàdào chóngjiànshù
全胃切除术后消化道重建术
（digestive reconstruction after total resection of the stomach）

全胃切除后的"无胃"状态需重建消化道的手术方式。理想的消化道重建应满足以下要求：①保持重建消化道的连续性。②具有一定的储存食物功能，有效延长食物排空时间，避免无胃状态下食物排出过快。③保持较好的营养状况和生活质量，避免或最大限度地减少反流性食管炎、倾倒综合征的发生。④手术具有可操作性且并发症少。

重建手术基本理念 ①代胃是否可以为全胃切除后患者的症状及营养状态带来好处？胃切除术导致胃暂时储存食物的功能丧失，为此使用"储袋"代胃的方法代替部分胃的功能。可以改善患者术后营养状态，维持生活质量。②十二指肠通路的保留有助于使食物在通过十二指肠时刺激胆汁和胰液分泌，使之与食糜充分混合，有利于食物消化吸收和胃肠激素的调节。最早的保留十二指肠食物通道的重建方式是食管十二指肠吻合，但手术难度大，有顽固性胆汁反流的并发症，因此很快被放弃。但临床对是否保留十二指肠通道依然存在争议。

重建手术特征 ①最接近正常生理状况，包括保留原有胃的储袋功能和食糜消化的正常通路。②损伤小，包括不切断或少切断肠管、减少吻合和残端闭合数量、减少出血和污染、缩短手术时间等。③并发症少，包括反流和排空障碍。④术后恢复进食快，住院时间缩短。⑤容易在各级医院推广应用。

常用术式 Roux-en-Y 食管空肠吻合术和袢式食管空肠吻合术是两种基本的重建术式，消化道重建手术是由这两种术式演变而来。

Roux-en-Y 食管空肠吻合术 在全胃切除后，距十二指肠悬韧带（屈氏韧带）15~20cm 处切断空肠，距断端 2.5cm 处系膜对侧空肠纵行切口，长度与食管直径相等，行端侧吻合。然后于此吻合下方 40~50cm 处行端侧吻合，是最常见的术式。其演化术式（图1）：Hunt 术、Lawrence 术及 P 型术式均为近端代胃，有一定储存容积，可减轻餐后不适症状；Paulino 术和 Nadrowiski 术均为远端代胃，优点在于食物在远端代胃内贮留，能与胆汁、胰液

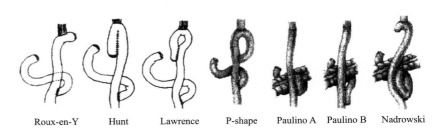

Roux-en-Y　　Hunt　　Lawrence　　P-shape　　Paulino A　　Paulino B　　Nadrowski

图1 Roux-en-Y 法及其演化术式

充分混合，避免了胆汁反流。

祥式食管空肠吻合术 距十二指肠悬韧带约50cm处系膜对侧纵行切开空肠壁，长度与食管直径相当，行端侧吻合，距此吻合下方30cm处行10cm长的Braun吻合。其演化术式（图2）：B式是距胃肠吻合口2~3cm，用10号丝线经输入肠祥系膜近肠壁的无血管区穿出结扎。C式是行两个Braun吻合，于两个吻合口之间以10号丝线经输入肠祥系膜近肠壁的无血管区穿出结扎。D式和E式使食物经过十二指肠符合生理，但需要加一个吻合口，操作复杂。

间置空肠消化道重建术及演化术式 JI术（全胃切除术后保留幽门环吻合术，图3）是距十二指肠悬韧带下方15~20cm处切断空肠，游离一段长度约20cm带血管蒂空肠，于横结肠后拉至上方，缝闭间置空肠，距断端3cm处系膜对侧空肠纵行切口，行食管空肠端侧吻合，间置空肠远端与十二指肠端端吻合，空肠断端行端端吻合。SS术是仅切断一侧系膜，行十二指肠-空肠端侧吻合后，在吻合口下方阻断空肠，形成SS形吻合（图4）。PJI和JIP是应用较多的空肠间置代胃术式形态与Roux-en-Y的P型和HLP基本相同，吻合口较多，但使用吻合器可简化操作。

并发症 ①食管空肠吻合口瘘。②食管空肠吻合口狭窄。③反流性食管炎。④排空障碍。⑤营养不良。

全胃不同的重建术式，各有优缺点，但何种术式更好尚无定论，应充分考虑胃癌患者的生活质量以及对各种手术方式的依从性选择术式。

（左朝晖）

yuǎnduān wèi'ái gēnzhìshù

远端胃癌根治术（distal radical resection of gastric cancer）

切除包括癌肿在内的远端胃大部、十二指肠第一部近端、大小网膜及横结肠系膜前叶并清扫相关脂肪、淋巴组织的手术方式。根据淋巴结清扫的范围，分为两种：胃大部切除术（D1）主要清扫胃旁淋巴结；胃大部切除术（D2）则主张系统淋巴结清扫术。

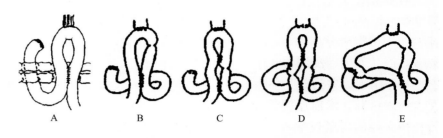

A. 原术式；B、C. 不经十二指肠的改良术式；D、E. 经十二指肠的改良术式。

图2 Braun祥式空肠代胃及其改良术式

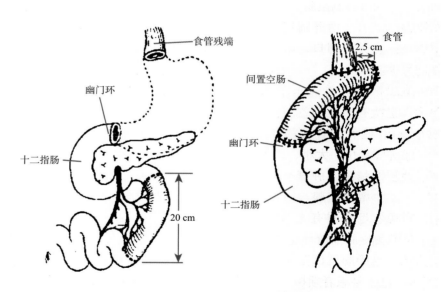

图3 保留幽门环间置空肠消化道重建术式

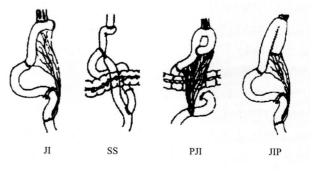

图4 JI及其演化术式

D2 适应证 凡属于胃下部（L）或中下部（LM）的早期和进展期胃癌，仅有第一、第二站淋巴结受累，无第三站淋巴结转移和广泛侵及胃周围组织和器官者。

手术方法 有以下步骤。

术前准备 术前需行上消化道造影及腹盆腔 CT 以及超声内镜等检查进行临床分期，充分了解肿瘤部位、范围、浸润深度及淋巴结转移情况，并通过胃镜活检明确病理诊断。术前应完善全身检查和必要的胃肠道准备外，以提高患者的手术耐受力，减少术后并发症。

切口 选上腹正中切口，自剑突向下绕脐右侧至脐下 3~5cm。沿腹白线切开，由肝圆韧带左侧进腹，注意保护切口，以防肿瘤细胞种植。

腹腔探查 首先自下而上、由远而近检查腹腔内各脏器（包括盆腔）。最后检查胃的原发病灶：①肿瘤部位、大小、活动度、浆膜面浸润情况及肿瘤浸润深度（T）。②肿瘤与胰腺、横结肠系膜、肝等邻近脏器有无粘连、侵犯。③有无腹膜播散（壁层腹膜、肠系膜、直肠膀胱凹陷和肠壁浆膜等）。④女性患者须探查有无卵巢转移。⑤肉眼下探明各组淋巴结转移情况。

自右向左分离大网膜。继而沿胰腺头部下缘间隙分离至横结肠边缘，然后沿结肠缘向左分离，剥离横结肠系膜前叶。切开脾结肠韧带，继续分离横结肠系膜前叶之左半，直达胰尾下缘。将大网膜、横结肠系膜前叶向上掀起。

清扫 No.6 淋巴结 在胰腺钩突部显露肠系膜上静脉，清除其周围淋巴缔结组织。结扎切断胃结肠共同干，清除其周围脂肪、淋巴组织。在胃网膜右动脉根部结扎并切断，清除 No.6 淋巴结。

清除 No.12、No.5 淋巴结 从肝缘向下清除肝十二指肠韧带内之脂肪、淋巴结及 No.12 淋巴结并显露肝动脉、胃右动脉及静脉。近肝动脉起始部结扎、切断胃右动脉及静脉，清除 No.5 淋巴结。

切断胃网膜左血管和胃短血管 暴露脾胃韧带，于脾下极内侧，胰尾前方，在近脾侧将胃网膜左血管切断结扎并自下而上逐支分离切断、结扎胃短血管，保留最上两支，使胃底、体交界部充分游离。

清除 No.7~9 淋巴结 沿肝下缘切断肝胃韧带，沿肝总动脉上缘，自右向左分离解剖肝总动脉至腹腔动脉干，分清腹腔动脉三分支，显露胃左动脉起始部，结扎切断。逐一清除 No.7~9 淋巴结。

清除 No.1、No.3 淋巴结 近贲门旁起自上而下将此处的血管分别结扎、切断直至贲门血管下 3cm。同时清除该区域的脂肪组织及 No.1、No.3 淋巴结。

切除标本 提起胃窦部，离幽门 2~3cm 处横断十二指肠，向上翻起胃体，切除胰腺被膜并清除胰腺上缘淋巴结。在贲门下小弯侧 3~5cm 处与相对应的大弯侧之连线处离断胃体（保留近端胃约 1/3）。将远端胃大部、十二指肠第一部近端、大小网膜、横结肠系膜前叶及相关脂肪淋巴组织一并切除。

消化道重建 将残胃大弯侧后壁与十二指肠吻合［毕罗（Billroth）I 式］或将残胃大弯侧后壁与空肠吻合（毕罗 II 式）。消化道重建时，吻合口应无张力，必要时可间断加固缝合，减少张力。

胃十二指肠吻合（毕罗 I 式）符合消化道正常生理程序，术后并发症发生率低。但如肿瘤位于幽门或靠近十二指肠球部，勉强行胃十二指肠吻合可能影响预后，宜选用毕罗 II 式或 Roux-en-Y 术式重建消化道。

（袁兴华 徐泉）

wèi'ái D1 qiēchúshù

胃癌 D1 切除术（D1 resection of gastic cancer）

将受累的近端胃、远端胃或全胃切除，并包括大、小网膜淋巴结清扫的手术方式。日本胃癌协会（JGCA）发布的第 3 版《胃癌处理规约》中定义了胃癌淋巴结分站的解剖（表 1）。

日本《胃癌治疗指南》对于 D1 淋巴结清扫术的适应证定义为：当 T_{1a} 期肿瘤不适合内镜下黏膜切除术（EMR）/内镜下黏膜剥离术（ESD）时，且 $cT_{1b}N_0$ 其肿瘤组织学分化良好，直径 ≤ 1.5cm，建议采用 D1 淋巴结清扫术。

各种术式 D1 手术淋巴结清扫范围。全胃切除术：①清扫区域淋巴结 No.1~7。②远端胃切除术：清扫区域淋巴结 No.1、No.3、No.4sb、No.4d、No.5~7。③近端胃切除术：清扫区域淋巴结 No.1、No.2、No.3a、No.4sa、No.4sb 和 No.7。④保留幽门的胃切除术：清扫区域淋巴结 No.1、No.3、No.4sb、No.4d、No.6 和 No.7。

对于胃癌淋巴结清扫范围仍存在较大争议。日本学者强调淋巴结扩大清扫（D2 或更大范围）的价值；但荷兰的一项研究表明，与 D1 切除术相比，D2 切除术后并发症发生率和死亡率均较高，但两组的总生存率没有显著差异。

表1　胃癌处理规约（JGCA，第3版）

淋巴结（No）	定义
1	贲门右淋巴结，包括沿胃左动脉升支第1分支分布的淋巴结
2	贲门左淋巴结，包括沿左膈下动脉食管贲门分支分布的淋巴结
3a	胃小弯淋巴结，沿胃左动脉分支分布
3b	胃小弯淋巴结，沿胃右动脉第2分支和远端分布
4sa	左侧胃大弯淋巴结，沿胃短动脉（胃周区域）分布
4sb	左侧胃大弯淋巴结，沿胃网膜左动脉（胃周区域）分布
4d	右侧胃大弯淋巴结，沿胃网膜右动脉第2分支和远端分布
5	幽门上淋巴结，沿胃右动脉第1分支和近端分布
6	幽门下淋巴结，沿胃网膜右动脉第1分支和近端向下至胃网膜右静脉与胰十二指肠前上静脉汇合处分布
7	胃左动脉旁淋巴结，位于动脉根部至上升支起始端之间
8a	沿肝总动脉分布的前上淋巴结
8p	沿肝总动脉分布的后淋巴结
9	腹腔动脉旁淋巴结
10	脾门淋巴结，包括邻近脾动脉末端至胰尾、胃短动脉根部和沿胃网膜左动脉近端至第一胃支
11p	近端脾动脉旁淋巴结，从起始处至胰尾前1/2
11d	远端脾动脉旁淋巴结，从起始处至胰尾后1/2
12a	肝十二指肠韧带淋巴结，沿肝固有动脉尾部，左右肝管汇合处与胰腺上缘之间
12b	肝十二指肠韧带淋巴结，沿胆管尾部，左右肝管汇合处与胰腺上缘之间
12p	肝十二指肠韧带淋巴结，沿门静脉尾部，左右肝管汇合处与胰腺上缘之间
13	胰头后至十二指肠乳头旁淋巴结
14v	肠系膜上静脉旁淋巴结
15	结肠中血管周围淋巴结
16a1	腹主动脉旁淋巴结，膈肌主动脉裂孔处
16a2	腹主动脉旁淋巴结，腹腔动脉起始端上缘至左肾静脉下缘
16b1	腹主动脉旁淋巴结，左肾静脉下缘至肠系膜下动脉起始端上缘
16b2	腹主动脉旁淋巴结，肠系膜下动脉起始端上缘至主动脉分叉处
17	胰头前淋巴结，在胰腺鞘下方
18	沿胰体下缘分布的淋巴结
19	膈下淋巴结，主要沿膈下动脉分布
20	食管旁淋巴结，膈肌食管裂孔处
110	食管旁淋巴结，下侧胸腔
111	膈上淋巴结，与食管分离
112	后纵隔淋巴结，与食管和食管裂孔分离

由医学研究委员会（MRC）进行的英国协作组试验同样没有发现D2切除比D1切除有更大的生存获益，但D2切除增加了术后并发症发生率和死亡率。

（袁兴华　徐　泉）

wèi'ái D2 qiēchúshù
胃癌D2切除术（D2 resection of gastic cancer）
将受累的近端胃、远端胃或全胃切除，包括大、小网膜淋巴结，同时还切除网膜囊与横结肠系膜前叶，并彻底清

扫相应动脉旁淋巴结的手术方式。对于近端胃癌，D2切除还要求行脾切除（切除10组和11组淋巴结）。D2切除需要术者受过相当程度的训练并拥有相应的专业技能。

各种术式D2手术淋巴结清扫范围。①全胃切除术：清扫区域淋巴结No.1~7、No.8a、No.9、No.10、No.11p、No.11d和No.12a。②远端胃切除术：清扫区域淋巴结No.1、No.3、No.4sb、No.4d、No.5~7、No.8a、No.9、No.11p和No.12a。③近端胃切除术：清扫区域淋巴结No.1~3、No.4sa、No.4sb、No.7、No.8a、No.9、No.10、No.11p和No.11d。

在日本，胃切除术联合D2淋巴结清扫是可根治性胃癌的标准方式，适用于可治愈性$T_2 \sim T_4$期肿瘤和cT_1N+期肿瘤。在西方国家，D2切除术仅作为推荐而并非成为治疗规范。但奥地利的一项研究表明，根据日本胃癌协会（JGCA）推荐进行的D2切除，5年和10年总生存率分别为45.7%和34.3%。根治性手术治疗的患者5年和10年生存率分别达57.7%和44.3%，与日本的研究结果相似。西班牙的一项单中心研究显示，D2切除与D1切除相比有明显的生存优势，5年生存率分别为50.6%和41.4%，两者在并发症发生率上无明显差异。D1切除的手术死亡率为2.3%，D2切除组为0。

日本研究者强调淋巴结扩大清扫的价值，甚至推荐行D3或D4手术。但日本临床肿瘤研究组（JCOG）的9501随机对照临床试验，在对可治愈性胃癌（T_{2b}、T_3或T_4期）患者进行的胃切除手术中比较了D2淋巴结清扫术和D2淋巴结清扫术联合主动脉旁淋巴

结清扫术（PAND）的疗效。结果各组的术后死亡率均为0.8%，提示与单纯D2淋巴结清扫术相比，D2淋巴结清扫术联合PAND不能提高可治愈性胃癌患者的生存率，其5年总生存率分别为70.3%和69.2%，无复发生存率（RFS）也无著差异。研究者得出结论，对于可治愈性胃癌（T$_{2b}$、T$_3$或T$_4$期）患者不应进行联合PAND的D2淋巴结清扫术。

美国国立综合癌症网络（NCCN）指南建议，胃癌手术切除范围应包括胃周淋巴结（D1）和腹腔干具名血管周围的淋巴结（D2），并至少切取15个淋巴结进行检查。

D2扩大淋巴结清扫术的选择：胃切除+D2扩大淋巴结清扫（即传统意义的D3及D4切除术）已非标准胃切除术式，但仍可在一定条件下实施。需要注意：①预防性主动脉旁淋巴结清扫术的获益已被日本随机对照试验JCOG9501否决。②存在可治愈性因素的主动脉旁淋巴结侵犯虽然有可能获得R0切除，但患者预后差。③远端胃癌切除时清扫No.14v淋巴结的作用存在争议，但如肿瘤明显转移至No.6淋巴结时，包括No.14v的淋巴结清扫D2手术（D2+No.14）可能使患者获益。④最新版日本分类规约中No.13淋巴结受累定义为M1，但肿瘤侵犯十二指肠时行包括No.13淋巴结清扫的D2手术（D2+No.13）可能是可治愈性胃切除的选择。

（袁兴华 徐泉）

wèi júbù qiēchúshù

胃局部切除术（local resection of the stomach） 切除部分胃腔，一般不超过2/3胃容积的手术方式。

适应证 主要适于治疗部分早期胃癌、胃间质瘤以及无法内镜切除的良性或低度恶性肿瘤，如纤维瘤、脂肪瘤、胃腺瘤和神经内分泌肿瘤等。对于仅浸润胃黏膜层且无淋巴结转移的非溃疡浸润型早期胃癌可行腹腔镜胃局部切除术。对未浸润肌层的神经内分泌肿瘤、不能承受较大手术创伤的老年早期胃癌患者，可选择腹腔镜胃局部切除术。

分类 包括开放性胃局部切除术、腹腔镜辅助胃局部切除术、全腹腔镜胃局部切除术、腹腔镜胃腔内手术、胃镜辅助腹腔镜胃局部切除术和腹腔镜辅助胃镜胃局部切除术等。腹腔镜手术已经取代开放性手术成为胃良性肿瘤局部切除的主要方法。

手术方法 手术通常以病灶为中心，距肿瘤2~3cm行胃壁全层切除。当肿瘤邻近贲门、幽门时，为避免吻合后消化道狭窄，需行近端或远端胃部分切除术。通常根据病变位置选择胃局部切除手术方法。

腹腔镜胃局部切除术 肿瘤直径小于3cm，位于胃底、胃体前壁、小弯和大弯侧，尤其是腔外生长型，首选该术式。该法使用线型切割吻合器行胃局部楔形切除，切缘距肿瘤2~3cm。完成切除后，根据病灶大小延长主操作孔取出标本。

腹腔镜辅助胃局部切除术 病变位于贲门、幽门附近，或体积较大，胃局部切除困难时，可选该术式。即腹腔镜下充分游离病变后延长主操作切口，行直视下胃局部切除，如幽门部局部切除等。如果病变与贲门或幽门距离不足2cm，则应考虑行近端或远端胃部分切除术。在保证手术切除彻底性的基础上做到吻合通畅。

腹腔镜经胃腔肿瘤外翻切除术 病变位于胃底、胃体后壁，腔内生长时，适合该术式。即先用超声刀打开胃前壁，将肿瘤翻出胃腔外后应用线型切割吻合器作黏膜下胃局部切除，然后腹腔镜下缝合胃前壁切口。该术式有导致肿瘤播散和腹腔污染的危险，手术难度较大，容易发生术后出血。因此，腹腔镜胃腔内手术将腹腔镜手术器械直接刺入胃腔，在胃腔内进行手术。采用该术式进行早期胃癌局部切除可获得满意效果。腹腔镜胃腔内手术使切除胃后壁病灶变得简便、快捷。由于在直视下进行准确的操作，避免了贲门或幽门附近病变切除后发生狭窄的危险。

注意事项 ①无论采用何种手术方式，均应强调病灶切除的完整性和手术安全性。术中遵循无瘤原则，保证足够切缘，降低肿瘤复发率。当肿瘤邻近贲门、幽门时，为避免胃腔狭窄的风险，建议行贲门、幽门切除，不可勉强缝合。②建议术中常规进行肿瘤冷冻病理学检查，避免术中判断与术后病理不一致，导致再次扩大切除手术。③行腹腔镜胃局部切除者，术中如发生出血不止或切除困难时，应果断及时中转开腹以确保手术安全。④使用切割吻合器切除较大病灶时，有时需4~5个钉夹才能保证足够的切缘。禁忌为节约手术花费而挤压病灶，勉强进行单次切除。⑤术前怀疑恶性肿瘤而又无法获得病理诊断者，建议行超声内镜检查，判断肿瘤浸润深度，避免术式选择不当。⑥一般认为直径小于5cm的间质瘤适合腹腔镜下局部切除，大于5cm者建议行开腹手术。

（袁兴华 郭春光）

wèi'ái Āpǔ'ěrbǐ shǒushù

胃癌阿普尔比手术（Appleby operation of gastric carcinoma）

加拿大外科医师莱昂·亨利·阿普尔比（Lyon Henry Appleby，1895~1970年）于1953年提出的对胃癌施行彻底的淋巴结清扫，特别是腹腔干周围淋巴结清扫的手术方式。

手术范围 包括根部切断腹腔干，整块切除全胃、胰腺体尾部、脾及周围淋巴结。为减轻消化道并发症，提高胰腺肿瘤R0切除率，此术式演变出保留全胃的改良阿普尔比手术，用于切除胰体尾癌。

应用解剖 肝总动脉发出肝固有动脉和胃十二指肠动脉。胃十二指肠动脉发出的胰十二指肠上动脉与肠系膜上动脉发出的胰十二指肠下动脉在胰头周围形成相互交通的胰十二指肠动脉弓。当切断肝总动脉时，动脉血流自肠系膜上动脉经胰十二指肠动脉弓和胃十二指肠动脉反流注入肝固有动脉，从而保证肝血供。这样就可以从根部切断腹腔干和肝总动脉而不会出现肝缺血。因此，实施阿普尔比手术的基础是患者具有完整的胰十二指肠动脉弓。所以，保证胰十二指肠动脉弓的完整性就成为手术成功的关键。

适应证 ①局部进展期胃癌和胰体尾癌，肿瘤侵犯胰腺体尾部，但未侵及胰头，无远处转移，能够行R0切除等。②肿瘤未侵犯肝固有动脉和肠系膜上动脉。③腹腔干根部、肝总动脉发出胃十二指肠动脉分叉处未见肿瘤浸润，即可在根部结扎切断腹腔干，在肝总动脉发出胃十二指肠动脉分叉处的近心端结扎切断肝总动脉。④术中试验性阻断肝总动脉后仍可触及肝固有动脉搏动，表

明即使切断肝总动脉，也可以维持足够的入肝血流。

检查方法 该术式的关键是保证胰十二指肠动脉弓完整性。因此，术前明确动脉交通支的存在非常重要。常用检查方法包括术前腹腔干、肠系膜上动脉血管造影，增强CT扫描3D血管重建，球囊导管临时阻断肝总动脉，经肠系膜上动脉造影确定动脉弓是否通畅。对吻合弓细小或术前血流证实不确切者，可在术前采用肝总动脉螺圈栓塞，促进胰十二指肠动脉弓代偿性扩张，以增加肝动脉的适应性血供。

注意事项 为保证成功实施手术，术中可临时阻断腹腔干和肝总动脉，触摸肝固有动脉有无搏动，采用彩色多普勒超声评估肝固有动脉血流，术中检测阻断肝总动脉后肝静脉血氧饱和度等方法，判断肝血供以保证切除腹腔干后脏器有充足血供。手术游离范围广，创伤大。术中分离时，建议从两侧向中间游离，即从胰尾侧游离肿瘤至胰颈部离断位置，最终左右汇合在腹腔干和肠系膜动脉根部，整块切除血管和肿瘤，手术操作较为合理、安全。术中尽量避免清扫肝十二指肠韧带内淋巴结，同时肠系膜上动脉根部的解剖范围应控制在3cm以内，以减少损伤神经，同时注意保留胃网膜右动、静脉和胃右动、静脉。在严格掌握手术指征的前提下，采用改良阿普尔比手术，保留全胃及消化道的完整性，保留胃十二指肠动脉和胃网膜右动脉，可以有效避免术后肝功能不全和缺血性胃病的发生。临床研究表明，切除腹腔干而保留胃十二指肠动脉和肝固有动脉，依靠其与肠系膜上动脉的吻合弓，肝可以得到充足的血液供应。

并发症及处理 手术并发症与胰十二指肠动脉弓交通支不健全和腹腔神经丛损伤有关。切除腹腔干后导致缺血性并发症，如胃黏膜缺血性溃疡、肝功能异常、肝脓肿以及胆囊缺血坏死等。因此，一旦术中发现存在肝、胃缺血表现，应考虑行肝动脉重建。为预防脏器缺血，术前可采用肝总动脉螺圈栓塞，促进交通支建立。胆囊坏死是致死性并发症，为避免这一严重并发症发生，可考虑术中常规切除胆囊。上述症状经抑酸、保肝治疗后多可缓解。术中若清扫腹膜后神经丛，则可能出现顽固性腹泻。肠系膜上动脉周围腹腔神经丛分布较多，如无肿瘤侵犯，应予保留，可以减少腹泻发生。改良阿普尔比手术保留了完整的全胃和消化道，是腹泻减轻或消失的主要原因。

手术优点 阿普尔比手术整块切除胰体尾部及周围组织，特别是肝总动脉、腹腔干、脾动脉及肠系膜上动脉周围神经丛，可以达到90%的切除率，这是传统胰体尾切除术不能比拟的。但对晚期胰体尾癌即使施行该手术，也不能避免发生术后肝转移。此外，阿普尔比手术有助于提高和改善胰体尾癌患者的术后生活质量。术中切除腹腔神经丛和神经节，可缓解肿瘤侵犯神经所致的顽固性腹背部疼痛。

（袁兴华 郭春光）

liánhé zàngqì qiēchú de wèi'ái gēnzhìshù

联合脏器切除的胃癌根治术（radical gastrectomy combined with multiorgan resection） 联合切除一个或多个脏器的胃癌扩大根治手术。目的是争取肿瘤R0切除。除了治疗出血、穿孔等急症情况，如果联合脏器切除只能完

成姑息性切除，则应慎重实施。

胃癌联合脏器切除分 3 种情况：①肿瘤直接侵犯邻近器官，如脾、胰腺、肝和横结肠等，需行联合脏器切除，如联合脾切除、胰体尾脾切除及胰十二指肠切除等。②可切除的远处转移瘤，如肝转移行联合肝切除手术。③为彻底清扫淋巴结而进行的联合脏器切除，如为清扫 No. 10、No. 11 组淋巴结而实施的胰体尾脾切除术。

直接侵犯邻近器官的联合脏器切除 胃中上部癌或大弯侧胃癌直接侵犯脾实质或脾门时，应行联合脾切除的胃癌根治术。脾具有免疫防御功能，切除脾后可能导致术后并发症增加。对于未侵犯脾的近端胃癌或胃体癌是否应施行预防性脾切除应慎重。对符合如下指征的中上部胃癌可考虑行预防性脾切除的胃癌根治术：肿瘤直径大于 5cm；博尔曼 Ⅳ 型；低分化腺癌或印戒细胞癌；侵犯深度 T_3 或 T_4 期。

胃癌侵犯胰头或十二指肠时，实施胃癌根治联合胰十二指肠切除手术可能获得根治性效果。总体 5 年生存率达 34.3%，排除非治愈性因素，如腹腔脱落细胞阳性、腹膜转移、腹膜后淋巴结转移等情况时，5 年生存率可高达 47.4%。鉴于该术式的高并发症率和 pT_4 期胃癌的不良预后，故建议应该在经验丰富的胃肠肿瘤专科中心开展联合胰十二指肠的胃癌根治术。

清扫淋巴结的联合脏器切除 联合胰体尾脾切除的胃癌手术适用于清扫 No. 11 组淋巴结或肿瘤直接侵犯胰体尾。联合胰体尾脾切除术后存在腹腔感染、胰腺内分泌功能不全等诸多问题，所以不建议行预防性联合胰体尾加

脾切除手术。除非肿瘤直接侵犯胰腺或高度怀疑 No. 11 组淋巴结转移。对于肿瘤直接侵犯胰腺体尾部的病例，遵从肿瘤整体切除的原则，应实施联合胰体尾脾切除的扩大根治术，以期获得 R0 切除。

胃癌联合肝切除 分为胃癌直接侵犯肝和胃癌肝转移两种情况。胃癌直接侵犯肝时，由于侵犯位置表浅，肝切除难度不大，手术相对安全。通过联合切除可使患者长期生存。肝切除范围一般在瘤周 2cm 内，不会引起肝功能储备不足。伴有远处转移的胃癌手术属于姑息性治疗。然而，部分胃癌晚期患者可能从这类扩大手术中获益。胃癌伴同时肝转移者行联合肝切除的胃癌根治术，1 年、3 年和 5 年生存率分别为 43.3%、16.7% 和 16.7%，中位生存期 11 个月。单发肝转移和无腹膜播散是同时性肝转移胃癌联合切除的预后因素。孤立性肝转移、异时性肝转移应积极手术治疗，联合肝切除对多发肝转移和同时性肝转移有一定价值。术前评估要确保其他部位无转移，手术实现 R0 切除。

胃癌联合横结肠切除 横结肠及其系膜是胃癌侵犯的常见器官，横结肠切除技术简单，并发症少，减瘤作用明显，是最多见的联合切除脏器。因此鼓励进行联合横结肠或系膜的胃癌根治术。术中只要确保肿瘤整体切除，残余结肠安全吻合即可。必要时应切除受肿瘤侵犯的结肠中血管及其所属结肠。术中经常发现结肠系膜、网膜、盆腔腹膜的肉眼转移结节，在条件允许时应予切除。胃癌横结肠及其系膜侵犯的手术属于姑息性手术，难以达到根治目标。

（袁兴华　郭春光）

腹腔镜胃癌手术（laparoscopic gastric cancer surgery） 通过腹腔镜进行的胃癌根治性或姑息性手术。腹腔镜手术在以患者最终获益的前提下，采用微创方式降低手术创伤，提高患者术后的生活质量。

腹腔镜手术特点 腹腔镜手术通过 CO_2 气腹制造腹腔内操作空间，通过监视器观察手术野，使用各种长柄腹腔镜器械经腹壁通道伸入腹腔，进行分离、结扎和缝合等手术操作。腹腔镜手术切口小、术中失血量少、疼痛程度轻、术后炎症反应轻、胃肠道功能恢复快、有美容效果、手术操作的视野更加清晰广泛、局部组织辨认度提高，长柄的操作器械扩大了探查的范围和手术面。

腹腔镜胃癌根治术在初期仅用于早期胃癌的治疗。由于进展期胃癌侵犯层次深、瘤体较大及胃周淋巴结转移概率高，应用腹腔镜施行胃癌根治术仍有争议。但越来越多的外科医师应用腹腔镜实施进展期胃癌的根治手术，也可以获得根治性效果，而且术后恢复时间明显缩短，并发症显著降低。

手术原则 应遵循开腹手术的原则及范围：充分切除原发灶及受累的周围组织器官，保证足够的阴性切缘（肿块型大于 4cm、浸润型大于 5cm）；彻底清除胃周淋巴结；完全消灭腹腔内脱落的癌细胞。

适应证 绝对适应证：①胃肿瘤浸润深度在 T_2 以内。②胃恶性间质瘤、淋巴瘤等其他恶性肿瘤。③胃癌的探查及分期。④晚期胃癌的短路手术。⑤胃癌术前、术中分期检查考虑为 Ⅰ、Ⅱ 和 Ⅲ A 期。相对适应证：肿瘤侵及浆膜

层，但浆膜受侵面积小于 $10cm^2$；胃癌伴肝或腹腔转移需姑息性胃切除术。

禁忌证 ①已有远处转移的晚期胃癌及估计淋巴结转移范围较广，难以根治性切除的进展期胃癌。②合并心肺疾病不能行气管插管全身麻醉。③有上腹部手术史、上腹部有广泛粘连。

手术方法 有以下步骤。

术前准备 与传统开腹手术类似，主要为纠正贫血、低蛋白血症，补充维生素，调节水、电解质及酸碱平衡；术前行彻底的肠道准备；术晨留置胃管、尿管。

手术方式选择 根据胃癌分期及相应的手术规范，腹腔镜下胃癌根治术可以分为腹腔镜下胃癌局部切除术、腹腔镜下远端胃大部切除术+D1淋巴结切除术和腹腔镜下远端胃大部切除术+D2淋巴结切除术。手术方式的选择原则为：①胃下1/3的肿瘤应实施腹腔镜远端胃大部切除术。②胃中上1/3的肿瘤应实施腹腔镜近端胃大部切除术或全胃切除术。③胃中部的1/3肿瘤或胃上下部肿瘤侵犯中部者应实施腹腔镜全胃切除术。

根据腹腔镜技术特点，腹腔镜胃癌根治术可以分为完全腹腔镜下、腹腔镜辅助下和手助腹腔镜下胃癌根治术3种。其中腹腔镜辅助下胃癌根治术是最常用的术式，原因为：①胃癌标本取出时必须要做一合适的小切口以保证标本顺利取出，避免强力牵拉而增加肿瘤细胞脱落种植的危险。②腹腔镜下胃癌根治术的辅助口可以供胃肠重建，甚至D2淋巴结清扫使用，以降低手术难度、缩短手术时间。完全腹腔镜下胃癌根治术难度较大。

消化道重建 需要解决4个基本问题，即恢复十二指肠的生理通道；构建食物贮存功能；降低反流及倾倒综合征等临床不良反应的发生率；食物贮库向小肠呈梯度排空。常见腹腔镜吻合方法为：①远端胃癌根治术有毕罗（Billroth）Ⅰ式吻合、毕罗Ⅱ式吻合与Roux-en-Y空肠胃吻合。②近端胃癌根治术有食管残胃吻合、间置空肠食管吻合。③全胃根治术有较多术式，主要为Roux-en-Y食管空肠吻合术、P袢代胃等。这些方法各有优缺点。

术后并发症 并发症发生率为 $2\% \sim 14\%$，包括十二指肠残端瘘、吻合口梗阻、肠梗阻和切口感染等。

手术存在的问题 由于胃肠道的游离度大，腹腔镜切除的范围不易控制，淋巴结清扫的范围不易把握，胃肠道重建的操作也有一定的难度，因此，利用腹腔镜行胃癌根治术比之其他腹腔镜消化道手术的难度更大。另外，术者不能直接触摸脏器，只能通过视觉和器械检查来判断肿瘤的范围。

术后随诊与复查 与传统的开腹手术类似，胃癌术后患者应在1个月内由肿瘤内科及放疗科会诊决定下一步治疗计划。同时外科门诊定期复查，前两年每3个月复查1次，第2~5年每半年复查1次，5年之后每年复查1次，复查项目包括胸片、B超、腹盆部CT、胃镜及肿瘤相关标志物检测等。

（袁兴华 黄帅）

wèi'ái huàliáo

胃癌化疗 （chemotherapy of gastric cancer） 应用化学药物治疗胃癌的方法。包括辅助化学治疗和针对于无法手术切除的局部进展期或转移肿瘤的姑息性化学治疗。辅助化疗分为术前（新）辅助化疗和术后辅助化疗。在化疗前应对患者进行卡氏功能状态评分（KPS）或美国东部肿瘤协作组（ECOG）评分，KPS≥80分或ECOG评分≥2分者适合接受化疗。新辅助化疗和姑息化疗应每2~3周期按照实体肿瘤的疗效评价标准（RECIST）对患者疗效进行评价。

适应证 早期胃癌根治术后原则上不进行辅助化疗，如有以下情况可酌情化疗：病理类型恶性度高；有脉管癌栓或淋巴结转移；浅表广泛型早期胃癌面积大于 $5cm^2$；多发癌灶；年轻患者（40岁以下）。

有其中一项可辅助单药化疗，癌灶浸润深至基层以下的进展期胃癌术后采用联合化疗。化疗应是晚期胃癌主导措施，即以化疗为主的综合疗法。

患者化疗的必备条件：①有明确病理组织学诊断。②一般状况较好，KPS 0~2级。③心、肝、肾和造血功能无异常，血红蛋白90g/L以上，白细胞 4×10^9/L以上，血小板 100×10^9/L以上。④无活动性消化道出血、胃肠梗阻、穿孔等合并症。非肿瘤本身引起发热，体温低于38℃。⑤如过去行放疗或化疗，应间隔4周以上。⑥晚期患者应有客观检查测量肿瘤的长径或面积。

化疗前检查 ①全面体格检查：如触及肿块应记录部位、性状，测量体积。②常规检查：测体重、血象和肝肾功能，计算体表面积。③血清肿瘤生物标志物：癌胚抗原（CEA）、癌抗原CA19-9、CA72-4及甲胎蛋白（AFP）等。④特殊检查：X线钡餐造影、胃镜、B超。必要时做腹部CT、磁共振成像（MRI）、核素肝扫描、腹腔淋巴结扫描、骨扫描、浅表淋巴结活检或针吸细胞学检查。

术前新辅助化疗 是在胃癌根治术或放射治疗等局部治疗前进行的全身化疗。新辅助化疗的意义在于缩小瘤体体积、缩少手术范围和降低手术创伤；通过化疗使部分无法施行根治性切除的肿瘤缩小，通过降期从而达到手术根治的目的；新辅助化疗还可以降低肿瘤细胞活性，减少手术中的微小转移病灶；新辅助化疗也是体内最好的药物敏感性试验，术前化疗有助于评估化疗方案对肿瘤的敏感性，为以后的辅助治疗提供依据；局部治疗前肿瘤和肿瘤周围血管完整，药物可充分到达肿瘤组织，具有良好的和高限度的杀伤肿瘤细胞效果。新辅助化疗的优点在于患者术前具有完整的器官功能，对化疗的耐受性优于术后化疗。

新辅助化疗每2~3周期进行一次疗效评估，主要依据影像学检查（CT和MRI）、肿瘤标志物检测和患者的整体状况综合评估，通过外科、内科、放疗科、影像诊断科及病理科等多学科共同讨论制定手术或放射治疗策略并选择最佳的局部治疗时机。

新辅助化疗多选择两药联合和三药联合治疗方案，两药联合方案多选择以铂类和氟尿嘧啶类药物为主的CF方案［顺铂+5-氟尿嘧啶（5-FU）］，CX方案（顺铂+卡培他滨），CS方案（顺铂+替吉奥），FOLFOX6方案（奥沙利铂+亚叶酸钙+5-FU），XELOX方案（奥沙利铂+卡培他滨），SOX方案（奥沙利铂+替吉奥）。三药联合方案有ECF方案（表柔比星+顺铂联合+5-FU），ECX方案（表柔比星+顺铂+卡培他滨），ECS方案（表柔比星+顺铂+替吉奥）。

手术前化疗：术前1周开始每日给患者静脉注射丝裂霉素（MMC）0.16mg/kg，连用4天，手术日再给0.16mg/kg，术中将MMC 4mg置于腹腔内，可提高手术治疗的效果。

术后辅助化疗 是胃癌患者接受根治性手术治疗后进行的全身化疗。辅助化疗旨在根治性胃癌手术切除了所有肉眼所见肿瘤病变组织，但无法根治在确诊和手术时已经存在的隐匿性和/或远处转移病变。通过全身化疗弥补局部手术治疗可能发生的遗漏，消除隐匿病变和微转移灶，提高手术的治愈率。

接受辅助化疗的患者每3个月应进行一次随访，随访主要依据影像学检查（CT和MRI）、肿瘤标志物检测和患者的整体状况进行评估。

辅助化疗方案包括单药治疗和联合治疗。术后辅助单药治疗是替吉奥口服连续4周，休息2周，每6周为1周期，共治疗8周期（1年）。两药联合方案是XELOX方案（奥沙利铂+卡培他滨），每3周为1周期，共治疗8周期（6个月）。IC方案（伊立替康+卡培他滨）、PTX+DDP+5-Fu方案（紫杉醇+顺铂+5-FU）、CPT-11+5-FU/甲酰四氢叶酸（CF）方案（伊立替康+亚叶酸钙+5-FU）和DCF方案（多西他赛+DDP+5-FU）

姑息性化疗 是针对确诊时已无法手术切除的进展期胃癌和/或有远处转移患者的全身化疗。包括以下几个方面：通过治疗维持和改善患者生存质量；治疗依据每位患者的身体状况，采取个体化治疗方案。姑息性化疗可以显著延长患者生存时间。通过治疗有助于减少肿瘤并发症，如减轻疼痛、减少出血等。

姑息化疗的患者需要密切随访，一般每2~3周期进行一次全面疗效评估，评估主要依据影像学检查（CT和MRI）、肿瘤标志物检测和患者身体状况，对于治疗有效者要及时进行多学科会诊，研究新的个体化治疗策略，对于治疗无效且病情进展的患者也应及时调整治疗方案。姑息性化疗常用方案有两药联合治疗和三药联合治疗。对于身体状况较差、基础疾病伴发者和高龄患者也可选择单药治疗。

两药联合方案有CF方案（顺铂+5-FU）、CX方案（顺铂+卡培他滨）、CS方案（顺铂+替吉奥）、FOLFOX6方案（奥沙利铂+亚叶酸钙+5-FU）、XELOX方案（奥沙利铂+卡培他滨）、SOX方案（奥沙利铂+替吉奥）、FOLFIRI方案（伊立体康+5-FU）、TC方案（紫杉醇+顺铂或卡铂）、DC方案（多西他赛+顺铂）、IC方案（伊立替康+卡培他滨）和CPT-11+5-FU/甲酰四氢叶酸方案（伊立替康+亚叶酸钙+5-FU）等。

三药联合方案有ECF方案（表柔比星+顺铂+5-FU）、ECX方案（表柔比星+顺铂+卡培他滨）、ECS方案（表柔比星+顺铂+替吉奥）、EOF方案（表柔比星+奥沙利铂+5-FU）、EOX方案（表柔比星+奥沙利铂+卡培他滨）、DCF方案（多西他赛+顺铂+5-FU）和PTX+DDP+5-Fu（紫杉醇+顺铂+5-FU）等。

单药治疗方案有LV5-FU方案，卡培他滨、替吉奥、紫杉醇或多西他赛单药治疗等。

术中化疗 手术操作可能使癌细胞逸入血液循环而引起血道

播散。浸润至浆膜外的胃癌，癌细胞易脱落造成种植播散。手术中化疗是防止医源性播散的重要措施之一。胃癌手术中化疗常用 MMC 20mg 静脉注射，翌日再静脉注 MMC 10mg。

胃癌术后腹膜癌细胞种植是一个影响预后的严重问题。在胃癌手术后复发的患者中，腹膜种植性复发约占 50%。术中腹腔内温热化疗的应用对预防和治疗胃癌手术后腹膜转移和复发均有明显疗效，已成为外科治疗中晚期胃癌的重要辅助措施（见胃癌术中腹腔温热灌注化疗）。

靶向治疗联合化疗 胃癌表皮生长因子受体（*EGFR*）、血管内皮生长因子受体（*VEGFR*）或 *HER-2* 等基因的过度表达提示对肿瘤的生长、浸润和转移具有关键作用，导致预后不良。针对晚期胃癌的曲妥珠单抗联合化疗的有效性优于单纯化疗，主要用于 HER-2 过度表达的晚期胃癌患者。例如，曲妥珠单抗联合 CF 方案（顺铂＋5-FU）或 CX 方案（顺铂＋5-FU）。

化疗疗效判定标准 中国胃癌研究会化疗学组制定的进展期胃癌化疗效果判定标准。①显效（完全缓解）：可测肿块完全消失，续发症消失，未出现新病变，效果持续超过 1 个月。②有效（部分缓解）：肿块很大直径及其很大垂直直径的乘积缩小 50% 以上，或每径缩小 30% 以上，续发症未恶化，未出现新病变，疗效持续不少于 4 周。③不变（稳定）：肿块的两个互相垂直的很大径乘积缩小不及 50%，或每径缩小不及 30% 以上，病变增大但不超过原来的 25%，续发症未恶化，未出现新病变，持续 4 周以上。④恶化：两径乘积增大 25% 以上，续

发症恶化，出现新病变。⑤缓解期：自出现疗效起，至复发或恶化时止。⑥治疗后生存时间：自治疗开始至死亡或末次随诊的时间。

不良反应 ①恶心、呕吐。②腹泻：常发生在治疗后的几天内。③抗感染能力降低：当药物对体内的肿瘤细胞起作用时，同时会减少体内正常白细胞数。当白细胞减少时，患者容易感染且易疲劳。在化疗期间定时检查血常规，必要时给予抗生素治疗感染。也可注射粒细胞集落刺激因子刺激骨髓造血。假如体温高于 38℃，或体温正常但却突然感到不适，都可能是发生了感染。其他：手足疼痛、乏力、味觉改变、神经系统病变、脱发、更年期提前、口腔疼痛、淤斑和出血、贫血等。

（彭 伟 依荷芭丽·迟）

wèi'ái shùzhōng fùqiāng wēnrè guànzhù huàliáo

胃癌术中腹腔温热灌注化疗
（intraoperative peritoneal hyperthermia chemotherapy，IPHC）

通过一套腹腔内灌注系统对将含热化疗药物的灌注液精准恒温、循环灌注及充盈腹腔并维持一定时间，从而达到预防和治疗胃癌腹膜种植转移的方法。于 20 世纪 80 年代末开始应用于临床。胃癌术中发现腹膜播散的病例占 15% 以上，术后发生腹膜复发可高达 50%~60%。

特点 ①可以发挥早期区域性大剂量给药的优势：在手术切除肿瘤病灶，全身肿瘤负荷最低，且未对化疗药物产生耐药时，IPHC 的治疗效果较佳。同时化疗药物可以不用突破"血浆-腹膜屏障"，直接以大剂量、高浓度杀灭游离癌细胞。在治疗结束后将药

物完全排出体外，后续损害小。②可以对肿瘤进行热杀灭作用：肿瘤细胞生长活跃，S 期和 M 期细胞比例较高，对温热特别敏感。对胃癌细胞治疗有效的温度阈值一般在 42~43℃。可以导致肿瘤组织的分子复合物如受体、转导或转录酶的功能失调，干扰蛋白质、DNA 和 RNA 的合成，产生一系列肿瘤特异性免疫反应，造成癌细胞凋亡。③温热和化疗有协同作用：温热效应可以作用于肿瘤细胞膜的转运泵，增加肿瘤细胞对铂类化疗药物的转运和摄取，提高化疗的敏感性。④物理灌洗效应：IPHC 还通过大量生理盐水的循环灌洗，破坏癌细胞着床的条件，降低腹膜复发的概率。

适应证 适应证判定：①术前分期，胃癌是否浸润浆膜。②术中是否发现癌性腹水或肉眼可见小转移结节。③腹腔灌洗细胞学检查或实时定量聚合酶链反应（RT-qPCR）检测 CEA/CK20 mRNA 是否为阳性。上述任何一项肯定答案者均可被列入 IPHC 的预选之列。

禁忌证 ①存在无法通过 IPHC 杀灭的肿瘤细胞：IPHC 仅对清除腹腔游离癌细胞有效，作用深度仅为 0.5cm。如果原发肿瘤无法切除；或已有肝、肺、脑和骨等远处转移，以及肉眼可见腹膜转移灶直径大于 0.5cm，且无法手术切除者，很难通过 IPHC 改善预后，不宜施行。②存在危及手术安全的情况：在术中施行 IPHC，客观上延长了麻醉和手术的时间。因此凡可能危及手术的安全，都是 IPHC 的禁忌证。

治疗方法 IPHC 的基本流程大致相同。整个过程由加热模块、循环灌注模块和控温模块三大部分组成。加热模块将循环液体加

热到一定的初始温度；循环灌注模块控制化疗液进出腹腔的速度；控温模块根据腹腔内测温情况调节加热温度和循环速度将腹腔内治疗温度维持在（42±1）℃。

灌注时间　IPHC 在手术结束后立即进行，一般维持 30 分钟到 2 小时。时间过短，化疗药液与腹膜表面接触时间太少，难以达到彻底杀灭肿瘤细胞的作用；IPHC 时间太长将加大患者的手术风险。IPHC 一般采用大分子细胞周期非特异性的化疗药物，如顺铂、卡铂和奥沙利铂，或丝裂霉素 C、多柔比星等。

加热模块　常用的加热方法有水浴加热、微波加热和红外加热等，均能达到设定的温度。加热的主要问题不是温度而是速度，即如何在很短的时间内实现灌注液温度的调节是 IPHC 治疗中的主要难点。水浴加热因形成稳定温度调节的时间过长已很少采用。

循环灌注模块　采用泵推动方式使化疗药液根据需要进入和排出腹腔，有多种模式。

开放灌注　是最早的 IPHC 治疗模式，即预加热的化疗药物进入腹腔后停留一段时间，即被排出弃去。当时的条件是温控无法达到要求，此方法用来避免灌注液温度波动，不需要特殊设备即可开展工作。开放灌注的灌注液和化疗药物用量过大，对环境污染较严重，化疗药物的浓度也不容易稳定。已很少应用。

支持敞开腹腔行 IPHC 的理由是：①腹腔容量增大，可通过腹腔悬吊、应用腹腔扩容器等方法增加腹腔容量，可容纳多至 6000ml 的灌注液，远高于正常腹腔容积（2500～3000ml）。腹腔容量增大意味着化疗药物与腹膜接触的表面积增大，最大可能地减

少了"盲区"。②人工干预方便，通过手工搅拌，腹腔内各处温差小。如果发现管道阻塞，可以直接用手分离，处理方便。即使灌注液温度上升过快，超过了设备的处理能力，敞开腹腔的情况下也可以及时加入冷水降温。术中安全性大大提高。

闭路灌注　化疗药液可循环利用，但存在管道被腹腔内脱落的血栓、脂肪粒，甚至肠壁堵塞的可能。敞开腹腔还是关闭腹腔仍有争论。支持关闭腹腔行 IPHC 的理由有：①手术时间短。手术时间越长，并发症发生率越高。关闭腹腔后置管行 IPHC 减少了手术操作，不延长手术时间，有助于减少并发症。②发热损失小，环境对腹腔内温度的影响被减到最小，控温变得更加容易和平稳。③环境污染低，化疗药物不会因为蒸发和溢出而污染手术室环境，影响工作人员健康。

无论应用何种 IPHC 模式，IPHC 的疗效基本上是一致的。

控温模块　是 IPHC 过程中最难解决的问题。单纯测量流出液温度和流入液温度不能如实反映腹腔内各点的实际温度。在早期，操作者需通过间断测量腹腔各处的温度，手动调整各项参数。腹腔内温度波动大，容易因温度过高对肠壁造成损害，或因温度过低而失去对肿瘤细胞的杀伤作用。之后测温技术有了很大的提高，可实现多点实时测温，并通过计算机模型自动反馈调整各项参数。这样 IPHC 过程中腹腔内各点温度可以保持均匀一致，大大提高了手术安全性。

应用 IPHC 防治胃癌腹膜复发转移尚无足够的循证医学证据来量化其疗效。开展严格的跨国多中心前瞻性随机对照研究，以期

形成广泛认可的诊疗常规。

（冯　强）

wèi'ái fàngshè zhìliáo

胃癌放射治疗（radiotherapy of gastric cancer）　通过放射线照射破坏癌细胞的 DNA 而治疗胃癌的方法。是胃癌的重要治疗手段之一，主要用于可手术切除胃癌的术后辅助治疗，不可手术切除的局部晚期胃癌的综合治疗或术前同步化放疗，以及晚期转移性胃癌的姑息减症治疗。

辅助放疗可以提高胃癌的局部控制率，降低局部复发风险，有限提高生存率。晚期无法手术的胃癌通过放疗可缩小局部肿瘤，减轻局部压迫、疼痛、出血等症状，改善患者生活质量，有限延长生存时间。

适应证　术前或术后，胃癌的放疗原则均为只要患者能耐受，建议采用氟尿嘧啶及其类似物为基础的同步化放疗，同步化放疗的疗效明显优于单纯放疗。

胃癌 D1 根治性切除术后病理分期为 T_3、T_4 或 N+期，但无远处转移的病例应给予术后同步化放疗，标准 D2 根治术后病理分期为 T_3、T_4 期或区域淋巴结转移较多建议行术后同步化放疗，非根治性切除术后局部有肿瘤残存的病例，只要没有远处转移应接受局部区域同步化放疗，无远处转移的局部晚期不可手术切除的胃癌，如果患者一般情况允许，可给予术前同步化放疗，肿瘤缩小后评价是否可手术切除。如果无法手术切除应考虑给予根治剂量放疗，以期取得长期控制的机会；术后局部复发病例如果无法再次手术，之前未曾行放疗，身体状况允许，可考虑行同步化放疗，化放疗后 4～6 周评价疗效，期望争取再次手术切除；如无法手术

建议局部提高剂量放疗并配合辅助化疗，不可手术切除的晚期胃癌出现呕血、便血、吞咽不畅、腹痛、骨或其他部位转移灶引起的疼痛，严重影响患者生活质量时，如果患者身体状况允许，可通过同步化放疗或单纯放疗缩小局部肿瘤，减轻不适症状，改善生活质量。

治疗方法 包括常规放疗、适形放疗和调强适形放疗等。常规放疗通过普通模拟机或 X 线透视下确定放疗范围；适形放疗和调强适形放疗通过 CT 模拟定位来确定放疗靶区，能准确确定放疗靶区和靶区周围的重要器官，并且通过计划设计使放疗范围尽可能与肿瘤范围一致，尽量保护周围重要器官；调强放疗还能对放疗野内不同部位的放疗剂量依据需要进行调整，因此适形放疗和调强适形放疗能给予胃癌或复发高危区域准确的高剂量放疗，同时尽可能减少对周围重要器官的照射，降低放射损伤的风险。

胃癌放疗时无论采用常规放疗还是调强适形放疗都应注意保护胃周重要脏器如肠道、肾、肝和脊髓等，避免对这些器官产生严重的放射性损伤。放疗常规剂量为 $1.8 \sim 2Gy/$次，1 次/天，每周一至周五放疗，与手术相结合的辅助放疗总剂量为 $45 \sim 50Gy$，有残存肿瘤或未行手术切除的肿瘤放疗剂量应当 $\geq 60Gy$，局部姑息减症放疗剂量常为 $30 \sim 50Gy$。

（刘跃平）

wèi'ái bǎxiàng zhìliáo
胃癌靶向治疗（target therapy of gastric cancer）
利用药物阻断对胃癌形成和生长起关键作用的分子，达到抑制肿瘤形成和生长的治疗方法。根据胃癌发生发展的信号通路、分子事件和关键靶点，进行针对性的药物治疗。胃癌的化疗可延长总生存期，但不良反应较突出。胃癌的分子靶向治疗更加精准，且不良反应较化疗小。

适应证 临床病理确诊为胃癌；并发现具有与胃癌有关的分子标志物和潜在的治疗靶点。例如，生长因子受体激酶的 EGFR、HER-2/neu、IGF-R1 和 HGF/c-MET；调节血管生成和细胞外基质的血管内皮生长因子（VEGF）、血小板衍生生长因子受体 β（PDGER-β）、纤溶酶原激活物抑制物 1（PAI-1）和基质金属蛋白酶 10（MMP10）；细胞黏附分子 EpCAM、E-钙黏着蛋白和 β 联蛋白等。

靶向治疗药物 针对胃癌的分子靶点包括：表皮生长因子受体（EGFR）、人表皮生长因子受体 2（HER-2）、VEGF 及其受体（VEGFR）、mTOC-MET、肝细胞生长因子（HGF）等。

针对 EGFR 信号通路 有以下几类。

抗 EGFR 单克隆抗体 ①西妥昔单抗：是人鼠嵌合型 IgG$_1$ 单克隆抗体，与 EGFR 胞外区特异性结合，通过抗体依赖细胞介导的细胞毒作用（ADCC）杀伤肿瘤细胞。尽管有 Ⅱ 期临床试验报告西妥昔单抗联合 FOLFIRI 方案能延长转移性胃癌患者疾病进展时间（TTP）及中位生存期，但西妥昔单抗总体尚不能使胃癌患者明显获益。②尼妥珠单抗：主要通过 ADCC 及补体依赖的细胞毒作用（CDC），抑制肿瘤细胞增殖和血管生成。一项多中心 Ⅱ 期临床试验比较了尼妥珠单抗联合伊立替康与单纯伊立替康二线治疗晚期胃癌的疗效，两组中位无进展生存期（mPFS）及中位总生存期（mOS）无显著性差异，而在 EGFR++、EGFR+++亚组中，mPFS 及 mOS 有明显改善，提示尼妥珠单抗对 EGFR 中高表达的胃癌更有效。

针对 HER-2 信号通路 有以下几类。

抗 HER-2 单克隆抗体 ①曲妥珠单抗：是重组人源化抗 HER-2 的 IgG$_1$ 单抗，特异性作用于 HER-2 的胞外区，抑制 HER-2 的激活及 HER-2 介导的信号通路而发挥抗肿瘤作用。ToGA 研究将 HER-2 阳性患者随机分为曲妥珠单抗联合一线方案化疗组与单纯化疗组，结果显示，在药物安全性相似的情况下联合组的 OS 和 PFS 均优于对照组。曲妥珠单抗使 HER-2 阳性晚期胃癌患者获益，因此，欧洲药品局（EMA）和美国食品和药品管理局（FDA）均已批准曲妥珠单抗用于晚期胃癌的一线治疗。②帕妥珠单抗：主要靶向 HER-2 二聚化结构域。该药疗效与 HER-2 过表达关系不密切，因而在 HER-2 弱表达的胃癌中显示出比曲妥珠单抗更好的疗效。两者作用于 HER-2 胞外域不同区，因而在胃癌治疗中互补。

HER-2 酪氨酸激酶抑制剂 阿法替尼：是 EGFR 和 HER-2 酪氨酸激酶的强效不可逆的双重抑制剂，对 HER-2 阳性胃癌有潜在疗效，但尚未被临床研究验证。

VEGF 和 VEGFR 抑制剂 有以下几类。

抗 VEGF 及 VEGFR 单克隆抗体 ①贝伐珠单抗：以高亲和力与 VEGF 结合，致 VEGF 不能和 VEGFR 结合，抑制肿瘤血管生成。AVAGAST 试验评估贝伐单抗联合化疗一线治疗晚期胃癌的疗效及安全性，结果显示患者 mOS 无明显获益，但 mPFS 及总反应率有获益。贝伐珠单抗尚未推荐应用于胃癌治疗。②雷莫芦单抗：为靶向 VEGFR2 的单克隆抗体，具有较好的抗肿瘤作用，RE-GARD 研究和 RAINBOW Ⅲ 期临床研究显示，雷莫芦单抗组患者 mOS 及 mPFS 均明显获益。雷莫卢单抗单独或联合紫杉醇用于晚期胃癌、食管胃交界部癌二线治疗已于 2014 年在美国、欧盟及日本被批准。

VEGFR 抑制剂 阿帕替尼是小分子 VEGFR 抑制剂，特异性作用于 VEGF2。一项阿帕替尼用于化疗难治性晚期胃癌、转移性胃癌及食管胃交界部癌的 Ⅲ 期随机双盲试验显示，阿帕替尼组能有效改善患者 mOS 及 mPFS，因此，阿帕替尼被中国批准用于晚期胃癌或食管胃交界部癌的二线治疗。

多靶点 TKI 有以下几类。

瑞戈非尼 是一种新型的口服多靶点 TKI，对 VEGFR-2、PDGFR-β、FGFR-1 和 c-Kit 有较强的抑制作用，从而发挥多重抗肿瘤功效，Ⅱ 期研究显示瑞戈非尼应用于晚期胃癌能有效改善患者的 mPFS，但各地区存在明显差异。

伊马替尼 一种 TKI。用于治疗不能切除和/或发生转移的恶性胃肠道间质肿瘤（GIST）的成人患者，也可用于 Kit（CD117）阳性 GIST 手术切除后具有明显复发风险的成人患者的辅助治疗。应用本品治疗的老年患者或有心脏疾病史的患者，应首先测左心室射血分数，在治疗期间，患者有明显的心衰症状，应全面检查，并根据临床症状进行相应治疗。

索拉非尼 是能对 VEGFR、PDGFR、B-Raf、Raf-1 和 c-Kit 等靶点产生抑制作用的多靶点 TKI。Ⅱ 期临床研究显示，应用索拉非尼能改善食管胃交界部癌患者的 mOS 及 mPFS，肿瘤外显子测序可发现 ARID1A、PIK3CA 和 p53 等癌相关基因的突变及 HMGA2 及 MET 扩增，提示索拉非尼或许能为食管胃交接部癌的治疗带来新的契机。

抗 HGF/MET 靶向药物 有以下几类。

克唑替尼 是一种 ALK/C-MET 双靶点 TKI。临床研究表明，克唑替尼对 MET 表达阳性胃癌患者的治疗有积极意义。在 MET 表达阳性的胃癌细胞中，克唑替尼能通过上调 BIM 表达（BCL-2 家族成员），下调 XIAP（X 连锁凋亡抑制蛋白）及 c-IAP1（凋亡抑制蛋白）来发挥抗肿瘤作用。克唑替尼可能成为胃癌治疗的潜在靶向药物。

AMG337 也是一种 MET 的酪氨酸激酶抑制剂，一项关于 AMG337 对 MET 扩增的食管胃交界部癌、胃癌和食管癌的临床研究表明，部分 MET 扩增患者能获得缓解，但尚无 C-MET 抑制剂的大样本临床试验。

CLDN18.2 抗体 CLDN18.2 属于紧密连接蛋白家族，在胃癌等恶性肿瘤中高表达，而在正常组织中表达较低。IMAB362 是首个针对 CLDN 18.2 的单抗，主要通过 ADCC、CDC 和调节肿瘤微环境发挥抗肿瘤作用。Ⅱ 期临床研究（FAST）显示，IMAB362 联合化疗能提高患者的 mPFS 和 mOS。在 CLDN18.2 表达水平极高的亚组中，效果更为显著，说明 IMAB362+EOX 用于晚期或转移性胃食管癌患者的治疗是可行且安全的。

Hedgehog（Hh）信号通路抑制剂 在肿瘤中 Hh 信号通路中 Hh 蛋白表达异常、Smo 蛋白抑制效应被解除，下游 C-myc 基因表达，导致细胞过度增殖。GDC-0499 是 Smo 抑制剂，能阻止 Hh 信号通路的异常激活。Ⅱ 期临床研究显示 GDC-0499 联合 FOLFOX 方案能改善晚期胃癌及胃食管结合部癌的 mPFS。

组蛋白脱乙酰酶（HDAC）抑制剂 伏立诺他能与 HDAC 的锌离子形成螯合物，抑制 HDAC 活化，提高靶基因表达水平，通过诱导细胞分化、阻断细胞周期并诱导细胞凋亡而产生抗肿瘤作用。一项 Ⅱ 期临床试验报道，伏立诺他联合 XP 方案对 HER-2 阴性的晚期胃癌有一定疗效，提示伏立诺他是治疗胃癌的潜在药物。

Akt 抑制剂 哌立福辛是一种新型的 Akt 抑制剂，能抑制 MAPK 通路，诱导细胞凋亡、细胞周期阻滞、细胞自噬。哌立福辛能抑制 Akt/GSK3β/C-MYC 信号通路，下调 AEG-1 及细胞周期蛋白 D_1，抑制胃癌细胞生长，AEG-1 的过表达与弥散型胃癌及分期相关，哌立福辛可能成为治疗胃癌的潜在靶向药。

不良反应 胃癌的靶向治疗更加精准地针对靶点，副作用相对小一些。

（彭 伟 赵 平）

wèi'ái shēngwù zhìliáo

胃癌生物治疗（biotherapy of gastric cancer） 利用生物制剂激活和提高自身的免疫能力，调节机体的生物反应，达到抑制或消除胃癌生长目的的治疗方法。生物治疗是新兴的治疗方法，相对比较安全。生物治疗主要依靠患者自身的免疫反应与癌细胞进行对抗，杀灭癌细胞，控制癌症的生长和转移，对人体本身的副作用相对比较小。生物治疗主要包括免疫治疗和基因治疗，临床最常见的生物治疗是免疫治疗。

原理 生物治疗是利用分子生物学、细胞生物学的研究成果，从人体自身免疫系统和肿瘤基因入手通过调动人体的天然免疫系统或扩增人体自身的靶向性较强的抗肿瘤因子来实现防治肿瘤的目的。肿瘤生物治疗运用最成熟、效果最佳、生存期延长最明显的是自体免疫细胞治疗技术。生物治疗可以精确杀灭手术后残余癌细胞，提升放化疗治疗效果，提高患者机体免疫能力，更好地预防转移复发。对放化疗起到减毒增效的作用。

生物治疗技术主要是利用人体的树突状细胞（DC）和细胞因子诱导的杀伤细胞（CIK 细胞）共同作用治疗癌症，DC 能主动搜索、识别肿瘤细胞；CIK 细胞能精确地杀伤肿瘤细胞，而不损伤正常组织，在有效地杀灭肿瘤组织同时也提升机体免疫力。把 DC 和 CIK 两者有机结合起来能产生"1+1>2"的治疗效果，但正常人体内的这两种细胞的含量极少，可从人体外周血中分离出这两种细胞，通过专项的 GMP 实验进行增殖和活化培养，然后回输到患者体内。有效杀灭癌细胞的同时，修复增强人体免疫系统，防止肿瘤细胞的扩散和转移。

优势 ①安全性：利用人体自身细胞杀死肿瘤细胞，无毒副作用。②针对性：DC 识别，直接吞噬肿瘤细胞，CIK 细胞非特异性杀伤肿瘤细胞。③持久性：启动机体免疫系统，恢复机体免疫功能，持久杀伤肿瘤细胞。④全身性：重建和提高患者全身的机体免疫功能，全面识别、搜索、杀伤肿瘤细胞，有效防止肿瘤的复发和转移。⑤彻底性：提高机体免疫能力，彻底清除体内残留肿瘤细胞和微小转移病灶。⑥适应证广：有效治疗大多数实体肿瘤，并能消灭对放、化疗不敏感及转移的肿瘤细胞。

（彭 伟）

gān júzàoxìng jiéjiéxìng zēngshēng
肝局灶性结节性增生（hepatic focal nodular hyperplasia, hFNH） 肝内由正常肝细胞、胆管、肝巨噬细胞等组成的良性占位性病变。曾称局灶性肝硬化、肝错构瘤和肝炎性假瘤等。1958 年，美国病理学家休·埃德蒙森（Hugh Edmondson）将其命名为肝局灶性结节性增生。该命名在 1975 年和 1976 年被世界卫生组织和国际肝脏研究协会所采纳。hFNH 少见，发病率约占肝原发性肿瘤的 8%。多发生于 20～50 岁的育龄女性，女性发病率约为男性的 8 倍。

病因和发病机制 通常认为 hFNH 是肝组织对血管异常的一种反应性增生，而不是真正意义上的肿瘤。hFNH 与一些血管疾病相关，包括遗传性出血性毛细血管扩张症［朗迪-奥斯勒-韦伯综合征（Rendu-Osler-Weber syndrome）］及先天性门静脉缺失症。此外，患血管瘤或其他动静脉畸形患者发生 hFNH 的概率较高，或与炎症、创伤等引起的局限性血供减少有关。还有可能与雌激素有关，口服避孕药虽不导致 hFNH 的发生，但能促进其发展。

病理特征 大体见，病变边界清楚，分叶状，无包膜，切面呈浅棕色或黄白色。hFNH 可分为经典型和非经典型。经典型 hFNH 的肝细胞呈异常结节状结构，具有中央星状瘢痕和纤维分隔，瘢痕中包含增生的胆管、周围浸润的炎性细胞以及畸形的血管。非经典型均无中心瘢痕样改变，又可分为 3 种亚型：血管扩张型、非典型细胞型、混合增生及腺瘤型。其中血管扩张型同时具有腺瘤和 hFNH 的组织学特征。一般认为是染色体随机失活引起的肝细胞反应性多克隆增生，而非肿瘤性单克隆增生。部分结节内可检出丰富动脉血流，支持 hFNH 为局部肝细胞对肝先天性血管畸形高灌注的一种反应。

临床表现 绝大多数 hFNH 患者无临床症状，只有不到 1/3 患者因轻微的上腹疼痛或腹部肿块等就诊。通常 FNH 是在剖腹手术或体检时偶然发生。有症状的患者可表现为右上腹疼痛不适、肝大或右上腹包块。体检可发现肝位于右肋缘下或右上腹，有一质硬肿块，有压痛，表面光滑，随呼吸上下移动。

诊断 影像学结合临床表现，一般不难确诊，但术前诊断十分困难。hFNH 多无肝炎和肝硬化病史，实验室检查一般无阳性发现。影像手段联合检查可提高 hFNH 的诊断率。应用 ^{99m}Tc（锝）标记红细胞扫描联合超声、CT 增强扫描，诊断灵敏度为 85.7%，特异度达到 100%，准确性为 91.3%。螺旋 CT 扫描发现 50% 的 FNH 可出现特征性的中心瘢痕征象。

B 超 表现为低回声、高回声或等回声，缺乏特异性表现。超声造影的应用成为诊断的有效方法，特征性表现包括造影时动脉相呈现由中心向周边的"轮辐状"增强，而较小病变则表现快速整体增强，并在门脉相呈持续增强，多数病灶持续增强可延续到延迟相。

CT CT 平扫多为等密度或稍低密度，中央瘢痕呈星芒状低密度，动脉期除瘢痕呈显著均匀强化外，门脉期呈等密度或略高密度，延迟期呈等密度，而中心瘢痕出现延迟期强化。与肝细胞癌快进快出表现有明显区别。

磁共振成像（MRI） T1WI上呈等或稍低信号，中央瘢痕低信号；T2WI上呈等或稍高信号，中央瘢痕高信号，动态增强扫描动脉期肿块明显强化，瘢痕尚无明显强化，门脉期和延迟期肿块呈等或稍高信号，瘢痕逐渐强化至延迟期变为等或高信号。

核素检查 由于 hFNH 含有库普弗（Kuffer）细胞，采用^{99m}Tc 硫胶闪烁照相，有 50%~70% 的 FNH 显示硫胶浓集，从而可与不含库普弗细胞的肝癌、肝腺瘤等鉴别。同样的原理^{99m}Tp 植酸钠可与血液中钙离子螯合成^{99m}Tc-植酸钙胶体，正常时 80% 被肝库普弗细胞吞噬。

治疗 对无症状的 hFNH 无须治疗，应密切随访，定期行肝超声检查。若发现结节生长较快，出现临床症状时，可考虑手术切除。患者全身情况良好，可以耐受手术，具有下述情况者应予积极手术切除：①结节直径大于 5cm，出现反复上腹部疼痛。②位于中肝的结节，压迫门静脉引起门静脉高压或压迫下腔静脉。③经多种影像学检查，但肿物性质未明，不能完全排除肝癌和肝腺瘤。对于无法手术切除者，可试行肝动脉栓塞和肝动脉结扎术治疗。

预后 hFNH 为良性病变，无恶变倾向，预后良好。

（崔修铮）

gānxìbāoxiànliú

肝细胞腺瘤（hepatocellular adenoma，HCA） 有包膜的肝细胞单克隆增殖的肝良性肿瘤。临床较少见。

病因和发病机制 肝细胞腺瘤可能与性激素及内分泌紊乱有关，婴幼儿病例可能与先天胚胎发育异常有关。后天性因素可能与肝硬化、肝细胞结节状增生有密切关系。另外，口服避孕药也是后天性肝腺瘤的重要致病原因。

病理特征 腺瘤多位于肝右叶。常为孤立性，病灶大小不一，小者直径不到 1cm，大者可达 20cm。多有完整包膜。大体见，肿瘤与周围肝组织分界清楚，颜色较正常肝组织浅，呈肉色，或因胆汁着色或脂肪浸润则为黄色或绿色。切面可呈分叶状。光镜下见，瘤细胞呈索状排列，失去正常肝小叶结构，见不到汇管区及中心静脉。肿瘤细胞较正常肝细胞大而苍白，细胞内有糖原及脂肪的沉积，细胞线粒体减少，高尔基复合体变小，内质网发育不全，粗面内质网崤膨大。腺瘤细胞无核分裂象及细胞异形性，没有恶性细胞的特征。

临床表现 很少有临床症状，往往是在体检时或在腹部手术时偶然发现包块。当肿瘤生长到一定程度时，则可出现右上腹不适、闷胀、恶心等症状。HCA 易出血，可导致右上腹发生剧烈疼痛，可反复发作。位于肝表面的 HCA 发生破裂时，可出现急腹症的表现。

诊断 根据影像学检查、临床症状和体征可确诊。实验室检查一般没有特异性指标，肝功能多正常或 γ-谷氨酰转肽酶（GGT）或碱性磷酸酶（ALP）有轻度升高，对诊断无参考价值。甲胎蛋白（AFP）阴性，如果 AFP 升高可能提示肝腺瘤恶变。

B 超 显示病灶边界清楚，多为低回声肿块，如果肿瘤内有出血和坏死则呈混合回声，肿瘤边界清楚，无声晕。

CT 平扫 HCA 无并发出血时，平扫密度与正常肝实质接近或略低，边缘清晰，呈球形，常有包膜，但极少显示包膜。肿瘤并发新近出血时病灶可呈高密度影，但陈旧出血也可为低密度表现。由于肿瘤血管丰富，增强后肿瘤表现较有特征性，动脉期可见肿瘤明显强化，呈均匀高密度影；门脉期和延迟期病灶呈等密度或略低密度。腺瘤周围正常肝细胞常含较多脂质，表现为围绕 HCA 的低密度环，其病理基础一般认为是瘤周被挤压的肝细胞内脂肪空泡增加所致，是 HCA 极突出的特征性表现。

肝动脉血管造影 很敏感，肿瘤表现为血运丰富并且呈向心性供血，也可见中央为低血运区，表明有肿瘤内出血。肝穿刺活组织检查因可致出血应避免。

磁共振成像（MRI） T1 加权像表现均匀增强的信号和边界清楚的低密度包膜，但这也可见于局灶性结节性增生及肝细胞癌。这种病灶在 T1 加权像可表现比正常实质密度低，此时很难与肝转移癌区分。如亚急性出血发生，T1、T2 加权像表现为增强的局灶区域。以上检查缺少腺瘤的特异性征象，故辅助检查结果需与临床相结合才能作出正确诊断。

核素肝扫描 肿瘤直径 2~3cm 时，肝内可显示放射性稀疏区。

鉴别诊断 应与原发性和继发性肝癌相鉴别，一般根据病史、病程、病情进展、AFP 及 B 超动态观察，有助于鉴别。①原发性肝癌：因肝腺瘤易误诊为肝癌，特别是低度恶性的肝癌，肉眼很难区别，需多处切片进行病理学检查。原发性肝癌多有慢性乙型肝炎、肝硬化的病史，有肝功能异常和 AFP 升高。如有口服避孕药病史应怀疑该病。②肝局灶性结节性增生：局灶结节增生的彩色多普勒可显示血流增强，显示从中心动脉放射向周围的血管。肉眼可见中心星状瘢痕。

治疗 凡肝内有占位性病变拟诊为 HCA，不论其有无症状，均应尽早手术治疗。由于在口服避孕药的女性中，也有肝细胞癌的发生，不排除 HCA 有恶变可能。对 HCA 患者仅停用避孕药有一定风险，而且肿瘤还有破裂危险，故一旦确诊应行手术切除，不能手术者则应避免妊娠。肿瘤破裂时必须急诊手术，可先夹闭肝动脉以止血，若肿瘤位于肝门或邻近较大血管及胆管而不能切除时，应结扎或栓塞肝固有动脉或一侧肝动脉。手术方式可采用肝肿块局部切除、肝段或肝叶切除以及不规则的肝切除。该病对放射治疗和化疗均不敏感。

预后 HCA 是良性肿瘤，生长缓慢，如手术完整切除则预后好。

预防 HCA 与女性口服避孕药有密切关系，男性则与糖尿病糖原贮积症及使用雄激素等有关。因此，对经常口服避孕药的青壮年育龄妇女，应定期检查肝脏，观察肝形态变化，一旦发现肝脏出现占位病变，首先停服避孕药，密切观察肿瘤是否继续增大，确诊后应积极手术治疗。

（崔修铮）

gān yánxìng jiǎliú

肝炎性假瘤 （inflammatory pseudotumor of the liver，IPL）

良性增生性瘤样结节，属于非肝实质性细胞成分的炎性增生病变。IPL 少见，可发生于任何年龄段，从 10 月龄至 83 岁，其中

以 40~70 岁多见。男性发病率高于女性，男女比例约为 2∶1。可单发亦可多发，约 20% 为多发病灶，肝右后叶多见，其次为左叶，两叶受累少见，位于肝门者仅占 10%。

病因和发病机制 可能与以下因素相关。①感染：部分 IPL 患者有慢性胆道感染或胆石症病史，其病灶中可培养出大肠埃希菌，抗生素治疗效果显著。此外，EB 病毒、放线菌、诺卡菌及寄生虫碎片等，可经血流到达门静脉或自胆管逆行累及肝引起病变。②自身免疫异常：主要是机体通过对内源或外源性抗原的免疫应答而产生反应性增生。③寄生虫感染：病灶中多含有大量浆细胞和炎性肉芽肿。发病机制较复杂。

临床表现 一般无明显特异性症状。常见症状以右上腹隐痛、饱胀不适为主，偶伴低热、合并胆囊或胆道结石。个别患者表现为右上腹包块、皮疹，伴药物过敏，若肝门同时受累，则可出现阻塞性黄疸和门静脉高压症状。一般无明显异常体征，部分可出现肝大，右上腹多触及包块。由于 IPL 的症状无特异性，常被误诊为肝脓肿、肝细胞癌或胆管细胞癌、转移性肝肿瘤等。

诊断 根据临床表现，结合影像学检查可以诊断肝炎性假瘤。炎性假瘤的诊断要点包括：①多为肝右叶单发肿块，短期内肿块可缩小。②中老年男性多见。③常有发热、肝区痛和消瘦、乏力等表现。④外周血白细胞、红细胞沉降率和 C 反应蛋白可升高。⑤既往无肝病史，无肝硬化表现。⑥甲胎蛋白（AFP）和癌胚抗原（CEA）正常。⑦肿块 B 超为低回声，CT 平扫为低密度，多无增强，延迟期呈现周边增强。⑧血

管造影为少血管影。

B 超 表现为低回声病灶，内部不均匀分布，形态不规则，多结节形，断面呈葫芦形或哑铃形结节状的特征性改变，少数呈晕圈样改变，部分病灶内可有门静脉小分支穿过。同时，随超声探头角度的改变结节可有延伸现象，病灶后方常无增强或衰减表现，在 B 超的动态扫描中缺乏立体感，无肝硬化表现，这些可作为与肝癌鉴别的依据。

CT 平扫 平扫多为边界不清的低密度区，密度不均匀，但定性很难，往往误诊为肝细胞癌。动态增强扫描，IPL 可因病灶本身所含组织成分不同而表现为无明显强化、结节状强化和分隔状强化；病灶本身为大片凝固性坏死组织，无血供，则无强化表现；如病灶内炎症细胞含量较多，内有较丰富血供，门脉期病灶呈结节样不均匀强化；病灶内为炎性肉芽肿或凝固坏死区与纤维组织交错，纤维间隔内毛细血管较多而表现为分隔状强化。病灶周边有较多的炎症细胞浸润，充血明显，因而其边缘呈环行强化表现，而且边界也更清晰，门脉期及延时期强化更明显，这是炎性假瘤的一个特征性表现。

磁共振成像（MRI） 肝炎性假瘤表现为肝表面光滑，门静脉不扩张，脾不大。T1 加权像表现为低信号，病灶附近血管无受压、变窄和移位，T1 加权像上外周信号有较正常肝实质、形状不规则、宽窄不等的晕环。T2 加权像表现为中等信号且边界清晰。当采用特异性造影剂后，IPL 会产生相对特异的 MRI 征象。

鉴别诊断 主要与以下疾病鉴别。

肝癌 肝癌典型的 CT 表现为

快进快出式强化。IPL 病灶边缘的延迟强化和延迟期的高密度强化都是鉴别点。如果在图像中发现有慢性化脓性胆管炎的表现，高度提示是炎性假瘤，可通过短期抗炎治疗后复查进行鉴别。

肝脓肿 肝脓肿常有反复发作的化脓性胆管炎病史，所以无论临床症状、实验室检查和影像学表现都与 IPL 相似。如果在 CT 介入导向穿刺活检，抽到脓性分泌物即可鉴别。

胆管细胞癌 因强化方式交叉重叠，两者鉴别有一定困难，胆管细胞癌一般均好发于左叶，且病灶直径多大于 5cm，病灶内和周边可见扩张胆管。

治疗 由于术前很难与肝恶性肿瘤相鉴别，应积极考虑手术治疗，除非术前已获得准确的病理诊断。手术的目的是切除病灶，明确诊断。手术方式应根据病变的位置和范围而定，大多行局部及肝叶或肝段切除。除非在半肝内有多发病变，否则不宜行半肝切除手术。

预后 如能完整切除，则该病预后良好。

（崔修铮）

gān xuèguǎnliú

肝血管瘤 （hepatoangioma）

起源于中胚叶血管组织（一般为毛细血管）的肝良性肿瘤。可发生于任何年龄，以 30 ~ 70 岁多见，男女比例约为 1:3。临床以海绵状血管瘤最多见，患者多无明显症状，常在 B 超检查或腹部手术中发现。

病因和发病机制 主要有以下几种学说。

先天性发育异常 肝血管瘤的发生是先天性肝末梢血管畸形所致，在胚胎发育过程中由于肝血管发育异常，引起血管内皮细胞异常增生形成肝血管瘤。

激素刺激学说 女性青春期、怀孕、口服避孕药等可使血管瘤的生长速度加快，女性激素可能是血管瘤的致病因素。

其他学说 毛细血管组织感染后变形，导致毛细血管扩张，肝组织局部坏死后血管扩张形成空泡状，其周围血管充血扩张；肝内区域性血液循环停滞，致使血管形成海绵状扩张。

病理学分类 分为 4 型：①海绵状血管瘤。②硬化性血管瘤。③血管内皮细胞瘤。④毛细血管瘤。按照肿瘤大小分类：①小血管瘤，直径小于 5cm。②血管瘤，直径 5 ~ 10cm。③巨大血管瘤，直径 10 ~ 15cm。④特大血管瘤，直径大于 15cm。

临床表现 多无明显症状，当血管瘤直径增至 5cm 以上时，可出现下列症状：

腹部包块 有囊性感，无压痛，表面光滑或不光滑，在包块部位听诊时，偶可听到传导性血管杂音。

胃肠道症状 右上腹隐痛和/或不适、食欲减退、恶心、呕吐、嗳气和食后胀饱等。

压迫症状 巨大的血管瘤可对周围组织和器官产生推挤和压迫。压迫食管下端，可出现吞咽困难；压迫肝外胆道，可出现阻塞性黄疸和胆囊积液；压迫门静脉系统，可出现脾大和腹水；压迫肺可出现呼吸困难和肺不张；压迫胃和十二指肠，可出现消化道症状。

肝血管瘤破裂出血 肝血管瘤破裂可导致上腹部剧痛、大出血和休克症状。多见于肋弓下较大的肝血管瘤因外力导致破裂出血。

卡萨巴赫-梅里特（Kasabach-Merritt）**综合征** 血小板减少、大量凝血因子消耗引起的凝血异常。其发病机制为巨大血管瘤内血液滞留，大量消耗红细胞、血小板、凝血因子 II、V、VI 和纤维蛋白原，引起凝血机制异常，严重时可发展成弥散性血管内凝血（DIC）。

其他 游离在肝外生长的带蒂血管瘤扭转时，可发生坏死，出现腹部剧痛、发热和虚脱。个别患者因血管瘤巨大伴有动静脉瘘形成，回心血量增多，导致心力衰竭。

诊断 肝血管瘤缺乏特异性临床表现，其诊断有赖于肝功能、B 超、核素扫描、CT、磁共振成像（MRI）或肝动脉造影等检查。肝功能试验除肿瘤迅速增大压迫胆管或有血栓形成外，一般均在正常范围内。肝血管瘤的影像学检查是诊断的主要方法。

B 超 表现为高回声，呈低回声者多有网状结构，密度均匀，形态规则，界限清晰。较大的血管瘤切面可呈分叶状，内部回声仍以增强为主，可呈管网状或出现不规则的结节状或条块状的低回声区，有时还可出现钙化高回声及后方声影，系血管腔内血栓形成、机化或钙化所致。

超声造影 对影像学表现不典型的肝血管瘤，可选择性采用肝造影超声检查。典型的血管瘤超声造影表现为动脉期于周边出现结节状或环状强化，随时间延长逐渐向中心扩展，此扩展过程缓慢，门脉期及延迟期病灶仍处于增强状态，回声等于或高于周围肝组织。

螺旋增强 CT CT 平扫表现为圆形或卵圆形低密度灶，境界清楚，外形光滑或呈轻度分叶状，大多密度均匀，中心部可见不规则形较低密度区，很难与肝癌或其他肿瘤区别。强化后即时扫描肿瘤由低密度变为早期周边浓集的高密度增强影，中心浓染与肝实质等密度，以后回复至平扫时的低密度。原肿瘤中心不规则较低密度区则不强化，有时呈延迟扫描图像。

MRI T1 加权像呈低信号，T2 加权像呈高信号，且强度均匀，边缘清晰，与周围肝反差明显，被形容为灯泡征，这是血管瘤在 MRI 的特异性表现。

其他 肝活检准确率低且可导致出血，肝动脉造影为有创检查，多无必要。全身正电子发射计算机体层成像（PET-CT）对于排除代谢活跃的恶性肿瘤有一定价值。

治疗 肝血管瘤发展缓慢，是否需要治疗取决于肿瘤的生长速度及临床症状，而非肿瘤的绝对大小，对大多数已确诊而无症状的病例，可门诊随访，无需特殊处理。

手术治疗 是治疗肝血管瘤的首选方法。由于该病属良性病变，无恶变倾向，术前应仔细权衡利弊，慎重决定。肝血管瘤手术的绝对指征是肿瘤破裂出血、迅速增大或出现卡萨巴赫-梅里特综合征。相对指征是症状较重、影响工作或不能除外恶性病变者。若肿瘤过大或为多发，规则性肝叶切除则更安全可靠。带蒂生长或左外叶肝血管瘤的手术比较容易，而肝中叶巨大血管瘤的手术并发症及死亡率较高，应予以重视。

血管瘤捆扎术操作简便，手术创伤小，效果满意，适用于多发小血管瘤或主瘤切除后剩余小血管瘤的处理，能较好地控制血管瘤的发展，达到治疗目的。对不能手术切除的有症状的巨大肝血管瘤，也可考虑原位肝移植术。

非手术疗法 ①肝动脉栓塞术（TAE）：基于肝血管瘤主要由肝动脉供血，栓塞动脉后瘤体内可形成血栓，血栓机化、纤维化使瘤体形成纤维瘤样结构而达到缩小、硬化血管瘤的目的。②肝血管瘤微波固化术及射频治疗：微波可转化为热能而使周围组织凝结，使瘤体局部萎缩、变硬，达到固化肿瘤的目的。

放射治疗 可使少数患者症状缓解，肿瘤缩小。

预后 该病为良性病变，预后良好，尚无恶变证据。

（崔修铮）

gān bùdiǎnxíng xiànliúyàng zēngshēng jiéjié

肝不典型腺瘤样增生结节 [atypical adenomatoid hyperplasia (AAH) nodule of the liver]

发生于肝的一种癌前病变。在中国习惯用不典型腺瘤样增生（AAH）来描述肝癌癌前病变。1995 年，世界胃肠病学组织（WGO）推荐使用异型增生结节（DN）来命名肝癌的癌前病变，其定义为具有不典型增生（存在细胞质和细胞核异常）而在组织学上无恶变证据、直径超过 1cm 的肝细胞群。其局灶癌变代表了肝癌发生过程中的早期阶段，称为早期肝癌；病理表现就是肝细胞呈不典型增生的基础上出现分化好的局部肝细胞癌。

病理特征 大体见，异型增生结节与周围硬化或非硬化的肝实质不同，呈软组织结构，切面见结节推压邻近组织，增生结节的体积常比低级别异型增生结节略大，直径多为 1~1.5cm。界限清楚，通常有致密的纤维组织包绕，有时局部可与周围肝组织融合。依据细胞异型性，组织学可分为低级异型增生结节和高级异型增生结节。

光镜下见，结节中的肝细胞除低级别异型增生结节时的大细胞异型增生、脂肪变和透明细胞等改变外，还可出现小细胞异型增生，部分肝板排列不规则，可由两排以上的肝细胞组成，肝细胞可形成假腺样结构或出现纤维间质。这些细胞及组织结构的异型可弥漫或灶性存在于结节中，出现"结节中结节"病变。这些亚结节的异型增生组织其增生速率比周围细胞快，使结节周围的肝硬化组织因受挤压而形成细胞性边界或轮廓，也可有不完整或完整的纤细的纤维包膜形成。结节内可见较多肝汇管区，但无浸润。临床随访发现，其中很多发生明确的肝细胞癌，因此认为 AAH 是一种癌前病变。

临床表现 大多数患者没有明显的临床症状，但常有乙型肝炎、丙型肝炎或酒精性肝炎的病史和肝硬化背景，AAH 多为影像检查时偶然发现。

诊断 无特异临床表现，多由影像检查或体检发现，超声对该病的检出和定性诊断很难，CT 缺乏特征性表现，但有助于确定局灶癌变的血供方式，有利于诊断及鉴别诊断，CT 增强扫描动脉期、门脉期和延时期可无明显强化。当动脉期有所强化时，就提示局灶癌变的可能性。

磁共振成像（MRI）更敏感，准确率更高，应作为首选检查方法。MRI 表现与常规病灶表现相反。T1WI 为高或稍高信号，T2WI 为低或稍低信号，用脂肪抑制后 T1WI 的高或稍高信号无变化。当病灶出现信号变化，其内出现脂肪变和血流动力学改变，就强烈提示癌变可能，即出现长T1WI、长T2WI信号，而且有动脉血供及脂肪变，符合恶性肿瘤的特征。

鉴别诊断 需与肝硬化再生结节及高分化肝细胞癌，特别是含脂肪的肝细胞癌鉴别。肝硬化再生结节呈弥漫性分布，缺乏动脉血供，动脉期、门脉期和延时期均无强化，或门脉期及延时期轻度周围强化。MRI表现T1WI为等或稍高信号，T2WI为低或稍低信号。该病直径一般较再生结节大，常有明确的数目。团注动态增强检查时，若病灶无强化，则以再生结节、局灶脂肪变或坏死结节可能性大。高分化肝细胞癌，MRI表现T1WI为高、稍高信号或低信号，T2WI为高、稍高或等信号，注射二乙三胺五醋酸钆（Gd-DTPA）后动脉期轻度或中度强化，门脉期强化下降，延时期轻度强化。

治疗 对高度异型增生及小肝癌应作局部切除，后者还可手术切除或肝移植。

预后 若不治疗，大部分病例最终转化为肝癌。

（崔修铮）

gān'ái

肝癌（hepatic carcinoma） 来源于不同组织细胞的肝恶性肿瘤。多有发病隐匿、生长迅速、恶性程度高且易于扩散转移等特点。

分类 原发性肝癌是中国常见的恶性肿瘤，其中来源于上皮组织的肝细胞型最多见；混合细胞型肝癌为肝细胞癌和胆管细胞癌混合类型，较少见。转移性肝癌又称继发性肝癌，为其他脏器癌转移至肝所致。

1901年，埃格尔（Eggel）将原发性肝癌分为结节型肝癌、巨块型肝癌和弥漫型肝癌。结节型最常见，且多伴有肝硬化；巨块型肝癌多为单发巨大肿块，直径一般大于10cm，或为多结节融合，一般较少伴有肝硬化或硬化程度较低；弥漫型肝癌较少见，表现为全肝散在多发结节癌灶，肉眼难以和肝硬化结节区别，预后较差。

分期 常用的分期系统包括肝癌巴塞罗那临床分期（BCLC）、日本综合分期评分（JIS）、意大利肝癌评分（CLIP）和国际抗癌联盟/美国癌症联合委员会（UICC/AJCC）的TNM分期等。

BCLC分期 是唯一与治疗方案选择相关的分期，包括4类预后因素：患者的一般状态、肿瘤状态、肝功能状态和可供选择的治疗方法，在临床上应用较广泛（表1）。

BCLC分期的优势与不足： BCLC分期与治疗策略比较全面地考虑到肿瘤、肝功能和全身情况，与治疗原则联系起来，并且具有循证医学高级别证据的支持，已在全球范围被广泛采用；但亚洲（不包括日本和印度尼西亚）与西方国家的肝细胞癌具有高度异质性，在病因学、分期、生物学恶性行为、诊治（治疗观念和临床实践指南）以及预后等方面都存在明显差异；同时，中国外科医师认为BCLC分期与治疗策略对于手术指征控制过严，不太适合中国的国情和临床实际，仅应作为重要参考。

卡氏功能状态评分（KPS）： 评价患者的体力活动状态，即从患者的体力来了解其健康状况和对治疗耐受能力。肝细胞癌通常也采用美国东部肿瘤协作组（ECOG）评分系统：0分，活动能力完全正常，与起病前活动能力无任何差异；1分，能自由走动及从事轻体力活动，包括一般家务或办公室工作，但不能从事较重的体力活动；2分，能自由走动及生活自理，但已丧失工作能力，日间不少于一半日间时间可以起床活动；3分，生活仅能部分自理，日间一半以上时间卧床或坐轮椅；4分，卧床不起，生活不能自理；5分，死亡。

TNM分期 分期原则主要依据：①肿瘤产生的部位。②肿瘤的大小以及数目。③淋巴结是否被侵入以及周边淋巴结被侵入的情况。④远处转移的发生与否。TNM分期又可根据不同需求再细分为临床分期（cTNM）、外科分期（sTNM）和病理分期（pTNM）。是国际上最规范的肿瘤分期系统，但没有说明与患者预后密切相关的肝功能状况，而且对

表1 肝癌BCLC分期

期别	KPS评分	肿瘤状态		肝功能状态
		数目	大小	
0期：极早期	0	单个	<2cm	没有门静脉高压
A期：早期	0	单个	任何	Child-Pugh A~B
		3个以内	<3cm	Child-Pugh A~B
B期：中期	0	多结节肿瘤	任何	Child-Pugh A~B
C期：进展期	1~2	门静脉侵犯或 N_1、M_1 期	任何	Child-Pugh A~B
D期：终末期	3~4	任何	任何	Child-Pugh C

注：Child-Pugh. 蔡尔德-皮尤；KPS. 卡氏功能状态评分。

于肝细胞癌治疗和预后至关重要的血管侵犯，难以在治疗前（特别是手术前）做出准确判断，因此 TNM 分期在临床实践中有一定的局限性。

临床表现　原发性肝癌早期缺乏典型症状，一旦出现疼痛、黄疸和肝大等表现多已进入中晚期。转移性肝癌的临床表现多与原发肿瘤有关。肝癌的症状有：①肝区疼痛，因肿瘤增长而刺激肝被膜所致，多表现为持续性钝痛或刺痛，若肿瘤累及膈肌可致右肩背部疼痛。②全身症状：多与肿瘤消耗及肝功能损害有关，如乏力、消瘦、发热、贫血、黄疸和腹水等。③部分原发性肝癌可有低血糖、高血钙和红细胞增多症等特殊表现。④进行性肝大：为中晚期肝癌最常见的体征，查体可及不规则结节或巨大肿块。⑤如肿瘤发生肝外转移可出现肝外转移器官相关症状。⑥肝癌并发症表现：如癌肿破裂出血，表现为突发腹痛、头晕及心悸。查体可有腹膜炎表现，严重者可发生休克甚至死亡。肝癌还常并发肝衰竭及门静脉高压、上消化道出血和肝性昏迷等。

诊断与鉴别诊断　综合临床表现、实验室和影像学检查肝癌一般不难诊断。

　　实验室检查　甲胎蛋白（AFP）是诊断原发性肝癌的最重要的标志物。正常人血清 AFP 含量小于 $20\mu g/L$。而原发性肝癌患者多伴有 AFP 水平升高，大于 $400\mu g/L$ 持续 4 周，或大于 $200\mu g/L$ 持续 8 周，转氨酶无明显异常改变，并排除妊娠和生殖腺胚胎瘤，可确诊原发性肝癌。但临床约有 40% 的肝癌患者 AFP 为阴性。另外，部分慢性肝硬化患者亦有 AFP 升高。因此，需联合其他相关检查以明确肝癌诊断。

临床上还有一些肿瘤标志物与原发性肝癌相关，如甲胎蛋白异质体、γ-谷氨酰转肽酶及其同功酶、异常凝血酶原、α-抗胰蛋白酶、α-L-岩藻糖苷酶、碱性磷酸酶、5′-核苷酸磷酸二酯酶同工酶 V 及乳酸脱氢酶等，但多缺乏特异性，一般用于肝癌鉴别诊断的联合检测。

　　影像学检查　有以下几种。

　　B 超　可用于肝癌的普查、诊断和治疗后随访。高分辨超声显像仪可显示肿瘤的大小、形态、所在部位及血管毗邻，还可鉴别有无癌栓，是具有定位价值的非侵入性检查方法。超声造影技术对于小肝癌的鉴别诊断具有重要参考价值，常用于肝癌的早期发现和诊断，并有助于肝癌与肝囊肿和肝血管瘤的鉴别。术中超声可以在开腹后直接置于肝表面进行检查，避免了超声衰减和腹壁、肋骨的干扰，有助于发现术前 CT 和超声检查难以发现的肝内小病灶。但超声检查容易受检查者的经验、手法和细致程度的影响。

　　CT　是肝癌诊断最重要的常规手段，其分辨率远高于超声。CT 增强扫描可清楚地显示肿瘤大小、数目、形态、部位、边界、肿瘤血供程度、与肝内管道的关系，以及门静脉、肝静脉和下腔静脉是否有癌栓，肝门和腹腔淋巴结是否有转移，肝癌是否侵犯邻近组织器官；还可通过显示肝外形、脾大小以及有无腹水来判断肝硬化的轻重。特别是动态增强扫描可以提高小肝癌的检出率；肝动脉碘油栓塞 3~4 周后进行 CT 扫描也有助于发现小肝癌病灶。

　　磁共振成像（MRI）　具有很高的组织分辨率，能够进行多参数多方位成像，在肝肿瘤的诊断与鉴别诊断中非常重要，且无辐射影响，可以安全多次进行，高效而无创。肝特异性 MRI 造影剂能提高小肝癌检出率，对肝癌与肝局灶性增生结节、肝腺瘤等的鉴别亦有较大帮助；MRI 对肝内小病灶的检出、血管的情况以及肿瘤内结构的显示较 CT 有更高的临床价值。

　　选择性肝动脉造影　是一种侵入性检查。特点有：对于富血供肿瘤有较好的分辨率，可提高小肝癌的诊断水平，适用于其他检查后仍未能确诊的患者。同时还兼具治疗作用，能够即时进行化疗和碘油栓塞。

　　其他　放射性核素扫描能够提高对肿瘤的定性诊断，了解有无多发转移灶等，超声引导下穿刺活检病理学检查为诊断金标准，但临床并不常用。

治疗　根据肝癌类型选择治疗方式，应遵循综合治疗原则及个体化原则。主要治疗手段有手术治疗、经动脉导管介入治疗、区域消融治疗、放射治疗和全身系统治疗等。临床已建立以手术为主导的原发性肝癌综合治疗模式。

预后　直径小于 5cm 的小肝癌患者，5 年生存率可达 80%。肝癌治疗后患者应注意定期随诊复查，及时发现复发病灶并及早处理。对于继发性肝癌，如胃肠道肿瘤肝转移患者，根据原发病灶的病理类型，通过手术治疗并结合全身或经门静脉化疗等辅助手段，亦可获得长时间生存。

（吴健雄　荣维淇　安松林）

gān'ái Āidéméngsēn-Sītānnà fēnjí

肝癌埃德蒙森－斯坦纳分级（Edmondson-Steiner grade of hepatocellular carcinoma）　根据显微镜下肿瘤细胞的分化程度来

确定的肝癌组织学级别。Ⅰ级：癌细胞呈高分化状态，核/质比接近正常；Ⅱ级：癌细胞中度分化，但核/质比增加，核染色更深；Ⅲ级：癌细胞分化较差，核/质比更高，核异质明显，核分裂多见；Ⅳ级：癌细胞分化最差，胞质少，核染色质浓染，细胞形状极不规则，排列松散。

该分级对肿瘤预后的预测具有重要意义，肿瘤分级越高，预后越差。因此，大多数肿瘤的病理诊断要求注明肿瘤的分级。

该分级的局限性：由于一个肿瘤的不同部位分化程度可不完全一致，而且分级也有一定的主观因素，所以如果在瘤组织量少时（如活检）进行分级，常难以准确反映整个肿瘤的分化程度，使分级的价值受到影响。分级对于较大组的病例分析判断预后的意义较大，而对于某一具体病例，则仅可作为参考。

（荣维淇　安松林）

gānxìbāo'ái

肝细胞癌（hepatocellular carcinoma，HCC）

发生于肝、具有向肝细胞分化的恶性肿瘤。是肝肿瘤最常见的病理类型，组织来源于肝细胞，临床又称原发性肝癌。肝细胞癌在肿瘤相关死亡中仅次于肺癌。肝细胞癌起病隐匿，进展较快，易于侵犯门静脉分支并形成肝内播散，是严重威胁生命的恶性肿瘤。

病因和发病机制　①乙型肝炎病毒（HBV）：是中国肝细胞癌的主要致病因素。世界范围内，60%~80%的肝癌患者伴有HBV感染。HBV感染后发生肝癌遵循慢性肝炎→肝硬化→肝癌这一路径。HBV对肝持续的慢性损害可以导致细胞癌变。②丙型肝炎病毒（HCV）：感染导致的肝细胞癌

也逐渐增多，成为肝癌发病的又一重要因素。③黄曲霉毒素：霉变食物含有大量黄曲霉毒素，经消化道摄入后，在肝转化为具有致癌活性的代谢物质，是肝癌发病的另一个重要危险因素。④其他：酗酒及酒精性肝硬化；污染的水源中藻类肝毒性物质暴露；机体免疫状态低下，神经体液代谢紊乱，以及遗传易感因素等。

分期和临床表现　见肝癌。

诊断　肝细胞癌出现典型症状时诊断不困难，但往往已非早期。对于中年以上人群，特别是有肝炎病史患者，应定期检查，争取早诊早治。肝癌筛查指标主要包括血清甲胎蛋白（AFP）和肝超声检查。对于可疑患者应行影像学检查，包括超声、CT、磁共振成像（MRI）或数字减影血管造影（DSA）等，一般可确诊。而病理组织学检查（肝组织活检），如非必要不应常规应用。

治疗　以手术治疗为首选。

手术治疗　包括肝切除术和肝移植术，行肝切除手术患者比未手术生存率明显提高。国内只有20%~30%的肝癌患者能够接受手术。肝移植术是一种理想的治疗方法。但要经历供肝、配型、抗排异等复杂多的程序，尚有许多问题待解决。

介入治疗　指经肝动脉插管进行化疗或栓塞治疗。可应用于失去手术机会或不愿进行手术的患者。同时，介入治疗还可以使肝癌肿块缩小后重获手术切除机会。

消融治疗　以射频消融、微波消融及无水酒精注射最常用。消融的途径可经皮肤入路，也可在腹腔镜手术或开腹手术中应用。在超声引导下经皮消融的方法，具有微创安全、操作简便、易于

反复施行及费用相对低廉的显著优点，已广泛应用。

放射治疗　采用三维适形放疗和调强放疗，联合介入治疗、手术治疗能够减少肿瘤的复发、延长生存时间。

分子靶向治疗　常用药物为索拉菲尼。索拉菲尼能够延缓肝癌进展，明显延长晚期患者生存时间。用于治疗不能手术切除和远处转移的肝癌。

（吴健雄）

mímànxíng gān'ái

弥漫型肝癌（diffuse hepatocellular carcinoma）

肝细胞癌在肝内通过门静脉系统扩散和浸润性生长所导致的原发性肝癌。又称浸润性肝癌。1901年，埃格尔（Eggel）提出肝癌Eggel分类法，将原发性肝癌分为结节型、巨块型和弥漫型。弥漫型肝癌少见，仅占12.6%。1979年，中国肝癌病理研究协作组制订了新的肝癌病理分型和诊断标准。其中弥漫型肝癌的描述如下：较少见，癌组织弥漫分布于全肝，可以以一侧肝叶为主，此型多见于肝硬化较重者，癌结节有时与肝硬化结节不易区分。

影像学特点　血管造影及CT可呈现弥漫型肝癌的一定特点。

弥漫结节征　是弥漫型肝癌的特征性表现。肿瘤呈广泛性栗粒状、结节状分布，早期癌灶较小，晚期多呈结节状。结节可大小不等，严重者可融合成较大块状，以致在CT或B超上易误诊为多发结节型或巨块型，但在血管造影上则表现特殊，易于确诊。病灶可布满整个肝叶，双叶多同时受累。

巨肝征　此型多伴有肝硬化，肝巨大，轮廓饱满，呈普遍性增大。但在伴有严重肝硬化时，肝

体积较明显缩小且肝叶体积比例失调。

磨玻璃征 是数字减影血管造影（DSA）在动脉晚期显示的典型征象。由于在肝硬化基础上广泛分布的肝动脉中小分支明显增多、密集、纤细和模糊，且同时显影的门静脉小分支（在肝动脉-门静脉瘘存在时）亦较模糊，使整个肝显示不清，如磨玻璃状。

双轨征 即肝癌肝动脉-门静脉瘘表现，DSA 或 CT 增强时较易出现此征象，表现为在动脉期或动脉晚期即可见门静脉显影，分布广泛，可出现于近端（肝动脉-门静脉主干瘘）或远端（肝动脉-门静脉分支瘘）。

门静脉瘤栓形成 弥漫型肝癌的门静脉受侵、癌栓形成的概率最高，可达 94%左右。表现为门静脉主干增粗，其内有不规则充盈缺损或主干及分支狭窄、闭塞或不显影。

鉴别诊断 多发结节型转移性肝癌：CT 表现为平扫肝内多个大小不等类圆形结节样低密度、水样密度及混杂密度影，边界欠清晰。其密度改变为病灶最外层略低密度，中间为薄层等密度，内层为低密度、水样密度和混杂密度影。增强后病灶密度改变的规律是：病灶内低密度、水样密度和混杂密度无明显强化，边缘薄层环状强化，最外层无强化略低密度，低于肝实质，即牛眼征，可能与肝转移性肿瘤坏死以及对正常肝组织及周围的肝血窦、肝血管的压迫、浸润，周围形成水肿有关。

治疗 治疗效果较差，介入化疗栓塞可能延长生存期。介入化疗栓塞的治疗原则是：因病而异，循序渐进，化疗为主，加强护肝。

预后 该型肝癌预后较差。

（吴健雄）

jùkuàixíng gān'ái

巨块型肝癌（massive hepatocellular carcinoma）

原发性肝癌的一种。乙型肝炎与丙型肝炎是原发性肝癌发生的重要原因。巨块型肝癌常为单发，也可由多个结节汇集而成大块，有时邻近存在小的散在癌结节；结节直径一般在 10cm 以上，有假包膜形成。瘤边常伴有散在的卫星状癌结节，质地较软，生长快、中心多发生坏死，破裂后可以引起腹内出血。门静脉系和肝静脉可见癌栓。

诊断与治疗见肝癌。巨块型肝癌多见于肝右叶，占肝癌 23%以上，适合做肝动脉栓塞化疗；尚未出现卫星病灶的早期肝癌可考虑手术切除。①如果没有转移迹象，患者身体能承受，首选手术。②肝癌较大不能手术者，如果没有全肝扩散可以介入治疗，等肿快缩小后考虑手术。③如果有全肝转移甚至肝外转移则一般先行介入治疗，减缓肝癌发展的速度，提高患者生存期和生活质量。④如果已有腹水、严重肝衰竭，只能行姑息治疗。⑤有希望手术治疗同时可进行中药辅助治疗。

（吴健雄）

jiéjiéxíng gān'ái

结节型肝癌（nodular hepatocellular carcinoma）

原发性肝癌的一种。单个癌结节直径在 5cm 以下，多个，大小不等，癌结节可散在分布或互相融合，结节与周围组织界限不清，被膜下的癌结节向表面隆起至肝表面凹凸不平。结节型肝癌最常见，约占全部肝癌的 64%。

临床表现 主要有肝区疼痛、腹胀、乏力、食欲减退、消瘦、发热、黄疸以及肝进行性肿大或上腹肿块等。

早期肝癌症状 不明原因的发热及水肿；长时间乏力、突然消瘦；腹部闷胀、恶心、呕吐、食欲明显减退；右上腹部感觉钝痛，有压迫感和不适感等。

中晚期肝癌症状 有以下几方面。

肝区疼痛 多呈持续性肿痛或钝痛，肝痛是由于快速增长的肿瘤牵拉肝包膜所引起。若病变侵犯膈，疼痛可牵涉右肩。当肝表面的癌结节破裂，坏死的癌组织及血液流入腹腔时，可突发剧烈腹痛，从肝区延至全腹；产生急腹症表现，如出血多，可致休克、晕厥。

肝大 肝呈进行性增大，质地坚硬，表面凹凸不平，有大小不等的结节或巨块，边缘钝而不整齐，常有不同程度的压痛。肝癌突出于右肋弓下或剑突下时，上腹可呈现局部隆起或饱满，如癌位于膈面，则主要表现为膈抬高而肝下缘不大。位于肋弓下的癌结节最易被触到。有时癌肿压迫血管，可在相应腹壁区听到吹风样杂音。

黄疸 晚期出现，一般因肝细胞损害或由于癌块压迫或侵犯肝门附近的胆管，或由于癌组织或血块脱落引起胆道梗阻所致。

肝硬化征象 伴有肝硬化门静脉高压者可有脾大、腹水和静脉侧支循环形成等表现。腹水很快增多，一般为漏出液。可有血性腹水，多因癌肿侵犯肝包膜或向腹腔内破溃引起。

全身性表现 进行性消瘦、食欲减退、发热、乏力、营养不良和恶病质等，少数可有特殊的全身表现，称为副肿瘤综合征。以自发性低血糖症、红细胞增多症较常见，其他罕见的有高血脂、高血钙和类癌综合征等。

肝内血行转移早，多数转移至肺、肾上腺、骨、胸腔和脑等部位引起相应的症状，胸腔转移以右侧多见，可有胸腔积液征。

治疗 以手术切除为首选方案。尤其是早期肝癌。肿瘤大小不是制约手术的关键因素。能否切除和手术的疗效除了与肿瘤大小和数目有关，还与肝功能、肝硬化程度、肿瘤部位、肿瘤界限、有无完整包膜及静脉癌栓等关系密切。手术切除的适应证要求患者一般情况良好，无心脏、肺、肾等器质性病变，肝功能正常或接近正常，同时没有肝外肿瘤转移灶，肿瘤部位局限，而不是多发或弥漫性分布。

若诊断肝癌时已不适合手术切除，则可行非手术治疗：①以局部酒精注射疗法为主的综合治疗。②以 TACE 为主的综合治疗。③以放射治疗为主的综合治疗。④以中药为主的综合治疗。⑤靶向治疗。

预后 早期肝癌手术切除后 1 年生存率达 80% 以上，5 年生存率达 50% 以上。若在术后辅以综合性治疗可获得更好的效果。

（吴健雄）

gān nèi dǎn'guǎnxìbāo'ái

肝内胆管细胞癌（intrahepatic cholangiocarcinoma，ICC）

起源于二级及以上肝内胆管上皮细胞的恶性肿瘤。占肝原发恶性肿瘤的 5%~20%。

病因和发病机制 ICC 的发生可能与下列因素有关。①胆管结石：约 1/3 的胆管癌患者合并胆管结石，而胆管结石患者中有 5%~10% 会发生胆管癌。②乙型肝炎病毒/丙型肝炎病毒（HBV/HCV）感染：HBV 和/或

HCV 感染是发生 ICC 的危险因素之一。③华支睾吸虫：研究证实华支睾吸虫感染与 ICC 的发生存在显著相关性。④其他：肝内胆管囊性扩张症、原发性硬化性胆管炎也是诱发 ICC 的因素。

上述致病因素均可导致胆管的慢性炎症，引起上皮细胞死亡，促进细胞增殖。如果这一过程反复持续，则触发多分子事件的异常改变而发生肿瘤。

TNM 分期 为了更好地指导临床治疗，国际抗癌联盟（UICC）和美国癌症联合会（AJCC）颁布了第 8 版肝内胆管癌 TNM 分期系统（表 1）。

分型 依据肿瘤大体表现分为 3 型：肿块型、管周浸润型和管内型。其中肿块型最多见，在肝实质形成明确的肿块；管周浸润型主要沿胆管的长轴生长，常导致周围胆管的扩张；管内型呈乳头状或瘤栓样向胆管腔内生长，手术切除后预后好于其他类型。根据病理组织学可分为腺癌、乳头腺癌、肠型腺癌、透明型腺癌和印戒细胞癌等，其中以腺癌多见，占 90%。

临床表现 早期无明显临床症状，一般有腹部不适、乏力、

表 1　肝癌（肝内胆管癌）TNM 分期和临床分期（UICC/AJCC，2017）

TNM 分期	临床意义
T——原发肿瘤	
T_X	原发肿瘤无法评估
T_0	无原发肿瘤证据
T_{is}	原位癌
T_{1a}	孤立的肿瘤最大径≤5cm，无血管侵犯
T_{1b}	孤立的肿瘤最大径>5cm，无血管侵犯
T_2	孤立的肿瘤，有血管侵犯；或多发的肿瘤，有/无血管侵犯
T_3	肿瘤穿透脏层腹膜
T_4	直接侵犯局部肝外结构
N——区域淋巴结	
N_X	区域淋巴结不能评估
N_0	无区域淋巴结转移
N_1	区域淋巴结转移
M——远处转移	
M_0	无远处转移
M_1	有远处转移
临床分期	
0 期	$T_{is}N_0M_0$
ⅠA 期	$T_{1a}N_0M_0$
ⅠB 期	$T_{1b}N_0M_0$
Ⅱ 期	$T_2N_0M_0$
ⅢA 期	$T_3N_0M_0$
ⅢB 期	$T_4N_0M_0$
ⅢB 期	任何 T，N_1M_0
Ⅳ 期	任何 T，任何 N，M_1

恶心、黄疸及发热等。就诊时多为晚期，可出现腹痛、体重下降和腹部包块，黄疸少见。

诊断 主要依据临床表现、实验室检查和影像学检查。无特异性的肿瘤标志物，血清癌抗原CA19-9升高对诊断有一定提示，约半数患者血清甲胎蛋白（AFP）可升高。B超敏感性较高，是ICC检查的首选和常规方法，但定性价值不高。CT表现与病理密切相关，早期病灶边缘轻度强化，延迟期中心部强化是诊断ICC的重要依据。磁共振成像（MRI）对诊断有较大价值，T1WI表现为低信号肿块，T2WI表现为高信号肿块，病灶中央可见低信号的瘢痕区域，无包膜征，增强扫描与CT扫描表现相似。

治疗 主要是根治性手术切除，尽管切除率不高，但应争取，以提高长期生存率。手术方式以规则性肝叶、肝段切除为首选，要求做到切缘无肿瘤侵犯，即R0切除，术后的5年生存率为23%~63%。对淋巴结清扫范围及是否行扩大清扫仍有争论，大多学者把广泛的肝原发灶切除加广泛的淋巴结清扫作为ICC的标准术式。

ICC对化疗、放疗都不敏感，但对无法手术、手术切缘阳性或淋巴结转移的患者，仍可行全身或区域化疗，主要药物有5-氟尿嘧啶、铂类和吉西他滨等，也可考虑放疗。复发型ICC可考虑再次手术、化疗、肝动脉栓塞、无水酒精注射和射频消融等，但疗效均不佳。

（吴健雄 潘兰兰）

hùnhéxíng gānxìbāo'ái

混合型肝细胞癌（combined hepatocellular carcinoma） 肝细胞癌（HCC）和肝内胆管癌（ICC）

两种成分混合构成的原发性肝癌。是原发性肝癌中少见的病理类型，临床诊断困难，需经病理确诊。

病因和发病机制 世界卫生组织（WHO）肿瘤分类定义中，混合型肝细胞癌仅限于肝细胞癌和胆管细胞癌存在于同一肝、同一瘤体的病例，排除了HCC和ICC在同一肝但分处于不同的瘤体病例，并明确指出也不包括分化不完全的中间型肝癌。

临床表现 不同文献报道HCC-ICC的诊断标准不一，可能与肝基础疾病不同以及地区人群差异等有关。从肝炎病毒、门静脉癌栓合并率高等特点来看类似HCC，而从瘤体血供差、较早出现肝门部及腹膜后淋巴结转移等特点看又类似ICC。

该病早期表现很不典型，容易被忽视。主要有以下症状：①食欲明显减退，腹部闷胀，消化不良，有时出现恶心、呕吐。②右上腹隐痛，肝区可有持续性或间歇性疼痛，有时可因体位变动而加重。③全身乏力、消瘦、不明原因的发热及水肿。④出现黄疸、腹水和皮肤瘙痒。⑤常有鼻出血、皮下出血等。

诊断 由于两种肿瘤成分并存的比例及形式存在高度异质性，故HCC-ICC的影像学表现几乎无特征性。病理诊断必须建立在明确的HCC和ICC分化证据之上，可采用免疫组化和电镜检查等手段。部分病例可出现血清甲胎蛋白（AFP）和癌抗原CA19-9同时升高，但确诊仍有待术后病理诊断。由于ICC的存在，混合型癌表现出的恶性生物学行为较肝细胞癌更具侵袭性。

鉴别诊断 主要与以下疾病鉴别。

继发性肝癌 与原发性肝癌

比较，继发性肝癌病情发展缓慢，症状较轻，其中以继发于胃癌为最多，其次为肺、结肠、胰腺和乳腺等常转移至肝。常表现为多个结节型病灶，血清AFP检测多为阴性。

肝硬化 肝癌多发生在肝硬化基础上，鉴别在于详细病史、体格检查结合实验室检查。肝硬化病情发展较慢有反复，肝功能损害较显著，血清AFP阳性多提示癌变。

肝脓肿 表现发热、肝区疼痛及有炎症感染症状表现，白细胞数常增多，肝区叩击痛和触痛明显，左上腹肌紧张，周围胸腔壁常有水肿。

肝海绵状血管瘤 为肝内良性占位性病变，常因B超查体或核素扫描等偶然发现。鉴别诊断主要依靠血清AFP测定、B超及肝血管造影。

肝包虫病 有肝进行性增大，质地坚硬和结节感、晚期肝大部分被破坏。

邻近肝区的肝外肿瘤 如胃癌、上腹部高位腹膜后肿瘤，来自肾、肾上腺、结肠、胰腺癌及腹膜后肿瘤易与混合型细胞癌相混淆。AFP多为阴性，病史、临床表现不同，特别超声、CT、磁共振成像（MRI）和胃肠道X线检查等影像学检查均可作出鉴别诊断。

治疗 手术切除是最有效手段。肝切除指征基本与HCC相同，需考虑患者全身状况、肝储备功能、肿瘤分期和局部解剖因素等。

预后 总体病程进展较快，预后较HCC差，生存期一般为18~32个月。术后复发率高达81%~95%，残肝为最常见部位，其次为肺转移。早发现、早手术是改善预后的重要途径。

（吴健雄）

gān rǔtóuzhuàng nángxiàn'ái
肝乳头状囊腺癌（papillary cystic adenocarcinoma of the liver）

起源于肝内胆管上皮细胞的恶性肿瘤。一般认为由良性的肝囊腺瘤恶变而成，属于少见的原发性肝恶性肿瘤。多发生于中老年女性。

病因和发病机制　肝乳头状囊腺癌是肝胆管内衬上皮受内外因素的损害而发生上皮细胞的变异、增生形成瘤样变，增生的腺瘤样组织逐渐囊性变，囊内壁的腺样细胞不断分泌浆液性、黏液性或胶冻样液体使瘤体不断增大。久而久之演变成囊腺癌。

病理特征　大体见表现多为界限清晰的囊状肿块，表面光滑，切面呈分隔状，为多囊性，囊壁厚薄不均，囊腔大小不一，囊内壁粗糙，可见大小不等的乳头状或菜花状实质性瘤组织向腔内突起，囊腔内壁的瘤组织在生长增大过程中常发生破裂出血，囊内伴有血性液，含铁血黄素、胆固醇及坏死组织。这种囊实性成分共存，囊内伴血性液的病变是肝囊腺癌特有的病理特征。光镜下见，囊内壁衬以分泌黏液的柱状腺癌样上皮，细胞呈多边形或圆形，核大，位于基底部，胞质含嗜酸性颗粒，细胞异型性，增生和病理核分裂象活跃，癌细胞向深层浸润囊壁及血管，向囊腔内生长，呈乳头状突起，故因形态特征而得名。

临床表现　早期无特殊症状，多在体检时发现肝占位，部分伴有贫血、低热、食欲减退和消瘦，晚期可有腹水、黄疸和腹部肿块等症状。

诊断　结合临床表现、影像学、病理学和实验室检查可以诊断。血清甲胎蛋白（AFP）阴性，癌抗原CA19-9、癌胚抗原（CEA）多升高。确诊依赖于病理学检查。

超声可发现肝占位呈囊肿样改变，囊壁厚薄不均或囊内呈多分割状，囊壁上有腔内突起的不规则、不均质低回声实质性肿块，囊实性病变形态是该病典型的影像学特征。CT平扫为低密度区，边缘清晰，内有分割，囊壁厚薄不均，囊腔内壁附有多个大小不等的实质性结节，向腔内突起。增强扫描囊壁均匀增强，实质部分及腔内结节突起界限显示更为清晰。

鉴别诊断　应与单纯性肝囊肿、肝囊腺瘤、肝包虫病、肝脓肿以及某些囊实性表现的转移癌，如胰腺癌、卵巢癌肝转移等相鉴别。主要根据临床表现、实验室检查、影像学和病理学检查确诊。

治疗　对确诊或怀疑囊腺癌的囊性肿物应行根治性切除术，手术原则与肝癌相同。无法手术者可行局部放疗或囊肿穿刺抽吸后注入抗癌药物或无水酒精达到控制肿瘤发展的目的。

预后　较普通肝细胞癌的预后，但该病易复发。

（李智宇）

gān lèi'ái
肝类癌（hepatic carcinoid）

来源于肝内胆管上皮内嗜银的库尔契茨基（Kultschizky）细胞［属胺前体摄取和脱羧细胞（APUD细胞）］的恶性肿瘤。原发性肝类癌罕见，有分泌多种肽类和生物胺的功能，临床出现类癌综合征表现。多发于中老年女性。

病理特征　大体见，肿瘤多为单发，偶有多发，有不完整纤维包膜，与正常肝组织分界清楚，剖面呈灰黄或灰白色橡胶样，少数呈鱼肉样。光镜下见，癌细胞密集成群或呈带状、索状，也可呈菊花形巢团，也有呈腺管样、弥漫性或混合型结构。细胞小而规则，呈多边、多角形或圆形，核小染色深，有丝分裂少；胞质中有铬或银盐染色颗粒。电镜下可见胞质中有大量球形分泌颗粒。免疫组化染色显示，神经内分泌标志物嗜铬粒蛋白A（CgA）、神经元特异性烯醇化酶（NSE）、突触素（Syn）阳性或部分阳性。

临床表现　肝类癌早期无症状，肿瘤增大后出现间歇性肝区钝痛或胀痛。消化不良、食欲减退、恶心及呕吐等症状。部分患者出现面部潮红、瘙痒、荨麻疹、腹泻、腹痛、腹胀、哮喘样发作、指间关节痛和低血压等类癌综合征表现。

诊断　实验室检查，24小时尿液检测5-羟基吲哚乙酸（5-HIAA）>50mg时可确诊。类癌综合征发作时可检测外周血5-羟色胺。超声、CT和磁共振成像（MRI）无特异性确诊标准，生长抑素受体和奥曲肽核素扫描闪烁成像可帮助明确诊断。最终诊断依赖于病理学及免疫组化检查。

鉴别诊断　应与其他部位神经内分泌癌肝转移灶相鉴别，奥曲肽核素显像全身扫描有助于排除其他病灶。

治疗　手术是最有效的治疗方法，切除原发灶是获得长期生存及治愈的唯一希望。手术切除后常会复发，可考虑再次切除。对于无法切除的病灶考虑行经导管肝动脉化疗栓塞（TACE）介入治疗及应用长效生长抑素药物可能转化为可切除。

预后　肝类癌恶性程度低，生长缓慢，经手术及其他综合治疗后，多可长期生存。

（李智宇）

gān línzhuàngxìbāo'ái

肝鳞状细胞癌（hepatic squamous cell carcinoma）

源于肝内胆管结石及炎症刺激，胆管上皮发生鳞状化生继而恶变的肝癌。原发性肝鳞状细胞癌罕见。

绝大部分肝鳞状细胞癌患者合并胆道结石、胆道感染病史；也可能与先天性肝囊肿或胆管囊性扩张有关。先天性肝囊肿是肝内未与胆道相通的残留胆管由于胆汁潴留导致的异常囊性扩张，在致病因素作用下，囊肿内壁的单层立方或柱状上皮发生灶性鳞状化生后发展为原位癌及浸润癌。囊壁上皮及肝内胆管上皮鳞状化生是该病发生的先决条件。

临床表现：肝鳞状细胞癌无特异性症状，多有腹痛、发热和黄疸等胆道感染症状，晚期可能有腹部包块、腹水等症状。多有胆石症和胆道感染病史。

诊断：部分患者癌抗原 CA 19-9、癌胚抗原（CEA）和 SCC 有升高，但缺乏特异性。影像学检查缺乏特异性。确诊有赖于病理学：肿瘤必须以鳞状分化组织为主，呈巢状排列并可见角化珠、嗜酸性透明胞质及细胞间桥等存在，在良性鳞状上皮基础上出现恶性鳞状上皮化生，如同时合并慢性炎症和肝内胆管结石则更支持原发性肿瘤。

因鳞状细胞癌以转移癌多见，因此确诊肝原发性鳞状细胞癌需排除其他部位的转移癌如食管癌、胃癌、肠癌、肺癌、鼻咽癌和胆管癌等，术前诊断较困难，常需胃镜、肠镜、纤维支气管镜和鼻咽镜等检查排除原发癌后才能确诊。

治疗：该病术前诊断困难，临床发现时肿瘤多已巨大，并已发生局部浸润或转移，手术常难以根治性切除，且放化疗均不敏感。加之合并多种肝胆疾病，因此，鳞状细胞癌的预后往往极差。

（李智宇）

gān ròuliú

肝肉瘤（hepatic sarcoma）

来源于肝间叶组织的恶性肿瘤。包括肝血管肉瘤、平滑肌肉瘤、恶性淋巴瘤、纤维肉瘤、脂肪肉瘤、黏液肉瘤、胚胎样肉瘤和血管外皮肉瘤等。肝肉瘤罕见，仅占肝原发性恶性肿瘤的 0.1%~1.3%。多见于 10 岁以下的儿童或 60~70 岁的老年人，男性居多。临床症状无特异性，主要表现为上腹部疼痛、腹胀、食欲减退、消瘦、乏力、发热、黄疸、肝大、腹水和上腹部包块等。

分类 肝肉瘤可来源于任何类型的间叶组织，如肝内血管、淋巴管、胆管周围的结缔组织及囊肿、脓肿壁和肝硬化的再生结节等。常见的肝肉瘤有如下几种：

肝血管肉瘤 又称肝库普弗（Kupffer）细胞肉瘤、肝血管内皮肉瘤。其发生可能与接触致癌物质有关，但与乙肝病毒感染无关，约 25% 合并肝硬化。肿瘤常呈多个大小不等的结节，质软，剖面呈海绵状，充满血液。典型病理特征为肿瘤组织中见大小不等的腔隙，肿瘤细胞突入管腔，并附着于网状纤维环内侧。免疫组化染色显示Ⅷ因子阳性。这些特点可与肝癌鉴别。

平滑肌肉瘤 多见于女性，肿瘤发生于胆管或血管的平滑肌细胞。大体见肿瘤呈灰白色，质软，有囊性感，可有不同程度的出血和坏死。光镜下见，梭形瘤细胞编织状排列，胞核两端钝圆，组织化学染色 VG 呈黄色，马森

（Masson）染色呈红色。免疫组化染色显示，波形蛋白、结蛋白和肌动蛋白阳性。

纤维肉瘤 起源于成纤维细胞，质硬，灰白色。光镜下见，肿瘤由成束交错的梭形细胞组成，网状纤维包绕于细胞间，有时可见呈"人"字形排列的特征，马森染色呈绿色，波形蛋白阳性，结蛋白和肌动蛋白阴性。

横纹肌肉瘤 多发生于肝外胆管。呈息肉状突入胆管，延伸至肝。光镜下见横纹肌肉瘤细胞呈条纹状，胞质嗜酸性。免疫组化染色显示，肌动蛋白、肌球蛋白和肌红蛋白等阳性。

诊断 肝肉瘤需依靠穿刺或术后病理检查确诊。肝内的占位性病变如发展较快时应想到肝肉瘤的可能性，并应尽早手术明确病理诊断。实验室检查，血清甲胎蛋白（AFP）阴性，多无肝炎、肝硬化病史。影像学检查，肿块多单发、较大、分叶状或呈不规则形，边缘较清楚，病灶中心坏死，明显囊变应考虑肝肉瘤可能性。彩超表现为有纤细整齐的包膜回声，内部有大小不一、形态不规则的无回声区。某些肿瘤可能因血供少而发生出血、坏死、囊性变，因而在肝内表现为囊实性肿块。CT 较显著的征象是肿块周缘环状密度增高，且有一定厚度，边界清楚，呈低密度混合占位，而中心区域则显示大范围的密度减低且无强化区（坏死液化区）。应用此特点可与肝囊肿或肝脓肿鉴别。

治疗 首选手术治疗，手术切除范围至少应包括周围 1cm 的正常肝组织。不能切除的肝肉瘤可考虑用肝动脉结扎、栓塞或插管化疗。冷冻或射频治疗尚无确切的疗效。肝肉瘤对放化疗效果

不明显。

预后 肝肉瘤病程进展快，早期即可经血行播散发生肝外转移至肺、胰、脾、肾和肾上腺等，肺转移最常见。

（李智宇）

xiānwéibǎncéngxíng gānxìbāo'ái
纤维板层型肝细胞癌（fibrolamellar hepatocellular carcinoma，FL-HCC）

肝细胞癌（HCC）的一种特殊组织类型，因肿瘤组织内含有一定呈水平方向排列的胶原纤维而得名。1980 年，克雷格（Craig JR）报道该病并将其命名为纤维板层型肝细胞癌。在欧美等肝癌低发地区此类肝癌比例较高，在肝癌高发地区，该病的发病率反而很低。常见于年轻人，发病年龄为 5～25 岁，未发现与口服避孕药有关。

病因和发病机制 纤维板层型肝细胞癌与肝硬化、乙型肝炎和甲胎蛋白（AFP）无明确关系，发病机制有别于普通型 HCC。

病理特征 大体见，肿瘤多为单发实性结节，2/3 位于左肝，质地较硬，呈膨胀性生长，边界清楚，无包膜或有假包膜，大小通常超过 10cm。肿瘤切面呈淡褐色，常被胆汁局灶性着染，纤维间隔呈放射状伸向四周分割肿瘤。10%～15% 的癌灶中心可见星状瘢痕向外辐射状的纤维间隔横贯瘤体，酷似肝局灶增生结节。瘤组织中有时可见出血、坏死和钙化。90% 的病例癌灶周围无肝硬化。

光镜下见，胶原纤维和成纤维细胞平行排列，包绕呈巢状、索状、片状及假腺管样的瘤细胞群形成一层板状，最明显的特点是癌灶之间出现大量平行排列的板层状纤维基质，该基质细胞少，以胶原纤维为主，可含有小血管。另一特点是癌细胞呈多角形，癌细胞较大，是普通肝癌细胞的 1.6 倍，胞质丰富，界限清楚，具有颗粒状嗜伊红胞质。胞核呈囊泡状，染色质集中在核周围，核仁明显。核分裂象少，可见局灶的核多形性。约 1/3 的病例癌细胞胞质内有嗜酸性磨玻璃球，是过碘酸希夫（PAS）反应阳性的致密颗粒。

临床表现 一般无特异性症状，腹痛、右上腹不适及体检发现肿物是常见主诉，肿瘤增大后可扪及腹部包块，而肝硬化、腹水少见。

诊断 结合临床表现、影像学和病理学检查可以诊断。

实验室检查 仅约 10% 患者有 AFP 的轻度升高，乙肝表面抗原（HBsAg）阴性，因此缺乏诊断价值。

影像学检查 超声表现为正常肝背景下的单发、巨大实性肿块内部多呈混合较高回声，其中部的放射状瘢痕灶呈低回声。CT 多显示病灶边界清楚的低密度区，条索状结构和坏死区，瘤内钙化是其特点，增强后肿瘤实质早期增强，纤维隔相对密度低，延迟扫描中央瘢痕更明显，有时与肝局灶增生结节不易区分。血管造影为多血供肿物。

治疗 手术切除和肝移植是主要治疗方法，也是唯一可能根治的手段。根治性切除后可获得较长的生存期。

预后 该病与 HCC 比较，发展慢，转移少，更具手术切除的可能性，并且切除率高，预后优于 HCC。

（李智宇）

yàlínchuáng gān'ái
亚临床肝癌（subclinical hepatic carcinoma）

缺乏临床症状和体征的原发性肝癌。是处于临床前阶段的一类早期肝癌，症状隐匿，可经体检或其他疾病就诊检查或在上腹部手术中偶然发现。

亚临床肝癌常以小肝癌为主，但也有部分大肝癌因无症状也被列入亚临床肝癌。其发现依赖于体检，包括超声检查、肿瘤标志物甲胎蛋白（AFP）的检测等。对于有肝炎病史、肝癌家族史的高危人群应每年行 1～2 次常规体检，以提高检出率。虽然 AFP 对肝癌检出率可高达 70%～90%，但仍有部分漏诊，故联合 AFP 异质体、血清铁蛋白、异常凝血酶原、高尔基体蛋白 73 异质体等血清检验指标可提高检出率。亚临床肝癌的检出率可以提升对原发性肝癌二级预防的价值，即早发现、早诊断、早治疗，提高原发性肝癌的治愈率。

手术切除是最佳选择，根治性切除常能获得良好的预后。对于因局部或全身条件不能根治性切除的病例选择肝动脉栓塞介入治疗、射频消融术等微创治疗也有较好的疗效。

（李智宇）

xiǎo gān'ái
小肝癌（small hepatocellular carcinoma）

单个结节直径 ≤3cm 或相邻癌结节直径总和 ≤3cm 的肝细胞癌。又称早期肝癌，属亚临床肝癌，临床上无明显肝癌症状和体征。

超声是临床首选的常规筛查手段。具有准确、经济和无放射性的优势。超声造影、增强 CT 以及肝细胞特异性摄取的磁共振显影剂钆塞酸二钠、数字减影血管造影技术等手段也大大提高了小肝癌的检出率。

小肝癌及时治疗则疗效佳。手术切除是首选方法，切除的预后与切除时的大小有关。直径

2cm 小肝癌切除后的 5 年存活率为 81.5%；而直径 4.1~5.0cm 的肝癌，5 年存活率降至 59.5%。临床多采用局部切除或肝段切除。一般认为，切缘距肿瘤包膜 2cm，就是小肝癌的根治术。切缘与肿瘤之间距离超过 2cm 者，术后 5 年累计复发率为 39.5%，而少于 2cm 者，5 年累计复发率高达 58.0%。但决定手术切缘距离及范围，既要考虑肿瘤切除的根治性，又要考虑到肿瘤的位置和术后的残肝代偿能力，不能单纯追求足够的切缘及范围的扩大。

肝移植：合并严重肝硬化、肝功能失代偿的小肝癌是肝移植的绝对适应证，可以作为首选方案，既能消除肝癌发生的肝硬化背景，又同时解决了肝功能失代偿。单个肝肿瘤直径不超过 5cm，多个肿瘤（不超过 3 个），每个直径不超过 3cm 的肝癌，同时影像学检查未发现有大血管侵犯及局部淋巴结转移，且伴有明显肝硬化的患者，均适用肝移植。

经皮超声引导射频或无水酒精注射局部消融术、高能聚焦超声（HIFU）和 γ 射线照射等微创技术对于适宜部位小肝癌的治疗也可达到与手术相媲美的效果。联合经导管肝动脉化疗栓塞（TACE）介入治疗更能提高疗效，降低治疗后复发率。

（李智宇）

zhuǎnyíxìng gān'ái

转移性肝癌（metastatic hepatic carcinoma）

通过直接浸润、血行或淋巴等途径，转移至肝而形成的恶性肿瘤。肝是各种恶性肿瘤最易发生转移的器官之一，常见的肝转移肿瘤多来自消化道、肺、胰腺、肾、卵巢及乳腺等部位。

由于消化系统的血液经门静脉入肝，因此，消化系统的肿瘤容易转移到肝，同时肠系膜上静脉的血液汇入门静脉后，其血液并未完全混合，呈流线形分流，原发肿瘤通过其在肝内的转移灶呈非随机性主要分布于肝右叶内，加之肝右叶体积大于左叶，故肿瘤转移至肝右叶的机会远多于左叶。

分类 肝转移癌可以分成两类：与原发灶同时发现的转移癌称为同时性肝转移癌。原发灶与肝转移病灶先后发现的称为异时性肝转移癌。

临床表现 一般先有原发癌症状，晚期才出现转移癌症状。有乏力、消瘦、肝区痛、继而为肝大、黄疸、腹水和发热等。

诊断 综合实验室检查和影像学检查可以诊断。血清癌胚抗原（CEA）或其他原发肿瘤相关肿瘤标志物升高而甲胎蛋白（AFP）多正常，与原发肝细胞癌有一定鉴别意义。

转移癌的大小、数目和形态多变，以多个结节灶较普遍，也可形成巨块。其组织学特征与原发癌相似。转移灶可发生坏死、囊性变、病灶内出血以及钙化等。

超声可见肝内单发或多发结节，可为低回声、强回声或不均匀回声，呈牛眼状改变。CT 平扫见肝内单发或多发圆形或分叶状肿块，大多表现为低密度，边界模糊不清。增强 CT 肿瘤边缘可显示环形不规则强化，部分可见牛眼征，表现为病灶中心为低密度，边缘为高密度强化，最外层密度又低于肝实质。

治疗 对于原发灶可以切除或已切除的患者，除肝转移之外，未发现其他远处转移灶，单纯肝病灶局部手术可行，在患者身体条件允许下，可考虑与原发灶同期或二期切除。术前、术后应辅助全身化疗。

对于全身或局部条件无法行手术切除肝转移癌病灶者，在化疗基础上可考虑局部肝病灶经皮超声引导射频或无水酒精注射局部消融术、高能聚焦超声（HIFU）、γ 射线照射和经肝动脉栓塞化疗等综合治疗措施。

（李智宇）

ménjìngmài liúshuān

门静脉瘤栓（portal vein tumor thrombus，PVTT）

肿瘤细胞团块阻塞于门静脉血管腔内形成的栓子。多继发于原发性肝癌，与肿瘤进展密切相关。在肝癌患者中的发生率为 20%~70%。肝癌门静脉瘤栓的形成可能与肿瘤细胞脱落或肿瘤侵犯血管壁等因素有关，瘤栓形成可加快肿瘤在肝内扩散，也可以导致门静脉高压、肝功能恶化等。

病因和发病机制 慢性肝炎、肝硬化是原发性肝癌重要的诱发因素。中国有 90% 的肝癌患者合并肝炎后肝硬化。肝硬化患者存在不同程度的门静脉高压。由于门静脉缺乏瓣膜结构，易发生门静脉逆肝血流的情况，同时，肝癌在发生发展过程中出现大量新生血管，肝动脉扩张，加重区域性门静脉高压，因此，门静脉成为肝癌主要的血液回流通路。肿瘤细胞可沿门静脉脱落、种植，同时静脉内含有大量营养物质及肿瘤相关生长因子，有利于肿瘤细胞的加速生长。

门静脉瘤栓形成的分子生物学机制假说：①肝癌组织 E-钙黏着蛋白表达水平降低，细胞间的黏附力下降，癌细胞脱落进入门静脉。②PVTT 组织中尿激酶型纤溶酶原激活物及其受体（uPA/uPAR）蛋白高表达，破坏由细胞间质和基底膜组成的细胞基质，以便其自身在门静脉壁扎根生长。③PVTT组织中增殖细胞核抗原（PCNA）呈弥漫性的强阳性表达，提示癌细胞生长繁殖旺盛。④PVTT组织中血管内皮生长因子（VEGF）和微血管密度（MVD）阳性表达率升高，提示有大量新血管生成，为快速生长的癌细胞提供足够的营养，促进PVTT快速形成。

临床表现 门静脉瘤栓多与原发肝细胞肝癌的症状无明显关系。严重的门静脉瘤栓可引起或加重门静脉高压症状，患者出现胃肠功能紊乱、消化道出血、腹水、脾功能亢进等症状，同时引起肝功能恶化，出现黄疸及出血倾向。

诊断 在满足原发性肝癌诊断标准的基础上，结合具体影像学特征可做出门静脉瘤栓的临床诊断。对于诊断不能明确者，可行超声或CT引导下细针穿刺，以作病理学诊断。部分患者于术中发现门静脉瘤栓而诊断。

二维超声检查 可以探及门静脉腔内肿物，但对肿物与血管的关系、本身的血供状态及良恶性鉴别等方面很难进一步揭示。彩色多普勒不仅能清晰地显示门静脉管腔及血流情况，且能辨别其内有无异常组织的回声及其血供状态，提高栓子的检出率。其直接征象表现为瘤栓处血流中断或狭窄改变，门静脉主干扩张。间接征象包括门静脉前方出现侧支循环血流信号、肝内动脉血流信号明显增多。通过彩色多普勒超声可发现部分瘤栓的滋养动脉的血流信号，表现为栓子内出现点状或线状彩色血流信号。肝门处向肝内多分支放射状扩张的肝内动脉血流的异常可作为门脉瘤栓的特征性表现。在正常人及肝硬化患者，仅可显示肝门处和门静脉伴行的一级分支。原发性肝癌可以出现肝门处动脉包括二级分支的扩张，但二级以上多支放射状扩张，则多见于合并门静脉瘤栓。

CT 提示门静脉走行区低密度改变，完全性栓塞为多，呈现局部结节状、团状、不规则状肿物。瘤栓可充填整个门脉系统而表现为分支型充盈缺损，受累管腔扩张。双期动态扫描动脉期见斑点状及条状强化血管，密度增高，部分可出现管壁强化，门静脉期显示门静脉低密度充盈缺损、增宽，可有新月状或杯口样改变。CT血管造影与重建技术可以较好显示门脉系统走形，对瘤栓的诊断很有价值。

磁共振成像（MRI） MRI使一次屏气可完成肝扫描，而且能够实现多角度多层面图像重建，磁共振增强门静脉造影技术能完整地显示门静脉全貌，直观评价门脉栓子的位置和阻塞程度，在肝癌合并门脉瘤栓的诊断中具有重要意义。

治疗 肝癌合并门静脉瘤栓常用治疗方法如下：

手术治疗 可选择以下姑息手术方式：①按原发性肝癌肝切除手术适应证的标准判断，肿瘤可切除的；瘤栓充满门静脉主支和/或主干，进一步发展，很快将危及患者生命；估计瘤栓形成的时间较短，尚未发生机化。以上情况下可行门静脉主干切开取瘤栓术，同时作姑息性肝切除。②如作半肝切除，可开放门静脉残端取瘤栓。③如瘤栓位于肝段以上小的门静脉分支内，可在切除肝肿瘤的同时连同该段分支一并切除。④如术中发现肿瘤不可切除，可在门静脉主干切开取瘤栓后，术中作选择性肝动脉插管化疗栓塞或门静脉插管化疗、冷冻或射频治疗等。

介入治疗 通常认为，门脉瘤栓存在肝动脉及门静脉的双重供血，经肝动脉介入治疗难以保证疗效，但经肝动脉化疗栓塞后，门静脉瘤栓内碘油沉积满意，能够明显提高患者生存质量，延长总体生存率。对原发性肝癌合并门脉主干瘤栓者，是否可行栓塞治疗仍存在争议。门静脉高压伴逆向血流以及门脉主干完全阻塞，侧支血管形成少者为肝动脉化疗栓塞的禁忌，若肝功能基本正常可采用超选择导管技术对肿瘤靶血管进行分次栓塞。

放射治疗 随着三维适形及调强放疗技术的发展，放疗对门脉瘤栓也有治疗效果，肝癌伴门静脉和下腔静脉瘤栓的患者，放疗后的有效率为50%，放疗有效的患者1年生存率为61%。还有一部分患者经术前放疗或联合介入治疗后，瘤栓及肿瘤均得到控制，并获得手术切除机会。

其他 经超声或CT引导下无水酒精注射治疗肝癌合并门静脉瘤栓，效果可靠。分子靶向治疗（索拉菲尼）可以作为推荐。

预后 肝癌合并PVTT的患者预后较差。

（荣维淇 安松林）

gān xuèguǎn zàoyǐng

肝血管造影（hepatic angiography） 用于诊治肝脏疾病的一种检查和/或治疗的方法。采用经皮选择性插管进入肝总动脉，注入造影剂后摄片观察，能较好显示肝血管形态，如果发现病灶，能够即时行经血管介入治疗，可以在原发性肝癌的诊断和治疗中发挥重要作用。

瑞典放射学家斯文-伊兰·塞尔丁格（Sven-Iran Seldinger，1921～1998年）于1953年首次报道经皮穿刺股动脉插管法。在此基础上陆续发展了经皮腹腔动脉、肠系膜上动脉、肠系膜下动脉和肝总动脉等选择性及超选择性插管技术。

临床应用　肝血管造影可应用于术前或治疗前病变范围的评估，特别是了解肝内播散的子灶情况、血管解剖变异和重要血管的解剖关系以及门静脉浸润情况，以提供正确的信息，对判断手术切除可能性和彻底性以及决定合理的治疗方案有重要价值。血管造影检查属有创操作，并非常规检查项目。尽管各种无创血管成像技术能简单快捷地提供相关信息，但仍无法替代肝血管造影。血管造影不仅起诊断作用，还可在造影时进行经肝动脉化疗栓塞或其他介入治疗，对于术后有复发高危风险的患者，还可早期判断有无新发癌灶并进行相关治疗。

肝血管造影前需了解患者一般情况、基础疾病及凝血状态，行碘过敏试验。操作时要准确判断进针方向，压实固定股动脉，缩短皮肤与股动脉的距离，防止股动脉滑动，以便顺利穿刺入股动脉。术中要注意间断冲洗导管，防止血凝堵塞，高压注药时，要注意导管是否退出靶血管。并发症主要包括穿刺点出血、血肿以及寒战等全身反应。

原发性肝癌血管造影表现　肝细胞癌主要由动脉供血，大多数为富血供肿瘤。供血动脉明显增粗、扭曲，近瘤体处动脉分支数量增多，并可见新生血管，肿瘤可压迫附近血管使之移位或伸直，被肿瘤包在内的动脉形成肿瘤包绕动脉征，有时可见动静脉瘘。在动脉期可见粗细不均的肿瘤血管，在毛细血管期或实质期出现肿瘤染色，从而显示出团块状或结节状的肿瘤外形，弥漫型肝癌则呈现为弥漫性数毫米大小的结节样染色，由于坏死及肝窦扩张，动脉期可出现池湖样改变，称肿瘤血管湖，血管湖可延迟毛细血管期，但消失较血管瘤快。由于肝癌极易侵犯门静脉，在其内形成瘤栓，造影表现为线条征及门静脉充盈缺损。动静脉瘘的血管造影表现为周围型和中央型，前者在动脉期出现与动脉平行的门静脉分支，表现"双轨征"。中央型肝癌表现为动脉期在门静脉主干和大的分支出现早期显影，甚至引起肝动脉分支不显影。动静脉瘘和瘤栓为肝细胞性肝癌唯一的血管造影征象。

原发性肝癌的治疗　根据中国2009年《原发性肝癌规范化诊治专家共识》，对于不适合或不愿手术的肝癌患者，经肝动脉介入治疗可作为首选，主要包括经肝动脉化疗及栓塞。

经肝动脉化疗的适应证　①失去手术机会的原发性或继发性肝癌。②肝功能较差或难以超选择性插管者。③肝癌手术后复发或术后预防性肝动脉灌注化疗。禁忌证：肝功能严重障碍；大量腹水；全身情况衰竭；白细胞和血小板显著减少。

经肝动脉栓塞的适应证　①肝肿瘤切除术前应用，可使肿瘤缩小，利于切除。同时能明确病灶数目，控制转移。②无肝肾功能严重障碍、无门静脉主干完全阻塞、肿瘤占据率小于70%。③外科手术失败或切除术后复发。④控制疼痛、出血及动静脉瘘。⑤肝癌切除术后的预防性肝动脉化疗栓塞术。⑥肝癌肝移植术后复发。

禁忌证　①肝功能严重障碍，属蔡尔德-皮尤（Child-Pugh）肝功能分级C级。②凝血功能严重减退且无法纠正。③门静脉高压伴逆向血流及门脉主干完全阻塞，侧支血管形成少（若肝功能基本正常可采用超选择导管技术对肿瘤靶血管进行分次栓塞）。④感染，如肝脓肿。⑤全身已发生广泛转移，估计治疗不能延长患者生存期。⑥全身情况衰竭。⑦肿瘤占全肝70%或以上者（若肝功能基本正常可采用少量碘油分次栓塞）。

检查方法　操作程序和要点如下。①肝动脉造影：采用塞尔丁格方法，经动脉穿刺插管，导管置于腹腔干或肝总动脉造影。造影图像采集应包括动脉期、实质期及静脉期。②灌注化疗：仔细分析造影表现，明确肿瘤的部位、大小、数目以及供血动脉后，超选择插管至肿瘤供血动脉内给予灌注化疗。③肝动脉栓塞：需选择合适的栓塞剂。一般用超液化乙碘油与化疗药物充分混合而成的乳剂。碘油用量应根据肿瘤的大小、血供和肿瘤供血动脉的多寡灵活掌握。原发性肝癌的经肝动脉化疗栓塞非常强调超选择插管。过去仅对小肝癌强调超选择插管，现在特别强调针对所有的肝癌，除多发结节以外，均应采用超选择性插管。对于大肝癌，超选择插管更有利于控制肿瘤的生长，保护正常肝组织。

其他肝肿瘤血管造影表现　①肝血管瘤：动脉早期可见周边部位多发血窦与较大的血管湖影，呈"树上挂果征"改变，随时间的延长，从周边向中心逐渐显示更多的血窦或血管湖，一直持续至静脉期甚至静脉后期仍不排空，即"早出晚归征"，部分患者可出现动静脉瘘。②肝转移瘤：转移瘤的血管造影表现取决于肿瘤血供情况，往往与原发肿瘤类似。富血供肿瘤的造影表现与原发性肝癌类似，而肝转移瘤多来自消化道肿瘤转移，多为乏血供肿瘤，造影下见染色较淡，外缘清晰内缘模糊的轮胎型或轮状染色是其重要特征。

（荣维淇　安松林）

gān chǔbèi gōngnéng jiǎnchá

肝储备功能检查（detection of hepatic functional reserve）　评估肝储备功能的相关检查。肝在受到各种致病因子损伤或部分切除后，应对增加的生理负荷可动员的额外代偿潜能称肝储备功能。肝储备功能检查包括对代谢排泄功能的动态测定、血流动力学测定及影像学体积评估等，肝储备功能在指导肝癌治疗选择、手术范围确定及介入治疗前评估等方面具有重要意义。

分类　评估肝功能的指标分为四大类。①肝血清生化试验：包括谷丙转氨酶、谷草转氨酶、胆红素、白蛋白及凝血功能指标等。②肝功能综合评价系统：蔡尔德－皮尤（Child-Pugh）分级系统、终末期肝病模型（MELD）评分等。③肝功能定量试验：吲哚菁绿（ICG）排泄试验、氨基比林呼吸试验等。④肝体积测定：包括CT、磁共振成像（MRI）检查评估肝体积等。然而，血清学检查多是肝功能损害情况的一种静态指标，许多因素都会影响到检查结果，不能较好地反映肝功能的整体水平，综合评价系统能够较好地反映肝功能损害程度，但在指导手术范围及预测术后肝衰竭风险上仍有一定局限性。

肝功能动态定量试验　常用的检测方法是ICG排泄试验，ICG是一种合成的三羰花青系红外感光深蓝绿色染料，在血液中与血清蛋白结合，被肝摄取，然后以游离形式分泌到胆汁，经肠、粪便排出体外，不参加肝肠循环与生化转化，也不从肾排泄，无毒副作用。ICG排泄的快慢取决于肝功能细胞群数量和肝血流量。通常以注射后15分钟血清中ICG滞留率ICGR15或ICG最大清除率（ICGRmax）作为量化评估肝储备功能的指标。脉动式ICG分光光度仪分析法可以替代传统的分光光度计检查方法。

ICG排泄速率受肝血流量影响较大，任何影响肝血流量的因素（如门静脉瘤栓、门静脉栓塞术后以及肝局部血流变异等）都会对结果产生影响；高胆红素血症和血管扩张剂等亦有明显影响；胆汁排泄障碍也可导致ICG排泄速率延缓，此时ICG排泄试验不能够准确反映肝储备功能。其他一些定量检查：如动脉血酮体比、利多卡因代谢试验、氨基比林廓清实验和糖耐量试验等，由于对肝储备功能评估的临床价值尚未获得统一意见，且其检测方法繁琐，尚未能在临床上常规应用。

一般认为，当Child-Pugh A级患者ICGR15<10%可以耐受4个肝段的大范围肝切除；当ICGR15为10%～19%，可耐受2～3个肝段的肝切除；当ICGR15为20%～29%，只允许施行单个肝段切除；当ICGR15为30%～39%，只能施行局限性小量肝切除；当ICGR15≥40%，只能施行肿瘤局部切除术。

肝血流动力学测定　肝血流动力学可反映肝功能情况，测定方法主要包括以下几种。①肝功能性血流量测定：应用彩色多普勒及改进的D山梨醇肝清除率法，随着Child-Pugh分级的增加，肝功能性血流量呈现逐渐下降趋势，在一定程度上反映肝的储备功能。②门静脉测压：在B超指引下用细针肝穿刺直接测定门静脉压力较准确，其与Child-Pugh分级呈正相关。但为有创性检查，难以被患者接受。③心肝核素显影比：用^{99m}Tc（锝）标记的心肌显影剂经直肠给药后，测心肝核素显影比值，反映肝功能。④^{99m}Tc-PMT试验：^{99m}Tc-PMT是新型胆道显影剂，静脉注入后可被有功能的肝细胞摄取并排入胆道，利用发射体层仪（ECT）测量肝^{99m}Tc-PMT摄取量，间接计算出肝有效血流量。同时通过影像学对肝脉管情况的评估也反映肝功能情况，《肝切除术前肝脏储备功能评估的专家共识（2011版）》提出，B超、CT和MRI等影像学检查显示重度肝硬化、脂肪肝、门腔侧支循环显著扩张、门静脉向肝血流量减低或呈逆肝血流，提示患者肝储备功能低下，应慎重评估其肝手术的安全性。

肝体积测定　分为肝物理体积测定及功能体积测定，根据CT或MRI计算出的肝体积与肝的实际体积有很好的相关性。对于肝硬化患者，Child-Pugh评分B级和C级的肝较正常肝体积明显减小。当肝实质功能均匀一致时，可以利用肝体积反映肝功能性肝细胞团的数量，但在肝不同病变状态下，其受损有时并不均匀，单位体积内的肝功能也不一致，在核医学图像上表现为各体素内的放射性分布不均匀，单纯的体积无法反映功能的不均匀分布。

《肝切除术前肝脏储备功能评估的专家共识（2011版）》提出，理想的方法是直接测定功能性肝体积，即对肝不同区域内功能性肝细胞群进行定量检测。功能性肝体积取决于具有完整解剖组织结构的功能性肝细胞群的数量。人与哺乳动物的肝细胞表面存在一种去唾液酸糖蛋白受体，用锝标记的去唾液酸糖蛋白类似物 ^{99m}Tc-GSA 作为配体，通过单光子发射计算机断层成像（SPECT）扫描测定肝抗去唾液酸糖蛋白受体（ASGPR）的量，借此可以推断功能性肝体积。此项检查对于判断肝切除安全限量比肝物理体积测量更有意义，可用于全肝及分区肝功能性体积的测算，而且该检查不受血浆胆红素水平的影响。

对于肝储备功能判定的指标较多，但单一指标往往难以准确反映肝功能状态，将动态与静态指标结合综合判定肝储备功能，有利于术前准确判断，即将 ICGR15 水平、Child 评分、肝实质及脉管病变的影像学评估与肝体积测量相结合，建立肝切除安全限量的评估决策系统，对肝病患者肝切除方式及范围的个体化准确选择有重要意义。另外，对于失去手术机会的晚期肝癌或肝癌术后预防复发、转移的患者，肝动脉或门静脉化疗栓塞为有效的治疗手段，准确的肝储备功能检查能够解决肿瘤栓塞与保护正常肝储备功能之间的矛盾，有助于提高晚期肝癌患者的生存质量和生存时间。

（荣维淇 安松林）

yǐnduǒjīnglǜ shìyàn

吲哚菁绿试验（indocyanine green test）

吲哚菁绿（ICG）是检查肝功能和肝有效血流量的染料药。又称靛菁绿，是一种无毒的红外感光染料，属三羰花青类，遇可见光可分解，pH<5 时不稳定。

ICG 试验原理 ICG 静脉注入人体后能迅速而完全地与血浆蛋白结合。其属肝提取率较高的物质，静脉注入后仅由肝细胞清除，不经尿液排泄，肝外组织不排泌 ICG，无肝肠循环，以粪便形式排出体外。将未注入人体的 ICG 溶于氯化钠溶液、人血浆、人胆汁中和注入 ICG 后提取的血浆、胆汁使用液相色谱比较分析显示：各溶液 ICG 区带无差异，故认为 ICG 虽由肝细胞清除，但在人体内未参与任何化学反应。ICG 静脉注入后，20 分钟内排泄呈一级药物动力学即血浆 ICG 浓度的自然对数对时间函数呈直线关系，为 ICG 试验原理的基础。

临床应用 主要用于血中滞留率、清除率和肝血流量等肝功能测定。

试验方法 有两种。①采血法：是从外周血管如肘正中静脉和肱动脉，或于肝静脉、门静脉或下腔静脉置管，分别间隔 3 分钟或 5 分钟采集血样然后测定吸光度。已证实外周动脉和静脉 ICG 浓度无差异，故以采集肘正中静脉血为多见。②无创法：主要是使用 RK-1000 ICG 测定仪或脉动式 ICG 分光光度仪（DDG-2001），将光学感应器置于受试者示指或鼻翼可自动计算血浆清除率（ICGK5、10、15）。取患者空腹外周静脉血测定血红蛋白、身高和体重，输入 DDG 分析仪，按 0.5mg/kg 计算给药量，如患者存在大量腹水、过度肥胖或消瘦则按标准体重的中位值计算 ICG 用量。患者在安静状态下平卧于床上，将 DDG 检测仪的鼻感光探头正确连接在患者的鼻翼处，将配制好的 ICG 溶液从一侧肘正中静脉均匀注入，系统会在 6 分钟之后完成检测，并记录结果。

试验指标 ①15 分钟滞留率（ICGR15）：优点是注入 ICG 后仅再取一次血样；缺点是由于根据体重给药，而且假想零时浓度为 1mg/dl，所以此数值有时不可靠。②清除率和半衰期：注入 ICG 20 分钟以内，ICG 符合一级药物动力学，因此多测定 20 分钟以内的消失率，尤其是 15 分钟以内的（ICGK5、10、15）。ICGK5、10、15 基本不受 ICG 初始浓度的影响，除受肝细胞功能影响外，受有效肝血流的影响较大。

临床意义 有以下几方面。

在肝切除方面的意义 肝储备功能的评估是安全开展肝切除手术的基础与技术保证。ICGR15 对肝硬化患者肝切除的预后判断价值已被证实。在 Child A 级患者中 ICGR15 大于 14%，则肝切除手术风险增大；若 ICGR15 大于 20%，则超过 2 个肝段的大范围肝切除风险很大。中国《肝切除术前肝脏储备功能评估的专家共识（2011 版）》提出了肝切除安全限量的个体化评估决策系统，它采用肝实质病变、Child 评分和 ICGR15 作为肝储备功能量化评估标准，构建一个较合理的肝切除安全限量的个体化评估决策系统，对于 Child A 级肝硬化患者，若 ICGR15 小于 10%，预留肝功能性体积须不小于估算的标准肝体积的 40%；若 ICGR15 为 10%～20%，预留肝功能性体积须不小于估算的标准肝体积的 60%；若 ICGR15 为 21%～30%，预留肝功能性体积须不小于估算的标准肝体积的 80%。若 ICGR15 为 31%～40%，只能行限量肝切除术；如果 ICGR15 大于 40% 或 Child B 级，只能行肿瘤剜除术。

在内科的临床应用 对于肝

功能不全的早期发现，ICGR15 的曲线下面积（AUC）明显大于胆红素和凝血酶活度，特异度和灵敏度均达到 80%。说明 ICGR15 对于早期肝功能不全的诊断优于胆红素和凝血酶活度。ICGR15 高于 14.7%（ICGK<0.128/min）即预示早期肝功能不全的出现，其特异度和灵敏度均达到 80%，优于常规生化指标。

作为单一的评估指标，与其他生化指标比较，ICGK 对患者预后的判断更有优势，比凝血酶原比率的 AUC 更大，特异度和灵敏度可以接近或达到 80%。各类生化指标无法准确判断肝损伤患者的预后。ICGK 作为综合评估肝灌注水平、肝细胞能量和肝细胞转运能力的指标，对于判断肝损伤患者的预后具有显著的优势。一般当 ICGR15 大于 30%（ICGK 低于 0.08/min）时，预示肝损伤患者预后差，灵敏度为 81%，特异度为 70%。

ICGR15 对肝硬化患者预后的评估　研究表明，对于肝硬化患者病情恢复的快慢判断，当 ICGR15 小于 10% 的肝硬化患者病情恢复较快，而 ICGR15 大于 20% 的患者病情恢复较慢。

指导肝癌介入治疗　ICGR15 小于 20% 时，介入治疗是非常安全的，可以进行大剂量的碘油栓塞化疗，并且可在介入治疗过程中进行肝功能储备的动态评估，来判定是否可以进行重复的介入治疗，以及介入治疗的碘油剂量。当 ICGR15 大于 20% 时，介入治疗后的肝损伤较重，提示临床医师要根据个体差异设计针对性强的治疗方案。当 ICGR15 大于 30% 时是介入治疗禁忌。

ICG 试验的副作用　副作用的发生概率仅 1：40 000。ICG 中含有碘，副作用主要是碘过敏。因此不能用于碘过敏或甲状腺毒症患者。ICG 的不良反应一般分 4 级。①轻度不良反应：一过性反应，不需治疗，无后遗症，如恶心、呕吐、ICG 外渗、打喷嚏和瘙痒。②中度不良反应：也是一过性反应，需要治疗但不危及生命，无后遗症，如荨麻疹、晕厥、皮疹、发热、局部组织坏死和神经麻痹。③重度不良反应：需要密切监护，危及患者生命，但可康复，包括循环功能衰竭如休克、心肌梗死和心搏骤停，呼吸衰竭如支气管痉挛、喉痉挛，神经系统病变如癫痫发作等。④四级：24~48 小时死亡。

为避免 ICG 试验的副作用发生，应严格把握 ICG 试验的指征。ICG 的禁忌证有：碘过敏、妊娠期、尿毒症、有染料过敏史和严重肝病等。

（荣维淇　安松林）

Càiěrdé-Píyóu gǎiliáng píngfēn

蔡尔德-皮尤改良评分（Child-Turcotte-Pugh score，CTP score）

临床常用的对肝硬化患者肝储备功能进行量化评估的分级标准。又称蔡尔德-皮尤改良分级评分、CTP 评分。

检测肝功能的指标很多，影响肝硬化患者预后的因素也比较复杂，各种单项指标对于判断肝硬化患者预后都有一定的临床参考价值，但同时又都有局限性。

因此，利用多项指标进行综合评估，把表达肝功能损害程度的主要指标分成不同等级，有助于判断肝硬化患者的预后。一个好的模型标准应该是指标较少、容易获得、客观并易于推广。根据循证医学的方法，通过经验总结、回顾性分析或前瞻性研究对肝功能进行分级或量化评分。蔡尔德-皮尤分级是最常用的肝功能评估方法。

1954 年，美国外科医师查尔斯·加德纳·蔡尔德（Charles Gardner Child 3rd，1908~1991 年）首先提出肝功能分级的方法（表 1）。1964 年，蔡尔德又与杰里迈亚·特科特（Jeremiah G. Turcotte，1933~2020 年）共同提出蔡尔德-特科特（Child-Turcotte）分级法，即通常所称的蔡尔德分级。它以血清胆红素、血浆白蛋白、腹水、肝性脑病和营养为指标，评估肝功能状况，具有经典、简单、实用的优点，是肝功能分级常用的方法（表 2）。

但在临床应用中，该方法暴露出以下缺陷：①营养状况及腹水为非量化指标，受主观因素影响较大。②将相关指标分别列出，独立对待，以一项指标确定整个肝功能分级不够全面。白蛋白、腹水及营养状况是并存和相关的，不宜简单重复。③未能针对不同病因予以考虑，胆汁性肝硬化、肝炎后肝硬化及酒精性肝硬化在

表 1　蔡尔德分级（1954 年）

项目	A	B	C
血清胆红素（μmol/L）	<34.2	34.2~51.3	>51.3
血浆白蛋白（g/L）	>35	30~35	<30
腹水	无	易控制	难控制
一般状态	好	中等	差
营养状态	好	良好	差

上述指标上有不同的反映，采用相同的标准不全面。④缺乏凝血酶原时间这一影响手术预后的重要指标。⑤血浆白蛋白、血清胆红素不敏感，白蛋白半寿期为2~3周，不能及时反映肝功能变化，同时，血浆制品的广泛应用易造成临床上的假象，影响了肝功能的准确评价。

1973年，皮尤（Pugh RN）对蔡尔德-特科特分级进行了修改，即为蔡尔德-特科特-皮尤分级（CTP分级），又称蔡尔德-皮尤分级。其以"凝血酶原时间（PT）"代替"营养状态"，并以综合评分的方式评价肝功能；同时将肝性脑病的程度也予以分期。蔡尔德-皮尤分级的最大优点在于采用评分法估计肝功能的状况，使原来独立的指标得以全面考虑，从而不至于受一个指标过大的影响。缺点是不够简便。主要内容包括：肝性脑病、腹水、血清总胆红素、血清白蛋白和PT。将每项变量评1~3分，5项分值相加，根据患者总积分值可将肝功能分为A（5~6分）、B（7~9分）和C（10~15分）3个等级，总分越多则病情越重（表3）。

在肝功能评估和肝癌分期系统中的应用 有以下几方面。

意大利肝癌评分（CLIP） 是1998年由意大利肝癌协作组根据435例肝细胞癌的预后，将蔡尔德-皮尤分级联合治疗前甲胎蛋白（AFP）水平、门静脉瘤栓及肿瘤形态4项指标综合记分的一种评分系统。CLIP评分系统兼顾了肿瘤及肝功能两方面因素，在预测经导管肝动脉化疗栓塞（TACE）术后发生急性肝损伤方面显示出独特优势，是评价TACE术后发生急性肝损伤及肝衰竭的有效手段。CLIP分期系统最适用于已接受化疗和支持疗法的肝癌患者。

中国联合记分（CIS）分期 基于中国学者对166例中晚期原发性肝癌患者资料的回顾性分析，在蔡尔德-皮尤分级的基础上提出的。该分期由TNM分期、蔡尔德-皮尤分级和AFP联合构成。

运用内部交叉效度已证实CIS分期对中晚期肝癌患者有较好的预后分层能力。

日本综合分期评分（JIS） 将蔡尔德-皮尤分级与TNM分期结合，是一种比CLIP评分系统更好的肝细胞癌预后分期系统，尤其在对早期肝细胞癌的分期方面有更大优势。

TTV-CTP-AFP分期系统 又称台北评分系统，是依据对2030例肝细胞癌患者的回顾性分析，综合蔡尔德-皮尤分级、肿瘤体积和AFP等因素而创建的，同时比较了CLIP、JIS等4种肝癌评分系统，认为TTV-CTP-AFP在临床上对肝细胞癌患者进行评分更易操作，更有预测性。

迪坦（Ditan）分级 以吲哚菁绿试验和血栓弹力图补充蔡尔德-皮尤分级形成的新的肝储备评分系统。对肝硬化门静脉高压症接受联合断流术的患者，术前和术后采用蔡尔德-皮尤分级与迪坦评分系统分别评估肝储备功能，发现迪坦评分系统较蔡尔德-皮尤评分能够更全面地评价肝硬化门静脉高压症患者围手术期的肝储备功能。

联合其他肝功能评估方法在手术指导方面的应用 曾认为蔡尔德-皮尤A级的患者能耐受高达50%的肝实质切除量，B级能耐受25%的肝切除量，C级是肝切除的绝对禁忌证。许多肝外科中心现多在蔡尔德-皮尤分级的前提下，根据吲哚菁绿15分钟滞留率（ICGR15）的结果决定安全切除的肝组织量。一般认为，蔡尔德-皮尤A级患者的ICGR15小于10%时可行肝三叶切除或半肝切除，10%~19%时可行左半肝切除或右肝一叶切除，20%~29%时可行肝段切除，30%~39%时可行限

表2 蔡尔德-特科特分级（1964年）

项目	A	B	C
血清胆红素（μmol/L）	<34.2	34.2~51.3	>51.3
血浆白蛋白（g/L）	>35	30~35	<30
腹水	无	易控制	难控制
肝性脑病	无	轻度	重度
营养状态	好	良好	差

表3 蔡尔德-特科特-皮尤分级（1972年）

项目	异常程度评分		
	1	2	3
肝性脑病	无	1~2	3~4
腹水	无	轻	中度以上
血清胆红素（μmol/L）	<34.2	34.2~51.3	>51.3
血清白蛋白（g/L）	≥35	28~34	<28
凝血酶原时间（秒）	≤14	15~17	≥18

制性肝切除，≥40％时仅可行剜除术。

中国《肝切除术前肝脏储备功能评估的专家共识（2011版）》认为，对于蔡尔德-皮尤A级的肝硬化患者，ICGR15小于10％时，预留肝功能性体积须不小于标准肝体积（SLV）的40％；10％～20％时，预留肝功能性体积须不小于SLV的60％；21％～30％时，预留肝功能性体积须不小于SLV的80％；31％～40％时，只能行限量肝切除；大于40％或蔡尔德-皮尤B级时，只能行肿瘤剜除术。

优点与临床意义 CTP分级较蔡尔德-特科特分级能更准确地对肝硬化患者的病情做出评判，可评估终末期肝病的肝储备功能，已广泛应用于肝硬化患者，可以说CTP分级对评价终末期肝病患者的肝储备功能具有划时代的意义。1997年，美国器官分配联合网络（UNOS）规定的肝移植的标准就以CTP分级为基础，分为等级1、等级2A（CTP评分≥10分，有并发症者）、等级2B（CTP评分≥10分或CTP评分≥7分有并发症者）、等级3（CTP评分为7～10分）。

缺点 CTP分级虽然较蔡尔德-特科特分级更为精确，但也有不足之处：①使用了腹水、肝性脑病等主观性指标，使分级随判断者的不同而变化较大。②仍存在不精确性，对于同一分级内的患者，病情可能差别很大，CTP分级已不能区分病情的轻重。③使用的白蛋白容易受人为因素影响，如输注白蛋白可在短期内提高血清白蛋白的浓度等；凝血酶原时间也可因实验室不同出现较大差别，可能造成分级标准不一致。④分级狭窄，它把肝病病

情限定在5～15分范围内，使同一分级内存在很多分值相同的患者，这对判断病情和临床选择治疗方案，尤其是从候选名单上筛选肝移植患者造成困难。

（荣维淇 安松林）

gān xuèliú-xuèchí xiǎnxiàng
肝血流-血池显像（hepatic blood flow-blood pool imaging）

动态的肝功能显像方法。当静脉"弹丸"式注射显像剂后，在腹主动脉、脾和肾血管床显影时，肝几乎不显影，待6～8秒后，大量显像剂经门静脉进入肝后，在静脉期才见肝区域放射性明显增高，称为肝血流灌注显像。静脉注射不透过毛细血管的显像剂，待其在血液循环中分布平衡后（灌注像后），肝血池内放射性分布明显高于邻近组织而清晰显像，称为肝血池显像。当肝胶体显像显示肝内占位病变时，可用肝血流-血池显像法来了解占位病变区的血供及血容量，鉴别其为血供丰富的实性病变，还是血供差或无血供的病变或血容量高的病变。

原理 肝血供极为丰富，每克肝组织平均含1.5～2.0ml血液，因此，用放射性核素标记的血浆蛋白或血液细胞（如标记红细胞）进行血池扫描，则可使肝显像。肝血供为双重血供，75％来自门静脉，25％来自肝动脉，因此当静脉注入^{99m}Tc-RBC（锝标记红细胞）后，肝在动脉期不显影，到静脉期才显影。肝肿瘤不论良恶性，由于生长迅速、血供丰富，常直接由动脉供血，因此在血流相的动脉期，病灶区内立即可见放射性填充。平衡后血池期，主要根据病变区血容量的高低表现为高于、等于或低于周围正常的肝组织，用以鉴别诊断肝内占位病变的性质。

适应证 用于鉴别肝胶体显像放射性稀疏或缺损区的性质及血供状态，尤其是鉴别血管和非血管性疾病。另外肝血池扫描有助于了解肿瘤的血供情况：①肝血管瘤的诊断。②评估肝内占位性病变的血流灌注状态。③肝血流灌注评价，如肝血流量测定，肝动脉、门脉血流比的测定等。

常用显像剂 常用^{113m}InCl$_3$（铟）或^{99m}Tc-RBC，^{99m}Tc-RBC是常用的显影剂，采用体内或体外标记法。后者标记率高，体内稳定性好，适用于血池显像。

方法 采用以肝平面显像所示病灶最清晰的体位行肝血流-血池显像。经肘静脉"弹丸"式注入^{99m}Tc-RBC 555MBq（15mCi），最大注入量不超过1ml，同时启动由计算机控制的γ照相机进行肝连续照相，每2秒1帧，连续16帧，为血流相（包括动脉及静脉期）；1分钟后至20分钟每5分钟1帧，20分钟后至60分钟每10分钟1帧，为血池相，必要时延迟显像和断层显像。通过图像和计算机计算定量指标进行判断。

影像分析 有两种情况。

正常显像 当"弹丸"式注入^{99m}Tc-RBC后，在右心及肺显影后2～4秒腹主动脉开始显影，6秒后双肾及脾显影，而肝区无放射性出现，至12秒静脉期肝显影。15分钟为平衡后血池期，主要显示心脏、脾、大血管影，肝内放射性分布均匀，其强度较心及脾低。

异常显像 根据病变部位显像剂的填充情况，与周围正常肝组织放射性浓度对比，有3种不同表现。①过度填充：在肝血池扫描图上部分或全部为大量放射性核素浓聚而填充，局部的放射性水平超过周围正常肝组织，提

示该占位性病变属血管瘤，具有特征性。②填充：在肝血池扫描时病变部位与周围正常肝组织放射性相似，但不高于邻近组织，表明占位性病变有不同程度的血供，可考虑排除肝囊肿或肝脓肿。多数肝癌病变呈血池放射性填充，但因血供程度影响因素复杂，判断时应慎重。③不填充：病变部位的放射性低于邻近正常肝组织，即与胶体肝显像病变部位的放射性无任何差别，表明占位性病变缺乏血供，则提示该占位性病变为肝囊肿。

临床意义　肝血池显像可以反映病变部位的血供状态，对于鉴别肝内占位性病变的性质具有一定的价值。肝血管瘤血供丰富，肝胶体和血池复合显像呈现放射性过度填充是肝血管瘤的征象，准确率可达 70%～90%，因为很少有其他病变的血供可超过肝组织的血供水平，故特异性强，可作为鉴别肝血管瘤的可靠依据。原发性肝癌血供较丰富，大多数表现为不同程度的填充。而肝囊肿和肝硬化结节无血供或血供较差，肝血池显像时呈现放射性缺损区无放射性填充，正确率较高。肝血流血池显像也可以鉴别肝内同时存在的两种病灶，如肝癌合并肝血管瘤、肝血管瘤合并肝囊肿。

肝囊肿　多数为单个病灶，在多囊肝及肝棘球蚴病时可为多发。在肝胶体显像时，常显示为边缘较整齐的占位病变，由于是囊肿，病灶区无血供，故血流血池期均显示为无血供的放射性缺损区。

肝血管瘤　占肝肿瘤的0.4%～7.0%，是肝常见的良性肿瘤，一般不需手术治疗，也禁忌病理穿刺。肝血管瘤是由血窦构

成，内含大量血液，当静脉注射 ^{99m}Tc-RBC 后，动脉期病灶区无放射性填充（良性肿瘤也可见到动脉血供）。由于 ^{99m}Tc-RBC 需一定时间才能与血管瘤原有的未标记红细胞混匀，小的血管瘤往往在第 5～10 分钟时可达平衡，之后放射性不再增加；而大的血管瘤则由周边向中心缓慢填充，血管瘤越大，所需时间越长，体积大的血管瘤有时需 1～2 小时才使病灶完全填充。其放射性强度明显高于周围肝组织，接近心血池强度。肝血池显像由于其示踪剂固有的特异性，又是在生理状态下动态显示血管瘤的血供和血容量，是诊断本病的最佳方法，其灵敏度为 92%，特异度为 100%，准确率为 96%。但对病灶直径小于 1.5cm 的血管瘤阳性率约 50%，需结合 CT 的检查提高检出率。

肝血池显像诊断肝海绵状血管瘤应注意以下几点。①血管瘤机化：血管瘤部分或完全机化，以致发生纤维化和钙化。肝血池影像上机化部位不出现过度填充，甚至呈放射性分布稀疏、缺损改变。②血管瘤的位置和大小：体积小的检出率低，直径小于 1.5cm 的检出率为 50%；直径在 1.5～2.0cm 的检出率约为 65%；直径 2.1～4.0cm 的检出率约为 95%；直径大于 4.0cm 的检出率可达 100%。近肝门区的血管瘤检出率低，诊断难度大，因肝门处动、静脉汇集重叠，血池显像变异较大，因此，直径小于 4.0cm者检出率仅 65%～70%。③ ^{99m}Tc-RBC 的标记率： ^{99m}Tc-RBC 标记率必须大于 95%，使用体外标记法和体内标记法对比，认为体外法更优。 ^{99m}Tc-RBC 标记率直接影响肝血管瘤的检出率。④单光子发射计算机断层成像（SPECT）：可

提高肝血管瘤的检出率，尤其是直径小于 2.0cm 的病灶。

肝血池显像诊断肝海绵状血管瘤具有一定的特异性，尤其在直径大于 4.0cm 以上的血管瘤诊断中，确诊率较高，是一种安全、便捷及廉价的方法。

肝癌　肝癌的血供直接来自肝动脉，由于血供丰富，因此在肝血流血池显像时，动脉期病灶内立即有放射性填充，平衡后血池期，病灶区的放射性强度一般与周围肝组织相近，延迟相时也无增强现象。如肿瘤生长迅速、出现中心液化坏死时，则动脉期的充盈限于肿瘤的边缘部分，血池期也可见肿瘤中心呈放射性减低区，此时与囊肿的鉴别主要是动脉期有无放射性充盈。

肝转移癌　在肝胶体显像时显示为多发占位病变，但有时也为单发。由于它的血供大都来自肝动脉，但不如原发癌丰富，故它在动脉期即有放射性填充，而静脉期变淡，血池期的放射性强度常低于周围肝组织。

注意事项　检查前准备：妊娠期妇女、老人及儿童在进行该检查时应该先征询医师意见。

检查时要求：①需口服或静脉注射放射性核素药物。口服一定要按时按量服药。患者在检查后，应该多饮开水或口服维生素 C。②分析结果时应注意其他病理生理情况的影响。③须进行肝胶体和肝血流灌注与血池显像时，二者检查时间间隔不宜少于 24 小时。不适宜人群：严重心肺功能受损者慎用。

（荣维淇　安松林）

gān'ái wàikē zhìliáo

肝癌外科治疗（surgical treatment of liver cancer）　采用手术切除来治疗肝癌的方法。是早期

肝癌的首选治疗方式。肝的解剖可以分为尾状叶、左外叶、左内叶、右前叶和右后叶。

肝手术切除方式包括楔形切除、肝段切除、半肝切除（左半肝切除术或右半肝切除术）和扩大半肝切除（扩大左半肝、扩大右半肝）。除楔形切除外的手术方式都是基于肝的分段解剖。肝段切除术（部分肝叶切除术）指解剖性切除一个或多个肝段。多个肝段合称为叶，其切除称为肝叶切除。选择哪种肝切除术取决于病变位置及保留充足残肝的能力，对于恶性肿瘤，还应考虑阴性切缘，这些通常根据术前影像学检查来确定。解剖性肝切除比非解剖性肝切除更易获得阴性切缘，但在解剖性肝切除不能获得足够的预期残肝体积时，可能需要采用非解剖性肝切除术来治疗恶性肿瘤。

（潘兰兰）

gān sānyè qiēchúshù
肝三叶切除术（three lobs of liver resection）
在半肝切除基础上附加左内叶（肝右三叶切除术）或右前叶（肝左三叶切除术）切除的手术方式。又称肝极量切除术。是肝脏外科最大范围的肝切除手术，具有涉及范围广、手术时间长、术中出血多、残留肝体积小以及术后恢复不确定等特点。因此，手术适应证的正确把握和充分的围手术期处理尤为重要。

适应证 包括以下各种疾病。

肝肿瘤 良性肿瘤（肝腺瘤、肝囊肿、肝血管瘤和肝平滑肌血管脂肪瘤等）和恶性肿瘤（肝癌、肝肉瘤等）。其中原发性肝癌仅在局部早期、无远距离转移，以及全身情况较好、无恶病质、明显黄疸、腹水、水肿和门静脉高压等问题时才可考虑手术治疗；继发性肝癌仅在原发灶可获根治及转移灶是单发局限时才考虑手术切除。

肝内胆管结石 局限于单叶的肝内结石堵塞胆道，影响局部血供，造成相应肝叶萎缩者。

肝脓肿 并存大出血和长期共存治疗不愈的慢性坚壁肝脓肿，在条件许可时，可行肝切除术。

肝外伤 肝内较大的组织和血管破裂，使部分肝失去活性，或大块组织离断、碎裂；肝组织严重挫裂伤，单纯缝合修补不能控制出血或已有严重感染者。

肝包囊虫病 病变范围较为局限者。

胆道出血 因恶性肿瘤侵蚀、肝内血管破裂或肝内局限性感染引起胆道出血不止时，可行肝切除出血，并去除病因。

手术方法 如下所述。

术前评估及准备 肝三叶切除术需切除近70%的肝，对患者的全身情况和肝功能都有很高要求。

心理准备 患者及其家属均能接受范围较大的肝切除手术，并对围手术期各种情况有良好的心理准备。也包括手术医师的心态调整。

功能评估 应对患者全身其他重要脏器功能做出评估，包括心、肺、脑和肾等。

营养状况评估 如摄食量、体重变化和人体测量学数据等。营养不良常是术后并发症发生率和死亡率较高的主要原因。术前可考虑给予肠内外营养支持治疗，改善营养状况，维持正常消化道功能，提高患者手术耐受能力。

慢性活动性肝炎 应给予抗病毒、保肝等治疗，减少术后肝衰竭概率。

肝功能状态 是手术成功的决定性因素。术前应正确判断患者能否耐受该手术。要求蔡尔德-皮尤（Child-Pugh）肝功能分级A级、凝血酶原时间延长不超过3秒、血清蛋白电泳球蛋白<25%、血清前白蛋白正常；还应包括吲哚菁绿15分钟滞留率（ICGR15）、肝剩余体积及脾大程度等指标。

麻醉师术前应对重要脏器功能状态，尤其心肺功能状态有充分了解。术中常采用硬膜外麻醉结合气管插管全身麻醉。并根据术中出血情况、肝门阻断情况随时采取低血压控制、体温控制等方法，保证手术顺利完成。

手术步骤 肝左三叶切除术多采用上腹正中切口，必要时可向左上方延长，切断剑突和肋弓软骨；右三叶切除多采用右肋缘下斜切口。

游离左半肝或右半肝 探查后，切断肝脏所有韧带，包括肝圆韧带、镰状韧带、左右冠状韧带、左右三角韧带、肝胃韧带、肝结肠韧带和肝肾韧带等，充分游离肝。

左三叶切除 切开肝十二指肠韧带，分别游离肝总动脉、胆总管及门静脉，行单独或共同阻断。沿右叶间裂左侧1cm处切开肝包膜，钝性分开肝实质，将右肝静脉的左侧属支结扎，切断。在右门静脉干、右肝管和右肝动脉上方的肝实质内将右前叶的门静脉支、胆管、和动脉支结扎、切断。再沿肝门横沟上缘到左纵沟切开肝包膜，在横沟和左纵沟交界处将门静脉干、左肝管和左肝动脉结扎，切断。将左三叶提起，沿下腔静脉前壁钝性分开肝组织。到达第二肝门时，用血管钳将中肝和左肝静脉连同肝组织分别夹住、切断、结扎。肝静脉用丝线结扎两道。直至将左三叶完整切除。

右三叶切除　阻断肝十二指肠韧带后，切断结扎胆囊管、右肝管、右肝动脉及门静脉右干，继续解剖分离出并保留肝门左侧管道结构。在肝门左侧结构中分离并结扎通向左内叶的胆管、肝动脉及门静脉分支。之后显露第二肝门，在膈下下腔静脉处解剖出肝右静脉及肝中静脉结扎后切断。注意完好保留肝左静脉。在处理、切断汇入肝后下腔静脉的数支肝短静脉后，分离并使肝与其后的下腔静脉完全分离。最后在镰状韧带右侧约1cm处切开肝被膜。分离肝实质，切除右侧半肝和左内叶肝。

术后处理　①给予适当胃肠外营养支持治疗，待胃肠道功能恢复后，可逐渐过渡到肠内营养支持治疗为主。②严密监测血常规和各项血生化指标变化，给予保肝等治疗，注意控制血糖水平。③观察各引流管引流液性质及量，及时处理感染、出血和胆瘘等并发症。

（吴健雄）

yòu bàngān qiēchúshù

右半肝切除术（right hepatic resection）

以肝正中裂为界，切除右侧半肝，即奎诺（Couinaud）分段为肝Ⅴ、Ⅵ、Ⅶ、Ⅷ段和Ⅰ段右半部的手术方式。是治疗肝良恶性病变的常用术式。右半肝约占全肝的60%，肝切量多，肝断面比左半肝大，手术较复杂，对手术适应证选择、术者经验和技术水平等都有较高要求。右半肝切除手术要先解剖肝门，切断入肝各管道和回流血管，然后切断肝；也有不解剖肝门，采用常温暂时阻断肝门方法断肝两种方法，临床上可根据具体情况选用。

适应证　有以下几种情况。

原发性肝癌　①全身情况良好，无严重心、肺、肾功能障碍。②肝功能基本正常。③肝肿瘤在右半肝以内。④无肝外或远处转移。

转移性肝癌　原发肿瘤能切除或已得到根治，局部无复发，转移至右肝的肿瘤。

肝血管瘤　①肿瘤巨大，直径大于10cm。②直径5~10cm，症状明显。③在观察中肿瘤明显增大。④诊断不确定，不能排除肝癌。

肝内胆管结石　局限于一叶的肝内结石，病变严重，造成肝叶萎缩、肝脓肿或胆道大出血。

肝外伤　①肝内较大的血管破裂，使部分肝失去血液供应，大块组织离断、碎裂。②肝组织严重挫裂伤，单纯缝合修补不能控制出血或已有严重感染。

其他　肝包虫病、肝脓肿和肝结核，及其他少见的肝良性占位。

手术方法　如下所述。

术前准备　①通过超声、CT、磁共振成像（MRI）和放射性核素扫描检查等明确肝占位与肝门及主要血管的关系，判断有无切除可能；对肝实质内较小的肿物，行术中超声定位。②肝储备功能评估：常规肝功能检查、吲哚菁绿（ICG）试验等。③改善患者一般情况的治疗：除应用维生素外，术前1~2周每日静脉注射50%葡萄糖液100~200ml。如有贫血，可给予铁剂。④根据肝切除范围，备新鲜血液术中应用。

麻醉　对肝功能不佳患者，宜使用连续硬膜外麻醉；对肝功能尚可或术中可能采用胸腹联合切口的患者，使用气管内插管全麻。估计手术中有必要阻断肝门

血流，可根据具体条件在术中施行腹腔内降温。

手术步骤　采用仰卧位，右腰背部垫高，一般采用右上经腹直肌或右上正中旁切口探查或右肋缘下切口。

分离右半肝　先切断肝圆韧带和镰状韧带，再切断右三角韧带和冠状韧带。轻轻向内上方翻转右半肝，靠近肝剪断冠状韧带后层（肝肾韧带），注意勿损伤右肾上腺。继续将肝翻向上方，以利于显露下腔静脉。

处理第一肝门　先切除胆囊，胆囊颈部的后面即是肝门右切迹，门静脉右干、右肝管和肝右动脉均在此切迹内，在胆囊颈后方肝床内可扪及肝右动脉搏动，其后方深面为门静脉右干，而右肝管的位置最高，结扎肝右动脉及右门静脉。尽量靠近肝门横沟的右端切断右肝管，这里是右半肝切除术的难点。

结扎切断肝短静脉　将肝右后叶翻向左侧，仔细分离、切断右肝冠状韧带后层残留部分和肝肾韧带，即可显出由肝右后叶直接回流入下腔静脉的肝短静脉。肝短静脉一般有4~5支，较细小，壁薄，又靠近下腔静脉，撕裂后易引起大出血，应尽量靠近肝实质处仔细结扎后切断，下腔静脉侧残端加作缝扎。

处理第二肝门的肝右静脉　将肝右叶放回原处，向下拉开，即可显露第二肝门。分离第二肝门的结缔组织，显露肝右静脉，结扎后切断。

切除右肝叶　将第一和第二肝门处理完毕后，即可见将要切除的肝叶组织色泽变暗，和正常肝组织界限分明。按右半肝缺血界限，稍偏向病侧切开肝组织，钝性分离肝组织，逐一分出血管

或胆管时予以结扎、切断。

处理肝创面和引流　肝创面经温盐水纱垫压敷后，仔细逐一结扎出血点，加用小网膜或大网膜缝合覆盖，既预防肠粘连，又有助于止血。于创面旁及隔顶分别放置引流管，再逐层缝合腹壁。

术后处理　监测生命体征，保持水、电解质、酸碱平衡，及时营养支持治疗，合理使用止血药物，加强保肝治疗；保持腹腔引流管通畅，观察引流液性质及量；鼓励患者早期活动；术后8~10天拆线。

并发症及处理　有以下几种常见并发症。

术后出血　①术中血管结扎不牢、脱落。②术中遗留过多无血肝组织术后坏死、溃烂。③肝硬化严重，凝血功能异常。④术后引流不畅、继发感染、创面溃烂和结扎血管开放等。处理措施：如出血过多，应及时开腹止血；如广泛渗血，则可用纱布条填塞压迫止血；对全身有出血倾向者，可用凝血药物和输新鲜血。

胆漏　肝创面有较大的胆管结扎脱落或坏死，即可发生胆漏而造成胆汁性腹膜炎，这是比较严重的并发症，故在手术中应尽量减少肝组织缺血，结扎肝管要牢靠，术后引流要充分。一旦发生胆汁漏，应及时充分引流。

肝衰竭　肝切除术后易发生肝细胞坏死而致肝衰竭，是患者术后死亡的重要原因。临床表现有持续高热、黄疸、腹水、全身出血倾向及尿少，重者发生昏迷。发生后需积极采取保肝措施，如输注葡萄糖、应用大量维生素和支链氨基酸，控制蛋白摄入，应用抗生素和结肠灌洗等。

（吴健雄）

zuǒ bàngān qiēchúshù

左半肝切除术（left liver resection）　以肝正中裂为界，切除左外叶和左内叶，即奎诺（Couinaud）分段为Ⅱ、Ⅲ、Ⅳ段的手术方式。是左肝良恶性肿瘤和左肝内胆管结石等的常用术式，切除界限在肝正中裂左侧0.5cm左右，避免损伤肝中静脉。

适应证　见右半肝切除术。

手术方法　如下所述。

术前准备　见右半肝切除术。

手术步骤　采用仰卧位。一般采用上腹正中切口，必要时可向左上方延长，亦可采用右肋缘下斜切口。

分离左半肝　先切断肝圆韧带、镰状韧带、左冠状韧带和左三角韧带后，切断肝胃韧带和部分右冠状韧带，切开肝十二指肠韧带（注意勿损伤肝蒂），左半肝即被分离。

处理第一肝门的肝门脉管显露第一肝门。可先用一纱布条或导尿管套入肝蒂脉管处，以备控制血流。处理肝门脉管常用的方法有下面两种：①鞘外结扎法，即在格利森（Glisson）鞘外一并结扎左肝管、肝左动脉和门静脉左支。先沿格利森鞘左干上、下各0.5cm处作钝性分离并深入到肝实质内1cm左右。在距门静脉主干分叉左侧约2cm处，用粗丝线结扎两道；可暂不切断，待左肝叶实质全部离断后，再验证所结扎的左干是否正确无误。然后在两结之间切断，取走左肝，脉管干残端作缝扎。②鞘内分别结扎法，当肝门脉管有异常走行时，需将格利森鞘分开，分别结扎左肝管、肝左动脉和门静脉左支。左肝管和肝左动脉需先切断，门静脉则暂不切断，作为以后切除肝叶的标志。

处理第二肝门的肝左静脉将肝拉向下方，显露出第二肝门。在下腔静脉左侧壁外侧切开肝包膜，显露肝左静脉与肝中静脉合干部，仔细分离肝左静脉，然后用小直角钳从肝左静脉干的底部穿过，带线过肝左静脉肝，将肝左静脉双重结扎，此处应特别注意勿伤及肝中静脉。至此，左半肝的供血和回流的血管全部被结扎阻断，肝表面即可显现出左半肝因缺血变色的界限（正中裂）。

切断左半肝　沿正中裂左侧0.5~1.0cm，在肝门阻断下，切开肝包膜，用刀背钝性分离肝实质，将所遇的左肝脉管，用止血钳钳夹后切断、结扎。此过程勿损伤肝中静脉主干。再从肝的脏面前缘向肝实质内钝性分离，最后切断门静脉左支，完全离断左半肝。

处理肝创面和引流　肝创面经温盐水纱垫压敷后，仔细逐一结扎出血点，必要时血管线缝合，妥善处理后，加用小网膜或大网膜缝合覆盖，既预防肠粘连，又有助于止血。检查无渗血或漏胆汁后，于创面旁放置引流管，再逐层缝合腹壁。

并发症及处理　见右半肝切除术。

（吴健雄）

gān zhōngyè qiēchúshù

肝中叶切除术（mesohepatectomy）　切除肝中叶或部分中叶的手术方式。

肝中叶解剖范围　在奎诺（Couinaud）分段法中，肝中叶包括肝左内叶（Ⅳ段）和右前叶（Ⅴ、Ⅷ段）以及Ⅰ段，上界为第二肝门（肝静脉汇入下腔静脉处），下界为肝前缘的中间部分，左缘为肝镰状韧带，右缘为右叶间裂；背面贴邻第三肝门、下腔静脉及第一肝门。其中肝左内叶（即Ⅳ段）具有独立的门静脉、动脉血供及胆汁引流系统，多源自左侧格利森（Glisson）系统主支。其手术难点在于肝中叶位居第一至第三肝门之间，邻近肝门区域重要动脉、静脉及胆管系统，既要彻底切除病灶，又要防止重要管道系统不受损伤，手术复杂程度高、风险大。术后存在左右肝两个断面，创面较大，围手术期并发症发生风险高。

适应证　①中肝叶切除：适于肝中叶的大肝癌或巨大肝癌，且不合并重度肝硬化。②肝Ⅳ段切除：适于肿瘤局限于肝Ⅳ段内。③肝Ⅴ、Ⅷ段切除或联合两肝段切除：适于局限于一个或两个肝段的小肝癌。④中叶不规则切除：适于合并有明显肝硬化的肝中叶肝癌。

手术方法　如下所述。

术前影像学评估　术前需行彩超、增强 CT 及磁共振成像（MRI）检查，可明确肿瘤大小、部位和数量，判断肿瘤性质，了解淋巴结及重要脉管瘤栓状况。此外，采用 3D 可视化肝解剖系统等模拟肝切除软件能通过三维立体成像了解肿瘤与重要脉管及胆管的关系，为制定合理的手术方案提供更加直观的影像学依据。

麻醉　肝中叶切除术难度大、风险高，需用气管插管、全身麻醉，术中行中心静脉置管输液，行桡动脉或股动脉穿刺血压监测；术中可维持低中心静脉压以减少术中肝静脉出血。

手术步骤　采用仰卧位，肋缘下斜切口、反"L"或"人"字形切口。①充分游离肝周诸韧带，使整肝有良好的活动度。②酌情作术中 B 超探查。③解剖第一、二肝门，若肿瘤巨大或肿瘤紧邻第三肝门，则作第三肝门的解剖；分别于左右两侧门静脉及肝动脉预置阻断带；若仅作肝Ⅳ段切除，则可先在肝门区切断、结扎中门静脉支及动脉支，以及该段的胆管支。④酌情在第二肝门区解剖出中肝静脉，但多数情况下在切肝时肝内切断、缝扎中肝静脉。因左肝静脉与中肝静脉共干汇入下腔静脉，故处理中肝静脉时应确保不伤及左肝静脉。⑤对肿瘤累及下腔静脉者，可酌情于肝上及肝下（肾静脉之上平面）之下腔静脉分别预置阻断带或备阻断钳，以防术中下腔静脉肝后段破裂大出血。⑥根据切肝时的不同部位及不同时期，适时选择性阻断左侧或右侧的入肝血流。⑦切中肝叶右缘时，用解剖器仔细分离出右肝静脉左侧壁的各个属支，逐一离断并予结扎；切中肝叶左缘时，沿肝圆韧带及镰状韧带右侧缘解剖，应辨认并确保左侧格利森系统主支的完整性，以保证术后左外叶的正常血供及胆汁引流。⑧若仅作Ⅳ段肝切除，且肿瘤靠上部未累及胆囊，则可酌情保留胆囊。⑨中肝切除后，左、右半肝创面予以确切止血并确保无胆汁渗漏，再酌情用生物凝胶喷涂或用大网膜覆盖。⑩两侧残肝一般不作对拢缝合，以防肝静脉扭曲影响肝血液回流；肝创面旁放置多侧孔引流管，确保引流通畅。

肝区域血流选择性适时阻断在中心区肝切除中的应用　如下所述。

解剖第一肝门　解剖肝十二指肠韧带中的门静脉、肝动脉及胆管的左右支，根据肿瘤累及不同肝叶，分别于相应侧的门静脉及肝动脉分支预置阻断带；若预定作肝中叶切除，则分别切断、结扎门静脉及肝动脉至中叶的分支，以及引流中叶胆汁肝门部胆管支，再分别于左右两侧门静脉及肝动脉分支预置阻断带。解剖肝门时若有肿大淋巴结则予以清除。

解剖第二肝门　切开膈下第二肝门区表层腹膜，用剥离子分离其周围之疏松结缔组织，暴露膈下区下腔静脉段，以及各肝静脉与之汇合部。

肝尾叶（Ⅰ段）切除　解剖第一肝门，分别于左肝动脉及门静脉左干预置阻断带，充分游离肝周韧带，显露肝尾叶所在部位，分离出肝上、肝下下腔静脉，于肝下下腔静脉（肾静脉之上方），肝上下腔静脉备阻断钳；逐一离断结扎左侧门静脉干、胆管及肝动脉至尾叶的血管和胆管分支，将尾叶与第一肝门左侧的各管道及其前方的肝组织完全分开；逐一离断缝扎汇入下腔静脉左侧壁和前壁的多支肝短静脉后，将尾叶与下腔静脉完全分离；若肿瘤侵及肝右叶中的尾状突，则于第一肝门部之右侧门静脉及右肝动脉分支分别预置阻断带。用超声乳化吸引刀切肝，将尾状叶切除。切肝时若出血较明显，可酌情阻断左侧入肝血流。若肿瘤侵及右叶，则切肿瘤右侧肝组织时可适时阻断右侧入肝血流。若术中肝后腔静脉破损，则适时阻断肝上、肝下下腔静脉，以利于修补下腔静脉。

肝左内叶（ⅣA、ⅣB段）切除　解剖肝十二指肠韧带，切除胆囊，切断、结扎左肝动脉的左内叶支，显露左右肝管汇合处，确认左内叶引流出的胆管支，将其切断结扎，保护左肝管主支（引流左外叶胆汁），切断缝扎发自门静脉左干的左内叶分支；分别于左侧肝动脉及门静脉预置阻断带；于第二肝门区分离出中肝静脉，若中肝静脉与左肝静脉共干者，可先用超声刀解剖出两者在肝实质内的汇合处，以备肝中静脉阻断；在肝圆韧带前面常有一块桥状肝组织需予以切断，显露肝圆韧带基底部，从圆韧带、镰状韧带右侧开始切开肝实质，以阻断该叶左侧肝动脉及门静脉，切断缝扎肝中静脉；继续用超声乳化吸引刀切开左内叶右侧肝实质，创面管道逐一离断、结扎；向前上方提起肝Ⅳ段，离断、结扎数支左侧肝短静脉后，将其与下腔静脉前壁及尾叶分离。

右叶肝段切除 解剖第一肝门，分别于右侧门静脉及肝动脉预置阻断带，若肿瘤累及Ⅴ段者，可先切除胆囊有利于肝门解剖；解剖第二肝门，于右肝静脉根部预置阻断带，或分离出其内、外、前壁，以便于阻断时钳夹无创静脉钳；若为Ⅷ段肝切除，需切断结扎右门静脉干后外侧壁发出至右尾状突的细小分支；右后叶肿瘤若紧邻下腔静脉者，需离断结扎或缝扎肝短静脉及右后下肝静脉。适时阻断右侧入肝血流及右肝静脉后，用超声乳化吸引刀解剖作预定肝段（Ⅴ、Ⅶ、Ⅷ或联合肝段）切除，右、中肝静脉若未被肿瘤侵犯均可完整保留。

肝左、右叶交界部肿瘤切除 解剖第一肝门，于左右两侧门静脉及肝动脉分别预置阻断带；解剖第二肝门，分离出右、中肝静脉根部备阻断；逐一离断缝扎肝短静脉。切肝中叶左侧，则适时阻断左侧入肝血流及中肝静脉；切肝中叶右侧，则适时阻断右侧入肝血流及右肝静脉。

肝区域血流选择性适时阻断的方法 在中央型肝肿瘤的切除术中，为了肝外阻断血流操作的便利，一般将肝区域血流阻断选择分为肝右叶、左内叶、左叶及尾叶4个区域进行，如前所述根据肿瘤所累及的肝段，决定不同区域出入肝血流的阻断准备。选择性阻断的含义：①根据肿瘤所在肝段，选择上述4个不同区域进行血流阻断。②切肝时根据拟定肝区域选择相应的入肝血流，出肝血流（相应肝静脉）需根据具体情况，必要时才加以选择阻断，尽可能保持出肝血流通畅以减少肝创面的出血。适时阻断的含义：①必要时才作阻断，如切肝初始用超声乳化吸引刀解剖浅层肝组织通常出血很少，不必作血流阻断，只在达深层邻近重要管道结构为了解剖更加清晰，或肝切面渗血较明显时方酌情阻断该区域的入肝血流。②关键时刻阻断出肝血流（相应区域的肝静脉），如肿瘤累及肝静脉估计分离时血管破裂可能性大者，或修补肝静脉壁破裂时，才同时阻断区域肝组织的进出血流。③应急状况下阻断下腔静脉，如第二肝门区破损，或肝后下腔静脉破裂大出血时，可酌情阻断肝上、肝下下腔静脉后予以修补。④最重要意义的在于动态阻断，既能有效控制出血，又能将阻断时间缩短至最低限。如肝中叶切除时，切右缘时阻断右侧入肝血流，切左缘时先解除右侧血流阻断后再作左侧入肝血流阻断下切肝；在切肝或修补血管破损时，个别病例需要酌情再次阻断区域血流。

常见并发症 ①围手术期术区出血。②术后胆瘘：发生率高，可达6.5%，多数经充分引流可自行闭合。③术后肝功能不全或衰竭：出现低蛋白血症、腹水和黄疸等。④术后胸腔积液、腹腔感染等。

（吴健雄）

gān zuǒwàiyè qiēchúshù

肝左外叶切除术（left outer lobectomy of liver）

切除肝左外叶的手术方式。根据解剖，肝可以分为尾状叶、左外叶、左内叶、右前叶和右后叶，其中左外叶是指肝的Ⅱ、Ⅲ段。肝左外叶切除术主要用于肝胆管结石及左外叶肝癌的手术治疗。肝左叶是肝内胆管结石最好发的部位；对于肝左外叶肝癌，左外叶切除和左半肝切除是常见的手术方式。肝左外叶切除术已较少解剖、分离结扎肝门血管，在断肝时可在需要时短时阻断肝门，多数情况以手法控制左叶间裂即可控制出血。

（潘兰兰）

gān yòu hòuyè qiēchúshù

肝右后叶切除术（right posterior lobectomy of liver）

切除肝右后叶的手术方式。肝右后叶是肝的Ⅵ段和Ⅶ段，肝右后叶切除术包括开腹和腹腔镜两种途径。

腹腔镜肝右后叶切除手术与其他肝叶切除相比具有更大的难度，术前良好评估很重要，可采用虚拟肝切除系统对患者剩余功能肝体积、血管、胆道和肿瘤的毗邻关系进行评估，术前精准规划有助于手术可行性与安全性的提升。同时，术中有效阻断入肝血流，促进肝实质及肝静脉渗血的减少。此外，合理选取断肝器械，精确控制断肝平面，对腹腔镜操作技术的熟练掌握能够保证手术的成功。常规应用两步分层法腹腔镜肝切除技术流程，即术中首先用超声刀离断肝实质使之变薄，然后用内镜切割闭合器（Endo-GIA）将格利森（Glisson）

鞘及肝实质离断，从而提升术中安全性及手术效率。

（潘兰兰）

gānduàn qiēchúshù

肝段切除术（hepatic segmental resection）

按照门静脉和肝静脉分布的功能性肝解剖进行肝切除的手术方式。又称解剖性肝切除。属于规则性肝切除术的一种，以肝段作为独立的解剖单元，按肝内的解剖平面进行独立肝段、联合肝段或亚肝段的切除。

应用解剖 肝段切除术是根据1954年法国外科医师克劳德·莫里斯·奎诺（Claude Maurice Couinaud，1922～2008年）提出的以格利森（Glisson）系统在肝内分布为基础的肝段划分方法发展起来的规则性肝切除术。奎诺肝段划分法将肝分为 I～VIII 共 8 个肝段，以肝静脉为分段界限，尾状叶分为 I 段，肝左静脉所在切面将左半肝分为左外叶和左内叶。以门静脉左支主干所在平面为界，左外叶的上部为 II 段，下部为 III 段，左内叶为 IV 段。肝右静脉所在切面将右半肝分成右前叶和右后叶。以门静脉右支主干所在平面为界，将右前叶分为下部的 V 段和上部的 VIII 段，并将右后叶分为下部的 VI 段和上部的 VII 段。由于每个肝段均有自己独立的肝蒂（格利森系统），故任何一个肝段都可以被单独切除。

优点 ①肝段分界平面中无大血管和大胆管，肝切除面通过无血管界面能减少术中出血。②由于不破坏大血管和胆管，避免了术后残肝缺血或坏死，减少术后并发症。③术前和术中可决定要切除的肝段，保证切缘足够和保留最多的非肿瘤组织，减少术后肝衰竭。④最符合肝癌根治性切除的原则，原发肝肿瘤早期通常存在一个肝段内。肝癌的一大特点是容易侵入门静脉分支向外扩散，且在早期即可侵犯门静脉，随着突然增加的腹压，如咳嗽，肿瘤细胞可能会自血管壁脱落，反流进入同肝段的相邻门静脉分支，形成肝内广泛播散。这种播散形式可由肝癌附近的卫星灶发展成为同肝段、同肝区的转移灶，直到播散至整个半肝或对侧肝。由于早期卫星灶和主体肿瘤位于同一肝段，所以肝段切除术能有效地减少术后复发，是肝癌根治性治疗的最佳手术方式。

以病灶为中心的非解剖性不规则肝切除术，容易遗留门静脉瘤栓和肝段内卫星灶，成为术后肿瘤复发的根源，残留的肝组织一部分血液循环遭到破坏，术后不能发挥功能，也并未真正最大限度保留残肝功能。相反，即使对于两个相邻肝段之间的病灶，尤其是伴有肝硬化的小肝癌，仍可采取亚肝段解剖性切除术，即切除奎诺各肝段门静脉分支供应区域的一部分，从而保留更多肝组织，避免联合肝段切除术。故肝段切除术既增加了切除肿瘤的根治性，又最大限度保留了功能性肝组织，同时还保持了残肝血液循环的完整性，而不规则肝切除术仅限用于位于肝边缘、肝表面、第一、二肝门旁病灶以及良性肿瘤切除时。

解剖定位 肝段切除术实施的关键在于准确的解剖定位。以肝内血管结构作为分段的解剖基础和界线，在 CT、磁共振成像（MRI）图像上能够通过辨认肝静脉、门静脉及其他结构进行肝段的正确定位，计算机辅助肝切除模拟手术规划系统有助于术前准确定位。

手术方法 手术过程中常用以下几种方法。

预先控制血管蒂的肝段切除 首先在第一肝门解剖门静脉、肝动脉和胆管的左右分支。再往肝内解剖出肝内每一个段的分支。在阻断血管入流后待切除肝段颜色会发生改变。在结扎相关血管分支后，再离断肝实质。这方法增加解剖操作，手术时间较长。肝硬化患者腹膜增厚、淋巴管粗、门静脉压力高及中央肝段管道分支较多时技术上就比较困难。

门静脉注射染料标记法 术中超声定位所属门静脉分支，穿刺注入亚甲蓝或刚果红染料，使拟切除肝段表面着色，显示肝断面的界线，再进行切除。也可在门静脉分支穿刺后，放入球囊以阻断肝段的门静脉分支，即出现缺血变色线作为切除标志线，又可使离断肝实质时减少出血。但穿刺门静脉分支需要一定经验。

术中超声结合表面解剖标志 以表面解剖和通过术中超声追踪肝静脉和门静脉分支，然后决定肝段切除的范围，画出需要切除的肝段界线。在离断肝实质过程中，而非断肝前，在肝段界面上分离、显露相关肝段血管和胆管，加以结扎。此方法手术操作简化，缩短了手术时间，已广泛应用于临床。

（吴 凡 蔡建强）

bùguīzé gānqiēchúshù

不规则肝切除术（irregular liver resection）

不按肝内血管、胆管解剖和分布而切除部分肝的手术方式。采取局部血流控制（褥式缝合、肝钳、肝止血带）、入肝血流控制（肝门血管结扎、间歇性肝门阻断和选择性入肝血流阻断）和全肝血流阻断（低温或常温无血状态）等方法，达到局部无血或半无血状态，切除病变部分肝。

该术式不需费时解剖肝门，无损伤肝门血管致出血之忧，且可保留更多功能正常的肝组织，尤其适合伴有肝硬化的肝癌手术切除。缺点是切肝界面不清，肝组织出血、坏死腐脱机会增加。

（潘兰兰）

离体肝切除（ex vivo liver resection）

lítǐ gānqiēchú

联合肝自体移植技术，用于切除传统肝脏手术无法切除的肿瘤的一种现代肝脏外科综合技术。这项技术于 1988 年由德国汉诺威医学院的鲁道夫·皮赫梅尔（Rudolf Pichlmayr，1932～1997 年）首先报道，需联合原位肝移植、肝原位低温灌注及血管重建等多项技术实施。

一些肝肿瘤的切除需要更长的肝血流阻断时间，某些特殊部位的病变如位于肝静脉与下腔静脉汇合部、侵犯肝后下腔静脉的肿瘤，均无法用常规手术切除。离体肝切除和低温灌注技术则可在一定程度上解决上述问题，适用于被评估不能常规手段切除和不适合肝移植的患者。肿瘤侵犯了下腔静脉和肝静脉汇合处，需要长时间的复杂的血管重建，或肿瘤侵犯了肝静脉和肝门结构，则可能需要采用离体肝切除。

适应证 复杂的良恶性、原发或者继发性（结直肠转移）巨大中央型肝肿瘤或需要重建肝血管及两者并存的病例，包括位于肝静脉与下腔静脉汇合处、肝后下腔静脉本身或毗邻的肿瘤，侵犯肝后下腔静脉的肿瘤，距门静脉近或侵犯门静脉的肝胆肿瘤，俾斯穆斯（Bismuth）Ⅳ型肝门胆管癌等肿瘤。

手术方法 离体肝切除过程包括切断肝上、肝下下腔静脉和肝十二指肠韧带，将全肝切除移至体外，在体外完成肝切除和相应血管的切除及修复，然后再将肝植入体内原位。

术前评估 ①患者的选择：离体肝切除评估标准同肝移植，但要对心脏危险因子、肾功能作严格评估，任何严重的心功能异常或中度以上肾功能障碍均是离体肝切除的禁忌证。②术前造影：是确定肿瘤分期和评估肝血管解剖关系的关键，可通过增强 CT 或磁共振成像（MRI）进行血管成像，评价拟保留肝体积大小。

手术过程 有以下步骤。

可切除性评估及肝切除 通过腹腔镜或剖腹探查肝是否适合计划性离体肝切除。如肝切除可行，则进行肝周围的游离，切断肝上、肝下下腔静脉和肝十二指肠韧带，整块切除肝并移至体外，将其冰浴。控制出血，准备旁路循环。

离体肝切除 切除肝后立即冷浴并经门静脉进行 UW 液灌注。在 UW 液浸泡下进行肝切除，过程可使用超声吸引刀（CUSA）、水刀等器械设备。肿瘤的外科切缘必须保证随后的血管重建。

肝静脉和下腔静脉重建 用于重建肝静脉的材料可以是大隐静脉、股浅静脉、颈内静脉以及冷冻保存的静脉移植物，来自切除部分肝的未受累静脉可用作补片。静脉移植物的保存时间越短越好。最好可将肝静脉重新植入下腔静脉。大部分肝后下腔静脉可修补后向上移动与肝静脉一同植入新的位置。人造血管可用作腔静脉移植物。

肝再植 首先行肝下腔静脉吻合，完成后进行动脉吻合，循环稳定后行胆管吻合。

术后处理 术后 1 天行彩色多普勒超声检查评估肝血流情况。监测凝血功能，了解凝血酶原时间和国际标准化比值（INR）的变化。术后 1～3 天因肝再生的缘故可能发生低磷酸盐血症，如加重需用药纠正。围手术期应用小剂量肝素，植入人造血管的患者出院后服用低剂量阿司匹林终生。

（赵宏）

肝血流阻断术（hepatic vascular occlusion）

gānxuèliú zǔduànshù

肝手术中为稳定血液动力学、避免空气栓塞及使术野更加清晰以利于精细解剖而采用的阻断肝血流技术。包括全肝血流阻断、持续性普林格尔（Pringle）阻断或肝静脉阻断、间歇性普林格尔阻断、选择性肝血流阻断、腹主动脉阻断和应用球囊阻断入肝和出肝血流等。

普林格尔阻断法 1908 年，普林格尔抢救肝外伤患者，在手术中用手指捏压肝十二指肠韧带控制了出血，此种止血方法便成为肝脏外科的经典，至今仍是肝切除手术中减少出血的简单和有效的方法。

间歇性普林格尔阻断 虽然持续肝门阻断已广泛应用于临床，但造成全肝的热缺血损伤使病理状态下的肝脏难以耐受 1 小时的缺血，而间歇阻断可减少肝持续缺血时间，使本应较长的阻断时间分次进行，可以减轻肝损伤，并可使术者在较小的肝断面上止血，较持续阻断开放后在较大的断面上止血容易得多。缺点是在间歇开放期间肝断面失血较多，术野不清晰，并且使手术时间延长。

缺血预处理 由一个或几个短暂的缺血及再灌注过程产生，

它能通过某种途径启动内源性保护机制，在肝受到短暂缺血后，可增强耐受长时间缺血的能力，减轻肝缺血损害，它可能对肝硬化肝癌患者肝血流阻断肝切除术后肝功能有良好的保护作用。

选择性肝血流阻断　有以下几种。

半肝血流阻断　1982年，俾斯穆斯（Bismuth）在切肝前先解剖第一肝门，分离出欲切除肝叶的同侧肝动脉、门静脉并加以阻断，而不影响保留侧肝的血液循环。选择性血流阻断避免了保留侧肝的缺血再灌注损伤，切除范围界限清晰，术中血流动力学平稳，可以允许更长时间的肝血流阻断，使术者有充分的时间对断面进行细致的处理，尤其是肠系膜血流仍可通过健侧肝回流入体循环，不会发生因肝门阻断造成的肠内细菌及内毒素易位和肠黏膜损伤，术后并发症发生率低，肝功能损害轻、恢复快。特别适用于合并有肝硬化肝癌患者的肝叶切除或扩大肝叶切除。在对肠癌肝转移的患者联合行肠切除和肝切除时应用选择性肝血流阻断也有优势，由于没有行全肝入肝血流阻断，避免了内脏静脉淤血、肿胀导致的肠壁水肿，从而有利于肠吻合口的愈合。

格利森（Glisson）鞘横断法　由于门管系统在肝内走行是包裹在格利森鞘内，备肝段或肝叶形成一个独立的血管胆管蒂。在切肝前经肝内途径对欲切除侧肝蒂进行控制，切除肝实质后结扎并横断肝蒂。

保留半肝动脉血流阻断　该法具有不影响健侧肝供氧，保留了半肝血流阻断的优点，从而有效减少了健侧肝的缺血再灌注损伤。在手术安全性上，肝固有动脉的分叉点低，约相当于胆囊管与肝总管的汇合部，故而分离肝固有动脉较容易实施。与半肝阻断比较，保留半肝动脉血供的肝门阻断术式不但手术时间较短，且可减少分离门静脉左右支、左右肝管引起的损伤，减少门静脉破裂出血和胆漏的风险。

全肝血流阻断　切除累及第二、三肝门的肿瘤时，存在损伤主肝静脉、肝短静脉甚至下腔静脉的危险，此时除了阻断入肝血流还需要同时阻断出肝血流，使肝血管与体循环隔离，休格特（Huguet）提出的全肝血流阻断（阻断第一肝门的同时阻断肝上、肝下下腔静脉），阻断了入肝和出肝的血流，因此切肝手术野基本无血，又称无血切肝术。主要用于较复杂的中央型巨大肝癌的切除，以及门静脉和肝静脉的癌栓取出术。其要点是确切控制下腔静脉的腹膜后分支如右肾上腺静脉、膈静脉及肝门部众多细小侧支血管，若不控制完全或第一肝门阻断不完全，切肝出血量甚至较未行阻断者更多。

全肝血流阻断时由于阻断前大量晶体溶液的输入及阻断肝上下腔静脉时不慎损伤右膈神经，可导致术后肺部的并发症，另外术中体循环的不稳定及肾血流回流受阻还可引起肾功能障碍。对心功能不良的患者大量的输液和缩血管药难以纠正其持续的低血压时，术中可考虑行门静脉血液转流或阻断腹主动脉，阻断腹主动脉有助于维持血流动力学的稳定、减轻下肢和内脏淤血，但对体循环影响大，临床已少用。

埃利亚斯（Elias）创造的保留腔静脉开放的改良全肝血流阻断（只阻断主肝静脉而不阻断下腔静脉）有其可行性和安全性较好的特点：①较好地维持了血流动力学的稳定。②根据所切除肿瘤的位置可以阻断相应的肝静脉，从而可以部分阻断肝血流。③由于没有阻断腔静脉，有利于行间断性肝血流阻断，而不引起明显的血流动力学波动。缺点是解剖难度较大，可能会在切肝前损伤肝静脉或健侧的肝静脉，这些缺点是可以通过充分游离肝及肝静脉、腔静脉的良好暴露而避免。

（荣维淇　安松林）

gān quēxiě zàiguànzhù sǔnshāng

肝缺血再灌注损伤（hepatic ischemia reperfusion injury）　缺血的肝组织在一定条件下恢复血流后，损伤反而加重的现象。这是肝脏外科疾病中常见的病理过程，如处理严重的肝外伤、施行广泛的肝切除术和肝移植等。多数情况下，缺血再灌注可使组织器官功能得到恢复，损伤的结构得到修复，患者病情好转；但有时缺血再灌注，不仅未能使组织、器官功能恢复，反而加重组织、器官的功能障碍和结构损伤。缺血再灌注损伤的发生机制尚未彻底明了。一般认为自由基作用、细胞内钙超载和白细胞的激活是缺血再灌注损伤的重要致病因素。

（潘兰兰）

gān'ái èrqī qiēchú

肝癌二期切除（second-stage resection of liver cancer）　在首诊时无法手术切除的肝癌经多种姑息性非手术治疗，如肝动脉结扎、肝动脉栓塞、肝动脉化疗、肝内外放疗和导向免疫治疗等综合治疗后获得切除机会，使其转变为可切除的肝癌。由此可通过综合治疗消灭大量癌细胞，再借二期手术切除残留癌，为部分局限半肝不能切除的肝癌提供切除的机会，甚至治愈的希望。肝癌二期切除的 3 年生存率可达 70% 左右。

（潘兰兰）

gān'ái gānyízhí biāozhǔn

肝癌肝移植标准（criteria of liver transplantation for hepatocellular carcinoma）

肝癌进行肝移植手术的标准仍未达成共识。肝癌进行肝移植手术是一种补充治疗，多用于无法手术切除的肝癌；不能进行微波消融或经导管肝动脉化疗栓塞（TACE）治疗或肝功能不能耐受手术者。肝移植的适应证主要采用米兰（Milan）标准、美国加利福尼亚大学旧金山分校（UCSF）标准和匹兹堡（Pittsburgh）改良 TNM 标准。

米兰标准 是应用最广泛的肝癌肝移植筛选标准。其要求：单个肿瘤直径不超过 5cm；多发肿瘤的数目 ≤3 个、最大直径 ≤3cm；不伴有血管及淋巴结的侵犯。1998 年，美国器官分配联合网络（UNOS）开始采用米兰标准作为筛选肝癌肝移植受体的主要依据。米兰标准的优点是疗效肯定，5 年生存率 ≥75%，复发率低于 10%，仅需考虑肿瘤的大小和数量，便于临床操作。但米兰标准将许多有可能通过肝移植得到良好疗效的肝癌患者拒之门外。即使符合米兰标准的肝癌患者在等待供肝的过程中也会因肿瘤生长超出标准而被剔除。此外，符合米兰标准的小肝癌行肝移植与行肝切除手术相比，总体生存率无明显差异。因此，符合可耐受肝切除的肝癌患者需要直接行肝移植的争论没有定论。

UCSF 标准 2001 年，美国学者在米兰标准的基础上提出扩大肝移植的适应证：单个肿瘤直径不超过 6.5cm；多发肿瘤的数目 ≤3 个、最大直径 ≤4.5cm、总的肿瘤直径 ≤8cm；不伴有血管及淋巴结的侵犯。UCSF 标准扩大了米兰标准的适应证，但并没有明显降低术后生存率；因此，支持应用 UCSF 标准来筛选肝癌肝移植受体的报道越来越多。UCSF 标准的缺陷在于术前很难对微血管或肝段分支血管侵犯情况做出准确评估，许多有肝炎背景的肝癌患者，其肝门等处的淋巴结肿大可能是炎性的，需要行术中冷冻切片才能明确诊断。

匹兹堡改良 TNM 标准 2000 年，美国学者马什（Marsh）提出，只将有大血管侵犯、淋巴结受累或远处转移这三者中出现任一项作为肝移植禁忌证，而不把肿瘤的大小、数目及分布作为排除的标准，才能进一步扩大了肝癌肝移植的适用范围。并且仍可有将近 50% 患者获得长期生存。

中国标准 中国已有多家单位提出肝癌肝移植适应证标准，包括杭州标准、上海复旦标准、华西标准以及三亚共识等。各家标准对于无大血管侵犯、淋巴结转移及肝外转移的条件都一致认可。但对于肿瘤大小和数目的要求仍未统一。这些标准扩大了肝癌肝移植的适应证范围，可使更多的肝癌患者因肝移植手术获益，但仍未明显降低术后累积生存率和无瘤生存率，更加符合中国的实际情况。

杭州标准 米兰标准没有考虑到肝癌细胞的组织学分型，使一部分高分化的大肝癌患者失去了手术机会。杭州标准率先把肿瘤的生物学行为考虑在内，包括米兰标准排除在外的高中分化的大肝癌。标准要求：肿瘤直径 ≤8cm 或肿瘤直径大于 8cm，且术前甲胎蛋白（AFP）≤400ng/ml 及肿瘤组织学分级为高、中分化，无门静脉瘤栓。这类肝癌患者行肝移植术后，1 年和 3 年存活率与米兰标准没有显著差异。

复旦标准 单个肿瘤并且直径 ≤9cm；或多发肿瘤 ≤3 个，其中最大肿瘤直径 ≤5cm，肝内全部肿瘤直径 ≤9cm；无大血管侵犯、无淋巴结转移和肝外转移。符合这个标准的肝癌患者在肝移植术后 1 年、2 年和 3 年的总体生存率（含肿瘤复发患者的生存率）分别为 88%、80% 和 80%，无瘤生存率分别为 90%、88% 和 88%。

（吴　凡　蔡建强）

gān'ái huàliáo

肝癌化疗（chemical therapy of liver cancer）

应用化学药物治疗肝癌的方法。需依据其病理类型选择化疗方案。原发性肝癌的病理分型主要有肝细胞癌、肝内胆管癌和混合性肝细胞癌-胆管癌（cHCC-CCA）。其中肝细胞癌占 75%~85%、肝内胆管癌占 10%~15%。肝癌化疗的总体有效率仅 20% 左右。

单药化疗：大多数单药化疗的有效率不足 20%，在 III 期临床试验中没有一种能够有效提高生存率。包括多柔比星、表柔比星、米托恩醌、5-氟尿嘧啶（5-FU）、卡培他滨、紫杉醇、依立替康、拓扑替康、依托泊苷、克拉屈滨、吉西他滨、顺铂、雷替曲塞和诺拉曲塞。

联合化疗：对肝癌的疗效有所提高，但仍不理想。顺铂+氟尿嘧啶+干扰素（IFN-α）方案连续 4 天给药治疗，有效率 26%，中位生存期 8.9 个月。

许多肝癌化疗方案采用了蒽环类药物+5-FU，再加第三种药物［环己亚硝脲（CCNU），替尼泊苷（VM26），丝裂霉素 C］的方式。PIAF 方案（柔红霉素+5-Fu+顺铂+IFN-α）与许多单药方案相比，患者生存期更长（7~10 个月）。但有效率并不高于蒽环类单药，而且这些更强的方案可能存在选择偏倚，多药联合的方案也增加了药物的毒副作用。

采用全身化疗治疗肝癌不是理想的选择，加之中国肝癌患者多合并肝硬化，只有在合并肝外转移、肝癌无法手术切除时才考虑化疗。

（潘兰兰）

jīng dǎoguǎn gāndòngmài huàliáo shuānsāi

经导管肝动脉化疗栓塞（transhepatic arterial chemoembolization，TACE）

经肝动脉注入化疗药物并通过栓塞肿瘤供血动脉，让肿瘤缺血坏死的治疗方法。临床仅有 20%~30% 的原发性肝癌患者可行手术切除或肝移植。TACE 术对失去手术机会的肝癌患者是一线治疗手段，在增加肿瘤局控率、防止肿瘤复发、延长生存时间及改善症状等方面均有所获益。

原理 肝是由肝动脉及门静脉双重供血。正常情况下门静脉为肝实质的大部分供血（75%~85%），而肝癌血供的 90%~100% 为肝动脉，故栓塞肝动脉后，可以阻断肿瘤的供血，使肿瘤缩小及坏死，肝正常组织不会受到严重影响。

适应证 ①不能行手术切除的中晚期肝癌。②癌灶能手术切除，但由于患者高龄或合并心肺等严重基础疾病，不能或不愿接受手术治疗。③肝癌术后复发。④肝癌手术切除后预防性性 TACE，观察有无复发。⑤肝癌手术切除前行 TACE，可明确肿瘤的数目及部位，为后续手术治疗提供更多的信息。

禁忌证 ①瘤体占肝体积 70% 以上。②合并严重心、肺、肾功能障碍。③合并严重凝血功能障碍。④门静脉主干瘤栓完全阻塞，且无明显侧支代偿。⑤肝功能严重障碍，蔡尔德-皮尤（Child-Pugh）分级 C 级（部分 C 级患者可不应用化疗药物，仅行 TACE）。⑥患者恶病质。

治疗方案 多采用表柔比星、羟基喜树碱和吡柔比星等化疗药物，选择 1~2 种化疗药物应用。

常用的栓塞剂为碘化油、明胶海绵颗粒、海藻酸钠微球（KMG）、聚乙烯醇（PVA）微球，提倡碘化油联合明胶海绵颗粒或微球应用。新型载药微球，在肿瘤部位持续而缓慢地释放化疗药物，从而在癌灶保持长期有效的药物浓度，理论上可提高疗效。

操作方法 患者仰卧于手术台，常规消毒、铺巾，局麻后，应用改良塞尔丁格（Seldinger）法穿刺右股动脉，导丝引导 RH 导管至腹腔动脉、肝固有动脉造影，以全面了解癌灶的位置、大小、数目及血供。微导管超选至肿瘤供血动脉后先注入化疗药物、碘化油，两者可混栓，亦可分别灌注，不同注药方式对患者的生存率无显著影响。然后再应用明胶海绵颗粒或微球进行栓塞。栓塞剂应在透视下注入肿瘤供血动脉，注入速度适当以防止反流，当血流明显变慢或停止时终止栓塞，治疗结束应再次造影观察栓塞效果。

TACE 术后治疗 输液保肝治疗 3~5 天，住院期间应严密观察患者情况，及时发现和治疗可能发生的并发症。肝癌 TACE 术后常见的不良反应为上腹部疼痛、腹胀、发热、恶心、呕吐等症状，又称栓塞后综合征。对症处理 3~5 天，症状均会明显改善。术后严重并发症有肝衰竭、肺栓塞、消化道出血和脊髓损伤等。一旦出现严重并发症则预后欠佳，应积极进行抢救。患者出院后口服保肝药，1~2 个月后门诊复查。

（李忱瑞）

gān'ái bǎxiàng zhìliáo

肝癌靶向治疗（target therapy of liver cancer）

利用药物阻断对肝癌形成和生长起关键作用的分子，达到抑制肿瘤形成和生长的治疗方法。靶向治疗针对的致癌位点可以是肿瘤细胞内部的一个蛋白分子，也可以是一个基因片段。药物进入体内会特异地选择与致癌位点结合而发生作用，使肿瘤细胞特异性死亡，而不会波及肿瘤周围的正常组织细胞。

临床上治疗肝细胞癌的分子靶向药物主要有以下几类：第一类，多靶点酪氨酸激酶抑制剂，常用的有仑伐替尼、瑞戈非尼、索拉非尼和舒尼替尼等。第二类，血管内皮生长因子受体（VEGFR）拮抗剂，如阿帕替尼、阿昔替尼等。第三类，VEGF/VEGFR 单抗，如贝伐单抗、雷莫芦单抗等。这些靶向药物主要用于肝癌的进展期或晚期，具体使用时需要综合考虑患者癌肿情况、身体状况等多因素做出合理、合适的选择。

以索拉非尼为代表的多靶点酪氨酸激酶抑制剂是首个用于治疗晚期肝癌的标准药物。SHARP 研究 602 例晚期肝癌的索拉非尼治疗效果，与安慰剂对照组相比，生存率改善了 44%，中位生存期分别为 10.7 个月与 7.9 个月，表明索拉菲尼治疗肝癌有较好的获益。其 3~4 级不良反应包括腹泻（8%）、皮疹（8%）和高血压（2%）。

（潘兰兰）

gān'ái jièrù zhìliáo

肝癌介入治疗（intervention therapy of liver cancer）

借助影像技术引导（血管造影、超声、CT 和腔镜等），将物理能量（射频、微波和超声等）或化学物质聚集到肿瘤部位来杀灭肝癌的治疗方法。特点是创伤小、并发症少、定位精确且治疗安全，是肝癌诊断、治疗的重要手段。按照操作方式可分为血管性介入治疗和非血管性介入治疗两类。

血管性介入治疗 是采用塞尔丁格（Seldinger）技术，经皮穿刺动脉血管，并沿着血管径路将导管选择性地插入肿瘤靶血管，实施介入治疗的一种手段。主要针对肝脏肿瘤的供血动脉，或将抗癌药物注射到肿瘤区，提高肿瘤局部化疗药物浓度；或栓塞肿瘤供血动脉，阻断肿瘤的营养供应，使肿瘤体积缩小；或施行双介入，即将抗肿瘤药物和栓塞剂有机结合在一起注入靶动脉，既阻断供血，同时停留于肿瘤区起到局部化疗的作用。血管性介入治疗技术主要包括经导管肝动脉灌注（HTAI）和经导管肝动脉化疗栓塞（TACE）。

TACE 是肝癌非手术治疗的常用方法之一，是晚期肝癌的首选治疗手段。在肝动脉造影显示肿瘤营养血管的同时，将导管经股动脉超选择性插入肝肿瘤供血动脉后，注入栓塞剂和/或化疗药物，化疗药物可直接到达病灶，然后中断肿瘤病灶的血供，化疗药物以最大浓度作用于肿瘤细胞，使肿瘤细胞缺氧、缺血并发生坏死。

HTAI 是将导管经股动脉或桡动脉等选择性插入到肝肿瘤供血动脉后，注入高浓度化疗药物，直接对肿瘤进行持续性滴注，灌注时间达 48 小时以上，以最大限度杀死肿瘤细胞，通常为每 3 周重复 1 次，每 2 次治疗后评估临床疗效。HAIC 不需使用栓塞剂，不会出现栓塞综合征等不良反应。

非血管性介入治疗 主要为局部消融治疗，包括射频消融（RFA）和微波消融（MWA）等，是在影像设备辅助下将消融针经皮穿刺进入病灶，通过化学和/或物理方式将肿瘤杀灭，达到控制肿瘤的目的。局部消融治疗具有耗费低、创伤小及可重复操作等特点，在肝癌治疗方面得到广泛应用。

RFA 的原理是借助二维超声或 CT 精准定位后，将射频电流通过电极针传导至病灶，通过针尖的高温（温度通常为 90~110℃）使肿瘤细胞中的蛋白质发生变性、坏死，同时可以起到提高机体免疫力的作用，操作简单、可重复性强、可耐受度强，对肝功能影响较小，对于直径小于 3cm 的小肝癌的临床疗效与手术切除无明显差异。

MWA 的原理是在超声或腹腔镜引导下，将微波针插入到肿瘤中央，根据肿瘤的大小决定消融时间，由于肿瘤细胞不耐高温，通过微波天线传导能量，高温杀死肿瘤细胞，使其碳化，从而达到局部消除肿瘤的效果。无论在远期生存或是并发症发生率及局部疗效等方面与 RFA 相比均无显著差异，一般根据肿瘤不同的解剖位置及大小，选择不同的消融方式。

（潘兰兰 韩玥）

gān'ái shèpín xiāoróng zhìliáo

肝癌射频消融治疗［radiofrequency ablation（RFA）of liver cancer］

借助医学影像技术的引导对肝肿瘤靶向定位后，直接应用化学或物理手段消灭或彻底破坏肿瘤的治疗方法。影像引导技术包括超声、CT 和磁共振成像（MRI）；治疗途径有经皮、经腹腔镜手术和经开腹手术 3 种。

分类 消融治疗按其原理可分为化学消融治疗和物理消融治疗。

化学消融治疗 用化学的方法（即往病灶内注入化学物质，如无水乙醇、无水乙酸等）使局部组织细胞脱水、坏死和崩解，从而达到灭活肿瘤病灶的目的，应用于肝癌治疗的主要有瘤内无水乙醇注射（PEI）、瘤内无水乙酸注射（PAI）等。

物理消融治疗 通过物理方法，如加热局部组织或冷冻局部组织而灭活肿瘤病灶的方法，主要包括射频消融术（RFA）、微波固化术（MCT）、冷冻治疗、高强度聚焦超声治疗以及激光消融治疗等。

RFA 治疗在肝癌肿块内局部应用射频热能，使高频交流电从电极的尖端传播到电极周围组织。组织内部离子的运动方向随着交流电的方向而改变，通过离子运动造成组织摩擦生热。当组织的温度升高到 60℃ 以上时，细胞开始死亡，电极周围的组织随之坏死。

适应证 原发性肝恶性肿瘤已无法手术切除，但病变仍局限于肝；尽管 RFA 治疗对肿瘤大小没有绝对的限制，但单发且直径小于 4cm 的肿瘤术后预后最好。对于合并肝硬化的患者，部分临床医师仅将 RFA 用于蔡尔德-皮尤（Child-Pugh）肝功能分级 A 级或 B 级患者。RFA 也可用于等待肝移植患者的过渡治疗，以减少肿瘤进展所致的脱落率。

禁忌证 某些特殊部位的肝癌，如膈顶部，靠近胆囊、大血管附近等部位的病变时，RFA 应慎用。

优点 RFA 治疗直接作用于肝癌瘤体，具有高效快速消除肿瘤的优势，且治疗范围局限于肿瘤及其周围组织，对机体影响小，可反复应用。与手术相比，在取得相同疗效的情况下，肝癌射频消融具有创伤小、对患者生活质量影响小及并发症少等优点。因此，射频消融治疗原发性肝癌已经成为继手术切除和介入治疗后的第三大局部治疗手段。尤其对于小肝癌的治疗，射频消融与手术切除的疗效相近，且操作简便、安全性好，被公认为小肝癌的根治性治疗手段之一。

（赵 宏 韩 玥）

gān'ái wúshuǐ yǐchún zhùshè

肝癌无水乙醇注射 [percutaneous ethanol injection (PEI) of liver cancer]

在超声引导下经皮穿刺瘤体内，注射无水乙醇，使肿瘤细胞脱水、凝固坏死的介入治疗技术。

作用机制 无水乙醇选择性地弥散入肿瘤组织内，对肿瘤细胞的脱水作用导致蛋白变性、凝固坏死进而纤维化，以及使肿瘤内小血管的凝固变性、内皮细胞坏死，血小板凝聚导致栓塞。由于肝细胞癌血供丰富，且肿瘤组织较周围肝硬化质地较软，乙醇容易浓聚在肿瘤内，可安全有效地达到治疗目的。

适应证 主要用于合并严重肝硬化而无法手术切除的小肝癌，或手术后复发的个数较少、直径

较小的肝癌，尤其是直径小于 3cm、数目少于 3 个的肝癌，经 CT 或磁共振成像（MRI）等诊断为原发性肝癌且无门静脉瘤栓形成和/或肝外转移者为该疗法的绝对适应证，疗效也最好，可达到原位灭活，5 年生存率较高。相对适应证：①不能耐受经导管肝动脉化疗栓塞（TACE）或手术。②TACE 无效或效果不完全。③因技术难度不能顺利实施 TACE。④巨块型肝癌。

禁忌证 ①血小板数 $< 30 \times 10^9/L$。②有不能控制的腹水。③深度黄疸。④出血时间和凝血时间明显延长。⑤乙醇过敏。

治疗方法 基本治疗方案为每个病灶每次注射乙醇 2~6ml 或每次 1~3ml、每周 2 次，共 4~6 次为 1 疗程。根据肿瘤大小增减注射次数。乙醇总量一般为直径 1cm 的肿瘤注射 8~12ml，直径 2cm 的肿瘤注射 16~24ml，直径 3cm 的肿瘤注射 24~36ml。注射时医师依靠超声波的引导，将针头直接插入肿瘤部位，先抽出一部分癌细胞做病理诊断。再根据肿瘤的大小注入 2~5ml 纯度为 99.8% 的乙醇。注射时通常采用先中间、后周围的顺序，这样可使乙醇均匀扩散到整个肿瘤。一次注射的乙醇总量不要超过 10ml，10ml 的乙醇要分次注射。无水乙醇不但可以破坏癌组织，也会阻塞血管，使肿瘤变硬。如果肿瘤不能一次处理完，建议 1 周注射 2~3 次。

治疗效果 对于直径 ≤3cm 的原发性肝癌，因组织成分单一、结缔组织少，乙醇弥散充分，其疗效较好，可与手术切除效果相近，部分病例可获根治效果。而直径大于 3cm 的肝癌疗效较差，对于组织质地较硬、存在纤维间

隔或瘤内压力增高的肝癌，注入乙醇难以完全浸润，部分乙醇可溢出瘤外损伤肝。大肝癌常有肿瘤包膜浸润或血管侵犯，宜与其他疗法（TACE 等）结合应用。对于继发性肝癌，因内部结缔组织成分多，乙醇弥散不均，故疗效不肯定，治疗间隙应缩短，疗程亦宜适当延长。

并发症 治疗小肝癌也存在一些并发症，具体如下。

乙醇过敏 相对比较少见。常见的表现为全身皮疹，应用抗过敏药物，多数可以缓解。

内出血 多发生于肿瘤位于肝表面的患者，一般发生在注射后 24 小时内，主要表现为腹痛，超声检查可见腹腔内有少量液体，严重者有低血容量的表现，如心悸、血压下降等。

局部感染 由于乙醇可以导致肿瘤和周围肝组织的坏死，继发感染。表现为发热、白细胞升高，超声或 CT 检查可见局部有液化等感染的征象，可给予抗菌治疗，必要时穿刺引流。

胸腔积液 多数发生于肝表面靠近膈肌的肿瘤，一般由无水乙醇的刺激引起，如胸腔积液量少，则不需处理，多逐渐吸收，如量过多则需胸腔穿刺引流。

（赵 宏 韩 玥）

gān'ái wēibō xiāoróng zhìliáo

肝癌微波消融治疗 [microwave ablation (MWA) of liver cancer]

通过植入的电极将高频微波传送到肿瘤组织中，利用电磁波产生电磁场、加热诱导肝癌组织凝固坏死的治疗方法。临床已广泛用于肝癌（包括肝转移瘤）的治疗。该技术具有创伤小、有助于达到根治效果以及治疗时间短、并发症少且不受热沉效应影响等优势，尤其适用于肿瘤邻近

有大血管、肝转移瘤等情况。然而，微波消融治疗亦存在对消融靶区大小及形状不易判定的局限性。微波消融相对于射频消融的一个优势是能够同时完成多个消融，而尚无相应的射频消融系统能够驱动多个电依赖性电极。与射频消融相比，尽管微波消融治疗的经验较少，但已有数据可以提示微波消融治疗至少可达到与射频消融治疗相当的效果。

（潘兰兰 韩玥）

gān'ái lěngdòng zhìliáo

肝癌冷冻治疗（cryotherapy of liver cancer） 利用氩氦超导靶向手术系统（氩氦刀）将肝肿瘤组织冷冻致坏死，从而达到治疗肝癌的方法。冷冻治疗是一种局部消融手段。氩氦刀冷冻治疗可产生较大的毁损体积及清晰可辨的治疗区域。

适应证 手术不能切除的肝癌；或小肝癌不能耐受手术切除者。也可与 TACE 等其他手段联合治疗肝癌；肿瘤主体切除后，余肝或切缘有残余肿瘤组织者可考虑冷冻治疗减少复发率；复发性肝癌，因残余肝体积太小，切除后肝功能可能失代偿者。

治疗原理 早期的冷冻治疗多采用液氮冷冻技术，冷冻速度较慢。氩氦冷冻系统根据焦耳－汤姆森（Joule-Thomson）定律，常温高压气体释放进入低压区后，可在局部产生温度急剧变化。利用氩气快速降温，利用氦气快速升温。氩氦刀是一种微创靶向超低温冷冻和常温加热消融肿瘤的新技术。

治疗过程包括两次冷热循环：第 1 次冷热循环指 1 分钟内氩氦刀刀尖温度降至 -140℃，持续冷冻 15 分钟后，复温至 20℃；第 2 次冷热循环在第 1 次循环后 5 分钟进行，维持 -140℃ 冷冻，15 分钟后再复温至 20℃。冷冻区域由中央凝固性坏死区和周围不同程度损伤区构成，细胞灭活是细胞内外冰晶形成、细胞脱水破裂及小血管破坏造成缺氧等综合作用的结果。

治疗途径 可选择开腹、腹腔镜下或经皮途径进行。

开腹冷冻治疗 优点是定位准确，并能探查腹腔其他脏器，缺点是需要全身麻醉，创伤大，不适合全身状态及肝储备功能较差的患者。

腹腔镜下冷冻治疗 创伤相对较小，也可探查腹腔其他脏器情况，但仅适用于治疗肝表面尤其是肝腹腔面的肿瘤，难以同时多探针冷冻，治疗范围受限。

经皮冷冻治疗 创伤小，无需全麻，影像监测下能准确地对靶病灶进行冷冻，并可根据肿瘤大小选用多探针进行大范围冷冻消融，可反复冷冻，尤其适合肿瘤复发后的再次治疗，经皮冷冻的存活期基本与术中冷冻相当，缺点是不能探查腹腔内其他脏器的病变。

治疗结果 冷冻治疗对于不能切除的肝癌疗效较确切。不仅适用于小肝癌，对于不能手术切除的大肝癌和邻近大血管的肝癌，较其他局部消融治疗更有优势。可在手术中应用，也可经腹腔镜或经皮穿刺完成治疗过程。在超声、磁共振成像（MRI）或 CT 引导下，经皮冷冻治疗不可切除的肝癌，可获得与术中冷冻所取得的长期疗效相似。冷冻与其他疗法联合应用可提高疗效。

并发症 并发症发生率在 15%～20%。严重并发症有大血管损伤、冷冻休克、肝实质破裂和胆漏等，发生率较低。较常见的并发症有针道渗血、胸腔积液、术后感染和血小板减少等，与其他消融手段相似。

（赵宏）

gān'ái gāoqiángdù jùjiāo chāoshēng zhìliáo

肝癌高强度聚焦超声治疗 ［high intensity focused ultrasound（HIFU）therapy of liver cancer］ 在超声声像图的严密监视下，将高能超声聚集射入体内，在肝癌病灶局部产生 70℃ 以上高温的一种热消融治疗技术。俗称海扶刀。

适应证 理论上，只要肝靶区内不存在阻碍超声波传导的物质（如骨骼、瘢痕和气体等），HIFU 焦点就能够覆盖全部靶区进行治疗。HIFU 多用于中晚期不能手术的患者，作为肝癌的替代治疗，主要包括：病灶总体积小于肝体积 70%；肿瘤数目少于 5 个；肿瘤不超过一侧肝叶；肿瘤累及左右两侧肝叶者，主要位于右肝，而左肝仅有 1～2 个小结节的肝癌。

禁忌证 弥漫型多结节肝癌；晚期肝癌伴重度黄疸；已发生肝性脑病、大量腹水及恶病质。对于伴有门静脉和下腔静脉栓塞的肝癌，由于治疗时可能导致癌栓脱落，造成严重并发症，这类肝癌应用 HIFU 治疗是相对禁忌。

治疗原理 HIFU 利用超声的可视性、组织穿透性和聚焦性等物理特征，通过其加热效应、空化效应和机械效应从体外定位，直接破坏体内深部肿瘤组织，而对邻近的正常组织影响较小，甚至不受影响。利用超声波的热效应，使局部肿瘤组织温度骤升至 70℃ 以上，使肿瘤细胞内蛋白质迅速凝固，造成不可逆性死亡，从而起到杀灭肿瘤细胞的作用。超声波的空化效应是 HIFU 破坏肿瘤细胞的主要机制。它通过气泡的强烈膨胀和萎缩运动，使肿瘤细胞产生机械性破坏，普通显微镜下观察肿瘤细胞轮廓完整，而在电子显微镜下可见肿瘤细胞出现核破裂或核溶解、细胞膜性结构和细胞完整性破坏、肿瘤细胞间排列改变等细胞不可逆性变化。靶区肿瘤细胞胞质内有较多的空泡样结构，这种空泡可能与极度肿胀的线粒体有关。

治疗方法 有以下内容。

术前准备 治疗前一晚行胃肠道准备，减少消化道气体积聚。患者取侧卧位或斜俯卧位。对于治疗时间较短、肿瘤位置表浅且受呼吸动度影响较小的患者可以不予以麻醉；对于预计治疗时间较长的患者可行硬膜外麻醉或全身麻醉；对于受呼吸运动度影响较大及受肺内气体影响较大的患者可行气管内插管并呼吸机左侧单侧肺通气。对于肝左叶肝癌，可置胃管，负压吸引，排空胃内气体。

术中操作 治疗时先由诊断超声探头确定癌灶的部位、大小、治疗层面数量和每个层面的治疗范围，然后治疗探头从体外依层面顺序采用点积累的方式由点到线，由线到面适形治疗每个层面的肿瘤组织，直至完全覆盖靶区。点、线、面间治疗区均有重叠，以防肿瘤组织残存。治疗应遵循由深至浅的原则，否则浅表已接受照射并坏死的组织会影响超声通透性及聚焦准确性，进而影响深部瘤组织的治疗。治疗过程中可利用每个治疗后层面超声图像上灰度的变化来衡量该层面瘤组织凝固性坏死的程度。

治疗效果 HIFU 无创，无放射治疗、化疗的毒副作用，可对同一病灶重复治疗，为不能手术切除或不愿接受手术的肝癌患者提供了新选择。但 HIFU 尚有以下问题。①超声剂量选择：超声波的吸收和反射较为复杂，与组织界面、组织密度及血管分布情况有关，如何使用恰当的剂量使之既能破坏肿瘤，又可保护正常组织，有待于进一步研究。②组织内的测温没有适当的方式而难以评估靶区消融效果。③位于肋骨下方的肿瘤可能会因肋骨阻挡而无法接受声束照射，而其上方肋骨反射声波可能会损伤皮肤下方组织。尽管 HIFU 技术早已投入临床应用，但与其他相对成熟的肝癌治疗技术相比，还需提高和完善。

术后并发症 HIFU 治疗后可发生 1~2 度皮肤烧伤，可能与治疗时间较长及肿瘤位置较为表浅有关，可行暴露疗法以利于愈合。小部分肿瘤较大，位置邻近膈肌，治疗时间较长，因高温传导至胸膜可以产生反应性胸腔积液，多可自行吸收消失。

(赵 宏)

gān'ái jīguāng xiāoróng zhìliáo

肝癌激光消融治疗 (laser ablation of liver cancer) 在影像（如超声、CT 等）引导下，将光导纤维导入肿瘤，光导纤维释放的激光能量使肿瘤局部发生凝固性坏死的治疗方法。激光热消融术基于高度聚焦的高强度光束传输至肿瘤部位，可在肿瘤组织内产生 70~100℃ 的高温，形成球形坏死区。多光纤多点治疗可扩大凝固范围。该疗法还具有止血作用，并能刺激机体的免疫力，促进机体杀灭肿瘤，因而有双重治疗作用。最适合热消融术的激光类型包括有氩离子激光、二氧化碳激光等。如果使用细管径激光纤维，则此技术可用于经皮穿刺操作中。

适应证 有两种情况。

肝组织内激光治疗 原发性肝癌及转移性肝癌，单个肿瘤直径小于 5cm，肿瘤个数 5 个以下，肿瘤可累及多个肝叶。

门静脉瘤栓（PVTT）激光治疗 肝癌原发病灶已得到有效治疗，而门静脉主要分支或主干内发现瘤栓，肿瘤未发生远处转移，肝功能基本正常，或至少应在蔡尔德-皮尤（Child-Pugh）分级 B 级以上，无严重黄疸及大量腹水，患者全身状况尚可，无明显恶病质，大小便及饮食基本正常。

禁忌证 有两种情况。

肝组织内激光治疗 严重心肺功能不全、晚期肝癌肝功能明显失代偿（如消化道出血、肝性脑病、黄疸和大量腹水等）、凝血功能明显异常和恶病质。

PVTT 激光治疗 严重心肺功能不全、肝功能失代偿（如消化道出血，肝性脑病，黄疸和大量腹水等）、凝血功能明显异常、恶病质、门静脉左右支及其分支内均充满瘤栓，以及瘤栓已侵犯至肠系膜上静脉。

治疗方法 有两种情况。

肝组织内激光治疗 是侵害性最小的原位肿瘤清除方法。在超声、X 线、CT 或磁共振成像（MRI）引导下，经皮肝穿刺，把穿刺针直接刺入肿瘤内，再经穿刺针导入细光导纤维到肿瘤中心，在一定的波长、功率下，持续释放激光。光纤头释放的激光在周围的组织内散射，并被组织吸收，发生光热转换，在局部产生热效应，使局部温度升高，导致中心区域肿瘤细胞的热凝固坏死，周围肿瘤区域内只要温度升高至42~45℃，肿瘤组织即可发生功能和形态的变化，肿瘤细胞溶酶体酶被激活，影响细胞内核酸和蛋白的合成，导致细胞死亡。组织内激光治疗的突出特点是中央靠近光纤头及周围温度升高至42~45℃区域内的肿瘤细胞可被完全杀死，而远离中心的正常细胞可免受损伤，这种选择性杀伤区域的大小可以通过激光功率的大小及作用时间长短来调节。激光杀死的肿瘤细胞随后会被机体逐渐吸收，并瘢痕化。

PVTT 激光治疗　在激光治疗肿瘤的机制上发展而来。高功率半导体激光仪可以在光纤头释放较高能量，并产生爆破、气化的作用，这种作用在极短的时间内完成，并立刻在光纤头的周围形成一个小的空腔，在小空腔的周围同时形成一圈热凝固坏死带。利用高功率半导体激光仪这一特性，在超声、CT、MRI 等影像系统的直视引导下，通过经皮、经肝行肝内门静脉穿刺，把穿刺针直接刺入瘤栓的中心轴，并直达瘤栓的顶端，置入光纤，使激光在瘤栓中从头至尾连续发光，即时在瘤栓内形成一条隧道，在隧道周围也即整个血管腔内的瘤栓，形成一个圆筒状凝固坏死带。由于杀伤的范围可以通过所释放的激光功率大小、时间长短来调节，而激光本身又具有杀伤分界性好的特点，另外正常组织的热耐受性比肿瘤细胞要高，所以激光消融的结果是既可达到杀死瘤栓中癌细胞的作用，又能使周边的正常血管、肝组织免受损伤。而且爆破、气化形成的隧道可以让血液立刻通过。治疗后坏死的瘤栓组织可被机体逐渐吸收，最终达到既杀灭肿瘤细胞，又使阻塞的

门静脉再通的目的。

治疗效果　激光治疗对直径小于 3cm 的肿瘤疗效确切，对直径大于 5cm 的肿瘤仅可减荷，不能根治。临床对 PVTT 的治疗很大程度上取决于对原发肿瘤的治疗。对原发肿瘤可切除的患者，大多采用在切除原发病灶的同时，切除或吸除瘤栓，术后结合经导管肝动脉化疗栓塞（TACE）等治疗，部分病例可能取得较理想的疗效。但门静脉内可在短时间内重新出现瘤栓，因此远期疗效尚不理想。

并发症　并发症很少或极低。

肝组织内激光治疗　主要有术中及术后出现轻至中度的疼痛与腹部不适，术后 1~3 天内可出现 1~2℃ 的体温升高。少数患者血清转氨酶升高，但在 3~20 天可恢复正常。个别患者可出现胸腔积液、气胸或血胸、肝包膜下出血、肝内出血或腹腔内出血。

PVTT 激光治疗　在治疗后可有发热，多发生在前 3 天，体温一般为 37.5~39.5℃，3 天内基本缓解；可有穿刺点附近疼痛，1 周左右缓解；个别患者可发生胆道出血，对症处理一般可以控制。

（赵　宏）

gān'ái fàngshè zhìliáo

肝癌放射治疗（radiotherapy of hepatic carcinoma）

通过放射线照射破坏癌细胞的 DNA 而治疗肝癌的方法。随着三维适形放疗（3D-CRT）及调强适形放疗（IMRT）等技术的问世，对肝癌施行放疗并取得了一定疗效。

适应证　①肝癌病灶范围较局限，适合行放射治疗。②门静脉瘤栓及下腔静脉瘤栓的治疗。③远处转移灶的治疗，如淋巴结转移、肾上腺转移以及骨转移。④肝癌合并梗阻性黄疸，胆汁引

流后放疗可减轻患者的症状，改善生活质量。

禁忌证　①肝功能蔡尔德-皮尤（Child-Pugh）分级 C 级。②弥漫性肝内病变。③有严重的内科疾病无法完成放疗计划。④卡氏评分低于 70 分。

方法　有以下步骤。

患者定位　定位前 0.5~1 小时嘱患者将 20ml 泛影葡胺加入 500ml 水中分次口服，患者仰卧位，热塑膜固定，行 CT 增强扫描后将图像传至计划系统进行靶区勾画。可采用 4D-CT 定位，准确定位肝靶区，减少正常肝组织的受照剂量。

勾画靶区　肿瘤区（GTV）为影像上可见病灶，临床靶区（CTV）为 GTV 三维外放 5mm，计划靶体积（PTV）为 CTV 外放上下 1cm，前、后、左、右 0.5cm，并勾画正常器官肝、胃和脊髓等。靶区勾画完成后提交物理师行 3D-CRT 或 IMRT 计划。

放疗计划　95% PTV：50~70Gy/2Gy/25~35f，每天 1 次，每周 5 天。肝平均剂量小于 23Gy，$V_{30} < 40\%$，正常器官受量在规定范围内。

并发症　有以下情况。

急性不良反应　①恶心、呕吐、腹泻等。②急性肝功能损害：谷丙转氨酶、谷草转氨酶和胆红素轻中度升高。③骨髓抑制：白细胞、血小板降低，特别是合并肝硬化、脾功能亢进患者。

慢性不良反应　主要是放射性肝病（RILD）：已接受过肝高剂量的放疗，在放疗结束后 1~4 个月发生，包括经典型 RILD 和非经典型 RILD，均无肿瘤进展的证据。经典型 RILD 临床表现为无黄疸性的碱性磷酸酶增高（超过正常值 2 倍以上），伴有非肿瘤性的

腹水；RILD 的发生与放疗照射体积、剂量、肝功能 Child-Pugh 分级和乙肝病毒感染等因素有关。对 RILD 的治疗是保肝、肾上腺皮质激素、利尿剂对症治疗。RILD 患者可出现肝衰竭甚至死亡，避免 RILD 发生的关键是在放疗计划设计时，把全肝平均剂量限制在可耐受的范围内。

对于不能手术切除的肝癌，有放疗指征时提倡 2~3 次经导管肝动脉化疗栓塞（TACE）后联合 3D-CRT 或 IMRT。两者联合有以下优势：TACE 术后，肿瘤周边多残存肿瘤细胞，放疗可阻断周边血供；TACE 使肿瘤缩小，使照射靶体积缩小，有利于保护正常组织；TACE 化疗药物具有细胞毒性和放疗增敏作用；栓塞后碘油沉积在肿瘤内，有利于放疗精确定位。

（李忱瑞）

gān'ái gāmǎdāo zhìliáo

肝癌伽玛刀治疗（gamma knife surgery of liver cancer）

一种精确的立体定向放疗技术。将高剂量区分布的形状在三维方向与肿瘤靶区形状保持一致，将照射剂量集中到肿瘤内放射，最大限度杀伤肿瘤细胞，肿瘤外剂量迅速下降，最大限度降低正常组织受量，在提高肿瘤局部控制的同时保护周围正常组织。

肝癌在影像学上多表现为圆形或椭圆形，比较适合于伽玛刀治疗。其意义在于增加肿瘤剂量以提高肿瘤局部控制率和无瘤生存率，进而降低远处转移率，减少正常组织受照剂量，降低并发症的发生率。

对于全身情况较佳、肝功能储备尚好、无腹水或少量腹水、无黄疸或有因第一肝门受压而致的黄疸、肿瘤直径 5~8cm 以及不

伴肝内播散和肝门淋巴结转移的患者，可行伽玛刀根治性治疗。对于病期较晚者，伽玛刀治疗可缩小肿瘤、缓解疼痛、改善全身状况并提高生存质量。

伽马刀放疗时可能受到患者的呼吸、肿瘤边缘不规则及多中心性的微小病灶影响。其不良反应为恶心、呕吐、乏力及食欲减退，但相对较轻，对症处理后多可较快恢复，不影响体部伽玛刀治疗的进行；停止体部伽玛刀治疗后症状亦可缓解。

（潘兰兰 李井泉）

gān'ái shēngwù zhìliáo

肝癌生物治疗（biological therapy of liver cancer）

应用过继性细胞免疫、肿瘤疫苗、细胞因子和基因治疗等手段治疗肝癌的方法。生物治疗有较好的选择性，能针对性杀伤肿瘤细胞，消灭残余肿瘤细胞的作用。同时不良反应也相对较少。

过继性细胞免疫 通过输注自身或非特异性肿瘤杀伤的免疫细胞来纠正细胞免疫功能低下，从而发挥抗肿瘤作用。常见的免疫细胞有细胞因子诱导的杀伤细胞（CIK 细胞）、细胞毒性 T 细胞（CTL）及淋巴因子激活的杀伤细胞（LAK 细胞）。

CIK 细胞疗法是将肝癌患者外周血单个核细胞，在体外经干扰素（IFN-γ）、白细胞介素 2（IL-2）、CD3 单抗等诱导成为 CIK 细胞后回输给患者，CIK 细胞治疗后 CD3$^+$、CD4$^+$ 细胞比例显著增高，可以提高机体的抗肿瘤免疫效应，杀伤肝癌细胞。肝癌切除术、不能手术切除的肝癌肝动脉化疗栓塞术（TACE）后，联合 CIK 细胞治疗，可提高患者免疫功能，杀死残存肿瘤细胞及降低复发率。

CTL 能特异性杀伤带抗原的肿瘤细胞，可用于不能手术切除肝癌的辅助治疗。LAK 细胞，为 IL-2 在体外活化和扩增的淋巴细胞，对肿瘤细胞有较强的杀伤活性，经肝动脉灌注 LAK 细胞/IL-2，使癌灶获得较高浓度的 LAK 细胞/IL-2，有效发挥其抗肿瘤作用，同时提高机体免疫功能。

肿瘤疫苗 疫苗研究涉及树突状细胞疫苗、基因修饰疫苗、人细胞融合肝癌疫苗、化学修饰肝癌细胞疫苗和细胞因子-微粒肝癌疫苗等方面。动物实验显示，抗小鼠 H22 肝癌疫苗可有效抑制肿瘤生长，提高荷瘤小鼠生存率。肝癌疫苗可提高机体主动免疫功能，杀伤肿瘤，有良好的应用前景，但存在特异性低的问题。

细胞因子治疗 IL-2、IFN 和肿瘤坏死因子（TNF）等细胞因子常用于肝癌生物治疗。IL-2 联合 LAK 过继免疫治疗或化疗药物应用，可肝动脉灌注或静脉注射治疗不能手术切除的肝癌患者，提高患者生活质量。IFN 可诱导肿瘤细胞凋亡、抑制肿瘤血管生成及调节机体免疫抗肿瘤。对于可手术切除的患者，IFN 可预防肝癌复发，延长患者生存时间；对于不能手术切除的中晚期肝癌，亦能延长患者生存时间。TNF 与化疗药物联合有协同治疗作用。

基因治疗 将自杀基因、抑癌基因、免疫基因或其他治疗基因通过合适的载体系统导入肝癌靶细胞，诱导癌细胞凋亡，激发肿瘤免疫应答以发挥抗肿瘤作用。肝癌基因治疗仍处于研究阶段。

肝细胞再生疗法 能有效改善肝癌患者生活质量。肝细胞具有多种分化潜能、有自我更新能力的原始细胞。把相应的肝细胞移植到病患器官，可以有效促进

受损器官组织的恢复。植入肝的肝细胞具有持久生成肝细胞的能力，能参与补充因损伤而减少的肝细胞数量，修复受损肝细胞，在患病的肝组织中分化出新的肝细胞组织，并唤醒自身肝细胞再生。

（李忱瑞 许东奎）

yìnghuàxìng dǎn'guǎnyán

硬化性胆管炎（sclerosing cholangitis）

因肝内外胆管慢性纤维化，管壁增厚致胆管狭窄或闭塞的炎症性疾病。由胆囊颈或胆囊管结石及其炎症引起。由于胆囊管开口过低或平行于胆总管；相邻两管壁间仅覆薄的胆管上皮纤维膜；有时周围组织形成一鞘样结构，将胆囊管与肝总管一并包裹在内。结石一旦嵌顿在胆囊管中，极易压迫肝总管使之发生炎症或狭窄，甚至形成瘘。

临床表现 由于肝总管受压或炎症波及所造成的病理改变，可分为渐进的5个阶段：①由于结石的推移压迫，肝总管变窄。②胆囊结石嵌顿及胆囊炎症波及胆管。③胆管炎、胆管溃疡、胆管内结石和肝总管狭窄。④引起胆囊胆管瘘。⑤胆总管纤维瘢痕性狭窄、梗阻。不同的阶段病理改变引起不同的临床表现。多见于老年人，大多数患者有胆囊结石病史，有反复发作的胆绞痛及黄疸，并发胆管炎的患者可有典型的腹痛、黄疸、高热寒战三联征；多数有轻度黄疸或黄疸史，也可无黄疸。

诊断 结合临床表现和影像学检查可以诊断。

B超 是诊断的首选方法。主要有以下特征：①多数患者有胆囊结石，结石位于胆囊或胆囊颈部，胆囊壁增厚，胆囊可见扩张、萎缩或胆囊大小正常。②胆囊管开口上方的肝总管、肝内胆管扩张或不扩张。③胆总管直径正常。

CT 主要表现为：胆囊颈增宽；胆囊的含钙结石；靠近胆囊有一个不规则的囊腔；胰腺段以上胆管梗阻征象。肝门区多囊多管征和肝门区扩张的胆管壁增厚以及肝门区各结构之间的脂肪间隙显示模糊和消失征象，后者是由于胆囊颈或胆囊管嵌顿结石引起胆囊管扩张、扭曲和胆囊周围炎的表现。如CT未显示含钙结石，但有胰上段的胆管扩张、增厚、肝门区脂肪间隙显示不清及消失，也应考虑此综合征的可能。但应与肿瘤及其他疾病引起的类似征象鉴别。由于CT横断面的限制，常不能显示胆囊颈/管结石嵌顿压迫肝总管的直接征象，与超声相比并无更多优势。螺旋CT三维重建技术在胆道疾病中的应用可辅助诊断。

经内镜逆行胰胆管造影（ERCP） 作为直接胆道造影的方法之一，颇具诊断价值，表现为：①肝总管处可见边缘光滑的圆形充盈缺损影，称反C征，此充盈缺损以上的肝总管及肝内胆管显著扩张，缺损以下的胆总管轻度扩张或正常，偶见肝总管被牵拉移位与胆总管形成"<"状，是因胆囊向心性萎缩所致。②本征Ⅰ型肝内外胆管轻到中度扩张，Ⅱ、Ⅲ型中到重度扩张，以肝总管及肝内胆管扩张为著，完全梗阻者上段不显影。③胆囊萎缩，部分胆囊不显影，胆囊管明显扩张伴结石影，胆囊胆管之间出现交通阴影时，表示有内瘘存在。④部分合并胆总管结石。⑤部分胆总管下端炎性狭窄或结石梗阻致排空不畅，胆管不显影或显影不良。

磁共振胰胆管成像（MRCP） 影像表现与ERCP表现相似，表现为肝内胆管扩张，肝总管狭窄，结石嵌顿，梗阻水平一般在胆囊管。由于它可观察胆系周围组织结构和解剖形态，可与其他疾病相鉴别，且非侵袭性，可以取代ERCP及经皮穿刺肝胆道成像（PTC）。

治疗 包括内镜治疗和手术治疗。

内镜治疗 目的是取出结石、缓解黄疸。行内镜下乳头切开术后引流胆汁，利用网篮取石、球囊扩张、机械取石、体外碎石和溶石治疗。对结石不能取尽者可采用支架管治疗。一些不适应于外科手术的患者，支架管可成为长期治疗手段。一般机械碎石对嵌顿结石无效时，采用电子液压碎石（EHL）、激光介导震波碎石（LISL）等方法可取得满意疗效。但EHL可引起胆管损伤，应在胆道镜监视下由有经验的医师操作。

手术治疗 治疗原则是切除病变胆囊，取尽结石，解除胆道梗阻，修补胆管缺损及通畅胆汁引流。胆囊三角处常粘连严重，有时形成炎性纤维瘢痕组织，或胆囊管极度缩短、扩张而致胆囊以及三管结构解剖关系不清，或由于胆囊胆管瘘，胆囊极度萎缩，胆囊壁极度增厚，与胆囊管连接在一起，很难发现胆囊管。因此，手术时不能按照常规方法解剖胆囊三角。可采用以下方法：由胆囊底部逐步解剖分离至颈部，认清三管关系，直接切开胆囊底部，吸尽胆汁取出结石，胆道探子探明胆道结构，或从胆囊颈部插入导尿管行胆道造影以明确胆道解剖关系。

Ⅰ型 若经判断无内瘘且胆

囊颈或胆囊管与肝总管之间有间隙存在，可紧贴胆囊小心分离，切除胆囊；也可先取出结石，再切除胆囊。对于粘连严重的，可将保留颈部的胆囊大部切除，再将残余的胆囊黏膜灼烧，而避免分离胆囊三角。若发现胆囊管处存在结石，需将结石先挤回胆囊或切开取石，再切除胆囊。对于极少数不存在胆囊管的患者，需保留足够的胆囊颈，并将其缝合，以避免结扎引起肝和/或胆总管扭曲狭窄。若造影发现有肝总管狭窄，需切除胆囊后另行胆总管切口，留置 T 型管引流。

Ⅱ型　在打开胆囊底后，若发现有胆汁不断流出，提示有瘘的存在；或术前检查已证实有瘘存在时，可利用胆囊壁修补瘘口。其解剖基础是双胆囊动脉供血（72.2%）及双胆囊动脉起始位置的不同（43%），切除部分胆囊壁，利用残余壁片组织修补瘘口，优点是血供好并有相似的黏膜，但修补要无张力。修补比直接缝合好，可避免炎症水肿的瘘口撕裂扩大，造成术后胆漏和肝总管狭窄，同时可通过瘘口或另做胆管切口留置 T 型管，当 T 型管经瘘口放置时需将补片围绕 T 型管修补缝合。T 型管应留置至造影显示胆道正常为止，一般为 3～6 个月。若胆囊壁因血供欠佳或不足时，可选用肝圆韧带。肝总管空肠 Roux-en-Y 吻合术，适用于瘘口大于胆总管周径 2/3，或肝总管壁破坏严重修补后可能并发胆管狭窄胆瘘的 Ⅲ 或 Ⅳ 型患者。也适合于解剖时胆总管已横断损伤的患者。如胆总管离断的距离小于 10mm，胆管的断端口径相差不多，可游离肝脏周围韧带和十二指肠降部侧腹膜以减少吻合张力，行胆总管端端吻合术。在胆管无

张力下吻合是手术成功的关键，并选择合适的 T 型管支撑引流。

腹腔镜胆囊切除术（LC）在处理硬化性胆管炎的重点在于：须仔细分离粘连，不要用电烧，最好用分离钳钝性分离，使用超声刀效果更佳；逆行分离胆囊；如果肝总管缺损较大，修补困难，要及时中转开腹手术，对肝总管缺损超过肝总管周径 2/3 的最好中转开腹手术。不少学者鉴于患者胆囊三角的解剖变异和严重的纤维粘连，不提倡腹腔镜手术治疗。

（王黎明）

gāowèi dǎn'guǎn'ái

高位胆管癌（high bile duct cancer）　原发于胆囊管开口以上、肝总管与左右二级肝管起始部之间，主要侵犯肝总管、肝总管分叉部和左右肝管的胆管癌。又称肝门部胆管癌、克拉茨金（Klatskin）瘤。好发于 50～70 岁的中老年人，60 岁左右最多见，发病率占肝外胆管癌的 38%～75%。

分型　临床采用法国俾斯穆斯–科莱特（Bismuth-Corlett）分型方法：肿瘤低于左右肝管汇合处（Ⅰ型）；肿瘤累及左右肝管汇合处（Ⅱ型）；肿瘤闭塞肝总管和肝右管（Ⅲa 型）或肝左管（Ⅲb 型）；肿瘤为多中心分布，或累及左肝管和右肝管，以及其汇合处（Ⅳ型）。

分期　临床上根据癌肿对肝动脉和门静脉的侵犯，又可将胆管癌的病程分为 4 期：Ⅰ期，肿瘤限于胆管，无门静脉及肝动脉侵犯；Ⅱ期，肿瘤累及单侧的门静脉及肝动脉；Ⅲa 期，肿瘤累及一侧肝动脉及门静脉的分叉部；Ⅲb 期，肿瘤累及一侧门静脉及肝固有动脉；Ⅳ期，肿瘤累及肝

固有动脉及门静脉的分叉部。

临床表现　早期症状多表现为食欲减退、厌油腻、消化不良以及上腹胀闷不适等非特异症状。在胆管未被肿瘤完全阻塞前，常无特异临床表现，易被忽视。部分患者可出现反复胆管感染。随着病变进展，可出现阻塞性黄疸的症状和体征。特征性的临床征象是进行性黄疸加重、皮肤瘙痒和体重下降。

治疗　主要有手术切除、化疗、放射治疗、生物治疗和介入治疗，但最有效的方法仍为手术切除。根治性切除术包括肝外胆道切除、肝十二指肠韧带上血管"骨骼化"、广泛切除十二指肠韧带上的纤维脂肪组织、神经和淋巴结，必要时切除一侧肝叶，重建肝管空肠吻合。该肿瘤多有尾状叶浸润，侵犯汇合部或左、右肝管者均须切除尾状叶，是否合并尾状叶切除是影响患者长期生存的主要相关因素之一。

以肿瘤切除加肝门部或肝方叶切除术为例，具体操作过程为：剪开肝方叶下缘与肝十二指肠韧带前的腹膜或粘连之后，向上分离肝方叶的下缘，直至肝横沟的顶部，有时此项分离需要在肝包膜下施行。分离到肝横沟的顶部后，应停止继续向上分离，以免引起肝实质内出血。根据增大的肝方叶情况和需要显露的部位，决定切除肝组织的范围。切除范围一般包括方叶尖，并可切除胆囊窝左侧至左肝裂间的肝方叶下缘的肝组织。肝方叶部分或全部切除有助于手术的显露和手术切除的彻底性。

随着影像学诊断技术和手术技术的发展，高位胆管癌的手术切除率有明显提高，从 10% 升至 64.1%。彻底手术切除后改善患

者生活质量的作用远优于各种引流术。

（潘兰兰）

肝门部胆管癌分型（classification of hilar cholangiocarcinoma）

gānménbù dǎn'guǎn'ái fēnxíng

根据肝门部胆管癌侵犯范围提出的分型。又称俾斯穆斯-科莱特（Bismuth-Corlett）分型。用于指导手术策略及治疗方案的制订。通常分为 4 型（图 1）：Ⅰ型，肿瘤位于肝总管，未侵犯左右肝管汇合部；Ⅱ型，侵犯汇合部，未侵犯左右肝管；Ⅲa 型，侵犯汇合部及右肝管；Ⅲb 型，侵犯汇合部及左肝管；Ⅳ型，同时侵犯左右肝管。

（王黎明）

中位胆管癌切除术（resection of median bile duct cancer）

zhōngwèi dǎn'guǎn'ái qiēchúshù

中位胆管癌位于胆囊管开口至十二指肠上缘。占胆管癌的 10% ~ 25%。中位胆管癌根治性切除手术要求切除肿瘤及距肿瘤边缘 0.5cm 以上的胆管，肝十二指肠韧带"脉络化"，即同时清除肝十二指肠韧带内所有淋巴结及结缔组织，并行肝总管-空肠 Roux-en-Y 吻合术。

（潘兰兰）

低位胆管癌外科治疗（surgical treatment of low bile duct cancer）

dīwèi dǎn'guǎn'ái wàikē zhìliáo

低位胆管癌位于十二指肠上缘向下至十二指肠乳头。占全部胆管癌的 10% ~ 20%，常引起胆道梗阻，出现皮肤、巩膜黄染，肝功能也可出现严重异常。患者可能出现进食减少，同时出现营养不良表现。胆道梗阻合并有感染时，可出现腹痛、发热等表现。

低位胆管癌首选外科手术治疗。如果无法进行手术，可采取胆道穿刺引流、放置胆道支架等姑息方式。手术切除的范围包括胆管中下段、胆囊、十二指肠、胰头和部分胃，同时包括病变周围淋巴结及可能受侵犯的脏器，以保证手术切除彻底。切除后再进行胆道、胰腺、胃肠道重建，以提高胆管癌总体的治疗效果。中晚期胆管癌或患者年龄较大，身体不适合进行外科手术时，可采取介入穿刺引流或内镜下置入胆道支架，待黄疸消退后，再辅以抗肿瘤药物治疗，争取延长患者生存时间。

（潘兰兰）

胆漏（bile leakage）

dǎnlòu

任何原因造成胆管壁的损伤、破裂及胆汁漏出到胆管外的现象。胆管系统分为两部分：肝内胆管指呈树枝状分布在肝实质内的胆管系统；肝外胆道指呈树干状分布在肝外部的胆管，包括胆囊、胆囊管、肝总管和胆总管。任何部位的胆管损伤破裂后都会造成胆漏。胆漏是肝胆外科常见并发症之一，也是胆管系统损伤后最主要的表现。

发生机制 ①胆囊切除术：胆囊切除过程中需要分离、显露肝门部胆管并结扎切断胆囊管，在此过程中有可能损伤甚至切断主要胆管，也有可能损伤解剖变异的胆管造成胆漏。②肝外胆道手术：手术经常需要切开和切断胆管，尽管术中行胆道外引流或胆肠吻合但仍有发生胆漏的风险。③肝切除术：术中需要结扎和切断肝实质内树枝状胆管系统的许多分支，术后这些胆管分支的断端可能发生胆漏。④肝和胆道外伤：外伤造成的肝实质挫裂伤可使肝实质内的胆管损伤、破裂产生胆漏，上腹部的外伤也可以直接造成肝外胆道的损伤、破裂。⑤穿刺：肝穿刺有可能损伤肝实质内的胆管，胆道的穿刺置管引流也有可能造成沿针道的胆漏。

病理生理变化和临床表现 胆漏因胆管系统破损的部位和程度不同，胆汁漏出量不同以及是否合并细菌感染等因素而有程度不同的病理生理改变和临床表现。轻微胆漏由于破损的胆管比较小，胆汁漏出量较少，经过适当引流，胆漏往往能够自愈，不造成严重的后果。严重胆漏由于破损的胆管较大，胆汁漏出量较多，往往造成较严重的后果，有以下 4 种临床类型：

胆汁瘤 指胆管破裂后漏出的胆汁积聚在一个狭小封闭的空间内形成囊状病灶，病灶外周有一层假包膜，内部是胆汁性液体。胆汁瘤会逐渐增大，类似逐渐长大的肿瘤。早期临床症状不明显，患者可能只有轻微的上腹不适和食欲减退，有时伴有低热和轻度的白细胞升高。随着胆汁瘤体积增大，患者出现恶心呕吐、上

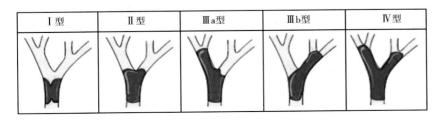

图 1 肝门部胆管癌分型

腹胀痛等腹部症状。

胆汁性腹膜炎 大量的胆汁漏入游离的腹腔内后会造成腹膜的化学性损伤，浓缩的胆汁对腹膜产生强烈的刺激，导致患者出现突发的剧烈腹痛。胆汁内的细菌则会引起腹腔感染，由此可加重腹膜刺激症状。腹膜大量液体渗出至腹膜腔内会造成有效血容量减少，而细菌感染产生的毒素被吸收后会产生感染中毒症状甚至休克。

胆汁性腹水 在少数情况下，腹腔内的大量胆汁性液体造成轻度腹胀，这种情况称胆汁性腹水。一般认为胆汁性腹水是由于少量持续的胆汁漏入腹腔后，与腹膜反应性渗出的液体混合后形成腹水。形成胆汁性腹水的两个要点是：胆汁的漏出流量较小；没有继发细菌感染。临床表现很轻，除因腹腔内有大量胆汁性液体所造成的腹胀外，一般无其他不适。有些患者根本没有症状或只有轻度黄疸和食欲减退、恶心呕吐等消化道症状。

（牟一平）

dǎnlòu

胆瘘（biliary fistula） 漏出的胆汁经过较长时间引流治疗后，形成窦道或瘘管，瘘管的一端与胆管系统的破裂口相通，另一端与皮肤表面的瘘口相通。又称胆外瘘。胆瘘持续 2 周以上，并且每天引流量大于 100ml 时，诊断为胆瘘。

如果胆瘘的流量在 24 小时多于 500ml 则提示远端胆总管有阻塞或已被切端。大量的胆瘘造成的液体丢失也可以造成水及电解质平衡的紊乱。

临床需根据胆瘘部位、胆管损伤的具体类型以及患者病情选择合适的手术时机和手术方式。

轻微的胆瘘在建立通畅的胆道引流后大都可以自行闭合。严重的胆瘘不仅需要引流胆汁、控制腹膜炎症，还要选择合适时机通过手术将胆汁重新引至肠道。

（牟一平）

gān wài dǎn'guǎn'ái TNM fēnqī

肝外胆管癌 TNM 分期（TNM staging of extrahepatic bile duct cancer） 国际抗癌联盟（UICC）和美国癌症联合委员会（AJCC）根据肝外胆管癌侵及范围、区域淋巴结受累情况以及有无远处转移做出的分期系统（表1）。

（潘兰兰）

dǎn'guǎn'ái huàliáo

胆管癌化疗（chemotherapy of bile duct cancer） 应用化学药物治疗胆管癌的方法。胆管癌对化疗不很敏感，但仍有一定效果。胆管癌首选治疗方式是根治术，包括部分肝叶、肝段切除以及肝外胆

表 1 肝外胆管癌 TNM 分期和临床分期（UICC/AJCC，2017）

TNM 分期	临床意义
T——原发肿瘤	
T_X	原发肿瘤无法评估
T_0	无原发肿瘤证据
T_{is}	原位癌
T_1	肿瘤浸润胆管壁，深度<5mm
T_2	肿瘤浸润胆管壁，深度 5～12mm
T_3	肿瘤浸润胆管壁，深度>12mm
T_4	肿瘤侵及腹腔静脉，肠系膜上动脉，和/或肝动脉
N——区域淋巴结	
N_X	区域淋巴结不能评估
N_0	无区域淋巴结转移
N_1	1～3 个区域淋巴结转移
N_2	4 个以上区域淋巴结转移
M——远处转移	
M_0	无远处转移
M_1	有远处转移
临床分期	
0 期	$T_{is}N_0M_0$
I 期	$T_1N_0M_0$
II A 期	$T_1N_1M_0$
II A 期	$T_2N_0M_0$
II B 期	$T_2N_1M_0$
II B 期	$T_3N_0M_0$
II B 期	$T_3N_1M_0$
III A 期	$T_1N_2M_0$
III A 期	$T_2N_2M_0$
III A 期	$T_3N_2M_0$
III B 期	$T_4N_0M_0$
III B 期	$T_4N_1M_0$
III B 期	$T_4N_2M_0$
IV 期	任何 T，任何 N，M_1

管的切除。在手术切除后可以考虑应用一些化疗药物，常用的有吉西他滨联合奥沙利铂的方案。

唯一证实胆管癌辅助化疗较单纯切除有显著生存益处的随机试验是 JCOG1202（ASCOT 试验。该研究将 440 例胆囊癌、肝胰壶腹癌、肝内或肝外胆管细胞癌经 R0/R1 切除的患者随机分为两组，一组单纯切除，另一组在切除后口服 24 周的替吉奥（S-1）。S-1 由以下 3 种成分按 1∶0.4∶1 的比例组成：替加氟（细胞毒性氟尿嘧啶的前体药物）、吉美嘧啶（5-氯-2,4-二羟基吡啶，二氢嘧啶脱氢酶的抑制剂，可防止氟尿嘧啶在消化道降解从而延长其半衰期）和奥替拉西（奥替拉西钾，乳清酸磷酸核糖转移酶的特异性抑制剂，该酶是使氟尿嘧啶在肠道内磷酸化的酶之一，氟尿嘧啶的磷酸化是该治疗相关腹泻的主要原因）。2022 年，ASCO 消化系统癌症研讨会上的报道显示，S-1 辅助治疗显著提高了总生存期（OS），但无复发生存期（RFS）有增加的趋势。S-1 的耐受性良好，胆道感染是最常见的 3 级或 4 级不良事件，发生率为 7.2%；腹泻、食欲减退和乏力的发生率各为 2.9%。

一篇 Cochrane 系统评价纳入了 4 项该类随机试验，评估了使用或不使用辅助化疗对可切除胆管细胞癌的益处，结果未能证实术后化疗能否影响全因死亡率，或能否影响严重不良事件发生率。研究者还指出，没有试验报告健康相关生命质量、癌症相关死亡率、肿瘤复发时间和非严重不良事件的数据。尽管如此，2019 年，美国临床肿瘤学会（ASCO）临床实践指南仍然建议，对于已切除的胆管癌患者，应予以 6 个月的卡培他滨单药辅助治疗（主要基于 BILCAP 试验）；而放化疗应仅用于有 R1 手术切缘的肝外胆管细胞癌术后的患者。

（潘兰兰）

dǎn'guǎn'ái fàngshè zhìliáo

胆管癌放射治疗（radiotherapy of bile duct cancer）

通过放射线照射破坏癌细胞的 DNA 而治疗胆管癌的方法。包括术中放疗、术后定位放疗及分期内照射等。对于 R2 切除术后的局限性胆管细胞癌，通常予以基于氟嘧啶的放化疗。在这种情况下，治疗的主要益处是提高对疾病的局部控制。接受 R0 或 R1 切除术的胆管细胞癌患者行放疗联合或不联合化疗的益处尚不明确。尽管缺乏有益处的证据，2019 年，美国临床肿瘤学会（ASCO）临床实践指南仍建议，有 R1 切缘的肝外胆管癌切除患者应行放化疗，其主要依据为 SWOG-0809 Ⅱ期研究的结果。

放化疗方案：在放疗期间首选输注氟尿嘧啶。但卡培他滨因使用方便而更受青睐。所选剂量借鉴了基于卡培他滨的直肠癌放化疗经验。

另有一些医疗机构首选 4 个周期的卡培他滨+吉西他滨，随后进行同步放疗+口服卡培他滨，这是 SWOG S0809 试验所用的方案。

3 周的吉西他滨单药治疗后，使用基于氟尿嘧啶的同步放化疗和额外 3 个月的吉西他滨单药治疗，这与胰腺癌的辅助治疗方案相同。

（潘兰兰）

dǎnnáng xīròuyàng bìngbiàn

胆囊息肉样病变（polypoid lesion of gallbladder）

起源于胆囊壁并向胆囊腔内呈局限性隆起的一类疾病的总称。又称胆囊隆起样病变，可呈球形或半球形，有蒂或无蒂，多为良性。胆囊息肉恶变是指胆囊息肉样病变在发生发展过程中转化为恶性的胆囊癌。

分类 胆囊息肉样病变在病理学上分为良性肿瘤性息肉和假瘤性息肉两大类。良性肿瘤性息肉包括腺瘤、纤维瘤、脂肪瘤、血管瘤和平滑肌瘤等。假瘤性息肉指外观像肿瘤的非肿瘤性病变，包括胆固醇息肉、炎性息肉和胆囊腺肌症等。胆囊息肉最常见的是胆固醇息肉、其次为炎性息肉、腺瘤等。胆固醇息肉、炎性息肉无恶变倾向，但腺瘤性息肉、腺肌症等都有恶变可能，文献报道恶变率为 11%~28.5%，故胆囊腺瘤属于癌前病变。

病因和发病机制 胆囊息肉样病变的危险因素有如下几方面。①单发病变：恶性病变均为单发，而非恶性病变者单发仅为 46%。②病变直径：恶性病变直径多大于 10mm，良性息肉直径多小于 10mm，随着病变体积的增大，其恶变概率越高。③年龄：一般认为，年龄超过 50 岁是胆囊息肉恶变的高危因素。④是否带蒂：无蒂是息肉恶变的重要病理学特征，可能是因为多数胆囊癌来源于平坦、上皮不典型增生的原位癌。⑤有增大趋势的病变：良性息肉可维持一定大小长期无变化，一旦有增大趋势，应警惕恶变可能。⑥合并胆囊结石：胆囊息肉合并结石增加恶变概率。这可能是因为结石对胆囊黏膜的反复机械刺激，引起胆囊黏膜反复炎症、损伤，导致胆囊壁上皮化生和不典型增生，进而恶变。另外，胆石引起的胆道梗阻和炎症可引起胆酸转化成次级胆酸，次级胆酸中的去氧胆酸和酮胆酸可转化为 20-甲基胆蒽，该物质有较强的致癌作用。⑦其他：女性、有临床症状者恶变概率亦较高。

临床表现 临床可无症状，也可出现右上腹不适等非特异性表现。超声内镜下可见胆囊腔内与胆囊壁相连的隆起性病变，病变多无声影。

治疗 绝大部分胆囊息肉样病变无恶变倾向，而胆囊切除后可引起一系列症状，如脂肪泻、腹胀、胆汁反流性胃炎和消化不良等。此外，胆囊切除后还可增加结肠癌的发病率。因此，对于胆囊息肉样病变是否行胆囊切除应慎重。但对于有高危因素者，尤其是肿瘤直径大于 10mm、合并胆囊结石的无蒂息肉，应提高警惕，建议胆囊切除，术中行冰冻病理检查，一旦病理证实为恶性，应按照胆囊癌处理。

（毕新宇）

dǎnnáng'ái Nèiwén fēnqī

胆囊癌内文分期（Nevin staging of gallbladder cancer） 美国外科医师詹姆斯·内文（James E. Nevin，1931～2005 年）于 1976 年首先提出的原发性胆囊癌的临床病理分期。其依据是胆囊癌组织浸润和扩散的范围，分为 5 期：Ⅰ 期，黏膜层内原位癌；Ⅱ 期，侵犯胆囊黏膜和肌层；Ⅲ 期，侵犯胆囊壁全层；Ⅳ 期，侵犯胆囊壁全层伴有淋巴结转移；Ⅴ 期，侵犯或转移至肝及其他部位。其后，多纳休（Donahue JH）将内文分期进行修订，将癌组织侵犯邻近肝组织归为 Ⅲ 期，而非邻近肝组织受累归为 Ⅴ 期。

内文分期简便实用，缺点是较粗糙，未对淋巴结转移进行分组，也未将肝动脉和/或门静脉侵犯等因素考虑在内。例如，位于肝床面的胆囊癌很早就发生了肝浸润转移，而此时尚无淋巴结转

移，这类患者在内文分期中属于晚期，但经过根治性手术可以取得良好的效果。另外，有些病例虽无肝浸润，但已有远处淋巴结转移，这类患者虽然分期较早，但预后极差。随着对胆囊癌认识加深及治疗理念的改变，内文分期已逐渐被 TNM 分期取代。

（毕新宇）

dǎnnáng'ái TNM fēnqī

胆囊癌 TNM 分期（TNM staging of gallbladder cancer） 国际抗癌联盟（UICC）和美国癌症联合委员会（AJCC）根据胆囊癌侵及范围、区域淋巴结受累情况以及有无远处转移做出的分期系统（表 1）。

（潘兰兰）

表 1 胆囊癌 TNM 分期和临床分期（UICC/AJCC，2017）

TNM 分期	临床意义
T——原发肿瘤	
T_X	原发肿瘤无法评估
T_0	无原发肿瘤证据
T_{is}	原位癌
T_{1a}	肿瘤侵及固有层
T_{1b}	肿瘤侵及肌层
T_{2a}	侵及腹膜面的肌周结缔组织，但未穿透浆膜
T_{2b}	或侵及肝脏面的肌周结缔组织，但未进入肝
T_3	穿透浆膜和/或直接侵入肝和/或一个邻近器官或结构，如胃、十二指肠、结肠、胰腺、网膜或肝外胆管
T_4	侵及门静脉，或肝动脉，或两个或更多肝外器官或结构
N——区域淋巴结	
N_X	区域淋巴结不能评估
N_0	无区域淋巴结转移
N_1	1～3 个区域淋巴结转移
N_2	4 个以上区域淋巴结转移
M——远处转移	
M_0	无远处转移
M_1	有远处转移
临床分期	
0 期	$T_{is}N_0M_0$
Ⅰ 期	$T_1N_0M_0$
Ⅱ A 期	$T_{2a}N_0M_0$
Ⅱ B 期	$T_{2b}N_0M_0$
Ⅲ A 期	$T_3N_0M_0$
Ⅲ B 期	$T_{1\sim3}N_1M_0$
Ⅳ A 期	$T_4N_{0\sim1}M_0$
Ⅳ B 期	任何 T，N_2M_1
Ⅳ B 期	任何 T，任何 N，M_1

胆囊癌外科治疗（surgical treatment of gallbladder cancer）

dǎnnáng'ái wàikē zhìliáo

采用手术切除来治疗胆囊癌的方法。胆囊癌手术包括切除胆囊（切缘为肝组织，T_{1a} 期除外），伴或不伴区域淋巴结清扫和胆总管切除术。如果冷冻切片检查胆囊管残端呈阴性，则进行区域淋巴结切除清扫；如果阳性，则进行区域淋巴结清扫加肝外胆管切除术。可能需切除粘连受累的邻近脏器。胆囊癌的手术方式有以下几种：

单纯胆囊切除术：极早期（T_{is} 期、T_{1a} 期）胆囊癌行单纯胆囊切除术即可治愈。

扩大胆囊切除术：将胆囊连同胆囊床毗邻的至少 2cm 肝组织整块切除。根据肿瘤的位置（胆囊底部、体部或颈部），可能宜行正规中央肝叶切除术（Ⅳb 段和 Ⅴ 段）。一般推荐开腹手术而非腹腔镜手术。

胆管切除术：若大体可见肿瘤侵入胆总管，或无法获得胆囊管阴性切缘（根据冷冻切片显示），则应行肝外胆管切除。

淋巴结清扫：如果胆囊癌的分期大于 T_{1a}，则无论是否切除胆管，都要行淋巴结清扫术。一般在术中很难判断淋巴结是否受累，因此即使外观正常的淋巴结也应切除。胆囊癌区域淋巴结清扫术需切除肝门内和沿肝十二指肠韧带的所有淋巴结，包括胆囊管、胆总管、肝动脉和门静脉淋巴结。

肝切除术：若肿瘤位于胆囊底部或体部，则通常距离入肝结构足够远，通过在胆囊窝至少 2cm 的非解剖性楔形切除或肝Ⅳb 和 Ⅴ 段的解剖性切除可以达到切缘阴性。

腹腔镜穿刺孔部位的切除：腹腔镜手术不会降低意外发现胆囊癌患者的生存率，但有报道穿刺孔部位出现复发。因此，在腹腔镜胆囊切除术后再次探查时建议切除穿刺孔部位，但根治性切除术无需切除之前的腹腔镜穿刺孔。如果在穿刺孔处发现肿瘤，则表明已有腹膜播散，即使切除穿刺孔部位亦无法获得治愈或带来改善。

（潘兰兰）

胆囊癌根治性切除术（radical resection of gallbladder cancer）

dǎnnáng'ái gēnzhìxìng qiēchúshù

适用于胆囊癌已有胆囊外侵犯，但尚属可以切除的范围。手术类型有 3 种。①胆囊癌根治性切除：包括肝组织、胆囊、肝十二指肠韧带上淋巴组织；保存肝外胆管、肝动脉和门静脉，用于较局限的胆囊癌。②附加肝叶（右叶、右三叶、肝中叶和左三叶）切除的胆囊癌根治性切除：用于有一侧的肝内转移时。③附加邻近脏器切除的胆囊癌根治性切除：如同时切除横结肠、胰头十二指肠等。当需要同时做肝右叶切除和胰头十二指肠切除时，由于手术的范围广泛，创伤极大，而患者术后能长期生存的机会较少，手术死亡率较高，只有在充分衡量之后，根据患者情况和愿望以及现有设备与技术条件做出决定。

（潘兰兰）

胆囊癌联合脏器切除术（gallbladder cancer combined with organ resection）

dǎnnáng'ái liánhé zàngqì qiēchúshù

有远处转移的 T_4 期胆囊癌侵犯周围器官者，可以联合脏器切除。肝胰十二指肠切除术（HPD）是一种多内脏切除手术，定义为整个肝外胆管系统与相邻的肝和胰十二指肠的联合切除手术，但该手术后生存率较低，治疗胆囊癌的价值仍有争议。

（潘兰兰）

胆囊癌扩大根治术（expanded radical resection for gallbladder cancer）

dǎnnáng'ái kuòdà gēnzhìshù

将胆囊连同胆囊床毗邻的至少 2cm 肝组织整块切除的手术方式。根据肿瘤的位置（胆囊底部、体部或颈部），宜行正规中央肝叶切除术（Ⅳb 段和 Ⅴ 段）。

一般推荐开腹手术而非腹腔镜手术。但对于早期（T_{1a}）胆囊癌也可行计划性腹腔镜手术，因为早期胆囊癌患者的淋巴结转移风险很低，可免于接受根治性的手术切除。但术前分期确定 T_{1a} 期并不完全可靠，若肿瘤分期不当会造成切除不充分和日后复发的风险。

一些专科中心对意外发现的胆囊癌开展腹腔镜再次手术切除，肿瘤学结局与开腹再次切除相当。但这些研究是非随机性且规模较小，不足以作为科学的结论。

（潘兰兰）

胆囊癌化疗（chemotherapy of gallbladder cancer）

dǎnnáng'ái huàliáo

应用化学药物治疗胆囊癌的方法。全身性化疗对进展期胆囊癌的效果欠佳，客观缓解率为 10%~60%。

姑息性化疗：对于局部区域进展期不可切除胆囊癌以及发生远处转移的患者，如果能耐受姑息性化疗，则可选择此方法。随机试验尚未确定最佳方案，还不能推荐将任何单药化疗或联合化疗方案作为所有患者的标准治疗。

治疗方案包括：吉西他滨+顺铂；吉西他滨+卡培他滨或吉西他滨+替吉奥（S-1）；吉西他滨+奥沙利铂（GEMOX）。对于血清胆红素水平大于 1.6mg/dl 的患者，可用氟嘧啶（FU）+奥沙利铂的联合治疗方案［如卡培他滨+奥沙利铂（CAPOX）或奥沙利铂+亚叶酸（LV）+短期输注 5-氟尿嘧啶（5-FU）（FOLFOX）］来替代基于吉西他滨的方案。对于体能状态处于临界水平/有大量合并症的患者，建议吉西他滨单药治疗（Grade 2C）。也可使用卡培他滨单药治疗或 LV 调节 FU，也可仅进行支持治疗。

二线治疗：含吉西他滨初始方案失败后，尚无任何方案可以作为标准治疗。对于适合分子靶向治疗或免疫治疗的进展期胆囊癌，可靶向检测错配修复缺陷/微卫星不稳定性、程序性细胞死亡配体 1（PD-L1）过表达以及其他特定分子学改变（可能有适合的靶向治疗），最好在临床试验中进行。

对于大多数接受吉西他滨+顺铂治疗期间疾病进展的患者，如体能状态仍良好，建议采用 FOLFOX 方案（Grade 2B）。另一选择是伊立替康脂质体+LV 调节的 5-FU。

其他效果明确的二线治疗方案包括氟嘧啶单药治疗、伊立替康单药治疗、CAPOX，如最初使用的是不含吉西他滨的方案，还可使用吉西他滨+卡培他滨。

二线治疗的另一选择是免疫治疗。如有错配修复缺陷/高度微卫星不稳定性肿瘤，或有高水平肿瘤突变负担时，可使用帕博利珠单抗；如果过表达 PD-L1，可尝试纳武单抗；其他患者可考虑纳武单抗+伊匹木单抗。

（潘兰兰）

dǎnnáng'ái fàngshè zhìliáo

胆囊癌放射治疗（radiotherapy of gallbladder cancer）

通过放射线照射破坏癌细胞的 DNA 而治疗胆囊癌的方法。对于接受了胆囊癌潜在治愈性切除术的患者，术后外照射放疗（EBRT）能降低局部复发率。许多回顾性研究采用的方案包括单纯放疗、单纯化疗或放化疗（通常同步给予氟嘧啶类药物）。结论是：与未接受放疗的患者相比，接受了含放疗（尤其剂量≥40Gy 时）的治疗方案的患者生存期延长。

术中辅助放疗：术中放疗（IORT）能将大剂量射线精确照射到肿瘤区域，同时保护对放射敏感的周围结构。IORT 对胆囊癌的治愈和姑息治疗均有益。一项非随机研究显示，在 27 例接受 T$_4$ 或 N$_1$ 期（依据 2010 年版胆囊癌 TNM 分期标准，按阳性淋巴结的位置来定义 N$_1$ 期病变）胆囊癌切除的患者中，17 例接受了 IORT 联合或不联合术后 EBRT。手术切除加 IORT 的患者和仅行切除术患者的 3 年累积生存率分别为 10% 和 0。然而，考虑到没有支持 IORT 益处的高质量证据，IORT 并未得到普及。

对于无转移的局部进展期不可切除胆囊癌，单行放疗极少能够控制肿瘤，建议接受基于氟嘧啶的同步放化疗（Grade 2C）。

对于接受放化疗+辅助化疗的患者，放化疗与化疗的最佳组合方式尚不明确。一般优选从化疗开始（完成 3~4 个月的全身性治疗），因为对于注定会发生早期远处转移的患者，有可能不再考虑进行放疗。

（潘兰兰）

yídǎoxìbāoliú

胰岛细胞瘤（islet cell tumor）

发生于胰岛细胞的肿瘤。多发生在胰腺尾部。一般为单发，呈圆形或椭圆形、实性，肿瘤较大时内可见囊性区，包膜完整，与正常胰腺分界清楚。根据是否存在激素过量分泌的表现，将其分为功能性胰岛细胞瘤和无功能性胰岛细胞瘤。无功能性胰岛细胞瘤在胰岛细胞瘤中占 1/5~1/4。

功能性胰岛细胞瘤 体积较小，与发现较早有关。

分类 主要包括胰岛素瘤、胃泌素瘤、胰高血糖素瘤、胰血管活性肠肽瘤和生长抑素瘤等，以胰岛素瘤较多见，除胰岛素瘤外大多数功能性胰岛细胞瘤为恶性。肿瘤一般为单个，多数有较完整包膜，大小取决于功能类型。肿瘤生长较缓慢，良、恶性功能性胰岛细胞瘤的形态学诊断指标尚待研究。肿瘤若有包膜、间质、血管的侵犯、细胞广泛异形性以及肿瘤大片坏死者提示恶性可能。诊断恶性肿瘤的唯一可靠的指标是发生远处转移，转移部位常为肝、区域淋巴结、肺、骨和肾等。

胰岛素瘤 发病率在功能性胰岛细胞瘤中占 60% 以上，年发病率约 1/100 万人。男女比例约 1：2。大约 10% 为恶性。典型的临床表现为惠普尔（Whipple）三联征，有时可有神经精神症状如视物模糊、行为举止异常等。约 10% 胰岛素瘤合并 I 型多发内分泌肿瘤综合征，此时可为多发及恶性。

胃泌素瘤 即佐林格-埃利森综合征（ZES）。发病率约为胰岛素瘤的 1/3，为第二常见的功能性胰岛细胞瘤。血清中胃泌素增高，临床表现为反复发作及罕见部位的消化性溃疡（ZES），约 60% 为多发，60% 为恶性，20%~60% 合并 I 型多发内分泌肿瘤综合征。应注意胃泌素瘤也可发生在胰外，包括胃窦、十二指肠近端及卵巢。

胰高血糖素瘤 较罕见，发病率为每年 0.2/100 万以下。临床表现为游走性坏死性红斑，由胰高糖素过多及氨基酸缺乏所致；还可有腹泻、贫血、舌炎和阴唇阴道炎等。70%为恶性。

血管活性肠肽瘤　临床特点为水样腹泻、低钾、低氯和酸中毒等。约半数为恶性，很少发生于Ⅰ型多发内分泌肿瘤综合征。其他生长抑素瘤、胰多肽瘤等均极罕见。

诊断　肿瘤定位十分重要，多采用经腹B超成像及CT增强扫描，对非损伤性影像检查阴性或可疑者，可采用选择性腹腔动脉造影、经内镜超声成像或术中超声成像进行定位诊断。

经腹超声　显示胰岛素瘤为胰腺组织回声低结节，周围有较高回声环，检出率约为70%，多发者仅为15%。胃泌素瘤表现为高回声或等回声，周围有较低回声环，对等回声的病变，仅能在有胰腺轮廓改变时被检出，检出率约为30%（胰内41%，胰外16%），90%的胃泌素瘤发生在"胃泌素瘤三角区"，即胆囊和胆总管交界处、十二指肠降部与水平部交界处和胰颈、体交界处连成的三角区。该处常被肠内气体、液体遮蔽，术前超声成像难以检出。

CT　采用螺旋CT双期（动脉期、门静脉期）增强薄层扫描，肿瘤在动脉期较正常的胰腺组织明显强化，门静脉期密度仍高于正常胰腺，部分呈等密度；少部分病例动脉期、门静脉期均为低密度。CT检出率可达77%~86%，胃泌素瘤血供不如胰岛素瘤丰富，动脉期密度一般高于正常胰腺组织。

磁共振成像（MRI）　MRI动态增强扫描及脂肪抑制序列也很有价值，T1WI低信号，脂肪抑制序列病变显示更清晰T2WI呈高信号，肿瘤较小时易漏诊。由于大多数胰岛素瘤为富含血管肿瘤，故动态增强扫描敏感性高，尤其是动脉期扫描较周围正常胰腺增强明显，强化可为均匀的环状强化或不均匀的弥散性强化，强化持续时间较长，门静脉期仍呈较明显的增强。恶性胰岛素瘤，可出现富血供的肝转移灶。与胰腺癌相比，各种胰岛细胞瘤均极少引起胰腺主胰管的阻塞，周围血管受侵的概率也较低，且T2WI脂肪抑制像上肿瘤的边界相对较清晰。胃泌素瘤的血供不如胰岛素瘤丰富。恶性胃泌素瘤肝转移灶血供丰富，亦表现为明显的环状强化。

超选择性血管造影　可显示毛细管期、静脉早期（注射对比剂后4~8秒）肿瘤染色，诊断胰岛细胞瘤的灵敏度为54%~89%，胃泌素瘤灵敏度为64%~100%，诊断多发肿瘤的灵敏度在29%以下。但血管造影属损伤性检查。此外，太小和/或乏血供的肿瘤可被漏诊。在有典型的临床症状及实验室检查确诊的患者，术中超声对定位很有帮助。术中超声可检出直径小于4mm的肿瘤，灵敏度为84%~88%。术中超声结合外科医师术中触诊，定位的准确性可达100%。胰高糖素瘤、血管活性肠肽瘤和生长抑素瘤等多较大，最大径均在5cm以上，可由超声、CT/MRI检出。除胰岛素瘤外，其他功能性胰岛素细胞瘤在确诊时往往可见肝转移瘤，转移瘤也呈高血供。

无功能性胰岛细胞瘤　好发于胰头和胰尾，约50%无功能胰岛细胞瘤位于胰头部。大的肿瘤内常有出血、坏死、囊变和钙化，较少包绕、推挤及侵犯邻近大血管。显微镜下组织结构和细胞形态与功能性胰岛细胞瘤相似。80%~100%为恶性或潜在恶性，但仅能通过其生物学行为有无转移作出判断。转移部位包括肝、腹内淋巴结、腹膜、骨、肺和肾等。肿瘤生长慢，预后较好，手术切除后3年生存率达60%，5年生存率44%。

临床表现　无临床特异性内分泌症状，多数在检查时发现肿瘤，其体积一般较大，往往以占位病变引起的继发症状如腹胀、腹痛、背痛、胃肠道出血和体重下降等就医。好发于中青年女性，男女之比约1:4。肿瘤直径一般3~24cm，大于5cm者约72%，大于10cm者约30%。

诊断　多采用影像学检查。

超声　表现多样，肿瘤较小时可为均质低回声或中等回声，边界清晰光整。较大的肿瘤多伴有囊性变，内部呈不均质回声，肿瘤边缘大多清晰，也可欠清。肿瘤对周围器官和组织主要为推压改变，与胰腺癌的浸润生长不同。彩色多普勒显示肿瘤内血流丰富。

随着肿瘤的不断增大，其部分或大部分区域因缺血而变性坏死和囊性变，一般肿瘤越大缺血变性坏死和囊性变情况越严重，变性坏死及囊性变与囊腺瘤的原发囊性变不同，其囊变坏死区与实性部分的分界较模糊，呈移行改变，是其特点之一。而囊腺瘤的原发囊性变与实性部分分界清楚。

CT　表现为囊性、囊实性及小片低密度变性坏死区，增强扫描囊实性分界较平扫清楚。肿瘤大而囊变区小，常提示恶性。无功能胰岛细胞瘤是高血供肿瘤，CT增强扫描提示肿瘤实性部分强化，强化程度高于正常胰腺组织，动脉期肿瘤高于正常胰腺实质。肿物的坏死部分呈低密度，肿物内也可有钙化。肿瘤出血与钙化不少见，出血原因不明，可能是肿瘤大面积缺血变性、坏死过程中其内丰富的肿瘤小血管破裂所致。

MRI T1WI 肿瘤呈不均匀低信号，T2WI 呈混杂高信号影，较胰腺癌和正常胰腺组织的信号高，可能与囊变坏死及出血有关，MRI 增强扫描肿瘤的实性部分也表现为明显强化，程度高于正常胰腺组织，MRI 梯度回波同层动态增强扫描显示其增强特点更佳，是其较有特征的影像表现。

鉴别诊断 需与以下疾病鉴别。

器质性疾病 ①胰外肿瘤：多为体积大的恶性肿瘤，如间质细胞瘤、肉瘤、肝胆癌瘤、肾上腺瘤、胃癌和结肠癌，分泌胰岛素样物质及消耗过多糖类。②严重肝病：糖原分解和糖异生障碍。③恶性肿瘤：过度消耗糖原。④内分泌疾病：肾上腺糖皮质激素不足引起者较为多见，而肾上腺素、胰高血糖素和甲状腺激素不足引起者少见。⑤先天性糖代谢障碍：与糖代谢有关的酶缺乏。⑥胰岛素受体抗体异常：发挥胰岛素样作用。

功能性疾病 无直接引起低血糖症的器质性疾病，多为进食后胰岛素 B 细胞受刺激分泌胰岛素过多。最常见的为反应性低血糖；胃切除后倾倒综合征引起摄食性低血糖，多发于餐后 2～3 小时；早期糖尿病：胰岛素分泌迟缓可引起餐前低血糖，多发生于餐后 4～5 小时。

治疗 主要为手术治疗，无法手术者或急症者则采取非手术的药物治疗。

急症处理 对于有急性低血糖或低血糖昏迷者，输注葡萄糖是最有效的治疗措施。症状轻者可口服，而症状重者则采用输注 50% 葡萄糖 40～100ml，可重复输入直至清醒。清醒后静脉输入 10% 葡萄糖，维持血糖水平在 11.1mmol/L 左右。

手术治疗 胰岛细胞瘤的诊断一经明确，在条件允许的情况下应及早手术切除肿瘤。手术方式应根据肿瘤部位、数目、良恶性等因素而决定。对于位于胰腺表面、体积小并单发的良性胰岛素瘤，行单纯肿瘤切除即可。当肿瘤位于胰腺体尾部，体积较大较深、多发或良恶性难以鉴别者，可行胰体尾部切除术。胰头部的良性胰岛素瘤，可采用楔形切除，但切缘应距肿瘤 0.5～1cm。术中应避免损伤胰管。一旦损伤胰管，应行胰腺空肠吻合术；如果胰管与胆总管均被损伤，则应行胰十二指肠切除术。

药物治疗 胰岛素瘤在术前准备阶段，手术禁忌、术后残余肿瘤或不能行手术切除的肿瘤患者可考虑采用以下药物治疗。①二氮嗪：抑制胰岛素分泌，有升糖作用；其副作用少见，大剂量可有钠水潴留、多毛等副作用。②链脲霉素：联合 5-氟尿嘧啶，至少连用 5 天，6 周 1 疗程。③苯妥英钠：抗惊厥药。④生长抑素：抑制胰岛分泌功能。

饮食调理 胰岛细胞瘤患者应少食多餐，低糖高蛋白、高脂饮食，及时补糖，减少对胰岛素分泌的刺激等。

(田艳涛 赵平)

Huìpǔ'ěr sānliánzhēng

惠普尔三联征（Whipple syndrom） 有低血糖的症状和体征；发作时血糖低于 2.8mmol/L；给予外源性葡萄糖使血糖水平恢复正常后症状迅速缓解，上述症状的总称。又称胰岛素瘤三联症。

临床表现 低血糖症状多于清晨、空腹、劳累后或情绪紧张时发作，间隔时间为数日、数周或数月发作 1 次不等。但并非所有患者都有非常典型的症状，有的表现为慢性的低血糖症状，为了代偿低血糖而兴奋交感神经，表现为面色苍白、四肢发凉、出冷汗、心悸和手颤腿软等。当疾病未得到控制，脑细胞缺乏葡萄糖供能，可出现不同程度的意识障碍，如精神恍惚、嗜睡、昏迷等，也可表现为反应迟钝、智力减退等，当低血糖反复发作，大脑皮质受到进一步抑制时，可出现精神异常，症状多种多样，有时被误诊为精神疾病。

诊断 根据典型的惠普尔三联征可确诊胰岛素瘤，还需要进一步做 B 超、CT、磁共振成像（MRI）、腹腔动脉造影、选择性门静脉系统分段取血（SPVS）和选择性动脉注射亚甲蓝等确定肿瘤的位置。

治疗 包括手术治疗和非手术治疗。

手术治疗 确诊胰岛素瘤后应及早手术切除。手术方式应根据肿瘤部位、数目、良恶性等因素决定：①对于位于胰腺表面、体积小并单发的良性胰岛素瘤，行单纯肿瘤切除即可。②当肿瘤位于胰腺体尾部，体积较大较深、多发或良、恶性难以鉴别者，可行胰体尾部切除术。③胰头部的良性胰岛素瘤，可采用楔形切除，但切缘应距肿瘤 0.5～1cm。术中应避免损伤胰管。一旦损伤胰管，应行胰腺空肠吻合术；如果胰管与胆总管均被损伤，则应行胰十二指肠切除术。④术中经全面探查仍找不到肿瘤者，可行胰体尾部切除术，因为占 2/3 以上的胰岛素瘤位于体尾部。一般不主张行全胰切除术。⑤如果病理检查证实为胰岛细胞增生，往往需切除 80% 以上的胰腺组织。

术中注射事项　①术中强调无糖输液和随时监测血糖的变化。②肿瘤组织全部切除后，血糖可比未切除前升高 2 倍，未见升高者需等待 90 分钟后才能认为肿瘤未完全切除。③有时病理检查对良、恶性胰岛素瘤也很难鉴别，这时应仔细检查有无肝或胰周淋巴结转移，若有转移即为恶性肿瘤。

术后处理　①术后 5 天内每日测定血糖和尿糖，部分患者可出现术后高血糖，且有尿糖，可通过调节葡萄糖液的输入量和速度来控制，少数患者需胰岛素控制。一般可在 15～20 天下降。②部分患者在肿瘤切除术后症状重新出现，可能为多发性肿瘤术中有遗漏或术后肿瘤再生。③术后常见并发症有胰瘘、假性胰腺囊肿、术后胰腺炎和膈下感染等。

非手术治疗　对少数不能手术的患者，可长期服用氯苯甲嗪，以抑制胰岛素的分泌。增加餐次、多吃糖类也可缓解低血糖症状。对于恶性肿瘤或已有肝转移者，可采用二氧化氮（NO_2）或链脲霉素，该药对胰腺 B 细胞有选择性损害，对转移性胰岛细胞癌也有一定疗效。左旋门冬酰氨酶、链黑霉素对恶性胰岛素瘤也有作用。

（田艳涛）

yídǎoxìbāo'ái

胰岛细胞癌（islet cell carcinoma）

低度恶性、生长缓慢的起源于胰岛 B 细胞的恶性肿瘤。属于胰腺内分泌肿瘤，临床罕见，仅占胰岛细胞瘤的 10%～15%，年发病率低于 1/100 万。任何年龄均可发生，以青壮年多见，男女比例约 1.3∶1。

分类　根据肿瘤是否有功能将胰岛细胞癌分两类：具有内分泌功能，称胰岛素癌；血浆激素水平正常或升高但不伴明确临床症状，称无功能性胰岛细胞癌。

病因和发病机制　病因尚不清楚。分子生物学研究显示，11 号染色体的杂合性缺失与胰腺内分泌肿瘤的发生相关。散发性胰腺内分泌肿瘤 11q13 杂合性缺失约占 40%，并且良恶性胰腺内分泌肿瘤均可发生。此外，肿瘤恶性进展过程中还伴有多种癌基因的活化，如 *myc*、*TGF-α* 和 *ras* 等，这可能是胰岛细胞癌发生中的早期事件。

病理特征　无功能胰岛细胞癌虽然具有恶性肿瘤的一般形态特点，如体积较大、出血、坏死、瘤细胞异型性和核分裂象较多、局部浸润或侵犯血管及神经周围淋巴间隙等，但不足以作为恶性肿瘤的绝对诊断指标，仅可作为参考，或诊断为可疑恶性。最终定性只有发现肿瘤转移，常见的是局部淋巴结和肝首先受累。所有胰腺内分泌肿瘤在光镜下都有相似表现。免疫组化染色可以显示肿瘤细胞内的特异性激素。胰岛细胞癌主要由 B 细胞构成，有完整或不完整的纤维包膜。一般较大的肿瘤包膜完整、而较小的肿瘤缺乏完整包膜。光镜下见，瘤细胞常排成小梁状、条带状、实性或弥漫排列。细胞核圆或卵圆，染色质匀细，有不明显的核仁，偶尔可见到大核。胰岛细胞癌中常可见到淀粉样物沉积，形态类似甲状腺髓样癌。免疫组化染色胰岛素或前胰岛素阳性，但同一肿瘤不同部位的染色强度差别很大。

临床表现　95% 以上的胰岛素癌位于胰腺内，以体尾部多见。在胰头部约占 20%；5% 位于十二指肠、肝门及胰腺附近，称异位胰岛素癌，肿瘤直径一般小于 2cm。少数尚合并其他部位的内分泌肿瘤，如甲状旁腺瘤、肾上腺皮质腺瘤和垂体瘤等，称多发性内分泌肿瘤 1 型（MEN-1）。

无功能性胰岛细胞癌　少有临床症状，就诊时往往肿块巨大。由于病变多发生在胰体尾，不易造成胰管胆管的阻塞，往往瘤体很大时患者也无明显临床症状或症状轻微，如食欲减退、轻度上腹痛或背痛。若病变发生在胰头造成胆管或胰管阻塞。具有内分泌功能的肿瘤引起内分泌改变则临床症状出现较早。

功能性胰岛细胞癌　症状复杂多样，可表现为低血糖造成的脑部症状，如头痛、复视、饥饿、行为异常、神志不清和昏睡以致昏迷，甚至一过性癫痫发作。也可以表现为低血糖后的代偿反应，交感神经兴奋、儿茶酚胺大量释放入血的表现，如出汗、心悸、脉速、震颤和面色苍白等。这种低血糖发作症状可以自行缓解或在摄取葡萄糖后迅速缓解，但对发作的情况不能记忆。长期低血糖发作将导致中枢神经系统的永久性损害，重者可有精神病表现。

诊断　包括定性诊断和定位诊断。

定性诊断　首先确定症状是否由低血糖引起，经典的惠普尔（Whipple）三联征对诊断具有重要意义。惠普尔三联征包括：自发性周期性发作的低血糖症状、昏迷及其精神神经症状；空腹或发作时血糖低于 2.8mmol/L；口服或静脉推注葡萄糖可迅速缓解症状。测定血清胰岛素水平较血糖更为直接，特别是同时测定空腹或症状发作时免疫反应性胰岛素（IRI）和血糖（G），并计算其比值，如 IRI/G>0.3 则有较大诊断价值。饥饿试验简单可靠，其他方法还有胰岛素抑制试验、血清 C 肽测定、甲苯磺丁脲试验和钙激发试验等。对于无功能胰岛细胞癌，定性诊断主要依靠术前穿刺细胞学诊断。但由于胰腺位置深在，而胰岛细胞癌往往较小，术前常难以获得穿刺病理诊断。若肿瘤位于胰腺头颈部，超声内镜引导下穿刺细胞学诊断是可行的方法。

定位诊断 B 超、CT、磁共振成像（MRI）和数字减影血管造影（DSA）等多种方法有助于发现肿瘤，但均有局限性。

CT 对直径大于 2cm 的肿瘤诊断阳性率高，而对直径小于 1cm 的肿瘤诊断阳性率低。由于多数（75%）胰岛细胞癌直径小于 2cm，普通层厚 CT 平扫不易发现病灶。薄层 CT 扫描可以显示轻微的胰腺轮廓改变，有助于避免较小肿瘤的漏诊。

MRI 表现为 T1WI 呈低信号，T2WI 呈高信号，增加脂肪抑制序列后病变显示更清晰。动脉期扫描肿瘤较正常胰腺增强明显，表现为均匀的环状强化或不均匀的弥散性强化。

超声内镜 对诊断胰岛细胞癌的灵敏度为 86%~94%，能够同时显示肿瘤与胰管胆管的关系，有利于手术方案的确定，已成为术前定位诊断的重要手段。但这一技术要求操作者具有丰富的经验，且对于胰尾部肿瘤的探查能力较弱。

生长抑素受体显像（SRS）可以对胰岛细胞癌及其转移灶进行无创定位，临床多使用放射性核素^{125}I（碘）或^{111}In（铟）标记的生长抑素显示胰岛细胞癌，其中以^{111}In 标记的二乙氨戊乙酸奥曲肽效果较好。选择性动脉血管造影曾经是首选诊断方法，阳性率可达 60%~80%，但已不作为一线检查。

动脉钙刺激肝静脉取血（AS-VS） 将动脉导管置入脾动脉、胃十二指肠动脉和肠系膜上动脉等部位，分别推入葡萄糖酸钙，然后通过下腔静脉逆行至肝静脉内的导管采血，测定相关激素含量。该方法将影像学表现和肿瘤的功能结合起来，诊断胰岛细胞癌的准确性可达 88%~100%，是最有效的隐匿性胰岛细胞癌定位方法。

其他还有经皮肝穿刺门静脉置管（PTPC）分段采血测定胰岛素。术中未能触及肿瘤或怀疑肿瘤多发时，术中超声也能有效定位肿瘤，并明确肿瘤与周围血管、胆管和胰管的关系，确定手术方式。首次就诊的患者可先选择腹部 B 超、CT 检查，若能正确定位，则进行超声内镜检查；只有在其他检查不能定位或再次手术时才选择 ASVS 等有创方法；如仍不能定位而患者症状明显，强烈要求手术的，可剖腹探查结合术中超声。

鉴别诊断 对于仅有自发性低血糖而无相应的胰岛素浓度升高，或仅有高胰岛素血症而无相应的低血糖，均应慎重考虑。需鉴别疾病主要有：①内源性胰岛素生成或转化异常，如胰岛增生、抗胰岛素抗体及抗胰岛素受体自身抗体的生成。②非胰岛细胞恶性肿瘤：某些胰外恶性肿瘤可刺激胰岛素释放或肿瘤本身分泌胰岛素样物质，巨大肿瘤对葡萄糖的利用增加，肿瘤对肝组织的破坏，对胰高血糖素分泌功能的干扰均可引起低血糖症状。③糖的摄入不足、利用或丢失过度：如慢性酒精中毒或营养不良；肝糖原合成或胰高血糖素储备缺陷；糖过分损失等。④药物性因素：外源性胰岛素以及降糖药物均可造成低血糖。

治疗 首选手术。对于胰岛素癌，术前、术中、术后应注意纠正内分泌紊乱。胰腺探查时应仔细触摸胰腺表面，容易忽略的部位是胰腺实质内和背侧，尤其是实质较厚的头部或钩突部。因此，不管在胰腺前面是否发现肿瘤，都应常规切开胰腺下缘的后腹膜，游离胰体尾。再将十二指肠侧腹膜打开，游离十二指肠，将手伸到胰头后，双合诊检查（Kocher 手法），可以发现绝大多数肿瘤。胰外探查应排除异位胰岛细胞癌的可能，探查肠系膜根部、脾门、十二指肠后、空肠上段和腹腔动脉周围等异位胰腺好发部位。还应仔细检查有无肝转移。

当肿瘤较小，用手触摸困难时，术中超声可协助诊断。对于可疑病变可用细针穿刺，立即送细胞学检查。由于多发胰岛细胞癌约占 10%，故在切除一个肿瘤后必须查明有无其他肿瘤残留。术前、术中监测血糖是一种简便有效的判断方法。胰岛细胞癌术中应尽量切除原发瘤和转移淋巴结，以及肝转移瘤，在一部分局部晚期而无转移的病例，可考虑行包括腹腔轴和肠系膜上静脉-门静脉汇合部位的扩大切除术。即使姑息性切除也可以改善患者的生存。手术范围应根据冷冻切片结果再结合具体情况决定。

胰岛细胞癌对化疗有一定的敏感性，对于无法手术切除或姑息性切除、伴有转移的胰岛细胞癌，可以采用药物治疗，常用化疗药物有链脲霉素、5-氟尿嘧啶和氮烯咪胺等，单药或联合均有一定疗效。对于多发性肝转移病灶，肝动脉栓塞或栓塞加经肝动脉灌注化疗是有效的方法，可缩小部分患者的转移灶。氯甲苯噻唑通过抑制 B 细胞释放胰岛素而改善低血糖症状。放射治疗应用很少。

预后 胰岛细胞癌发展缓慢，预后相对较好。但可引起低血糖症状，长期反复发作会导致脑组织功能性或器质性损害。晚期患者即使切除肿瘤，纠正低血糖，也难以消除神经损害症状，故该病确诊后应尽早手术。中国胰岛细胞癌治愈率达 91.2%。该病综合治疗预后比胰腺癌、胃癌和肠癌好，5 年生存率约 50%，即使发生肝转移也能长期带瘤生存。

（张建伟 赵 平）

yíxiàn hǎimiánzhuàng xuèguǎnliú

胰腺海绵状血管瘤 （pancreatic cavernous hemangioma） 发生于胰腺、由于静脉性血窦增生形成的良性血管瘤。简称胰腺血管瘤。十分罕见，发病率极低，女性较男性多见。

病理特征 组织学上，胰腺海绵状血管瘤由大片相互吻合的海绵状薄壁血管和腔隙组成，腔隙间有结缔组织分隔。作为血管内皮细胞起源的肿瘤，免疫组化染色显示，FVⅢ-Rag、CD31 和 CD34 等阳性。

临床表现 没有特异性。胰腺血管瘤的大小及部位不同，临床表现也不相同。当血管瘤较小或位于胰体部时，可能没有症状或仅有轻微的腹胀、不适。当肿瘤增长至一定程度时可出现腹痛、腹部包块。若侵及周围脏器，可出现梗阻或压迫症状，如侵犯十二指肠可出现上消化道梗阻表现，侵犯胆总管下段可出现黄疸。亦可有因肿瘤破裂导致的腹腔出血或急性消化道出血。

诊断 主要依据 B 超、CT 和磁共振成像（MRI）等影像学检查。

B 超 多以高回声为主，内部可出现不规则的低回声区，多普勒通常表现为无血流信号或低速静脉血流信号。

CT 表现为肿瘤可被造影剂快速强化，达到与大动脉相近的密度，并于延迟扫描时保持等密度或稍高密度。但有部分胰腺海绵状血管瘤在 CT 上并不能被很好地强化，其原因可能是肿瘤没有较大的供应血管，肿瘤内血流速度缓慢，没有明显的动静脉分流。

MRI 对诊断胰腺海绵状血管瘤也有一定价值，尤其是 T2 加权像可以较准确地显示出是否血液为该肿瘤的主要成分，典型的胰腺海绵状血管瘤在 T1 加权像上与肝和脾等信号，内部可有散在的略高信号区，T2 加权像则呈高信号。诊断血管瘤最敏感的方法是血管造影，典型的表现是连续注射造影剂后数秒钟肿瘤即出现强化，但清除缓慢，至静脉期仍持续存在，缓慢减弱。造影剂这种快进慢出现象是血管瘤所特有的。由于血管造影属有创检查，随着 B 超，CT 和 MRI 等检查的完善成熟，临床已很少使用。典型的海绵状血管瘤通过一种检查即可明确，不典型者常需联合多种检查。

治疗 肿瘤较小没有症状且诊断明确的胰腺海绵状血管瘤可以密切观察。对于肿瘤较大、已有明显症状或不能除外恶性者，应积极治疗。手术切除是胰腺海绵状血管瘤首选的治疗方式，具体的手术方式应根据肿瘤的部位、大小以及患者的身体状况综合评估后决定。可行肿瘤局部切除术、胰腺区段切除术、胰体尾切除术甚至胰十二指肠切除术。若患者身体状况无法耐受较大手术，可考虑行介入治疗（经动脉栓塞术）或血管瘤局部硬化剂注射治疗，必要时行胃空肠吻合或胆肠吻合以解除梗阻症状。

预后 该病为良性病变，未见恶变报道，手术完整切除后预后良好。

（毕新宇）

yíxiàn chéngshúxíng jītāiliú

胰腺成熟型畸胎瘤 （mature teratoma of the pancreas） 发生于胰腺、完全由来自两个或 3 个胚层（包括内胚层、中胚层和外胚层）成熟组织构成的肿瘤。又称胰腺皮样囊肿。极为罕见。

病理分型 畸胎瘤来源于生殖细胞，病理学分为成熟型、未成熟型和特殊类型畸胎瘤。其中成熟型畸胎瘤又分实性或囊性，可含有多种组织成分，如毛发、牙齿、汗腺和神经等。成熟型囊性畸胎瘤最好发于卵巢，也可发生于外胚层细胞迁移的任何部位，如睾丸、颅骨、脑、纵隔、大网膜、腹膜后和骶尾区，尤以身体中线附近为主，胰腺来源的成熟型囊性畸胎瘤最罕见。

影像学特征 取决于肿瘤所包含的各种成分的比例。影像学检测到脂肪、脂-液水平、钙化是高度提示性诊断，但只有少数病例报道。

超声 主要表现为边界清楚的囊性肿块，多无隔。脂肪成分为强回声。局灶性强回声伴声影提示有钙化。

CT　主要表现为形态规则，边缘清晰，囊肿呈液性密度，伴或不伴薄而均匀的分隔，囊壁厚薄均匀。增强扫描囊内分隔及囊壁可呈中度强化。囊壁钙化和囊内脂肪成分是其特征表现。

磁共振成像（MRI）　主要表现为肿瘤呈长 T1 长 T2 信号，信号均匀或不均匀，可伴多发片状短 T1 长 T2 脂肪信号及小片状短 T2 钙化信号，可伴或不伴等 T1 短 T2 分隔信号。MRI 可以提供一个更好的表征脂肪含量。

鉴别诊断　需与胰腺其他占位病变相鉴别，包括假性囊肿、肿瘤性囊肿如黏液或浆液性囊腺瘤、导管内乳头状黏液瘤和实性假乳头状瘤。

胰腺假性囊肿　继发于急性胰腺炎、外伤、手术等，CT 表现为均匀、水样密度的囊性病变，呈圆形或卵圆形，大多单房，囊壁均匀，可厚可薄，增强囊壁不同程度强化，内无强化。囊肿穿刺液淀粉酶含量非常高。

胰腺黏液性/浆液性囊腺瘤　囊壁较厚且不规则，增强可见囊内富有血管的分隔。典型浆液性囊腺瘤中心见星状纤维瘢痕样改变。

胰腺导管内乳头状黏液瘤　分主胰管型（MD-IPMN）和分支胰管型（BD-IPMN），MD-IPMN 主要表现为分叶状囊性病变，胰管扩张。BD-IPMN 多见于钩突部位，壁薄不规则，边缘增强。

胰腺实性假乳头状瘤　囊实性包块，边界清晰，包膜可有钙化，肿瘤内可伴出血，强化程度低，呈渐进性。其内含有脂肪或钙化成分，是重要鉴别点。且有报道提示胰腺成熟畸胎瘤存在恶变可能。

治疗　该病为良性病变，一般可以观察。其中只有少部分发展为恶性，但如果患者有症状且影响生活质量，或与其他疾病鉴别困难时，则有必要手术切除。

（田一童　赵平）

yíxiàn dǎoguǎn shàngpí nèi liúbiàn

胰腺导管上皮内瘤变（pancreatic ductal intraepithelial neoplasia, PanIN）

在显微镜下的乳头状或扁平的非浸润性上皮癌前病变。与胰腺癌发生关系密切。克利姆斯特拉（Klimstra DS）和隆内克（Longnecker DS）在 1999 年国际癌症中心胰腺峰会中首次提出将胰腺导管上皮内瘤变作统一命名。2003 年召开的胰腺癌前病变会议就 PanIN 的组织学诊断和分级标准达成了国际共识，这一分级系统根据结构和细胞核异型程度将 PanIN 分为 PanIN-1（低度异型）、PanIN-2（中度异型）和 PanIN-3（原位癌）3 个等级。

PanIN 为胰腺导管腺癌（PDAC）的前体病变，最明确的证据是 PanIN 存在多种与 PDAC 相同的分子遗传学改变，包括原癌基因激活、抑癌基因失活等。随着组织学上 PanIN-1 至 PanIN-3 的进展，一系列基因表达和功能发生相应改变。胰腺正常导管上皮由低级别 PanIN，发展到高级别 PanIN，最后演变成胰腺导管腺癌；也可越过低级别 PanIN 直接发展为高级别 PanIN。其发展过程缓慢，低级别 PanIN 可持续很长时间而没有明显变化；如果受到不良刺激，突然发展到高级别，甚至突破基底膜，浸润到胰腺实质中成为导管腺癌，同时伴各种基因改变，如 *K-ras*、*p16* 和 *p53* 等。从正常胰腺到慢性胰腺炎和胰腺导管腺癌，组织中 PanIN 发生率逐渐增加，尤其以高级别

PanIN 更显著，PanIN-3 仅见于导管腺癌和慢性胰腺炎组织中。

PanIN 是一个显微镜下的诊断，还没有可行的方法在手术前明确诊断 PanIN。分子标志物联合影像学检查对于 PanIN 的诊断有一定参考作用。超声内镜可探测到与 PanIN 病变相关的微小异常改变，包括胰腺实质异质性、回声灶和低回声结节。部分胰腺导管病变，如胰腺癌累及导管（导管癌化）、导管上皮反应性增生改变等在形态学上与 PanIN 相似，应加以鉴别。

手术切除是唯一可选择的方案，但手术切除胰腺的范围难以确定，胰腺部分切除不能完全消除 PanIN 进展为胰腺癌的危险性；而全胰切除后并发症多、死亡率高，术后生活质量很差。

（赵平　于琦）

yíxiàn'ái

胰腺癌（pancreatic cancer）

发生于胰腺组织的上皮源性恶性肿瘤。发达国家发病率明显高于发展中国家。男性高于女性。80%以上的胰腺癌发生于 60～80 岁。中国胰腺癌发病主要集中在经济较发达的城市，上海市胰腺癌发病率已接近发达国家水平。

病因和发病机制　多种疾病以及不良的生活方式与胰腺癌的发生有密切关联。

与胰腺癌关联的疾病　非遗传性慢性胰腺炎发生胰腺癌的概率很高，慢性胰腺炎患者中胰腺癌的发病率明显高于患其他癌症的概率。另外，慢性胰腺炎发生胰腺癌的风险随着时间的推移而逐渐下降，因此认为慢性胰腺炎只是胰腺癌的早期症状之一。

生活方式及行为因素　①吸烟：是唯一取得共识的胰腺癌的危险因素。吸烟者较非吸烟者胰

腺癌死亡危险增加 1.2~3.1 倍，且呈剂量-效应关系。重度吸烟者若戒烟 15 年以上发生胰腺癌的风险与不吸烟者相当，而轻度吸烟者戒烟 5 年后其胰腺癌发病率也能降到基线水平。②饮食：约 1/3 的胰腺癌可归因于饮食因素，富含蔬菜的膳食可能预防 1/3~1/2 的胰腺癌。高脂肪、高热量和高胆固醇食品以及富含亚硝酸的腌制食品与胰腺癌发病率增加有关。

分期 临床通用的分期方法是国际抗癌联盟（UICC）和美国癌症联合会（AJCC）制定的 TNM 分期系统（表 1），其对于评估胰腺癌可切除性及预后有非常重要的参考价值。

胰腺癌 TNM 分期分为两类。①临床分期：以 TNM 或 cTNM 表示，基于未经治疗前，来自体格检查、影像学检查和/或手术探查所获得的证据。②病理分期：以 pTNM 表示，基于治疗前的诊断依据，加上手术和病理检查所获得的数据做补充或修正后的评判。对原发肿瘤（pT）的病理诊断，需切除原发肿瘤或进行能最大范围地估计原发肿瘤或组织检查。对区域性淋巴结的病理诊断（pN），需清除足够数量的淋巴结，方能证实区域淋巴结无转移（pN₀ 或 pN）的最严重级。对远处转移的病理诊断（pM），需作组织学检查。

胰腺癌 TNM 分期中术前利用各种影像学检查手段评估 cTNM 分期，评价可切除性，当 T 分期达到 T₄ 时，多已丧失切除机会，M 分期达 M₁ 即出现远处转移时，同样失去手术切除的意义。其中影像学检查中增强 CT 扫描对于术前 TNM 分期的准确性最高，达 61.8%，显著高于其他影像学检查手段如磁共振成像（MRI）、超声内镜等。同样，肿瘤大小及其周围组织浸润程度、淋巴结转移程度及是否存在远处转移与患者预后均存在高度相关。

临床表现 胰腺癌的临床表现多种多样且缺乏特异性，常取决于肿瘤的位置、侵犯周围脏器的情况及有无转移等。胰头癌易侵犯胆总管，常出现梗阻性黄疸，同时伴有或不伴上腹胀痛不适等，多为首发症状。胰体尾癌则多表现为上腹部包块，常伴有上腹胀痛不适、腰背痛等症状。

诊断 经腹超声成像是胰腺癌诊断的常规和首选方法。特点是操作简便、价格便宜，无损伤、无放射性，可多轴面观察，能直接显示图像，还可重复多次检查，并能较好地显示胰腺内部结构、胆道有无梗阻及梗阻部位及原因。

B 超 可发现 1cm 以上的胰腺占位，胰腺癌确诊率达 80%~91%，适用于胰腺癌初筛。

CT 是最常用的胰腺癌诊断、分期、对治疗反应及合并症进行评估以及随访的手段，对判断肿瘤是否可切除的准确率几乎与外科实施结果相同。CT 还能显示胰腺癌侵犯周围血管及淋巴结转移的情况，对于胰腺癌的预后评估具有重要参考价值。

磁共振成像（MRI） 与 CT 影像所见相似，但由于存在血管伪影、空间分辨率低等缺点在鉴

表 1 胰腺癌 TNM 分期和临床分期（UICC/AJCC）

TNM 分期	临床意义
T——原发肿瘤	
T_X	原发肿瘤不能评价
T_0	无原发肿瘤证据
T_{is}	原位癌
T_1	肿瘤局限于胰腺内，最大直径≤2cm
T_2	肿瘤局限于胰腺内，最大直径>2cm
T_3	肿瘤侵犯胰腺外，但未累及腹腔干或肠系膜上动脉
T_4	肿瘤累及腹腔干或肠系膜上动脉
N——区域淋巴结	
N_X	区域淋巴结不能评价
N_0	无区域淋巴结转移
N_1	有区域淋巴结转移
M——远处转移	
M_0	无远处转移
M_1	有远处转移
临床分期	
0 期	$T_{is}N_0M_0$
ⅠA 期	$T_1N_0M_0$
ⅠB 期	$T_2N_0M_0$
ⅡA 期	$T_3N_0M_0$
ⅡB 期	$T_1N_1M_0$，$T_2N_1M_0$，$T_3N_1M_0$
Ⅲ期	$T_4N_xM_0$
Ⅳ期	任何 T，任何 N，M_1

别胰腺癌与胰腺炎时较困难，但在诊断小胰腺癌方面优于 CT。

经内镜逆行胰胆管造影（ERCP）为有创性检查，由于胰腺癌大多起源于胰腺导管细胞，ERCP 可早期发现胰腺导管异常，对于诊断起源导管的早期胰腺癌有重要意义。

内镜超声（EUS）是一种近距离接近肿瘤提供高分辨率图像的检查，在 EUS 介导下进行穿刺可获得病理学诊断，为无法手术的患者提供了可靠的病理学证据，避免了不必要的手术探查。

鉴别诊断 主要与以下疾病鉴别。

壶腹癌 壶腹癌多以黄疸为首发症状，且早期即可出现，胰腺癌黄疸发生较晚。十二指肠低张造影可显示十二指肠乳头充盈缺损、黏膜破坏"双边征"；CT、MRI 可明确病变位置，判断肿瘤与周围组织关系。EUS 和 ERCP 可取病理组织活检。

慢性胰腺炎 渐进性反复发作的胰腺纤维化病变，常有急性发作史，黄疸少见。与胰腺癌鉴别困难，常需开腹探查，术中应用细胞学穿刺检查，90%胰腺癌可发现癌细胞。

胆总管下段癌 肝外胆管癌的一种，位置靠近壶腹部，同壶腹癌类似，早期可出现黄疸。影像学检查可见胆总管扩张，其下段充盈缺损、狭窄和中断，胰管常不扩张。

胰岛素癌 典型临床表现为惠普尔（Whipple）三联征（低血糖；空腹血糖为正常值的 1/2 以下；补充葡萄糖后症状缓解），有时可有神经精神症状如视物模糊、行为举止异常等。

胰腺假性囊肿 多继发于慢性胰腺炎和胰腺损伤，局部坏死组织聚集无法吸收，囊壁内为炎性纤维组织。CT 显示囊性包块可鉴别。

治疗 治疗方法较多，但效果均不理想，手术治疗仍是首选方案。

手术治疗 根据肿瘤的位置及侵犯周围组织及脏器的情况，选择适当的手术方式。胰头癌多采取胰十二指肠切除术；胰体尾癌则多采取胰体尾+脾切除术/单纯的胰体尾切除术；部分胰体癌可行胰腺区段切除术，当胰腺癌已浸润大部分胰腺或存在多中心癌灶时可行全胰切除术。胰腺癌在发现时多已进入中晚期，仅 15%～20%的患者有手术的可能，而患者的主要死因是术后肿瘤复发和肝转移。

放射治疗 在控制局部复发和止痛方面有较好的效果，包括术前放疗、术中和术后放疗。

内科治疗 旨在消除亚临床灶。胰腺癌的化疗包括术前化疗、辅助化疗和姑息性化疗。到目前为止，尚无有效控制胰腺癌的药物。

预后 晚期胰腺癌的治疗效果不佳，预后很差。胰腺癌在确诊后 1 年生存率仅为 12%，5 年生存率为 4%。若诊断时已发现转移，则患者的中位生存期仅为 6 个月。

（田艳涛 赵 平 于 琦）

yitou'ai

胰头癌（pancreatic head cancer）

起源于胰腺头部的胰腺癌。占全部胰腺癌的 70%～80%。起病隐匿，较少有特异性症状和体征，仅约 10%的患者在确诊时有手术切除的机会。以男性发病多见，且好发年龄在 40 岁以上。

病因和发病机制 见胰腺癌。吸烟、饮酒、慢性胰腺炎、高脂肪和高蛋白饮食以及遗传家族史可能与其发病相关。

病理特征 大体见，胰头肿瘤切面呈灰白色或灰黄色，常伴有纤维化增生及炎性反应，与周围组织没有明确界限，与慢性炎症肿块难以鉴别，易造成误诊。组织学类型以来自导管立方上皮细胞的导管腺癌最为常见，约占 90%。导管细胞癌致密而坚硬，浸润性强，且没有明显界限。此外，还有来自腺细胞的腺泡细胞癌及少见的黏液性囊腺癌和胰母细胞癌等。

临床表现 胰头癌早期常无特异表现，出现临床症状往往已到中晚期。最常见的临床表现为腹痛、黄疸和消瘦。

上腹疼痛不适 是常见的首发症状，因胰管梗阻致管腔内压增高，出现上腹不适，或隐痛、钝痛、胀痛。少数患者可无疼痛。通常因对早期症状的忽视而延误诊断。中晚期肿瘤侵及腹腔神经丛，出现持续性剧烈腹痛，向腰背部放射，致不能平卧，常呈卷曲坐位，影响睡眠和饮食。

黄疸 是最主要的临床表现，呈进行性加重。癌肿距胆总管越近，黄疸出现越早。胆道梗阻越完全，黄疸越深。多数患者出现黄疸时已属中晚期。患者可有皮肤瘙痒症状，小便深黄，大便呈陶土色。体格检查可见巩膜及皮肤黄染，肝大，多数可触及肿大的胆囊。

消化道症状 如食欲减退、腹胀、消化不良、腹泻或便秘。部分患者可有恶心、呕吐。晚期癌肿侵及十二指肠可出现上消化道梗阻或消化道出血。

消瘦和乏力 因饮食减少、消化不良、睡眠不足和癌肿消耗等造成消瘦、乏力、体重下降，晚期可出现恶病质。

其他 胰头癌致胆道梗阻，一般无胆道感染，若合并胆道感染易与胆石症相混淆。少数患者有轻度糖尿病表现。晚期偶可扪及上腹肿块，质硬、固定，腹水征阳性。少数患者可发现左锁骨上淋巴结转移；直肠指诊可扪及盆腔转移肿块。

胰头癌较早出现淋巴转移和浸润性生长。淋巴转移多见于胰头前后、幽门上下、肝十二指肠韧带内、肝总动脉、肠系膜根部及腹主动脉旁的淋巴结，晚期可转移至锁骨上淋巴结。癌肿常浸润到邻近器官，如胆总管的胰内段、胃、十二指肠、肠系膜根部、胰周腹膜、神经丛、门静脉、肠系膜上动静脉，甚至下腔静脉及腹主动脉。还可发生远端胰管内转移和腹腔内种植。血行转移可至肝、肺、骨和脑等。即使影像学检查未见异常，许多患者在手术中已经发现肝转移和淋巴结转移。

诊断 主要依据临床表现、实验室检查、影像学以及病理学检查。

实验室检查 ①血清生化检查：可有血、尿淀粉酶的一过性升高，空腹或餐后血糖升高，糖耐量试验有异常曲线。胆道梗阻时，血清总胆红素和直接胆红素升高，碱性磷酸酶、转氨酶也可轻度升高，尿胆红素阳性。②免疫学检查：大多数胰腺癌血清学标志物可升高，包括癌抗原CA19-9、癌胚抗原（CEA）、胰胚抗原（POA）、胰腺癌特异抗原（PaA）和胰腺癌相关抗原（PCAA）。但尚无特异性的胰腺癌标志物。CA19-9最常用于胰腺癌的辅助诊断和术后随访。③基因检测：胰腺癌伴有许多癌基因和抑癌基因的改变，较有价值的是 K-ras，其突变率可达90%以上，突变位点以第12位密码子突变最多见，占75%以上。K-ras的检测对于胰腺癌的筛查诊断有一定意义，但特异性较差。

影像学检查 是胰头癌的定位和定性诊断的重要手段。①B超：为首选检查方法。可显示肝内、外胆管扩张，胆囊胀大，胰管扩张，胰头部占位病变，同时可观察有无肝转移和淋巴结转移。②CT：是诊断胰头癌的可靠方法。能较清晰显示胰腺形态、肿瘤位置和与血管的关系以及腹膜后淋巴结情况。CT增强扫描可获得更好的效果，能发现直径小于2cm的肿瘤，对判定肿瘤可切除性也具有重要意义。③经内镜逆行胰胆管造影（ERCP）：可显示胆管和胰管近壶腹侧影像或肿瘤以远的胆、胰管扩张的影像。此种检查可能引起急性胰腺炎或胆道感染，应予警惕。也可在ERCP的同时在胆管内置入支撑管，达到术前减轻黄疸的目的。④经皮肝穿刺胆道成像（PTC）：可显示梗阻上方肝内、外胆管扩张情况，对判定梗阻部位，胆管扩张程度具有重要价值。在作PTC的同时行经皮肝穿刺胆道引流术（PTCD）可减轻黄疸。⑤磁共振胆胰管成像（MRCP）：单纯MRI诊断并不优于增强CT，MRCP能显示胰、胆管梗阻的部位、扩张程度，具有重要的诊断价值，具有无创性、多角度成像、定位准确，无并发症等优点。⑥胃肠钡餐造影：在肿块较大者可显示十二指肠曲扩大和反3字征。低张造影可提高阳性发现率。

病理学检查 可以明确组织类型。

鉴别诊断 需与慢性胆囊炎、慢性胰腺炎、胆道结石、胰腺假性囊肿、胰腺囊腺瘤和壶腹癌相鉴别（见胰腺癌）。

治疗 首选手术切除。尚无远处转移的胰头癌，应争取手术切除以延长生存期和改善生活质量。①胰十二指肠切除术：切除范围包括胰头（含钩突）、远端胃、十二指肠、上段空肠、胆囊和胆总管。需同时清除相关的淋巴结。切除后再将胰、胆和胃与空肠重建。重建的术式有多种。②保留幽门的胰十二指肠切除术（PPPD）：适用于幽门上下淋巴结无转移，十二指肠切缘无癌细胞残留者，术后生存期与惠普尔手术相似。③姑息性手术：适用于高龄、已有肝转移、肿瘤已不能切除或合并明显心肺功能障碍不能耐受较大手术的患者。包括：用胆肠吻合术解除胆道梗阻；用胃空肠吻合术解除或预防十二指肠梗阻；胰头十二指肠切除术中为减轻疼痛，可在术中行内脏神经节周围注射无水乙醇的化学性内脏神经切断术或行腹腔神经节切除术。

无论是否手术切除的患者，化疗对于提高生存率均有一定帮助。可采用以5-氟尿嘧啶和吉西他滨为主的化疗方案。放射治疗一般与化疗配合使用。对于提高生存率、缓解症状疼痛等方面的均有一定作用。姑息治疗：终末期患者应按照癌痛三级镇痛的原则给予镇痛治疗。骨转移者可试用放射性核素内放疗。梗阻性黄疸可行PTCD或ERCP减黄治疗。

预后 该病早期诊断困难，进展迅速，缺少有效的根治手段，手术切除率低，已被公认为恶性肿瘤中预后最差的。自然病程的中位生存期仅6个月，而根治术后的5年生存率也仅有10%左右。尽管影像学技术有了较快发展，手术切除率也有提高，但总体预后仍未有明显改观。

（赵 平 王 阳）

Kùwǎxīyēzhēng

库瓦西耶征 （Courvoisier sign）

由于胰头癌压迫胆总管导致胆道阻塞、黄疸进行性加深，胆囊也显著肿大，但无压痛的体征。又称胆总管渐进阻塞征。多见于胰头癌、胆管下端癌，在胆总管受压而致阻塞时，以无痛性、进行性黄疸为典型表现；同时由于胆道系统的被动充盈，临床上可触及明显肿大而无压痛的胆囊。癌症晚期才会触及固定而质硬的肿物。1890年，瑞士的外科医师路德维希·格奥尔格·库瓦西耶（Ludwig Georg Courvoisier，1843～1918年）首次在专著中描述了这个体征，因而命名库瓦西耶征。

发生机制：库瓦西耶征在胆总管结石梗阻所致的黄疸中并不常见。主要是由于胆石的形成往往是一个慢性过程，往往伴随慢性胆囊炎，胆囊壁因纤维化而皱缩，且与周围组织粘连而失去延展性和移动性。此外，结石可能只引起部分阻塞（与结石的"球阀"效应相关），不能够造成持续的胆道内压升高，因而可以有黄疸但胆囊常不肿大，称库瓦西耶征阴性。而胰头癌、胆管下端癌等恶性肿瘤在短时间内就能够形成外界压迫，造成胆道远端的被动充盈，从而引发无痛性黄疸和胆囊肿大，称库瓦西耶征阳性。

临床意义：库瓦西耶征的出现提示病因可能不是胆结石，因而成为鉴别黄疸的重要体征之一。50%～70%的壶腹周围癌或胰头癌会出现无痛性黄疸和可触及的胆囊肿大。

鉴别诊断：库瓦西耶征是胰头癌、壶腹周围癌的诊断体征之一，但也有例外，某些良性疾病也可能出现库瓦西耶征，主要见于结石脱落易位，引起远端胆道的急性阻塞。如胆囊结石脱落，阻塞肝胰壶腹或肝总管胆囊结合处。需注意有些继发于外伤或缺血的无石性急性胆囊炎，可以表现为有触痛的胆囊肿大。如果出现库瓦西耶征的患者是老年人，或有其他癌症的相关因素，需首先排除癌症。

（陈应泰）

yítǐ'ái

胰体癌 （pancreatic body cancer）

起源于胰腺体部的胰腺癌。占全部胰腺癌的20%左右。起病隐匿，较少有特异性症状和体征，仅10%左右的患者在确诊时有手术切除的机会。以男性发病多见，且好发年龄在40岁以上。

病因、发病机制和病理特征 见胰腺癌。

临床表现 早期常无特异表现，发展到侵犯周围脏器或腹腔神经丛时方出现疼痛及相应症状，此时往往已到晚期。

上腹部不适或隐痛 初期有上腹部不适或隐痛，往往为首发症状，约占90%。

消化道症状 如食欲减退、腹胀、消化不良、腹泻或便秘。部分患者可有恶心、呕吐。

黄疸 胰体癌生长至压迫胆总管末端时，可出现黄疸。

消瘦和乏力 患者因饮食减少、消化不良、睡眠不足和癌肿消耗等造成消瘦、乏力、体重下降，晚期可出现恶病质。

其他 晚期患者往往有恶心呕吐、食欲缺乏、疼痛和发热等症状。

较早出现淋巴转移和癌浸润。癌肿常浸润邻接器官，还可发生胰管内转移和腹腔内种植。血行转移可至肝、肺、骨和脑等。

诊断 主要依据临床表现、实验室检查、影像学以及病理学检查。

实验室检查 ①血清生化检查：可有血、尿淀粉酶的一过性升高，空腹或餐后血糖升高，糖耐量试验有异常曲线。胆道梗阻时，血清总胆红素和直接胆红素升高，碱性磷酸酶、转氨酶也可轻度升高，尿胆红素阳性。②免疫学检查：大多数胰腺癌血清学标志物可升高，包括癌抗原CA19-9、癌胚抗原（CEA）、胰胚抗原（POA）、胰腺癌特异抗原（PaA）及胰腺癌相关抗原（PCAA）。但尚无有特异性的胰腺癌标志物。CA19-9最常用于胰腺癌的辅助诊断和术后随访。③基因检测：胰腺癌伴有许多癌基因和抑癌基因的改变，较有价值的是 K-ras。其突变率可达90%以上，突变位点以第12位密码子突变最多见，占75%以上。K-ras 的检测对于胰腺癌的筛查诊断有一定意义，但特异性较差。

影像学检查 是胰体癌的定位和定性诊断的重要手段。①B超：为首选检查方法。主要观察胰腺外观、内部高或低回声区及胰管扩张情况。②CT：是诊断胰腺疾病较可靠的检查方法。能较清晰显示胰腺形态、肿瘤位置和与血管的关系，以及腹膜后淋巴结情况。CT增强扫描可获得更好的效果，能发现直径小于1cm的肿瘤，对判定肿瘤可切除性也具有重要意义。③经内镜逆行胰胆管造影（ERCP）：可显示胆管和胰管近壶腹侧影像或肿瘤以远的胆、胰管扩张的影像。此种检查可能引起急性胰腺炎或胆道感染，应予警惕。④超声内镜检查：能近距离检查胰腺，具有定位准确、充分显示病变的优点，能显著提高对病变的分辨能力。⑤磁共振胆胰管成像（MRCP）：单纯MRI诊断并不优于增强CT，MRCP能显示胰、胆管梗阻的部位、扩张程度，具有重要的诊断价值，具有无创性、多角度成像、定位准确、无并发症等优点。

病理学检查 见胰头癌。

鉴别诊断 需与慢性胆囊炎、慢性胰腺炎、胰腺假性囊肿和胰腺囊腺瘤相鉴别。

治疗 手术治疗是胰体癌有效的治疗方法。对病期较晚但体质尚佳的患者仍应积极手术切除，必要时可联合切除周围受侵脏器。胰体癌手术范围一般包括胰体尾及脾，其中胰腺近端切缘应距离肿瘤2cm以上，同时清除脾血管、腹主动脉及腹腔动脉和肝十二指肠韧带、肝总动脉周围的脂肪、淋巴组织。对于肿瘤体积大，与脾血管或脾浸润，可考虑联合脾切除。如果已累及胰头，可行全胰切除术。对于已侵犯十二指肠水平部或横结肠及其系膜者，探查时如发现原发病灶可切除，且患者一般情况可耐受联合脏器切除，在切除胰体尾部后，可继续行十二指肠或横结肠部分切除，并行消化道重建术。

无论是否能手术切除的患者，化疗对提高生存率、缓解症状等方面有一定作用。此外，还有经供血动脉灌注化疗、放射性粒子植入术以及分子靶向治疗等新的治疗手段。

预后 见胰腺癌。

（赵平 王阳）

yíwěi'ái

胰尾癌（pancreatic tail cancer）起源于胰腺尾部的胰腺癌。约占全部胰腺癌的10%。起病隐匿，较少有特异性症状和体征，确诊时的手术切除取决于肿瘤的大小及扩散程度。胰尾癌以男性发病多见，好发年龄在40岁以上。

病因和发病机制及病理特征 见胰腺癌。

临床表现 早期常无特异表现，发展到侵犯周围脏器或腹腔神经丛时方出现疼痛及相应症状，此时往往已到晚期。

上腹部不适或隐痛 初期可有上腹部不适或隐痛。

消化道症状 如食欲减退、腹胀、消化不良、腹泻或便秘。部分患者可有恶心、呕吐。

消瘦和乏力 患者因饮食减少、消化不良、睡眠不足和癌肿消耗等造成消瘦、乏力、体重下降，晚期可出现恶病质。

较早出现淋巴转移和癌浸润。癌肿常浸润邻接器官，还可发生胰管内转移和腹腔内种植。血行转移可至肝、肺、骨和脑等。

诊断 主要依据临床表现、实验室检查、影像学以及病理学检查。

实验室检查 ①血清生化检查：空腹或餐后血糖升高，糖耐量试验有异常曲线。②免疫学检查：大多数胰腺癌血清学标志物可升高，包括癌抗原CA19-9、癌胚抗原（CEA）、胰胚抗原（POA）、胰腺癌特异抗原（PaA）及胰腺癌相关抗原（PCAA）。CA19-9最常用于胰腺癌的辅助诊断和术后随访。③基因检测：胰腺癌伴有许多癌基因和抑癌基因的改变，其中较有价值的是K-ras。其突变率可达90%以上，突变位点以第12位密码子突变最多见，占75%以上。K-ras的检测对于胰腺癌的筛查诊断有一定意义，但其特异性较差。

影像学检查 是胰尾癌的定位和定性诊断的重要手段。①B超：为首选检查方法。主要观察胰腺外观、内部高或低回声区及胰管情况。②CT：能较清晰显示胰腺形态、肿瘤位置和与血管的关系，以及腹膜后淋巴结情况。CT增强扫描可获得更好的效果，能发现直径小于1cm的肿瘤，对判定肿瘤可切除性也具有重要意义。③超声内镜检查：可近距离检查胰腺，具有定位准确、充分显示病变的优点，能显著提高对病变的分辨能力。

病理学检查 见胰头癌。

鉴别诊断 主要与慢性胰腺炎、胰腺假性囊肿和胰腺囊腺瘤相鉴别。

治疗 采用手术治疗和放化疗综合治疗。

手术治疗 是胰尾癌有效的治疗方法。必要时可联合切除周围受侵脏器。胰尾癌手术范围一般行胰体尾切除。其中胰腺近端切缘应距离肿瘤2cm以上，同时清除脾血管、腹主动脉及腹腔动脉和肝十二指肠韧带、肝总动脉周围的脂肪、淋巴组织。对于肿瘤体积大、与脾血管或脾浸润，可考虑联合脾脏切除。

化疗 无论是否能手术切除的患者，化疗对于提高生存率均有一定帮助。

放射治疗 见胰腺癌。

预后 见胰腺癌。

（赵平 王阳）

zǎoqī yíxiàn'ái

早期胰腺癌（early stage pancreatic cancer） 肿瘤直径小于2cm，没有淋巴结侵犯和远处转移（$T_1N_0M_0$）的胰腺癌。也有学者认为早期胰腺癌应小于1cm。胰腺原位癌和导管内癌最小程度侵犯胰腺实质的，不论肿瘤体积大小，均可认为是早期胰腺癌。

临床表现 见小胰腺癌。

诊断 影像学与内镜检查是该病诊断的重要手段。

腹部B超 用于胰腺肿瘤的B超检查容易受到肥胖、肠气等因素干扰，对于直径≤2cm的早期癌不易检出。

CT 为无创性检查方法，对比增强多排螺旋CT联合三维血管重建技术，不仅对病变范围、远处及淋巴结转移能够做出较准确判断，而且对于术前分期及血管浸润的程度也有独特的优势。对于手术可切除性评估的准确性可达80%，但缺点是对直径≤1cm的早期病变敏感性不佳。

正电子发射计算机体层成像（PET-CT） 能进行一次性全身成像，可观察全身转移情况，并能提供肿瘤代谢信息，但存在高假阳性率且费用高。

MRI 对于发现肝或十二指肠组织浸润优于CT，但对于胰腺癌的定性诊断及周围淋巴结浸润不如CT敏感。对于增强CT碘造影剂过敏者，MRI可作为替代选择。

磁共振胰胆管成像（MRCP）和磁共振血管成像（MRA） 可从不同角度显示胰胆管异常及血管尤其是门静脉及肠系膜血管受累情况。这对于梗阻部位的判断及排除其他梗阻性疾病非常有价值。但对发现直径小于1cm的早期胰腺病变价值有限。

ERCP 可显示主胰管及其分支的病变，并可对胰腺导管进行活检，用细胞刷或收集胰液做细胞学检查。ERCP诊断胰腺癌的灵敏度为70.3%~94%，特异度为50%~94.3%。ERCP属于有创性检查，尤其在胰腺本身存在病变的情况下，操作本身易导致胰腺炎的发生。因此，一般不作为诊断的首选检查，除非是术前需要内镜下置入支架减压引流等。

超声内镜（EUS） 将内镜与超声探头结合，近距离接近被检组织，并且能避免肠道气体的干扰，对于诊断早期胰腺癌，特别是小胰腺癌具有独特优势。尤其是对直径≤1cm的胰腺癌较敏感。EUS还可联合细针穿刺抽吸（EUS-FNA）做出组织病理学诊断，对胰腺癌的诊断性高于CT下引导的细胞学穿刺。

治疗 早期胰腺癌首选手术治疗。

手术治疗 根据肿瘤的位置选择适当的手术方式。胰头癌多采取胰十二指肠切除术；胰体尾癌则多采取单纯胰体尾切除术；也可以考虑行胰腺区段切除术。

化疗 胰腺癌术后极易复发，对于早期胰腺癌手术可切除者术后化疗仍有争议。辅助化疗是否有助于预防复发，尚缺乏大数据的支持。

预后 较好。

（田一童 赵 平）

xiǎo yíxiàn'ái

小胰腺癌（small pancreatic cancer）

肿瘤直径≤2cm的胰腺癌。微小胰腺癌是指肿瘤直径小于1cm的胰腺癌，微小胰腺癌多无胰实质浸润，无淋巴转移及血管神经受累，术后5年生存率可达100%。

日本胰腺癌协会（JPS）将胰腺肿瘤直径（TS）分为4个等级：TS1，≤2cm；TS2，2.1~4cm；TS3，4.1~6.0cm；TS4，>6.0cm。小胰腺癌是肿瘤直径≤2cm的特殊时期。

临床表现 由于胰腺的解剖位置深在，小胰腺癌缺乏特异性的症状和体征，早期很难发现。位于胰头部的肿物依其与主胰管和胆总管的关系分为3型。①主胰管和胆总管梗阻型：呈现皮肤、巩膜黄染者达89.7%，还可依次出现食欲减退、体重下降、倦怠、剑突下痛及上腹不适等症状。②胆总管梗阻型：除有皮肤、巩膜黄染者外，还可有倦怠感、食欲不振、上腹疼痛和体重减轻等症状。③主胰管梗阻型：无黄疸，而上腹痛、体重减轻和糖尿病等各占60%，此外上腹不适及腰背部疼痛各占20%。胰体尾部癌患者多主诉剑突下疼痛。

诊断 需结合影像学和肿瘤标志物检查。

影像学检查 ①B超：是胰腺影像学检查中的首选方法，对小胰腺癌的检出率可达58.1%，但B超较强依赖检查者的工作经验，对于小胰腺癌或早期胰腺癌诊断仍然较困难。②超声内镜（EUS）：可以准确地测定肿瘤大小并定位，尤其有助于对小胰腺癌的临床分期作出准确判断。③胰管内超声（IDUS）：对胰腺癌有特征性的声像图，可准确地探及小胰腺癌的位置及大小，明显优于B超、CT、经内镜逆行胰胆管造影（ERCP）和血管造影等。④CT和磁共振成像（MRI）：普通CT扫描一般不能显示胰腺轮廓的改变和明显坏死，易漏诊。采用动态CT扫描结合ERCP有助于早期发现小胰腺癌。螺旋CT双期增强扫描可以提高小胰癌的检出率。常规横断面MRI可显示胰腺实质、胰周血管以及上腹部邻近实质器官的解剖结构。⑤磁共振胰胆管成像（MRCP）：可以清晰地显示胰胆管的结构，MRCP显示胰管扩张的准确率为87%~100%，胰管狭窄准确率为78%，有可能代替ERCP。⑥正电子发射计算机体层成像（PET-CT）：不仅能显示脏器或病变的位置、形态和大小，同时可提供脏器和病变的血流、功能、代谢和/或受体密度，甚至是分子水平的化学信息，有助于早期诊断。

肿瘤标志物　癌抗原 CA19-9 是一种糖蛋白，对胰腺癌诊断的灵敏度超过 90%，准确性达 80%，但在小胰腺癌患者血清中 CA19-9 的阳性率仅 60.7%，诊断价值有限。CA242 是一种唾液酸化的鞘糖脂抗原决定簇，灵敏度与 CA19-9 相似或略低而特异性较高，且不受胆汁淤积的影响，可作为能与 CA19-9 相匹配的有价值的胰腺癌标志物。组织蛋白酶 E（CTSE）系人胃黏膜内 4 种不同天冬氨酸蛋白酶之一，在胰腺导管腺癌的阳性率显著高于慢性胰腺炎。癌胚抗原（CEA）对诊断小胰腺癌缺乏特异性。

治疗和预后　首选手术治疗。采用积极的根治性手术，可取得良好预后。

（田一童　赵　平）

jiāzúxìng yíxiàn'ái

家族性胰腺癌（familial pancreatic cancer，FPC）

在一个家族不存在其他遗传性肿瘤时出现 2 个或 2 个以上的家族成员发生有病理依据的胰腺癌。是已确定的遗传肿瘤综合征，占全部胰腺癌的 3% 左右。多数 FPC 家族成员的发病表现为垂直关系，提示了常染色体显性遗传的可能。FPC 一级亲属的患病概率较二级亲属高 18 倍、较三级及以上亲属高 57 倍；FPC 存在早现遗传，即其在每代出现新发病例时，越是年轻的世代发病越早、症状越重。导致 FPC 的具体基因缺陷尚不清楚。分离模型分析证明存在一种罕见但具有显性易感性的遗传基因，一般人群每 1000 人中约有 7 人携带。

家族性胰腺癌基因　多达 20% 的胰腺癌患者具有已知癌症易感基因的种系突变，如乳腺癌易感基因（BRCA2 和 BRCA1）。13 号染色体长臂上的 BRCA2 种系突变（遗传性乳腺癌-卵巢癌综合征的病因之一）与胰腺癌风险增加相关。在癌症患者中遗传的种系突变加体细胞中另一等位基因的缺失，使基因功能完全失活。BRCA2 种系突变使胰腺癌发病风险增加了 3.5~10 倍，这是胰腺癌家族聚集的最重要的原因之一。在高达 17% 的家族性胰腺癌患者中发现了 BRCA2 突变。BRCA1 基因种系突变也易患胰腺癌，但其外显率低于 BRCA2 基因种系突变。

BRCA2 的伴侣及定位基因（PALB2）位于 16 号染色体短臂上，编码 BRCA2 结合蛋白。已知 PALB2 种系突变会增加乳腺癌的风险，但在约 3% 的 FPC 患者中发现了 PALB2 基因的种系截短突变，这种突变使胰腺癌的发生风险增加 15 倍。由于 PALB2 与 BRCA2 和 BRCA1 类似，都是范可尼贫血通路的成员，PALB2 遗传性失活的胰腺癌应具有一些在 BRCA2 突变癌症中发现的特异性治疗敏感性。

STK11 基因　位于 19 号染色体短臂上，编码丝氨酸/苏氨酸激酶，可调节细胞极性并发挥抑癌基因的功能。STK11 基因种系突变与波伊茨-耶格综合征（PJS）相关，PJS 是一种常染色体显性遗传疾病，受累个体出现胃肠道错构瘤性息肉、唇和颊黏膜上色素斑和多种胃肠道恶性肿瘤。PJS 患者发生胰腺癌的风险显著增加，终生风险为 36%。此外，已在小部分胰腺癌中发现了 STK11 基因的体细胞突变，尤其是与胰腺导管内乳头状黏液性肿瘤（IPMN）相关的病例。据报道，在缺乏 PJS 特征的 IPMN 患者中，25% 存在 STK11 的杂合性丢失。因此，STK11 基因失活在遗传性和散发性胰腺癌中都发挥了作用。

毛细血管扩张性共济失调突变（ATM）基因　位于 11 号染色体长臂上，编码蛋白属于 PI3/PI4 激酶家族。ATM 基因产物在细胞对 DNA 损伤的反应中发挥重要作用。ATM 基因种系突变引起共济失调性毛细血管扩张，患者发生癌症的终生风险为 25%。据报道，3% 的家族性胰腺癌家族中也存在 ATM 基因种系突变，而胰腺导管腺癌中存在 ATM 体细胞（获得性）突变。ATM 基因种系突变使胰腺癌的风险增加 8~9 倍，ATM 双等位基因失活的胰腺癌可能对某些疗法更敏感。

（田一童）

yíxiàn dǎoguǎnxiàn'ái

胰腺导管腺癌（ductal adenocarcinoma of the pancreas）

具有侵袭性腺样分化的胰腺恶性上皮性肿瘤。是胰腺癌最常见的一种类型，占其 80%~90%。多发生于老年人，男性常见，男女比例为 1.6：1。世界卫生组织（WHO）胰腺肿瘤组织病理学分类中，胰腺恶性上皮性肿瘤分为浆液性囊腺癌、黏液性囊腺癌、导管内乳头状黏液腺癌、腺泡细胞癌、胰母细胞瘤和实性假乳头状癌等几大类。

病理分类　胰腺导管腺癌依分化程度分为高分化、中分化和低分化 3 种类型。

高分化导管腺癌　主要由分化较好的导管样结构组成，内衬高柱状上皮细胞，有的为黏液样上皮，有的具有丰富的嗜酸性胞质。腺管有时与慢性胰腺炎时残留和增生的导管很难鉴别。细胞核呈轻度异型性，尚有极性排列，核分裂少于 5/10HPF，黏液产生多。

中分化导管腺癌　由不同分化程度的导管样结构组成，有的与高分化腺癌相似，有的可出现实性癌巢。细胞核呈中度异型性，核分裂（6～10）/10HPF，黏液产生不规则。

低分化导管腺癌　仅见少许不规则腺腔样结构，大部分为实性癌巢，细胞异型性很大，可从未分化小细胞到瘤巨细胞，甚至多核瘤巨细胞，有时可见到梭形细胞；在有腺腔样分化的少区域，可有少量黏液，肿瘤的间质含有丰富的Ⅰ和Ⅳ型胶原。细胞核异型性明显，核增大，核分裂多于 10/10HPF，黏液产生少。

组织学亚型：分为黏液性非囊性癌、印戒细胞癌、腺鳞癌、未分化癌、伴有破骨细胞样巨细胞癌的未分化癌（WHO 命名）和混合性导管-内分泌癌几种亚型。

病理特征　大体见，肿瘤与周围组织界限不清、质地硬韧，切面呈灰白或黄白色，有时因出血、囊性变和脂肪坏死而杂有红褐色条纹或斑点，原有胰腺结构消失。光镜下见，腺体分化好，管腔较大，被覆单层或多层上皮，腺体不规则。肿瘤细胞胞质丰富，淡嗜伊红色，核异型性明显，极性消失，可见核仁及较多核分裂。大量纤维间质围绕腺体呈同心圆排列。90% 的肿瘤浸润神经。

临床表现　肿瘤 60%～70% 位于胰头部，约 20% 在胰体，10% 发生在胰尾。累及全胰者仅为 5%。胰头癌常引起进行性黄疸，半数患者伴有疼痛及体重减轻。胰体尾部的肿瘤多大于胰头部肿瘤，并常侵及门静脉、肠系膜血管或腹腔神经丛。胰头癌体

积相对较小，仅见胰头轻度或中度肿大，有时外观可不明显，术中扪之仅感质地较硬韧和不规则结节。胰腺导管癌起源于主胰管的分支，继之发生 3 种类型的浸润性变化，即胰管完全梗阻、胰管逐渐变细或不规则的阶段性狭窄。梗阻的远端胰管扩张伴慢性梗阻性胰腺炎。少数胰头癌可穿透十二指肠壁，在肠腔内形成菜花样肿物或不规则溃疡。胰腺癌常侵犯周围组织，常见发生胆总管浸润并狭窄，呈"灯笼裤"现象。淋巴转移是胰腺癌常见的转移方式，附近淋巴结转移常见部位为胰十二指肠前、后淋巴结，胰下淋巴结。远处转移多见于胆总管上段、肠系膜上动脉和胃小弯淋巴结。腹腔动脉干和腹主动脉淋巴结转移较少见。

鉴别诊断　主要与以下疾病鉴别。

慢性胰腺炎　患者多 40 岁以下，而导管腺癌患者常超过 50 岁。大体上，导管癌发生在胰头，质硬，类似慢性胰腺炎。在胆总管水平切面，胆总管及主胰管狭窄，导致两个导管系统上游扩张。胆管的狭窄与周围实质中肿瘤浸润及压迫有关。在慢性胰腺炎，胆总管也可以狭窄，狭窄是不完全管状的，胰管显示狭窄，囊性

扩张，可含有结石，胰腺实质显示不规则纤维化，部分区域小瘢痕形成，在胰腺的边缘有假囊形成。光镜下，肿瘤腺体分布在纤维组织中，残留有小导管伴有严重的纤维化，有小叶排列的结构。有不等量的黏液，免疫组化染色显示基底膜不完整或消失。如果活检取自肿瘤周围，肿瘤腺体浸润神经及脂肪组织。在慢性胰腺炎时见不到以上表现，可见到内分泌细胞团存在，找不到浸润周围神经。成团及单一的内分泌细胞要与导管腺癌细胞相鉴别，可应用免疫组化方法。其他易误诊的是胆总管或十二指肠周围的副胰管，它们以小叶状排列，缺乏肿瘤腺体的结构。胰腺表面活检诊断慢性胰腺炎并不能完全排除有癌的可能，取可疑病变深部的组织更可靠（表 1）。

壶腹癌　中晚期壶腹癌肿瘤较大，侵犯胰头，周围间质多。肿瘤在光镜下的形态相同，组织学或免疫组化很难与胰腺导管腺癌相鉴别。临床鉴别的重要方法就是仔细检查病变部位，首先沿胆总管剪开，观察肿瘤对胆总管浸润的方式，胰腺导管癌多为围管浸润，而壶腹癌呈不规则浸润。

其他肿瘤　导管腺癌应与导管内乳头状黏液肿瘤、腺泡细胞

表 1　慢性胰腺炎与胰腺导管腺癌的比较

特点	慢性胰腺炎	胰腺导管腺癌
病变分布	局灶、节段或弥漫	最常见于胰头
大体表现	不规则瘢痕，导管囊肿、结石	质硬，界限不清的孤立性囊肿
光镜下	不规则萎缩、纤维化，不同程度的慢性炎症，小叶基本结构存在，导管扩张，导管内钙化。导管上皮萎缩、增生及化生伴轻度非典型增生	异型的立方或柱状上皮形成肿瘤性腺管，致密的纤维组织，不同程度的黏液，大而不规则的核，核仁明显，核分裂常见
免疫组化染色	导管上皮阴性	多数肿瘤细胞癌胚抗原阳性
胰岛	早期无改变，晚期异常	轻度异常
相关病变	假性囊肿	慢性梗阻性胰腺炎

癌、神经内分泌肿瘤、实性假乳头状瘤和胰母细胞瘤鉴别。以上肿瘤免疫组化各有特点及肿瘤的生物学行为不同。

治疗和预后 见胰腺癌。

（陈应泰 赵 平）

yíxiàn niányèxìng fēi nángxìng'ái

胰腺黏液性非囊性癌（mucinous noncystic carcinoma of the pancreas）

发生于胰腺的黏液腺癌，肿瘤成分超过 50% 由黏液构成。又称胰腺胶样癌，占胰腺癌的 1%～3%。肿瘤特征为丰富的细胞外黏液及分化好的腺管。黏液可以占据肿瘤的大部，形成黏液湖，仅在其中或边缘可见少量分化好的癌细胞漂浮其中。

免疫组化染色，细胞角蛋白（CK）、癌胚抗原（CEA）、上皮膜抗原（EMA）、胰胚抗原（POA）及癌相关抗原阳性。淀粉酶、胰蛋白酶和糜蛋白酶及神经元特异性烯醇化酶（NSE）等阴性。胰腺黏液性非囊性癌具有独特的病理学特征、较差的生物学行为和较强的侵袭能力，但预后比普通导管腺癌好。

胰腺黏液性非囊性癌的囊内液 CEA 及 CA15-3 升高，对于鉴别黏液性肿瘤良恶性有帮助。该病需与导管内乳头状黏液性肿瘤鉴别，此型作为导管腺癌的一个亚型，预后差。导管腺癌为实性及浸润性生长，不难鉴别。难点在于浸润性乳头状黏液癌与导管腺癌在导管内播散，导管腺癌浸润成分远多于导管内成分，而导管内乳头状黏液癌则相反。治疗和预后见胰腺癌。

（陈应泰）

yíxiàn yìnjièxìbāo'ái

胰腺印戒细胞癌（signet-ring cell carcinoma of the pancreas）

由充满黏液的印戒细胞构成的胰腺癌。是一种罕见的低分化腺癌，占胰腺癌 1% 以下。肿瘤以弥漫浸润性生长为主，可侵及整个胰腺，形成全胰癌。此型腺癌细胞几乎由单一的胞质充满黏液的印戒样细胞构成。诊断时，须排除转移性胃肠道印戒细胞癌。治疗见胰腺癌。该病预后极差。

（陈应泰）

yíxiàn wèifēnhuà'ái

胰腺未分化癌（undifferentiated carcinoma of the pancreas）

由无明确分化的肿瘤成分构成的胰腺恶性上皮性肿瘤。又称胰腺分化不良性癌。占胰腺癌的 2%～7%。形态上可以呈现以巨细胞、多形性大细胞或梭形细胞为主的肉瘤样形态，但有腺样结构分化。肿瘤可以很大，常可见肿瘤组织有部分或大片坏死。有时可伴有破骨样巨细胞，这时应诊断为未分化癌伴有破骨样巨细胞。这种巨细胞被认为是非肿瘤性的，免疫组化染色波形蛋白、白细胞共同抗原（LCA）和 CD68 为阳性，细胞角蛋白为阴性。肿瘤完全看不出有腔腺的分化，而由弥漫分布的癌细胞或实性癌巢构成。癌细胞具有高度异型性。根据形态也可以分为巨细胞癌、多形性大细胞癌以及肉瘤样癌等。免疫组化染色细胞角蛋白、波形蛋白均阳性。治疗和预后见胰腺癌。

（陈应泰）

yíxiàn bàn pògǔxìbāoyàng jùxìbāo de wèifēnhuà'ái

胰腺伴破骨细胞样巨细胞的未分化癌（undifferentiated carcinoma with osteoclast-like giant cell of the pancreas）

特殊类型的胰腺未分化癌。占胰腺非内分泌肿瘤的 1%，可能为导管腺癌的一种亚型。多发生于老年人，患者常出现上腹部痛，体重下降或胃肠道症状。

肿瘤体积较大，直径平均 9cm，常发生在胰头，实性或囊性，常伴出血、坏死。光镜下见，肿瘤由多形性到梭形的细胞以及散在的非肿瘤性破骨细胞样巨细胞构成。排列成实性巢状或呈肉瘤样排列，细胞异型性明显，核分裂多见。散在于肿瘤中的破骨细胞样巨细胞，细胞多核，2～100 个不等，异型性不明显，无核分裂象。局灶性腺样分化提示其导管起源。网织染色显示有上皮巢状结构，AE1/AE3 阳性。治疗和预后见胰腺癌。

（陈应泰）

yíxiàn línzhuàngxìbāo'ái

胰腺鳞状细胞癌（squamous cell carcinoma of the pancreas）

发生于胰腺的鳞状上皮来源的恶性肿瘤。简称胰腺鳞癌。原发性胰腺鳞癌罕见，占胰腺恶性肿瘤的 0.5%～2%，男性发病高于女性，多发生于 40 岁以上的中老年人。

病理特征 光镜下肿瘤组织全部切片检查未发现其他类型癌，均为典型的鳞癌弥漫性浸润在胰腺组织中，周围胰腺组织结构尚存，胰岛、腺泡及腺管清晰可见。中低分化鳞癌伴细胞外角蛋白大量形成，缺乏腺体成分。罕有淋巴管和神经周围浸润。肿瘤中心部位分化较差，由大量退行性巨核和多核细胞组成。免疫组化染色显示，瘤细胞高分子量细胞角蛋白（HCK）通常为弥漫性高表达，低分子量细胞角蛋白、上皮膜抗原（EMA）和甲胎蛋白（AFP）常阴性，Ki-67 增殖指数较高。

临床表现 最常见的症状是上腹痛和后背痛、食欲减退、消瘦、恶心、呕吐及黄疸。发生于胰头的鳞癌常有梗阻性黄疸伴体重减轻症状；而发生于胰体及胰尾部的癌容易扩展到腹膜、脾、胃及肾上腺，疼痛常见；少数患者近期可有糖尿病发作或伴有高血钙症状。

诊断 因症状与其他胰腺疾病无特殊，手术或活检之前难以做出诊断。多数患者癌胚抗原（CEA）和癌抗原 CA19-9 增高，有一定诊断意义。影像学表现，增强 CT 扫描时肿瘤明显强化是胰腺鳞癌的特征。高血管化和血管造影时"肿瘤刷"征象是其标志性表现，可鉴别胰腺鳞癌和导管腺癌。但在术中取得组织学活检或根治性切除之前获得组织学诊断非常困难。

鉴别诊断 需与胰腺导管腺癌、胰腺内分泌癌等鉴别。增强 CT 及磁共振成像（MRI）等检查可协助鉴别。

治疗和预后 胰腺鳞癌发病隐匿，很难早期发现和治疗。治疗首选根治性手术切除，术后可给予放化疗等综合治疗。由于胰腺位置特殊，胰腺鳞癌恶性程度高，又常出现早期浸润胰内胆总管和胰管，使胆总管和胰管管腔狭窄，甚至闭塞。因此，临床出现黄疸时，往往肿块已经较大或有淋巴结及远处脏器的转移。仅有 14% 的胰腺鳞癌可以行根治性手术切除，中位生存期 7 个月，5 年存活率不足 2%。而姑息性切除术后中位生存期仅 3 个月。对不可切除的胰腺鳞癌可行放射治疗或化疗，疗效均不佳。

（张建伟）

yíxiàn xiàn-lín'ái

胰腺腺鳞癌（adenosquamous carcinoma of the pancreas） 具有腺癌和鳞状细胞癌双重特征的胰腺恶性上皮性肿瘤。又称胰腺棘癌、胰腺黏液表皮样癌。中位发病年龄 60 岁，男性较女性多见。关于胰腺腺鳞癌的国内外文献基本为个案报道，不能代表该病的发病率。

病因和发病机制 胰腺腺鳞癌的组织学起源有以下观点：①胰腺导管干细胞有向鳞状和腺样细胞分化的能力，腺鳞癌的形成是多能干细胞向两种恶性表型分化的结果。②腺鳞癌有可能起源于胰腺假性囊肿。胰腺腺上皮在慢性胰腺炎反复炎性刺激或肿瘤阻塞后鳞状化生，因此鳞癌混杂于腺癌之中。③腺鳞癌是由于胰腺同时发生腺癌和鳞癌，互相混杂在一起而形成。

临床表现 发病部位以胰头多见，也可在胰体、胰尾或全胰。症状与胰腺腺癌相似，主要为上腹部和腰背部疼痛、体重减轻、食欲缺乏和黄疸等。

诊断 大多通过术后病理证实，术前诊断相当困难。

影像学检查 影像表现与胰腺腺癌相似。CT 表现为：①肿瘤为囊实性，实性在平扫呈低或等密度，增强动脉期轻度强化，门静脉期明显强化，囊性部分在增强前后均呈低密度。②囊性区周围多有不规则"卫星"小囊。③囊性区内无分隔。④伴有胰胆管扩张，部分伴胰腺萎缩。⑤胰外侵犯和血管浸润多见。在瘤体体积较小时出现中央囊性坏死区对于早期术前诊断腺鳞癌有重要意义。

病理学检查 只有极少数肿瘤较大的患者在术前获得诊断，大部分是术中穿刺、经皮穿刺或内镜下穿刺细胞学检查得以确诊。光镜下见，肿瘤由腺癌和鳞癌成分混杂构成，可见角化珠和细胞间桥，角蛋白和上皮膜抗原免疫组织化学染色可证实。电镜下，癌细胞胞质内有大量张力原纤维，被覆以发育较差的微绒毛腺腔和细胞内腔。只要在常规病理切片或穿刺活检中发现鳞癌成分即可诊断为胰腺腺鳞癌。

肿瘤标志物检查 患者血清中癌抗原 CA19-9 和癌胚抗原（CEA）可正常或增高，但与胰腺腺癌相比无特异性。

治疗 胰腺腺鳞癌对放化疗不敏感。手术治疗是唯一有希望延长生存时间和提高生活质量的方法。根治性切除的术后生存期明显优于姑息性切除。但腺鳞癌通常肿块较大，容易侵犯周围脏器和周围重要血管，手术切除难度较大。

预后 比胰腺导管腺癌差。平均生存期仅为 5.7 个月，只有极少数肿块直径小于 2cm 的患者生存期超过 1 年。胰腺腺鳞癌容易发生肝转移，也容易出现局部组织、血管、神经的侵犯以及远处转移，转移淋巴结中同样为腺鳞癌成分。因此，针对胰腺导管腺癌的方案对转移淋巴结阳性的腺鳞癌患者不一定有效。

（张建伟）

yíxiàn ròuliúyàng'ái

胰腺肉瘤样癌（sarcomatoid carcinoma of the pancreas） 发生于胰腺、具有上皮性和间叶性双相分化的恶性肿瘤。肉瘤样癌可以发生在全身许多部位，但以呼吸道、消化道、乳腺常见，胰腺较少见。胰腺肉瘤样癌非常罕见，由于基本上为个案报道，尚无发病率数据。平均发病年龄为 65 岁，胰头与胰腺体尾部发病率相当，肿瘤直径一般为 3~15cm，平均 6cm。

病理分型 胰腺肉瘤样癌分为 4 型：多形性巨细胞型、恶性巨细胞型、梭形细胞型和圆形细胞未分化型，前两者又称巨细胞癌，后两者为肉瘤样癌。胰腺肉瘤样癌基本无导管或腺泡样分化，特征表现为肿瘤组织同时含有恶性上皮和恶性间叶成分，癌的成分可分为鳞状细胞癌、腺癌、分化差的癌等，肉瘤成分可分为纤维肉瘤、平滑肌肉瘤和骨肉瘤等，癌和肉瘤成分可按不同比例混合，通常包含癌和肉瘤成分各一，偶尔在一种以上。

临床表现 与其他类型的胰腺癌类似，早期一般无症状，晚期则出现黄疸等胆道梗阻及消化道梗阻的症状，如恶心、呕吐等，部分患者可表现为消瘦。

诊断 术前难以准确诊断，确诊主要依靠病理学检查。

影像学检查 CT的典型表现为：肿瘤以囊性成分为主，囊壁见不规则结节状及团块状突起，肿物内实性成分呈中等强化、强化均匀。

病理学检查 必须满足以下3个条件才能作出诊断：①原发于胰腺，而非邻近侵袭或转移癌。②肿瘤组织像中有半数以上具有肉瘤样特性。③免疫组化染色发现，肉瘤样成分中有上皮组织标志物如细胞角蛋白（CK），癌细胞成分也可表达间叶组织标志物如波形蛋白，呈双相表达。

鉴别诊断 需与胰腺癌肉瘤相鉴别。胰腺癌肉瘤是指同一肿瘤中既有癌又有肉瘤成分；而胰腺肉瘤样癌指在一些低分化癌中，癌细胞可表现为梭形或多形性，有瘤巨细胞出现，类似于肉瘤，但免疫组织化学染色显示肿瘤细胞中有CK等上皮细胞标志物，此类肿瘤称为肉瘤样癌。对于肉瘤样癌，许多学者认为其本质是一种特殊类型的癌，肉瘤成分只不过是癌的化生。

治疗 胰腺肉瘤样癌对放化疗不敏感，手术治疗是首选方法，只有手术无法切除的病例才予以放疗或化疗。手术方式根据肿瘤的位置而定，肿瘤位于胰腺头颈部一般行胰十二指肠切除术；位于胰腺体尾部则一般行胰腺体尾部切除术。治疗原则与其他消化道肿瘤完全相同，可以切除的病例要争取手术切除，不能切除的病例，胆道梗阻者行胆道减压术；瘤体巨大有可能导致胃、十二指肠引起梗阻者行胃空肠吻合等姑息性手术。

预后 该病诊断困难，加之异型性明显、侵袭性强，就诊时多数已经发生转移，失去手术机会，且对放化疗均不敏感，预后极差。生存期一般约2个月，很少超过1年。

（张建伟）

yíxiàn jiāngyèxìng nángxìng zhǒngliú
胰腺浆液性囊性肿瘤（serous cystic neoplasm of the pancreas）

由富有糖原的导管型上皮细胞组成，并产生类似于血清的水样液体的胰腺上皮性肿瘤。占胰腺外分泌肿瘤的1%～2%。好发于女性，平均发病年龄为60岁。部分患者可伴有冯·希佩尔-林道（von Hippel-Lindau，VHL）综合征。

临床表现 最常见于胰体或胰尾部，胰头部少见。多发或累及整个胰腺的病例罕见。约40%病例是体检时偶然发现，临床由于肿瘤局部影响产生症状，包括腹部包块、腹痛、恶心、呕吐和体重下降。黄疸不常见。血清肿瘤标志物正常。没有 *K-ras*、*p53* 基因突变。

分类 多数病例表现为微囊性，称微囊型浆液性腺瘤，少数为少囊性或大囊性，称大囊型（寡囊型）浆液性腺瘤，偶有实性浆液性腺瘤；VHL相关性浆液性囊性肿瘤，偶可与神经内分泌肿瘤混合存在，称混合性浆液-神经内分泌肿瘤。罕有恶性的浆液性囊腺癌。

微囊型浆液性腺瘤 是最常见的类型，占胰腺囊性肿瘤25%，占所有胰腺肿瘤的1%。好发于60岁以上女性。临床症状非特异，可以出现腹痛、恶心、呕吐及体重下降。1/3无症状，体检时偶然发现。

病变一般单发，边界清楚，直径2～14cm。肿瘤切面海绵状，内含透明水样液体，中央可见星状瘢痕。中心瘢痕30%～40%有钙化。光镜下见，囊呈海绵状，囊内衬单层立方上皮，胞质透明，细胞核居中，核仁不明显，缺乏核分裂象。免疫组化染色显示，细胞角蛋白（CK7、CK8、CK18和CK19）阳性。鉴别诊断主要包括淋巴管瘤、海绵状血管瘤和转移性肾透明细胞瘤。脉管瘤免疫组化染色D2-40、CD31、CD34和F8阳性，转移性肾透明细胞癌免疫组化CD10和波形蛋白阳性。

CT、磁共振成像（MRI）、B超及内镜超声有助于术前诊断，术前诊断准确率为40%。手术是最佳治疗方法，针吸排水是不可取的。预后很好，恶性变风险很低。

实性浆液性腺瘤 临床表现非特异，最常见的是腹痛。术前很难做出准确诊断，易于误诊为无功能性胰岛细胞瘤和腺泡细胞癌。肿瘤一般较小，直径1.6～4.2cm，边界清楚，切面实性。光镜下见，肿瘤细胞排列呈小腺泡状，易与神经内分泌肿瘤及腺泡细胞癌混淆，免疫组化染色胰蛋白酶、内分泌标志物阴性可以鉴别。还需与转移性肾透明细胞癌、透明细胞糖瘤相鉴别，转移性肾透明细胞癌免疫组化 CD10 和波形蛋白阳性，透明细胞糖瘤 HMB45 阳性。

VHL 相关性浆液性囊性肿瘤 VHL 综合征是常染色体显性遗传病，因 3 号染色体短臂（3p25-26）的肿瘤抑制基因的缺失或突变所致，发生良性或恶性肿瘤，包括中枢神经系统（小脑、脑干和脊髓等）及视网膜的血管母细胞瘤；肾囊肿及肾细胞癌；肝及胰腺的囊肿或囊腺瘤；嗜铬细胞瘤；附睾及阔韧带乳头状囊腺瘤等。35%～90% 的 VHL 伴有胰腺的囊肿和浆液性微囊性囊腺瘤，病变呈单个、多个甚至累及整个胰腺。

混合性浆液性-神经内分泌肿瘤 浆液性囊腺瘤合并神经内分泌肿瘤罕见，肿瘤包含两种成分，神经内分泌肿瘤成分内分泌标志物如突触小泡蛋白、嗜铬粒蛋白（CgA）和 CD56 阳性，对可疑的病例可以通过免疫组化染色进一步确认。

浆液性囊腺癌 形态上与微囊型浆液性腺瘤相似，但可转移到胃和肝或出现神经周浸润（见胰腺浆液性囊腺癌）。

（石素胜）

yíxiàn jiāngyèxìng nángxiàn'ái
胰腺浆液性囊腺癌（serous cystadenocarcinoma of the pancreas）

胰腺浆液性囊腺瘤恶变所致的胰腺浆液性上皮性恶性肿瘤。罕见，约占胰腺肿瘤的 1%，胰腺囊性肿瘤的 10%～15%。1911 年，考夫曼（Kaufman）首次报道了胰腺囊腺癌。

一般认为胰腺囊性肿瘤起源于中央腺泡细胞和管状细胞，也

有人认为起源于导管上皮基质细胞。胰腺浆液性囊腺癌形态上像浆液性囊腺瘤，但出现浸润及转移，属低度恶性。通常表现为多房性肿物，切面可呈蜂窝状或海绵状，可由许多 1～2mm 的小囊构成。囊内充满清亮液体，但无黏液。光镜下，由产生浆液的立方上皮细胞构成的囊腺癌可呈海绵状，有大小不等囊腔形成，内含蛋白液。肿瘤细胞大小不等，核染色质深染，明显的异型性，可见病理核分裂象。该病治疗见胰腺癌。

（陈应泰）

yíxiàn niányèxìng nángxìng zhǒngliú
胰腺黏液性囊性肿瘤（mucinous cystic neoplasm of the pancreas）

由黏液上皮构成的与胰管系统不相通，并具有卵巢型间质的囊性胰腺肿瘤。与胰腺导管系统没有交通。较罕见，占切除胰腺囊性病变的 8%，随着诊断技术的进步，发病例数逐步增加。常见于中年女性，发病年龄高峰为 40～60 岁，伴浸润性癌的黏液性囊性肿瘤患者比非浸润性的患者年龄大 5～10 岁。男女比例为 1：20。

分类 分为黏液性囊性肿瘤伴轻度-中度不典型增生；黏液性囊性肿瘤伴高度不典型增生；黏液性囊性肿瘤伴浸润性癌。

病理特征 大体见，肿瘤一般圆形，表面光滑，有纤维包膜，包膜厚度不等，局灶常有钙化。切面单房或多房，囊腔从几毫米到数厘米，腔内含黏液或出血坏死物的混合物。单房内面光滑，伴浸润性癌的黏液性囊性肿瘤往往多房，腔内有乳头状赘生物，可以侵犯周围组织或器官。镜下见，肿瘤含有黏液性柱状上皮和卵巢型间质。黏液性上皮可以从

无异型、轻度不典型增生到重度异型增生，可见假幽门腺、胃小凹、小肠、大肠及鳞状细胞化生。消化后过碘酸希夫（PAS）和阿辛蓝染色阳性。

黏液性囊性肿瘤伴轻度不典型增生：上皮细胞轻度异型，核位于基底部，核分裂象缺乏。黏液性囊性肿瘤伴中度不典型增生：上皮细胞轻-中度的结构和细胞的异型性，可见乳头状突起或腺凹样内陷，细胞拥挤形成假复层，细胞核增大，可见核分裂象。黏液性囊性肿瘤伴高度不典型增生：上皮细胞明显异型性，形成乳头状凸起、不规则分支和出芽，细胞复层，极向消失，细胞多形，核仁明显，核分裂象多见，并且可见病理性核分裂。黏液性囊性肿瘤伴浸润性癌：约占黏液性囊性肿瘤的 1/3，浸润性癌往往是局灶的，需多取材，仔细观察。浸润性癌成分通常与普通的导管腺癌相似，也可以是腺鳞癌、未分化癌、未分化癌伴破骨样巨细胞等。

间质为卵巢样间质，由梭形细胞组成，常有不同程度的黄素化。从腺瘤到腺癌，间质黄素化呈减少趋势。罕见情况下，黏液性囊性肿瘤出现肉瘤样间质或肉瘤样的附壁结节。

临床表现 95% 的病例发生在胰体和胰尾，胰头罕见。临床症状取决于肿瘤大小，肿瘤小（直径小于 3cm）一般无症状，查体时偶然发现。肿瘤较大时出现对邻近组织挤压产生的症状，如腹痛、腹部包块。糖尿病相对常见，黄疸罕见。

诊断 年轻或中年女性，B超、CT 和磁共振成像（MRI）在胰体尾部发现囊性肿瘤，与胰管系统不相通，应想到胰腺黏液性

囊性肿瘤。如肿瘤较大，囊壁不规则增厚，囊腔内有结节或乳头状突起，应想到黏液性囊性肿瘤伴浸润性癌。血清肿瘤标志物检查血清癌胚抗原（CEA）、癌抗原CA19-9升高。

免疫组化染色显示，上皮标志物阳性，包括细胞角蛋白（CK7、CK8、CK18和CK19）和癌胚抗原（CEA）。随着上皮不典型增生程度的增加，分泌的黏液由硫酸性黏液变为唾液酸或中性黏液。间质成分表达波形蛋白、平滑肌肌动蛋白（SMA）、结蛋白、雌激素受体（ER）和孕激素受体（PR）。黄素化的细胞表达钙网膜蛋白和抑制素。

浸润性黏液性囊性肿瘤存在K-ras基因12外显子点突变。伴有肉瘤样间质的黏液性囊性肿瘤发现K-ras基因突变及6q、9p、8p等位基因的缺失。

治疗和预后 如果肿瘤完整切除，预后较好。如浸润到周围组织，易局部复发及转移。

（石素胜）

yíxiàn niányèxìng nángxiàn'ái

胰腺黏液性囊腺癌（mucinous carcinoma of the pancreas） 起源于胰腺大导管上皮或由同一起源的良性胰腺黏液性囊腺瘤恶变而来的胰腺恶性肿瘤。占胰腺癌的1%～3%，属于巨囊性肿瘤。发病年龄平均55岁。男女之比约1:2。

病理特征 大体形态与胰腺囊腺瘤相似，肿块一般很大，囊实性，切面呈单房或多房。有明显包膜，与邻近脏器可有粘连或侵蚀，但较少呈浸润性生长。囊壁薄厚不一，房腔大小不等，囊肿内壁可见乳头状或菜花状突起。囊内充满大量黏液或胶状物，亦可含陈旧性或新鲜血液，并有坏

死组织混杂。光镜下见，明显异型的细胞构成癌巢，癌巢扩张形成囊腔。常见囊壁癌细胞呈乳头状生长入腔内，甚至充满囊腔。其包膜上皮可以不完整或呈部分确如的裸区。因此，在由囊腺瘤恶变而来的病例，常见到同一囊性肿瘤内有正常分化的良性区、非典型增生和癌性上皮区混杂。多数有明显的间质浸润，有时血管被肿瘤细胞充满，病变细胞核增大、深染，核分裂在黏液性囊腺癌者占88%。细胞质内及囊内黏液中含有大量的黏蛋白而无糖原。

临床表现 上腹胀痛或隐痛、上腹部肿块，其次有体重减轻、黄疸、消化道出血等胃肠道症状和肝转移。囊腺癌常由囊腺瘤恶变而来，其病程比胰腺癌长。

诊断 80%黏液性囊腺瘤可发现局部非典型增生或恶性表现，因此，胰腺黏液性囊性肿瘤应作为恶性看待。在诊断黏液性囊腺瘤时，应注意多点取材检查有无浸润及其他恶性特征，以免误诊。

鉴别诊断 需与假性囊肿相鉴别。囊液中癌抗原CA19-9大于50 000U/ml、癌胚抗原（CEA）大于400ng/ml，在区分假性囊肿与黏液肿瘤有很强的特异性，但不能诊断肿瘤是否为恶性，然而这不重要，因为黏液性囊腺瘤和囊腺癌均需切除。囊腺癌患者血清CA19-9明显升高，手术切除后下降，肿瘤复发转移后再度升高，故CA19-9可作为囊腺癌术后监测复发的指标。囊腺瘤患者血CEA和CA19-9基本正常。此外，结合病史、影像学检查及术中探查有一定鉴别意义。

治疗 手术原则同胰腺癌。早中期的病灶界限相对清楚，即

使与邻近脏器有粘连和浸润，也应行根治性切除。胰头部可行胰头十二指肠切除术，当病变累及全胰时可行根治性全胰切除术。对于肝转移，如果原发病灶能够全部切除，可同时行肝转移瘤切除，以延长生存期。经剖腹探查并病理证实而不能切除的囊腺癌可行姑息性内、外引流以缓解症状。

预后 该病恶性程度相对较低，发展缓慢，手术切除率高，术后生存期较长，5年生存率为17%～68%。

（陈应泰 赵 平）

yíxiàn dǎoguǎn nèi rǔtóuzhuàng niányèxìng zhǒngliú

胰腺导管内乳头状黏液性肿瘤［intraductal papillary mucinous neoplasm（IPMN）of the pancreas］ 起源于胰腺导管上皮呈乳头状生长的分泌黏液的胰腺囊性肿瘤。较少见，约占胰腺肿瘤的5%。1996年，世界卫生组织（WHO）确定IPMN的诊断标准，根据肿瘤细胞异型性程度的高低，从组织学上将其分为导管内乳头状黏液瘤、交界性、原位癌和浸润性导管内乳头状黏液癌。通常发生在60～80岁的老年人，部分有胰腺炎病史。

病理特征 肿瘤位于胰头或头体之间，基本病理改变为胰管内分泌黏蛋白的上皮细胞乳头状增生，致胰管内大量黏液潴留、淤滞和胰管扩张而引起慢性胰腺炎。肿瘤可局灶或弥漫累及胰管系统，甚至可累及壶腹部。此瘤可转变为交界性或导管内乳头状黏液腺癌。肿瘤细胞发生在导管系统，在导管内生长，即使肿瘤浸润，肿瘤主体仍位于导管内。肿瘤细胞有异型性及核分裂，呈浸润性生长，则诊断为胰腺导管

内乳头状黏液腺癌。

诊断 根据影像学表现，IPMN 可分为主胰管型、分支胰管型和混合型。多数分支胰管型为良性，而主胰管型和混合型多为恶性。肿瘤恶性程度与肿瘤直径有关。年龄超过 70 岁，管腔内瘤体直径超过 5mm，或胰液中癌胚抗原（CEA）≥110ng/ml，早期出现糖尿病提示胰腺导管内乳头状黏液腺癌。黄疸、体重减轻、主胰管型以及有腔内结节或结节直径大于 5mm、胰液 CEA ≥110ng/ml，血清癌抗原 CA19-9 水平升高则提示浸润型胰腺导管内乳头状黏液腺癌。随着影像技术的发展，肿瘤检出率逐渐提高。

治疗 所有的黏液性肿瘤无论分化程度如何，均需手术切除。手术方式的选择与肿瘤的位置、与周围组织浸润情况有关。位于胰头颈部者多行胰十二指肠切除术，位于胰体尾部多行胰腺体尾部切除并脾切除术。术中病理检查发现主胰管扩张需行部分胰腺切除术，切缘有肿瘤细胞则需扩大切除至切缘阴性。具体手术方式视肿瘤类型而异。术前行管腔内超声检查术（IDUS）有利于手术方式及手术切除范围的选择。

预后 非浸润型胰腺导管内乳头状黏液腺癌的复发率是 1.3%~9.3%，浸润型的复发率是 12% ~ 68%，总体复发率为 7%~43%，因此术后监测十分重要。另外，IPMN 合并胰腺癌不少见，因此，即使是恶性程度较低的胰腺导管内乳头状黏液腺癌也需要警惕胰腺癌的存在。

胰腺导管内乳头状黏液腺癌的预后比胰腺癌好，原位癌的术后生存率可高达 80%~90%，浸润性癌的术后生存率为 50%~70%，中位生存期 21 个月。若伴有淋巴结转移、肿瘤恶性程度高、瘤体直径大于 2cm 或年龄超过 66 岁者，总体预后较差。

（陈应泰 赵 平）

yíxiàn xiànpàoxìbāo'ái

胰腺腺泡细胞癌（acinar cell carcinoma of the pancreas）

由形态上与腺泡细胞相似的细胞组成的胰腺恶性上皮肿瘤。临床罕见，仅占所有胰腺肿瘤的 1%、胰腺癌的 5% 左右。属高度侵袭性恶性肿瘤。男性发病率稍高，多见于中老年人，其发病年龄与导管腺癌相比相对较年轻。可发生于胰腺的任何部位，多见于胰头部。

病理特征 大体见，肿瘤较大，界限清楚或部分有包膜，突向胰腺表面，伴多囊形成。切面呈粉红色，均质，分叶状。间质少，出血及坏死明显。光镜下形态与胰腺内分泌肿瘤相似。肿瘤细胞可以显示明显的腺泡结构或实性内分泌细胞样结构，呈多角形、圆形或矮柱形。胞质强嗜酸性、颗粒状。核圆形、常位于基底部。在实性区，大多数肿瘤细胞核位于中央，胞质少，可能与实性区肿瘤分化差有关。肿瘤细胞排成腺泡状或条索状，由纤维组织分割呈大结节。有散在内分泌细胞，过碘酸希夫（PAS）染色阳性。电镜和免疫组织化学均显示瘤细胞的腺泡细胞特征，如胞质内有丰富的粗面内质网和酶原颗粒，免疫组化显示胰酶阳性、癌胚抗原（CEA）阴性。与导管腺癌相比，腺泡细胞癌 *K-ras*、*p53* 基因突变比较罕见。人类再生基因的表达在腺泡细胞中较高，是腺泡分化的分子标志物。

病理分型 分为两种亚型，当伴有明显的囊形成时称腺泡细胞囊腺癌；与其他成分混合时称混合性腺泡细胞癌。后者中内分泌成分至少应占肿瘤的 30%。

临床表现 胰腺腺泡细胞癌生物学行为与导管腺癌不同。腺泡细胞癌生长相对缓慢，以膨胀性生长为主，压迫胆管而致黄疸，而导管腺癌则具有特征性的早期围管浸润的特点。部分患者以皮下多发性脂肪坏死、发热、多关节疼痛及嗜酸性粒细胞增多等为首发症状，即出现脂肪酶分泌过多综合征。该综合征虽具特异性，但发生率低。肿瘤主要转移至局部淋巴结、肝、肺或脾。

鉴别诊断 主要与以下疾病鉴别。

胰腺内分泌肿瘤 腺泡细胞癌细胞核缺乏内分泌肿瘤典型的"胡椒盐"样改变；以角蛋白（AE1/AE3）、脂肪酶及胰酶等表达为主；电镜下胞质内有酶原颗粒。而内分泌肿瘤没有灶状腺泡分化，在实性区，核有规律的排列，纤维间质致密，与周围组织界限清楚；细胞弥漫表达嗜铬粒蛋白 A（CgA）、神经元特异性烯醇化酶（NSE）和突触素（Syn）等，PAS 阳性物质缺乏；电镜下肿瘤细胞内有典型的内分泌颗粒，直径 100~200nm。但在腺泡细胞癌中有时也可有散在的神经内分泌标志物如 CgA 阳性表达，因此不能以此作为腺泡细胞癌与胰腺内分泌肿瘤的鉴别标准。

胰腺实性假乳头状瘤 一种来源于腺泡细胞的肿瘤，几乎都发生在年轻女性，预后好。大体见，肿瘤为囊实性，由实性区、假乳头区及囊性区构成，可有出血、明显的纤维血管及黏液间质。光镜下见，肿瘤细胞大小一致，呈多角形上皮细胞样，细胞核呈卵圆形，无明显核仁，胞质嗜酸或透明。免疫组化染色显示，

AE1/AE3 阴性，而波形蛋白、NSE 呈弥漫性阳性，α-抗糜蛋白酶局部强阳性，Syn、CgA、细胞角蛋白和胰酶阴性。

胰腺导管腺癌 与导管腺癌相比，腺泡细胞癌有以下特征：①肿瘤体积较大（直径平均6.9cm，导管腺癌为4.6cm），较少累及胰尾部。②淋巴结转移占32.1%，导管腺癌为48.0%。③病理上高级别肿瘤占47%，导管腺癌为37.3%。④腺泡细胞癌常见于男性，白种人。

其他 与胰母细胞瘤、腺泡细胞瘤、局灶性腺泡细胞转化和小腺体癌等鉴别。对胰腺腺泡细胞癌的诊断需结合临床特点、病理学表现及免疫组化指标等综合判断。

治疗 以手术为主，联合化疗、放射治疗及介入治疗等综合手段，可以改善预后。

预后 该病预后较差，但比导管腺癌好。有报道 I～IV 期的腺泡细胞癌和导管腺癌的5年生存率分别为52.4%和28.4%、40.2%和9.8%、22.8%和6.8%、17.2%和2.8%。多因素分析结果提示，年龄小于65岁，肿瘤细胞分化好和阴性切缘是导管腺癌的独立预后因素。

（陈应泰 赵 平）

yíxiàn xiànpàoxìbāo nángxiàn'ái

胰腺腺泡细胞囊腺癌（acinar cell cystadenocarcinoma of the pancreas）

胰腺腺泡细胞癌的一种亚型。为胰腺外分泌肿瘤，癌细胞具有腺泡细胞的特征并伴明显的囊形成，因而称腺泡细胞囊腺癌。罕见。1981年，由坎特雷尔（Cantrell BB）首次报道。

大体见，肿瘤呈巨大囊性，为多房，具有假性包膜且切面呈现海绵样外观。光镜下肿瘤由大小不等的囊状和管状结构构成，可见灶性出血坏死。囊内面衬以一层扁平立方形细胞，伴有形态基本一致的灶状柱状上皮细胞，有时可见多形核和核分裂象，核仁明显。肿瘤细胞细胞质具有胰腺腺泡细胞的典型特点：细胞质内尤其是细胞顶部充满嗜酸性颗粒，核仁增大。过碘酸希夫（PAS）染色阳性，未见黏蛋白分泌细胞。电镜下可见大量的酶原颗粒和丰富的粗面内质网。未见黏液或浆液分化。免疫组织化学染色胰蛋白酶、抗胰蛋白酶、抗糜蛋白酶和脂肪酶强阳性，细胞角蛋白（AE1/AE3）阳性，支持其腺泡细胞来源。

临床表现主要有上腹部疼痛、腹部肿物和体重减轻等。临床发现时肿瘤多已较大（直径多大于10cm，首例报道肿瘤为7千克），对周围组织产生压迫、浸润并常发生远处转移，如肝、盆腔、腹膜和肠系膜等。国外报道中，患者在发现肿瘤时或几个月内都伴有远处转移。

胰腺腺泡细胞囊腺癌的确诊有赖于病理和免疫组织化学。还需与浆液性囊腺瘤鉴别，肿瘤也可表现为囊状结构，但在大体上见不到肿瘤中心有星状瘢痕，光镜下有腺泡细胞分化。

该病需积极手术治疗，与经典实体性胰腺癌的预后相比没有明显差异，生存期超过5年的患者极少。

（陈应泰）

yíxiàn shénjīngmǔxìbāoliú

胰腺神经母细胞瘤（pancreatic neuroblastoma）

发生于胰腺起自交感神经系统的原始神经脊细胞，由不同发育阶段的神经母细胞组成的胚胎性肿瘤。神经母细胞瘤又称成神经细胞瘤，为儿童常见恶性肿瘤之一，好发部位依次为肾上腺、腹腔、胸腔、颈部和盆腔，其他罕见部位有眼眶、肾脏、肺、皮肤、卵巢、精索和膀胱。胰腺原发性神经母细胞瘤极为罕见，尚无流行病学统计数据。

病理特征 光镜下见，肿瘤大部分由未分化的小圆形细胞组成，核深染，核分裂易见，排列成片状、索条状，并可见菊形团，少数瘤细胞较大，核大圆，胞质粉染，形态介于小圆细胞和成熟神经节细胞之间，瘤组织中见大量神经纤维丝，富于血管，有小片状出血、坏死及散在钙化灶。

临床表现 黄疸是胰腺神经母细胞瘤的特征性表现，原发于其他部位而出现肝十二指肠淋巴结转移、肿大淋巴结压迫胆总管可出现黄疸。随着肿瘤的发展，可引起多种全身症状，侵犯骨髓可引起严重贫血；肿瘤分泌血管活性肠肽可引起腹泻；因儿茶酚胺代谢异常，可引起高血压。肿瘤早期即可经淋巴及血行转移，有时可在腹部肿物表现之前出现转移瘤的症状。常见转移部位为骨髓、骨、肝和皮肤。

诊断 对儿童可进行香草基扁桃酸（VMA）试纸筛查，儿茶酚胺代谢异常可作为该病特异性诊断指标，同时检测尿 VMA、高香草酸（HVA），诊断率可达95%。CT、磁共振成像（MRI）等检查可确定肿瘤的位置、大小、有无血管包绕，与肾的关系及淋巴结转移情况。对于局部病变的评价，CT 和 MR 优于超声。局部的病变由 CT 或 MRI 评价最佳，远处转移的病变可以通过 CT、MRI、放射性核素扫描或骨髓活检来评价。免疫组化染色显示，神经元特异性烯醇化酶、CD99、细胞角蛋白、波形蛋白、嗜铬粒蛋白 A（CgA）和 α_1-抗胰蛋白酶等阳性。

鉴别诊断　需与胰腺各种肿瘤、囊肿及慢性胰腺炎等鉴别，主要鉴别点如下：该病绝大多数为儿童或青少年，发现时肿瘤体积多较大。胰腺癌多见于 40 岁以上成年人，肿瘤较小时即可发生远处转移，肿瘤标志物 CA19-9、CA242 和癌胚抗原（CEA）可增高。胰腺囊肿可通过特征性的影像学表现明确诊断。慢性胰腺炎有多次急性胰腺炎或腹痛病史，儿童极少见，可伴有糖尿病等胰腺功能低下症状，内镜逆行胰胆管造影可见胰管呈"串珠样"改变，胰腺内可见钙化灶。

治疗　首选手术切除，手术、化疗和放疗相结合的综合治疗可提高患者的生存率。婴儿患者预后通常较好，手术切除后可不进行其他辅助治疗。对该病应进行影像学评估，如估计能切除的肿瘤应尽早手术，争取完整切除肿瘤。如肿瘤与重要血管粘连，可将肿瘤大部分切除。对肿瘤巨大，经 CT 或 MRI 检查肿瘤与主要血管关系密切或 IV 期肿瘤，应先化疗、放疗，以使肿瘤缩小；6～8 周后再行手术切除。化疗主要用于 III、IV 期病例，多采用联合化疗（环磷酰胺和长春新碱）。

放疗适用于无转移而肿瘤未完全切除或有淋巴结浸润，对于高风险患者可行术中放疗，术中放疗在肉眼根治性切除后可取得较好的局部控制率，但如果作为姑息性切除术后唯一的放疗是不够的，还应继续进行术后外照射。

预后　胰腺神经母细胞瘤预后相对较好。早期诊断和手术切除可提供最佳的治愈机会。其 1 年、2 年和 5 年生存率分别约为 81%、70% 和 61%，生存率最好的年龄段是 1 岁以下的婴儿。病理高分级和病灶直径大于 10cm 者预后较差，多因素分析显示年龄、肿瘤部位、分期、诊断和治疗的年代是独立的预后因素。

（张建伟）

yíxiàn shénjīngshāoliú

胰腺神经鞘瘤（pancreatic schwannoma）　由胰腺神经鞘膜增生形成的良性肿瘤。又称胰腺施万细胞瘤。神经鞘瘤可发生于任何有施万（Schwann）细胞的部位，尤好发于脊髓和脑，而发生于胰腺者罕见，由于病例数少，尚无发病率统计数据。肿瘤可发生于胰腺的任何部位，以胰腺头部多见，其次是胰体尾部。胰腺神经鞘瘤通常发生于成年人，男女比例相当。

病理特征　大体见，肿瘤境界清楚，常有包膜。光镜下见，肿瘤一般具有由神经外衣和残留的神经纤维构成的纤维性包膜，主要特征是由排列有序、细胞丰富的束状（antoni A）区和疏松黏液样的网状（antoni B）区组成。

临床表现　最常见的症状是非特异性腹痛，但也可出现消瘦、黄疸或消化道出血。

诊断　最佳诊断方法是 CT，其 CT 表现与胰腺外神经鞘瘤相似，表现为边界清楚、低密度、包膜完整和囊性变。磁共振成像（MRI）表现为特征性的包膜、T1 加权像低信号、T2 加权像高信号。除信号变化外，还可发现有无血管侵犯，进一步提示病变的恶性可能。

术前通过细针穿刺活检诊断较为困难。光镜下观察，免疫过氧化物酶染色，S-100 蛋白、弹性蛋白和 CD56 强阳性，而包括结蛋白、AE1/AE3、中间蛋白、平滑肌肌球蛋白、CD34 和 CD117 等标志物均为阴性。

鉴别诊断　典型的胰腺神经鞘瘤容易诊断，但发生囊性变后与胰腺囊腺瘤（癌）、胰岛细胞瘤、神经内分泌瘤（癌）、导管内乳头状黏液瘤等容易混淆。若术前 CT 影像出现囊性退行性变，则需与神经内分泌肿瘤、囊腺瘤、囊腺癌和导管内乳头状黏液腺瘤鉴别。MRI 以特征性的 T2 加权像高信号和相对于胰腺其余部位的显著强化，可以鉴别胰腺神经鞘瘤与胰腺囊腺癌，但不能与胰岛细胞癌相鉴别。

治疗　最佳治疗方法为手术切除。胰腺神经鞘瘤的恶变发生率极低，故提倡创伤小的单纯肿瘤剜除术。肿瘤的早发现与早诊断可以提高剜除术比例，避免创伤性很大的胰十二指肠切除术。绝大多数胰腺神经鞘瘤可根据其大小和部位行剜除术。术中快速冷冻切片活检有助于确立良性胰腺神经鞘瘤的诊断，对于术式的选择有意义。肿瘤切除后再复发极为罕见，因此术中若肿瘤包膜不能完整切除，也可行肿瘤次全切除术。如肿瘤较大并位于胰头部，或侵袭壶腹部、脾门部均可根据具体情况行根治性手术。

预后　相对良好。单纯肿瘤剜除术已经足够，也可应用胰十二指肠切除术或远端胰腺切除术治疗。文献报道最长随诊时间为 9 年，尚无切除术后肿瘤复发的报道。

（张建伟）

yíxiàn shíxìng jiǎrǔtóuzhuàngliú

胰腺实性假乳头状瘤［solid pseudopaillary neoplasm（SPN）of the pancreas］　同时具有实性和假乳头两种组织学特点的胰腺

外分泌肿瘤。又称胰腺实性和囊性肿瘤、乳头状囊性肿瘤、乳头状上皮肿瘤和弗朗茨（Frantz）肿瘤。是一种罕见的低度恶性胰腺肿瘤，组织来源尚不清楚。美国外科病理学家弗吉尼娅·尼兰·弗朗茨（Virginia Kneeland Frantz，1896～1967 年）于 1959 年首先报道了 SPN。1996 年，世界卫生组织（WHO）正式将其命名为胰腺实性假乳头状瘤。

流行病学 SPN 发病率低，占所有胰腺肿瘤的 1%、胰腺外分泌肿瘤的 0.2%～2.7%。好发于年轻女性，男女比例约为 1∶9.5。平均发病年龄 21.8 岁。中老年人较少见，但恶性比例高。男性平均年龄比女性高 10 岁，且恶性率亦高于女性。SPN 的发病有种族差别，非高加索人占比明显高于高加索人，其中以亚洲人群（41.8%）和黑种人（13.1%）尤为显著。日本 SPN 发病占比最高（19.5%），且患者中男性占比与恶性比例均高于其他国家，而肿瘤平均直径则小于其他人群。

病因和发病机制 中老年人恶性比例较高，因此高遗传和性相关因素可能在 SPN 发病机制中起作用，激素尤其性激素可能是影响 SPN 发生发展的重要因素之一。

病理特征 病理学表现与其他胰腺肿瘤不同，肿瘤体积较小且为实性，体积较大肿瘤常具特异性的假乳头状结构。光镜下见，肿瘤分实性区、囊性区和假乳头区。实性区肿瘤细胞排列紧密，中等大小、多角形、界限清楚，细胞核呈圆形、卵圆形、细胞异型性不明显，未见核分裂象，细胞排列成巢状、片状，胞质呈嗜酸性颗粒状，形成假乳头区，其内肿瘤细胞围绕血管周围排列，

以纤细的纤维血管为轴心形成假乳头结构。肿瘤组织常有灶性出血、坏死。

临床表现 少数患者出现腹痛、食欲减低和体重下降等症状，但轻微且无特异性，因此常延误诊断，患者就诊时肿瘤直径往往超过 10cm。

诊断 主要依靠影像学和病理学检查可以诊断。患者血清肿瘤标志物一般正常，无临床特异性。B 超、CT 或内镜超声引导下肿瘤穿刺活检是有效的术前诊断方法。

影像学检查 CT 和磁共振成像（MRI）有如下特点：①胰腺区囊实性肿块，平扫实性结构与肌肉密度类似，造影后动脉期呈轻度增强，门静脉期呈明显增强，出血、坏死、囊变区在增强前后均呈低密度，无增强，但其密度高于水，MRI 在显示肿瘤内部不同组织结构方面较 CT 具有较大的优势。②囊性结构为主或囊实结构比例相仿的肿瘤，或实囊部分相间分布。③实性结构为主的肿瘤，囊性散在的不均匀分布于病变内部或包膜下呈串珠状。④肿瘤呈圆形或椭圆形，边缘可有轻度分叶，体积一般较大，但即使肿瘤体积很大，也很少出现胰管和胆管梗阻扩张或血管受侵表现，肿瘤周围组织多为推挤移位。⑤肿瘤因包膜和假包膜形成，一般边界清晰，包膜完整是判断肿瘤的良性或低度恶性的重要依据。

病理学检查 依靠典型的光镜下表现诊断并不困难。免疫组化染色，通常情况下胰腺腺泡分化标志物和导管上皮分化标志物常为阴性，嗜铬粒蛋白 A（CgA）多为阴性，波形蛋白和 α_1-抗胰蛋白酶（α_1-AT）常为阳性。据

此可与胰腺内分泌肿瘤和腺泡细胞癌鉴别。

鉴别诊断 主要与以下肿瘤鉴别。

胰腺假性囊肿 有急性或慢性胰腺炎病史，病灶位于胰腺内或外，多呈圆形，囊壁薄而均匀且无钙化，没有壁结节。囊内无间隔，无分叶状改变。

胰腺癌 多见于老年男性，恶性程度高，预后差。影像学表现胰腺局部实质肿块或弥漫肿大，境界不清，密度均匀或欠均，肿瘤中心坏死液化，胰尾萎缩，胰周脂肪间隙消失，肿瘤常侵及血管，并伴有淋巴结转移、胰管或胆管扩张。

畸胎瘤 典型畸胎瘤不难区别，但当伴有不典型的钙化并缺少脂肪时和 SPN 的鉴别较难，年龄、性别对其鉴别有一定意义。

无功能性胰腺内分泌细胞肿瘤 也好发于年轻女性，表现为胰腺区软组织肿块影，一般不发生中心出血、坏死或囊变，发生肝转移及淋巴结肿大较多见，增强动脉期多呈高密度影。

治疗 手术切除是首选治疗方法，应尽最大可能行根治性切除手术。胰腺 SPN 在肉眼上常有明显边界，肿瘤大小并不决定其可切除性。根据肿瘤生长部位选择术式，主要包括肿瘤单纯切除术、胰十二指肠切除术、胰体尾切除术、胰体尾联合脾切除术和肿物切除加胰肠吻合术等。10%～15% 的 SPN 患者可出现肝转移或腹腔转移。对于单个或少数肝转移灶可采用肝叶切除或肿瘤剜除术，多发肝转移灶可考虑行动脉栓塞化疗或肝移植。少数可能侵犯腹腔重要血管，如门静脉、肠系膜血管等，仍应尽量行根治性手术，必要时可同时行门

静脉或胰腺周围血管切除重建。对于复发病例，如有手术条件应再次手术，则可显著延长患者生存期。

SPN 对放化疗均不敏感，已有多种化疗方案尚未发现患者对化疗有反应，放射治疗亦如此。

预后 SPN 低度恶性，预后相对较好。因手术切除率很高，仅有少数患者接受辅助治疗。

（张建伟　赵　平）

yíxiàn hùnhéxìng shénjīng nèifēnmì-fēi shénjīng nèifēnmì zhǒngliú

胰腺混合性神经内分泌-非神经内分泌肿瘤（mixed neuroendocrine-non-neuroendocrine neoplasms of the pancreas）

由胰腺导管腺癌和内分泌癌成分混合构成的肿瘤。曾称混合性类癌-腺癌、混合性腺-神经内分泌癌。极罕见，发病率不足 1%。特征是在原发肿瘤及其转移灶中可见外分泌肿瘤成分，如导管腺癌、腺泡细胞癌和神经内分泌肿瘤混合存在。根据定义，其中内分泌成分至少应占肿瘤的 30%。导管样分化的定义是可以产生黏液并且导管类标志物如癌胚抗原（CEA）阳性。内分泌细胞的特征是神经内分泌标志物阳性和/或有激素产物，内分泌细胞免疫组化染色神经元特异性烯醇化酶（NSE）、嗜铬粒蛋白 A（CgA）阳性。肿瘤浸润转移的生物学行为取决于导管腺癌。

该病需与伴有散在内分泌细胞的导管腺癌相鉴别，因 40%~80% 的导管腺癌中都可见散在的内分泌细胞，在分化好的肿瘤中尤其常见，这些内分泌细胞可以沿着肿瘤性导管样结构的基底呈线性排列或是间插在肿瘤柱状细胞之间。治疗见胰腺癌。

（陈应泰）

yíxiàn lèi'ái

胰腺类癌（pancreatic carcinoid）

发生于胰腺嗜银细胞的神经内分泌肿瘤。又称嗜银细胞癌。属胺前体摄取和脱羧（APUD）肿瘤，具有分泌 5-羟色胺（5-HT）或 5-羟色氨酸（5-HTP）等激素的功能，其生物学行为属于一种低度恶性、生长缓慢的恶性肿瘤。平均发病年龄 48.9 岁，男女比例为 1:0.9。44.9% 的病变部位在胰头部，21% 在胰尾部。

病理特征 大体见，肿瘤切面呈灰黄色，质地较均一，如肿瘤体积较大可出现坏死区域。光镜下见，异形细胞呈实性团片及条索状排列，细胞小圆形，核圆形，深染。有文献报道胰腺类癌可有纤维囊，而这一特点需要与胰腺实性假乳头状瘤相鉴别。免疫组化染色显示，角蛋白（CK、AE1/AE3）、嗜铬粒蛋白（CgA）、神经元特异性烯醇化酶（NSE）、突触素（Syn）等阳性。肿瘤标志物：广谱细胞角蛋白（PCK）和 NSE 阳性。

临床表现 主要症状是疼痛，伴有严重的难以控制的腹泻和体重减轻。由于胰腺类癌具有分泌 5-HT 或 5-HTP、组胺、缓激肽及儿茶酚胺等的功能，它们作用于心血管、呼吸道及胃肠道，表现为面色潮红、腹痛、腹泻、哮喘及周围性水肿，称为类癌综合征。约 34% 的患者有这种典型的类癌综合征表现。约 59% 的患者可不同程度地伴有腹痛、腹胀，45% 的患者有腹泻症状，腹泻多为水样，严重者一天可达 10~20 次。约 29% 的患者有阵发性皮肤潮红，主要发生在颜面部、颈部和前胸部，也可遍及全身。皮肤潮红的发生多为阵发性、突然性出现，呈鲜红色或暗红色，持续时间为

数分钟至 2 天不等。20%~30% 的患者在发生阵发性皮肤潮红的同时，可出现哮喘和呼吸困难，与支气管哮喘相似，为 5-HT 等物质引起支气管平滑肌痉挛所致。出现皮肤潮红时，患者可伴有心动过速、血压下降甚至休克等心血管系统症状；晚期可发生心脏瓣膜病变或充血性右心衰竭。眼眶周围水肿、结合膜出血和流泪多伴随皮肤潮红出现。有时亦可有其他内分泌激素如胰岛素、胰高血糖素、生长激素、甲状旁腺素和促肾上腺皮质激素等功能亢进的表现，一般都有相应的特征性表现供鉴别。在类癌晚期，也可出现消瘦、贫血、低蛋白血症等恶病质表现。约 10% 的患者可无首发症状，因此对缺乏典型类癌综合征表现的胰腺疾病，应提高警惕性。

诊断 综合临床表现与各项辅助检查来诊断。

实验室检查 测定血浆中 5-HT 浓度或测定尿中其代谢产物 5-羟基吲哚乙酸（5-HIAA）具有诊断意义。其诊断标准为发现胰腺内分泌肿瘤与下列至少一项阳性所见：血浆 5-HT 浓度升高，尿中 5-HIAA 浓度升高，而不伴有其他激素浓度升高。一般认为激素测定与免疫组织化学染色是诊断胰腺类癌的最特异方法。

影像学检查 在胰腺类癌的定位诊断中具有重要意义。CT 表现：肿瘤较少引起胆道及胰管扩张，对周围血管较少累及，钙化较常见；三维动态 CT 增强后，肿瘤实质明显强化，峰值在动脉期。静脉期强化程度与胰腺相似，延迟期强化程度高于胰腺。肿瘤强化时间衰减曲线多起于 40~70 秒，止于 150 秒左右。亦有 CT 影像提示，胰腺类癌可引起胰管扩张，

临床表现为梗阻性胰腺炎。在磁共振成像（MRI）检查中，病灶在 T1 加权像时呈低信号，T2 加权像时多呈高、中信号，也可呈低信号。超声内镜（EUS）检查由于排除了肠道气体的干扰，对胰腺类癌诊断的灵敏度和特异度均达 93%。数字减影血管造影（DSA）常表现为静脉期肿瘤血管化，以及邻近血管受压移位。正电子发射体层成像（PET）比 CT 更具有优势。^{11}C 标记 5-HTP 的 PET 可以增加类癌细胞摄取^{18}F-FDG，可探及其他方法难以发现的小病灶。PET 另一重要优势是术前可判断其他脏器的转移灶，以便制订合理的治疗策略。

鉴别诊断 典型的类癌综合征有助于正确诊断胰腺类癌，但在症状不典型时，胰腺类癌易与癌抗原 CA19-9 正常的胰腺癌混淆。胰腺类癌虽是一种低度恶性且生长缓慢的肿瘤，但早期易发生淋巴转移和肝转移，在 CT 上与胰腺癌不易鉴别。

治疗 包括内外科综合治疗。

手术治疗 早期根治性切除肿瘤是首选治疗方法。术式包括胰十二指肠切除术、胰体尾脾切除术等。虽然胰腺类癌生物学行为好于胰腺癌，但能否采用保留功能的胰腺手术如保留十二指肠胰头切除术、胰腺中部切除术或保留脾的胰体尾切除术有待于循证医学的评价。即使已有转移，如果能将原发类癌病灶切除，也能缓解甚至消除症状。对于不适宜行根治性切除的多中心性或转移性类癌，行姑息性胰腺或肝叶切除也有一定疗效。手术中要彻底清扫胰周淋巴结，但应避免损伤腹膜后乳糜池和淋巴管。术后应密切复查随诊，一旦复发，可再次手术。

内科治疗 主要是针对类癌综合征症状的药物治疗。生长抑素及其衍生物对于不能根治切除者，可作为一线治疗药物。奥曲肽可以改善潮红和腹泻等症状，并使患者血浆 5-HT 浓度下降以及尿中 5-HIAA 排出减少。干扰素（IFN-α）具有广谱抗肿瘤的生物学效应，对胰腺类癌有一定抑制作用。少用或忌用能促使 5-HT 释放的药物如吗啡、氟烷、右旋糖酐和多黏菌素等。同时应避免或减少饮酒、情绪波动和剧烈运动等易诱使类癌综合征发作的因素。治疗或缓解症状应使用组胺拮抗剂抑制类癌分泌组胺和肽类激素，包括甲基麦角酸丁醇酰胺和赛庚啶。色氨酸羟化酶抑制剂能减少5-HT 的合成，缓解症状，主要包括对氯苯丙氨酸和甲基多巴。化疗药物 5-氟尿嘧啶（5-FU）、环磷酰胺等虽可缓解该病症状，但疗效较差。

预后 胰腺类癌是一种低度恶性、生长缓慢的胰腺肿瘤。由于胰腺类癌比较罕见，目前尚无大样本的预后统计数据。胰腺类癌 5 年生存率为 29%~35%。尽管如此，类癌在胰腺的恶性程度远不同于胰腺腺癌，后者 5 年生存率极低。

（张建伟）

yíxiàn shìsuānxìbāo'ái

胰腺嗜酸细胞癌（oncocytic carcinoma of the pancreas） 胰腺癌的一种特殊类型。特征是肿瘤细胞体积大，具有颗粒状嗜酸性胞质，细胞核大，核仁明显。电镜显示细胞具有丰富的线粒体并缺乏酶原及神经内分泌颗粒。文献报道基本是胰腺导管内乳头状黏液性肿瘤的恶变。可以出现局部浸润，淋巴结、肺及脑的转移。鉴别诊断包括内分泌肿瘤及实性假乳头状肿瘤。治疗主要依靠手术和术后化疗。

（石素胜）

yíxiàn wèimìsùliú

胰腺胃泌素瘤（pancreatic gastrinoma） 起源于非胰岛 B 细胞的肿瘤。又称佐林格-埃利森综合征（Zollinger-Ellison syndrom, ZES）。约占胰腺神经内分泌性肿瘤的 20%，是其较常见的一种，临床上以难治、多发及反复发作的消化性溃疡和高胃酸分泌为特征。发病率为（0.5~2）/100 万。大多数为功能性的，可以分泌胃泌素，其中约 30% 为恶性。胃泌素瘤在多发性内分泌肿瘤 1 型（MEN-1）中约占 70%。1955 年，由美国外科医师罗伯特·米尔顿·佐林格（Robert Milton Zollinger）和埃德温·埃利森（Edwin Ellison）首次报道。

病因和发病机制 病因不明，可能来源于胰腺 A$_1$ 细胞。

病理特征 大体见，肿瘤界限清楚但无包膜，肿瘤通常较小。光镜下表现与类癌相似。可分为实巢状、小梁状、腺管状和混合性 4 种组织学类型，一般管状分化较明显。肿瘤中钙化和透明变性也较常见。与其他胃肠、胰腺神经内分泌肿瘤一样，尚无可靠的病理形态学标准来鉴别其良恶性。少数肿瘤有很多含有颗粒的细胞，类似胃窦 G 细胞。组织学检查时使用 HE 染色，还必须同时行免疫组化染色检查嗜铬粒蛋白（CgA）、突触素（Syn）和胃泌素等。核分裂象、Ki-67 增殖指数检查以及 p53、SSR 及淋巴血管标志物的免疫组化染色对诊断有一定作用。在 MEN-1 患者中，原发灶或转移灶均需免疫组化染色检查相关激素，转移灶还需行细胞学检查。

临床表现 90%以上的胃泌素瘤位于胃泌素瘤三角区（幽门、幽门窦和十二指肠部），还有一部分发生在十二指肠和胰腺以外器官，如胃、肝、胆管和卵巢等处。最常见的临床表现是顽固性消化性溃疡，可见于90%~95%的患者。与普通消化性溃疡相比，其特点有：症状呈持续性和进行性，对治疗的反应较差；除胃、十二指肠球部等典型溃疡发生部位外，在十二指肠降段、横段，甚至空肠近端以及胃大部切除后的吻合口也可发生溃疡；溃疡易并发出血、穿孔。超过1/3的患者可出现腹泻，且腹泻可早于溃疡症状，还可发生反流性食管炎、食管溃疡和食管狭窄等。由胃泌素瘤患者引起的消化性反流疾病较多且严重。

诊断 该病具有较典型的临床症状，结合实验室检查，诊断不困难。包括定性诊断和定位诊断。

定性诊断 有以下几种。

胃酸分泌测定 多数患者基础胃酸分泌率大于15mmol/h，基础酸排出量（BAO）/最大酸排出量（MAO）大于60%。

胃泌素测定 是诊断胃泌素瘤的最灵敏和最有特异性的检测方法。在普通溃疡患者和正常人群中，空腹血清胃泌素水平为50~60pg/ml，高限为100~150pg/ml；而胃泌素瘤患者空腹血清胃泌素水平大于500pg/ml。

激发试验 对血清胃泌素增高不明显的患者价值最大。如临床表现高度可疑胃泌素瘤而血清胃泌素浓度为临界值或轻度增加，则激发试验是确立或排除诊断所必需的。临床常用的有钙剂激发试验、促胰液素激发试验和标准餐刺激试验等；每种试验均需多

次测定血清胃泌素浓度。

定位诊断 主要有腹部B超、螺旋CT、三维重建及血管灌注成像等。单纯B超检查对肿瘤直径小于2cm胃泌素瘤的诊断阳性率较低，而多排螺旋CT检查诊断阳性率较高。通过高选择性腹腔动脉造影（脾动脉或胃十二指肠动脉），能清楚地显示肿瘤的位置，但为有创检查，临床应用受限。放射性核素示踪的生长抑素受体显像（SRS）或奥曲肽扫描是较有效的方法，奥曲肽扫描对胰岛素瘤、胃泌素瘤的灵敏度和阳性率分别达到了40%和100%。但奥曲肽扫描受设备和检查技术的限制，尚未普及。

鉴别诊断 主要与消化性溃疡相鉴别。若出现不典型部位难治性、反复发作的，或溃疡术后迅速复发的溃疡，且伴不明原因的腹泻等临床表现时，要考虑胃泌素瘤可能。此时应该行胃酸分泌测定、胃泌素测定等检查，明确诊断。

治疗 手术切除是首选且唯一可能根治的方法。关键是术前对肿瘤进行精确定位，术式的选择则根据肿瘤的数目、大小及位置而定。除有手术禁忌证、拒绝手术及有多发肝转移已不可能手术切除者外，均应行手术治疗。对不属于MEN-1的患者，未发现肝转移，也无手术禁忌者，均应剖腹探查，力争发现并切除肿瘤。对于单发及局限于一叶的转移瘤者应争取切除。如果彻底探查后未发现肿瘤，则不宜采取手术措施。MEN-1伴甲状旁腺功能亢进者应先考虑行甲状旁腺切除术。如果使用抑酸药效果不佳且无法找到原发肿瘤，可考虑行全胃切除。对于不可手术或术中未发现瘤体的患者，可采用内科治疗，

以减轻临床症状、抑制胃酸分泌和防止消化性溃疡。通常使用的药物有质子泵抑制剂、H2受体拮抗剂和生长抑素等。对恶性胃泌素瘤还可进行化疗、肝动脉栓塞等方法治疗。

预后 良性胰腺胃泌素瘤的进展缓慢，5年生存率为62%~75%，10年生存率为47%~53%。恶性胰腺胃泌素瘤显示了较高的恶性行为风险，当出现肉眼可见的浸润和/或转移时，不论肿瘤大小，均应作为行为未定肿瘤或低分化内分泌癌。伴肝转移的胰腺胃泌素瘤比淋巴结转移者表现出更多的侵袭性行为，区域淋巴结转移对胰腺胃泌素瘤患者总生存率的影响较小。恶性胰腺胃泌素瘤患者即使发生肝转移，经过手术治疗后其5年生存率也可达76%。肿瘤完全切除者的5年和10年生存率均非常高（90%~100%）。直径大于3cm的肿瘤和原发于胰腺的肿瘤发生肝转移的危险增加，胰腺胃泌素瘤发生肝转移的比例为30%，转移至其他器官如肺、胸膜、骨和脾极少见。

（张建伟）

yíxiàn xuèguǎnhuóxìngchángtàiliú

胰腺血管活性肠肽瘤 ［vaso-active intestinal peptide tumor（VIPoma）of the pancreas］胰岛D$_1$细胞的良性或恶性肿瘤。由于D$_1$细胞分泌大量血管活性肠肽（VIP）而引起严重水泻（Watery diarrhea）、低钾血症（Hypopotassemia）、胃酸缺乏（Achlorhydria）或胃酸过少（Hypochlorhydria），故又称WDHA综合征或WDHH综合征。此综合征由弗纳（Verner）和莫里森（Morrison）于1958年首先描述，因此还被命名为弗纳-莫里森综合征。1973年，布鲁姆（Bloom）证实

了该病患者的血浆和肿瘤组织中VIP水平升高。由于该病有霍乱样严重水泻，故又称胰性霍乱或胰源性霍乱。该病在临床上罕见，患者平均年龄为40岁。少数患者（4%）可伴有多发性内分泌肿瘤Ⅰ型，个别患者有家族遗传性。

病理特征 VIP瘤多为单个孤立性肿瘤，好发于胰尾部（47%），胰头和胰体分别占23%和19%。一般界限清楚，但无包膜。直径平均4.5cm。切面灰白色或红棕色。可见出血、囊性变和钙化。光镜下见，肿瘤细胞圆形，胞质嗜酸性，核规则，偶有异型性，核分裂象较少，排列成梁状、实性或腺泡状。间质多少不等，可见钙化或淀粉样物质。约有50%为恶性肿瘤，其中半数患者在作出诊断时已转移至肝或周围淋巴结中，也可转移至肺、胃或纵隔。

临床表现 主要表现为水样腹泻、低血钾和胃酸缺乏/胃酸过少。引起该综合征的其他物质包括组氨酸蛋氨酸肽（PMH）、胰多肽（PP）、神经降压素等。分泌性水样腹泻量0.5~6.0L/24h，常是就诊时的主要症状。随着钾和碳酸氢盐的丢失，进一步导致代谢性酸中毒和脱水。

诊断 超声、CT、生长抑素受体扫描和正电子发射体层成像（PET）扫描是普遍采用的定位胰腺VIP瘤和转移灶的方法。血清VIP水平超过60pmol/L、影像学检查示胰腺内有肿瘤性病变可确立诊断。其他证据是血浆PMH水平测定，这种肽比VIP更能抵抗蛋白水解作用。病理学检查免疫组化染色显示，内分泌标志物突触素（Syn）、嗜铬粒蛋白（CgA）阳性。VIP、PMH、PP、生长激素（GH）、绒毛膜促性腺激素（HCG）部分阳性。

治疗 主要采取手术治疗和药物治疗。

手术治疗 手术切除肿瘤是治疗胰腺VIP瘤的首选方法。手术方式依据肿瘤的部位和大小酌情选择：①肿瘤较小且为单个者，可采用肿瘤剜出术或胰腺部分切除术。②如肿瘤位于胰尾部可行胰尾切除，或行胰体尾部切除术。③如果在术前、术中检查中都未发现肿瘤，可以采取盲目的胰腺次全切除，因为约有75%的VIP瘤位于胰腺体、尾部。④术中应仔细探查肾上腺和自膈肌至膀胱的交感神经分布区，检查是否存在神经节细胞瘤。神经节细胞瘤的手术效果较好。⑤对转移性肿瘤亦应争取行根治性切除术，即使行肿瘤减容手术，也有助于缓解胰腺VIP瘤的临床症状。

药物治疗 可以稳定病情、纠正代谢紊乱，无论是术前准备，还是已没有手术机会的晚期患者都是必要的。首先应大量补液，纠正脱水、电解质紊乱和酸碱平衡失调。口服葡萄糖和电解质溶液较静脉输液更佳，因为前者可以促进空肠吸收水和电解质，减少粪便中体液的丢失。控制腹泻可用泼尼松片；吲哚美辛作为前列腺素抑制剂，可减少腹泻量；碳酸锂也可降低腹泻量，但不降低VIP水平，其机制是抑制了环腺苷酸（cAMP）。治疗该病最有效的药物是奥曲肽，该药能降低血液循环中VIP水平，减少腹泻量，纠正电解质和酸碱平衡紊乱和由VIP引起的高钙血症，其有效率为70%，对于晚期患者也是首选药物。

化疗 主要针对转移性VIP瘤，也可控制药物治疗未能奏效患者的症状。应用链脲霉素，剂量为20~30mg/kg，静脉推注，每周1次，可连用8~10次；也可直接注入腹腔动脉，剂量为5~10mg/kg。其有效率为50%，可能使肿瘤缩小。如果加用5-氟尿嘧啶，可增强链脲霉素的疗效。腹腔动脉内注药具有减小剂量、增强疗效、减轻肾毒性反应等多方面功效。干扰素疗法可减少腹泻量，降低血浆VIP水平，甚至使瘤体有所缩小；但各家报道的效果也不尽一致。

预后 VIP瘤预后数据较少。与大多数胰腺内分泌肿瘤一样，该病发展缓慢。没有转移的VIP瘤5年生存率可达94.4%，治疗后伴转移者仅为59.6%。腹泻和电解质紊乱对患者生命构成威胁，有时甚至超过肿瘤本身的生长和扩散的危害，应高度重视，积极治疗。

（赵　平　石素胜）

yíxiàn wèi-chángdào jiānzhìliú

胰腺胃肠道间质瘤［gastrointestinal stromal tumor（GIST）of the pancreas］ 发生于胰腺的一类起源于胃肠道间叶组织的肿瘤。罕见。GIST最常见于胃，其次是小肠，也可见于网膜、肠系膜、膀胱、胆囊、胰腺、腹膜后和子宫。患者主要分布在中老年人，平均年龄为53岁，男女比例相同。

病理特征 胰腺GIST多发生在胰体尾部，肿瘤直径1.8~35.0cm，平均13cm。一般单发，界限清楚。肿瘤切面灰白，可见出血、坏死及囊性变。光镜下见，肿瘤细胞有梭形细胞和上皮样细胞两种。根据两种细胞的比例可分为3型：梭形细胞型（83.0%）、上皮样细胞型（3.8%）和混合细胞型（13.2%）。根据美国国立卫生研究院（NIH）危险度分级标准可以将胰腺 GIST 分为高危、中危、低危和超低危，此分级与肿瘤部位、肿瘤直径、是否破裂及核分裂象相关。超低危肿瘤和低度危险肿瘤预后好，中度危险肿瘤和高度危险肿瘤预后差，易于局部复发及肝转移，但比胰腺导管腺癌预后好。免疫组化染色显示：CD34、CD117 和 Dog-1 阳性，CD117 和 Dog-1 常双阳性表达，平滑肌肌动蛋白、结蛋白和 S-100 蛋白一般阴性或弱阳性，这点可与肌源性和神经源性肿瘤鉴别。

临床表现 主要表现为腹部包块、腹部不适和腹痛等。当肿瘤被发现时体积常较大，部分患者（16.9%）因腹部肿块而就诊；大部分患者（64.4%）的首发临床症状为腹部不适，常伴有消瘦；少数患者（15.2%）因体检偶然发现。

诊断 诊断及鉴别诊断首先应根据影像学检查及手术标本肉眼检查。腹部增强 CT 可明确肿瘤的定位和定性，肿瘤呈球形或分叶状，边界清楚。肿瘤较大，坏死、液化明显，多以囊性成分为主。与胃肠道不相通，未见气液平面及钙化。增强扫描显示肿瘤实性区域呈中等不均匀强化，以静脉期为著，液化坏死区无明显强化。一般不伴有腹腔及腹膜后淋巴结转移。手术时不必常规淋巴结清扫。在影像学上胰腺 GIST 应与胰腺囊性腺瘤、胰腺癌或实性假乳头状瘤等疾病鉴别。

胰腺 GIST 的确诊往往需要依赖病理组织学、免疫表型及基因检测。当免疫表型 CD117（-）/Dog-1（+）或 CD117（-）/Dog-1（-）时，须加做分子检测明确诊断。胰腺 GIST 的基因突变特征与 GIST 相似。75%~80% 的 GIST 有 c-Kit 基因突变，5%~10% 的 GIST

有 PDGFRα 基因突变，在 c-Kit 基因突变位点中 11 号外显子突变率最高，以缺失突变常见，9 号外显子突变率其次，13 号外显子及 17 号外显子的突变较少见，而 PDGFRα 基因突变位点最常见的是 18 号外显子缬氨酸到天冬氨酸的错义突变。

治疗 以手术治疗为主，放射治疗和化疗效果较差。手术方式依据肿瘤的位置及大小确定方案，切除肿瘤并不困难，但切净肿瘤却非常不易。术前有 10% 的肿瘤已侵及周围组织，术后也有 20% 以上的肝或腹腔转移风险，即便如此，同样也可以坚持手术切除。分子靶向药物——伊马替尼可用于中度及高度危险肿瘤的术后辅助治疗和复发转移患者的治疗。临床有效率可高达 84%。对不能全切或合并多脏器切除等高危患者，可以术前应用伊马替尼靶向治疗，待肿瘤体积缩小后再手术。中高危患者术后 1 年、3 年需要伊马替尼治疗，伊马替尼能够改善中高危患者 3 年生存情况。

放射治疗主要用于切缘阳性病例或晚期肿瘤的止痛。间质瘤的治疗前应进行 c-Kit 基因和 PDGFR-α 基因检测，以便于指导临床治疗方式。

预后 胰腺 GIST 核分裂象 ≥ 10/50HPF 是预后的风险因素，核分裂象大于 5/50HPF 是预后的独立影响因素。胰腺 GIST 的 5 年总生存率及无疾病生存率分别为 79.7% 和 39.3%。

（赵 平 石素胜）

yíxiàn línbāliú

胰腺淋巴瘤（lymphoma of the pancreas） 起源于胰腺并局限在胰腺的结外淋巴瘤。分为原发性和继发性两种。继发性淋巴瘤

是指全身淋巴瘤累及胰腺。一般胰腺淋巴瘤指原发性淋巴瘤。可有邻近淋巴结受累或远处扩散，但原发灶必须是在胰腺。胰腺原发性淋巴瘤非常罕见，仅占胰腺恶性肿瘤 0.7%。

免疫缺陷患者容易患胰腺淋巴瘤，如人类免疫缺陷病毒（HIV）感染者及器官移植后服用免疫抑制剂者。

胰腺淋巴瘤临床无特异性表现。73% 的患者出现症状，如体重下降、发热、盗汗和梗阻性黄疸等。淋巴瘤所致的黄疸多数是由于肝外胆管系统被肝门区受累的淋巴结压迫所致。

诊断可以依据临床表现、影像学、病理学和实验室检查。血清癌抗原 CA19-9 在正常范围。影像学检查对诊断有帮助，CT 检查显示侵入或包绕胰腺的均质性巨大肿物，常伴有明显的区域淋巴结异常，特别是肾静脉下的淋巴结异常，可能为原发性胰腺淋巴瘤。穿刺活检病理学或细胞学检查可确诊，胰腺原发性淋巴瘤通常为 B 细胞淋巴瘤，包括滤泡淋巴瘤、相关淋巴样组织淋巴瘤以及弥漫大 B 细胞淋巴瘤等。T 细胞淋巴瘤和霍奇金淋巴瘤相当罕见。组织学形态与好发部位相应淋巴瘤的形态相似。

临床治疗主要依靠化疗，常用的治疗方案为 CHOP 方案（环磷酰胺+多柔比星+长春新碱+泼尼松），再辅以放射治疗，可以取得满意效果。

如无法明确病变性质，也可以考虑手术探查，以便进一步明确诊断。手术可以减轻肿瘤负荷，同时解除胆道梗阻等症状。术后配合化疗和放射治疗，可以获得长期无病生存率。

（石素胜 赵 平）

yíxiàn zhuǎnyíxìng zhǒngliú

胰腺转移性肿瘤（pancreatic metastatic tumor） 身体其他部位的恶性肿瘤转移至胰腺。少见，约占胰腺所有恶性肿瘤的 2%。可发生胰腺转移的原发肿瘤包括肾细胞癌、肺癌、结直肠癌、乳腺癌、胃癌、肉瘤、皮肤黑色素瘤及子宫内膜癌等。其中肾细胞癌是胰腺单发转移最常见的原发癌。其他各种不同种类的恶性肿瘤转移胰腺的发生率为 1.6%。

发生胰腺转移的肿瘤一般为上皮来源的肿瘤，包括肺癌、胃癌、肾细胞癌和结直肠癌等。间叶组织肿瘤也可以发生胰腺转移，如骨肉瘤、平滑肌肉瘤和黑色素瘤等。不同种类的原发肿瘤发生胰腺转移的间隔时间差别很大。肺癌胰腺转移灶，尤其是小细胞肺癌，多与原发肿瘤同时发生；而肾癌发生胰腺转移的时间间隔相对较长，其中位间隔时间为 9.1 年。

病理特征 同类原发性肿瘤发生胰腺转移时，转移灶与原发性肿瘤的病理类型相同。肾透明细胞癌发生胰腺转移时，转移灶的肿瘤细胞在光镜下也呈现为透明细胞，形成密集的腺泡及管状、囊状结构，肿瘤内有纤细的血管网。而乳头状肾细胞癌发生胰腺转移时，转移灶的肿瘤细胞在光镜下呈现为以乳头状或小管乳头状结构为其特点，乳头核心可见泡沫状巨噬细胞和胆固醇结晶。免疫组化染色有助于鉴别组织来源。甲状腺来源的胰腺转移瘤，甲状腺球蛋白和甲状腺转录因子 1 均为阳性；而结直肠癌来源的胰腺转移癌，免疫组化染色细胞角蛋白（CK20）和 CDX2 阳性。

临床表现 约 1/3 胰腺转移性肿瘤的患者无明显症状，有症状者大多表现为腹痛、腹部不适、体重下降和梗阻性黄疸等。肺癌发生胰腺转移时可能伴发急性胰腺炎。虽然胰腺转移瘤的发生率较低，但对于出现胰腺肿块，应考虑到转移瘤的可能，尤其是曾经患有其他部位恶性肿瘤的患者。

诊断 癌抗原 CA19-9 在原发性进展期胰腺癌中阳性率高达 80%。而在转移性胰腺肿瘤中则阳性率较低。因此，检测 CA19-9 对于鉴别胰腺转移和原发肿瘤有一定参考价值。转移性胰腺肿瘤缺乏特异的影像学特征，不同原发肿瘤导致胰腺转移灶的影像学表现亦有所差别。胰腺转移性肿瘤可为单发或者多发结节，以多发较为常见，也可以表现为整个胰腺弥漫性受侵。CT 平扫表现为胰腺的单发或多发的低或高密度结节，注射造影剂增强后，除少数高血供的肿瘤，如肾癌胰腺转移可明显增强外，大多数无明显强化。磁共振成像（MRI）检查表现为胰腺病灶 T1WI 呈低或中等信号，T2WI 呈高或稍高信号，信号常不均匀，增强扫描信号低于周围正常胰腺组织，只有肿瘤的边缘呈环形强化，胰腺周围的脂肪间隙比较清晰，胰管可有轻度的扩张。胰腺转移性肿瘤还可伴有其他器官的转移，如肾上腺、脾、肝和骨转移。

鉴别诊断 转移性胰腺肿瘤与原发胰腺肿瘤鉴别较困难，必要时可考虑在 CT 或 B 超引导下行细针穿刺活检，也可通过超声内镜行细针穿刺活检，进行组织病理学检查，以此提高诊断的准确率。与胰腺癌相比，胰腺转移癌的边界更为清楚。但在肿瘤体积、回声性质、肿瘤数量和位置等方面，胰腺转移癌与胰腺癌没有明显差异。胰腺原发癌常侵犯周围血管，而转移癌邻近的血管往往没有受侵的表现，影像学上有无血管受侵也是鉴别二者的重要征象。

治疗 对于局限于胰腺的转移癌，在无其他部位转移时，首选手术切除，术式包括根治性胰十二指肠切除、胰体尾切除和全胰切除等。局部切除手术，如胰腺肿瘤去核术、胰腺肿瘤剜除术或胰腺中段切除术的治疗意义往往不大。手术指征如下：原发肿瘤的预后较好；原发肿瘤的手术切除具有可控性；孤立性转移瘤；转移瘤可以手术切除；患者基础情况可耐受胰腺转移瘤手术切除。

只有在原发肿瘤能够有效控制的前提下，胰腺转移瘤手术治疗才有意义。是否同期行原发肿瘤切除和胰腺转移瘤切除仍有待商榷。在某些情况下可以考虑同期手术，但同期切除原发肿瘤和胰腺转移瘤的手术创伤是单独手术的叠加。而行分期手术切除，并在围手术期配合系统的综合治疗，也许是较好的选择。然而，大部分胰腺转移癌在接受治疗时，病期往往较晚，可手术切除的机会很小。因此，胰腺转移肿瘤的治疗应根据其原发肿瘤的生物学特性，选择不同模式进行综合治疗。例如，肺癌早期即可出现远处转移，故应以化疗为主，对其胰腺转移肿瘤也应以化疗为主，再辅以胰腺区的适形放疗。对于单发的非小细胞肺癌胰腺转移瘤，如果原发肿瘤已经切除，且未发现其他部位的转移，在患者一般情况允许时，可以考虑手术切除胰腺转移瘤，以期延长患者的生存时间。

预后 治疗的有效性主要取

决于原发肿瘤的生物学特性，预测远期生存最主要的指标则是肿瘤的类型，不同类型的胰腺转移癌预后差别较大。其中肾细胞癌胰腺转移瘤手术后，5 年生存率可高达 88%，平均中位无瘤生存期为 44 个月，预后最好。而源于肺癌的胰腺转移瘤预后最差。另外，肿瘤细胞侵及血管和神经、淋巴结转移为不良预后因素。胰腺转移瘤患者预后不仅与手术切除的彻底性有关，原发肿瘤的综合治疗效果也是影响预后的重要原因。

(张建伟 赵 平)

jīng pí jīng gān chuāncì dǎndào yǐn-liúshù

经皮经肝穿刺胆道引流术

（percutaneous transhepatic cho-langial drainage，PTCD） 在影像检查的引导下，经皮穿刺经肝将导管支架放置在胆管内进行胆汁引流的技术。是胆道梗阻有效的治疗手段，多数情况下是一种姑息性治疗方法。

适应证：胰头癌、壶腹癌和胆系恶性肿瘤等可造成梗阻性黄疸，胆道梗阻引起胆道压力增高，还会造成肝细胞肿胀，导致肝细胞功能受损甚至多器官功能障碍。胆道引流可以降低胆道压力、减轻黄疸、改善肝功能、缓解痛苦并提高患者生存质量。

胆道引流方法包括 PTCD、内镜下胆管引流术（EPD）及胆肠吻合术。其中，PTCD 可通过内引流和外引流的方式引流胆汁。对于恶性梗阻性黄疸，术中导丝不易经过狭窄部位，单纯的外引流方式较为常见。多侧孔导管远端通过狭窄部位可实现内引流，这种方式近似生理性胆汁引流，相比于外引流胆汁流失得更少，对肠道功能影响较小，临床应用效

果被广泛认可。经 PTCD 管置入支架经过狭窄段也可以达到内引流的效果。此外，PTCD 术后经导管置入放射性粒子进行放射治疗也可控制肿瘤生长。

(田一童 赵平)

jíxìng gěngzǔxìng huà'nóngxìng dǎn'guǎnyán dǎndào jiǎnyā

急性梗阻性化脓性胆管炎胆道减压 ［biliary decompression for acute obstructive suppurative cholangitis（AOSC）］ 急性梗阻性化脓性胆管炎（AOSC）严重威胁患者生命，常见的病因是胆管结石、胆道肿瘤导致的胆道梗阻，继而引发胆道严重感染。AOSC 一旦确诊，应紧急采取措施，解除胆道梗阻、降低胆管内压力从而解除对生命的威胁。

胆道减压措施 经皮经肝穿刺胆道引流术（PTCD）、经内镜鼻胆管引流术（ENBD）或手术引流均可解除胆道梗阻，实现胆道减压。其中 PTCD 可使不少高危、高龄及无法耐受手术的患者渡过危险期，为择期手术创造条件，大大降低择期手术的病死率，其操作相对简单、损伤小及疗效肯定。

胆道结石或肿瘤患者因胆道梗阻、胆汁淤积，可出现肝功能不良、黄疸、血浆蛋白低、凝血和免疫功能欠佳甚至胆管炎、胰腺炎等表现，而这些合并症可能推迟手术时间并影响手术的结果。PTCD 等术前胆汁引流方法可以解除胆汁淤积、改善肝功能、调节凝血和免疫功能，减少术前准备时间。

利用 PTCD 导管形成的纤维窦道还可行经皮经肝胆道镜（PTCS）为无法手术的肝内外胆管结石患者进行取石治疗，穿刺置管后一般需要 4~6 周时间形成

成熟的纤维窦道。

PTCD 适应证 ①恶性梗阻性黄疸需姑息性胆道减压治疗。②良性胆道狭窄或急性胆管炎需胆道引流减压。③胆道手术需术前减黄准备。④需经皮胆道入口行支架置入、狭窄胆道扩张、结石或异物取出以及近距离放射治疗。⑤需经皮胆道入口行胆道造影或病理活检为胆道疾病做诊断参考。

并发症 有以下几方面。

引流管堵塞 当引流管引流液突然减少或没有了引流液，伴黄疸复发，应考虑引流管堵塞或脱位。血块、感染灶、肿瘤生长是常见堵塞原因。当引流管堵塞时，常规采用庆大霉素加生理盐水冲洗导管一般可以解决。

导管脱位 术中应仔细牢固将引流管固定在腹壁，防止引流管受压、牵拉，以至脱位。术后引流管脱位应及早发现，尽快及时重置引流管。

出血 长期梗阻性黄疸的患者凝血功能一般很差，穿刺本身常造成出血，一般肝内小血管损伤引起的出血可不需处理；但经扩张器扩张窦道、反复多次穿刺操作或伴有腹水的患者应注意术后出血。伴腹水者肝与腹膜之间因腹水而游离，出血可进入腹腔，不易被发现。为防止出血，术前充分结合影像学检查，设计合适的穿刺路线，术中、术后都要密切监测血压。

感染和发热 胆汁引流不充分可造成胆汁淤积、引流管留置时间过长、肠内容物反流入胆道等因素易造成胆道滋生细菌引发感染。胆道感染常常是致命，需要紧急处理。恢复引流通畅和应用有效抗菌素是至关重要的。

胃肠道功能紊乱 胆汁内大

量的胆盐、胆汁酸等对维持肠道的酸碱平衡和胃肠功能有重要作用。持续大量胆汁丢失后常导致代谢紊乱、脂溶性维生素缺乏、肠蠕动减缓延滞等。胆汁回输可减少此并发症的发生。

其他 还可能引发胆汁性腹膜炎、气胸、胆瘘、脓毒症、胆心反射、心肌梗死、肺炎和肾衰竭等相关并发症。

（田一童 赵 平）

chāoshēng nèijìng yǐndǎo xìzhēn chuāncì chōuxīshù

超声内镜引导细针穿刺抽吸术（endoscopic ultrasound-guided fine needle aspiration，EUS-FNA）

超声内镜引导下，用超声穿刺针对消化道管壁或周围脏器、组织进行穿刺抽吸，从而获得细胞或组织的技术。

临床应用 ①对于病变太小，通过 CT 或磁共振成像（MRI）难以发现或鉴别的病变，在超声内镜引导下可进行穿刺活检。②对被周围血管结构紧密包裹，无法安全进行经皮穿刺的病变进行活检。③证实存在位于腹腔、腹主动脉周围、胰十二指肠后及肠系膜上区域的恶性淋巴结。④在超声内镜引导下对肝左叶的疑似小转移灶进行穿刺活检。

适应证 对于存在远处转移且不太适合手术或存在晚期局部区域性疾病的患者，必须提供组织学诊断才能开展化疗或放疗。对于影像学检查评估可切除的胰腺癌患者，EUS-FNA 可在术前获得病理学证据。一般认为进行 EUS-FNA 的指征包括：①排除累及胰腺且类似于腺癌的其他类型的恶性肿瘤（如淋巴瘤、小细胞癌、转移癌和胃肠道神经内分泌肿瘤），以及非恶性疾病（如自身免疫性胰腺炎或慢性胰腺炎）。

②协助制订手术计划，如对于神经内分泌肿瘤可缩小手术范围。此外，还可以为患者提供术前诊断。但 EUS-FNA 阴性结果并不能排除恶性肿瘤。

EUS-FNA 的准确性 EUS-FNA 技术的成功率为 90%～95%，且灵敏度和特异度均很高。EUS-FNA 的准确性指所有正确检测结果（阳性和阴性）的比例，在慢性胰腺炎中，EUS-FNA 的准确性相对较低，存在梗阻性黄疸的患者中尤其如此。

当细胞学家参与 EUS-FNA 操作时，胰腺癌诊断的准确性可以提高（达 95%）。如无细胞学家参与操作，常需 5～6 次肿块穿刺才可确保有足够的组织确定细胞的性质。另外，操作时使用 25G 针时 FNA 的灵敏度常高于使用 22G 针时。

EUS-FNA 与其他取样技术如经内镜逆行胰胆管造影（ERCP）、CT 引导下的 FNA/活检或经腹超声引导下的 FNA/活检进行比较。经皮方法与 EUS 引导方法之间无统计学差异。虽然当肿块直径至少为 3cm 时，二者的准确性最高，但当超声/CT 检查无法识别散在的小病灶时，EUS-FNA 的方法更有用。相比超声/CT 引导下的 FNA，EUS-FNA 不仅可提高对小病灶的诊断能力，还可降低针道播散的风险、腹膜转移癌的风险。

分子遗传学分析 可提高 EUS-FNA 诊断胰腺癌的灵敏度，尤其对原发性肿瘤很小的患者；这些分析包括：反转录聚合酶链反应（RT-PCR）或限制性长度多态性对 K-ras 或 p53 基因突变进行检测、肿瘤抑制基因的启动子甲基化及差异性蛋白表达分析。

当将 K-ras 突变分析的结果与细胞组织病理学结果相结合时，

诊断胰腺导管腺癌的灵敏度为 93%，特异度为 100%。但通过胰腺抽吸进行分子遗传学分析并不是胰腺肿瘤诊断性评估的常规检查。

（田一童 赵 平）

shùzhōng xìzhēn chōuxī huójiǎn

术中细针抽吸活检（intra-operative fine needle aspiration，IFNA）

在手术过程中使用细针穿刺病灶，吸取含有细胞的成分，涂片进行形态学检查的方法。是术中鉴别肿物性质的重要方法。临床广泛采用外径小于 0.9mm 的细针头穿刺作细胞学鉴别诊断，并已命名为细针穿刺细胞学（FNAC），即利用细针穿刺吸取病灶部位的细胞成分作涂片，观察其肿瘤与非肿瘤细胞的形态改变和间质变化。在实施过程中，需根据肿瘤质地和性质，使用适当的注射器进行穿刺，吸取微小组织成分（包括细胞、间质或其他伴随物）进行细胞形态学诊断，亦可进行活细胞的一系列相关细胞学技术研究。

胰腺占位性病变须手术探查者，术中选用 IFNA 或活切来证实诊断，决定手术方式。由于活切取材可导致发生胰瘘、出血和感染等严重并发症，故将 IFNA 作为胰腺肿瘤术中常规检查。如果 IFNA 阴性而临床高度怀疑恶性时可考虑进一步行活切检查。另外，有条件的还可以将 IFNA 与 K-ras 基因检测相结合，则可提高诊断的准确率。

IFNA 具有快速、简便、安全和准确的特点，对胰腺癌的诊断具有较高的灵敏度和极高的特异度，联合术中快速冷冻病理学检查可进一步提高胰腺肿瘤诊断的正确性。

（田一童 赵 平）

yíguǎnjìng jiǎncháshù

胰管镜检查术（pancreatoscopy）

用于胰管疾病检查的内镜技术。胰管镜是一种用于检查主胰管病变的内镜。胰管镜操作时无法从体表获得直接路径进入胰管管腔，借助于纤维十二指肠内镜，经内镜通过十二指肠乳头、胰腺壶腹逆行进入胰管。

临床应用　胰管镜可用于评估胰管狭窄和疑似胰腺导管内黏液瘤，也可用于治疗主胰管结石。

适应证　有以下几种。

胰管结石　梗阻性胰管结石可导致胰管内压升高，是慢性胰腺炎患者的腹痛原因。经口胰管镜（PPS）引导的碎石术，单独施行或作为体外冲击波碎石术（ESWL）的辅助治疗，可以清除胰管结石。

疑似胰腺肿瘤　由于胰管口径相对较窄、节段性迂曲，与检查胆管系统相比，胰管内检查可能更加困难。PPS可确定病变范围，并取组织进行病理学检查，可以诊断胰腺导管内乳头状黏液性肿瘤（IPMN）和其他胰腺肿瘤。对于IPMN，必须确定有无主胰管病变，因其发生高级别异型增生或恶性肿瘤的风险高于仅存在分支胰管病变的患者。

鉴别良性与恶性IPMN时，内镜所示的鱼卵样突起伴明显血管结构、绒毛状突起和滋养型突起与恶性病变相关，灵敏度和特异度分别为68%和87%，与主胰管型病变相比，其对分支胰管型病变的灵敏度较低。PPS与胰管内超声（IDUS）、CT、超声内镜（EUS）和胰管造影鉴别良性与恶性IPMN病变的作用进行比较。若胰管镜检查发现主胰管IPMN病变中存在3～4mm的突起，诊断恶性肿瘤的灵敏度为67%～100%，

而CT为16%～32%，IDUS为56%～100%，EUS为55%～92%。胰管镜联合IDUS可提高识别胰腺恶性肿瘤纵向及透壁扩散的能力。

对于胰腺狭窄的评估发现，胰管镜可检出63%的胰腺癌、80%的良性狭窄和95%的IPMN。对肿瘤形成的评估是基于是否存在粗糙黏膜、黏膜下突起、易碎、肿瘤血管及乳头状突起。

并发症　包括胆管炎（与管内液体冲洗有关）、胰管镜检时出现的胰腺炎，有时还会出现管内碎石术所致的胆道出血和胆漏。

（田一童　赵　平）

jīng nèijìng nìxíng yí-dǎn'guǎn zàoyǐng

经内镜逆行胰胆管造影（endoscopic retrograde cholangio-pancreatography，ERCP）

在透视下插入内镜到达十二指肠降部，通过内镜把导管插入十二指肠乳头，注入对比剂以显示胆管、胰管的成像技术。可以直接观察胆道肿瘤，还可采集组织样本，并在必要时进行治疗性操作（如胆道减压）。因此，ERCP在胆道肿瘤的诊断和处理中具有重要作用。单纯的诊断性ERCP操作已不推荐作为胰胆系统疾病的诊断首选，而更多的是在治疗性ERCP操作过程中进行胰胆管造影诊断。

胰腺癌术前减黄的治疗　胰腺癌压迫胆管导致狭窄使胆汁淤积，可增加术后并发症发生率，导致术后高致死率、致残率。术前胆道引流可以提高肝的合成功能，提高内源性毒素的清除以及改善消化道黏膜功能，有助于提高手术的安全性。对于有手术适应证的胰腺癌患者术前减黄治疗需谨慎考虑，在手术可接受的黄疸范围内（≤250μmol/L），直接手术的患者术后效果要优于术前应用胆道支架进行减黄处理的患

者。因此，应当严格掌控术前引流减黄者的适应证。

术前减黄适应证：①伴有发热、败血症，有较明显的胆管炎等症状，需术前改善相关症状。②症状严重，瘙痒及化脓性胆管炎患者。③各种原因导致手术延误者。④需要术前放化疗者。

减黄应用经内镜鼻胆管引流术（ENBD），或放置可取出的胆管支架，尽量避免使用不可取出的裸金属支架。

对无法手术的胰腺癌的治疗　80%以上的胰腺癌患者在初诊时已发生局部进展或远处转移，从而失去根治性手术治疗的机会。对于晚期胰腺癌患者姑息治疗的目标是缓解症状、改善生活质量。多数晚期胰头癌患者出现胆管梗阻症状，因此，胆道减压是晚期胰头癌主要的姑息治疗手段。与经皮肝穿刺胆道引流术（PTCD）相比，内镜下胆管引流虽然有插管失败、胰腺炎等风险，但成功置管引流的机会更大，支架定位更准确，较少发生出血、胆漏等危险，总体并发症发生率较PTCD低。一般而言，推荐ERCP为姑息性胆道引流作为首选方法，只有当不具备ERCP条件、操作失败或内镜治疗效果不佳时才考虑采用PTCD。

基于疗效及成本效益分析，建议对于预期生存期少于3个月的患者应用塑料胆管支架置入，而对于预期生存期≥3个月应用金属胆管支架置入，在支架置入前必要时可先行ENBD减压引流。

（田一童　赵　平）

yíxiàn'ái wàikē zhìliáo

胰腺癌外科治疗（surgeical treatment of pancreatic cancer）

采用外科手术切除胰腺癌的治疗方法。是胰腺癌唯一"有效和

可治愈"的手段，但手术切除率低（20%～30%），术后复发和转移率高（1～2年内80%），单纯术后5年生存率仅13%～24%。化疗可改善生活质量，有姑息性治疗作用，但按严格的标准衡量，胰腺癌化疗最高反应率仅20%，难以提高长期存活率。放疗可改善症状，尤其是疼痛，但胰腺癌对放疗不敏感，总体疗效不理想。因此，手术仍是胰腺癌主要的治疗手段。

手术特点 ①胰腺癌手术解剖复杂，风险大，消化道重建困难，手术时间长。②术后并发症多、死亡率高。③术后复发率高，复发时间早，5年生存率低。④经济负担重。因此，胰腺癌的诊治应提倡多学科综合诊疗模式（MDT），制订科学合理的个体化治疗方案，严格掌控手术指征。成功的胰腺癌手术需解决下述3个问题。

切除标准 依据美国国立综合癌症网络（NCCN）指南有关可切除和可能切除胰腺癌的标准；对可切除胰腺癌实施手术、疗效满意；对可切除胰腺癌实施手术没有争议。对可能切除的胰腺癌是否手术存在争议。支持者认为，手术是胰腺癌唯一可治愈的手段；影像学显示的血管浸润、病理证实部分为炎性（40%）；扩大切除可提高R0切除率且手术并发症率和死亡率并未明显增高。反对者认为，现有影像学技术不能发现微小转移灶（直径≤5mm）；术前检查欠完善，腹腔镜、腹腔镜超声和正电子发射计算机体层成像（PET-CT）的应用率低，微小转移和远处转移漏诊率高；术后近期出现复发转移率高（术前存在的隐性转移）；新辅助治疗可降低肿瘤期别、在治疗期间可发现转移灶等。

由于没有足够的临床研究数据支持，胰腺癌手术指证尚无统一标准，能否取得阴性切缘（R0切除）是考虑是否手术的关键因素。因此，完善的术前检查、MDT会诊以及制订以根治性切除为目标的综合治疗方案十分必要。

手术方式选择 较常用的胰腺癌手术方式有标准（经典）的胰腺手术及改良术式、扩大的胰腺手术和微创手术等。

标准术式 应保证合理的切除范围、切缘阴性及足够的淋巴结清扫。有报道胰十二指肠切除术（PD）50%左右切缘阳性。而R1或R2切除的预后差，与姑息性内引流手术的效果相似。

胰腺癌68.7%淋巴结转移，平均每例阳性淋巴结10.1枚，以14组和16组阳性率最高，其次为12组、13组和17组；转移淋巴结直径多小于5mm，且多为"跳跃式"转移；腹膜后淋巴结转移率30%，且多不在常规淋巴结清扫的范围内；直径小于2cm胰腺癌淋巴结的转移率达50%。因此，胰腺癌要切除和检测尽量多的淋巴结，至少10枚，如少于10枚、即使病理为阴性，N分级也应为pN_1而非pN_0。淋巴结的检出可受术者、病理医师、宿主及肿瘤生物学行为的影响，外科医师的清扫范围、病理科医师的经验和责任心是增加检出率的重要影响因素。

扩大术式 核心内容是毗邻受侵脏器的联合切除、相应受侵血管的切除和重建以及扩大淋巴结的清扫范围。

血管切除重建：血管切除重建的目的是增加R0、降低R1和R2的切除比率，以期于改善生存，但手术效果尚存争议。日本胰腺癌诊治指南：Ⅰ～Ⅳa期胰腺癌，门静脉（PV）受侵但切除后切缘和PV周围剥离面无肿瘤残留者均应手术。血管切除重建使部分"不可切除"者获得了根治性手术的机会，而R0切除者的预后优于R1。

扩大淋巴结清扫：鉴于经典手术淋巴结检出数目的不足和术后局部高复发率，可采用更大范围的淋巴结清扫以控制局部复发和转移。美国和欧洲的研究发现，扩大淋巴结清扫术并没有使生存率的提高且并发症率升高，较标准手术没有生存优势。日本胰腺癌临床处理指南也认为：没有证据证明胰腺癌扩大切除可改善存活率。

针对胰腺癌扩大切除术的优劣之争，日本学者积极倡导扩大切除术（扩大切除可使切除率从7%～20%升至50%，治愈性切除率从10%升至40%～50%）；欧美学者持保留意见。较一致的观点是如果仅累及PV和/或肠系膜上静脉（SMV）等静脉者不是手术禁忌，但要慎重且有选择的应用血管切除和重建技术。肠系膜上动脉（SMA）受侵提示肿瘤已侵犯腹膜后神经丛，即使血管切除重建，也很难达到R0切除，累及SMA为手术的相对禁忌证。对早期无淋巴结转移者，扩大淋巴清扫不能延长生存；有淋巴转移者，应谨慎规范地行扩大淋巴结清扫；扩大淋巴结清扫不应成为PD手术的常规；淋巴结转移非局限性病变，单纯切除不能提高生存率。

微创手术 如腹腔镜手术多用于局限于胰腺的体尾部肿瘤；局限于胰头内的Ⅰ期胰腺癌或低度恶性肿瘤。胰腺癌腹腔镜切除关注的重点是住院时间的长短、美容效果等替代性研究终点上；微创外科治疗胰腺癌对于患者长期生存的影响仍有待研究。

术者准入机制 胰腺癌术后并发症率和死亡率高。主要并发症有出血、切口感染、胃排空延迟、胰瘘和肝衰竭等。研究发现，大医疗机构 PD 后并发症和死亡率大幅下降，手术量小的医疗机构并发症率和死亡率升高，以年手术超过 25 台和低于 5 台划分医院规模，手术死亡率为 2.2% 和 19%，以年手术量 0~1 台、1~5 台和超过 5 台划分医院规模，手术死亡率分别为 16%、12% 和 4%。大手术量医疗机构对胰腺手术后转归有重要作用。术者的经验、年手术例数（>15 台次）和术后 24 小时的特殊护理以及术后并发症的及时处置也是影响手术转归的重要因素。

胰腺癌手术成功标准 有以下两种。

狭义标准 MDT 参与制订的符合肿瘤分期（可切除或可能切除）、以 R0 切除为首选的手术方案。术中出血量和输血量：输血是肿瘤预后差的因素、有医源性感染的风险、增加经济负担，因此出血量应少于 800ml，尽量不输血或输血量少于 800ml。手术时间：长于 8 小时是胰瘘的高危因素，应控制在 4 小时以内。病理切缘阴性、淋巴结检出数目大于 10 枚。并发症 0~Ⅱ级；无手术死亡和住院死亡。术后 10~15 天顺利出院。

广义标准 在狭义标准的基础上增加生活质量：生活要能自理、卡氏功能状态评分（KPS）等于术前水平或较术前降低≤10 分，中位生存期≥2 年。

（王成锋）

yí-shí'èrzhǐcháng qiēchúshù

胰十二指肠切除术（pancreaticoduodenectomy，PD）

治疗壶腹周围癌（胰头癌、胆总管下段癌、壶腹癌和十二指肠乳头癌）、部分良性及交界性肿瘤的标准手术方式。又称为惠普尔手术（Whipple operation）。由美国外科医师艾伦·奥尔德法瑟·惠普尔（Allen Oldfather Whipple，1881~1963 年）于 1935 年创立。

适应证 胰头癌、胆总管下段癌、壶腹癌和十二指肠乳头癌、部分良性及交界性肿瘤。

基本原则 有以下内容。

切除范围 包括远侧胃的 1/3~1/2、胆总管下段（或肝总管下段+全部的胆总管）和/或胆囊、胰头、十二指肠全部和近端 10~15cm 的空肠，切除胰前方的筋膜和胰后方的软组织。胰腺离断在肠系膜上静脉左缘或距肿瘤 3cm 或切缘无癌细胞残留。清扫胰腺周围区域包括腹主动脉周围的淋巴结。

切缘 应注意 6 个切缘，包括胰腺（距肿瘤 3cm 或肠系膜上静脉左缘）、胆总管或肝总管、胃、十二指肠和腹膜后切缘（指胰腺钩突于肠系膜上动脉间的附着组织以及其他的软组织切除，如胰后）。

淋巴结清扫 胰腺癌确诊时临床总体情况是肿瘤局限者占 20%、局部浸润和有远处转移各占 40%。病理发现胰腺癌毗邻组织的受累率：胰前方筋膜为 42%、胰后方组织 76%、淋巴结 83% 和门静脉 43%。由于胰腺及周围淋巴结的解剖特点，清扫较困难、术后并发症可增多，是否实施淋巴结清扫存在较大争议。欧美学者认为淋巴结清扫无益于提高胰腺癌的生存率；而日本学者认为淋巴结清扫可大幅提高胰腺癌患者术后的长期生存率。

整块切除 嗜神经浸润是胰腺癌特有的生物学行为，整块切除腹膜后胰周神经组织、是胰腺癌根治性切除的重要原则之一。

手术方法 叙述如下。

手术探查 无瘤原则（不接触原则），手法要轻柔、切忌反复挤压病灶；探查要有顺序，由远到近，以防遗漏病灶等。需观察有无腹水、脏器转移结节、腹膜和或网膜种植转移灶；肿瘤的来源、部位、大小、质地、活动度和边界等；毗邻脏器是否受侵、受累的程度；局部血管受累情况、可切除性等。

手术步骤 采取由远到近依次探查，上腹部：肝、脾、胆系、胃和双肾；盆腔和下腹：包括膀胱、子宫、输卵管、卵巢和盆腔腹膜；从盲肠开始依次探查结肠及系膜，从十二指肠悬韧带（屈氏韧带）开始依次探查小肠及系膜，沿腹主动脉探查两侧淋巴结，探查网膜和腹膜；最后探查胰腺和十二指肠、肝十二指肠韧带和区域淋巴结等。

可切除性的初步评估 在未分离的状态下，从 3 个方向进行可切除性的初步探查：双手以双合诊的形式或拇指和示指对掐的形式从右侧（十二指肠侧）向胰颈侧探查；从胰腺上缘网膜孔［温斯洛（Winslow 孔）］向胰腺下缘探查；打开胃结肠韧带、提起横结肠、从胰腺下缘向胰腺上缘探查或从横结肠系膜根部（系膜下方）向胰腺上缘探查；判断肿瘤的可切除性，作为进一步游离探查或手术切除的基础或依据。

科克尔（Kocher）切口 游离下腔静脉和腹主动脉。切口一定要大，将结肠肝曲（甚至升结肠上部）游离，把胰头和十二指肠完全掀起，最好能达空肠起始部；并清扫腹主动脉和下腔静脉之间的淋巴结。

游离肠系膜上静脉　该步骤是胰十二指肠切除的关键，一般有 4 种方法：①直接从胰颈下缘游离，适用于肿瘤较小、局部浸润和水肿轻者，此方法简捷方便，但盲目性大，易导致出血。②沿结肠中静脉游离至肠系膜上静脉处。③尽量多地游离十二指肠水平部，于水平部前方可发现跨越十二指肠水平部的肠系膜上静脉，沿此段肠系膜上静脉向上致胰颈下缘。④切断胆总管或肝总管，从上向下沿门静脉至脾静脉和肠系膜上静脉汇合处，并向下游离出肠系膜上静脉。

解剖肝门　游离肝外胆管、肝固有动脉和门静脉，骨骼化清扫淋巴结，并游离出肝外胆管、肝固有动脉和门静脉。

切出标本　游离出近端约 15cm 肠管。切除远端胃 1/3 ～ 1/2。肠系膜上静脉左侧缘或距肿瘤 3cm 处切断胰腺，为保证切缘无瘤，可术中行快速冷冻病理学检查，以确保 R0 切除。为防止胰腺断端出血，切缘近侧用大圆针、7 号线缝扎或直接用双 7 号线捆扎，远侧用小圆针、中丝线从胰腺下、前和上缘缝扎，但要避免缝扎主胰管。切断胆总管或肝管、切除胆囊。切除或切断胰腺钩突：肠系膜上动静脉和钩突之间有疏松结缔组织间隙和数支供应钩突的动脉和引流钩突的细小静脉，在肿瘤未侵犯血管时，可分别结扎，将钩突从肠系膜上动静脉上完整剥离开，达到骨骼化清扫，对胰头癌尤为重要。对钩突部较大、包绕肠系膜上静脉周径大者，在保证切缘安全的情况下，可考虑保留部分胰腺钩突组织；为防止出血和小的胰瘘，对胰腺断端部分，可用小圆针、中丝线"8"字缝合，缝扎线暂不剪断，自然

状态下观察 5 分钟，无出血后再剪断。

消化道重建　胰十二指肠切除后消化道重建的方法繁多。主要有惠普尔（Whipple）法、蔡尔德（Child）和卡特尔（Cattell）法，最常用的是蔡尔德法。①蔡尔德法：胰肠吻合（PJ）、胆肠吻合和胃肠吻合顺序。常用 PJ 方法有胰腺空肠端端套入式吻合、胰管空肠黏膜四点吻合和胰腺空肠端端套入捆绑术等。胆肠吻合术，胃肠端侧吻合或胃肠 Roux-en-Y 吻合：距胆肠吻合口远侧约 30cm 处行胃肠吻合。②惠普尔法：胆肠吻合、PJ 和胃肠吻合顺序。③卡特尔法：胃肠吻合、PJ 和胆肠吻合顺序，但已很少应用。

基于降低胰瘘的发生而采用胰胃吻合（PG）代替胰肠吻合，但尚有争议。

术中应注意的问题　有以下几个方面。

肠系膜上静脉游离　肠系膜上静脉的细小分支均应先结扎后切断，动作要轻柔。游离胰颈部与肠系膜上静脉间的间隙时，应选用钝头的大号血管钳，钳子尖应向前挑、紧贴胰腺背面，以免刺破血管。

胰腺断端血供　一般认为如胰腺切端上下缘存在搏动性出血，提示血供充分；如仅是渗血，无须缝扎就能控制，则认为血供不足，应再向远侧切除胰腺 1.5 ～ 2.0cm。

钩突切除（腹膜后切缘或肠系膜上动脉切缘）　胰腺钩突的完整切除对达到 R0 切除，尤其是腹膜后切缘或肠系膜上动脉切缘阴性十分重要。对钩突大、包绕肠系膜血管者，可保留部分胰腺组织，原则切缘无瘤，钩突的断面缝扎止血和防止胰瘘。

支架管的放置　多数学者建议 PJ 时放置支架管。如胆总管粗，吻合满意，胆肠吻合口可不放支架管，否则应放置支架，以预防胆瘘和狭窄。

引流管的放置　胰肠吻合口的后方或下方，应常规放置引流管；如胆肠吻合满意，吻合口处可不放置引流管，否则应放置引流管。

并发症　术后常见并发症有胰瘘、出血、腹腔脓肿、胆瘘、营养不良、胃排空延迟和糖尿病等。

胰瘘　指胰腺导管上皮与其他上皮表面之间不正常的连接并富含胰源性酶液体。还需参照以下标准，即术后 3 天、术中放置引流（或术后放置的，或经皮穿刺引流的）流出的任何可测量液体中淀粉酶超过血中的 3 倍以上。发生率 5%～25%（见胰瘘）。

术后出血　发生率 2%～4%。按出血部位分为腹腔出血和上消化道出血；按出血发生的时间分为术后 24 小时内出血、24 小时后出血和延迟出血。

功能性胃排空延迟　发生率在 PD 为 23%～35%，而保留幽门的胰十二指肠切除术（PPPD）更高。诊断标准：没有胰瘘和胆瘘，无腹腔感染；无机械性梗阻；无水和电解质紊乱、无酸碱失衡；无胃排空障碍的基础疾病如糖尿病等；术后留置胃管或不能进食达 7 天以上。

腹腔感染和胆瘘　腹腔感染发生率 4%～10%，胆瘘发生率小于 5%。

术后糖尿病　发生率约 8%。

其他　伤口裂开和/或伤口感染、肺部感染、泌尿系感染、肠梗阻和血栓栓塞性疾病等。

（王成锋　潘兰兰）

bǎoliú yōumén de yí-shí'èrzhǐcháng qiēchúshù

保留幽门的胰十二指肠切除术

（preserved pylorus pancreaticoduodenectomy，PPPD） 保留了幽门及十二指肠球部的胰十二指肠切除术。其理论基础是，保留幽门可以改善胃排空和营养吸收。其作为经典胰十二指肠切除手术外的一种术式而被接受。

适应证：Ⅰ、Ⅱ期的胰腺癌、胰头部囊腺癌、肝胰壶腹周围癌、恶性胰岛细胞瘤、胆总管中下段癌和胰头部无法局部切除的良性肿瘤等。

禁忌证：无法达到根治性切除的胰头部恶性肿瘤。

PPPD 手术步骤与标准的胰十二指肠切除术基本相同，差异在于处理胃、十二指肠球部和十二指肠空肠吻合方面。PPPD 的切除范围包括胰头、部分胰颈、胆囊、胆总管、十二指肠大部和部分空肠，保留胃、幽门以及幽门下 1.5cm 的十二指肠。淋巴结清扫见胰十二指肠切除术。

术中应注意的问题：①游离胃结肠韧带时要注意保护 Latarjet 神经及其鸭爪形分支，幽门支可切除。游离并切断胃十二指肠动脉。充分游离胃窦、幽门和十二指肠球部。于幽门下 2cm 切断十二指肠。②游离大网膜：注意保护胃网膜动静脉，与胃窦下方切断、结扎胃网膜右动脉并切断结扎幽门静脉，游离十二指肠至壶腹部下缘。③切除标本：胆囊、胆总管、胰头和大部分十二指肠。清扫淋巴结。④消化道重建：与胰十二指肠切除术相同。重建的顺序是十二指肠空肠吻合、胰腺空肠端侧吻合、胆管空肠端侧吻合。⑤十二指肠空肠吻合：可行端端吻合，适用于良性肿瘤。临床多采用十二指肠空肠端侧吻合。⑥由于该术式排空延迟发生率高，故多数学者建议行预防性胃造瘘术。⑦该术式优点是吻合口溃疡发生率降低，无胃大部切除术后综合征。缺点是早期胃排空延迟发生率高，达 20%～40%。

（王成锋）

yíxiàn'ái kuòdà qiēchúshù

胰腺癌扩大切除术

（extended pancreatectomy for pancreatic cancer） 当胰腺癌侵犯毗邻的脏器时，需要将受侵的器官联合切除、相应受侵血管的切除和重建以及扩大淋巴结清扫范围的手术方式。

适应证 肿瘤侵及周围大血管；患者有耐受大手术的能力。其他见胰十二指肠切除术。

手术方法 叙述如下。

手术探查原则 当胰头癌的诊断明确后，首先探查清楚肿瘤与周围大血管的关系，即血管是否被侵及和其受累的程度，因此必须按顺序进行探查。先常规探查腹腔脏器，再探查肿瘤的大小、部位以及肝门、腹腔动脉周围及肠系膜根部的情况。

探查步骤 ①打开十二指肠侧腹膜，分离胰头后方下腔静脉，直至腹主动脉前，探明腹腔动脉及肠系膜上动脉根部是否有肿瘤浸润及肿大淋巴结。②解剖肝总动脉，除外有肿瘤浸润。③胰颈下缘分离肠系膜上静脉，特别了解肿瘤与门脉右后侧壁的粘连情况。如血管壁已被侵犯，则要注意其受侵范围，如范围不长于 3cm，又能分离出 2cm 以上的无侧支的肠系膜上静脉外科干，就能保证当需要切除部分门静脉时，可作血管对端吻合或肠腔转流手术。因此，如果符合上述条件时即可以进行切除术。

正确处理门静脉 当肿瘤侵及门静脉时，病情已属晚期，但部分病例因肿瘤部位邻近门静脉，虽已侵及血管，但尚局限，并不影响肿瘤的分级及手术预后，若认为是手术禁忌而放弃，会使患者失去治疗机会。特别是钩部的肿瘤，扪诊很难确切判断其侵及程度，以至有些只是炎性粘连也被误认为是肿瘤浸润而放弃手术，或已进行了切除术，但由于肿瘤已侵及一小段门静脉壁而不得不遗留少许瘤组织在血管壁以致达不到根治的目的。因此，在胰十二指肠切除术时，必须准备血管手术器械，必要时采取切除部分门静脉以扩大切除范围。

手术步骤 必须先在胰颈下缘分离出 2cm 以上无侧支的肠系膜上静脉外科干，能保证当需切除一段门静脉作血管端端吻合困难时，可作肠腔端侧转流术，因此探查清楚这段血管很重要，是进行门静脉部分切除的一个安全保证。

寻找肠系膜上静脉 有时会有困难，可依结肠中静脉的走向为标记去寻找；还可自右至左沿十二指肠与横结肠系膜之间进行游离，直至显露出肠系膜上静脉的右侧壁，与做肠腔分流的方法一样。

游离脾静脉 如需作血管手术，须按血管手术原则将需切除段血管的各端游离出足够的长度以便控制血运。方法是先以钝性法分离开门静脉前的胰颈，此区无血管，也少有粘连，易于分开；再在脾静脉根部自右至左地将 2cm 以内的 2～6 支进入胰腺的小静脉予以结扎切断；在门静脉左侧 1.5cm 处切断胰腺；游离出脾静脉根部；在胰上下门静脉及脾静脉各放置一细带以备控制血运

（如单独游离脾静脉易出血，也可将胰体与脾静脉一起以细橡皮带套住阻断）。

游离门静脉 将切断之胰颈向右侧翻开，沿门静脉右侧壁锐性分离胰头钩部，进入胰头的2~3支小静脉需结扎切断。

切除部分门静脉或肠系膜上静脉 ①部分侧壁切除及修补术，当肿瘤只侵及静脉的侧壁不超过其管径的1/3，长度不超过1.5cm，只需将肿瘤略向右侧牵拉，以心耳钳阻断血流，将被侵犯的血管壁连同肿瘤一并切除，修复血管。修补后的门静脉会细一些，但血管会代偿性扩张，因此不会发生不良反应。②一段门静脉切除、血管对端吻合或肠腔转流吻合术：较大的肿瘤可以侵及门静脉管径的大部，甚至包裹门静脉，需切除一段血管，这种情况比较复杂，因阻断门脉血运在常温下不宜超过40分钟，否则会引起小肠的广泛充血、水肿和肠黏膜出血坏死；特别是当吻合完成后恢复血流时，大量毒素由阻断的肠道静脉回流入循环，患者会出现剧烈反应，甚至休克，因此要尽可能缩短阻断血流的时间，即必须将其他操作完成并作好血管吻合的一切准备，最后才阻断血流，立即将受侵的一段门静脉连同肿瘤整块切除，快速进行血管吻合。切除门静脉的范围应视肿瘤侵及的情况而定，如肿瘤主要侵及右侧壁，范围不超过1.5cm，可做楔形切除，这保留了脾静脉；也可将脾静脉根部结扎切断，切除一小段门静脉后作对端吻合。切除段超过3cm时，则对端吻合困难，需作一段颈静脉移植，一般是将肠系膜上静脉与下腔静脉作端侧吻合转流。结扎近端门静脉虽然不如端端吻合符合生理，但患者能耐受。关于脾静脉结扎的问题，多数病例脾静脉无法重建而需结扎；随访中有部分患者有轻度局限性门静脉高压症状。只有少数病例作了脾静脉-肠系膜上静脉或脾静脉-左肾静脉的端侧吻合。

术中应注意的问题 在进行血管吻合时应注意：①如估计阻断门静脉时间相对较长，为避免肠道充血肿胀而影响操作，可以在阻断门静脉血流的同时，阻断肠系膜上动脉。②在吻合即将完毕恢复血流前，在加快输血的同时，经血管吻合口放去一些肠道淤血可减轻患者再灌注后的全身反应。③没有把握在40分钟内完成肿瘤切除及血管吻合时，可先在切除的门静脉上下端置入一硅管以保证血流，这样就可不受时间的限制。④静脉移植尚无可靠的人工血管，暂不宜应用，但已有应用人工血管的报道。

（王成锋）

bǎoliú shí'èrzhǐcháng de yítóu qiē-chúshù

保留十二指肠的胰头切除术

（duodenum-preserving pancreatic head resection，DPPHR）仅切除病变胰头，保留了胃十二指肠及胆道正常通路的手术方式。由德国外科医师贝格尔（Berger HG）于1972年创立。

适应证 局限于胰头部多发性结石或胰管狭窄、梗阻；胰头部局限性慢性炎性肿块；胰腺头部良性肿瘤及囊性病变；胰头部胰腺损伤；胰头部低度恶性肿瘤。

手术方法 胰头部切除时沿十二指肠内侧缘、保留5mm左右的胰腺组织以保护十二指肠血供，同时注意胰内段胆总管的保护，十二指肠内侧的胰腺组织与空肠吻合，远端胰腺亦行胰腺空肠Roux-Y吻合。该术式的不足之处在于十二指肠缘残留的胰腺组织与空肠吻合后不易愈合或胰腺组织坏死常导致较高的胰瘘发生率。1995年，今泉（Imaizumi）和高田（Takada）分别对该术式作了修正，手术中完整切除胰头部；为避免十二指肠血运损伤不游离十二指肠降段及胰头后纤维结缔组织，保护腹膜后血管对十二指肠降段的供应；远端胰体仍采用胰体空肠吻合法。今泉建议还可以在靠近十二指肠侧将主副胰管和胆总管末端结扎、切断，切除下部胆管和胆囊，完整切除胰头后再进行胰肠、胆肠重建，进一步减少胰瘘的发生。

手术优点 ①器官和功能的保全：避免损伤胆道系统，完整保留了胃、十二指肠；精准解剖胰周，最大程度保留了健康的胰腺，从而避免或降低了术后糖尿病风险。②损伤得到控制：避免或降低了肿瘤局部切除时胰管损伤造成的胰漏，使胰漏发生率由50%~60%降为25%~30%；精准的胰肠吻合重建了胰管消化道引流通道，使胰腺外分泌功能得以恢复；部分病例无需胆道系统重建，避免了胆漏，从而使外科手术的安全性得以提高。

"十二指肠系膜"概念 在外科手术中应建立"十二指肠系膜"概念，将胰腺后筋膜视为十二指肠系膜，胰十二指肠血供主干（胰十二指肠上动脉、胰十二指肠下动脉）、血管弓的后弓全部走行于筋膜之中，为主要血运通道，术中注意保护，严禁损伤，否则将中转为胰十二指肠切除术；视胰腺为"十二指肠系膜"内的间位器官，术中仔细分离解剖胰周间隙的纤细筋膜组织，结扎、切断进入胰腺的血管穿支，保留前后血管弓的完整，如此可将胰头部完整地从十二指肠圈中的血管弓包围中分离出来，达到保留十二指肠的目的。

操作方法及需注意的问题：①完全显露胰腺头、颈、体部及肿物。②仔细分离解剖肠系膜血管及胰腺颈部。③离断胰腺。④提起胰头侧断端，沿胰颈、胰头逆时针方向仔细分离胰周筋膜，仔细分离、结扎和切断由脾动脉、胃十二指肠动脉、胰十二指肠上动脉、胰十二指肠动脉弓及胰十二指肠下动脉发出的胰腺穿支及伴行静脉；此处可动静脉一起处理；尽可能保护血管弓，尤其不可损伤后血管弓，如损伤需改行胰十二指肠切除术。⑤将正常无病变的胰腺组织由后筋膜或十二指肠壁分离开较容易，极少有血管穿支；肿瘤或病变部分可能会有供应病变的血管穿支，须注意，如损伤后钳夹止血极易损伤血管弓。⑥胰腺钩突部处理同胰十二指肠。⑦远端残留胰腺与空肠行四点法胰管空肠黏膜吻合。⑧十二指肠浆膜缺损的处理，此处有上提用于胰肠吻合的肠管存在，将此处肠管筋膜与十二指肠稍加固定即可将十二指肠缺损浆膜的部分覆盖。⑨该手术如此处理仍有十二指肠坏死的风险，为避免出现这种严重后果，可先行胃空肠吻合术。

(王成锋)

yíxiàn zhǒngliú júbù qiēchúshù
胰腺肿瘤局部切除术（local pancreatectomy for pancreatic tumor）

当肿瘤位于胰腺较表浅部位或不侵犯胰腺内的重要管道结构（胆管、胰管）时安全切除肿物，最大限度地保留胰腺实质的手术方式。

应用解剖 胰腺十二指肠同为腹膜后器官，有共同的血液供应。十二指肠降部与胰头关系密切，其间有许多小血管；但较大的血管仅环绕胰头或在其内部走行；因此，在适当的平面解剖行局部切除是可行的。胰头和十二指肠及胆总管胰内段无紧密连接，分离较容易；但十二指肠乳头附近，胰腺实质进入十二指肠浆膜层或肌层，分离困难，易造成损伤。胰头十二指肠区主要有胰十二指肠前上、前下和后上、后下动脉弓，前后动脉弓及供应十二指肠和胆总管胰内段的分支均紧贴十二指肠浆膜层外侧，局部切除时只要不紧贴十二指肠，基本可保证十二指肠的血液供应。

胰头部主胰管位于胰腺背侧，后距很小，甚至仅为一层纤维膜。主胰管至胰体部后，由右向左每隔0.5cm的断面，主胰管后距渐渐增大，前距逐渐缩小，致胰尾时前后距大致相等。

较传统标准术式的优势 对于胰腺良性和低度恶性肿瘤，常规胰十二指肠切除或胰体尾切除，创伤大、损失大量胰腺组织，术后致内外分泌功能不足而导致糖尿病和消化吸收功能障碍等。肿瘤局部切除可达到相同的治疗效果，并能减少并发症、降低死亡率；保留了更多胰腺实质，最大程度地保留了胰腺的内外分泌功能；还保留了周围正常解剖结构以及胃肠道、胆道系统的延续性，维持了胃酸、胆囊收缩素等的分泌调节作用，避免术后代谢紊乱和营养问题；保留了脾，避免了脾切除后暴发性感染出现的可能性。

适应证 胰腺良性肿瘤、低度恶性肿瘤、转移瘤、浆液性或黏液性囊腺瘤、实性假乳头状瘤、无功能性胰岛细胞瘤和胰岛素瘤等。肿瘤直径小于4cm的良性或低度恶性肿瘤；大于4cm者，建议行胰十二指肠切除术。另外，肿瘤的位置、基底与胰腺实质接触面的大小以及肿瘤与主胰管的关系等是能否行局部切除的关键因素。

手术原则 无瘤原则：在肿瘤外科原则的前提下根治性切除肿瘤，同时尽量保留胰腺组织和脾等毗邻脏器，以提高术后生活质量。为避免恶性病变或切缘残留对预后的影响，对大体形态类似良性的肿瘤和手术切缘，应当于切除后在直视下检查并行冷冻病理学检查。

手术方法 胰头部肿瘤的局部切除同胰十二指肠切除术相比，术后并发症发生率较低、死亡率几乎为零。主要并发症是胰瘘和胰头部肿瘤局部切除术后十二指肠壁血运障碍。因此，胰腺肿瘤局部切除术的关键是预防主胰管的损伤和保证十二指肠壁的血运供应。

避免主胰管的损伤是预防胰瘘的主要措施。术中应保证十二指肠曲足够的血运供应。肿瘤巨大时易致十二指肠壁损伤，如不慎损伤后，应在保证足够大的肠腔空间后再行修补，并放置鼻饲营养管或空场造瘘、腹腔引流管等；如修补后肠腔狭窄，应行胃肠转流术。

并发症 主要是胰瘘，发生原因：肿瘤直径大于4cm、良性肿瘤；胰腺无炎症、质地柔软；胰管不扩张，术中难以辨别主、副胰管；主副胰管存在多种变异、走行具有多样性；体尾部肿瘤由于主胰管的前距已逐渐变小，如肿瘤位于胰腺实质的前半部且深入胰腺实质内、局部切除时，易切断或缝扎主胰管、缝线贯穿主胰管致主胰管撕裂。

预防措施 术前薄层CT扫描和三维重建以明确主胰管和肿瘤的关系，如肿瘤距主胰管小于2mm，肿瘤压迫致主胰管扩张，应避免肿瘤局部切除术。肿瘤位于胰头部，邻近主胰管、胆总管胰内段和十二指肠乳头时，可在切除前放置胰胆管支架以便术中辨认。肿瘤侵入胰腺实质深者，术前可行经内镜逆行胰胆管造影（ERCP）或磁共振胆胰管成像（MRCP），观察胰管有无外压，胰管受侵或外压扩张者，应慎行局部切除。术中B超检查，帮助辨认主胰管并观察切缘。采用具有切除和止血功能的超声刀切除肿瘤，可降低胰瘘的发生。胰腺断面的血管和小胰管应行结扎或缝扎，少用电凝。胰腺创面处放置引流管。

（王成锋）

yíxiàn zhōngduàn qiēchúshù

胰腺中段切除术（median pancreatectomy） 针对位于胰腺中央区良性或低度恶性肿瘤、既切除肿瘤又最大限度保留功能性胰腺组织的手术方式。

适应证 ①局限于颈部或邻近体部的良性病变和低度恶性肿瘤。②胰腺外伤致颈部横断但周围组织连续性完好。③病变直径小于7cm。④远端胰腺组织纤维化程度较轻。

禁忌证 导管腺癌、导管内乳头状新生物，邻近脏器恶性肿瘤侵犯胰腺（如胃癌侵犯胰腺）、胰腺转移瘤，原位或胰腺床复发可能性较大。

较传统标准术式的优势 胰腺位于腹腔深部，解剖关系复杂，同腹腔内重要血管毗邻。且原发于胰腺的肿瘤大部分为恶性肿瘤，通常采用的手术方式是切除包括肿瘤在内的右半或左半侧胰腺及附近脏器即胰十二指肠切除术和胰体尾联合脾切除术。这类手术不仅创伤较大，而且切除了大量正常胰腺组织，术后可造成内外分泌功能不足而导致糖尿病和消化吸收功能障碍。中段切除和其他手术相比，最大的优势是保留了胰腺功能。术后胰腺内外分泌功能受很多因素影响，如剩余胰腺组织的量和纤维化程度、胰腺原发疾病性质等。但并不受胰肠吻合方式、吻合技术影响。因此，切除胰腺组织数量和剩余有功能的胰腺组织是影响胰腺功能的重要因素。中段切除保留了大约75%的胰腺实质，术后出现胰腺功能不足的概率很低；保留了周围正常的解剖结构，胃肠道、胆道系统的延续性，维持了胃酸、胆囊收缩素等的分泌调节作用，避免术后代谢紊乱和营养问题。不进行脾切除，避免了脾切除后暴发性感染出现的可能性。

手术原则 在符合肿瘤外科原则下根治性切除肿瘤，同时尽量保留胰腺组织和脾以提高术后生活质量。为避免恶性病变或切缘残留对预后的影响，对大体形态类似良性的肿瘤和手术切缘，应当切除后在直视下检查并行冷冻病理学检查。对于局限在胰腺颈部的良性和低度恶性肿瘤，如不能采用局部切除，中段切除术是较好的手术方案，它保留了正常胰腺组织和功能，减少了手术并发症，保存了正常的胰腺–胆管–十二指肠解剖结构，维持了胃胰十二指肠间的神经内分泌联系，保留了胰腺内外分泌功能，在情况允许时应尽量采用。

术后并发症 中段切除同标准的根治术相比，术后并发症发生率较低、死亡率几乎为零，还避免了胃排空延迟，碱性反流性胃炎。并发症主要是胰瘘、脾梗死和脾动脉血栓。

胰瘘 中段切除后近段胰腺和远端的胰肠吻合口存在的两个胰腺断面使胰瘘的危险高于标准术式。其并发胰瘘的量较小，可自然愈合，不需再次手术。胰肠吻合方法是胰瘘的主要影响因素，套入式Roux-en-Y吻合和胰胃吻合是较常采用的术式。胰胃吻合只需游离2.5cm远端胰腺和胃壁进行套入式吻合不必建立Roux肠袢，降低了胰瘘发生概率。

脾梗死和脾动脉血栓 脾梗死和血栓形成是术中游离脾血管时损伤所致。仔细解剖并保护脾血管是减少此并发症的关键。如游离中严重损伤脾动脉可单纯结扎，因存在胃短和胃左动脉的侧支循环供血，仍可保留脾；脾静脉结扎后可造成左侧门静脉高压，强行保留后并发症增多。

（王成锋）

quányí qiēchúshù

全胰切除术（total pancreatectomy，TP） 切除全部胰腺的手术方式。是胰腺肿瘤外科治疗的术式之一。

适应证 ①家族性胰腺癌：发现病变增大、侵袭性生长等恶性证据，应进行全胰腺切除。治疗选择主要取决于患者的意愿。家族史、对随访的依从性和就手术风险和术后饮食治疗等问题医患间交流的程度是影响最终决定的因素。②高度怀疑多中心病灶的胰腺癌。③无法达到阴性切缘者，或多次术中冷冻切缘阳性且残留胰腺已无法满足机体需要时。④伴发1型糖尿病者。⑤有条件（包括医院、家庭等）进行术后营养、糖尿病管理者。

全胰切除的理论基础及优势 ①胰腺癌多中心起源学说。

②家族性胰腺癌（FPC）：FPC诊断标准仍不统一，大多数学者倾向于在一个家族不存在其他遗传性肿瘤时出现 2 个或以上的家族成员发生有病理依据的胰腺癌时，称为 FPC。5%～10% 的胰腺癌具有遗传背景，其中部分属于 FPC，占全部胰腺癌的 3% 左右。当高危患者出现胰腺导管上皮内瘤变（PanIN）Ⅲ 时，即使无明确肿物，超声内镜（EUS）和经内镜逆行胰胆管造影（ERCP）也可有异常发现。FPC 的治疗需要明确的组织学诊断，取得足量组织而进行完整的组织学评价很重要。PanIN 病灶较小，细针抽吸活检（FNA）易出现假阴性，故应行探查术并切除胰尾部。组织学诊断为 PanIN Ⅲ 时，由患者选择全胰腺切除或等待肿瘤出现。因 PanIN 的特点是多中心且广泛分布，整个胰腺都有发病可能，胰腺部分切除不可行。选择手术者应首先就以后的营养问题咨询营养医师，选择继续随访者通常在发现肿瘤后行手术治疗。③淋巴结清除率高，清扫彻底。④避免了胰腺切缘阳性的可能。⑤避免了胰瘘的发生。

手术方法 叙述如下。

切除范围 胰腺及胰周淋巴结、远端胃、十二指肠、近端空肠、胆囊及胆总管、脾。消化道重建：胆肠吻合（肝总管空肠吻合）、胃空肠吻合。

围手术期管理 由外科、消化内科、病理科和营养医师组成的治疗小组是保证手术成功的关键。应充分告知患者全胰腺切除术的危险和术后可能出现的各种问题。密切关注血糖、尿糖、酮体的变化，及时调整正胰岛素的用量和补给途径。术后食欲减退和消化功能紊乱是主要的问题，

需要营养师的参与。另外，术后容易发生小肠溃疡，需要终身服用质子泵抑制剂或 H2 受体拮抗剂。由于存在肿瘤播散的风险，TP 术后不适合进行胰岛细胞移植和自体部分胰腺移植。

（王成锋）

yí tǐ-wěi liánhé pí qiēchúshù

胰体尾联合脾切除术（distal splenopancreatectomy）

因胰腺体尾部病变而切除胰体尾部及脾的手术方式。由于脾动静脉分支行走于胰腺体尾部实质内，从外科手术角度，通常将胰腺体尾部和脾作为一个解剖学单位，当胰体尾部有病变需要手术切除时，常同时联合脾切除，此术式被作为治疗胰腺体尾部良性或恶性病变的标准术式。

适应证 胰体尾部病变，包括慢性胰腺炎伴有剧烈疼痛者；体尾部胰腺损伤；位于胰腺体尾部的动静脉畸形；胰腺体尾部占位，或病变不适合行剜除术者，包括良性或恶性病变。

禁忌证 肿瘤出现腹膜转移，或肝、肺等其他远处转移；体质严重消耗或心肺功能不全等全身状况不允许手术。

手术方法 胰体尾联合脾切除术可通过开腹或腹腔镜途径实施。

术前准备 ①常规检查：心、肝、肾和肺等器官功能检查，评估患者能否耐受手术；检测患者凝血功能、电解质及酸碱水平，并予以及时纠正。②术前诊断相关检查：影像学检查评估病灶的部位、大小、性质、毗邻关系及与血管走行关系，判断病灶是否可切除，并除外转移性病灶。③术前予禁食、补液、镇静等，并常规预防性使用抗生素。

开腹胰体尾联合脾切除术

可选择连续硬脊膜外麻醉或全身麻醉。患者平卧位，左侧垫高 15° 也可行仰卧位，足略低于头。切口可采用正中直切口，也可选择左侧肋缘下弧形切口。

先行全面的腹腔探查，明确胰体尾部肿瘤是否存在，腹腔内及远处脏器是否有转移，有无淋巴结转移及转移的部位，肿瘤是否包绕肠系膜上血管、肝动脉、腹腔动脉，以及肿瘤是否具有移动度。

对于贴近脾门处的肿瘤，先切断胃结肠韧带，显露胰腺，确定胰体尾病变的位置、大小及毗邻关系。游离腹腔干及脾动脉起始部。在胰腺上方解剖肝总动脉，必要时可以切断胃十二指肠动脉，暴露门静脉。在胰腺下缘切开腹膜及胰包膜。分离脾静脉后方的腹膜后间隙，达到胰腺上缘。在贯通的间隙中引入一根橡皮导尿管或纱条作牵引。

脾动静脉可结扎离断。切断脾结肠韧带，将横结肠脾曲分开。继而剪开脾肾韧带，沿脾后方的后腹膜间隙分离，逐渐将脾连同胰体尾部向前、向右方翻转。分离结扎胃网膜左血管及胃短血管，切断脾胃韧带和脾膈韧带，使脾与周围脏器分开。从胰腺下缘和脾下极向上逐步分开胰腺与腹膜后的黏着。将胰尾连同脾逐步向胰体游离。钝性分离胰腺上缘后腹膜，脾连同胰腺体尾部一同翻转至右侧。

在胰腺背面，分离出脾静脉与肠系膜上静脉的汇合处，用无损伤血管钳阻断脾静脉并切断，近端连续缝合关闭，远端予结扎。于选定的切断部位钳夹胰腺，将胰腺切断，将胰体尾和脾一并切除。在胰床、脾窝处各放置 1 根引流管。

术后需密切关注患者生命体征和各项临床指标，根据循环状况、尿量、伤口渗出液量和各种引流量调节输入量，保持血压稳定、水及电解质和酸碱平衡。及时测定腹腔引流液的淀粉酶活性，以便早期发现胰漏。术后血糖、血清及尿淀粉酶检查需每周 2 次。

腹腔镜胰体尾联合脾切除术
因需建立气腹，患者一般均采用全身麻醉，平卧位。于脐下 10mm 做弧形切口，气腹针穿刺建立气腹，压力至 15mmHg，置入 30°腹腔镜探查。其探查的部位和目的与开腹相同。探查确定病变没有转移征像，可以在腹腔镜直视下于左、右腋前线肋缘下 2cm 处分别置 5mm Trocar 作牵引孔；右侧腹直肌外缘脐上 2cm 水平置 12mm Trocar 作主操作孔，其左侧对应位置置 5mm Trocar 作牵引孔，5 个穿刺孔呈 V 形分布，相应放入各种操作器械。

用超声刀切开胃结肠韧带，显露胰腺。由于腹腔镜的视线与开放手术不同，一般主张从中间（右）到左的手术路径。即先离断脾动脉、胰腺和脾静脉，再沿胰后间隙分离，最后离断脾周韧带，游离整个标本。切断脾胃韧带，包括胃短血管，在胰腺上缘分离、离断胃左静脉。游离出胃左血管、肝总动脉、脾动脉，并结扎离断脾动脉。在胰腺下缘切开胰包膜，于胰腺背侧游离出门静脉、肠系膜上静脉和脾静脉，夹闭脾静脉。于生理间隙处贯通胰腺上下缘，于胰颈体部置一橡胶带作牵引，用切割闭合器据肿块 2cm 处切断胰腺，再切断脾静脉。将胰腺远端向外侧牵拉，离断肠系膜上动脉至胰体尾的分支血管。沿胰腺后方游离胰体尾至脾门，分离切断脾结肠韧带、脾肾韧带，完整

切除胰体尾及脾。放置引流管位置及术后处理与开腹类似。

开腹或腹腔镜下胰体尾联合脾切除术的并发症发生率无明显差异，主要有胰瘘、胰腺假性囊肿、出血和腹腔内感染等。胰瘘是胰体尾手术最常见的并发症，开腹手术中胰瘘率为 0~32%，而腹腔镜手术中则为 0~26%，两者也无明显差异。大多数胰瘘可通过引流、肠外营养、生长抑素的使用等获得治愈。

腹腔镜胰体尾联合脾切除恶性肿瘤仍存在争议，反对观点认为腹腔镜手术无法保证切缘阴性及淋巴结的有效清扫，即无法遵守无瘤原则，影响患者预后。而支持者则认为，随着腹腔镜手术器械的改进和手术技术的提高，腹腔镜手术能达到与开腹手术一致的肿瘤根治要求，两者近期疗效和远期疗效相当，而切口小、疼痛轻和术后恢复快，微创优势明显。

（牟一平）

bǎoliú pí de yí tǐ-wěi qiēchúshù
保留脾的胰体尾切除术（spleen-preserving distal pancreatectomy）
由于胰腺体尾部病变而实施的切除胰体尾而保留脾的手术方式。由于脾血管行走于胰体尾实质内，胰体尾与脾是一个解剖学单位，切除胰体尾时往往连带脾一并切除。外科医师通过精细的解剖，可以把脾血管从胰体尾实质中完整分离出来，创新了保留脾的胰体尾切除手术。

适应证 见胰体尾联合脾切除术，包括无法局部切除的胰体尾部良性肿瘤，胰体尾部假性囊肿且主胰管狭窄，胰体尾部慢性胰腺炎剧烈疼痛者，胰腺体尾部假性动脉瘤。而对于胰体尾部恶性肿瘤是否可行仍有不同意见。

一种观点是联合脾切除的胰体尾手术更易遵守无瘤原则，而另一种观点则认为联合脾切除对患者的生存时间有负性影响，在排除脾血管被肿瘤侵犯的前提下应尽可能保留脾。肿瘤直径小于 4cm 时具备保脾条件，一旦肿瘤直径超过这一范围，保脾的可行性明显降低。

禁忌证 已转移的胰体尾部癌，或病变累及脾静脉导致脾静脉受压、闭塞或静脉血栓形成。

手术方法 通过两种方法保脾：第一种是保留脾动静脉，将脾血管从胰腺实质中分离出来，并结扎所有至胰腺的分支血管；第二种是切除脾动静脉，保留胃短血管供应脾血供，又称为沃肖（Warshaw）法。若实施保留脾胰体尾切除术，一般应尽可能将脾血管从胰腺组织中分离，保留脾动静脉，即保留脾。如果保留脾动静脉失败，可选择第二种方法保留脾，即切断脾血管，如果脾血供佳，则可切除胰体尾及脾动脉，保留胃短血管，从而实施保留脾的胰体尾手术。如果脾血供差，就不能保留脾，只能进行胰体尾联合脾切除术。

保存脾血管的胰体尾切除术
需将脾血管从胰腺上缘分出来，切断脾血管供应胰体尾的小分支血管，这是整个手术最重要、最难的操作。脾静脉与肠系膜上静脉汇合处血管分支较少，故一般先从肠系膜上静脉与脾静脉汇合处将脾静脉从胰腺背面分离，穿过一根牵引管，逐步分离、结扎、切断脾静脉与胰腺背面的小静脉分支，直至胰腺尾部。

切除脾血管的保留脾胰体尾切除术 其理论基础在于脾血供的解剖学特征。除脾动静脉构成脾主干血管外，脾还存在侧支循

环供血，其中胃短动静脉、胃网膜左动静脉及胃后动静脉经胃网膜血管弓形成的回路是脾最重要的侧支循环。在处理脾血管前，需先评估脾的颜色、大小。颜色作为判断脾血运的判断标准，脾大小则用于判断切除脾血管后，胃短血管能否有足够的脾血流灌注。打开大网膜时要保持大网膜血管弓的完整，尤其注意保护胃网膜左血管。在门静脉左侧分离胰腺上下缘的腹膜，用橡皮管通过胰后间隙牵引胰腺及脾血管。离断胰腺，结扎、切断血管后，沿着胰后间隙将胰腺和脾血管一并分离出来。处理胰胃部边缘需谨慎，因胃短血管和胃网膜左血管汇合形成的血管在此进入脾门。最后，在胰尾部结扎、切断脾动静脉。

腹腔镜保留脾胰体尾切除术具有切口小、视野清、疼痛轻和恢复快等优势。但腹腔镜手术缺乏术者手的直接触觉，术中对较小或位于胰腺中央的肿瘤定位较难。脾血管的处理也是手术的难点。若术中一旦发生大出血，可转为沃肖法离断脾动静脉，改行胰体尾切联合脾切除术，甚至中转开腹。

并发症 部分患者行切除脾血管的保留脾胰体尾切除术后，出现了胃黏膜下血管曲张甚至胃出血。还有胰瘘、腹腔感染、膈下积液和出血等，以及脾病变，如脾缺血、梗死和脓肿形成等。术后应密切监测患者生命体征、腹痛等症状改变。B超或CT有助于及早发现脾缺血。对于早期发现的局灶性脾梗死，可采用保守治疗，一般都可治愈。其他并发症的处理则与胰体尾联合脾切除术相同。

保留脾的胰体尾切除术在技术上是可行的，与胰体尾联合脾切除术相比，其术后感染风险降低，而保脾的长期益处仍需进一步研究。一般认为，对于胰体尾部良性病变，有条件者者应首选保留脾的胰体尾切除术。

(牟一平)

R0 qiēchú

R0 切除 (no residual tumor of resection)
外科手术将肿瘤完整切除，无论肉眼和显微镜下均无肿瘤残留的状态。是手术切除肿瘤后切缘组织病理学的一种类型，即切缘做成石蜡切片后，在显微镜下观察没有肿瘤细胞残留。胰腺癌的预后差，外科手术切除仍是唯一有可能治愈或延长患者生存期的治疗方式，而手术标本切缘的类型则被认为是评估预后的最重要因素之一。

R 分类 1978 年，美国癌症联合委员会（AJCC）首次提出了根据手术标本切缘组织病理类型的分类，即 R 分类。R0 切除指切缘无论肉眼还是显微镜下均无肿瘤残留。而切缘肉眼无肿瘤，但显微镜下存有残留肿瘤细胞时称为 R1 切除。肉眼即可发现残留肿瘤时称为 R2 切除。AJCC 的 R 分类只应用于肿瘤原发灶和手术后的患者。1987 年，国际抗癌联盟（UICC）扩展了其应用范围，将 R 分类同时应用于肿瘤的原发病灶和远处转移病灶，并且将手术后的患者延伸至治疗后的患者，扩展的 R 分类列入 AJCC 第 4 版内应用至今。R 分类是手术切除范围和术后预后的重要影响因素。2002 年，皇家病理学院对 R0 切除提出了更高的要求，重新定义了 R0 切除是切缘 1mm 以内均没有肿瘤细胞，即"1 毫米原则"（1mm rule）。

胰十二指肠切除术（PD） 手术切缘 PD 治疗胰头癌或壶腹周围癌时，正确定义其标本切缘和检测标准是实现 R0 切除的基础，对患者预后有重要作用。PD 标本切缘指近端胃、远端十二指肠或空肠、胆管、胰腺断端和腹膜后。其中，胃、肠、胆管和胰腺断端切缘的界定很容易，但腹膜后切缘则比较困难。PD 腹膜后切缘尚无统一的定义，部分学者将其定义为胰头后方的脂肪组织，部分则认为应该为肠系膜上动脉右侧 3~4cm 的软组织。还有一部分学者对 PD 标本提出了"环状切缘"的概念，其包括整个标本的前方、侧方和后方。环状切缘的前方指 PD 标本位于腹腔侧的一面，因术者并没有在此处切断组织，故并非真正的切缘。但前方一旦出现切缘阳性，则患者肿瘤复发率大大提高，所以此处的检测对判断预后非常有价值。有些医疗中心已将其列入常规检测。在实际操作中，环状切缘的前方常被简化成为胰腺及胆管横断处；环状切缘的后方指标本背向腹腔的一面，其肿瘤侵犯的概率大，故处理时需小心仔细。在解剖结构上，环状切缘的侧方范围很小，但包括胰腺上下缘的纤维结缔组织，肠系膜上静脉/门静脉血管沟、钩突部位于肠系膜上动脉的切缘及其向后方延伸的脂肪组织，是环状切缘中最难处理但最重要的部位。

肠系膜上静脉/门静脉血管沟是胰头与肠系膜上静脉/门静脉直接接触后形成的切迹，在胰腺正常的情况下不明显，但在肿块压迫时可形成明显的切迹。当肿块直接接触而并未侵犯血管时，有些切缘在显微镜下可找到肿瘤细胞，但血管外壁上可能没有肿瘤细胞，这种情况下处理血管与否对患者生存率可能无明显影响。

钩突是胰腺头部的延伸，向肠系膜上静脉及门静脉后方缠绕，并呈舌状突向肠系膜上动脉的右侧，其与血管的解剖关系使钩突部切缘成为环状切缘侧方重要组成部分。狭义的钩突切缘指钩突部从肠系膜上动脉离断的切线，但若将肠系膜上动脉右侧 3～4cm 作为钩突部切缘的切线，可能使一些胰头肿瘤，尤其是钩突部肿瘤无法实现 R0 切除。故一般可剪开肠系膜上动脉血管鞘，从其前方、右侧和后方将钩突部从肠系膜上动脉上离断，并以此切线作为切缘，此方法可明显提高 R0 切除率，避免钩突部肿瘤的残留。钩突部向后延伸的脂肪组织，可通过钝性或锐性的方法将其与后腹壁分开。

2012 年版美国国立综合癌症网络（NCCN）《胰腺癌临床实践指南》指出，手术治疗胰腺癌的目的是实现 R0 切除，而获取阴性切缘需要精确分离围血管区组织，必要时进行联合血管切除和重建，以及胰外组织的切除。指南中对胰十二指肠切除标本的切缘也进行了若干定义，其中肠系膜上动脉切缘，就是环状切缘中的钩突部切缘或腹膜后切缘，是最重要的切缘，指南将其定义为近肠系膜上动脉 3～4cm 的脂肪组织。胰头位于门静脉处所形成的切迹被定义为门静脉血管沟，如果门静脉被部分或整个切除时，则重新定义为近端门静脉切缘和远端门静脉切缘。同时，指南也认为胰腺前方虽非真正的切缘，但一旦出现阳性结果，实际上是腹膜种植，预示预后极差。鉴于 CT 和磁共振成像（MRI）尚难发现腹膜种植，腹腔镜检查及活检是诊断腹膜种植的最敏感手段。对可疑病例，有条件者尽量先在剖腹手术前进行腹腔镜检查进行分期。

胰体尾切除术（DP）手术切缘 DP 是治疗胰体尾癌最常见的术式，其目标与胰十二指肠切除术相同，即实现 R0 切除。但因为胰体尾癌被发现时大多已处于进展期，故达到 R0 切除相对有些难度。胰体尾癌进行胰体尾切除术的标本切缘主要包括胰周上切缘、胰周下切缘和胰颈部切缘。为最大可能达到 R0 切除，除了获取正确切缘，有时还需要血管的切除和重建，及包括脾在内的其他器官的切除。

欧洲学者主张对标本切缘以不同颜色染料标记，分别多处取材镜检。又提倡对标本进行垂直水平完整、连续取材，制作大的切片，检测各个切缘的状况。2012 年版 NCCN《胰腺癌临床实践指南》指出，正确评估切缘状态需术者和病理医师共同努力，包括合理标记切缘、正确取材等。取材方式有水平取材、垂直取材和多瓣取材。不同取材方式均是为了全面评估肿瘤周围组织的浸润情况，获取正确的 R 分类，为术后治疗提供依据。

除直接浸润和血管侵犯，淋巴结转移和神经浸润是胰腺癌另外两种重要转移方式。胰头癌常见淋巴结转移的发生部位有胰头后淋巴结、胰头前淋巴结及腹主动脉旁淋巴结。胰体尾癌的淋巴转移首先发生在胰腺上缘的淋巴结，并扩展至腹腔动脉周围淋巴结。对根治性手术标本淋巴结检查发现，胰头癌淋巴结阳性率为 56.0%～78.6%，胰体尾癌淋巴结阳性率为 47%～83%，即大部分胰腺癌被发现时已经出现了淋巴结转移。神经浸润是胰腺癌有别于其他癌症的重要转移途径，癌细胞可沿神经束膜浸润，进入束

间隙蔓延，再渗透到膜外形成肿瘤病灶。胰头癌神经丛转移与胰腺后方组织及血管浸润程度平行，是腹膜后肿瘤组织残留的原因之一。因此，若要实现 R0 切除，需廓清腹膜后血管周围神经丛和淋巴结，骨骼化肝十二指肠韧带，清除肠系膜血管、腹腔干上缘至肠系膜下动脉之间的淋巴及神经纤维组织。

新辅助化疗作为胰腺癌综合治疗的一大进步，对部分患者可缩小肿瘤体积或使肿瘤降期，增加切缘阴性的比例，对部分患者虽不能缩小肿瘤，但可使肿瘤与血管之间间隙较未治疗时变得清晰，大大提高 R0 切除的概率。对于临界性能切除的胰腺癌，一般建议进行新辅助化疗，将其转化为可切除胰腺癌，为获得 R0 切除取得更大的机会。R0 切除的实现需要术前正确评估肿瘤的位置、大小、性质及与血管的关系等，术中对肿瘤进行进一步评估后需获取足够距离且正确的切缘，并进行合适的处理，最后进行标准化检测。

（牟一平）

R1 qiēchú

R1 切除（microscopic residual tumor of resection） 外科手术切除肿瘤后，切缘在肉眼上已没有肿瘤残留，但显微镜下检查仍发现肿瘤细胞的状态。R1 的具体定义全球标准尚未达成共识。国际抗癌联盟（UICC）将 R1 定义为治疗后仍存有残余肿瘤，北美地区将其定义为在切缘表面仍存有残余肿瘤细胞，而其他大部分地区则将 R1 定义为在切缘 1mm 以内存有肿瘤细胞。对于残余肿瘤的范围，一般认为不仅包括原发肿瘤的连续或不连续的对周围组织的浸润，还包括淋巴和血管的

侵犯、周围神经的浸润，以及淋巴结转移。另外，如果出现转移灶，也可采用 R 分类定义切缘。鉴于 R1 切除的标准不统一，胰腺癌手术后 R1 切除率在各中心为 20%~75%，差距很大。切缘状态被认为是影响预后的重要因素。R1 切除率是评估手术质量高低的一个指标。减少 R1 切除率，实现 R0 切除是胰腺外科医师做好胰腺癌根治性手术的目标。

2002 年起，欧洲和英国的病理学家采用"1 毫米原则"（1mm rule）方式来定义 R1 切除，即切缘 1mm 以内存有肿瘤细胞。欧洲和英国胰腺癌中心分别在 2006 年和 2008 年根据该原则重新评估了胰腺癌术后切缘的组织病理状态，发现 R1 切除率在欧洲从 53% 上升至 85%，英国则从 14% 上升至 76%。采用"1 毫米原则"来定义 R1 切除开始只用于直肠癌，是基于局部肿瘤复发和切缘状态的关系而出现的。胰腺癌生长较直肠癌更散在，尤其是肿瘤的边缘，侵犯性更强。若"1 毫米原则"适用于生长较聚集的直肠癌，采用其定义 R1 切除可能低估了胰腺癌切缘状态。为更好地选择肿瘤与切缘之间的距离，2009 年澳大利亚学者认为虽然切缘无瘤距离 0~2mm 波动不影响中位生存期，但若达 1.5mm 以上则可获得较好的长期生存率。

残余肿瘤的范围"是否需距切缘 1mm 以内的位于淋巴结及神经中的肿瘤细胞认定为 R1 切除"有些学者提出了疑问，其一，位于淋巴结或神经内的肿瘤细胞与位于组织内的肿瘤细胞生长方式不同，采用根据生长方式来确定无瘤边距的方法不合适。淋巴结内肿瘤细胞生长因淋巴结的结构而受限，从这一点而言，采用北

美对 R1 的定义比较合适。但从肿瘤播散至淋巴结、浸润周围软组织考虑，根据肿瘤生长方式来判断 R1 切除却是合理的。其二，是概念性质的问题。淋巴结和神经浸润被认为是区域肿瘤播散的危险因素，若胰腺癌出现淋巴结转移或周围神经浸润，通常不能达到 R0 切除。

大部分胰头癌采用胰十二指肠切除术或保留幽门的胰十二指肠切除术。研究发现，胰十二指肠切除术的 R1 切除率为 17%，保留幽门的胰十二指肠切除术的 R1 切除率为 26%，手术后患者长期生存时间无明显差异。但国际上仍认为位于胰头前上部的胰腺癌不适合采用保留幽门的胰十二指肠切除术。一些研究认为环状切缘后方和侧方的 R1 切除率较高，占所有 R1 切缘的 66% 以上，前方的 R1 切缘获取率则较少，为 22%~26%。另外，出现 R1 切缘的标本中，40% 存在 2 处或 2 处以上的切缘受肿瘤累及，其中胆管及胰腺断面则肿瘤较少累及。

胰腺癌早期即容易发生淋巴结转移，发生率可达 20%~30%，而进展期胰腺癌几乎都有淋巴结转移。关于淋巴结转移的问题，可扩大淋巴结清扫来减少 R1 切除率。扩大手术切除范围理论上可以清除受侵犯的淋巴结，减少 R1 切除率。从 20 世纪 70 年代起，日本和欧美国家的学者相继开展了扩大的胰腺癌切除术。胰十二指肠切除术是胰头癌的经典术式，以淋巴清扫为目的的标准胰十二指肠切除术在清扫胰周和肝十二指肠韧带内淋巴结的基础上加行第 12b、12c、13a、13b、14a、14b、17a 和 17b 组淋巴结清扫。根治性胰十二指肠切除术则是在标准术式的基础上清扫第 8、9、12 和 14

组淋巴结以及 16a1、16b1 组淋巴结，肝总动脉、腹腔干和肠系膜上动脉的骨骼化。扩大根治性胰十二指肠切除术则在根治性术式的基础上清扫包括上至主动脉裂孔、下至髂总动脉分叉、右起十二指肠外缘 3cm 至左肾动脉中点范围内的所有神经、淋巴结和结缔组织。关于胰体尾癌的淋巴结清扫范围尚无统一观点，一般标准胰体尾切除术清扫范围包括腹腔干、脾门、脾动脉及胰体尾下缘区域淋巴结，根治性胰体尾切除术则是在标准术式的基础上加做肝动脉的前上侧、主动脉与胰十二指肠下动脉间的肠系膜上动脉及包括肾筋膜在内的主动脉与下腔静脉前侧面淋巴结清扫。

从清扫范围来看，清除位于后腹膜的淋巴结和软组织实现治愈性切除的可能性更高，但标准化手术和根治性手术获取切缘状态方面无统计学意义。早期的回顾性分析认为扩大性手术可以提高切除率和 5 年生存率，但也有研究表明扩大的胰腺癌切除术和标准术式相比并没有延长胰头癌患者的 5 年生存率，反而增加了围手术期的并发症发生率。

虽然切缘状态是预后的重要因素，但有研究认为 R1 切除率的高低并不影响总体生存率，且 R0 切除和 R1 切除后患者生存时间或生存受益的统计学差异一般为 4~8 个月。当 R1 切除率高达 82% 及 85% 时，获得 R0 切除的患者中位生存期是其他 R1 切除率相对低的患者中最好的。另外，R1 切除术后，胰腺癌局部复发率达 75%~85%。壶腹部癌的局部复发率为 28%，胆管下段癌局部复发率为 58%~74%。若在统计中将这两种肿瘤也错认为是胰腺癌的话，R1 切除后胰腺癌局部复发率

就会降低。胰腺癌手术应尽量减少 R1 切除，达到 R0 切除。

（牟一平）

R2 qiēchú

R2 切除（macroscopic residual tumor of resection）

手术切除后肉眼仍可看到残余肿瘤的状态。R2 切除是一种姑息性手术，目的在于减轻患者症状，提高生活质量。胰腺癌被发现时大多已处于进展期，可治愈性切除的患者仅约 10%，5 年生存率不足 5%。胰腺癌晚期患者大部分会出现胆道及消化道梗阻，采用旁路手术或支架植入可有效解除梗阻。其中部分患者还有机会接受进一步的手术或内镜治疗。肿瘤姑息性切除将过大的瘤体切除也是缓解梗阻好办法。但这个优势需建立在姑息性切除的并发症发生率和死亡率低的基础上。

胰腺癌的 R2 切除术大多源于术前对肿瘤可切除性的误判，往往开腹后才发现肿瘤不能完全切除。其术式包括胰十二指肠切除术、远端胰腺联合脾切除术及胰腺次全切除术等。有时即使术中不得不施行 R2 切除，在患者能够耐受的情况下也应尽可能将肿瘤切除干净。

胰腺癌的可切除性是相对的，对于手术技术精湛的外科医师，一些不可切除的胰腺癌也有可能进行 R0 或 R1 切除。而随着术者经验的积累，胰腺癌 R2 切除术后的并发症和死亡率也有下降的趋势。另外，R2 切除在有些肿瘤的姑息治疗中（如卵巢癌或直肠癌的减瘤手术）已成为标准术式。胰腺癌患者姑息性切除可有效缓解胆道或消化道梗阻以及疼痛，提高患者生活质量。

R2 切除术后平均生存时间为 7 个月，并发症率为 58%，死亡率为 7.8%，而旁路手术后患者平均生存时间为 6 个月，并发症率为 42%，死亡率为 2.6%。R2 切除术后患者的生存质量明显较旁路手术低，术后恢复更慢。但随访两年后，仍有 22.6% 的 R2 切除术后患者存活，而旁路手术存活比例为 10.9%。胰腺癌 R2 切除在一定程度上可以延长患者生存时间。

胰腺癌 R2 切除术后并发症、死亡率高，姑息性治疗胰腺癌的选择需谨慎，不宜作为常规手术。但胰腺癌手术时，很可能会出现 R2 切除，这种情况被称为"不可预料的姑息性切除"。在术中发现胰腺癌已发生血管侵犯或远处转移而不可切除或无法完全切除时，只能决定进行肿瘤切除或放弃手术，或进行旁路手术。放弃手术或行旁路手术就意味着放弃患者治愈的机会。为减少这种"不可预料的姑息性切除"，应首先了解造成肿瘤不可完全切除的最常见侵犯部位。若肿瘤累及肠系膜上动脉的起始部和靠近第一空肠分支的中段时，则肿瘤不可切除或不能完全切除的可能性最大，其次是腹腔干周围和下端，这些部位肿瘤残留最容易导致 R2 切除。

外科手术仍是唯一有可能治愈胰腺癌的方法。即使胰腺癌 R0 切除的概率很小，仍可试行切除，以提高患者的预后。只有术前明确有转移灶，动脉受一定程度累及，或出现腹膜转移，才可完全不考虑手术。如果术前考虑可以对胰腺癌进行手术切除，即使肿瘤已进入进展期，术者都应该尝试手术切除，并在切除肿瘤前先进行腹腔全面探查，排除远处转移、血管侵犯或腹膜转移。

（牟一平）

yíxiàn'ái kěqiēchúxìng pínggū biāozhǔn

胰腺癌可切除性评估标准（evaluation criteria for resectable pancreatic cancer）

外科手术切除是胰腺癌重要的治愈手段。但胰腺癌早期胰腺外组织侵犯和症状均不明显，使绝大多数患者在初次就诊时已进入肿瘤晚期。可接受手术治疗的患者仅约 10%。因而，手术前评估胰腺癌可切除性有助于减少盲目的开腹探查。

NCCN 标准 胰腺癌可切除性评估分为 3 种类型：可切除、临界性可切除和不能切除。2012 年版美国国立综合癌症网络（NCCN）《胰腺癌临床实践指南》定义如下。

可切除胰腺癌 指无远处转移，无影像学证据表明肠系膜上静脉和门静脉梗阻、受侵犯或浸润，腹腔干、肝动脉及肠系膜上动脉周围清晰、光整。

临界性可切除胰腺癌 指无远处转移，肠系膜上静脉、门静脉受累，肿瘤侵犯管壁导致管腔狭窄或被肿瘤包围，但无动脉侵犯，受累的静脉可安全切除并重建，胃十二指肠动脉起始部或肝动脉受累但腹腔干未被侵犯，肿瘤紧贴肠系膜上动脉，但累及血管壁不超过 180°。

不能切除胰腺癌 根据解剖学部位分为 3 类。①不能切除的胰头癌：指存在远处转移，肠系膜上动脉受累且管壁环绕超过 180°或腹腔干受累，肠系膜上静脉及门静脉受累闭塞不能重建，大动脉累及。②不能切除的胰体癌：指有远处转移，肠系膜上动脉或腹腔干受累管壁超过 180°，肠系膜上静脉或门静脉受累不能切除，及大动脉累及。③不能切除的胰尾癌：指存在远处转移，肠系膜上动脉或腹腔干受累超过180°。另外，如果淋巴结转移范围超过切除范围也被认为是不可切除的胰腺癌。

MD 安德森癌症中心标准
关于胰腺癌是否可切除的判断标准是基于肿瘤与肠系膜上动脉、腹腔干或肝总动脉、肠系膜上静脉或门静脉的关系而定。

可切除胰腺癌　指肠系膜上动脉无转移，肿瘤与动脉之间有正常的脂肪层，腹腔干或肝总动脉无转移，肠系膜上静脉或门静脉通畅。

临界性可切除胰腺癌　指肠系膜上动脉基底周围肿瘤包绕不超过180°，肝总动脉被小段包绕，肠系膜上静脉或门静脉出现小段阻塞，但其上下的血管正常且可进行重建。

不可切除胰腺癌　指肿瘤包绕肠系膜上动脉周围超过180°，腹腔干或脾动脉或胃左动脉受肿瘤浸润包裹，或腹腔干起始部被浸润，肠系膜上动脉或门静脉受肿瘤侵犯而闭锁，无法重建。

影像学检查　上述对胰腺癌可切除性的定义都基于客观的可以量化的影像学检查，合适的影像学检查对评估胰腺癌的可切除性具有重要作用。影像学检查包括无创伤性和有创伤性两大类，前者以薄层增强螺旋 CT 和超声内镜最有诊断价值。

超声　作为胰腺癌的常规检查项目，可以发现胰腺占位性病变及肝转移灶，彩色多普勒超声对肿瘤血管侵袭性的判断有一定帮助，可发现血管内是否有癌栓，血管有无肿瘤包绕。术中还可采用血管内超声，精确判断肿瘤侵犯门静脉的部位及长度。

CT　是最常用的方法，广泛

用于胰腺癌的诊断、分期、手术并发症的评估和随访观察。薄层增强螺旋 CT 可通过造影剂增强后的不同时相扫描和血管的三维重建，判断肿瘤与周围组织和血管之间的关系，常用于肿瘤可切除性的判断。螺旋 CT 判断肿瘤侵犯血管的标准是：①肿瘤与血管之间的正常脂肪层消失。②肿瘤包绕腹腔干、肝动脉、腹主动脉、门静脉系统或下腔静脉等。③由于肿瘤侵犯，血管出现闭塞。胰腺癌侵犯血管按肿瘤累及血管的程度可分为 5 级：0 级为血管未累及，1 级为肿瘤累及血管周径不超过 25%，2 级为累及血管周径的 25%~49%，3 级为累及血管周径的 50%~74%，4 级累及血管周径大于 75%。

数字减影血管造影（DSA）为有创性检查，能较准确地诊断胰腺癌侵犯血管的情况。显示肿瘤侵犯血管的表现分为：正常形态、血管走行不规则、血管被包裹狭窄及血管闭塞伴侧支循环建立。如果胰腺周围血管被肿瘤包裹变形或闭塞，则可视为肿瘤不能切除。DSA 对胰腺癌血管侵犯判断的正确率明显低于磁共振血管成像（MRA）和超声内镜（EUS），但与 CT 同时应用可明显提高对胰腺癌可切除性及肝转移的判断正确率。

磁共振成像（MRI）　普通MRI 对胰腺疾病的诊断价值有限，但随着动态增强磁共振和磁共振血管造影（MRA）、磁共振胰胆管造影（MRCP）等新技术的诞生，MRI 在胰腺癌诊断中的应用越来越得到重视，对微小肿瘤、淋巴结转移和肝脏转移的诊断已超过 CT。MRI 和 MRA 由于检查的无创性和诊断的高准确性，在胰腺癌诊断中的作用将越来越

重要。

正电子发射体层成像（PET）对局部进展期胰腺癌血管侵犯的判断帮助不大，但对肿瘤肝脏转移及远处转移的诊断明显优于CT、MRI 和超声检查。氟脱氧葡萄糖正电子发射体层成像（FDG-PET）诊断小于 1cm 的肝转移灶的灵敏度高达 97%，特异度为95%。对进展期胰腺癌患者术前予以 FDG-PET 检查，可发现很小的肝转移灶或其他远处转移灶，从而避免不必要的手术探查。

EUS　其探头可非常接近胰腺及其周围的血管，对胰腺癌的分期和血管侵犯有很好的判断，甚至能发现普通超声和 CT 不能发现的早期病变。EUS 诊断胰腺癌的灵敏度、特异度和准确性均高于螺旋 CT、血管造影和超声检查，肿瘤分期的正确率亦明显高于 CT。EUS 判断肿瘤侵犯血管的标准包括：①与肿瘤邻近的高回声血管壁消失。②肿瘤侵入血管腔内。③邻近大血管因肿瘤侵犯而闭塞不能显示，伴有侧支循环存在。虽然 EUS 诊断的灵敏度高于 DSA，但它对动脉侵犯的判断不如对静脉敏感，尤其对脾动脉、肠系膜上动脉侵犯的诊断不如DSA，因此，必要时增加 DSA 或MRA 检查可减少漏诊。

腹腔镜探查　腹腔镜能在直视下观察胰腺原发肿瘤和腹腔内肿瘤有无转移，尤其是腹膜的微小种植转移和肝表面 1~2cm 的转移。术前进行腹腔镜检查可减少不必要的开腹手术，提高手术切除率。腹腔镜与超声的联合使用可更精确判断胰腺癌的分期，发现肝实质内微小的转移灶，并可观察肿瘤周围血管有无侵犯和转移以及增大的淋巴结，尤其适用于对可切除胰腺癌术前的进一步

判断。

胰腺癌手术可切除性评估主要根据影像学检查评估肿瘤相关因素，还需要对医院或外科医师相关因素及患者相关因素进行综合判断，评估手术风险及患者获益情况。胰腺癌能否切除在很大程度上取决于外科医师的手术水平。

患者相关因素包括患者的年龄、营养情况、美国麻醉医师协会（ASA）评分和疼痛等。高龄并非手术禁忌，但在选择高龄患者接受治疗时需综合评估手术对患者的益处。选择手术时需重视患者的营养情况。ASA评分基于患者体质和手术的危险性，Ⅱ级以上手术风险及并发症发生率会增加，系统评估患者全身情况是术前必不可少的程序。胰腺癌手术应选择手术耐受力好的患者。胰腺癌可浸润神经，术前出现腰背部疼痛时，肿瘤不可切除和长期预后不良的危险因素增加。若患者出现腰背部疼痛，一般认为胰腺癌不可切除。

（牟一平）

yíxiàn'ái gūxīxìng shǒushù
胰腺癌姑息性手术（palliative surgery of pancreatic cancer）

旨在减轻胰腺癌导致的疼痛等不适症状，提高患者生活质量，进行以减轻症状为目的的手术方式。

适应证 80%的胰腺癌患者确诊时已经进入晚期。对于不能手术切除的患者，合并胆道梗阻、胃出口梗阻及癌性疼痛等症状，需要手术减轻症状。全身情况或重要脏器功能不能耐受根治性手术，肿瘤已发生远处转移或明确的血管浸润而不可切除，患者出现明显的临床症状而保守治疗无效。生存期较长的患者更适合进行姑息性手术。

手术方法 65%~75%的胰腺癌患者可出现梗阻性黄疸，患者可因肝衰竭或急性梗阻性化脓性胆管炎而死亡，故解除胆道梗阻的手术方法包括胆道支架置入、胆管空肠吻合术、胆囊空肠吻合术、胆囊或胆总管十二指肠吻合术等内引流术，以及经皮胆道穿刺外引流、胆管外引流、局部麻醉下胆囊造瘘术、经内镜胆道置管外引流等外引流术。胆道外引流术能减轻症状，延长生存时间，但需要终生带管，降低生活质量，也增加了胆道感染的发生率。因此，在患者可耐受和局部条件允许的情况下，应积极采用内引流手术解除胆道梗阻。

内镜下胆道支架置入 2012年版美国国立综合癌症网络（NCCN）《胰腺癌临床实践指南》认为，对首次出现梗阻性黄疸的患者，最适合的姑息性治疗是内镜下胆道支架置入，其优点是创伤小、疗效好及恢复快，缺点是容易堵塞、再发黄疸。胆道支架有金属支架和塑料支架，前者扩张性好、直径大、再梗阻发生率相对小，一旦出现再梗阻则操作较困难且费用高；后者易引起胆管炎，再梗阻率高，但价格低廉。可膨胀式金属支架是新型胆道引流材料。此外，携带放射性核素或抗肿瘤药物的胆道支架，在解除梗阻的同时能够对肿瘤组织进行近距离放化疗，达到延缓肿瘤生长的目的。

胆肠旁路手术 术中发现肿瘤已不能切除，且患者有梗阻性黄疸，可进行胆肠旁路手术。胆肠旁路手术虽然创伤大、早期并发症多，但远期并发症少，手术方式包括胆道空肠吻合术、胆囊空肠吻合术、胆囊或胆总管十二指肠吻合术。胆道空肠吻合术经过长期临床实践已证实减黄效果好，比胆囊空肠吻合术的远期效果更佳，反流性胆管炎的发生率低。胆囊空肠吻合术减黄效果也可以，但术后远期并发症多，一般在无法进行胆道空肠吻合术时才考虑此手术方式。胆囊或胆总管十二指肠吻合术仅用于一般情况较差的患者，由于吻合口距离肿瘤近，旁路容易再次梗阻，黄疸容易复发，并且不适用于伴有十二指肠梗阻的患者。

晚期胰腺癌由于肿瘤生长压迫胃或十二指肠可以导致消化道梗阻。胃出口梗阻的发生率较梗阻性黄疸小，为10%~25%。发生胃出口梗阻的患者在进行肠外营养治疗时，容易出现营养代谢失衡，加重患者病情。因此，解除胃出口梗阻是提高其生活质量的一种重要的姑息性治疗。对于预计生存期短、一般状况差的患者，可采用内境下安放支架或经皮内镜穿刺造口术。对于预期生存期超过3个月的胃出口梗阻患者，开腹或腹腔镜下行胃空肠吻合术是首选的方法。在术中发现胰腺癌不可切除的患者中，预防性实施胃空肠吻合术已被证实有效减少了后期胃出口梗阻的发生率，且未增加并发症，但对患者生存时间无延长作用。

疼痛是晚期胰腺癌患者最难以忍受的症状，疼痛的发生主要与癌细胞的嗜神经特性相关。胰腺的神经支配主要有来自腹腔神经丛及其他神经丛伴随动脉走行的神经纤维，有腹腔神经节及肠系膜上丛组成的胰头丛、左腹腔神经节等。胰腺癌引起疼痛的主要原因包括肿瘤对周围神经的直接浸润，胰腺周围神经炎症或纤维化，胰腺包膜张力增加刺激感觉神经纤维，以及胰管内压力增高等。镇痛的方式很多，有药物治疗、外科手术、介入治疗、放化疗、神经阻滞术、高能聚焦超声、患者自控镇痛和心理治疗等。临床上常联合多种方式镇痛。

对于胰腺癌浸润上腹部腹膜后神经丛引起的疼痛，较常见的治疗方式是神经阻滞治疗。常见的神经阻滞治疗包括经皮穿刺腹腔神经丛阻滞术、化学性腹腔内神经去除术、胰周神经切断术和胸腔镜下胸内脏神经切除术等。经皮穿刺腹腔神经丛多采用B超、CT等引导，利用高浓度无水酒精使脂蛋白和黏蛋白变性以及"萃取"的作用破坏神经节及纤维，中断痛觉通路，从而达到止痛效果。经皮穿刺腹腔神经丛阻滞术仍是处理胰腺癌顽固性疼痛的重要手段。胰周神经切断术适用于病变位于胰头部无胰管扩展、囊肿及结石的患者，该术式不但打断了胰腺的痛觉传导通路，还保留了其他腹部脏器神经支配的完整性，不良反应少，但仍有部分患者有疼痛复发。随着腹腔镜技术的发展，腹腔镜腹腔神经切除术逐渐被推广应用。

（牟一平）

huàxuéxìng shénjīng zǔzhìshù

化学性神经阻滞术 （chemical nerve block）

用高浓度的局部麻醉药或神经破坏药物进行神经阻滞，可较长时间甚至永久性（不可逆性）阻滞神经传导功能的治疗方法。又称神经破坏性阻滞。上腹部癌肿伴顽固性腹痛的患者可进行腹腔神经丛阻滞术，止痛效果良好。与内科的全身药物治疗或外科手术治疗相比，神经阻滞和注射疗法是局部给药方法，有着独特的作用特点和适用范围。神经阻滞包括化学性阻滞和物理性阻滞两种。化学性阻滞法主要

采用局部麻醉药物阻断神经传导功能，可用于术中镇痛，而更多的是用于疼痛治疗。影像引导下的内脏神经和腹腔神经节阻滞术疗效明显。

适应证　中晚期胰腺癌中约75%患者伴有疼痛。胰腺癌疼痛来自于对胰腺感觉神经纤维的刺激，主要由内脏交感神经丛传导。经腹腔神经丛在腹腔神经节换元后，向脊髓的相应节段投射，上达中枢，产生较剧烈疼痛反应。神经切除或化学性阻滞术针对胰腺癌患者有严重的持续性深部上腹痛，伴或不伴背部放射痛；止痛药和止痛针剂量的增加对患者不能起到有效的镇痛作用；疼痛主要因肿瘤压迫、入侵神经组织引起者。

禁忌证　低血压患者慎用，循环血容量减少患者禁用。

手术方法　胰周神经切断术适用于胰头部病变且无胰管扩张、囊肿或结石者，可行胰头丛切除术，在阻断胰腺的痛觉传导通路的同时，最大可能保留了其他腹部脏器神经支配的完整性，不良反应较少。化学性腹腔神经去除术采用无水乙醇注射可使脂蛋白和黏蛋白变性以及"萃取"的作用达到破坏神经节及纤维，中断痛觉通路，达到止痛效果。其疗效确切，并发症少，但容易复发。

经皮穿刺腹腔神经丛阻滞术（NCPB）是在影像引导下根据推测的位置间接确定进针部位进行的腹腔神经丛阻滞术。CT为横断面成像，避免了影像的前后重叠，可确保穿刺的准确性，同时CT分辨率高，可清楚显示动脉、肾等腹腔组织，可较准确选择穿刺点、进针路线及深度。CT的另一个优势是可准确显示乙醇（混合造影剂）的弥散范围，判断乙醇的用

量，以及乙醇有无渗漏，疗效更好，但放射剂量大、不能实时监控是其缺点。磁共振成像（MRI）可以提供最接近实际解剖结构的影像，清晰显示软组织结构，还可提供三维图像。

穿刺可采用前方进针或后方进针两种形式。22G穿刺针经胃、胰腺，针尖到达腹主动脉和膈脚正前方，位于腹腔动脉干旁或腹腔动脉干与肠系膜根部之间，注入0.1%利多卡因2~5ml加30%泛影葡胺1ml。观察药物的弥散情况以及止痛效果。再缓慢推注95%的无水酒精15~20ml，此时患者腹部会有温热感，血压轻度下降。前方进针优点是能在腹腔动脉两侧形成较好的药物弥散且穿刺容易，缺点是可能发生胃瘘、胰瘘或肠瘘。后方进针一般采用侧旁入路，穿过胸膜腔、膈肌脚、腹主动脉旁到达腹主动脉前方、腹腔干旁边。其余操作同前方进针。优点是穿刺线路短，不损伤腹腔脏器，并发症少。缺点是无水酒精一般只能在一侧弥散，治疗效果受一定影响，另外，一般只能右侧进针穿刺，左侧进针难以避开肾下方的下腔静脉。

并发症　为局部疼痛、一过性低血压和腹泻。

局部疼痛　常分为3种情况：①术后上腹、胸部和背中部胀痛，常持续30分钟左右，拔针前注入局麻药可预防。②钝性疼痛，可持续48小时，是无水酒精刺激膈肌和背部肌肉所致。③肠道痉挛痛，术后交感神经兴奋性减少，如有肠道受阻情况导致肠道痉挛痛。

一过性低血压　是由于交感张力减低，内脏血管扩张或回心血量减少所致，术中注入阻滞剂的同时予静脉输液中加入多巴胺

可预防低血压的发生，术后可予静脉补液纠正低血压。交感神经传出纤维被阻断，副交感神经缺乏抑制可导致腹泻，多暂时性、轻度，48 小时内多可自愈。

腹泻 少数患者有腹泻，可予阿托品治疗。

严重并发症有截瘫、腹主动脉夹层分离和胃肠麻痹等，其中永久性截瘫是最严重的并发症，极为罕见。

（牟一平）

yílòu
胰漏（pancreatic leakage） 胰液从损伤破裂的胰管漏出到胰腺以外的现象。是胰腺手术和胰腺外伤最常见的并发症。

发生机制 ①胰腺外伤：外伤导致胰腺实质挫裂和胰管破裂是胰漏最常见的原因。②胰腺手术：胰腺切除术一般要切断主胰管，胰腺残端虽然经缝合关闭或与消化道吻合，但仍有可能发生胰液漏出而致胰漏。③胰腺病灶穿刺活检：穿刺损伤胰管可使胰液沿针道漏出。④急性出血坏死性胰腺炎：当胰腺组织坏死或坏死胰腺组织被清创后裸露破裂的胰管导致胰液漏出。⑤胰腺毗邻脏器手术误伤胰腺：如胃切除术、脾切除术、左肾上腺切除术及门脉分流手术都有可能造成胰腺损伤而导致胰漏。

病理生理变化 胰漏常导致以下 4 种病理生理变化。

弥漫性腹膜炎 单纯的胰管损伤导致的胰液外溢，由于胰液中的酶原没有被激活，仅为碱性胰液对腹腔内的组织、器官造成化学性刺激，这种胰漏造成的腹膜炎症状较轻，有些患者会因为腹膜的大量渗出而表现为胰性腹水（富含胰酶的腹水）。如果是胰腺切除术后胰腺残端与消化道的吻合口破裂导致的胰漏，则由于胰液内的酶原被肠内容物（胆汁和胃酸）大量激活，对腹腔内的组织器官产生较强的侵蚀和消化作用，肠内容物的细菌则会引起腹腔感染，由此导致的腹膜炎症状较为严重，而且细菌感染产生的毒素被吸收后会产生感染中毒症状甚至休克。

假性囊肿形成 胰管的破裂口如果与胰腺周围潜在的腔隙相通，漏出的胰液进入潜在腔隙并形成分隔包裹的假性囊肿。假性囊肿的体积可以小至几个厘米，大至充满半个腹腔。

腹内大出血 胰液中含有大量胰酶，对组织具有侵蚀消化作用。尤其是混有胆汁和胃酸的胰液，其中的酶原被大量激活，使漏出的胰液具有更强的侵蚀消化作用。胰腺周围的血管如果长时间遭受胰液的侵蚀消化会发生破裂导致致命大出血。

胰腺外瘘 大部分胰漏经过有效外科引流后可以消失。若胰漏出液引流时间超过 2 周，就可能形成窦道或瘘管，导致胰腺外瘘（见胰瘘）。

临床表现 病情不同，临床表现不同。①腹膜炎型：患者表现为腹胀、腹痛、恶心呕吐等腹部症状，并有腹膜刺激征（压痛、反跳痛和肌紧张）。如果合并感染，还会伴有寒战、发热等感染中毒表现。②囊肿型：患者表现为上腹部位置固定、边界清楚、质地较硬的肿块。上腹部的肿块可以呈现进行性增大。患者多有上腹痛及食欲减退。如果合并感染则出现寒战、发热。③大出血型：表现为腹腔内出血症状，一般出血量较大，过程凶险，出血难以停止，手术止血也较为困难。④胰外瘘型：多数继发于胰腺外伤或胰腺囊肿置管引流术后，引出液为清亮的富含胰酶的液体。并且禁食期间胰外瘘引流量减少，进食后引流量增加。引流量较大的胰腺外瘘每日漏出量可达1000ml 以上，并造成患者水代谢和电解质平衡的紊乱。

诊断 腹腔引流液中淀粉酶浓度超过血浆中水平的 3 倍并持续 3 天以上即可诊断胰漏，或影像学检查发现胰腺吻合口漏的征象，可以诊断胰漏。根据患者临床表现胰漏可以分为 3 个等级（表1），而具体级别则需胰漏处理过程结束后才可确定。

中国彭淑牖提出胰腺外科手术后发生的胰漏分为两类。①单纯漏：胰腺手术后残余的胰腺钩突组织或缝合胰腺的针孔造成的胰漏，多见于 ISGPF A 级。胰液

表 1 胰漏的国际胰瘘研究组（ISGPF）分级

指标	A 级	B 级	C 级
临床表现	好	还好	不好
特殊处理	否	是或否	是
B 超或 CT	阴性	阴性或阳性	阳性
持续引流（超过 3 周）	否	通常是	是
再次手术	否	否	是
胰漏相关死亡	否	否	可能是
感染症状	否	否	是
败血症	否	否	是
再次入院	否	是或否	是

漏出量较少，漏出液不含有其他消化液（胆汁、胃液）成分，影像学检查没有吻合口破裂征象，继发感染和大出血的机会小，临床表现较轻。②胰腺吻合口漏：胰腺残端与胃肠道吻合口破裂导致的胰漏，胰液漏出量较多，漏出液含有消化液（胆汁、胃液）成分，影像学检查或见吻合口破裂征象，继发感染和大出血的机会大，临床表现较重，相当于 IS-GPF 的 B 级或 C 级。

治疗 当胰漏诊断明确时，一般先采用保守治疗，如禁食、营养支持、抗生素治疗及引流等措施。若患者持续发热，白细胞计数进行性增高，加强抗生素治疗后无明显好转，则应尽快手术或穿刺置管建立有效的外科引流，并可间歇或持续冲洗。若因持续胰漏引起腹腔内或消化道出血，可首先采用数字减影血管造影明确出血部位，并行血管栓塞止血。而对临床上有出血证据、出血量大且血流动力学不稳定，或介入治疗难以奏效时，则应尽快进行手术探查，甚至可行残留胰腺切除术。

（牟一平 赵 平）

yílòu

胰瘘（pancreatic fistula） 各种原因引起胰管破裂或损伤后，胰液漏出导致胰腺和其他器官或部位之间形成的异常通道。分为胰腺外瘘和胰腺内瘘。胰腺外瘘指胰液经腹腔引流管或窦道流至体外；极少数情况下，瘘管会和空腔脏器相通，形成胰腺内瘘。

发生机制 任何原因导致的胰管破裂和胰液外漏，经外科引流后，都可能形成胰瘘。导致胰瘘发生的原因有胰腺外伤、胰腺囊肿外引流术、手术损伤胰腺以及坏死性胰腺炎。胰腺手术是胰

瘘最常见的原因。胰瘘是胰腺外伤最常见的并发症。急性坏死性胰腺炎常在手术清创引流以后发生胰瘘。

临床表现 为胰液沿皮肤瘘口漏出体外。外流的胰液一般清亮如水，无色无臭无味或微带苦味。如果继发感染，引流液混浊并有臭味。每日引流量一般在 100ml 以上，多的可达 2000ml。大型胰瘘每日引流量在 1000ml 以上，中型胰瘘每日引流量在 100～700ml，小型胰瘘每日引流量在 100ml 以下。胰腺漏出物内氯、钠、钾等电解质，其含量与血浆含量相仿，但碳酸盐含量很高，为血浆内含量 2～3 倍，使胰液呈强碱性（pH7.5～8.6）。大型胰瘘患者，如补充治疗不足，可出现低钠综合征：特别软弱无力、脱水、食欲减退、恶心呕吐以至昏睡。部分慢性病例可出现严重的消化不良症状，如脂肪泻等。并可出现明显的消瘦和贫血。多数胰瘘瘘口皮肤会有化学性皮炎。引流液对皮肤一般仅引起轻度充血、脱皮等刺激现象，并非真正的自身消化。在胰十二指肠切除术后发生的胰瘘，由于引流物中混有胆汁和空肠液，局部皮肤的腐蚀现象较为严重。

诊断 容易诊断。首先必定有一个胰腺外伤史或胰腺手术史。引流物呈水样液体，其淀粉酶含量比血液高数十倍。据此很容易与肠瘘或胆瘘相鉴别。瘘管造影术可以协助诊断。

治疗 包括非手术治疗和手术治疗。

非手术治疗 绝大部分胰瘘经过保守治疗都可自行愈合。需解决好三方面的问题：保持引流通畅；维持水和电解质代谢平衡，进行有效地营养支持；保护瘘口

皮肤，避免消化性皮肤损害。

手术治疗 经长时间保守治疗胰瘘仍不能自愈时可考虑手术治疗。手术方式有以下几种：①瘘管切除、胰－空肠 Roux-Y 型吻合术，适合于胰腺任何部位的瘘管，疗效好，复发率低。②包括胰瘘瘘口在内的远端胰腺切除术。③瘘管内引流术：将胰腺瘘管移植入胃肠道。

（牟一平 赵 平）

wèitān

胃瘫（gastroparesis） 腹部手术后继发的非机械性梗阻因素引起的胃排空障碍。又称胃功能性排空障碍。一种胃动力紊乱综合征，是胃大部切除术和胰十二指肠切除术后常见的并发症之一。发病率为 0.47%～24%。胃瘫常持续数周甚至更长时间，常被误诊为吻合口或输出袢的机械性梗阻。

发病机制 有以下几方面。

手术因素 由于胃大部切除术切除了远端胃和幽门，胃的完整性受到破坏，整个消化道内环境改变、紊乱，残胃和远端空肠的正常运动功能受到影响，导致胃蠕动节律失常或胃动过速，产生逆行蠕动波，减弱了残胃的收缩，丧失了对食糜的研磨功能。空肠麻痹或痉挛使食糜传递阻力增加，干扰了残胃及小肠对内容物的清扫运动，致使胃排空失调。

神经内分泌因素 手术可通过多种途径激活抑制性交感神经反射系统，使胃肠交感神经活动增强。激活的交感神经不仅可通过抑制胃肠神经丛的兴奋神经元抑制胃动力，还可以通过交感神经末梢释放儿茶酚胺直接与胃平滑肌细胞膜上的 α 和 β 受体结合而抑制平滑肌细胞收缩。另外，迷走神经的损伤也会导致残胃运动减弱，影响术后胃张力的恢复，

降低胃的储存和机械性消化食物的能力。

基础疾病 术前营养不良患者胃瘫发生率较高，营养较差，如贫血、低蛋白血症，术后胃壁及吻合口水肿较多见。另外，术前有胃流出道梗阻者较之无梗阻者胃瘫发生率高。此外，糖尿病是引起胃瘫的基础疾病之一，糖尿病可致使胃张力减退、运动减弱。

重建方式 胃大部切除术后毕-罗Ⅱ式吻合较毕-罗Ⅰ式吻合胃瘫发生率更高，可能因为毕-罗Ⅰ式吻合更符合生理状态，胃肠运动更协调。另外，端端吻合较端侧吻合更快地使胃肠动力恢复正常。

临床表现 患者常有持续性上腹饱胀、嗳气、反酸及呕吐症状，或于术后数日拔除胃管进食流质，或由流质改为半流质后逐渐出现上腹部胀痛不适，随之呕吐大量胃内容物，可伴有顽固性呃逆，胃肠减压抽出大量胃液。体格检查可见患者上腹部胀满、压痛，有胃振水音，中下腹平软无压痛，无肠鸣音亢进及气过水声。腹部手术后患者出现以上症状和体征，应考虑存在胃瘫的可能。

诊断 口服或胃管内注入30%泛影葡胺行上消化道造影是最常用的诊断方法，可表现为残胃扩张、胃蠕动减弱或无蠕动，造影剂呈线状或漏斗状通过吻合口，但胃内造影剂残留多，有明显排空减缓征象，动态观察24小时可见远端空肠显影。手术10天后可行胃镜检查，胃镜可发现残胃内大量潴留，残胃黏膜及吻合口水肿，残胃蠕动差，但胃镜可顺利通过吻合口进入输出袢。

诊断标准：①术后7天仍需胃肠减压，或终止胃肠减压进食流质饮食，或由流质饮食改为半流质饮食后，再次出现胃潴留症状而需再行胃肠减压。②胃引流量每天大于800ml，持续时间超过5天。③经一项或多项检查提示无胃流出道机械性梗阻征象。④无明确水、电解质和酸碱失衡。⑤无引起胃排空障碍的基础疾病，如胰腺炎、结缔组织病等。⑥未应用影响平滑肌收缩的药物，如山莨菪碱、阿托品等。

治疗 一旦确诊胃瘫，不要轻易拔除胃管，最好于症状缓解、确定无疑后再拔除。应予严格禁食、禁水，持续胃肠减压，补液，维持水、电解质及酸碱平衡。

营养支持 给予肠外营养（PN）或全胃肠外营养（TPN），补充足够的热量、蛋白质、维生素及微量元素，酌情输全血、血浆或白蛋白以纠正负氮平衡。胃瘫患者的小肠功能是正常的，肠内营养主要是通过留置鼻饲管或空肠造口来进行，营养管只需放到功能正常的空肠即可。输注营养液可促进残胃功能恢复，改善机体营养状态。高渗温盐水或普鲁卡因洗胃，静滴氢化考的松或地塞米松，可减轻吻合口水肿。伴有糖尿病的患者应同时给予相应治疗，控制血糖。

胃肠动力药物 能促进平滑肌收缩，增强胃蠕动，达到加快胃排空、减少食物运动时间的目的。常用药物有甲氧氯普胺、多潘立酮、西沙必利、新斯的明等，对治疗胃瘫有较好效果。此外，红霉素作为大环内酯类抗生素，可作为促进胃肠动力的药物，明显减轻胃潴留。

胃镜 不仅对胃瘫诊断有帮助，同时对胃壁也是一种适度刺激，有些患者经胃镜检查后病情很快好转，可能为胃瘫发生机制中主要因为吻合口附近局限性肠麻痹或空肠输出袢痉挛所致，通过胃镜向输出袢注气刺激了空肠蠕动功能的恢复。此外，通过胃镜还可将营养管置入远端空肠行肠道营养支持。

中医治疗 中医认为胃瘫是手术创伤导致脾失运化、胃失和降、中焦脾胃升降失调、清阳不开，胃气上逆则呃逆、呕吐，加之脉络受损、气滞血淤中焦受阻、腑气不通、浊气上逆则脘腹胀满、纳呆乏力。辅以中药或针灸辨症施治，也有一定疗效。

手术治疗 经积极非手术治疗后多数患者可于3~5周恢复。胃动力的恢复常突然发生，于1~2天内胃引流量明显减少，腹胀、恶心等症状很快缓解，即可拔除胃管，逐渐恢复饮食。在内科治疗无明显效果，又不能完全除外机械性梗阻因素者，可考虑手术探查。但手术探查往往不能发现梗阻存在，反而加重无张力残胃的排空障碍，延长病程时间。因此，应慎重决定再次手术探查。手术治疗通常采取全胃切除术。

胃电起搏器 一种新的治疗方法，通过外科手术或超声内镜将起搏装置植于胃的浆膜下，通过电刺激使胃的慢波频率恢复正常，蠕动能力增强。

（牟一平）

yíxiàn'ái huàliáo

胰腺癌化疗（chemotherapy of pancreatic cancer） 应用化学药物治疗胰腺癌的方法。由于80%以上的胰腺癌患者在发现时已失去手术治疗的机会，或在接受胰腺癌根治术之后，局部出现复发和远处转移都需要化疗。

化疗分类 包括新辅助化疗、辅助化疗、姑息性化疗和间质化疗。

新辅助化疗 主要对局部晚期的潜在可切除的胰腺癌进行的手术前化疗，以期提高手术切除率。局部晚期胰腺癌的定义为不能外科切除（累及腹腔干和肠系膜上动脉），但无远处转移。26%的患者在诊断时已是局部晚期胰腺癌，5 年生存率仅 8.7%。对于可切除的胰腺癌患者接受术前放化疗可获益。一项大样本（510 例胰腺癌）临床研究显示，手术切除率为 8.3%～64.2%（中位切除率 26.5%）。在手术患者中，57.1%～100%（中位 87.5%）为 R0 切除。

辅助化疗 根治术后的胰腺癌患者 5 年生存率不超过 20%，80% 的患者会在术后 12 个月内复发。ESPAC-1 试验对 289 例胰腺癌术后患者，对比了辅助同步放化疗 [5－氟尿嘧啶（5-FU）滴注/分割放疗]、单纯化疗（5-FU/LV）和同步放化疗后继续化疗的生存情况。单纯化疗组的中位生存比对照组有明显的优势，接受同步放化疗患者的生存时间少于不接受同步放化疗者，提示术后的同步放化疗为非必需，而且可能还有害。

多中心开放的随机对照Ⅲ期临床试验（ESPAC-3）入组了 1088 例胰腺癌 R0/R1 切除术后患者，其中 35% 为 R1 切除，约 70% 有局部淋巴结转移。随机分入 5-FU/LV 组和吉西他滨组接受辅助化疗。吉西他滨在总生存期上并无明显优势，但在安全性、患者顺应性、剂量强度和不良反应发生率方面，吉西他滨更胜一筹。

因此，对于 R0/R1 切除的胰腺癌患者，应予术后辅助化疗，5-FU/LV 与吉西他滨在用于术后辅助化疗时总生存期无明显差异，吉西他滨的耐受性更好，剂量强度更高。

姑息性化疗 对于局部晚期不可切除以及远处转移的患者，针对胆道梗阻、胃出口梗阻以及癌症相关疼痛的化疗也是需要的。对于晚期胰腺癌的标准一线治疗为吉西他滨或 FOLFIRINOX 方案或吉西他滨联合厄洛替尼。一项对比吉西他滨单药和吉西他滨联合卡培他滨治疗局部晚期和晚期胰腺癌的Ⅲ期研究提示，吉西他滨联合卡培他滨可显著提高目标缓解率和无进展生存期。

间质化疗 是一种特殊形式的局部化疗。方法是通过手术、穿刺等途径把化疗药物和载体组成的混合物植入肿瘤内，利用载体在体内的缓慢降解而达到对化疗药物的控释作用，使化疗药物在局部形成高浓度，达到器官靶位治疗、延长化疗药物作用时间的目的。胰腺癌常用的化疗药物有 5-FU 缓释剂、吉西他滨缓释微球等。

常用化疗方案 FOLFIRINOX 方案、GEMOX 方案、GEM + CPT11 方案、GEM + Xeloda 方案、GEM + UFT 方案和 GEM + DDP 方案。各方案组成如下：①GEMOX 方案（吉西他滨＋奥沙利铂）。②GEM+CPT11 方案（吉西他滨＋伊立替康）。③GEM + Xeloda 方案（吉西他滨＋卡培他滨）。④GEM+UFT 方案（吉西他滨＋优福定）。⑤GEM+DDP 方案（吉西他滨＋顺铂）。⑥FOLFIRINOX 方案（奥沙利铂＋伊立替康＋亚叶酸钙）。

联合靶向治疗 厄洛替尼联合吉西他滨治疗晚期胰腺癌有效。一项贝伐单抗联合吉西他滨和厄洛替尼治疗晚期胰腺癌的Ⅲ期临床研究中，贝伐单抗组比安慰剂组的无进展生存有统计学优势，但中位生存无统计学优势。

（黄 镜）

yíxiàn'ái xīnfǔzhù huàliáo

胰腺癌新辅助化疗 （neoadjuvant chemotherapy of pancreatic cancer）

在胰腺癌主要治疗前进行的化学治疗。目的是缩小肿瘤体积，使得后续主要治疗更有效或降低主要治疗的范围和程度。是以多学科协作的综合治疗模式进行的。新辅助化疗能提高胰腺癌的 R0 切除率以及总体生存期。

新辅助化疗的优点 有助于肿瘤降期，缓解血管侵犯，提高 R0 切除率，控制肿瘤微转移灶，降低复发和转移风险，从而改善胰腺癌患者的生存。另外，还能在一定程度上提示肿瘤的生物学行为，若在治疗期间出现病情进展，往往预示肿瘤的生物学行为恶劣，即使接受手术治疗也难以获益，间接起到筛选手术患者的作用，有助于避免无意义的巨大手术创伤。

新辅助化疗方案选择 新辅助化疗在治疗前获取病理学证据需要消化内科、病理科医师参与，通过以外科为中心，包括肿瘤科、消化内科、影像科和病理科等在内的多学科综合会诊，对患者进行个体化的全面评估，以便筛选出可潜在获益的胰腺癌患者。胰腺癌患者在新辅助化疗前需要获得细胞学或组织学明确诊断；合并胆道梗阻的患者应进行胆道引流减轻黄疸，胆道引流可选择自膨胀金属覆膜胆道支架，但对于手术切除可能性较大、术前等待时间较短的患者可优先选择塑料胆道支架。

新辅助化疗的原则是在患者能够耐受的前提下最大限度地提高客观缓解率。根据患者体能状态可以将新辅助化疗方案分为联合化疗与基础放化疗。对于体能状态好的患者应尽量采用联合化疗方案，以获得更高的客观缓解率。FOLFIRINOX、改良 FOLFIRINOX、吉西他滨+白蛋白紫杉醇以及吉西他滨+替吉奥是应用较多的联合治疗方案。虽然 FOLFIRINOX 方案倾向于获得更长的生存期，但其不良反应比其他方案要大，体能状态较差的患者对其耐受性欠佳。

放疗在胰腺癌新辅助治疗中的作用仍有争议，因此不作为单独的治疗手段，常与化疗结合增加放疗敏感性。新辅助放化疗相比于新辅助化疗，前者虽然增加了 R0 切除率、降低了淋巴结阳性率，但并未能明显改善预后，同时也降低了手术切除率。

新辅助化疗后的再评估 再评估主要参考实体肿瘤的疗效评价标准（RECIST），同时应结合肿瘤标志物、正电子发射计算机体层成像（PET-CT）及患者全身情况等进行综合评价。不同于其他实体肿瘤，胰腺癌在新辅助化疗后肿瘤周围会发生纤维化，在 CT 图像上很难与肿瘤组织区分，无法准确反映肿瘤的可切除性。研究已证明新辅助化疗后的 R0 切除率与 CT 图像上肿瘤与血管的关系无明显关联。血清癌抗原 CA19-9 作为判断新辅助化疗效果的指标能在一定程度上反映肿瘤的生物学行为。新辅助化疗后能获得手术切除的患者的 CA19-9 明显低于未手术者，CA19-9 下降超过 50% 预示更好的预后。从影像学、肿瘤标志物和 PET-CT 等多个角度综合分析新辅助治疗的效果，可依此决定下一步的治疗方案。

新辅助化疗后的手术策略 能够实施胰腺癌根治性手术是新

辅助化疗的首要目的。因此，手术指征及时机的掌握至关重要。对于无疾病进展的患者应积极进行腹腔镜探查，争取做根治性切除。积极的手术探查不仅能最大限度提高切除率，也符合患者迫切要求手术的意愿。疾病无进展的评估包括影像学的稳定或缓解、肿瘤标志物无明显升高，即使 CT 图像显示肿瘤仍有侵犯重要血管的可能也不应视为手术禁忌。手术探查应首选腹腔镜，避免了开腹手术的巨大创伤，对于无远处转移的患者应尽可能实现 R0 切除。

新辅助化疗后手术时机的选择需考虑两方面的因素：化疗后患者体能状态变差，对手术的耐受性降低，需要适当的营养支持；手术等待时间过长有潜在的病情进展风险，且肿瘤局部的纤维化会加重，增加了手术切除的难度。因此，提出将新辅助化疗后 4~8 周作为手术时机的选择区间。

新辅助化疗后仍有部分患者存在肿瘤的血管侵犯。但静脉切除后重建安全可行，并可获得与无静脉侵犯患者相仿的预后。考虑到新辅助化疗能够降低局部淋巴结阳性率，不建议新辅助化疗后常规行扩大淋巴结清扫。

（彭 伟 陈晓峰）

yíxiàn'ái fǔzhù huàliáo

胰腺癌辅助化疗（adjuvant chemotherapy of pancreatic cancer）

在胰腺癌主要治疗（通常是外科手术）后，对残余肿瘤（包括镜下微转移病灶）进行的化学治疗。胰腺癌治疗的首选是手术，但根治性手术切除率仍徘徊在 10%~15%。因此，胰腺癌辅助化疗的作用不容忽视。

胰腺癌的化疗药物中的 5-氟尿嘧啶（5-FU）和丝裂霉素

（MMC）对胰腺癌的疗效较为肯定。临床化疗方案仍以 5-FU 为基础，最常用的方案有：5-FU+多柔比星+MMC；5-FU+顺铂；5-FU+吉西他滨等。

胰腺癌化疗的意义 胰腺癌手术后 1 年的复发转移率极高，术后 2 年内复发率高达 80%。一项北美洲回顾性研究，接受手术切除的 489 例胰腺导管腺癌患者的长期生存结果分析显示，胰腺癌预后改善得益于围手术期病死率降低及辅助化疗率增加。美国约翰斯·霍普金斯医院对胰腺癌根治术后患者的回顾性研究发现，R0 切除和辅助化疗均可提高患者的无复发生存期（RFS），减少复发，改善预后。

对于可切除胰腺癌的化疗原则 根治术后的胰腺癌患者如无禁忌证，均推荐行辅助化疗；辅助化疗方案推荐以吉西他滨或氟脲嘧啶类药物为主的联合化疗。其中，对于切缘阴性（R0）的术后患者，推荐以 5-FU 或口服 S-1 为基础的辅助化疗方案；对于切缘阳性（R1）的患者，建议以吉西他滨为基础的辅助化疗方案。

术后体能状态恢复较好的患者，辅助化疗起始时间尽可能控制在术后 8 周内；体能状态差的患者，辅助化疗时间可以延至术后 12 周，但需完成足够疗程（6~8 个疗程）。新辅助化疗后接受序贯根治手术且术后无复发或转移的患者，建议经多学科诊治评估后继续开展辅助化疗。

对于交界可切除胰腺癌的化疗原则 推荐体能状态良好的交界可切除胰腺癌患者开展术前新辅助化疗；术后经多学科诊治评估后再决定是否追加辅助化疗。辅助化疗方案参考新辅助化疗的效果或临床研究结论制定。依据患者体能状态选择新辅助化疗常用方案。对于超声内镜（EUS）下肿瘤弹性应变率比值（SR）较高（≥0.35）的患者，推荐吉西他滨+白蛋白结合型紫杉醇方案，但这一特殊推荐尚需高级别证据验证。经新辅助化疗后进展或仍无法根治性切除的患者，依据不可切除胰腺癌的化疗原则继续化疗。

胰腺癌辅助化疗方案 有以下方案。

GEMOX 方案 吉西他滨+奥沙利铂。奥沙利铂血液学方面的不良反应主要有贫血，白细胞、粒细胞和血小板减少；非血液学方面的不良反应主要有恶心、呕吐、腹泻。神经系统以末梢神经炎为主要表现，有时可有口腔周围、上呼吸道和上消化道的痉挛及感觉障碍。

GEM+Xeloda 方案 吉西他滨+卡培他滨。吉西他滨血液学方面的不良反应主要有贫血，白细胞、粒细胞和血小板减少；非血液学方面的不良反应主要有引起轻到中度的消化系统反应，如便秘、腹泻和口腔炎等。此外，还可引起发热、皮疹和流感样症状。少数患者可有蛋白尿、血尿、肝肾功能异常和呼吸困难。卡培他滨的不良反应可有腹泻、恶心、呕吐和胃炎。约一半患者出现手足综合征，表现为麻木、感觉迟钝、感觉异常、麻刺感、无痛感和疼痛感，皮肤肿胀和红斑、水疱或严重疼痛。皮炎和脱发较常见。常有疲乏、黏膜炎、发热、虚弱、嗜睡，还有头痛、味觉障碍、眩晕、失眠、中性粒细胞减少、贫血和脱水。

GEMOX+顺铂方案 吉西他滨+奥沙利铂+顺铂。顺铂的不良反应有：①消化道反应，严重的

恶心、呕吐。急性呕吐一般发生于给药后 1~2 小时，可持续 1 周左右。故用本品时需并用强效止吐剂，如恩丹西酮等，基本可控制急性呕吐。②肾毒性：一般剂量每日超过 $90mg/m^2$ 即为肾毒性的危险因素。主要为肾小管损伤。急性损害一般见于用药后 10~15 天，血尿素氮及肌酐增高，多为可逆性，反复高剂量治疗可致持久性中度肾损害。临床除水化外尚无有效预防顺铂所致肾毒性的手段。③神经毒性：如听神经损害所致耳鸣、听力下降较常见。末梢神经毒性与累积剂量增加有关，表现为不同程度的手、脚套样感觉减弱或丧失，有时出现肢端麻痹、躯干肌力下降等，一般难恢复。癫痫及视神经盘水肿或球后视神经炎则较少见。④骨髓抑制：骨髓抑制（白细胞和/或血小板下降）一般较轻，但与联合化疗中其他抗癌药骨髓毒性的重叠有关。⑤过敏反应：可能出现气喘、心动过速、低血压和非特异斑丘疹类皮疹。⑥其他：心脏功能异常、肝功能改变少见。

GEM+CPT11 方案 吉西他滨+伊利替康。伊立替康是一种伊立替康脂质体注射液，通过静脉给药，联合吉西他滨用于治疗胰腺转移性腺癌。伊立替康是乙酰胆碱酯酶的非竞争性抑制剂，可抑制胆碱酯酶活性，使体内乙酰胆碱积聚。用药后 24 小时内出现的下述症状称急性乙酰胆碱综合征：早发性腹泻、出汗、流涎、视物模糊、腹痛和流泪等。使用硫酸阿托品治疗有效。有禁忌证者除外。对哮喘的患者应小心谨慎。

GEM+UFT 方案 吉西他滨+优福定（UFT）。UFT 是将喃氟啶和尿嘧啶按一定的摩尔数（1∶4）

配成的复合制剂，作用与喃氟啶相同，在体内缓缓释放出氟尿嘧啶而起到抗代谢作用。尿嘧啶可抑制喃氟啶的降解，特异性地提高肿瘤组织中氟尿嘧啶及其活性代谢物的浓度，从而提高喃氟啶的抗肿瘤浓度。在肝逐渐转变为氟尿嘧啶。

（彭伟 陈晓峰）

yíxiàn'ái jiānzhì huàliáo

胰腺癌间质化疗（interstitial chemotherapy of pancreatic cancer） 将化疗药物及其缓释载体经不同方式植入（注入）肿瘤组织、瘤周组织的间质中，以维持局部组织持续高效的药物浓度，同时降低不良反应的局部治疗手段。这种方法始于 20 世纪 90 年代，并将其称为间质化疗。间质化疗将化疗药物和缓释载体组成的混合物植入肿瘤内部，利用载体在体内的缓慢降解达到对化疗药物的控释作用，使化疗药物在局部形成有效的治疗浓度，延长化疗药物作用时间，同时减少药物的不良反应。

化疗是中晚期胰腺癌的主要治疗手段，但胰腺癌为低血供肿瘤，常规的全身化疗能够进入肿瘤内部并且维持有效药物浓度的时间有限。如果提高给药剂量，则势必增加药物的全身毒性，使患者难以耐受。因此，胰腺癌的化疗效果一直不理想。针对晚期胰腺癌以氟尿嘧啶为主的化疗方案，中位生存期仅为 4.41 个月，吉西他滨化疗的中位生存期仅为 5.65 个月。

Gliadel wafer 是一种卡莫司汀缓释制剂，在临床上应用于脑胶质细胞瘤术后的治疗已取得很好的疗效。在裸鼠胰腺癌移植瘤进行的间质化疗实验显示，其疗效是静脉给药的 4 倍，不良反应也

较静脉给药小。日本的一项研究发现，采用吉西他滨缓释凝胶能够显著控制肿瘤的生长，且治疗作用与抑制肿瘤细胞增殖、促进肿瘤细胞的凋亡有关。还有研究显示，对于不可切除的胰腺肿瘤，采用氟尿嘧啶缓释制剂间质化疗的患者中位生存时间较对照组明显延长，间质化疗组 6 个月、12 个月的生存率均明显高于对照组。提示间质化疗对生存时间的影响可能与缓释制剂能够在肿瘤局部发挥作用的时间持续延长、有助于达到控制肿瘤的生长药物治疗浓度。

胰腺癌患者上腹部疼痛和腰背部疼痛发生率分别为 60.8% 和 11.1%。全身化疗对疼痛的控制率为 43%。氟尿嘧啶缓释制剂间质化疗可缓解胰腺癌引起的疼痛，缓解率高达 71.4%，提示间质化疗是控制胰腺癌患者疼痛的一种有效手段。间质化疗缓解疼痛与肿瘤内部发生坏死、液化，从而减轻了肿瘤对腹腔神经丛及肠系膜上神经丛的压迫，同时使肿瘤被膜张力降低有关。采用氟尿嘧啶缓释制剂进行间质化疗后，卡氏功能评分（KPS）改善率可达 63.6%。

（李井泉 彭 伟 陈晓峰）

yíxiàn'ái wàizhàoshè fàngliáo huò tóngbù fàng-huàliáo

胰腺癌外照射放疗或同步放化疗（radiotherapy or concurrent chemoradiotherapy of pancreatic cancer）

放射治疗尤其是同步放化疗是局部晚期胰腺癌的主要治疗手段。对于胰腺癌术后局部残存或切缘不净者，术后同步放化疗可以弥补手术的不足。以吉西他滨为基础的同步放化疗可以提高局部晚期胰腺癌的中位生存期、缓解疼痛症状从而提高

临床获益率。

适应证 ①局部晚期胰腺癌。②晚期胰腺癌的止痛放疗（腹痛或骨转移造成的疼痛等）。③胰腺癌术后淋巴结包膜外浸润，肿瘤切缘不净，局部有病灶残存。

禁忌证 ①对放射治疗有禁忌。②胰腺病灶与空肠脏器有广泛粘连。③病灶体积过大，或伴有广泛转移。④大量腹水。⑤全身器官衰竭。

放疗方法 ①使用高能 X 线（≥6MV）。②多野照射，每日每野均予照射。③每周拍摄校位片。④用计划系统进行计划设计，减少靶区内热点，可适当使用楔形板。⑤CT 模拟定位下进行三维适形照射，勾画正常组织器官，并定义剂量-体积限制条件。⑥靶区照射剂量（DT）为 50～54Gy，1.8～2.0Gy/d，5 次/周。⑦仅进行肿瘤局部照射，不必照射全胰腺。⑧可以进行区域淋巴结的预防照射，根据病期、患者的一般状况也可不必进行淋巴结预防照射。

放疗步骤 治疗前准备和 CT 模拟定位：①为了显示胃和小肠的位置，在定位前 1.5～2 小时口服 800ml 水，定位前 40～60 小时口服 500～800ml，做 CT 模拟定位前口服剩余的 200～400ml。②患者仰卧位，双手抱肘置于头上，真空垫或体模固定。③CT 模拟定位扫描范围一般在呼气位的膈顶至第 4 腰椎椎体下缘，确保肿瘤范围、淋巴引流区和感兴趣的正常组织器官包括在扫描的范围内，行增强 CT 扫描，层厚建议为 3～5mm。④如果对 CT 造影剂过敏，可改用 MR 定位，以便勾画胰腺肿瘤和周围正常组织和器官。⑤如采用立体定向放射治疗技术，需使用四维 CT 或呼吸门控技术进

行定位，层厚为 1～3mm。

靶区勾画和处方剂量的定义 ①根治性放疗或术前放疗：靶区勾画根据 CT 图像或根据术中置放的金属标记勾画肿瘤区（GTV）。临床靶区（CTV）则为 GTV 外放的区域，并且包括临床潜在侵犯区域，无需包括整个胰腺。计划靶区（PTV）外扩距离需要考虑摆位误差、器官运动等因素。如果采用四维 CT 或呼吸门控技术，外扩距离可以适当缩小；处方剂量为 95% PTV 50～54Gy，1.8～2.0Gy/d，每周 5 次，总放疗时间可以超过 49 天，但最好不要超过 56 天；正常组织限量：双肾 D_{30} < 18Gy，D_{50} < 13Gy；脊髓 V_{max} < 40Gy；肝 D_{mean} ≤ 30Gy；十二指肠、小肠和结肠：D_{max} ≤ 54Gy，V_{50} < 10%，V_{45} < 15%。②术后放疗：靶区勾画根据术前影像学资料、手术所见等，CTV 需要包括瘤床区域、术中置入的金标、术后残留肿瘤、潜在侵犯或残留区域等，以及包括胰腺空肠吻合部、相关区域淋巴结。PTV 外扩同"根治性放疗或术前放疗"；放疗处方剂量为 95% PTV 50.4Gy，1.8Gy/d，每周 5 次；或者 95% PTV 36Gy，2.4Gy/d，每周 5 次；正常组织限量［以 95% PTV 50.4Gy/（1.8Gy·28f 为例）］：双肾 D_{mean} < 18Gy，如患者为单肾，则 D_{15} < 18Gy，D_{30} < 14Gy，脊髓 V_{50} < 0.03 cm^3；肝 D_{mean} ≤ 30Gy；胃、小肠和结肠：D_{max} ≤ 58Gy，D_{10} < 56Gy，D_{15} < 52Gy。③立体定向放射治疗：一般用于不可切除胰腺癌或临床试验，根据四维 CT 图像或根据术中置放的金属标记勾画 GTV，CTV 为 GTV 外扩 5mm，PTV 在胰头部为 CTV 外扩 5mm，在胰体尾可外扩 5～10mm，如果具有靶区追踪技术，可仅外

扩 2mm。

同步放化疗的化疗方案 化疗单药可采用吉西他滨或氟尿嘧啶类药物（5-FU 持续静脉滴注，或卡培他滨，或替吉奥）。多药联合可采用吉西他滨或氟尿嘧啶类为基础的方案。

并发症及处理 ①放射性肠炎：最常见，积极对症处理，嘱多饮水，补充大量维生素，适当运用促胃肠动力药物、止吐、制酸药，严重者可出现肠梗阻、穿孔，需手术治疗。②放射性肝损伤：不常见，急性期可表现为肝功能测定异常，需保肝对症治疗。③其他：包括放射性脊髓损伤、放射性肾损伤，此类放射损伤发展慢，可以在照射数年后才表现出来，制订前期放疗计划时注意正常组织限量可明显降低损伤发生风险。

（赵丽君）

yíxiàn'ái shùzhōng fàngshè zhìliáo
胰腺癌术中放射治疗 [intraoperative radiotherapy (IORT) of pancreatic cancer]

在胰腺癌手术过程中直视下设野，针对切除肿瘤后的瘤床和淋巴引流区，或未能切净的残存肿瘤，或不能切除的胰腺肿瘤，利用专用术中放疗的设备给予一次性大剂量照射的治疗方法。IORT 用于单独或作为外照射的辅助手段治疗胰腺癌，可提高肿瘤局部控制率，减少局部复发。由于 IORT 是在直视下对肿瘤局部直接设野，减少了对瘤床周围正常组织的照射受量，有助于保护正常组织器官免受放射性损伤。

适应证 ①原发肿瘤具有完整切除的可能性（分期为 $T_3N_0M_0$ 或 $T_4N_0M_0$）。②术中肉眼可见肿瘤残留，或冷冻病理证实切缘阳性者。③不可切除的肿瘤，厚度小于 4.5cm（受不同 IORT 设备的限制，数值可能有差异）。④伴有其他治疗无效的中到重度疼痛。

禁忌证 晚期胰腺癌全身多处转移，且一般情况差；梗阻性黄疸，肝功能损伤明显。

放疗方法 IORT 治疗需要外科和放疗科医师共同参与，包括术前多学科会诊制订治疗方案；术中外科、放射科医师和物理师共同确认放射野、射线能量和放射剂量，一般是单次、单野照射。

步骤 ①外科医师在探查手术中评估肿瘤切除的可能性。②获取组织病理学、细胞学样本。③病理医师通过病理学、细胞学样本确定诊断。④放疗科、外科医师制订术中放疗方案。⑤内科、放疗科医师制订术后辅助治疗方案。

放射野 ①对根治性切除者，IORT 的放射野应包括瘤床、淋巴结引流区和可能复发区域，剩余的胰腺组织不应包含在照射范围之内。②对姑息性切除者，照射野应包括残留的肿瘤组织、淋巴结引流区和可能的复发区域。③对不可切除者，包括肿瘤及其 0.5~1cm 的瘤旁组织，以及淋巴结引流区。

放射强度 IORT 使用电子线进行治疗，所采用射线能量应根据肿瘤的厚度进行选择：肿瘤厚度小于 3cm，使用 9MeV 电子线；肿瘤厚度大于 3cm，使用 12MeV 电子线。

放射剂量 剂量选择依据不同的治疗计划而异。①根治性切除者：剂量一般为 15Gy。②姑息性切除者：采用 IORT 联合术后体外放疗的治疗模式，剂量分别为 15Gy 和 45~50Gy，体外放疗对于肿瘤残留区可加量 15~25Gy。③肿瘤不可切除者：确认放射野内无胃肠道等脏器的情况下，可提高剂量至 20~25Gy。但如果包含其他正常脏器，剂量同样不应超过 15Gy。对伴有疼痛患者的治疗，肿瘤部位的剂量控制在 20~25Gy。

临床疗效 IORT 可有效降低术后局部复发率，根治性手术联合 IORT 术后的中位生存期可达 19.1 个月，2 年生存率和局部控制率分别为 42.1% 和 83.7%。IORT 可有效缓解疼痛，达到 75%~95% 的疼痛控制率。

并发症及处理 ①消化道出血：在 IORT 治疗过程中，放射野内的部分胃肠道受射线影响易导致出血，尽量减少胃肠道尤其是对十二指肠的照射可以降低出血发生率，如果肿瘤位置邻近肠道可适当降低放射剂量。治疗主要包括止血、抑酸和补液扩容，必要时予以输血。②消化道功能障碍：主要是肿瘤和射线对腹膜后神经丛的侵犯和影响，治疗方法是在充足营养支持下采用传统中医治疗。③胰瘘：与大剂量放射线照射致胰腺穿刺活检口周围组织水肿、愈合缓慢有关，经保守治疗后多可痊愈。④胆瘘：多为轻微程度，经保守治疗后可较快恢复。⑤骨髓抑制：IORT 治疗后骨髓抑制出现的概率很低，可通过控制照射野和照射剂量等有效预防。

（冯勇 赵平）

yíxiàn'ái diǎn 125 lìzǐ zhírù zhìliáo
胰腺癌碘 125 粒子植入治疗 (treatment of pancreatic cancer by radioactive ^{125}I particle implantation)

通过术中或在 CT、超声引导下，根据三维立体植入治疗计划，利用特殊的设备直接将^{125}I（碘）粒子永久性植入到肿瘤靶区的治疗胰腺癌方法。是一种肿瘤局部治疗手段，属于近距离放射治疗范畴，其作为手术、外放疗和介入等治疗手段的补充，在胰腺癌治疗中发挥重要作用。^{125}I粒子植入治疗对于不可切除胰腺癌具有较好的姑息治疗作用，能延长患者中位生存时间，并发症发生率低。

适应证 ①不能手术切除，预计生存期大于3个月者。②胰腺转移灶及局部转移淋巴结。③不愿意接受胰腺癌切除手术者。④预计生存期小于3个月，为缓解持续性上腹部疼痛可慎重选择该治疗。⑤术中肿瘤残余病灶和/或瘤床位置。

禁忌证 ①有证据证明肿瘤已经广泛转移。②恶病质，不能接受放射性粒子胰腺癌组织间植入治疗。③对于原发肿瘤最大径大于6cm的病例应慎重选择该法。

放疗方法 常用器械：粒子植入枪、粒子仓、18G粒子植入针、^{125}I密封籽源、铅衣和防护眼镜和粒子探测器。

术前治疗计划 手术前根据CT检查结果评价肿瘤的可切除性。对切除可能性较小的肿瘤均根据CT资料进行三维立体数字化影像重建，根据胰腺肿瘤病灶大小、位置以及与周围正常组织间的关系，精确制订、绘制出立体的图标、等剂量曲线和吸收剂量指标，同时给出临床需要的放射源的初始剂量率、施源器进针坐标和深度指示，并打印出治疗计划表格。术前治疗计划是手术过程中的操作指南。

^{125}I粒子治疗剂量 手术切除肿瘤后辅助放疗剂量推荐45~54Gy，未能切除肿瘤的放疗剂量推荐为50~60Gy。影像引导下^{125}I粒子治疗胰腺癌国内推荐处方剂量为110~160Gy，粒子活度为0.4~0.5mCi。

术前准备 ①对患者及家属应详细说明粒子植入的治疗原理、操作过程、优势、术后防护和辅助治疗等情况，使患者及家属能够以积极的心态接受治疗。②一般状态准备：若患者出现梗阻性黄疸，粒子植入术前需行经皮肝穿刺胆道引流，协同药物保肝治疗，梗阻性黄疸患者常常因维生素K_3缺乏导致出血倾向，术前应给予补充维生素K_3。③肠道准备：非开放式手术，术前3天应用肠道消炎药，术前24小时禁食禁水，行胃肠减压，并应用抑制胃酸药物及抑制胰酶分泌药物，术前6~12小时清洁肠道，术前30分钟静脉注射抗生素1次。

手术步骤 有两种方式。

开放式手术 包括胆肠吻合旁路手术+放射性粒子植入术、胆肠吻合旁路手术+胃肠吻合旁路手术+放射性粒子植入术、剖腹探查放射性粒子植入术以及肿瘤床或肿瘤残余病灶放射性粒子植入术。探查过程与传统手术相同，判断无法手术切除胰腺肿瘤时可行胆肠吻合旁路手术+放射性粒子植入术。如果发现肿瘤侵犯十二指肠，预计消化道短期内可能出现梗阻和/或已经有上消化道梗阻的可行胆肠吻合旁路手术+胃肠吻合旁路手术+放射性粒子植入术。胰腺肿瘤可姑息切除，但有少部分肿瘤残余，可在肿瘤床及肿瘤残余病灶内植入放射性粒子。放射性粒子不仅植入胰腺原发肿瘤，周围的转移灶及肿大的淋巴结也需要植入。植入手术是在超声引导下肿瘤及周围病灶植入放射性粒子。放射性粒子植入穿刺区域涂抹少量医用耳脑胶，再以可吸收止血纱布包裹肿瘤穿刺面，防止胰瘘

发生。胰腺肿瘤周围、胆肠吻合口周围常规放置引流管。若胰腺肿瘤可姑息切除，应先行肿瘤床及残余肿瘤病灶内植入放射性粒子，之后做消化道重建。开放式手术行放射性粒子植入手术推荐使用术中超声引导，实时确定穿刺针的位置，不仅可以明确肿瘤的侵犯范围、位置、与重要血管和脏器的关系，防止误穿大血管、胰管，同时可以探查到术前难以发现的转移灶。

非开放式手术 包括经皮穿刺放射性粒子植入术、经皮穿刺放射性粒子植入+胆道支架手术。经皮穿刺放射性粒子植入术可在局麻下进行，如条件允许最好采用连续硬膜外麻醉或全身麻醉。经皮穿刺过程中应仔细，避免伤及穿刺路径上的血管和胰管，经皮穿刺过程中无法进行止血和处理胰漏，所以操作应比开腹手术更加仔细和谨慎。影像引导下放射性粒子植入应在术中即刻完成治疗质量验证，若验证有问题时立即根据治疗计划系统的指示进行补种粒子。

术后处理 ①开放式手术：除需必要的术后放射防护外，余同传统手术。术后短期内，复查CT做术后质量验证，若发现存在粒子分布不均、局部剂量不足等情况可及时补种。②非开放式手术：术后24小时内应密切观察患者生命体征及自觉症状，术后第1天复查腹部超声或CT，可及时发现穿刺区是否有出血及积液，若有积液可做诊断性穿刺，必要时放置引流管并对症治疗。穿刺路径未经过胃壁的手术，术后应持续胃肠减压、禁食禁水、全胃肠外营养、使用抑制胰酶分泌药物72小时；穿刺路径经过胃壁的手术，术后还应加用抑制胃酸分泌

药物、禁食、水时间可适当延长至 5~7 天。

术后防护 粒子植入患者术后必须穿辐射防护服，入住辐射防护病房。医务人员进行日常医疗活动时，需进行必要的辐射防护。对患者家属也需进行辐射防护宣教。

术后随诊 ^{125}I 粒子植入治疗后，患者应在术后 1~2 个月之后每 3 个月复查 CT 和癌抗原 CA19-9 检查以了解疗效，明确患者是否有局部肿瘤进展、复发、转移等情况，之后的 2 年内每 3~6 个月复查 1 次。

临床疗效 ^{125}I 粒子植入治疗的胰腺癌患者生存期，Ⅰ期和Ⅱ期胰腺癌中位生存期为 19.2 个月，Ⅲ期以上为 12.8 个月。胰腺癌疼痛缓解有效率为 91.0%，显著高于其他治疗方法。

并发症及处理 ①胰瘘：穿刺过程中损伤胰管所致，若引流管引流液或腹水中淀粉酶浓度大于血清淀粉酶浓度 3 倍以上，引流量每天超过 100ml，并出现腹膜刺激征和/或进行性腹痛和/或经影像学证实胰瘘存在。发现有胰漏存在应及时引流胰液，同时使用抑制胰酶分泌药物，多可治愈。穿刺过程中避免损伤主胰管是防止胰瘘发生的关键。②与放射性粒子放出的 γ 射线有关的并发症：腹胀、恶心、呕吐、食欲减退甚至胃瘫等胃肠道症状，症状一般较重，持续时间长，使用胃肠动力药物及胃肠道黏膜保护剂治疗后症状可在短期内缓解。③术后腹水：腹水检查排除胰漏，给予充分营养支持及生长抑素治疗后腹水可逐渐吸收。④粒子迁徙：穿刺植入粒子时粒子误入门静脉和下腔静脉系统导致粒子迁徙至肝、肺，无需特殊处理。⑤感染、

出血和乳糜漏等并发症少见，经对症治疗后一般可治愈。

(冯勇 赵平)

yíxiàn'ái jièrù zhìliáo

胰腺癌介入治疗（interventional therapy for pancreatic cancer） 借助于影像技术引导（如血管造影、超声、CT 和腔镜等），将物理能量（射频、微波和超声等）或化学物质聚集到肿瘤部位旨在杀灭胰腺癌的治疗方法。包括采取敏感药物经导管直接灌注、放射性粒子植入、射频消融、局部介入治疗和光动力治疗、介入性基因治疗等方法。胰腺癌介入治疗是介于外科、内科治疗之间的新兴治疗方式，已成为延长胰腺癌患者生存时间的重要手段。

优点 介入治疗可以通过血管、皮肤通道，或经人体原有的管道，在影像设备（血管造影机、透视机、CT、MR 和 B 超）的引导下对病灶局部进行治疗的微创手段，其特点是操作简单易行、安全、有效、并发症少等。

介入治疗与内科治疗相比优点是：药物可直接作用于病变部位，不仅可以提高病变部位的药物浓度，还可减少药物用量，降低药物副作用。

介入治疗与外科治疗相比优点有：①无须切开暴露病灶，一般只需几毫米的皮肤切口，就可完成介入治疗。②大部分患者只需局部麻醉，从而减少了全身麻醉的危险性。③操作创伤小、恢复快，对身体正常器官的影响小。④介入治疗能够尽量把药物局限在病变的部位，减少药物对身体和其他器官的副作用。

根据上述优势，介入治疗得以成为多种疾病，如肝癌、肺癌、动脉瘤、血管畸形和子宫肌瘤等疾病的重要治疗手段。

分类 按器械进入病灶的路径可以分为血管内介入和非血管内介入。

血管内介入 使用直径 1~2mm 的穿刺针，通过穿刺人体表浅动静脉，进入人体血管系统，在血管造影机的引导下，将导管送到病灶所在的位置，通过导管注射造影剂，显示病灶血运情况，并实施相应治疗。包括动脉栓塞术、血管成形术等。常用的体表穿刺点有股动脉、股静脉、桡动脉、锁骨下动脉、锁骨下静脉、颈动脉和颈静脉等。

非血管介入 在影像设备的监测下，直接经皮肤穿刺至病灶，或经人体现有的通道进入病灶，对病灶治疗的方法。包括经皮穿刺肿瘤活检术、瘤内注药术等。

适应证 各期胰腺癌，如手术切除有困难、或伴随病变较多不宜手术、或不乐意接受手术或接受其他方法治疗、或手术后复发的患者。此外，中晚期胰腺癌，出现梗阻性黄疸、肝转移、剧烈腰背部疼痛者也可考虑。合并梗阻性黄疸：可通过胆管穿刺引流、胆道内支架置入成形的办法解除黄疸。疼痛程度较重药物无法控制者：可采用介入神经丛阻滞的办法，有效缓解疼痛。局部药物浓度较高，杀灭肿瘤组织能力较强，毒副作用小，缓解疼痛的周期短，部分病例还可以争取二期手术。对梗阻性黄疸及肝转移可同时实施有效治疗。介入治疗同其他治疗技术相比，副作用相对较少，程度较轻，对症处理后多能很快缓解，通常是联合中药治疗后副作用可以减到最小。

相对禁忌证 ①造影剂轻度过敏。②卡氏功能评分（KPS）低于 70 分或美国东部肿瘤协作组（ECOG）评分大于 2 级。③有出

血和凝血功能障碍性疾病不能纠正及有出血倾向。④白细胞计数低于 $4.0×10^9/L$。⑤血小板计数低于 $80×10^9/L$。

绝对禁忌证 ①肝肾功能严重障碍：总胆红素大于 $51\mu mol/L$、谷丙转氨酶（ALT）大于 120U/L。②有明显出血倾向：凝血酶原活动度低于 40% 或血小板计数低于 $50×10^9/L$。③中等或大量腹水、全身多处转移。④全身器官功能衰竭。

治疗方式 有以下几种。

区域灌注化疗 ①若见肿瘤供血动脉，超选后行灌注化疗。②若未见肿瘤供血动脉，建议胰头、胰颈部肿瘤经胃十二指肠动脉灌注化疗；而胰体尾部肿瘤则根据肿瘤范围、血管造影情况，经腹腔动脉、肠系膜上动脉或脾动脉灌注化疗。③对于伴有肝转移者经肝固有动脉灌注化疗，若造影见肝内转移灶血供丰富，可联合栓塞治疗。

胰腺癌属于乏血供肿瘤，常规方法进行全身化疗，药物常难以充分渗入肿瘤。此外，胰腺癌常表达中高水平的多药耐药基因，能将化疗药物快速从肿瘤细胞中清除，因此常规化疗的疗效不佳。区域性动脉灌注化疗是通过载瘤段动脉，局部注入一定剂量的高浓度药物到达肿瘤，增加胰腺肿瘤局部的抗癌药物浓度及作用时间，提高对肿瘤组织的毒性作用，克服肿瘤的耐药性，诱导胰腺癌细胞的凋亡和坏死，从而抑制肿瘤的生长和转移。常用的化疗药物有5-氟尿嘧啶（5-FU）、顺铂、表柔比星、丝裂霉素和吉西他滨。

经动脉插管栓塞治疗 采用胰腺癌供血动脉内插管栓塞阻断肿瘤的血供，使其发生缺血、坏死。但由于胰腺癌有多重血供，且栓塞后易在栓塞血管周围形成侧支循环，难以达到使肿瘤完全坏死的目的。临床经动脉栓塞常与区域灌注化疗联合应用，局部供血减少和栓塞剂的应用可造成肿瘤内低氧环境，增强化疗药物的细胞毒作用，促进肿瘤细胞的坏死。

放射性粒子植入 胰腺癌的放射治疗是有效的。常规放疗是射线经由人体进行外照射到达胰腺肿瘤。胰腺周围的胃、肠和肝组织对射线的耐受量较低，极易引起恶心、呕吐或肝功异常等不良反应；若要达到肿瘤根治剂量，则易造成胃肠出血、穿孔或狭窄。

采用^{125}I放射性粒子植入肿瘤内直接对肿瘤进行照射，可避免对胰腺周围器官的放射性损伤。粒子治疗还具有外照射所不具备的优势：①放射定位非常精确，与肿瘤形状非常吻合。②粒子种植范围之外，照射剂量迅速减少。③靶区剂量很高，可避免正常组织的损伤。④计算机制定治疗计划，剂量分布更加均匀、合理。⑤与手术、化疗配合有互补作用。在CT导向下，按照肿瘤内放疗计划系统行组织间植入^{125}I粒子治疗胰腺癌，是一种安全可靠、有效的微创治疗方法，能明显提高患者生存质量及延长生存期。

抗癌剂瘤内注射治疗 用不同方法将各种抗癌药物直接注射到实体瘤内，通过化学或物理效应杀灭癌细胞，减少全身的不良反应，提高治疗效果。

无水乙醇瘤内注射 该法安全简便。对原发肿瘤较小又不能耐受大手术的胰腺癌患者预后较佳。

化疗药物瘤内注射 肿瘤内直接注射抗肿瘤药物可克服血胰屏障，使瘤内药物浓度升高，减少全身大剂量化疗的不良反应，对不能手术切除的胰腺肿瘤是一种可推荐的治疗方法。5-FU缓释剂瘤内注射治疗胰腺癌，能诱导肿瘤细胞凋亡，可明显降低患者血清肿瘤标志物水平。

光动力治疗 是将卟吩姆钠光敏剂复合物通过静脉给药（2mg/kg），48小时后药物在肿瘤组织内聚集并达到高峰，此时对肿瘤进行激光照射，产生活性物质如单态氧能破坏肿瘤细胞的线粒体和质膜，破坏肿瘤赖以生存的血管从而达到杀死肿瘤的目的。光动力治疗可以有效改善患者的生活质量，延长生存期。

局部物理消融治疗 射频消融技术已广泛用于实体肿瘤治疗。在CT或B超引导下穿刺胰腺肿瘤区，直接应用多级射频针穿刺肿瘤，在肿瘤内释放高频电流，产生局部高温，导致肿瘤细胞代谢障碍或凝固坏死，具有微创、可重复操作及安全有效的特点。

（毕新宇 彭 伟 陈晓峰）

jīng pí jīng gān dǎndào zhījià zhìrù

经皮经肝胆道支架置入（percutaneous transhepatic biliary stents placement） 在超声等影像设备引导下穿刺胆道，经导管将支架置于胆道狭窄部位，从而解除胆道梗阻。

临床应用 应用于不宜或不愿手术的胆道良、恶性狭窄和胆瘘的治疗。引起良性胆道狭窄的原因包括胆道手术损伤、创伤、硬化性胆管炎、化脓性胆管炎、慢性胰腺炎和先天性肝内胆管扩张等。肝移植手术、肝动脉灌注化疗后胆道狭窄，支架置入也是一种理想的选择。恶性胆道梗阻的原因包括胆管癌、壶腹周围癌、胆囊癌、肝癌及肝门淋巴结转移等。

胆道支架的种类　根据支架材质的不同分为塑料支架和金属支架两大类。

塑料支架　材料主要有聚乙烯、聚氨酯和聚四氯乙烯。塑料支架放置时间较长后可因胆泥淤积造成支架狭窄，因此仅适用于需放置时间较短的疾病，如胆道良性狭窄、胆道恶性梗阻的术前减黄治疗等。

金属支架　以自膨式金属支架为主，一般为不锈钢或镍钛记忆合金，支架外套管连接在传送导丝上，当支架沿导丝置入胆道狭窄处后，向外拉出外套管支架即可释放自行扩张。由于金属支架膨胀后的口径是塑料支架的数倍，且不易滑脱，引流效果明显优于塑料支架；可保持较长的胆道通畅时间；支架与胆管壁接触面积较小，数周后可由胆管上皮覆盖，不容易导致感染及形成胆泥，因此可广泛用于恶性胆道梗阻的治疗。但金属支架一旦留置成功便很难再取出；肿瘤长入支架的间隙也可造成再梗阻。

金属支架置入适应证　①临床或病理诊断为恶性胆道梗阻。②无外科手术指征。③引流胆系较丰富，全肝 40% 以上胆系可供引流。④肿瘤无肝内或远处转移，预期生存期超过 3 个月。⑤无合并其他重大疾病者。⑥经济条件许可。

支架置入途径　经皮肝穿刺、经内镜、外科手术及经 T 管置入。常用途径为经皮肝穿刺或经内镜置入。经皮肝穿刺可选择左肝管或右肝管，适用于肝内胆管或肝门部胆管狭窄，特别对曾有消化道重建手术史［如毕－罗（Billroth）Ⅱ式吻合或 Roux-en-Y 手术］或十二指肠狭窄的患者，可能是唯一适用的途径。经内镜途径创伤小，对技术要求较高，即使没有胆道扩张仍可进行，对有多量腹水或有出凝血功能障碍的患者较为安全，但对肝门部病变或左右肝管选择性插管难度较大，不容易成功。

并发症　主要有两种情况。

支架置入操作引起的并发症　腹腔内出血、上消化道出血、感染、胆道损伤、胆瘘、十二指肠损伤、胆心反射和支架放置失败等。

支架置入后并发症　包括早期并发症及晚期并发症。早期并发症主要为胆管炎、高淀粉酶血症和急性胰腺炎，多数可经保守治疗好转。晚期并发症包括支架移位及支架阻塞。塑料支架阻塞几乎都是由支架内胆泥淤积所致，而金属支架阻塞多由肿瘤组织通过支架网孔长入腔内阻塞或肿瘤生长超出支架两端并从端口长入。一旦发生阻塞应积极处理，以保持胆道通畅。塑料支架阻塞后可考虑取出原支架，更换另一根塑料支架或金属支架。金属支架发生阻塞后，可插管冲洗，也可在原金属支架内放置塑料支架引流，或再次放置另一金属支架。如确认为肿瘤经支架网孔向腔内生长，可采用电热探头烧灼肿瘤组织，微波凝固或管腔内放疗以使支架再通。

（毕新宇）

yíxiàn'ái bǎxiàng zhìliáo

胰腺癌靶向治疗（target therapy of pancreatic cancer）　利用药物阻断对胰腺癌形成和生长起关键作用的分子，达到抑制肿瘤形成和生长的治疗方法。胰腺癌靶向治疗的相关靶点包括：

K-ras 突变　见于 90% 以上的胰腺癌。K-ras G12C 抑制剂（AMG510）在晚期 K-ras G12C 突变实体肿瘤中显示出较好的耐受性，但 K-ras G12C 突变在胰腺癌中很罕见，仅占所有 K-ras 突变的1%，最常见的针对 K-ras G12D 的抑制剂尚需开发。

NTRK 突变　仅见于不足 1% 的胰腺癌患者中，多个 TRK 抑制剂仍正在临床研究中。STARTRK-2 研究正在评估恩曲替尼的疗效，在亚组分析中，3 例患者（2 例携带 TPR-NRTK 融合突变，1 例携带 SCL4-ROS1 融合突变）接受了恩曲替尼治疗，均达到部分缓解。2018 年，拉罗替尼成为首个获得美国食品和药品管理局（FDA）批准用于 NTRK 融合的泛肿瘤组织小分子靶向药，2019 年 8 月，恩曲替尼也获 FDA 批准成为 NTRK/ROS1 融合、不论肿瘤类型的小分子靶向药。

ALK 重排　2017 年的一项研究中，在 3000 例胰腺癌患者中进行基因测序发现 5 例 ALK 重排，其中 4 例使用了 ALK 抑制剂（克唑替尼、赛瑞替尼或阿来替尼）治疗，其中 3 例达到疾病稳定，放射学评估和血清癌抗原 CA19-9 水平恢复正常。

NRG1 融合　可能是年轻的转移性胰腺癌患者存在的特异分子特征，一项对 17 例 50 岁以下患者的研究中，4 例（24%）发现靶向突变，其中 3 例含 NRG1 融合突变（ATP1B1-NRG1、SARAF-NRG1 或 APP-NRG1）。

BRAF 缺失突变　BRAF 缺失或插入见于 1% 的胰腺癌患者中，而其中高达 10% 的胰腺癌同时是 K-ras 野生型。一项临床研究中，1 例胰腺癌 BRAF 缺失（p. N486-P490del）突变患者对曲美替尼治疗产生部分缓解。

靶向治疗方法　临床使用厄洛替尼联合吉西他滨进行局部进

展或合并远处转移胰腺癌的系统治疗，效果不佳。对表皮生长因子受体（EGFR）扩增并 K-ras 基因野生型的局部进展或合并远处转移的胰腺癌患者，尼妥珠单抗联合吉西他滨能延长总体生存期。对不可切除的局部进展期或合并远处转移胰腺癌患者，建议存在 NTRK 融合基因者使用拉罗替尼或恩曲替尼治疗；存在胚系，甚至包括体系在内的 BRCA1/2 基因突变患者，可以在铂类药物有效后的维持治疗阶段使用奥拉帕尼；对于未检测得到胚系 BRCA1/2 基因突变者，铂类药物有效后也可考虑在维持治疗阶段使用奥拉帕尼，但需要高级别证据证实其有效性。

（彭　伟　陈晓峰）

yíxiàn'ái gūxī zhìliáo

胰腺癌姑息治疗（palliative treatment for pancreatic cancer）

对无法根治的晚期恶性胰腺癌进行的以缓解症状、减轻痛苦为目的的治疗。胰腺癌是最凶险的恶性肿瘤，手术根治性切除率仅10%～15%，对于失去根治性手术机会的中晚期胰腺癌患者，为解除胆道和十二指肠梗阻、减轻疼痛、提高生活质量及延长寿命，仍需给予适当的姑息治疗。改善胰腺癌患者的生活质量是支持治疗的重要目的，最佳支持治疗应贯穿胰腺癌治疗的始终。

终末期胰腺癌患者常见的症状大致归4类：疼痛；肿瘤相关营养不良，包括食欲减退、腹胀、体重减轻及恶病质等；肿瘤进展导致的并发症，以及各种治疗相关的并发症，包括胆道梗阻及其引起的黄疸、胃排空延迟、骨髓抑制性及放化疗相关性呕吐；肿瘤相关性血栓等。

对于美国东部肿瘤协作组（ECOG）评分3～4级的胰腺癌患者推荐首选支持治疗；疼痛管理在胰腺癌支持治疗中尤为重要，需要按照癌痛治疗的三阶梯方法开展。

营养不良甚至恶病质在终末期胰腺癌患者中较常见。首先应对患者进行恶病质的诊断与分期；其次在判定全身营养状况和患者胃肠道功能状况的基础上制订营养支持计划。

胰腺癌导致的黄疸常是低位胆道梗阻。经皮肝穿刺胆道引流术（PTCD）的引流或支架是解决胆道恶性梗阻的主要手段。对于严重癌性胸腔积液和腹水的患者，限钠、利尿、置管引流以及腔内给药是主要手段；胰腺癌患者化疗过程中常出现骨髓抑制，包括化疗相关贫血、粒细胞减少、血小板减少，可予以对症处理。

胰腺癌是发生静脉血栓栓塞风险最高的肿瘤之一，需进行静脉血栓栓塞症（VTE）发生风险的评估并积极预防处理，患者一旦发生 VTE，标准方法是尽早开始抗凝治疗。胰腺癌患者常伴有免疫功能低下，可考虑使用免疫调节剂。另外，密切关注患者的精神心理状态，加强社会家庭的关爱，也是不可忽视的工作。

（彭　伟　陈晓峰）

yíxiàn'ái gūxīxìng huàliáo

胰腺癌姑息性化疗（palliative chemotherapy for pancreatic cancer）

预期根治的疗效不佳，为延长寿命或为改善症状和提高生活质量而进行的全身性、腔内或介入式的化疗方法。胰腺癌的恶性程度极高且预后极差，年病死率约占年发病率的98%。以联合放化疗为主的综合治疗是局部晚期及转移性胰腺癌主要治疗手段，但疗效有限。

单药化疗　1983 年，安德朗-桑德伯格（Andren-Sandberg）研究证实5-氟尿嘧啶（5-FU）化疗比支持治疗可以显著延长患者的生存期。吉西他滨的问世又显示出比5-FU 更好的疗效，逐步取代了5-FU 的主导地位。

5-FU 治疗胰腺癌，无论单药或联合亚叶酸钙，无论推注或者静脉持续滴注的方案在晚期胰腺癌中的有效率不到9%。故5-FU 单药逐步退出了晚期胰腺癌的一线治疗。

卡培他滨　是一种口服的嘧啶类化疗药物。1 项对42 例晚期胰腺癌患者的治疗显示，单药使用卡培他滨有一定的疗效。虽然卡培他滨仅对3 例患者（7%）有效，但临床症状的缓解率为24%，特别是患者对于卡培他滨具有很好的耐受性。

吉西他滨　一项 III 期临床研究，将126 例初发晚期胰腺癌患者随机分组后，分别接受5-FU 或吉西他滨治疗。结果显示，吉西他滨组的临床缓解率为24%，而5-FU 组仅为5%；两组的1 年总生存率分别为18%和2%。吉西他滨成为美国食品与药物管理局（FDA）批准的第一个针对胰腺癌的药物。吉西他滨已成为晚期胰腺癌一线化疗的首选药物。

其他化疗药物　基于单药化疗的疗效有限。多项有关蒽环类和异环磷酰胺的 II 期临床研究显示有效率在7%～24%，但生存期仅有2～3 个月。而紫杉类以及喜树碱类药物对于晚期胰腺癌患者，虽然客观有效率为15%～29%，但生存期也仅有4～6 个月，与单药吉西他滨相比疗效欠佳。

晚期胰腺癌的多药联合化疗　基于在晚期胃癌及肠癌的治疗中，多种强效药物的联合化疗方案大大改善了患者的预后。晚期胰腺癌的治疗也应用联合化疗方案。

以吉西他滨为主的联合化疗方案 一项关于吉西他滨联合治疗的荟萃分析共纳入4697例患者进行19项随机对照研究。结果显示，以吉西他滨为主的联合化疗比吉西他滨单药更有生存优势，最终亚组分析显示，吉西他滨联合卡培他滨或顺铂方案的疗效优于单药吉西他滨。另一项纳入4460例患者的荟萃分析显示，以吉西他滨为主的联合化疗方案较吉西他滨单药总生存率提高，死亡危险性降低9%。亚组分析则提示吉西他滨联合铂类以及嘧啶类药物降低了其死亡危险性，而联合依立替康以及蒽环类等其他细胞毒性药物则并没无显著优势。

以5-FU为主的多药联合化疗 胰腺癌化疗的主要药物为5-FU，无论是单药还是以5-FU为主的多药联合化疗均比最佳支持治疗有优势。然而，在吉西他滨应用于晚期胰腺癌的治疗后，以5-FU为主的联合化疗方案如5-FU+多柔比星+丝裂霉素、5-FU联合环磷酰胺及5-FU联合顺铂等皆因疗效有限而不再被临床应用。

晚期胰腺癌的分子靶向治疗 对于局部晚期以及转移性胰腺癌，无论是吉西他滨单药还是联合化疗，都无法有效地将中位生存期延长至10个月以上。化疗联合靶向治疗的研究已获得一定成果。

晚期胰腺癌的二线化疗 晚期胰腺癌缺乏有效治疗手段，虽然以吉西他滨为基础的一线化疗有一定疗效，但十分有限。一线化疗失败后的二线化疗尚缺乏相应的研究结果。

姑息性化疗的目的和原则

①对于转移性胰腺癌：以化疗为基础的综合治疗有利于减轻症状、延长生存期和提高生活质量。②对于寡转移胰腺癌，以化疗为基础，放疗对病灶选择性治疗的综合治疗更有利于减轻症状、提高局部控制率和延长生存期。一线化疗方案应根据患者体能状态进行选择，对于体能状态良好的患者，可考虑联合方案，体能状态较差患者选择单药化疗或最佳支持治疗。胰腺癌化疗的总体效果较差。

对于一线化疗后体能状态仍能耐受化疗的患者，可依据已使用过的药物、患者体能状态评分、合并症及不良反应等选择非重叠药物开展二线化疗，一线化疗后进展的胰腺癌。二线化疗比支持治疗更为有效。对携带胚系*BRCA1/2*或*PALB2*基因突变的患者，首选 mFOLFIRINOX、FOLFIRINOX 或吉西他滨联合顺铂等含铂方案。

对携带胚系*BRAC*基因突变的晚期胰腺癌患者，经含铂方案一线化疗（≥16周）无进展后，推荐采用 PARP 抑制剂奥拉帕利维持治疗。对于有 MSI-H 或 dMMR 特征的胰腺癌，在二线治疗中可考虑联合使用程序性死亡受体1（PD-1）抗体。

（彭 伟 陈晓峰）

pí zhǒngliú

脾肿瘤（splenic tumor） 原发或继发于脾的肿瘤。

分类 包括脾良性肿瘤、脾原发性恶性肿瘤和脾转移性肿瘤。

脾良性肿瘤 临床较常见，主要包括脾囊肿、血管瘤、错构瘤和淋巴管瘤等，以囊肿及脾血管瘤最多见。其中囊肿包括寄生虫性及非寄生虫性，其比例约为

2∶1，非寄生虫性囊肿又包括真性囊肿及假性囊肿；血管瘤由毛细血管或海绵样扩张血管组合而成，主要包括海绵状血管瘤、毛细血管瘤及窦岸细胞血管瘤等；错构瘤是由于脾胚基早期发育异常导致脾正常组成结构比例失调，局部脾组织朝单方向生长而形成的结节病变；淋巴管瘤是因先天性发育异常，淋巴管阻塞且不断扩张所致。

脾原发性恶性肿瘤 占所有恶性肿瘤0.64%，主要包括血管肉瘤、原发性恶性淋巴瘤、纤维肉瘤和网织细胞肉瘤等，按组织来源可分为脾窦内皮细胞源性、脾被膜及小梁支架纤维组织源性和脾淋巴组织源性，病因包括感染（细菌、病毒和寄生虫等）、遗传及脾慢性疾病。

脾转移性肿瘤 少见，占全身转移瘤的2%~4%，低于肺、肝等器官转移癌发生率。

临床表现 差异较大。

良性肿瘤 多不伴任何症状或体征，偶有左上腹不适、恶心、呕吐、疼痛、食后饱胀和心悸等，或因脾功能亢进引起贫血及出血。

原发性恶性肿瘤 表现为脾渐进性增大，质地较硬，表面不平，活动度差，有触痛，左上腹持续性或间断性疼痛，全身消瘦、乏力，食欲减退，由于肿瘤压迫可致腹胀、恶心、呕吐、心悸和气促等，合并感染坏死出现高热、寒颤，脾功能亢进时出现贫血、白细胞、血小板减少及出血，病变晚期可有腹水等恶病质表现，肿瘤自发性破裂出血可引起左上腹疼痛、失血性休克。

转移性肿瘤 可仅有原发灶症状而不伴特殊临床表现，若脾增大明显，亦可有左上腹肿块、腹痛和消瘦等。

诊断 根据临床表现、影像学检查及实验室检查可初步做出诊断，确诊有赖于手术探查及病理组织检查。腹部 X 线检查可见脾影增大及局部压迫征象，但缺乏特异性，钡餐后可见胃底及大弯部有因增大的脾压迫所致的压迹，横结肠靠近脾的部分被推向右方，左肾被推向下方。B 超可作为首选检查，能确定脾是否有肿块，区分囊实性，了解肿瘤包膜是否完整，但无法区分良恶性。CT 与磁共振成像（MRI）可准确显示肿瘤大小、形态、与周围器官的毗邻关系、周围脏器受累情况及淋巴结是否转移，且能发现直径 1cm 的小肿瘤，对诊断脾肿瘤最有价值。选择性腹腔动脉造影可显示肿瘤及其周围血管走行，判断肿瘤性质。腹腔镜可直接观察脾表面病变，穿刺活检，明确病变性质；穿刺活检定位困难，风险较大，应慎用。

鉴别诊断 需与以下疾病鉴别：伴有脾大的全身性疾病，如门静脉高压、白血病和恶性淋巴瘤等；脾良性疾病，如结核、脓肿和囊肿等；脾邻近器官疾病，如肾肿瘤、胰腺肿瘤等。

治疗和预后 脾恶性肿瘤通常发现后即行全脾切除术。良性肿瘤可行部分性脾切除术，少数良性肿瘤可行节段性或部分性脾切除，或全脾切除后自体异位移植，以保留脾功能。原发性恶性肿瘤全脾切除时应注意包膜完整及脾门淋巴结清扫，必要时联合其他器官切除，术后辅以放疗、化疗及免疫治疗等可提高 5 年生存率。脾肿瘤巨大难以手术者，可采用脾动脉栓塞疗法。转移性肿瘤应先处理原发灶，在无其他器官转移的情况下可在全身综合治疗基础上行全脾切除，因转移瘤患者多伴有其他脏器侵犯，故预后极差。

（姜洪池）

pí línbāliú

脾淋巴瘤（splenic lymphoma）

发生于脾的淋巴组织恶性肿瘤。分为脾原发性淋巴瘤及继发性淋巴瘤。大体病理分为均匀弥漫型、粟粒结节型、多肿块型及巨块型。组织病理学分为霍奇金淋巴瘤及非霍奇金淋巴瘤。原发性仅占脾淋巴瘤 10%，而以继发者居多。

病因和发病机制 病因不明。肿瘤细胞来源于机体免疫系统的免疫细胞，如 B 淋巴细胞、T 淋巴细胞和自然杀伤细胞等。遗传基因发生突变后这些正常免疫细胞分化降低，增殖加速，进而形成肿瘤。病原体感染（如 EB 病毒）、自身免疫病、免疫抑制状态及接触毒性物质等加速了肿瘤的发生发展。

分期 脾原发性淋巴瘤分为 3 期：Ⅰ 期，肿瘤仅局限于脾内；Ⅱ 期，累及脾门淋巴结；Ⅲ 期，累及肝或腹腔淋巴结。

临床表现 脾大，呈渐进性，质地较硬，表面不光滑，活动度小，触痛明显；压迫症状包括左上腹隐痛、饱胀感、呼吸困难等；不明原因消瘦、乏力、贫血、发热、盗汗，抗生素治疗无效。

诊断 主要通过临床症状及体征结合影像学检查可做出初步诊断，确诊需病理学检查。

原发性淋巴瘤诊断标准 首发脾大及压迫症状；6 个月内其他部位，如浅表淋巴结、肝脏、腹膜后、皮肤和胸腺等无淋巴性肿块；血象及骨髓象提示无白血病；排除继发性淋巴瘤。

继发性淋巴瘤诊断标准 霍奇金淋巴瘤时出现脾大或占位病变多为继发性；颈部等浅表部位淋巴结活检显示转移性淋巴瘤，之后发现脾大或占位病变；影像学检查发现腹腔内或纵隔有肿大淋巴结，之后发现脾病变；在发现脾病变之前有长时间消瘦、乏力、贫血、发热和盗汗等全身症状。

影像学检查 腹部 X 线检查可见增大的脾影及局部压迫征象，钡餐后可见胃底及大弯部有增大脾产生的压迹，横结肠靠近脾部被挤压向右方，左肾被挤向下方。B 超可作为首选检查，能确定脾是否有肿块，判别囊、实性，了解肿瘤包膜是否完整，但难以区分良恶性。CT 与磁共振成像（MRI）可准确显示肿瘤大小、形态、毗邻器官受累以及是否有肿大淋巴结，且能发现微小肿瘤，对诊断脾淋巴瘤最有价值。选择性腹腔动脉造影可显示肿瘤内部及其周围血管，判断肿瘤性质。腹腔镜检查可直接观察脾表面。

病理学检查 经皮穿刺活检定位困难，有一定风险，应慎用；病理活检为诊断金标准，可明确其分型及是否原发。

鉴别诊断 需与以下疾病鉴别：伴脾大的全身性疾病，如肝硬化、白血病；脾良性疾病，如结核、脓肿和囊肿等；脾邻近器官疾病，如肾肿瘤、胰腺肿瘤和腹膜后肿瘤等。

治疗 主要包括手术治疗、化疗、放射治疗和免疫治疗等。

手术治疗 主要适用于脾原发性淋巴瘤（见脾肿瘤）。

化疗 应根据患者全身状态、淋巴瘤原发部位、病理类型、分期及肿瘤发展快慢确定化疗方案。全身状况较佳，心、肺、肝和肾功能良好者可耐受常规化疗；淋巴瘤包含 B 细胞型、T 细胞型及 T、B 细胞混合型等，各种病理类型恶性程度不同，化疗药物也不同。

原发性淋巴瘤以手术治疗为主，化疗起辅助作用。而继发性淋巴瘤累及脾已属晚期，需选择强有力的化疗方案；原发性淋巴瘤发生转移后应选择化疗。常用化疗方案包括 COP 方案（环磷酰胺+长春新碱+泼尼松）、COPP 方案（COP+甲基苄肼）、CHOP 方案（环磷酰胺+多柔比星或表柔比星或吡柔比星+长春新碱+泼尼松）等。不良反应包括局部反应、胃肠道反应、骨髓抑制、肾毒性、肝毒性、心脏毒性、肺毒性、神经毒性、脱发和性腺抑制等。

放射治疗 治疗早期霍奇金淋巴瘤的主要方法。对原发性及继发性脾淋巴瘤均有一定疗效。需依据淋巴瘤的临床分期制订放疗方案，治疗中需做好左下肺及肾的防护。

免疫治疗 主要应用单克隆抗体、干扰素、白细胞介素 2 等进行治疗。

预后 主要取决于病程、病理类型、分期、治疗方式及年龄。原发性淋巴瘤预后主要取决于治疗早晚及术后是否辅助治疗，继发性淋巴瘤预后多较差。

（姜洪池）

pí xuèguǎn ròuliú

脾血管肉瘤（splenic angiosarcoma） 来源于脾窦内皮细胞恶性增殖形成的肿瘤。又称脾恶性血管内皮瘤或脾内皮肉瘤。发病率为（0.14～0.25)/100 万，男女比例为 1.4∶1，多见于成年人，平均年龄 52 岁。

病因和发病机制 可能与暴露某些化学物质；如二氧化钍、氯乙烯、砷等有关，电离辐射或淋巴瘤的化疗也可能是致病因素。

临床表现 早期无特异性症状，病情进展后常出现左上腹肿块、疼痛；多伴有肝脾大，胃肠受压可引起恶心呕吐、消化不良等；肿瘤消耗出现全身乏力、消瘦、发热和贫血；较多患者可发生自发性脾破裂并伴有血性腹水。多数就诊时已有肝、肺、骨及局部淋巴结转移。

诊断 主要依据临床表现、影像学检查做出初步诊断，确诊需病理学证据。腹部 X 线检查可见脾影增大及局部压迫征象，但缺乏特异性。钡餐后胃底及胃大弯部可见增大脾压迫的压迹，横结肠近脾部分被推向右方，左肾被推向下方，伴肝大时可见膈肌上抬。超声多无特异性表现，常见脾大及异质性囊实性肿块，肿瘤内囊性区域提示出血和坏死，实性区域可检测到增加的血流信号，伴脾破裂出血者可在脾周探及液性暗区。CT 和磁共振成像（MRI）可显示增大的脾，精确反映肿瘤大小、形态、位置及毗邻脏器转移灶，能发现微小肿瘤，急性出血或含铁血黄色沉着在 CT 下显示为高密度区域，MRI 的 T1 及 T2 加权像显示为高密度。选择性腹腔动脉造影可显示脾实质缺损，可反映肿瘤供血情况。穿刺活检易造成扩散，不建议使用。

鉴别诊断 需与以下疾病鉴别：伴脾大的全身性疾病，如肝硬化、白血病、恶性淋巴瘤等；脾良性疾病，如结核、脓肿等；脾邻近脏器疾病，如肾肿瘤、胰腺肿瘤等。

治疗 主要采用脾切除联合化疗或脾动脉栓塞化疗，放疗对其效果不佳。

手术治疗 见脾肿瘤。

化疗或脾动脉栓塞化疗 根据患者身体状况、肿瘤分期等确定化疗方案，可加强手术疗效。

预后 脾血管肉瘤根治性手术切除率低，病情发展快，极易血行转移至肝、肺等器官，预后较差。若肿瘤未破裂出血、未发生转移者，切脾后可存活较长时间。已发生转移或出现系统性血管内皮肉瘤者，往往短期内死亡。

（姜洪池）

pí zhuǎnyíxìng zhǒngliú

脾转移性肿瘤（splenic metastatic tumor） 从身体其他部位通过血管、淋巴管和直接浸润转移至脾的恶性肿瘤。原发病灶可以是全身各个器官，经血行转移的主要是肺癌、乳腺癌、卵巢癌及黑色素瘤等，经淋巴途径转移的以腹腔脏器多见，直接浸润多由邻近器官如胰腺、胃、结肠肿瘤转移而来。脾具有的免疫监督功能使得肿瘤细胞不易侵入，故脾转移瘤发生率仅占全身转移瘤的 2%～4%，较肺、肝、淋巴结等转移瘤发生率低。

临床表现 通常无特殊症状，或只表现出原发病灶的症状。仅在脾明显增大到一定程度后出现左上腹肿块，表面不光滑，活动度差，有触痛；肿瘤压迫邻近器官可致腹胀、食欲减退、气促、心悸等；晚期出现肿瘤消耗症状，消瘦、乏力、贫血和低热等。少数患者出现自发性脾破裂，引起急性腹痛、休克。

诊断 需结合病史、临床表现、实验室检查及影像学检查做出诊断。病理学检查可确诊。B 超作为首选检查能发现很多症状、体征不明显的脾转移瘤，脾内可见单发或多发占位性病变，多呈密度不均的低回声，若同时发现原发病灶，则有助于确诊脾转移瘤。CT 与磁共振成像（MRI）可准确显示肿瘤数量、大小、形态、周围脏器病变及腹膜腔转移，且能发现直径 1cm 的肿瘤，对诊断脾转移瘤有较高敏感性。选择性腹腔动脉造影可显示血管强直、狭窄、闭塞及新生血管形成。穿刺活检定位困难且易引起播散，多不采用。

诊断标准：①病理证实有原发恶性肿瘤。②临床上无感染及脾栓塞症状。③B 超动态追踪，开始脾正常，后发现脾占位性病变。④B 超发现脾占位病变，后经 CT 证实且合并腹膜腔种植，或手术病理证实其他部位有转移灶。⑤B 超发现脾占位性病变，并经剖腹探查且经病理证实。符合上述①②，再加③④⑤中一条，除外脾淋巴瘤，可诊断脾转移瘤。

鉴别诊断 需与脾原发性恶性肿瘤、脾良性肿瘤和邻近器官肿瘤鉴别。

治疗 对孤立性脾转移性肿瘤行原发肿瘤和脾切除术。术后积极辅助化疗防止肿瘤进一步扩散。对不能耐受手术或已发生广泛转移者，可行单纯化疗。发生自发性脾破裂时应急诊手术。

原发肿瘤切除 患者身体状况尚可，未发生广泛转移，可尽早实施原发病灶切除，具体手术方法由原发肿瘤部位、病理类型和分期等决定。

脾切除 若转移病灶仅限于脾，可在综合治疗基础上行全脾切除术。手术方法见脾肿瘤。自发性脾破裂时应选择全脾切除，开腹后首先控制脾蒂，用手或血管钳夹住血管止血，继而将脾切除。

化疗 多用于术后辅助治疗。可增强手术疗效，亦可单独采用化疗以提高患者生存时间，控制肿瘤发展。

预后 脾转移性肿瘤的出现表明原发肿瘤已进入晚期，故预后不佳。

（姜洪池）

xiǎocháng liángxìng zhǒngliú

小肠良性肿瘤（benign tumor of the small intestine）

发生在小肠的良性肿瘤性疾病的总称。占消化道良性肿瘤的 4%，是较少见的一类疾病。其好发部位依次是回肠、空肠和十二指肠，最常见的是腺瘤，占小肠良性肿瘤的 29%，其次是平滑肌瘤、脂肪瘤、血管瘤、淋巴血管瘤、神经纤维瘤和神经鞘瘤等。可见于任何年龄组，但以 30~60 岁人群多见，男女比例无明显差异。

病理分型 活体组织病理检查可确诊肿瘤的分型、分类及良恶性。

腺瘤 起源于小肠上皮细胞，瘤体上有分化程度不同的腺泡、腺细胞。多发生于十二指肠和回肠，体积小，带蒂，呈息肉样生长，分为管状腺瘤、绒毛状腺瘤和绒毛管状腺瘤。单个或多个，大小不等，也可以成串生长累及整个小肠。

平滑肌瘤 起源于小肠肌层，可向腔内或腔外生长，由类似正常肌肉的平滑肌细胞组成。可分为腔内、壁间与腔外 3 型。空肠最多见，质地柔韧，内镜下常表现为黏膜下隆起，表面光滑或有凹陷，呈灰白色，边界清楚，周围黏膜正常。若出现溃疡，应怀疑为恶性。

脂肪瘤 多见于回肠末端，呈息肉样、结节状或浸润性生长。通常瘤体较小，多为单发。

血管瘤 一般源自小肠黏膜下血管丛，分为毛细血管瘤、海绵状血管瘤、混合型血管瘤及毛细血管扩张症。

错构瘤样病变 主要有十二指肠腺腺瘤［布伦纳（Brunner）腺瘤］和波伊茨－耶格（Peutz-Jeghers）综合征，几乎不恶变。

临床表现 有以下几方面。

腹部不适或腹痛 是最常见和最早出现的症状，肠梗阻、肿瘤牵拉、瘤体坏死继发炎症、溃疡和穿孔导致。大多数疼痛位于脐周及右下腹。疼痛性质可为隐痛，进食后加重，呕吐或排便后减轻，也可为阵发性绞痛、胀痛。

肠梗阻 急性完全性或慢性进行性小肠梗阻是小肠良性肿瘤常见症状之一，主要原因是肠套叠、肠扭转或肠狭窄。临床表现为反复发作性剧烈绞痛、腹胀伴肠鸣音亢进等。

消化道出血 多见于平滑肌瘤和血管瘤，腺瘤也可引起出血。多因肿瘤表面糜烂、溃疡形成所致，表现为急性呕血、黑粪和慢性缺铁性贫血。

腹部包块 部分患者可触及腹部包块，主要位于脐周和右下腹，移动度大，边界清楚，表面光滑，伴或不伴压痛。

诊断 影像学检查有助于确定肿瘤的位置并估计其来源。内镜检查可直接观察到十二指肠、小肠、结肠内较明显的病变，显示肿瘤的位置及侵犯肠壁的层次。腹部平片可观察到肠梗阻征象及有无穿孔后出现的膈下游离气体；消化道钡剂造影能发现肠腔内的充盈缺损、软组织阴影、肠段狭窄和肠壁溃疡性龛影等；气钡双重造影可提高肿瘤检出率。

鉴别诊断 主要与小肠恶性肿瘤、十二指肠溃疡、肠结核等疾病鉴别。

小肠恶性肿瘤 表现为腹痛、腹部包块、出血和肠梗阻。腹痛的部位与肿瘤的位置有关，疼痛性质各异；腹部包块固定，边界不清，内镜下可见肿物呈浸润性生长；出血量大，持续时间长，严重者可贫血；肠梗阻的严重程度不等，表现为进行性呕吐、腹胀。

十二指肠溃疡 内镜下可见圆形、卵圆形及不规则形溃疡，有时可见瘢痕。

肠结核 除肠道表现外，还可以出现发热、盗汗、乏力、消瘦和贫血等症状。

治疗 以手术切除为主。包括内镜下切除（如圈套器及氩离子束凝固术）或腹腔镜下手术或开腹手术，可行肿瘤局部切除或局部肠段切除术，或合并受累脏器切除。手术方式的选择取决于肿瘤大小、生长方式及发生部位。

预后 腺瘤切除后预后良好。十二指肠良性绒毛状腺瘤局部切除后复发率为30%，需定期复查。小肠血管瘤、小肠脂肪瘤较少恶变，术后预后好。

(田一童)

xiǎocháng xiànliú

小肠腺瘤（adenoma of the small intestine）

源于小肠黏膜上皮或肠腺体上皮的良性肿瘤。

分类 小肠腺瘤主要有3种类型：绒毛状腺瘤、管状腺瘤和十二指肠腺腺瘤［布伦纳（Brunner）腺瘤］。

绒毛状腺瘤 恶性转化潜能较大。多达42%的十二指肠绒毛状腺瘤中发现有恶性肿瘤细胞，且有类似于结直肠癌的腺瘤-癌序列。家族性腺瘤性息肉病（FAP）是一项危险因素，80%的FAP患者会发生十二指肠腺腺瘤，且常为多发性。十二指肠腺腺瘤好发于十二指肠乳头。

十二指肠乳头绒毛状腺瘤或十二指肠绒毛状腺瘤的患者常伴发结肠腺瘤，提示结肠镜检查是重要的诊断方法。常见表现是小肠或胆道的出血或梗阻。活检时，病变的浅表部可能呈良性，且较深的部位存在腺癌。

管状腺瘤 恶化可能性较低，最常见于十二指肠，通常无症状，但可表现为出血或梗阻。

十二指肠腺腺瘤 较罕见，由十二指肠近端黏膜层的外分泌腺增生所致。关于散发性十二指肠腺腺瘤的治疗，很多胃肠科医师在内镜检查未见癌变迹象时会行内镜下切除。多数认为直径≥4cm的病变不宜内镜治疗。

诊断 内镜逆行胰胆管造影、超声内镜、管内超声和色素内镜检查都有助于评估壶腹部腺瘤，包括腺瘤在胆总管/主胰管内进展的程度。

治疗 单纯管状腺瘤和十二指肠腺腺瘤的恶性潜能较低，可通过内镜下息肉切除、单纯局部切除或黏膜下切除治愈。小肠绒毛状腺瘤的恶性潜能与结肠绒毛状腺瘤相似，最高达30%的肿瘤可能恶变，具体取决于肿瘤的大小。只要标本中未发现浸润癌，内镜下息肉切除或单纯切除即可。

许多临床医师主张对壶腹周围十二指肠绒毛状腺瘤实施根治性胰十二指肠切除术，因为术前难以做出明确诊断，而且在保留壶腹的情况下难以充分切除。采用局部黏膜下切除可获得可接受的长期结果；随访5年后，有17%的患者复发。含有恶性生长（原位癌或浸润癌）区域的壶腹周围腺瘤，仍需实施根治性手术。

对于有FAP的十二指肠腺腺瘤患者，一种分类系统（改良Spigelman分类系统）根据息肉数目（1~4个、4~20个及20个以上）、息肉大小（直径1~4mm、5~10mm及10mm以上）、组织学类型（管状、管状绒毛状、绒毛状）以及异型增生程度（轻、中、重度），采用5级标准进行分期（0~Ⅳ期）。Ⅳ期患者发生腺癌的风险最高，因而对此类患者行预防性十二指肠切除术，但该做法尚有争议。

(田一童)

xiǎocháng guǎnzhuàng xiànliú

小肠管状腺瘤（tubular adenoma of the small intestine）

由异型增生的腺体呈直管状排列组成的一类小肠腺瘤。管状腺瘤又称腺瘤性息肉。绒毛成分占20%以下。好发于十二指肠上部，一般肿瘤直径小于2cm，有蒂，表面光滑。肿瘤多为单发性，也可为多发性。

病理特征 大体见，肿瘤剖面切面呈灰白色及灰黄色，可有大小不等的囊腔，内含黏液。光镜下见，肿瘤由柱状或立方上皮组成，双层排列，并互相吻合成不规则的小管状或狭长的小梁状。细胞核大，卵圆形，大小一致，胞质嗜酸性。管腔或小梁外周无肌上皮细胞。管腔内含过碘酸希夫（PAS）阳性分泌物。间质疏松，其中有大量毛细血管和小静脉。实质和间质间有基底膜分隔。

管状腺瘤瘤体越大，恶变概率越大。当腺瘤直径大于2cm时，癌变率即显著增高。瘤细胞若呈明显的多形性以及间质与浸润，称为重度不典型增生或癌变。

临床表现 可无症状或反复发生出血，还可有贫血。

诊断 主要依靠肠镜检查和病理学诊断。肠镜可见腺瘤呈球形、椭球形或不规则形，有完整包膜，表面光滑或呈分叶状，色粉红，质实，常有长度粗细不等的蒂附着于肠黏膜上。但肿瘤仅数毫米大小时，也可呈广基状而无蒂可见。

鉴别诊断 需与基底细胞腺瘤鉴别。后者生物学特点：肿瘤生长缓慢，体积小，包膜完整。手术切除后极少复发。组织发生：内层细胞为柱状，外层为基底样细胞，结构上与排泄管相类似，推测其组织来源可能为排泄管上皮。

治疗 包括手术治疗和非手术治疗。

手术治疗 对于微小腺瘤，首选内镜下摘除，也可行圈套电灼切除术。该方法损伤小，反应轻，对于良性肿瘤的治疗效果好。

腹腔镜手术 适用于小肠良性肿瘤或早期恶性肿瘤。通过腹腔镜手术可以将病变的肠段从扩大的穿刺孔拉到腹壁外进行小肠部分切除+吻合术，然后将小肠放回腹腔内。也可通过腹腔镜直接在腹腔内施行部分小肠切除手术。

开放性手术 可切开肠壁切除肿瘤；位于十二指肠乳头部位的良性肿瘤，可用细导丝插入乳头局部行引导性切除，以免损伤胆管、胰管；一般类型的小肠良性肿瘤可连同肠壁或部分肠管一并切除，术中应将切除的标本做快速冷冻切片行病理组织学检查，以明确肿瘤性质和良恶性程度。

非手术治疗 处于辅助地位。部分小肠恶性肿瘤在手术前后进行化疗或放疗，有可能减少术后复发，以利提高患者生存时间。

（赵　平　张嘉泩）

xiǎocháng róngmáozhuàng xiànliú

小肠绒毛状腺瘤（villous adenoma of the small intestine） 具有肠上皮分化特点的呈绒毛状生长的小肠腺瘤。好发于十二指肠乳头（肝胰壶腹）。绒毛状腺瘤的恶性转化潜能较大。在多达42%

的十二指肠绒毛状腺瘤中发现有恶性肿瘤细胞，且有类似于结直肠癌的腺瘤–癌序列。FAP是一项危险因素，80%的家族性腺瘤性息肉病（FAP）患者会发生十二指肠腺瘤，且常为多发。

临床表现多为小肠或胆道的出血或梗阻。活检时，病变的浅表部可能呈良性，且较深的部位存在腺癌。十二指肠乳头绒毛状腺瘤常伴发结肠腺瘤，提示结肠镜检查是重要的诊断方法。

治疗见小肠管状腺瘤。小肠绒毛状腺瘤的恶性潜能与结肠绒毛状腺瘤相似，30%的肿瘤可有恶变，具体取决于肿瘤的大小。只要标本中未发现浸润癌，内镜下息肉切除或单纯切除即可。

许多临床医师主张对壶腹周围十二指肠绒毛状腺瘤实施根治性胰十二指肠切除术，因为术前难以准确判断肿瘤的良恶性，而且在保留壶腹的情况下难以充分切除肿瘤。采用局部黏膜下切除病例随访5年后，17%的患者复发。含有恶性生长（原位癌或浸润癌）区域的壶腹周围腺瘤，仍需实施根治性切除手术。

（张嘉泩）

xiǎocháng guǎnzhuàng róngmáozhuàng xiànliú

小肠管状绒毛状腺瘤（tubulovillous adenoma of small intestine） 由腺管状和绒毛状结构混合组成的小肠腺瘤。又称小肠乳头状瘤。40岁以前很少发生，发生在儿童的病例更少见。90%发生在直肠和乙状结肠，在小肠的发病率极低，约占胃肠道肿瘤的2%，但其中恶性肿瘤约占3/4。回肠是最常见部位，其次是十二指肠，再次是空肠。

临床表现为下列一种或数种。①腹痛：是最常见的症状。②肠

道出血：常为间断发生的柏油样便或血便，甚至大出血。③肠套叠：小肠肿瘤可诱发慢性或复发性肠套叠。成人、小儿都可发生。小肠型肠套叠是肠套叠的一种特殊类型，其发病率低（占肠套叠的6%~10%），误诊率高。④肠梗阻：肠管因肿瘤浸润呈环形狭窄，导致肠梗阻。⑤腹内肿块：当肿瘤体积较大或合并肠套叠时，均可触及肿块，一般肿块活动度较大，位置多不固定。

首选治疗方法为手术切除。一经诊断应尽早手术，对于行各项检查后诊断仍不明确，临床上又高度怀疑是小肠肿瘤者，应尽早行腹腔镜或剖腹探查。早期手术是最有效和最可靠的诊断和治疗手段。小的带蒂良性肿瘤可连同周围肠壁组织一起切除。较大的或局部多发的肿瘤可行部分肠切除+吻合术。对良性肿瘤行肿瘤局部切除或部分小肠切除术，预后良好。

（张嘉泩）

xiǎocháng xīròu

小肠息肉（polyp of the small intestine） 起源于小肠黏膜上皮的突入腔内的隆起性病变。好发于空回肠，是最常见的良性肿瘤，包括腺瘤及其他原因引起的上皮增生。空回肠息肉可以单发也可以多发，往往有蒂，蒂长者活动度甚大。息肉直径可自数毫米直到数厘米，肿瘤突出腔内，表面光整，有时也可有小刺状突起，通常表面无溃疡，但也可有浅表糜烂。息肉可发生恶变。

临床大多无明显症状，可有腹痛，有时有大便隐血或黑粪，可继发慢性肠套叠和肠梗阻。多发息肉伴有口唇、口腔黏膜及指、趾皮肤色素沉着者，称波伊茨-耶格（Peutz-Jeghers）综合征（色素

沉着息肉综合征）。

影像学表现：钡餐充盈病变肠段时，若息肉直径有数厘米，即使不加压亦能见到略呈圆形或椭圆形的充盈缺损，边缘光滑清晰，扣之可见管腔内充盈缺损，常可活动，其表面可有细点状钡影的沉着，有时则可见浅表不规则的龛影，后一种表现常为恶变的征象。一般钡餐通过病变区多无明显受阻，近段肠管亦不扩大。当息肉甚小且为多发时，病变肠段充盈钡餐时可呈完全正常，只有在钡餐较少显示黏膜纹时，才开始出现多个小圆形的透亮区；有时则显示为局部黏膜纹呈不规则网状，往往该段肠管收缩较差。肠壁保持柔软，蠕动亦正常。

该病需与其他小肠肿瘤如平滑肌瘤、纤维瘤鉴别。治疗及预后见小肠良性肿瘤。

（张嘉泷）

xiǎocháng yòuniánxìng xīròu
小肠幼年性息肉（juvenile polyp of the small intestine）

一类以炎性间质内黏液腺增生及囊性扩张为特征的小肠黏膜隆起性病变。属于错构瘤，分为单发和多发，其中多发性小肠幼年息肉中，20%~50%具有常染色体显性遗传的家族史。多发性息肉常见于3~10岁的儿童，2岁前少见，而1岁前更罕见，多发生于大肠，发生于小肠的病例极少，所致小肠套叠临床罕见。

发生于小肠内的息肉较难诊断。临床一般采用胶囊内镜进行小肠息肉的检查，胶囊囊内镜是一种安全有效的检查手段，但对于表现为"痛、胀、吐、闭"等典型肠梗阻患者，其应用受限。空气或水溶性造影剂造影通常应用于回结型肠套叠者，但对于小肠套叠患者并不适宜。

治疗有两种观点，一种是主张内镜电切息肉，另一种主张手术治疗。尽管多发性息肉有较高的恶变倾向，但主要呈错构瘤样改变，故应行内镜电切息肉后定期随访监测。因小肠镜尚未广泛开展，可采用剖腹术经肠切口插入结肠镜电切小肠息肉。

多发性息肉预后取决于病灶的多少及治疗的彻底性。对于病理学检查提示为息肉腺瘤变者应采用内镜随访。

（张嘉泷）

xiǎocháng zēngshēngxìng xīròu
小肠增生性息肉（hyperplastic polyp of the small intestine）

一组以腺体呈锯齿状结构且上皮无异型性为特征的小肠黏膜隆起性病变。增生性肠息肉是最常见的一种息肉，多发于大肠。增生性肠息肉与不良的生活饮食习惯和慢性肠道炎症刺激有关。小肠增生性肠息肉是一般凸向肠腔方向生长。这种息肉是良性病变，不会发生恶变。诊断、治疗及预后见小肠良性肿瘤。

（张嘉泷）

xiǎocháng zhīfángliú
小肠脂肪瘤（lipoma of the small intestine）

源于小肠黏膜下或浆膜下脂肪组织的良性肿瘤。最多见于回肠和十二指肠。脂肪瘤起源于黏膜下脂肪组织或浆膜脂肪，可能表现为梗阻、小肠出血，也可能偶然发现。脂肪瘤为切面均匀脂肪组织的黏膜下病变。在CT扫描中，脂肪瘤存在具有诊断意义的低密度表现。

小肠脂肪瘤可引发很多并发症，包括不明原因消化道出血。小肠脂肪瘤无恶性潜能。只有在有症状时才需要手术切除；偶然发现的肿瘤可以观察。

（张嘉泷）

xiǎocháng línbāguǎnliú
小肠淋巴管瘤（lymphangioma of the small intestine）

以扩张的淋巴管呈海绵状或囊状为特征的小肠良性肿瘤。腹腔淋巴管瘤发病率为1/10万，最多发生在小肠系膜，其次是大网膜、结肠系膜和腹膜后，空回肠受累仅占1%。

病理特征：①多房性囊肿。最常见，为境界清楚的包块，切面可见大小不等的多个囊腔，内含乳糜液或淡黄色浆液，合并出血时为暗褐色，陈旧性病变含干酪样坏死物。②单房性囊肿。多见于儿童，病变表面光滑，内壁光滑或粗糙，菲薄处呈半透明状，内容物与多房性囊肿类似。③息肉样：较少见，表现为突向肠腔内的广基新生物，无明显蒂。

组织学类型：①囊性淋巴管瘤。表现为淋巴管高度扩张，形成大囊腔，囊腔形态不规则，囊壁厚薄不均，内衬一层扁平内皮细胞，未见明显异型性。囊壁呈经典淋巴管形态，如平滑肌层不完整，不等量淋巴细胞聚集，也有囊壁较厚，泡沫细胞聚集，以及胆固醇晶体沉着和肉芽肿形成或钙化。管腔内无或含粉染蛋白样淋巴液及少量淋巴细胞。②海绵状淋巴管瘤。高度扩张的淋巴管相互连接呈海绵状，管壁由菲薄的纤维组织构成，无或极少平滑肌纤维。管腔大小不等，内含粉染蛋白样淋巴液及少量淋巴细胞，偶见大量红细胞存在。③单纯毛细管性淋巴管瘤：淋巴管壁薄而管腔形态不规则，内皮细胞扁平，无异型性，淋巴管周围可见大量胶原纤维呈束状或团块状分布。

临床表现可有3种基本类型：出血、梗阻和局部激惹症状，症状缺乏特异性，与肿瘤的位置、大小及分型有关。B超、CT和磁共振成像（MRI）等影像学检查对诊断该病的帮助不大。

虽然淋巴管瘤是良性肿瘤，但可表现出交界性改变，也有恶变为淋巴管肉瘤的风险。其他并发症如肠扭转、肠梗阻、继发感染、破裂和出血等也很常见，故确诊后应积极治疗。首选手术治疗，尽量一次性完全切除肿瘤，引流区域系膜及淋巴结，同时结扎周围淋巴管道。

（张嘉洗）

xiǎocháng pínghuájīliú
小肠平滑肌瘤（leiomyoma of the small intestine）

起源于小肠壁黏膜下层的具有平滑肌细胞分化的良性间叶性肿瘤。多发生于空肠，肿瘤单发、实性，呈灰色或白色，边界清楚。光镜下见，平滑肌瘤由分化良好的平滑肌细胞组成。此类肿瘤通常向肠腔外生长，因此肿瘤过度生长可导致血供不足，进而引起中心坏死、溃疡形成、出血进入肠腔内后，才会被发现。对于肿瘤向肠腔内生长的病例，梗阻可能是其首发症状。

小肠平滑肌瘤诊断时瘤体可能已经很大，甚至可触及。在组织学上，平滑肌瘤常难以与恶性平滑肌肉瘤相鉴别，但就切除范围而言，鉴别两者非常重要。

确定肿瘤分级有助于制订治疗决策。核分裂≥2/50HPF 的患者，可获益于更广泛的手术切除。尽管这些患者中有 67% 接受保守性手术切除，但核分裂<2/50HPF 的患者均未复发，而核分裂≥2/50HPF 的患者中有 16% 复发。

（张嘉洗）

xiǎocháng èxìng zhǒngliú
小肠恶性肿瘤（malignant tumor of the small intestine）

发生于小肠上皮或间叶组织的恶性新生物。

小肠恶性肿瘤的组织学类型分布仍在变化中，主要由于神经内分泌肿瘤（NET）发病率日趋增长。最常见的组织学类型是腺癌（45%）、NET（29%）、淋巴瘤（16%）和肉瘤（10%）。腺癌是最常见的累及十二指肠的恶性肿瘤，NET 是回肠最常见的肿瘤，而肉瘤和淋巴瘤可在整个小肠的任何部位发生。

腺癌 对于十二指肠第二段的局限性腺癌，推荐胰十二指肠切除术，而非节段性切除术（Grade 1B）。对于十二指肠第一、第三和第四段的病变，只要能获得阴性切缘，建议行节段性切除术，而不是胰十二指肠切除术（Grade 2C）。

对累及空肠或近端回肠的腺癌应采取扩大切除术，即切除恶性肿瘤及有邻近扩散风险的周围组织。对于远端回肠肿瘤，需清除回结肠动脉和相关的区域淋巴结。

对于所有完全切除的淋巴结阳性小肠腺癌，建议在术后给予 6 个月的含奥沙利铂的辅助化疗（Grade 2C）。卡培他滨+奥沙利铂方案对转移性肿瘤有显著效果，可以作为首选方案。也可采用奥沙利铂+短期输注氟尿嘧啶+亚叶酸方案（FOLFOX）。

对于淋巴结阳性的十二指肠原发肿瘤，建议在含奥沙利铂的全身性辅助化疗的基础上，加用以氟尿嘧啶类为基础的放化疗（Grade 2C）。

对于完全切除后的 T_3 或 T_4 期淋巴结阴性小肠腺癌，予以随访观察或 6 个月的辅助化疗均可。可根据临床病理学特征、分子预后因素［如错配修复缺陷（dMMR）］和患者意愿制定决策。若选择对淋巴结阴性患者行辅助化

疗，建议使用氟尿嘧啶类单药治疗（卡培他滨、亚叶酸调节的氟尿嘧啶），前提是肿瘤为 MMR 完整（pMMR）。若肿瘤为 dMMR，则应选择含奥沙利铂的方案，而不是氟嘧啶类单药治疗。

新辅助治疗可用于瘤体较大或局部晚期患者。局部晚期不可切除或转移性病变的患者若能耐受全身性化疗，建议采取全身性化疗而非单纯支持治疗（Grade 2B）。建议以奥沙利铂为基础的化疗方案作为一线治疗，如卡培他滨+奥沙利铂（CAPOX），或改良的短期输注氟尿嘧啶/亚叶酸+奥沙利铂（如 mFOLFOX6）。

对于肿瘤存在 dMMR 或高水平微卫星不稳定性的晚期患者，在疾病进展时也可选择以程序性死亡受体-1（PD-1）为靶点的免疫检查点抑制剂（即帕博利珠单抗）进行免疫治疗。

对于有潜在可切除肝转移、原发灶已控制且无肝外转移的患者，应选择肝切除。

肉瘤 对于大多数可切除的胃肠道间质瘤（GIST）和其他小肠原发性肉瘤，推荐无瘤切缘的整块肠段切除作为主要的治疗方式，而非瘤周切除（Grade 1B）。对于临界可切除的或者是不可切除但非转移性小肠 GIST 患者，建议初始予以伊马替尼治疗而非直接手术（Grade 2B）。

神经内分泌肿瘤 对于任何大小的小肠 NET，均推荐包括邻近肠系膜和淋巴结的扩大整块肠段切除术，而非单纯局部切除（Grade 1B）。约 40% 的中肠 NET 患者合并有另一种胃肠道恶性肿瘤，因此，进行任何外科干预之前和期间应对整个小肠和结肠进行评估。

淋巴瘤 见小肠淋巴瘤。一

般累及肠道的结外淋巴瘤的治疗方法通常与起源于淋巴结区的该组织学亚型的淋巴瘤治疗原则相似。

（张嘉洗）

小肠腺癌

xiǎocháng xiàn'ái

小肠腺癌（adenocarcinoma of the small intestine） 发生于小肠的具有腺样分化的恶性上皮性肿瘤。好发于十二指肠，约占60%，其次是空肠、回肠。小肠发生癌的概率较低，腺癌是最常见的类型。多呈息肉样肿块向腔内生长，并逐渐侵润肠壁造成环形狭窄。

临床表现 发生于空肠、回肠的腺癌表现缺乏特异性，尚缺乏理想检查方法，极易误诊。常见临床表现概括为三隐症状：隐性失血、隐性消瘦和脐周隐痛。隐性失血是由于肿瘤表面糜烂、破溃，多为慢性失血，以黑便为主，有时仅大便潜血试验阳性。长期慢性失血可导致严重贫血并继发营养不良、隐性消瘦，常是患者就诊的主要原因之一。脐周隐痛较易误诊为胃痛，与小肠痉挛、不全梗阻有关，严重时可致食欲减退、消瘦。发生于十二指肠的腺癌可以压迫胆总管或十二指肠乳头部而出现梗阻性黄疸；也可以出现消化道梗阻症状，表现为呕吐、腹胀等。

诊断 主要根据临床表现、影像学检查做出诊断。有以下检查方法。

小肠气钡双对比造影 表现为病变部位黏膜皱襞破坏消失，管壁僵硬，蠕动消失；肿块突入肠腔形成不规则充盈缺损，可引起肠套叠；肿瘤堵塞肠腔可使近侧肠管扩张。

胶囊内镜 口服含摄像头的胶囊，对小肠全程摄像，依靠下载的图像进行观察、分析，胶囊内镜检查无痛苦，易被患者接受，无创、无交叉感染，对小肠疾病的检出率比其他传统检查方法高。但胶囊内镜的不可控制性、肠道积液对观察的影响和图像分辨率不如电子内镜，无活检功能甚至可诱发肠梗阻等是其缺点。

推进式电子小肠镜 长约250cm，可插至屈氏韧带下50～100cm，操作简便可取活检，虽然大部分小肠段不能抵达，但一般可检出约50%的小肠疾病，尤其适于黑便、腹痛、腹泻等症状，而胃镜、大肠镜检查未能发现病变者。

双气囊内镜 可检查全消化道，操作技术易于掌握。经口进镜一般能达回肠中下段，甚至部分可达回肠末端，对于内镜未能抵达的部分肠段再采用经肛进镜，经大肠、回盲瓣进入回肠，继续完成剩余小肠段的检查，对小肠腺癌总体诊断率大于80%。但肠道狭窄或手术后有肠粘连的患者，双气囊内镜往往无法抵达理想的深度，检查亦有一定盲区，如肠黏膜皱襞内、肠瓣后方等，观察较为困难，甚至可能遗漏病变。

普通胃镜 大多数十二指肠腺癌是通过普通胃镜检查发现的，有经验的内镜医师能熟练的将胃镜下至十二指肠降部甚至水平部，进行镜下诊断、取活检、经内镜逆行胰胆管造影（ERCP）检查和内支架胆道内引流等，还可以行超声内镜检查，观察肿瘤与周围大血管的关系，对肿瘤的可切除性进行评估。

CT和MRI 在临床应用最多，特别是近年来多层螺旋CT小肠造影和磁共振小肠造影的应用，不仅可以提供肠壁厚度、肠腔内外肿块轮廓和大小，还能提供病变特性、有无远处转移等信息。因此，根据临床实情结合应用小肠气钡双对比造影、各种内镜，CT和MRI小肠造影等检查项目，能提高小肠腺癌的诊断水平。

治疗和预后 治疗首选手术，根治性手术两切缘应距肿瘤边缘10cm以上，两断段行术中冷冻病理学检查，以明确切除范围是否足够，同时行区域淋巴结清扫，对于近回盲部小肠腺癌应加行右半结肠切除；位于十二指肠的腺癌常常需行胰头十二指肠切除，但有时位于十二指肠球部的腺癌，在保证切缘阴性的前提下也可以行远端胃大部切除毕-罗Ⅱ式吻合+淋巴结清扫术。不能根治切除的小肠腺癌病例也要争取行姑息性切除以解除梗阻、出血等并发症。多因素分析显示，对小肠腺癌根治性手术和淋巴结转移率是总生存率的独立预后因素。小肠腺癌对放化疗不太敏感，针对该病的化疗方案多采用大肠癌方案，临床疗效欠佳。

（孙跃民）

小肠黏液腺癌

xiǎocháng niányèxiàn'ái

小肠黏液腺癌（mucus adeno-carcinoma of the small intestine） 发生于小肠的由黏液性上皮组成的恶性上皮性肿瘤。消化道黏液腺癌多见于胃、大肠以及阑尾，小肠黏液腺癌极其罕见，特点是肿瘤细胞分布的区域可见片状黏液湖。

临床表现见小肠腺癌。诊断常用的检查方法包括小肠气钡双对比造影、胶囊内镜、推进式电子小肠镜、双气囊内镜、CT和磁共振成像（MRI）。实验室检查，黏液腺癌血清癌胚抗原（CEA）水平多增高。

治疗首选手术切除，根治性手术两切缘应距肿瘤边缘10cm以上，同时行区域淋巴结清扫，对于近回盲部肿瘤应加行右半结肠切除，位于十二指肠的常需行胰头十二指肠切除术。不能根治切除的病例也要争取行姑息性切除以解除梗阻、出血等并发症。由于发病例数少，化疗多参照结肠黏液腺癌的治疗方法。

（孙跃民）

xiǎocháng yìnjièxìbāo'ái

小肠印戒细胞癌（signet-ring cell carcinoma of the small intestine）

小肠腺癌组织学类型之一。因癌细胞内大量黏液将细胞核推挤至一侧，形似戒指而得名。消化道印戒细胞癌多见于胃、大肠，阑尾也不少见，小肠印戒细胞癌极其罕见。特点是50%以上的肿瘤细胞为印戒细胞，肿瘤细胞分布的区域可见片状黏液湖。

临床表现见小肠腺癌。诊断常用的检查方法包括小肠气钡双对比造影、胶囊内镜、推进式电子小肠镜、双气囊内镜、CT和磁共振成像（MRI）。印戒细胞癌血清癌胚抗原（CEA）水平多增高。

治疗首选手术切除，根治性手术两切缘应距肿瘤边缘10cm以上，同时行区域淋巴结清扫，对于近回盲部肿瘤应加行右半结肠切除，位于十二指肠的常需行胰头十二指肠切除术。不能根治切除的病例也要争取行姑息性切除以解除梗阻、出血等并发症。化疗参照结肠印戒细胞癌的治疗方法。

（孙跃民）

xiǎocháng línzhuàngxìbāo'ái

小肠鳞状细胞癌（squamous cell carcinoma of the small intestine）

发生于小肠的具有鳞状细胞分化的恶性上皮性肿瘤。鳞状细胞癌常发生于有鳞状上皮覆盖的部位，如皮肤、口腔、食管和子宫颈等，不是由鳞状上皮覆盖的部位，也可以通过鳞状上皮化生而发生鳞状细胞癌，如支气管、胆囊和小肠等。小肠鳞状细胞癌极为罕见，多发生在十二指肠和回肠末端，可伴发于波伊茨-耶格（Peutz-Jeghers）综合征。

发病机制可能有以下几点：①黏膜下层异位的鳞状上皮恶性分化。②干细胞向鳞状细胞恶性分化。③腺上皮细胞鳞状上皮化生，再恶变。④腺癌转化为表皮样癌。

病理特征：光镜下鳞癌组织呈巢状排列、结构紊乱，异型性明显，肿瘤细胞成巢状，可有角化珠和细胞间桥存在。免疫组化染色显示，细胞角蛋白（AE1/AE3）、上皮膜抗原（EMA）常阳性，突触素（Syn）、嗜铬粒蛋白（CgA）常阴性可协助诊断。

临床同其他小肠恶性肿瘤一样也无特异性表现，一般表现为腹痛、呕吐和便血等，术前诊断较困难，需经病理学确诊。腹痛与小肠痉挛与不全梗阻有关，严重可致呕吐，便血是由于肿瘤表面糜烂、破溃出血。

诊断常用的检查方法与小肠腺癌相同：小肠气钡双对比造影、胶囊内镜、推进式电子小肠镜、双气囊内镜、CT和磁共振成像（MRI）。

小肠鳞癌一经诊断应尽早手术，手术时需切除包括病变肠段、相应系膜、供应血管和区域淋巴结。近回盲部小肠鳞癌应加行右半结肠切除；位于十二指肠的常需行胰头十二指肠切除。患者手术后预后较腺癌好。

（孙跃民）

xiǎocháng xiàn-lín'ái

小肠腺鳞癌（adenosquamous carcinoma of the small intestine）

小肠原发的同时具有腺体和鳞状上皮分化特点的恶性上皮性肿瘤。罕见，往往通过CT等影像检查发现，后经术后病理证实。腺鳞癌的定义是腺癌与鳞癌两种成分共存在一个瘤体内，其单一成分必须≥20%或≤80%，即如果同时存在腺癌及鳞癌两种成分，其中一种成分未超过20%，而另一种成分超过了80%，则以成分多者报告。因鳞状细胞易化生，故腺鳞癌的生物学行为更近似于腺癌，腺鳞癌还包括以下亚型：腺棘癌、腺鳞邂逅癌。

临床表现同其他小肠恶性肿瘤一样，发生于空、回肠部位的腺鳞癌常无特异性临床症状，一般表现为腹痛、消瘦和贫血等。术前诊断较为困难，需经病理学确诊。腹痛与小肠痉挛、不全梗阻有关，严重可致呕吐，贫血是由于肿瘤表面糜烂、破溃出血。

诊断常用的检查方法包括小肠气钡双对比造影、胶囊内镜、推进式电子小肠镜、双气囊内镜、CT和磁共振成像（MRI）。

小肠腺鳞癌一经诊断首选手术治疗，需切除包括病变肠段、相应系膜、供应血管和区域淋巴结。近回盲部小肠腺鳞癌应加行右半结肠切除；位于十二指肠的需行胰十二指肠切除术。其预后可能比腺癌好些，但尚无足够的病例证实。

（孙跃民）

xiǎocháng suǐyàng'ái

小肠髓样癌（medullarycarcinoma of the small intestine）

发生于小肠的由弥散性合体细胞构成、间质有大量淋巴细胞浸润的腺癌。髓样癌可发生于全身各个部位，常见于鼻咽、乳腺、涎腺等。发生于消化道的髓样癌（富干淋巴间质的癌）极为罕见。

病理特征：大体见，肿瘤边

界较清楚，结节状推挤性生长。光镜下见，癌细胞呈条索状、小巢状排列，部分排列较分散，局部可形成小腺样结构：瘤细胞圆形或不规则形，胞质丰富，呈嗜酸性边界不清核圆形卵圆形或畸形，呈空泡状，核膜清楚，核仁明显。背景为显著的淋巴样间质，主要为成熟的小淋巴细胞、浆细胞、自然杀伤（NK）细胞及树突状细胞等，偶可见淋巴滤泡形成，小淋巴细胞可浸润到癌细胞巢中；肿瘤内纤维结缔组织很少或缺乏。

免疫组化染色显示，癌巢细胞角蛋白、癌胚抗原、上皮细胞膜抗原阳性，提示其来源于上皮细胞，间质淋巴细胞 T 细胞、B 细胞多克隆表达，分别表达 CD3、CD2、CD5、CD7、CD20、CD79α 和 PAX5 等标志物。

诊断主要依靠病理特点和免疫组化标志物阳性及 EBER 原位杂交检测阳性。

需与以下疾病鉴别：①伴有淋巴细胞反应的普通型低分化腺癌。②黏膜相关淋巴组织淋巴瘤：肿瘤细胞主要由单克隆的小淋巴细胞，生发中心免疫母细胞和中心母细胞样细胞组成，可有多少不等的肿瘤性浆细胞，可见淋巴上皮病变，也可有淋巴滤泡形成，幽门螺杆菌检测常阳性，免疫组化标志物 LCA 阳性。③神经内分泌癌：瘤细胞大小不一，胞质嗜碱性或嗜双色性，嗜铬染色阳性，免疫组织化学标志物突触素、嗜铬粒蛋白（CgA）阳性，电镜下可见神经内分泌颗粒。

治疗见小肠恶性肿瘤。

（张嘉洗）

xiǎocháng wèifēnhuà'ái

小肠未分化癌（undifferentiated carcinoma of the small intestine）

发生于小肠的具有上皮样形态特征但无明显腺管形成、黏液产生或鳞状分化、神经内分泌分化和肉瘤样分化的一类恶性肿瘤。小肠腺癌可以分为高分化、中分化、低分化和未分化 4 种，分化越低，恶性程度越高，未分化癌恶性程度最高。十二指肠癌发病率低，占全部胃肠道恶性肿瘤的 0.04%~0.50%。

病理特征　十二指肠癌多数为腺癌，少数为类癌。按发病部位分为壶腹上段、壶腹段、壶腹下段，以壶腹段多见。病变大体形态分为息肉型、溃疡型、环状溃疡型和弥漫浸润型。

临床分期　Ⅰ期：局限于十二指肠壁；Ⅱ期：穿透十二指肠壁；Ⅲ期：有区域淋巴结转移；Ⅳ期：发生远处转移。

临床表现　缺乏特异性，早期无症状或症状轻微，大多数就诊时已属中晚期，首发症状主要为体重减轻和腹痛，上腹部隐痛为其最常见的临床表现，疼痛呈阵发性，多于餐后发生，餐后两小时可自然缓解，还可出现腹胀、恶心、呕吐、上消化道出血、贫血、消瘦、黄疸和腹部包块。

诊断　主要依据影像学和内镜检查，而病理学检查是诊断金标准。

体格检查　视诊可发现黄疸，腹部触诊可发现腹部包块。

实验室检查　血清学检查肿瘤标志物，部分患者表现为癌胚抗原（CEA）、癌抗原 CA50 和 CA19-9 阳性，有助于诊断。

影像学检查　①腹部超声：主要表现为肠壁的不规则增厚，部分有近端肠管扩张、积液、周围脏器浸润和淋巴结肿大，但超声诊断率不高。②CT：主要表现为肠壁增厚，肠腔局限性狭窄或有向腔外生长的软组织包块，近端肠管扩张。③多层螺旋 CT：多平面中冠状位重建处理后能较好显示十二指肠水平部肿瘤以及与周围胰腺、腹主动脉及肠系膜血管关系，一定程度上可代替传统介入方法腹腔动脉造影。④内镜：主要是十二指肠镜，可直接观察病变形态，并取材做活组织检查，确诊率高。⑤超声内镜：是确定肿瘤浸润深度较有效的方法，能对消化道管壁准确分层，显示病灶与十二指肠壁各层次的关系，判断肿瘤的起源、大小、边界、有无肌层和周围血管浸润，对手术方案的制订有重要意义。⑥低张十二指肠造影：是术前诊断的首选方法，简便易行、无创，患者易接受，能更清晰地显示肠道黏膜面的微小病变，鉴别功能性和器质性狭窄，确诊率高，但并非所有病变均有阳性发现，应注意与消化性溃疡的鉴别。

治疗　手术切除是十二指肠腺癌最有效的治疗方法，术前或术后辅助放化疗可改善预后。

手术治疗　应行根治性切除，即距肿瘤边缘 2cm 以上切除病灶，同时清扫区域淋巴结，晚期肿瘤无法切除者应采取姑息性治疗措施。根据肿瘤的部位、大小、分期及患者全身情况的不同，可选择实施胰十二指肠切除、保留幽门的胰十二指肠切除、十二指肠肠段切除、局部肿瘤切除、内镜下黏膜切除术以及短路手术如胃空肠吻合、胆管空肠吻合等。十二指肠癌有嗜神经特性，有无神经浸润可作为肿瘤复发和生存率的预测指标。

放化疗　二者均可改善预后、延长生存期，可作为术后辅助治疗或晚期患者的姑息性治疗手段（见小肠肿瘤化疗和小肠肿瘤放射治疗）。术前应用新辅助化疗，有助于降低肿瘤分期，提高手术切除率。

（张嘉洗）

小肠小细胞癌（small cell carcinoma of the small intestine）

xiǎocháng xiǎoxìbāo'ái

起源于小肠黏膜腺体的嗜银细胞［库尔奇茨基（Kultschizky）细胞］的神经内分泌肿瘤。小细胞癌是一种分化程度低、高度恶性的肿瘤，多发生于肺，但也可源于肺外其他器官，如小肠、咽、食管、胃、胰腺和乳腺等。血清学检查可见某些激素指标升高，如降钙素、抗利尿激素、生长抑素和烯醇化酶，故临床上可出现神经内分泌症状，如神经肌肉综合征、类癌综合征和抗利尿激素综合征等。小肠小细胞癌发生率非常低，但生长迅速，发现时往往已是晚期，失去根治手术机会。

临床表现基本同小肠腺癌，也具有隐性失血、隐性消瘦和脐周隐痛三隐症状，只是小细胞癌恶性程度高，进展迅速，可出现发热、肠穿孔等，也可早期出现远处转移。

诊断：常用的检查方法有小肠气钡双对比造影、推进式电子小肠镜、胶囊内镜、双气囊内镜、CT 和磁共振成像（MRI）小肠造影等。CT、MRI 临床应用价值高，尤其对肿瘤分期、淋巴远处转移、手术选择有重要意义。同位素全身骨扫描和正电子发射计算机体层成像（PET-CT）对于排除骨转移以及其他远处转移有重要意义。

治疗：首选手术，除根治性切除目的外，还在于解除梗阻、出血及穿孔等并发症，减低瘤负荷。由于该病的病理类型临床罕见，尚不能证明化疗是否能达到肺小细胞癌那样的疗效。化疗药物的选择是借鉴肺小细胞癌方案还是小肠腺癌方案尚难定论。

（孙跃民）

小肠类癌（carcinoid of the small intestine）

xiǎocháng lèi'ái

起源于小肠黏膜腺体嗜银细胞［库尔奇茨基（Kultschizky）细胞］的神经内分泌肿瘤。库尔奇茨基细胞属胺前体摄取和脱羧细胞（APUD 细胞），有分泌多种肽类和生物胺的功能，临床上可出现类癌综合征表现。小肠类癌以回肠多见。一般较小，3/4 病例肿瘤直径不足 1cm；约 20% 直径可达 1～2cm，其中约半数有转移；仅 5% 肿瘤直径超过 2cm，此时 80%～90% 有转移。

病理特征 类癌生长慢。一般为圆形稍隆起的黄灰色结节，表面黏膜通常完整，很少溃烂。组织学检查瘤细胞呈巢状、条索状或腺管状排列，似癌的形态。嗜银染色和亲银染色可见瘤细胞胞质内嗜银颗粒大而不规整，嗜银反应及亲银反应均阳性。

临床表现 与一般小肠肿瘤相同。患者可无症状，或有不明显的胃肠道症状。黏膜溃疡少见，故肠道出血极少。少数出现肠梗阻症状。类癌组织中可由多种具有不同分泌功能的细胞组成，产生多种肽类激素。最常见的症状为皮肤潮红、腹泻、喘息、右心瓣膜病及糙皮病等症状。出现类癌综合征往往提示有类癌的扩散，应予高度重视。类癌危象是类癌综合征最严重的并发症，表现为顽固性的低血压、严重的腹泻、心动过速及持续而弥漫的皮肤潮红，最后可致昏迷。危象的促发因素可为全身麻醉或化疗。

诊断 术前诊断不易，对不明原因的消化道出血、贫血及反复发作的腹痛，疑为小肠肿瘤时，应考虑该病的可能。如伴有类癌综合征的表现，更应警惕小肠类癌。对可疑病例，应酌情进行以下检查：①24 小时尿 5-羟基吲哚乙酸（5-HIAA）测定：如大于 30mg/d 时有重要意义；大于 50mg/d 时，基本可予定性诊断。②选择性肠系膜上动脉造影：显示血供丰富的肿瘤大小、出血情况及病灶数量。③纤维小肠镜检查：直接观察小肠有无出血及肿块情况，并做活检。④B 超和 CT 检查：对类癌出现肝转移时较有诊断价值。⑤术中探查时：对可疑病变应做术中快速病理检查。

治疗 有多种治疗方式。

手术治疗 以手术切除为首选。手术原则应根据原发肿瘤的大小、部位、病灶数目及浸润程度。直径小于 1cm 并且无淋巴结转移者，可作局部切除。对有淋巴结转移或瘤直径大于 1cm 者，应作标准的根治术。有远处转移不能根治者宜尽可能切除肿瘤组织，因为依然有姑息性的效果。小肠类癌中，80% 病灶位于回肠，恶性倾向相对较高，局部淋巴结转移率高达 20%～45%，切除范围宜广泛。

化疗 类癌对化学药物一般不敏感，对有肝脏等器官转移者可试用化学疗法，常用药物有 5-氟尿嘧啶、多柔比星和链脲霉素联合应用，有一定效果，但难以持久，有报道经肠系膜上动脉灌注化疗空肠类癌术后复发病灶，近期效果较好，远期效果待定。

针对类癌综合征的治疗 原则上尽可能切除胃肠病灶，目的在于减少 5-羟色胺（5-HT）、激肽释放酶的生成或对抗其作用，很多药物可增加肠色素颗粒膜通透性或改变膜泵作用，使 5-HT 释放增加，如吗啡、氟烷、右旋糖酐和多黏菌素等，应忌用或少用。常用药物：

5-HT 合成抑制剂 对氯苯丙氨酸可抑制色氨酸羟化酶，从而减少 5-HTP 和 5-HT 生成，有效地缓解恶心、呕吐、腹泻，减轻面颈潮红发作程度（但不能减少发作次数）。

5-HT 拮抗剂 甲基麦角酰胺能较好地控制腹泻及支气管痉挛等类癌综合征，副作用有低血压、晕厥、倦怠和抗药性，长期应用可并发腹膜后，心瓣膜和其他组织纤维化性损害以及水潴留；赛庚啶疗效与甲基麦角酰胺相似，但控制潮红较后者为优。

激肽释放酶抑制或拮抗剂 抑肽酶、氨基己酸和苯氧苄氨。

其他药物 少数可用抗组胺类药物、皮质类固醇激素及甲基多巴，有助于缓解腹泻；应用泼尼松等肾上腺皮质激素可以减轻症状，但不宜长期应用，效果也并不理想。生长抑素能有效控制类癌综合征，并可使肿瘤缩小，其作用机制包括抑制肿瘤对肽胺类激素的合成，分泌以及加速肽胺类激素的降解，在临床上有明显效果；可使症状在短期内迅速得到控制，大多数患者尿中 5-HT 代谢产物减少达到一半，生长抑素人工合成衍生物 SMS201-995，可以降低血中 5-HT 水平，缓解症状，改善肝功能，是较好的姑息性治疗药物。

支持疗法 高营养，高热量饮食，补充维生素和蛋白质，贫血者可输血，低血压时应首先予以补充血容量，不用儿茶酚胺类治疗。

对症治疗 腹泻、哮喘发作时可给予对症治疗，发生心力衰竭者应洋地黄化，且需加用利尿剂。

放射治疗 对骨转移所致的疼痛有效。

（王黎明）

xiǎocháng wèimìsùliú

小肠胃泌素瘤 （gastrin tumor of the small intestine）

以难治性、反复发作或不典型部位的消化性溃疡、高胃酸分泌为特征的小肠神经内分泌肿瘤。

病因和发病机制 病因及起源可能与其他部位的胃泌素瘤相似，来源于胰腺 A_1 细胞或异位胰腺 A_1 细胞。

临床表现 胃泌素瘤虽多数为恶性，但因瘤体小、发展缓慢，所以肿瘤本身很少引起明显的症状，到疾病的晚期才出现恶性肿瘤浸润的症状。临床表现主要与大量胃酸分泌有关。①腹痛：由于消化性溃疡所致，可有消化性溃疡的家族史。这是由于胃泌素强烈而持续刺激胃黏膜，使胃酸和胃蛋白酶大量分泌所致。溃疡常呈单个，也可多个，直径一般小于 1cm，少数可以大于 2cm。②腹泻：部分病例腹泻可发生于溃疡产生时，可为该病的初发症状或唯一症状。少数患者仅有腹泻而无溃疡存在。腹泻常呈大量、水样和脂肪泻。每日可 10～30 次。严重者可产生水及电解质紊乱，而出现脱水、低钾血症和代谢性酸中毒等症状。③多发性内分泌腺瘤病：部分患者可并发其他内分泌肿瘤。累及内分泌腺的分布依次为甲状旁腺、胰腺、垂体、肾上腺和甲状腺等部位。出现相应的与内分泌腺功能亢进有关的临床表现。

诊断 包括定性诊断和定位诊断。

定性诊断 有以下两方面。

血清胃泌素测定 诊断胃泌素瘤的最灵敏和具有特异性的检测方法。患者空腹血清胃泌素水平一般大于 150pg/ml，平均水平接近 1000pg/ml。临床上有消化性溃疡症状和高胃酸分泌的患者，空腹血清胃泌素浓度明显增高时（> 1000pg/ml），即可诊断胃泌素瘤。

激发试验 ①促胰液素激发试验：是判断胃泌素瘤最有价值的刺激试验。静脉注射促胰液素后，超过 95% 的胃泌素瘤出现阳性反应，本试验的假阳性罕见。②钙剂激发试验：80% 的患者在输注钙剂后表现胃泌素释放增多，且多数浓度增加显著（增加量 > 400pg/L），最高胃泌素浓度通常在注射初始就达到。钙剂激发试验的敏感度和特异度较促胰液素激发试验差。若胃泌素瘤患者对促胰液素激发试验无阳性反应，一般也不会对钙剂激发试验发生反应。③标准餐刺激试验：标准餐包括 1 片面包、200ml 牛奶、1 个煮蛋、50g 奶酪（包括 20g 脂肪，30g 蛋白质，25g 糖类），摄食前 15 分钟、0 分钟以及摄食后每隔 1 分钟分别抽血测定胃泌素值，直至摄食后 90 分钟。上述检查应在开始任何激发试验（如促胰液素激发实验）之前完成。如果高胃泌素血症系由胃酸缺乏或胃酸过少引起，则没有必要做胃泌素瘤的进一步检查。

定位诊断 小肠肿瘤定位相对困难，主要在于小肠整体长度过长及其盘绕迁曲的特性，很难在纤维内镜下直视检查，钡剂造影由于影像重叠，也难以准确定位。①X 线钡餐检查：放射影像异常对诊断胃泌素瘤有一定价值，胃皱襞常明显突起且胃内含有大量液体，整个十二指肠和部分空肠的黏膜皱襞变厚增宽，十二指肠扩张，小肠襻彼此分开，小肠腔内存在大量液体，造成钡剂不规则絮状沉淀。上消化道钡餐检查一般不能显示胰腺胃泌素瘤，但常可发现突出于十二指肠壁的肿瘤。②小肠镜检查。③全消化造影：临床上把食管、胃、小肠及结直肠的钡餐造影称为全消化道造影。全消化道造影能够显示消化道病变的形态及功能改变，同时也可反映消化道外某些病变的范围与性质。

以下情况可以高度提示胃泌素瘤的诊断：十二指肠第一段远端的溃疡；上消化道多发性溃疡；通常的溃疡治疗无效；溃疡手术后迅速复发；有消化性溃疡并腹泻或难以解释原因的腹泻；有典型的消化性溃疡家族史；有甲状旁腺或垂体肿瘤的病史或相关家族史；消化性溃疡患者合并泌尿系统结石；无服用非类固醇抗炎药病史的幽门螺杆菌阴性的消化性溃疡；伴高胃酸分泌或高促胃泌素血症或二者具备。

治疗 H₂ 受体拮抗剂和质子泵抑制剂的问世使该症合并消化性溃疡的发病率和病死率都大大降低，从而有效地规避了全胃切除术。胃泌素瘤对生命的最大威胁不是并发的溃疡而是恶性肿瘤的侵袭。治疗目标是控制溃疡，防止并发症及控制肿瘤发展。

内科治疗　主要目的是减轻临床症状、抑制胃酸分泌和防止消化性溃疡。所有胃泌素瘤患者都应周期性滴定胃酸浓度以决定制酸药的用量，应达到在下一次给药前将胃酸分泌降至低于 10mmol/h 水平。①质子泵抑制剂：奥美拉唑、兰索拉唑、泮托拉唑、雷贝拉唑和埃索美拉唑通过与壁细胞的 H⁺-K⁺ ATP 酶不可逆结合而有效地抑制胃酸分泌，其效果可持续超过 24 小时，可每

天给药 1 次。②H₂ 受体拮抗剂：可缓解症状，减少酸分泌和治愈溃疡。西咪替丁是第一个被证明有效的 H₂ 受体拮抗剂，可治愈 80%~85% 的胃泌素瘤溃疡，雷尼替丁和法莫替丁同样有效。H₂ 受体拮抗剂与抗胆碱能药物联合应用可增加 H₂ 受体拮抗剂，减少胃酸分泌的疗效。③奥曲肽：通过直接抑制壁细胞及胃泌素释放而减少胃酸分泌。人工合成的奥曲肽类似物半衰期达 2 小时，可皮下注射。可降低血清胃泌素浓度 16 小时，降低胃酸分泌 18 小时，其长期应用与奥美拉唑相比并无优越性，但可用于短期内需胃肠道外给药的制酸剂治疗的胃泌素瘤患者。

外科治疗　手术切除胃泌素瘤是最佳治疗方法，治疗目标是彻底切除肿瘤，消除高胃泌素分泌、高胃酸分泌和消化性溃疡，保护患者免受恶性肿瘤的侵害。

化疗　对恶性胃泌素瘤有不同的化疗方案，包括链脲霉素、链脲霉素+5-氟尿嘧啶或两者合用再加多柔比星。化疗不能减少胃酸分泌，但对缩小肿瘤体积和减轻肿瘤压迫或侵袭所引起的症状有一定效果。化疗并不能提高存活率，干扰素可使 25% 转移性胃泌素瘤停止生长，但不能缩小肿瘤体积和提高存活率。

（王黎明）

xiǎocháng shēngzhǎngyìsùliú
小肠生长抑素瘤（somatostatinoma of the small intestine）

发生于小肠、起源于胰岛 D 细胞的神经内分泌肿瘤。罕见，生长抑素瘤年发病率仅 1/4000 万。确诊年龄多为 50~55 岁，男女比例大致相同。约 55% 的生长抑素瘤发生在胰腺，其中 2/3 在胰头。其余发生在十二指肠壶腹部及壶

腹周围区域，偶尔发生在空肠。其他罕见的原发部位包括肝、结肠和直肠。约 75% 的生长抑素瘤为恶性，70%~92% 会出现转移。

如果患者具备糖尿病/葡萄糖耐受不良、胆石病以及腹泻/脂肪泻典型三联征，应怀疑生长抑素瘤综合征。如果患者空腹血浆生长抑素水平大于 30pg/ml，即可确诊生长抑素瘤综合征。但生长抑素瘤综合征较罕见，大多数生长抑素瘤是在评估腹痛、黄疸或体重减轻时发现胰腺或十二指肠肿块而检测到的。此类患者通常基于手术标本的病理学检查而诊断，即发现高分化的胰岛细胞且免疫组化染色显示生长抑素阳性。

生长抑素瘤可发生在多发性内分泌肿瘤 1 型（MEN-1）或 I 型神经纤维瘤病患者中。因此，应评估患者有无符合 MEN-1 或其他遗传性综合征的个人史或家族史。十二指肠生长抑素瘤患者还可伴有多发性副神经节瘤，其红细胞增多症是由于低氧诱导因子 HIF-2a 功能获得性体细胞突变激活了促红细胞生成素基因。

采用多期 CT 或磁共振成像（MRI）对腹部进行横断面成像检查可确定肿瘤位置并对其分期。如果横断面成像检查结果不确定，应进行超声内镜或功能性成像 [如生长抑素受体显像（SRS），或 ⁶⁸Ga DOTATATE 或 ⁶⁸Ga DOTATOC PET/CT]，以识别肿瘤。此外，还可采用以上方法对有转移性疾病风险的患者进行全面分期。

与其他神经内分泌肿瘤一样，手术切除是首选疗法。然而，75% 的患者在确诊时肿瘤已经转移，因此通常无法实现治愈性切除。若肿瘤不能切除，可以采用链脲霉素、5-氟尿嘧啶等和干扰素治疗。经药物治疗后一部分病

例显示肿块缩小，血清生长抑素浓度降低。

（张嘉洗）

xiǎocháng 5-qiǎngsè'àn shēngchéngxìng zhǒngliú

小肠 5-羟色胺生成性肿瘤

（serotonin tumor of the small intestine） 在发生上属于中肠型类癌，形态学较典型，可分泌大量 5-羟色胺（5-HT）的肿瘤。

正常人血液中 5-HT 浓度不高，不会出现类癌症状，而类癌患者的癌细胞将 50%～60% 的色氨酸摄取并用于合成 5-HT，故血中 5-HT 水平明显增高而引起一系列临床表现。小肠类癌细胞产生的 65% 的 5-HT 经肝灭活，后再经肾进一步灭活以 5-羟基吲哚乙酸（5-HIAA）的形式排出体外，故血中 5-HT 水平不高，不会出现典型的类癌症状，但尿中 5-HIAA 含量明显增高。随着类癌病变的加重，一方面其类癌组织细胞产生的 5-HT 过多，超过了肝、肺的灭活能力；另一方面，胃肠道类癌多发生肝转移，又可使肝对 5-HT 的灭活能力减低，此时血中 5-HT 水平明显增高，患者可出现临床症状。血中 5-HT 越高，患者的症状就越明显。如类癌细胞分泌过多的肽胺类激素可产生典型的类癌综合征。

大多数病例多数细胞表达 5-HT，其他多种神经内分泌激素肽类或胺类也可表达。回肠 5-HT 生成性神经内分泌肿瘤（NET）及其转移瘤 CDX-2 阳性，超过 90% 的细胞 5-HT 受体 2A 细胞膜阳性。肿瘤细胞也表达半乳凝素 4（galectin4）与 COX-2。此外，约 70% 肿瘤癌胚抗原（CEA）阳性。肿瘤细胞之间 S-100 蛋白阳性的支持细胞也可见到。

（张嘉洗 赵平）

xiǎocháng fùshénjīngjiéliú

小肠副神经节瘤

（paraganglioma of the small intestine） 发生于小肠、起源于副交感神经节的神经内分泌肿瘤。又称小肠神经节细胞性副神经节瘤。常发生于十二指肠降部，尤其是肝胰壶腹附近，也可发生空肠及幽门等处。发病年龄为 15～80 岁。最常见的临床表现为消化道出血。

神经节细胞有两种类型：一种是典型的正常形态的节细胞，其被卫星细胞围绕；另一种被上皮样细胞包绕，细胞核呈空泡状，核仁明显。当这些细胞排列成界限清楚的巢状时酷似典型的副神经节瘤。瘤细胞的核可有中度的异形性，但不见核分裂象和坏死。以上 3 种细胞成分均可与正常的平滑肌和胰腺的小导管相混合，在肝胰壶腹形成复杂的图像。免疫组化染色瘤细胞表达 S-100 蛋白阳性，而不表达 CD117 及 CD34，可与胃肠道间质瘤相鉴别。

（张嘉洗）

xiǎocháng pínghuájī ròuliú

小肠平滑肌肉瘤

（leiomyosarcoma of the small intestine） 起源于小肠壁的平滑肌组织的恶性肿瘤。平滑肌肉瘤在消化道十分罕见，主要见于胃部，而小肠平滑肌肉瘤好发于空肠。在根据其分子学特征识别出胃肠道间质瘤（GIST）之前，平滑肌肉瘤是最常见的小肠肉瘤。早期研究归为平滑肌肉瘤的大部分是 GIST。

因小肠部位较隐蔽，小肠平滑肌肉瘤在发现时肿瘤均较大，瘤体紧贴肠腔，内部可有出血、坏死。临床表现可有腹痛、梗阻等，与正常小肠肿瘤相似。

诊断主要依赖病理学检查。肉瘤呈结节状生长，边界清楚，多数有完整包膜，呈偏心性生长；

切面呈灰白或灰红色，亦可见到编织状纤维束；质软、易碎，个别有蒂。常为单发，多灶者仅占 1%～3%。

诊断方面要与 GIST 鉴别，两者形态学相似，因此必须根据 c-kit（CD117 抗原）的表达进行鉴别，c-kit 是 KIT 酪氨酸激酶受体的成分。GIST 病例中 80% 以上存在 kit 基因的活化性突变。

该病属于肉瘤，转移概率较低，一般行手术切除治疗，不做常规淋巴结清扫。

（张嘉洗）

xiǎocháng xuèguǎn ròuliú

小肠血管肉瘤

（hemangiosarcoma of the small intestine） 由小肠血管内皮细胞或向血管内皮细胞方向分化的间叶细胞发生的恶性肿瘤。起病隐匿，缺乏特异性症状及肿瘤标志物。

小肠血管肉瘤可能与创伤、化学试剂、放射接触和长期异物刺激等因素有关。术前诊断困难，大多数患者有出血倾向但并不特异。CT 表现为病变肠管管壁增厚，增强扫描病灶呈相对特征性的不均匀强化，病变肠管不规则狭窄，严重者出现肠梗阻，病变肠管系膜侧血管显著增多。

该病确诊依赖于病理学和免疫组化染色。典型的显微镜下表现，为弥漫分布的新梭状或上皮样细胞，相互交织形成管径大小不一、互相吻合的小管腔，腔内见红细胞。而分化差的肿瘤细胞异型明显，核分裂象多，可排列呈巢状、乳头状、无管腔。免疫组化染色是诊断金标准，表现为 CD31/CD34 阳性和上皮细胞标志物阴性，低分化肿瘤可能出现一些内皮细胞标志物的表达丢失。手术是该病的首选治疗方法。

（张嘉洗）

xiǎocháng Kǎbōxī ròuliú

小肠卡波西肉瘤（Kaposi sarcoma of the small intestine） 发生在小肠由人类疱疹病毒 8 型（HHV-8）引起的肿瘤。卡波西肉瘤（KS）与 HHV-8 有关。KS 几乎可累及所有内脏器官，包括淋巴结、肝、胰腺、心脏、睾丸、骨髓、骨和骨骼肌。最常见的皮肤外部位是口腔、胃肠道和呼吸系统。然而，内脏受累作为 KS 首发表现的情况相对少见。另外，由于抗反转录病毒治疗（ART）以及多种治疗方式的应用，内脏受累现象已经少见得多。

该病是 KS 累及小肠的结果，可见于没有皮肤病损的患者，可无症状或引起体重减轻、腹痛、恶心、呕吐、上/下消化道出血、吸收不良、肠梗阻和/或腹泻。小肠 KS 常在内镜检查时发现，通常表现为出血结节，单个或融合分布，可见于小肠的任何部位。病理方面，病损通常出现两种主要异常：梭形细胞呈旋涡状排列伴白细胞浸润；新血管形成伴小血管异常增生。这些小血管缺少基底膜，有渗出行为，并伴随微出血以及含铁血黄素沉积。随着疾病进展，病损从斑片演变为斑块，然后成为结节。KS 特征性的组织学表现在不同流行病学受累群体之间没有区别。

（张嘉洸）

xiǎocháng línbāliú

小肠淋巴瘤（lymphoma of the small intestine） 发生于小肠淋巴组织的恶性肿瘤。约 30% 的胃肠道淋巴瘤发生在小肠，可分为 3 大类：①免疫增生性小肠病（IPSID）淋巴瘤，又称 α 重链病、地中海淋巴瘤和塞利希曼（Seligmann）病，是一种分泌 α 重链的黏膜相关淋巴组织（MALT）结外边缘区淋巴瘤。②肠病相关性 T 细胞淋巴瘤（EATL）：与麸质敏感性肠病密切相关。③西方型非 IPSID 淋巴瘤。

小肠淋巴瘤的临床表现根据组织学类型而不同。腹痛是所有类型的常见症状，见于 2/3 左右的患者。IPSID 患者通常表现为腹痛、慢性腹泻、吸收不良、体重显著减轻、杵状指/趾和踝部水肿。较少见的表现包括乳糖不耐受、小肠肠瘘、腹水、发热、低钙血症、脂肪泻和器官巨大症。EATL 通常表现为急性出血、梗阻或穿孔。其他非 IPSID 淋巴瘤患者的临床表现更缺乏特异性，包括腹痛、消化道出血、肠梗阻或穿孔、梗阻性黄疸和/或可触及腹部肿块。

疑似小肠淋巴瘤的诊断性评估包括对比增强 CT、正电子发射计算机体层成像（PET）、对比造影、常规内镜和胶囊内镜。CT 和/或对比造影通常是初始诊断手段。如果就诊时存在梗阻、穿孔或大出血，应行诊断性剖腹手术并切除病变肠管。

（张嘉洸）

xiǎocháng jiānzhìliú

小肠间质瘤（gastrointestinal stromal tumor of the small intestine） 原发于小肠的胃肠道间质瘤（GIST）。GIST 主要发生于中老年，很少发生在 40 岁以下的个体。

成人 GIST 的特点为几乎普遍表达 CD117 抗原，而其他胃肠道梭形细胞肿瘤（即平滑肌瘤和平滑肌肉瘤）通常 CD117 为阴性。CD117 抗原是 KIT 跨膜受体酪氨酸激酶的同义词，是原癌基因 *Kit* 的基因产物。在超过 80% 的 GIST 病例中，发现 *Kit* 突变导致 KIT 蛋白异常激活，并能引起细胞内癌基因信号传递。部分无 *Kit* 突变的 GIST 具有编码相关受体酪氨酸激酶［即血小板衍生生长因子受体 α（*PDGFRA*）］的基因激活突变。

该病的临床行为差异很大，主要预后决定因素包括肿瘤大小、核分裂率及肿瘤部位。

（张嘉洸）

shí'èrzhǐcháng jiānzhìliú

十二指肠间质瘤（gastrointestinal stromal tumor of the duodenum） 原发于十二指肠的胃肠道间质瘤（GIST）。细胞形态学可以梭形细胞为主，也可以上皮样细胞为特征。组织学上，肿瘤形态常归为以下 3 个相对统一的类型之一：梭形细胞型（70%）、上皮样细胞型（20%）和混合型（10%）。临床表现可见到显性或隐性消化道出血、腹痛，有的患者无明显症状表现。CT 和磁共振成像（MRI）是主要的影像学诊断方法。

（张嘉洸）

xiǎocháng zhuǎnyíxìng zhǒngliú

小肠转移性肿瘤（metastatic tumor of the small intestine） 发生于其他器官的恶性肿瘤转移至小肠所形成的继发性小肠肿瘤。临床罕见，常发生于恶性肿瘤晚期或广泛转移者，尤其是来源于消化道的恶性肿瘤。恶性肿瘤可通过血行、淋巴和腹腔内种植侵犯小肠，尤以血行和腹腔内种植更常见。在排除邻近原发肿瘤直接扩散后，转移至小肠最常见的恶性肿瘤为黑色素瘤、肺癌、乳腺癌、子宫颈癌、肉瘤和结肠癌。

临床表现有腹痛、腹泻、出血、肠梗阻、腹部包块、肠穿孔和腹膜炎等。治疗是姑息性的，根据转移病变的情况采用相应的姑息治疗手段，采用局限性病变切除或肠道旁路术可用于缓解症状。十二指肠梗阻的治疗可采取内镜下十二指肠支架置入。

(张嘉洗)

小肠镜检查 (enteroscopy)

xiǎochángjìng jiǎnchá

经口、经肛或经口和经肛对接的方式进镜，完成全小肠无盲区式检查以诊治小肠疾病的方法。双气囊电子小肠镜和单气囊电子小肠镜统称气囊辅助式小肠镜。

适应证：不明原因消化道出血；怀疑小肠病变；不明原因腹痛；已确诊小肠疾病的随访。

禁忌证：重要器官功能严重异常，如严重心肺功能不全；有高度麻醉风险；无法耐受内镜操作或无法配合者；相关实验室检查提示有明显异常，如中度以上贫血等。

检查前准备：经口检查者术前可适度清肠并禁食 6~12 小时；经肛检查者术前 1~2 天改流质饮食，检查前 12 小时用至少 3L 水冲服清肠药物以清洁肠道。

检查过程：①患者取左侧卧位，按胃镜方式将小肠镜插入胃内腔后，少量注气、胃腔略张后再进镜。②经幽门进入十二指肠球内，此时静脉注射山莨菪碱 10mg 或解痉灵 20mg，以减少小肠蠕动，必要时静注地西泮 10mg 或哌替啶 50mg。③按照经内镜逆行胰胆管造影（ERCP）方式将内镜进入十二指肠降部，采用钩拉法循腔进镜，当内镜深入达 100cm 左右时，镜头已到达或超过十二指肠悬韧带（屈氏韧带），可应用钩拉法消除肠袢的锐角及镜身的弯曲，通过调节角度钮循腔前进，少量注气，一般均可顺利进入空肠。通过屈氏韧带后，镜身的走向可分为顺时针型（右型）和逆时针型（左型）两种，以逆时针型容易插入。一般可插入上部空肠 50~60cm，若用滑管可插至屈氏韧带下 120cm）。④小肠镜检查通常边推进边观察，退镜过程中再做细致观察，如发现异常，可录像、可小肠活检。也可借助 X 线透视或腹部平片来判断病变的确切部位。

小肠相关疾病有空肠憩室、回肠憩室、弥漫性空回肠溃疡、原发性小肠溃疡、原发性小肠淋巴管扩张症、克罗恩病、小肠过敏性紫癜、小肠异物、缺血性肠绞痛以及淀粉样变的胃肠道表现等。

(张嘉洗)

胶囊内镜检查 (capsule endoscopy)

jiāonáng nèijìng jiǎnchá

利用胶囊内镜对消化道进行检查的技术。是一种新型无创的消化道无线监测系统，属于非侵入性检查，可作为消化道疾病尤其是小肠疾病诊断的首选方法。通过口服内置摄像与信号传输装置的智能胶囊，借助消化道蠕动功能，使之在消化道内运动、拍摄图像，并以数字信号传输图像给患者体外携带的图像记录仪，进行存储记录。临床医师通过影像工作站分析所记录的图像，了解患者的整个消化道情况，从而对病情作出诊断。

该技术主要用于诊断疑似克罗恩病、小肠肿瘤，以及评估成人疑似小肠出血，包括存在缺铁性贫血的成人。其为小肠克罗恩病患者评估黏膜愈合状况的能力也一直在改善。另外，也用于检测与非甾体类抗炎药（NSAID）有关的小肠损伤，评估不明原因的腹痛，为有家族性息肉病综合征的患者筛查息肉（如波伊茨-耶格综合征和家族性腺瘤性息肉病），为林奇（Lynch）综合征患者筛查小肠恶性肿瘤。在 10 岁以上儿童中，因上述适应证也可使用胶囊内镜检查。

(张嘉洗)

小肠肿瘤外科治疗 (surgical treatment of small intestinal tumor)

xiǎocháng zhǒngliú wàikē zhìliáo

以手术切除小肠肿瘤为主的治疗。原发性小肠肿瘤发生率为全身各部肿瘤的 0.2%、占胃肠道肿瘤的 1%~4%。良性肿瘤包括腺瘤、平滑肌瘤、脂肪瘤和血管瘤等，恶性肿瘤包括腺癌、淋巴瘤和肉瘤等。原发于小肠的胃肠道间质瘤和神经内分泌肿瘤临床上也备受重视。

良性肿瘤的手术治疗 由于小肠良性肿瘤可导致肠套叠、肠梗阻、出血及穿孔等严重并发症，且部分肿瘤如绒毛状腺瘤有恶变的危险性，故一旦确诊应积极予以切除。切除的方式随肿瘤的部位、大小、形态及病理类型而异。对较小的浆膜下脂肪瘤或神经鞘瘤，可将肿瘤完整摘除而无需切开肠腔；对有蒂的肿瘤，如管状腺瘤可做达肌层的局部切除；对广基无蒂的绒毛状腺瘤，局部摘除常导致局部复发，需行腺瘤连同基底部部分肠壁切除，然后做切缘对端横行内翻缝合，浆肌层加强；对瘤体较大，临床怀疑有癌变，但冷冻切片尚不能完全肯定有无癌变，病灶位于空肠或回肠者，则宜按照癌变处理：距肿瘤缘 10~15cm 做肠段切除，清除相应系膜淋巴结，然后做端端吻合。

恶性肿瘤的手术治疗 有以下几种情况。

空肠癌和回肠癌 空肠癌好发于十二指肠悬韧带（屈氏韧带）附近，如果肿瘤紧贴屈氏韧带，则切除方法应同十二指肠水平部癌。如果回肠癌发生在距回盲瓣

20cm 以内，须常规做根治性右半结肠切除术。除上述近端空肠和末端回肠以外的空肠、回肠癌，手术切除范围应距肿瘤两端各 15～20cm 处，扇形切开肠系膜，切断结扎肠系膜血管，清扫根部淋巴结，在原定切除线处切断肠管，将原发灶、肠旁、系膜及系膜根部淋巴结一并清除，做肠管端端吻合，浆肌层加强。

小肠恶性淋巴瘤和小肠平滑肌肉瘤 手术方式及切除范围基本同十二指肠癌、空肠和回肠癌。如为淋巴瘤，术中冷冻切片很难确诊；位于空回肠肠壁间的实质性肿瘤，若难以鉴别其良恶性，原则上均应按恶性肿瘤行根治性切除，若位于十二指肠或回肠末端，则必须待肿瘤活组织石蜡切片检查确诊为恶性肿瘤后方可行根治性胰十二指肠切除或右半结肠切除术。

小肠间质瘤 瘤体常巨大，且常向腔外生长而累及邻近脏器，故需将受累脏器联合切除。另一特点是术后容易引起局部复发，复发灶往往较大，但复发灶常可分离切除，所以对比较晚期的间质瘤复发病例，仍应积极做姑息性切除。

小肠神经内分泌肿瘤 直径小于 1cm 者，可将癌灶连同周围部分肠壁做局部切除，大于 1cm 者做肠段切除并肠系膜淋巴清扫。位于回肠末端的神经内分泌肿瘤，病灶直径大于 2cm 者应行右半结肠切除。十二指肠神经内分泌肿瘤，特别是位于乳头周围无法行局部切除者，则行胰十二指肠切除术。一旦小肠肿瘤的诊断明确或在其他剖腹探查中发现时均应予以切除。如疑为恶性肿瘤或已证实为恶性肿瘤，应按恶性肿瘤进行根治性切除，并行相

应区域淋巴结清扫。术后根据肿瘤的病理性质进行化疗或放射治疗。

（马晋平）

shí'èrzhǐcháng'ái shí'èr zhǐcháng bùfen qiēchúshù

十二指肠癌十二指肠部分切除术（segmental resection of the duodenum for duodenal cancer） 位于十二指肠乳头下方，或位于十二指肠水平部和升部的界限清楚的小癌灶可行十二指肠部分切除术。避免损伤过大的胰十二指肠切除术。十二指肠水平部的血供来源于肠系膜上动脉的胰十二指肠前下、后下动脉发出的前后动脉弓。淋巴是回流至小肠系膜。

适应证 发生于十二指肠乳头下方界限清楚的小癌灶，尤其是位于十二指肠水平部和升部的肿瘤。

手术方法 有以下步骤。

术前准备 根据患者营养、发育情况及精神状态，结合心血管、呼吸、肝肾功能及内分泌检查结果以及年龄因素综合考虑患者是否能耐受手术，术前尽可能纠正不良因素。①营养支持：消瘦、营养不良者，术前给予肠内或肠外营养支持改善营养情况，纠正水和电解质紊乱。②术前行肝肾功能检查，测定电解质含量，注意有无低钾血症，尽可能纠正至正常水平。③肠道准备：视有无梗阻及病变位置制订肠道准备方案，包括导泻、口服甲硝唑等，术前或术中麻醉后保留胃肠减压管，有梗阻者提前两天置管。④清洁手术野皮肤，减少手术后切口感染机会。

手术步骤 ①正中切口：有利于术中上延或下延切口以暴露左侧或右侧腹腔。②在十二指肠

第二段后壁进行分离。注意检查胰头后面及其附近的胰腺旁淋巴结、腹主动脉旁淋巴结及小肠系膜根部淋巴结有无转移。③分离十二指肠水平部时切开十二指肠悬肌，然后沿十二指肠上缘将前后血管弓结扎切断，切开分离十二指肠悬韧带（屈氏韧带），在其下方 5～6cm 处切断空肠，封闭近端。注意避免损伤胰腺下缘发出的肠系膜上静脉。④在距离肿瘤上方 3～5cm 处切断十二指肠。在切除十二指肠时需保留其近端约 1cm，以便进行十二指肠-空肠端端吻合，外加浆肌层缝合。在吻合口附近置引流管一条。

术后处理 ①术后监测心率、呼吸、血压和血氧饱和度，保持呼吸道通畅，并予以吸氧，化痰药雾化吸入。②保持胃肠减压管通畅：需保留胃管直至胃肠功能恢复，减轻吻合口张力。因术中操作有可能诱发胰腺炎，术后需常规监测胰腺炎指标，当出现血清淀粉酶升高时需延长禁食、胃肠减压时间，并使用生长抑素抑制胰酶分泌。③注意水、电解质平衡和营养支持，对术前有肠梗阻的患者更应注意纠正水及电解质紊乱，定期检测血钾、钠及 CO_2 结合力，补充每日需要的液体量及电解质，并给予肠外营养支持治疗，逐渐过渡到肠内营养。④术后止痛及抗生素应用：利用止痛泵通过硬膜外或静脉持续少量注入止痛药可使术后 3 天疼痛减轻，但因有尿潴留的不良反应，需常规留置尿管至拔除止痛泵。术后常规预防性使用抗生素，并注意加用甲硝唑等抗厌氧菌药物。⑤术后饮食护理：禁食直至肛门排气，一般术后 3～4 天肠蠕动恢复后可进流质饮食。

（马晋平）

shí'èrzhǐcháng'ái yí-shí'èrzhǐcháng qiēchúshù

十二指肠癌胰-十二指肠切除术 （pancreaticoduodenectomy for duodenal cancer）

原发性十二指肠癌确诊后，外科手术切除是最有效的治疗方法。根据十二指肠癌所处的部位以及进展程度决定治疗方案：胰十二指肠切除术适用于十二指肠第一、二段癌及壶腹癌（见胰十二指肠切除术），而第三、四段癌以部分肠段切除为主（见十二指肠癌十二指肠部分切除术）。

（马晋平）

xiǎocháng zhǒngliú huàliáo

小肠肿瘤化疗 （chemotherapy of small intestinal tumor）

使用化学药物进行小肠肿瘤治疗的方法。对于无手术适应证的小肠肿瘤，以全身化疗为主。

在小肠肿瘤术后，建议所有完全切除的淋巴结阳性小肠腺癌患者接受辅助化疗，临床数据显示常规采用辅助化疗能显著提高生存率。参照淋巴结阳性的结肠癌治疗，建议采用以奥沙利铂为基础的化疗方案。

对于晚期不可切除的小肠肿瘤患者，建议将氟嘧啶类+铂类药物作为晚期小肠腺癌的一线化疗方案。优先选择 CAPOX 或 mFOLFOX6 方案，当患者不适合接受强化治疗时，推荐采用氟嘧啶类单药治疗（卡培他滨或亚叶酸调节的氟尿嘧啶）。美国国立综合癌症网络（NCCN）指南推荐可选择奥沙利铂+伊立替康和亚叶酸调节的氟尿嘧啶（FOLFOXIRI 方案）。该推荐是参考结直肠癌的治疗数据。采用血管内皮生长因子靶向药（如贝伐珠单抗）的做法尚有争议，因为尚无随机试验证实在晚期小肠腺癌以细胞毒化疗为主的治疗方案中加用贝伐珠单抗可以获益。

（张嘉泩）

xiǎocháng zhǒngliú fàngshè zhìliáo

小肠肿瘤放射治疗 （radiotherapy of small intestinal tumor）

通过放射线照射破坏肿瘤细胞的 DNA 而治疗小肠肿瘤细胞的方法。除小肠肉瘤对放疗有一定的敏感性外，大多数小肠恶性肿瘤对放疗不敏感。因此，通常不选择放射治疗。对肝内出现多发性转移灶的小肠神经内分泌瘤患者，放疗有缓解症状的作用。

（张嘉泩）

jié-zhícháng xiànliú

结直肠腺瘤 （colorectal adenoma）

结肠或直肠上皮起源的细胞具有异型增生（上皮内瘤）的良性肿瘤。腺瘤是结直肠癌重要的癌前病变，约 80% 的结直肠癌由腺瘤恶变而来。

分类 结直肠腺瘤可分为管状腺瘤、绒毛状腺瘤或管状绒毛状腺瘤。按照世界卫生组织（WHO）的分类诊断标准：完整包埋的腺瘤组织中管状结构占腺瘤成分 80% 以上者为管状腺瘤，绒毛状结构占腺瘤成分 80% 以上者为绒毛状腺瘤，腺管状结构和绒毛成分均不超过 80% 者称为管状绒毛状腺瘤。

管状腺瘤 最常见，占全部结直肠腺瘤的 70%~80%，主要位于直肠及乙状结肠（占 70%）。小的管状腺瘤在结肠黏膜表面隆起，表面光滑，颜色接近正常黏膜，大的腺瘤呈球状或椭圆形，表面光滑，可有分叶，色泽较红。腺瘤大多有蒂，腺瘤越大，蒂越明显。蒂为黏膜覆盖的血管纤维组织，是正常黏膜的延伸。

绒毛状腺瘤 大多数广基，无明显蒂，瘤体稍高于黏膜面，延伸面积较大，表面呈粗颗粒或粗绒毛状，腺瘤质地软，触之似海绵。

管状绒毛状腺瘤 可以有蒂，也可以是广基，管状和绒毛状成分并存。3 种腺瘤中，绒毛状腺瘤癌变率最高，管状绒毛状腺瘤其次，管状腺瘤最低。即随着腺瘤内绒毛成分的增加，癌变概率也增加。

直肠和乙状结肠的腺瘤癌变占所有腺瘤癌变的 85%，而横结肠处腺瘤癌变率最低，所以对直肠和乙状结肠处腺瘤应高度重视。研究发现，大肠有一处腺瘤者，30%~50% 同时在大肠其他部位也存在腺瘤，因此凡在直肠、乙状结肠发现腺瘤者，应行全结肠镜检查。

临床表现 绝大多数结直肠腺瘤起病隐匿，临床上可无任何症状，常在结肠镜检查时偶然发现。一些较大的腺瘤表面形成溃疡，可有便血。更大的腺瘤可以引起大便习惯或性状改变，甚至梗阻等肠道症状。对无症状风险人群进行结肠镜普查是发现结直肠腺瘤最重要的方法，但仍有 15% 的漏诊率，特别在结肠肝曲和脾曲呈锐角处和回盲瓣处观察较难，可能遗漏。既往有结肠炎症或手术史者也可能影响观察。

诊断 随着结肠镜技术如染色、放大、超声内镜、窄带成像和共聚焦等应用于临床，结直肠腺瘤的检出率和镜下诊断准确率有了很大提高。CT 仿真结肠显影技术发展迅速，原理是将 CT 扫描结直肠所得数据经软件处理后产生二维或三维肠腔影像。其优点在于无创、可重复、观察范围广，可以观察肠壁、肠壁外相邻腹腔、盆腔组织器官的病变及发生肠梗阻时梗阻端近侧的病变。其灵敏度和特异度均随着息肉的增大而增加。

治疗 肠镜下息肉电切术安全、有效、简单，已基本取代了传统的开腹手术。其中高频电息肉切除术是最成熟也是最普及的肠镜治疗方法。肠镜下治疗结肠腺瘤的难点是侧向生长腺瘤及巨大腺瘤。对此类病例可以选择行内镜下黏膜切除术或内镜黏膜下剥离术。

外科手术治疗的适应证是腺瘤癌变和内镜下切除困难者，如直径大于 2cm 的无蒂腺瘤或密集成簇无法取净者。手术方式有局部切除、肠段切除和根治性切除等，根据病变类型、分化程度、浸润深度等决定手术方式，癌变超过黏膜下层的需行根治手术。

（裴 炜）

jiāzúxìng xiànliúxìng xīròubìng

家族性腺瘤性息肉病 （family adenomatous polyposis，FAP）

以结直肠弥漫性腺瘤性息肉为表现的常染色体显性遗传病。约占全部大肠癌的 1%，特异性表现是结直肠分布 100 个或更多的腺瘤样息肉。

病因和发病机制 位于 5 号常染色体长臂（5q21-22）上的 *APC* 基因异常是其致病因素，*APC* 基因主要表现为杂合性丢失、突变和重排等。世界卫生组织消化系统肿瘤病理学和遗传学中提出 FAP 的诊断标准：100 个以上结肠或直肠腺瘤；*APC* 基因胚系突变；有 FAP 家族史以及至少有下列表现之一：表皮样囊肿、骨瘤、硬纤维瘤。

病理特征 息肉弥漫性分布，息肉数目至少在 100 个以上，甚至多达 5000 个，平均 1000 个。直径多小于 1cm，从略高于正常黏膜至较大息肉。形态学类似于管状腺瘤、管状绒毛状腺瘤，单纯绒毛状腺瘤少见。未经治疗的患者绝大多数会发生一个或几个大肠癌。大部分癌变发生在 30 岁左右，好发部位是直肠（39%）、乙状结肠（24%）及降结肠（20%）。癌变类型以管状腺癌为主。

临床表现 早期一般无症状，特殊症状有直肠出血及腹泻，常伴黏液便和腹痛。症状往往是渐进性的。

诊断和治疗 对 FAP 患者和家属须进行随访和遗传学咨询。对早期发现的患者可考虑进行预防性手术治疗，以延缓甚至阻止 FAP 癌变。疾病监控措施如下：

结直肠检查 FAP 患者的家族成员发生 FAP 的危险性高，自 12 岁起应每年行肠镜检查，肠镜检查的频度根据发现的腺瘤数目、大小而定，一般为 3～12 个月。若 24 岁后仍未发生息肉，肠镜检查可改为每 2 年 1 次，直到 34 岁，然后每 3 年 1 次直到 44 岁。几乎所有家族性腺瘤病患者会发生结直肠癌，因此肠镜检查不是有效的防治手段。一旦诊断为 FAP，应当考虑行结肠次全切除术，以减低发生结直肠癌的风险。对残留的直肠，至少每年行一次肠镜检查，手术或电灼切除息肉。

胃十二指肠检查 当通过外科手术减低了结直肠癌的危险后，壶腹周围癌等其他部位肿瘤成为 FAP 患者主要死亡原因。因此，定期做胃十二指肠检查，尤其是十二指肠乳头十分重要。一般建议患者在行结肠手术后或自 20 岁开始做上消化道内镜检查，须强调即便十二指肠乳头外观正常，也应定期对十二指肠乳头以及较大的或疑有癌变的十二指肠息肉进行活检。如果检查结果正常或为典型的 FAP，则检查应每 3 年 1 次；若发现有高危腺瘤，检查间隔应缩短。

（鲁海珍）

Jiādénà zōnghézhēng

加德纳综合征 （Gardner syndrome）

以结直肠多发性息肉合并软组织肿瘤和骨瘤为特征的常染色体显性遗传病。又称遗传性肠息肉综合征。属常染色体显性遗传病，结肠息肉恶变率很高，男女发病率相似。1951 年，美国学者加德纳（Gardner）详细研究了大肠息肉病伴发颅骨和下颌骨骨瘤及软组织肿瘤的一个家族，认为大肠息肉病与骨瘤、软组织肿瘤有相关遗传性。1958 年，史密斯（Smith）把具有这 3 个特征的疾病命名为加德纳综合征。

病因和发病机制 加德纳最初的报道和随访资料提示该综合征系由单一缺陷基因或几个独立的但却密切联系的基因所致。该病与家族性大肠息肉病是否为同一遗传性疾病尚有争议。尽管遗传因子的作用已充分明确，但具有这样体质的人自身对环境致癌剂易感性的增加，也可导致黏膜上皮细胞的质变。

临床表现 主要为消化道息肉病和消化道外病变两大方面。

消化道息肉病表现 息肉广泛存在于整个结肠，数量可达 100 个以上；胃和十二指肠亦多见，但空肠和回肠中较少见。息肉一般可存在多年而不引起症状。通常在青壮年后才有症状出现。初起可仅有稀便和便次增多，易被患者忽视；当腹泻严重和出现大量黏液血便时，才引起患者重视，但此时息肉往往已发生恶变。

消化道外病变表现 主要有骨瘤和软组织肿瘤等。骨瘤多数为良性，从轻微的皮质增厚到大量的骨质增生不等，甚至可见有茎性的巨大骨瘤，多发生在颅骨、上颌骨及下颌骨，四肢长骨亦有发生。骨瘤及牙齿形成异常往往先于大肠息肉。软组织肿瘤有多发性皮脂囊肿或皮样囊肿及纤维性肿瘤，也可见脂肪瘤和平滑肌瘤等。可有伴随瘤变如甲状腺瘤、肾上腺瘤及肾上腺癌等。

诊断 具有结直肠的多发息肉、骨瘤及软组织肿瘤三大特征即可确诊。但有时消化道外病变为潜性存在，须仔细诊察，此时家族史在诊断上很重要。往往骨瘤和上皮样囊肿从小儿期即先于大肠病变存在，即使没有息肉病的症状，也应考虑做内镜检查，这对早期诊断非常重要。

治疗 对大肠病变的治疗同家族性大肠息肉病，以手术为主。莫特儿（Moertel）提倡，对多发性息肉病应做全直肠、结肠切除术，因其直肠癌的发病率可高达5%～59%。还可做预防性结肠切除术和回肠直肠吻合术，但必须严格掌握手术适应证，重要的是，回肠吻合到直肠，而不是吻合到乙状结肠。有时在行该术式后，直肠节段中的息肉可消退。口服大剂量维生素C也可有助于直肠残端中息肉的消退。对于胃肠道外病变的处理可因病而异，有些可随访观察，而有些需做手术。对硬纤维瘤的治疗，虽可完全切除，但因肿瘤细胞弥漫性浸润性生长，完全摘除有时较难，如残留必致复发。对不能完全切除者，可行放射治疗或给予非激素类抗炎药物。

预后随访 患者应与医师保持终生联系和合作，40岁以上者，必须定期检查，主要包括物理检查和直肠镜检查。

（陈应泰）

Bōyīcí-Yēgé zōnghézhēng

波伊茨-耶格综合征（Peutz-Jeghers syndrome，PJS） 胃肠道多发性息肉伴皮肤黏膜黑色素沉着的常染色体显性遗传病。罕见，最常由*STK*11（*LKB*1）基因的生殖系突变引起；该基因位于染色体19p13.3，编码丝氨酸/苏氨酸激酶。患者出现临床表现的原因是：抑癌基因*STK*11生殖系突变，合并体细胞中另一*STK*11等位基因的获得性遗传缺陷。患者到30岁时，PJS的外显率超过90%，但10%～20%的PJS患者并无家族史，可能是因新生突变而发生PJS。

PJS的两项特征性表现为皮肤黏膜色素斑和胃肠道多发性错构瘤性息肉。此外，患者的胃肠道和肠道外癌症风险也增加。PJS可根据存在任意2项下列表现而做出临床诊断：≥2个PJ型胃肠道错构瘤性息肉；口、唇、鼻、眼、生殖器或手指的皮肤黏膜色素沉着过度；PJS家族史。患者符合PJS的临床诊断标准时，应进行基因检测以确定有无*STK*11基因生殖系突变。

PJS患者应进行每年1次的体格检查和全血细胞计数检测，以发现由胃肠道息肉或癌症所致隐匿性出血引起的缺铁性贫血，及时对症处理，早处理早治疗，以获得良好的预后和生活质量。

（张嘉泚）

jiécháng'ái

结肠癌（colon cancer） 源于结肠黏膜上皮的恶性肿瘤。为常见的恶性肿瘤之一，因生活水平不断提高及饮食结构改变，结肠癌的发病率呈上升趋势。结肠癌的好发部位依次为乙状结肠、回盲部、升结肠、降结肠和横结肠。

病因和发病机制 病因未完全阐明，主要有环境因素、遗传因素、慢性炎症、腺瘤、血吸虫病和放射线损害等。腺瘤癌变是最主要的病因。

病理类型 结肠癌的病理类型大体分为隆起型、溃疡型、浸润型。光镜下可分为腺癌、黏液腺癌、印戒细胞癌、未分化癌等类型。结肠癌的播散与转移主要有直接浸润、淋巴转移、血行转移和种植转移。其中主要为淋巴转移，转移率为40%～50%，早期癌转移率约10%，通常顺淋巴管流向累及相应区域的淋巴结，但有时也可发生跳跃式转移及逆向转移。血行转移最常见部位为肝，其次为肺、骨、肾上腺、卵巢、脑和肾等处。

分期 结肠癌常用的分期方法是国际抗癌联盟（UICC）和美国肿瘤联合会（AJCC）联合制定的TNM分期法、杜克斯（Dukes）分期和改良阿斯特勒-科勒（Astler-Coller）分期。

临床表现 结肠癌早期无明显症状，临床表现与肿瘤的部位、大小以及肿瘤继发变化有关。左侧结肠的管腔不如右侧宽大，肠腔内容物为固定的大便，肿瘤的病理类型以浸润型多见，因此梗阻症状比右侧结肠癌多见，依次表现为便血、腹痛和便频。右侧结肠癌相对宽大，肠腔内容物为流体状态，而且吸收功能强，因此依次表现为腹部肿块、腹痛及贫血、乏力及发热等全身症状。

诊断 结肠癌早期症状不明显，患者很少主动就诊。检查手段主要有肿瘤标志物癌胚抗原（CEA）检测、大便潜血、内镜、X线钡灌肠和CT等。肠镜检查发现肿物，对肿物标本进行病理检查是诊断的金标准。

治疗 采用手术和化疗综合

治疗方式。

手术治疗 是结肠癌的最主要治疗手段，原则是手术切缘应保证足够的无肿瘤侵犯安全范围，完全清除引流区域淋巴结，避免挤压肿瘤，防止肠腔内播散。为了将结肠癌的术式标准化，有学者提出全结肠系膜切除（CME）的概念，即锐性分离脏层与壁层筋膜层，从根部结扎供血动脉，获得由脏层筋膜层完整覆盖的肿瘤标本，并可保证彻底的淋巴结清扫。

根据结肠癌的部位及淋巴结引流区做整块的广泛切除，按肿瘤部位常用的手术方法有根治性右半结肠切除术、横结肠切除术、左半结肠切除术和乙状结肠癌切除术。

化疗 对于术后的辅助治疗，Ⅰ期不需辅助治疗，Ⅱ期低危可观察。ⅡA期有全身复发高危因素（病理分级3～4级、淋巴/血管/神经浸润、肠梗阻、送检淋巴结<12枚、穿孔及距离切缘较近等）的和ⅡB～ⅡC期的可考虑予5-氟尿嘧啶（5-FU）+亚叶酸钙（LV）+奥沙利铂或卡培他滨全身化疗，但需评估其他合并症和预期寿命以及患者意愿。Ⅲ期患者术后应进行6个月的辅助化疗。FOLFOX辅助化疗可以改善Ⅱ、Ⅲ期结肠癌4年无病生存率。

复发和转移的不可切除结肠癌病例，全身化疗是首选的初始治疗模式，建议在病灶转化为可切除后尽早手术。可以完全切除（R0）的转移性结肠癌的治愈率明显提高，其治疗效果应该与广泛转移的结肠癌不同，术后辅助化疗方案可参考Ⅲ期结肠癌的术后辅助化疗方案。

靶向治疗 主要药物有西妥昔单抗、帕尼单抗和贝伐珠单抗，主要用于Ⅳ期转移性结肠癌患者，但与化疗药物的配合仍待进一步探讨。

预后 在常见的消化道肿瘤中，结肠癌的预后是最好的，根治术后5年生存率为50%，影响预后的因素有年龄、肠梗阻和穿孔、病理类型和临床分期等。

（裴炜）

jié-zhícháng'ái TNM fēnqī

结直肠癌 TNM 分期（TNM stage for colorectal cancer）

国际抗癌联盟（UICC）和美国癌症联合委员会（AJCC）根据结直肠癌侵及范围、区域淋巴结受累情况以及有无远处转移做出的分期系统（表1）。结直肠癌的预后与肿瘤分期有很重要的关联。肿瘤分期可分为临床分期和病理分期两种。

TNM 分期的说明：①cTNM是临床分期，pTNM是病理分期；前缀 y 用于接受新辅助（术前）治疗后的肿瘤分期（如 ypTNM），病理学完全缓解的患者分期为 $ypT_0N_0M_0$。前缀 r 用于经治疗获得一段无瘤间期后复发的患者（rTNM）。V 和 L 亚分期用于表明是否存在血管和淋巴管浸润，而 PN 则用以表示神经浸润（可以是部位特异性的）。②T_4 期的直接侵犯包括穿透浆膜侵犯其他肠段，并得到镜下诊断的证实（如盲肠癌侵犯乙状结肠），或位于腹膜后或腹膜下肠管的肿瘤，穿破肠壁固有基层后直接侵犯其他的脏器或结构，如降结肠后壁的肿瘤侵犯左肾或侧腹壁，或中下段直肠癌侵犯前列腺、精囊、子宫颈或阴道。肿瘤肉眼上与其他器官或结构粘连则为 cT_4b。但若显微镜下该粘连处未见肿瘤存在则分期为 pT_3。③癌结节存在不会改变的原发肿瘤 T 分层，但改变了淋巴结（N）的分层，如果有肿瘤种植，所有区域淋巴结病理检查是阴性的则认为 N_1c。

结直肠癌临床分期和病理分期原则上一致。但应注意：①结直肠癌局部浸润深度术前难以准确判断，因此临床 T 分期可靠性差。②肉眼见肿瘤与其他器官或结构粘连时为 cT_4b，具体包括：肿瘤穿透浆膜侵犯其他肠段；腹膜后或腹膜下肠管的肿瘤穿破肠壁固有肌层后直接侵犯其他的脏器或结构，如降结肠后壁的肿瘤侵犯左肾或侧腹壁，或中下段直肠癌侵犯前列腺、精囊、子宫颈或阴道。但如果显微镜下该粘连处未见肿瘤存在则分期为 pT_3。

肿瘤分期目的主要是更好地分层患者，可靠、确切的分期系统有助于提供个体化的治疗策略，以期达到最好的治疗效果。

（丁永斌 李东正）

Dùkèsī fēnqī

杜克斯分期（Dukes stage）

英国医师、病理学家卡思伯特·埃斯基·杜克斯（Cuthbert Esquire Dukes，1890～1977年）于1932年首次提出结直肠癌分期方法。具体为：A期，肿瘤局限在肠壁内；B期，肿瘤侵犯肠壁外组织结构；C期，区域淋巴结转移。该系统是临床最常用的分期方法。

1935年，加布里埃尔（Gabriel）和杜克斯又将 C 期再分为 C1 和 C2 两个亚期。C1 期指癌附近淋巴结有转移，C2 期指肠系膜下血管淋巴结广泛转移（表1）。1949年，柯克林（Kirklin）认为杜克斯的 A 期分得不够细，而对其作了改良。A 期指癌局限于黏膜；B1 期为癌已侵入肌层，B2 期为癌已穿透肌层，但未侵及直肠周围组织。C 期为癌的局部扩

表 1　结直肠癌 TNM 分期和临床分期（UICC/AJCC，2017）

TNM 分期	临床意义
T——原发肿瘤	
T_X	原发肿瘤不能评价
T_0	无原发肿瘤证据
T_{is}	原位癌：局限于上皮内或侵犯黏膜固有层
T_1	肿瘤侵犯黏膜下层
T_2	肿瘤侵犯固有肌层
T_3	肿瘤穿透固有肌层到达浆膜下层，或侵犯无腹膜覆盖的结直肠旁组织
T_4	
T_{4a}	肿瘤穿透腹膜脏层
T_{4b}	肿瘤直接侵犯或粘连于其他器官或结构
N——区域淋巴结	
N_X	区域淋巴结不能评价
N_0	无区域淋巴结转移
N_1	1~3 个区域淋巴结转移
N_{1a}	1 个区域淋巴结转移
N_{1b}	2~3 个区域淋巴结转移
N_{1c}	浆膜下、肠系膜、无腹膜覆盖结肠/直肠周围组织内有肿瘤种植，无区域淋巴结转移
N_2	4 个以上区域淋巴结转移
N_{2a}	4~6 个区域淋巴结转移
N_{2b}	≥7 个区域淋巴结转移
M——远处转移	
M_0	无远处转移
M_1	有远处转移
M_{1a}	远处转移局限于单个器官（如肝、肺、卵巢、非区域淋巴结），但没有腹膜转移
M_{1b}	远处转移分布于一个以上的器官
M_{1c}	腹膜转移有或没有其他器官转移
临床分期	
0 期	$T_{is} N_0 M_0$
Ⅰ 期	$T_1 N_0 M_0$
	$T_2 N_0 M_0$
Ⅱ A 期	$T_3 N_0 M_0$
Ⅱ B 期	$T_{4a} N_0 M_0$
Ⅱ C 期	$T_{4b} N_0 M_0$
Ⅲ A 期	$T_{1\sim2} N_1 / N_{1c} M_0$
	$T_1 N_{2a} M_0$
Ⅲ B 期	$T_{3\sim4a} N_1 / N_{1c} M_0$
	$T_{2\sim3} N_{2a} M_0$
	$T_{1\sim2} N_{2b} M_0$
Ⅲ C 期	$T_{4a} N_{2a} M_0$
	$T_{3\sim4a} N_{2b} M_0$
	$T_{4b} N_{1\sim2} M_0$
Ⅳ A 期	任何 T，任何 N，M_{1a}
Ⅳ B 期	任何 T，任何 N，M_{1b}

散同 B1 或 B2，但已有淋巴结转移。1954 年，阿斯特勒（Astler）和科勒（Coller）强调直接扩散对预后的影响，又对柯克林的分期作了改良，其中 A、B1、B2 期与其相同，C 期分为 C1 与 C2，癌局限于肠壁伴淋巴结转移者为 C1 期。癌已穿透肠壁肌层并伴淋巴结转移者为 C2。1978 年，弗里德曼（Friedmann）又在阿斯特勒-科勒分期的基础上作进一步改良，A、B1、B2 期未改变，B3 期为癌已穿透肌层，穿入邻近脏器或组织，而无淋巴结侵犯；C1 期为 B1 有淋巴结转移，C2 期为 B2 伴淋巴结转移，C3 为 B3 伴淋巴结转移；D 期为任何有远处转移性病变者。

杜克斯-中国改良分期　1978 年中国第一次大肠癌协作会议上提出杜克斯-中国改良分期：杜克斯 A 期内容不变，将其再细分为 3 个亚期：A0 期，病变局限于黏膜和黏膜肌层，包括原位癌；A1 期，病变侵及黏膜下层；A2 期，病变侵犯肌层。杜克斯的 B、C1 和 C2 期内容不变。D 期为临床分期，包括已有远处脏器转移，有腹腔广泛转移，已有远处淋巴结的转移扩散者，如左锁骨上淋巴结转移、肠系膜血管根部淋巴结广泛转移、已无法全部切除者、病变已广范侵犯邻近组织和器官已无法全部切除者。

杜克斯-中国改良分期有如下优点：①不改变原杜克斯分期中 A、B、C 各期的含意（将 A 期细分为 3 个亚期，反映了早期发现在治疗和预后方面的重要性。对 D 期内容作了较详细的规定），便于国内外各组资料进行对比交流，使用简便，易于接受。②对治疗有一定的指导意义，特别对早期病变 A0 期一般作局部整块切除也

表 1　结直肠癌杜克斯分期（1935 年）

A 期	肿瘤局限于肠壁内，未穿出深肌层，且无淋巴结转移
B 期	肿瘤侵犯浆膜层或浆膜外组织，无淋巴结转移
C 期	有淋巴结转移
C1 期	癌灶附近肠旁及系膜淋巴结转移
C2 期	系膜根部淋巴结转移，尚能根治切除
D 期	远处器官转移、局部广泛浸润或淋巴结广泛转移不能根治性切除

可根治；对 A1 期经仔细和谨慎地选择的病例［即低恶性，增生型病变，肿瘤较小（直径 2～3cm），不与肌层固定者］，局部全层整块广泛切除常能获得与根治手术同样的效果；对 A2 期、高或一般恶性、溃疡型及与肌层固定的 A1 期病变则必须作根治性切除术。因此，采用该分期法，有助于对早期直肠癌的手术方法作出正确选择，避免不必要的牺牲肛门。

（徐卫国）

duōfāxìng jiécháng'ái

多发性结肠癌（multiple colon carcinoma）　结肠癌可多中心生长形成多个癌灶。其发病率为 2%～12%，呈逐年上升趋势，其中同时性多发结肠癌占原发结肠癌的 1.2%～12.4%。病变数目可为多处，绝大多数为两个病灶，占 82%。本病高危人群包括既往有结肠癌手术史者，结肠癌伴发腺瘤，结肠多发腺瘤，MSI 检测阳性结肠癌患者，盆腔有放疗史等

同时性多发结肠癌的诊断标准是：①癌灶间有正常肠壁间隔。②肿瘤与正常黏膜之间有异形细胞和异形腺体构成的移行区，相距较近的癌灶之间必须除外黏膜下播散转移。③除外其他脏器转移而来或复发的癌。④多发性结肠癌的诊断相隔不超过 6 个月。

异时性多发结肠癌的诊断标准除满足同时性多发结肠癌的 1～3 条外，还应满足以下标准：①距首发癌切除术后吻合口 5cm 以上，除外术后复发癌。②两个癌诊断间隔时间应超过 6 个月，多数间隔 2～6 年，不含家族性息肉病和溃疡性结肠炎患者。

多发性结肠癌与单发结肠癌预后无明显差异，关键在于早发现、早诊断及早治疗，避免漏诊和误诊。

（裴炜）

jiécháng guǎnzhuàngxiàn'ái

结肠管状腺癌（tubular adenocarcinoma of the colon）　异型增生的腺体呈腺管状排列组成的结肠癌。在结肠癌病理组织学分型中最常见，归为非特殊类型，约占 80%，多数结肠管状腺癌分化较好。

病理分型　根据肿瘤外形分为以下几型。①隆起型：指肿瘤主体向肠腔内突出，又分为盘状隆起型和结节隆起型。②溃疡型：肿瘤表面形成凹陷的溃疡，溃疡基底部深达肌层，根据肿瘤边缘与肠黏膜的关系又分为局限溃疡型和浸润溃疡型。③弥漫浸润型：表现为肠壁弥漫性增厚，界限不清，肠黏膜表面可见小而浅表的溃疡形成。肿瘤的大体分型与肿瘤的分化及预后有关，隆起型的肿瘤分化较好，分期较早，预后较好，弥漫浸润型肿瘤则相反。

组织学特点：癌组织排列呈腺管状结构，腺样结构的大小及形态存在差异，根据腺管结构的数量及肿瘤细胞的异型性分为高分化、中分化和低分化。高分化管状腺癌的腺管状结构超过 95%，肿瘤细胞均排列呈线管状，腺管由单层细胞构成，核多位于基底，异型性较轻。低分化腺癌的腺管状结构占 5%～50%，肿瘤细胞多呈实性巢状及条索状排列，仅少量腺管形成，细胞具有明显异型。中分化管状腺癌腺管结构占 50%～95%，肿瘤组织学形态居于二者之间。未分化癌的腺管结构<5%，或无腺管形成、无黏液分泌、无鳞状或肉瘤样分化。在高分化和中分化的腺癌，上皮细胞常较大且高，腺腔常包含细胞碎屑。

诊断　诊断腺癌的病例中可出现散在帕内特细胞、神经内分泌细胞或鳞状细胞分化，通过光学显微镜及免疫组化检测可以进行判断。由于上述成分非肿瘤主体，临床处置应按主体肿瘤进行。如果确实存在腺癌和神经内分泌肿瘤，当两种成分超过 30% 时可诊断为混合性腺神经内分泌癌（MANEC）。

免疫组化染色显示，管状腺癌表达的主要黏蛋白核心是 MUC1 和 MUC3，MUC13 也可以表达，但 MUC5AC 不表达。角蛋白一致阳性，常见 CK20 阳性而 CK7 阴性。癌胚抗原（CEA）通常也阳性。在多数病例，CEA 均匀分布在细胞表面，不同于正常黏膜和分化好的肿瘤中的极性分布。CDX2 是新近克隆的一种尾部型同源异型框基因，编码一个在肠上皮细胞增生和分化过程中起重要作用的转录因子。免疫组化染色发现 CDX2 存在于绝大多数结肠癌，但也见于卵巢、膀胱及肺的原发性产黏液腺癌，以及胰、胆管腺癌。

治疗　见结肠癌外科治疗。

根据肿瘤位置临床采取不同的手术方式,包括右半结肠切除适用于盲肠癌、升结肠癌及结肠肝区癌;横结肠切除适用于横结肠癌;左半结肠切除术适用于降结肠及乙状结肠癌;经腹会阴直肠切除术适用于直肠癌等。

预后 与结肠癌相关的独立预后因素包括 TNM 分期、术前/治疗前血清 CEA 水平、肿瘤结节、环周切缘、淋巴管及血管侵犯、神经周围侵犯、新辅助治疗后肿瘤消退分级、微卫星不稳定性及 *K-ras* 基因状况。

(鲁海珍)

jiécháng rǔtóuzhuàngxiàn'ái

结肠乳头状腺癌（papillary adenocarcinoma of the colon）

结肠癌的一种病理类型。癌组织呈分支状乳头状结构突向腔面,乳头中心为纤维和血管轴心,乳头表面癌细胞呈高柱状,有不同程度的异型性,但通常细胞分化良好,属低度恶性。世界卫生组织消化系统肿瘤病理学和遗传学中取消了乳头状腺癌这一特殊分型。肿瘤表面可具有乳头状或绒毛状轮廓,要与绒毛状腺瘤及微乳头状生长方式鉴别。治疗见结肠癌。

(鲁海珍)

jiécháng niányèxiàn'ái

结肠黏液腺癌（mucus adenocarcinoma of the colon）

结肠癌的一种病理类型。黏液腺癌又称胶样癌。约占结肠癌的 15%。

大体见,肿瘤体积较大,以隆起型居多,表面有光泽,切面胶冻样。病理以癌细胞分泌大量黏液为特点,肿瘤含有大于 50% 的细胞外黏液,在肠壁中形成大小不等的黏液湖,黏液湖内为腺管、单个细胞、印戒细胞等,癌细胞衬在黏液湖边缘或散在漂浮在黏液湖中,一般分化较好。传统上将黏液腺癌归为低分化腺癌。在分子病理学水平,黏液腺癌显示高比率的微卫星不稳定性,提示为低级别肿瘤。这类肿瘤中分泌含有 MUC-2 蛋白核心的独特 O-酰化型黏液。肿瘤分化较好,但发现时往往已是晚期,比普通型腺癌预后稍差。

组织化学显示黏蛋白染色呈阳性,免疫组织化学染色显示,黏液腺癌表达的主要黏蛋白核心是 MUC2,而非 MUC1 和 MUC3。癌胚抗原（CEA）和 CDX2 的表达与管状腺癌没有明显差异。错配修复基因突变的免疫组化检测已成常规检查。黏液腺癌常伴有绒毛状腺瘤,较其他类型的结肠癌比率高,可达 31%。结肠黏液腺癌的外科治疗原则见结肠癌。

(鲁海珍)

jiécháng yìnjièxìbāo'ái

结肠印戒细胞癌（signet-ring cell carcinoma of the colon）

结肠癌的一种病理类型。罕见,通常累及年轻患者。与比较常见的胃印戒细胞癌相似。

大体见,结直肠肠壁通常表现为弥漫浸润,肠壁增厚、变硬,表面可形成溃疡。显微镜下呈弥漫性生长,几乎没有腺体结构。大部分（>50%）或全部黏液都位于细胞内,与黏液腺癌形态不同。肿瘤主要由弥漫分布的分泌黏液的细胞组成,黏液主要位于细胞内,造成细胞核移位,也可达细胞外,癌细胞多呈球形,核被挤压在一边呈偏月牙形,形成典型的印戒样外观。胞质可呈空泡状充满淡蓝色黏液,也可呈红染颗粒状胞质,弥漫浸润性生长。印戒细胞癌归为低分化腺癌。在考虑结肠原发性印戒细胞癌诊断前要注意排除来自胃或乳腺原发癌转移的可能性。免疫组化染色 CK20 阳性支持大肠原发,CK7 阳性提示可能为转移。另外结肠印戒细胞癌也表达 MUC2、MUC5AC 和 CDX2。

印戒细胞癌转移倾向发生于淋巴结、腹膜表面及卵巢,而不是肝。播散方式主要为腹膜播散,预后极差。

混合性黏液-印戒细胞癌是指在一些产黏液的结肠癌病例中,细胞外黏液及细胞内黏液混合存在,印戒细胞癌成分越多,预后越差。因此,在混合型病例中应指出印戒细胞癌成分的比例。

(鲁海珍)

jiécháng wèifēnhuà'ái

结肠未分化癌（undifferentiated carcinoma of the colon）

结肠癌的一种病理类型。结肠癌可分为腺癌、黏液癌和未分化癌 3 类。未分化癌的细胞较小,呈圆形或不规则形,排列成不整齐的片状。这类癌分化很低,浸润性强,极易侵入小血管和淋巴管,预后极差。结肠未分化癌十分罕见,临床表现、诊断和治疗见结肠癌。

(林冬梅 袁峥)

jiécháng xiǎoxìbāo'ái

结肠小细胞癌（small cell carcinoma of the colon）

结肠癌的一种病理类型。是神经内分泌癌（NEC）的一种。NEC 是低分化高度恶性神经内分泌肿瘤,包括大细胞神经内分泌癌和小细胞癌,弥漫性表达神经内分泌分化的一般性标志物,有显著核异型性,多灶性坏死,且核分裂数高（>20 个/10HPF）;按增殖活性和组织学定为 3 级,即 G3。

结肠小细胞癌常见于右半结肠,肿瘤上方常存在腺瘤或邻近部位存在腺癌。组织学上与肺小细胞癌相同，呈巢状、小梁状或实性片状排列，可见菊形团结构，坏死常见。肿瘤细胞小至中等大，通常小于 3 个静止淋巴细胞，核圆形、卵圆形、梭形或纺锤形，胞质少，核染色质呈细颗粒状，核仁缺乏或不明显。细胞界限不清。核分裂易见，平均为 65/10HPF。1/4 的病例合并腺癌成分（<30%）。小细胞癌弥漫性表达神经内分泌分化的一般性标志物突触素（Syn）、嗜铬粒蛋白 A（CgA）或 CD56，75% 的病例至少表达 Syn 或 CgA 二者之一，95% 的病例至少表达上述三者之一；Ki-67 增殖指数常大于 50%，甚至接近 100%；小细胞癌也常表达角蛋白，呈点状阳性；1/5 的病例表达 CDX2；CD20 染色也可以阳性；一些病例 TTF-1 也可以阳性，但用于判断组织起源时其使用受限。

结肠小细胞癌属于高度侵袭性恶性肿瘤，70% 的病例在发现时就已经发生了转移，其中位生存期为 10.4 个月，2 年生存率为 25%，5 年生存率仅有 13%。

（林冬梅　袁　峥）

sànfāxìng jié-zhícháng'ái
散发性结直肠癌（sporadic colorectal cancer）

结直肠癌分为遗传性和散发性，其中 80% 以上的结直肠癌为散发性。发病的高峰年龄在中国是 30~50 岁，结肠癌多见于女性，直肠癌多见于男性。全球范围的发病率差异较大，在高发的欧洲、北美及南美洲、澳大利亚、新西兰及亚洲发达地区发生率高于低发达国家 20 倍。

病因　环境和暴露因素对结直肠癌的发生有很大影响。暴露因素包括饮食和生活方式，高脂肪饮食、吸烟及饮酒是危险因素，纤维素丰富饮食可能对大肠具有保护作用。生活方式、工作性质及参加体力活动时间与大肠癌的发生也有关。另外，慢性炎症、溃疡性结肠炎及克罗恩病等增加了结直肠癌的发生危险性。

发病机制　结直肠癌的发生是一个涉及多基因改变的多步骤累积过程。基因不稳定性对其发生起重要作用，分两种不同形式，即染色体不稳定性（肿瘤抑制途径）和微卫星不稳定性（MSI），即 MSI 途径。前者由于染色体的不稳定性，使染色体大片段丢失、易位和重排，导致大量异倍体细胞；而在后者，由于错配修复基因突变，使单核苷酸水平突变率增加，导致广泛的 MSI。结直肠癌变过程：由正常黏膜→不典型增生→早、中、晚期腺瘤→早期癌→晚期癌→转移，而且每个阶段都存在不同基因改变。与结直肠癌相关的癌基因有 *K-ras*、*erbB-2* 和 *C-myc* 等，抑癌基因主要有 *p53*、*APC*、*MCC* 和 *DCC*，以及凋亡相关基因等。

病理特征　根据肿瘤生长特点及外形进行分型：外生性/隆起型、内生性/溃疡型、弥漫浸润/皮革样型。大体检查具体描述肿瘤的大体分型、大小、侵犯深度、切面性状及与切缘、周围器官的关系。组织病理学也有不同类型，包括管状腺癌、黏液腺癌、印戒细胞癌、腺鳞癌、未分化癌及癌肉瘤等。肿瘤的分级根据所形成腺样结构的百分比界定为高分化（>95%）、中分化（50%~95%）、低分化（5%~50%）、未分化（<5%）。

临床表现　常有排便习惯改变，如便秘、便秘与腹泻交替、大便次数增多及便血，其他症状包括发热、腹痛、腹块、贫血、肠梗阻及体重减轻等。

诊断　依据影像学发现和纤维内镜检查一般诊断不困难。病理学检查是诊断的金标准。影像学检查可进行临床分期，对治疗提供依据。内镜检查除观察病变位置、大小及活检外，对早期小肿瘤还可进行息肉切除术或黏膜切除术。超声内镜对准确判断肿瘤浸润深度提供了可靠的依据。

治疗　以手术为主，术后根据肿瘤分期辅以放疗和化疗。为了保留肛门、降期提高手术切除率以及减少复发、延长生存，新辅助化放疗已成为结直肠癌常见的治疗手段。手术根据肿瘤位置常用术式有右半结肠、横结肠、左半结肠、乙状结肠以及直肠腹会阴联合切除等。

（鲁海珍）

Línqí zōnghézhēng
林奇综合征（Lynch syndrome）

因错配修复（MMR）基因种系突变引起的个体具有结直肠癌及某些其他癌症（如子宫内膜癌、胃癌）明显遗传易感性的常染色体显性遗传病。发生在结直肠称为遗传性非息肉病性结直肠癌（HNPCC）。HNPCC 占所有结直肠癌的 2%~4%，为最常见的遗传性结直肠癌。HNPCC 常见的 4 个 MMR 基因包括 *MLH1*、*MSH2*、*MSH6* 和 *PMS2*，其中 *MLH1* 和 *MSH2* 突变占检出胚系突变的 80%~90%。患者有较高的结直肠癌和肠外恶性肿瘤（卵巢、子宫内膜、胃、小肠、上尿路和肝等）的发病风险。

病因和发病机制　发病源于 *MMR* 基因的突变。*MMR* 基因可以修复 DNA 复制重组过程中的碱基错配、缺失或插入，对保持遗传物质的稳定性、完整性起着重要作用。MMR 蛋白包括 MLH1、

MSH2、MSH6 和 PMS2。如果 4 种蛋白均为阳性表达，为错配修复功能完整（pMMR），反之，任意一种蛋白表达缺失即为错配修复缺陷（dMMR）。MLH1 表达缺失时，需排除 MLH1 启动子甲基化或者 BRAF V600E 突变。微卫星序列为 1~6 个碱基对简单重复串联的 DNA 序列，又称为短串联重复序列（STR）。当错配修复异常时，微卫星的复制错误不断积累，其长度或组成发生改变，称为微卫星不稳定（MSI），进而引起肿瘤的发生。

临床表现 除散发性结直肠癌的临床表现（腹痛、腹泻、便秘、肛门坠胀、排便形状改变、局部肿块、梗阻、穿孔和出血等）外，还有一些特殊的临床特征：①发病年龄早，常见发病年龄 40 多岁。②近端结肠多见，2/3 左右为右半结肠。常伴有异时性或同时性多发结直肠癌。③肠外恶性肿瘤发病率较高，好发于卵巢、子宫内膜、胃、小肠、上尿路和肝等。④分化差，黏液腺癌和低分化腺癌多见。⑤肿瘤多呈膨胀性生长，淋巴结转移率低。⑥预后好于散发性结直肠癌。

诊断 包括临床诊断和分子诊断。

临床诊断 国际上先后制定了 Amsterdam Ⅰ标准（1991 年）和 Amsterdam Ⅱ标准。

Amsterdam Ⅱ标准 家系中至少有 3 例确诊的 HNPCC 相关肿瘤患者（结直肠癌、卵巢癌、子宫内膜癌和小肠癌等）。且满足以下 4 个条件：其中 1 例为其他 2 例的一级亲属；至少累及连续的两代人；至少 1 例发病年龄小于 50 岁；除外家族性腺瘤性息肉病（FAP）。

中国家系标准 中国的家系

逐渐小型化，难以满足 3 例确诊的要求。2003 年，中国遗传性大肠癌协作组提出了中国的家系标准：①亲属中 3 个以上患有病理证实的 HNPCC 相关肿瘤（包括结直肠癌、子宫内膜癌、胃癌、肝癌、小肠癌、输尿管和肾盂癌），其中 1 例是另外 2 例的一级亲属。②肿瘤在连续两代发病。③至少 1 例在 50 岁之前发病。④除外 FAP。中国人 HNPCC 标准涵盖范围较广，适于中国小家系和肿瘤谱的特点，比较符合临床需要。

修订贝塞斯达（Bethesda）指南 1997 年，美国国家癌症研究所（NCI）制定的 MSI 检测范围，称贝塞斯达指南，2004 年修订如下：①结直肠癌发病早于 50 岁。②任何年龄诊断的同时和异时性多原发性结直肠癌及 HNPCC 相关肿瘤。③60 岁以下结直肠癌组织学诊断发现有肿瘤浸润淋巴细胞、克罗恩病样淋巴细胞增生、黏液癌/印戒细胞癌或髓样癌。④至少一个一级亲属发生 NPCC 相关肿瘤，且有一个肿瘤发生于 50 岁之前；至少 2 个一级或二级亲属发生 HNPCC 相关肿瘤。其意义主要是筛选 HNPCC 家系和肿瘤的高危人群，修订后的贝塞斯达指南得到了大多数 NCI 成员的认可。

分子诊断 主要针对 MMR 蛋白或 MSI 检测。临床上应对所有的结直肠癌患者进行 4 个 MMR 蛋白的免疫组化检测，以确定是 pMMR 还是 dMMR。MSI 检测的常见 5 个位点是 BAT-25、BAT-26、D2S123、D5S346 和 D17S250，当 2 个或 2 个以上位点不稳定时为微卫星高度不稳定（MSI-H），1 个位点不稳定时为微卫星低度不稳定（MSI-L），0 个位点不稳定时为微卫星稳定（MSS）。MSI-H 患

者为 dMMR，MSI-L 和 MSS 患者为 pMMR。采用二代测序（NGS）进行 MSI 检测是临床常用方法。免疫组化确定的 dMMR 患者，应进一步对蛋白表达缺失的基因进行胚系突变检测；MSI 确定的 dMMR 患者，应该行 *MLH1*、*MSH2*、*MSH6*、*PMS2* 和 *EPCAM* 基因的胚系突变检测。

鉴别诊断 主要与以下疾病鉴别。

家族性腺瘤性息肉病（FAP） 也是一种常染色体显性遗传病，其发病年龄更早，表现为整个大肠布满大小不一的腺瘤。20 岁以前发病，40 岁左右进展为癌。

散发性结直肠癌 发病年龄相对较晚，家族聚集性不明显，多发性结直肠癌及肠外恶性肿瘤发病比率较低。

治疗 采用综合治疗方法。

手术治疗 ①对 HNPCC 家系中结直肠癌的治疗：建议行全结直肠切除回肠储袋肛管吻合术，有研究表明，行预防性全结肠切除或全结直肠切除可以降低术后异时性多原发癌的发生风险。但对 HNPCC 是否需要进行该手术尚存争议。扩大的切除毕竟对于患者的生存质量影响较大。②对 HNPCC 家系中结肠癌和结肠进展期腺瘤的治疗：进行全结肠切除回、直肠吻合术。③对 HNPCC 家系中其他肿瘤的治疗：仍采用常规手术，不建议在肠外肿瘤手术中同时切除结肠。④对 HNPCC 家系中遗传受累者的治疗：预防性子宫附件切除，对于 55 岁以上的 HNPCC 女性患者，手术时可同时切除子宫和附件，以避免女性生殖器官多原发癌的发生。但 HNPCC 的生殖系统肿瘤发病早，如果过早切除会严重影响患者的生活质量。对于绝经后的女性患

者可在其他手术中同时切除子宫和附件。

预防性全结直肠切除手术后患者生存质量明显下降，因此对于 HNPCC 遗传受累者进行预防性全结直肠切除普遍持否定态度。

化疗　相比较于散发性结直肠癌，林奇综合征患者预后相对较好。但在治疗时有两个不同。一是二期患者对于氟尿嘧啶单药辅助疗效较差；二是晚期患者对于抗 PD1 或者 PD-L1 的治疗效果好。

靶向治疗　随着伊马替尼、利妥昔单抗、曲妥珠单抗的临床应用，肿瘤的分子靶向治疗发展迅速。针对肿瘤侵袭转移的一些分子靶向治疗的药物也应用于 HNPCC 的治疗。

转基因　由于 HNPCC 的发生源于 *MMR* 基因的表达缺失，因此可以通过转基因修饰来提高 *MMR* 基因的表达而达到预防肿瘤发生的作用。在 HCT-116（*hMLH1* 缺失）和 Lovo 细胞（*hMSH2* 缺失）中分别转入含 *hMLH1* 和 *hMSH2* cDNA 的质粒，可提高肿瘤细胞内 *hMLH1* 和 *hMSH2* 基因表达，降低细胞的增殖率，增加细胞的凋亡，因此通过转入 *MMR* 基因可能预防 HNPCC 的发生。

随访　对于未发病的携带者应注意结直肠的检测，建议从 20～25 岁开始行肠镜检查，要比家族中最小患病年龄提前 2～5 年时开始检查。并注意对肠外肿瘤的监测。对于已经治疗过的林奇综合征患者，还应密切随访结直肠及肠外病情。

预防　林奇综合征携带者持续 2 年内每天服用阿司匹林，可以降低 50% 的结直肠癌发病率，更重要的是阿司匹林的保护作用可以持续 20 年之久。同时服用阿司匹林也可以减少 HNPCC 相关肿瘤的发生。在服用过程中应注意阿司匹林有导致消化道出血等并发症。

（丁永斌　司呈帅）

lánwěi niányèxiàn'ái

阑尾黏液腺癌（mucinous adenocarcinoma of the appendix）

黏液性肿瘤伴浸润生长，肿瘤超过 50% 的成分包含有细胞外黏液的阑尾恶性肿瘤。是阑尾恶性肿瘤的主要病理类型。因其起病隐匿，无特异表现，术前很难确诊，多在术中探查发现或经病理检查证实。阑尾黏液腺癌平均发病年龄为 60 岁，无性别倾向。

病理特征　该病的组织学特征与结肠癌以及阑尾结肠型腺癌完全不同，可分为低级别和高级别。特点是细胞外黏液池中存在腺样结构的、链条状的或者单个的恶性腺上皮细胞。有两种主要类型：①腺体由分泌黏液的柱状上皮细胞组成，间质腔隙内存在大量黏液。②细胞呈链条状或不规则串状散在漂浮于黏液湖内。常可见到散在的印戒样细胞，但不影响肿瘤的组织学形态。黏液腺癌为低分化腺癌。

临床表现　右下腹痛或右下腹包块。肿瘤可使阑尾根部狭窄、闭塞，导致阑尾腔内分泌物不易排出，黏液积聚，可并发感染，增加腔内压力，出现类似阑尾炎表现。被大网膜包裹后，与周围组织粘连形成包块，术前易误诊为阑尾脓肿。患者可有食欲减退、乏力、消瘦和腹水等症状。肿瘤压迫阑尾近端管腔，可致管腔堵塞，分泌物不能排出，腔内压力增高可导致破裂、穿孔。穿孔更易导致腹腔种植转移。

低级别阑尾黏液腺癌以高分化腺状黏液生成细胞为特征。这些细胞在组织学上不具有侵袭性，但其诱发的 PMP 被认定为恶性肿瘤。虽然低级别阑尾黏液腺癌具有侵袭性，但其并不活跃，侵袭过程非常缓慢。患者可以带病生存很久且不表现出显著的症状。高级别阑尾黏液腺癌以侵袭性腺癌细胞伴或不伴印戒细胞成分为特征，往往表现出比低级别更具侵袭性的临床过程。患者大多有临床症状，多表现为不明原因体重下降、疼痛、腹胀或肠梗阻。

阑尾黏液腺癌常因原发肿瘤破裂出现黏液和肿瘤细胞在整个腹腔的扩散，进而造成腹膜假黏液瘤（PMP），在手术前常被诊断为阑尾炎、腹膜炎或卵巢癌。阑尾黏液腺癌极少出现腹腔外转移，因此腹膜病变可以被视作区域性病变而不是远隔转移部位。

诊断　该病临床症状不典型。对 40 岁以上患者，长期出现右下腹疼痛或无痛性包块，经抗炎等治疗后，包块无缩小，伴消瘦、贫血和腹水者，或阑尾术后伤口迁延不愈，甚至形成瘘管者，应疑为该病。可行 X 线钡灌肠、B 超和 CT 等检查协助诊断。对术前不能确诊者，需剖腹探查。常因急性阑尾炎在手术时发现局部肿物而考虑该病，可作冷冻切片以确诊。

实验室检查　外周血白细胞计数常升高，有全身消耗症状时，血红蛋白可降低。

影像学检查　B 超检查右下腹出现边界不清低回声的团块状影，肿瘤较小时仅见阑尾增粗；CT 和磁共振成像（MRI）检查亦可有影像学改变；X 线钡灌肠可见盲肠有弧形压迹或充盈缺损，黏膜皱襞紊乱，甚至消失，肠壁僵硬；纤维肠镜检查可见盲肠在外压下隆起，部分黏膜糜烂、水肿，严重时可触及肿物。

腹膜癌病指数（PCI）可在术前通过增强 CT 或 MRI 评估，但较少的腹膜沉积难以通过 CT 识别并且在某些病例中分辨黏液和肿瘤也较为困难。有证据建议弥散加权 MRI 在评估腹膜疾病程度方面优于 CT。

病理学检查 通过纤维结肠镜取肿物做病理学检查，可明确诊断。若术前 PCI 大于 20 且组织学提示高级别病变，则手术完整切除的难度会增大。可能影响手术完整切除的因素还包括：广泛小肠受累、小肠梗阻、肾盂积水或输尿管梗阻和上腹广泛受累。转移至肝实质、腹膜后淋巴结或其他腹腔外部位的病变治愈的可能性将大大降低。

治疗 以手术等综合治疗为主，可辅以化疗。

手术治疗 该病治疗须根据组织学类型和疾病程度选择方案（图 1）。囊肿未发生破裂的患者建议行阑尾切除术完整剥离肿瘤，局部、低级别阑尾黏液腺癌可通过阑尾切除术完整移除肿瘤而治愈。T₂ 或更高级别的病变由于有较高的淋巴浸润风险建议行右半结肠切除术。若已经出现腹腔播散应行局部治疗，最理想的治疗方案是完整的肿瘤减灭术联合 IP 化疗。常规肿瘤减灭术包括完整的网膜切除术和右下象限腹膜切除术。除此之外，由于卵巢好发转移或复发，建议行双侧卵巢切除，尤其是绝经后妇女。

化疗 腹腔灌注化疗（IP）常以术中腹腔热灌注化疗（HIPEC）的形式进行。标准 IP 化疗方案是在肿瘤减灭术中采用封闭技术进行 HIPEC，推荐 40mg 丝裂霉素 C（MMC）溶于 3L 灌流液进行灌注，灌流温度设定为 42℃，维持 90 分钟，其中 30mg 药物于前面的 60 分钟内灌注完成，剩余 10mg 药物于之后的 30 分钟完成。另一种方案是术后早期腹腔化疗，即在术后 1~7 天进行灌注，常用药物包括氟尿苷、MMC 或 5-氟尿嘧啶。

对于阑尾切除术后病理提示肿瘤破裂或肿瘤细胞扩散的病例，断层扫描可能无法显示残留病变（PCI 0），可通过腹腔镜进行评估。若未发现严重病变或病理显示低级别阑尾黏液腺癌，建议定期行断层扫描进行密切随访，若出现复发则采用 IP 化疗。

穿孔或肿瘤细胞播散的高级别病变应行腹腔镜或剖腹探查对残留病变进行评估，若存在残余肿瘤或黏液应行完全的肿瘤减灭术，常规包括网膜切除术和右下象限腹膜剥离术，特殊情况下也包括肠切除术、脾切除术、胆囊切除术和输卵管-卵巢切除术。大多数专家建议行 IP 化疗。低级别阑尾黏液腺癌淋巴结转移发生率仅 6%，而高级别阑尾黏液腺癌的淋巴转移率超过 20%，因此高级别病变应行右半结肠切除术。

大多数阑尾黏液腺癌患者存在广泛的播散性病变。断层扫描若提示病变有切除的可能性，应行腹腔镜探查，有助于确认完整的肿瘤减灭术是否可行，且能够获取病理组织以确认疾病程度。低级别阑尾黏液腺癌可采用阶梯式肿瘤减灭术和 HIPEC，即第一次手术清除腹腔内的病变，待患

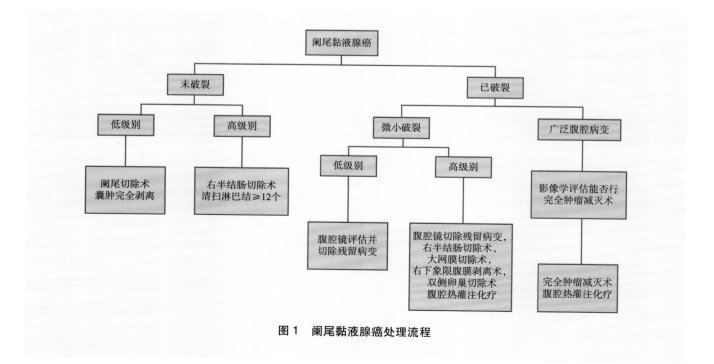

图 1 阑尾黏液腺癌处理流程

者恢复 3～4 个月后行第二次手术，完全清除残留病变并行 IP 化疗。

对于无法行完整肿瘤减灭术的患者，建议按照转移性结直肠癌患者的化疗方案进行系统性治疗。患者需每 2～3 个月复查 CT 以评估治疗效果。部分反应良好的患者可接受肿瘤减灭术和 IP 化疗。

无论低级别还是高级别的阑尾黏液腺癌，肿瘤减灭术和 IP 化疗后的复发都很常见。研究显示，低级别阑尾黏液腺癌和高级别阑尾黏液腺癌的中位无病生存期分别为 38.1 个月和 21.6 个月，5 年总生存分别为 75%～81% 和 45%～65%。

复发的肿瘤往往局限于腹腔内且生长缓慢，重复行完整的肿瘤减灭术/IP 化疗能够延长生存期。系统性化疗能够延长高级别阑尾黏液腺癌生存时间。

（赵 平 林冬梅 袁 峥）

lánwěi lèi'ái

阑尾类癌（carcinoid of the appendix） 源于阑尾嗜银细胞［库尔奇茨基（Kultschizky）细胞］的恶性肿瘤。是一种神经内分泌肿瘤，起源于肽能神经元和神经内分泌细胞，可发生于多种器官和组织。70%～90% 的阑尾类癌直径小于 1cm，位于阑尾黏膜下层。阑尾类癌约占所有类癌的 20%。该病占同期阑尾恶性肿瘤的 50%～70%，占阑尾切除标本的 0.076%～0.43%。女性较男性高发，男女比例约为 1：（2～4），平均年龄 38 岁，发病高峰在 15～29 岁。

分类 世界卫生组织消化道肿瘤分类将胃肠胰神经内分泌肿瘤分为神经内分泌瘤（NET）和神经内分泌癌（NEC）；根据肿瘤细胞核分裂数及 Ki-67 增殖指数又将胃肠胰神经内分泌肿瘤分为 3 级：低级别（Grade 1，核分裂数 1/10HPF，Ki-67 增殖指数 ≤ 2%）、中级别［Grade 2，核分裂数（2～20）/10HPF，Ki-67 增殖指数 3%～20%］和高级别（Grade 3，核分裂数 >20/10HPF，Ki-67 增殖指数 >20%），简称 G1、G2 和 G3。

类癌应为 NET1 级或 G1，其核分裂数低，Ki-67 增殖指数 ≤ 2%。组织学上显示神经内分泌分化的特征性生长方式。大部分阑尾神经内分泌瘤（NET）是 5-羟色胺（5-HT）生成性肠 EC 细胞 NET，仅有一部分是胰高血糖素样肽和 PP/PYY 生成性 L 细胞 NET，罕见有杯状细胞 NET。

EC 细胞 NET 肿瘤细胞排列成圆形实性巢状，边缘细胞呈栅栏状排列；偶尔可见腺样结构，呈腺管状或者腺泡状。肿瘤细胞大小一致，核异型轻微，不见或少见核分裂象，Ki-67 增殖指数 ≤ 2%。大部分肿瘤侵及肌层和淋巴管或神经束；10%～40% 的病例可见浆膜下脂肪组织浸润。阑尾神经内分泌瘤很少发生淋巴结转移或远处转移。该类肿瘤既可生成 5-HT，又可生成 P 物质。免疫组化染色显示，嗜铬粒蛋白 A（CgA）、突触素（Syn）、CD56、CK8、CK19 和 CDX2 阳性，而 CK7、CK20、CEA 和 TTF-1 通常阴性。

L 细胞 NET 非常少见，可以产生胰高血糖素样肽和 PP/PYY。肿瘤细胞排列成特征性的管状或小梁状；直径通常 2～3mm。

管状类癌 曾被误认为是转移性腺癌。它由小的不连续的管状结构组成，有时管腔内还有浓缩的黏液。常可见到短的小梁状结构。该肿瘤有价值的诊断标准是：肿瘤起源于隐窝基底部，管腔黏膜完整，肿瘤排列整齐，缺乏细胞异型性和核分裂象。免疫组化染色显示，CgA、高血糖素、生长抑素和 IgA 常阳性，但 S-100 蛋白阴性。

杯状细胞类癌 罕见，特点是位于黏膜下生长，以典型的向心性生长方式侵透阑尾管壁，肿瘤界限不清。黏膜通常不受损害，例外区域是肿瘤巢团与隐窝基底部连接处。肿瘤由印戒细胞样细胞排列成小的圆形巢，这些细胞除了核受压缩外，其他均类似于正常的肠上皮杯状细胞。腺腔结构不常见。溶菌酶阳性的帕内特细胞和类似于十二指肠腺的细胞灶也可见到。杯状细胞及细胞外黏液池行黏液染色呈强阳性。免疫组化染色显示，CgA、Syn、CD56、5-HT、生长抑素和/或 PP 阳性；此外，瘤细胞还表达 CEA、CK19、CK20 和 MUC2。

诊断 诊断时应明确肿瘤是良性还是恶性，是否伴有转移。肿物直径大小可作为判断是否发生转移和恶性程度的可靠指标：即阑尾类癌直径小于 0.5cm 者视为良性；直径 0.5～1.5cm 者，视为交界性肿瘤；直径大于 1.5cm 有明确转移或直径大于 2cm 者，视为低度恶性。而有否肌层或浆膜层侵犯，不能作为判断恶性程度的指标。

实验室检查，需检测 24 小时尿 5-羟基吲哚乙酸（5-HIAA）。另外，需组织病理学、免疫组化和电镜检查、嗜银亲银染色。其他辅助检查：①X 线钡灌肠造影，当阑尾充盈钡剂后，可见远端腔内有不规则圆形充盈缺损，局部管腔可撑大。少数类癌发生于基底部，则阑尾可以不显影。②B

超检查，右下腹 B 超检查可能发现阑尾局部团块状，密度均匀，边界较清的回声影。但由于阑尾类癌多数直径小于 2cm，且多位于阑尾尾部，因此它们虽然对该病的诊断有一定价值，但灵敏度不高且无特异性。

治疗 主要为手术治疗。①阑尾切除术：适用于当阑尾类癌直径小于 1cm 且局限于阑尾无转移时。②扩大的根治性右半结肠切除术：适用于类癌直径大于 2cm；类癌位于根部并已侵及盲肠；类癌已侵及阑尾系膜、回盲部肠壁；区域淋巴结肿大并快速活检证实有转移。③转移器官的切除：术中发现类癌合并有肝转移时，应根据原发病灶及肝转移的情况，考虑一并切除。

若术中未发现病变，而术后病理发现阑尾类癌时，年轻患者可考虑再次手术；年迈体弱者可暂不手术，静观其变，因类癌可随患者年龄增长而发生退化改变。阑尾类癌治疗的关键往往是在术中发现其存在，探查明确病变范围，决定手术的选择。

预后及预防 阑尾类癌的预后一般较好。直径小于 1cm 的肿瘤几乎不发生转移。直径小于 2cm 的肿瘤可行局部完整切除治愈，发生淋巴结转移的概率低于 1%。肿瘤直径大于 2cm 或浸润浆膜下脂肪组织或有血管浸润者，发生淋巴结转移的危险性为 21%~44%，因此对于直径大于 2cm 的肿瘤应行右半结肠部分切除术。局限性阑尾 NET 的 5 年生存率为 88%~94%，区域性病变的患者为 78%~83%，而发生远处转移者的 5 年生存率为 25%~31%。管状类癌的临床表现通常为良性。杯状细胞类癌的侵袭性强于传统的 NET，局限性杯状细

胞类癌的 5 年生存率为 86%，区域性者为 74%，而有远处转移者 5 年生存率为 18%。

（林冬梅　袁　峥）

jiécháng'ái wàikē zhìliáo

结肠癌外科治疗（surgical treatment of the colon cancer）

采用手术方式切除结肠癌，或通过手术缓解结肠癌症状而达到治疗目的的方法。外科治疗是结肠癌首选手段，也是治愈性方式。

手术方式 包括从简单的肠造瘘术到复杂的联合脏器切除，从传统的开放性手术到腹腔镜手术。结肠为空腔脏器，在肿瘤的发生发展过程中，可出现肠腔内出血、梗阻，以及区域的淋巴结转移和肝、肺等远处器官的转移。因此，在考虑结肠癌外科治疗的适应证时，应综合临床症状、肿瘤生物学特性、肿瘤与邻近脏器关系、有无远处器官受累以及患者的身体情况等因素，制订个体化的手术治疗方案。

结肠癌根治性手术 对于能够耐受手术的患者，如果未发现有远处脏器的转移或仅有肝、肺的可切除转移瘤，同时原发肿瘤及区域转移淋巴结亦可以获得完整切除，则可考虑行结肠癌根治性手术。结肠癌根治性手术应将原发病灶与所属淋巴引流区域作整块切除。常用的手术方法有右半结肠切除术、横结肠切除术、左半结肠切除术和乙状结肠切除术。为了减少及预防肿瘤复发，手术应掌握以下原则：

完全清扫区域淋巴结　结肠癌易发生区域淋巴结转移，即使已发生淋巴结转移，如手术能达到淋巴结的完全清扫，依然可获得治愈效果。区域淋巴结清扫不仅为肿瘤分期提供依据，还有助于达到治疗目的。结肠的淋巴结

通常分为结肠上淋巴结、结肠旁淋巴结、中间淋巴结和主淋巴结。结肠上淋巴结位于肠壁，常沿肠脂垂分布；结肠旁淋巴结沿肠管旁和边缘动脉弓及其分支分布；中间淋巴结则位于结肠动脉弓与结肠血管起始部之间；主淋巴结指位于结肠血管主干起始部的淋巴结。临床常将结肠癌的由肠管向血管根部纵向引流分为 3 站：第一站为结肠上和结肠旁淋巴结，第二站为中间淋巴结，第三站为主淋巴结。常规区域淋巴结清扫达到第三站即可。

对于特殊部位结肠癌，除了病变处肠管至系膜根部的淋巴引流途径外，尚有特殊的淋巴引流途径：如结肠肝曲癌的胃大弯和幽门下淋巴结亦为第三站淋巴结；结肠脾曲癌引流的胃大弯、胃短血管旁和脾门淋巴结也为第三站淋巴结；横结肠癌的胃大弯、幽门下、脾门和胰尾淋巴结也为第三站淋巴结。因此这些部位的淋巴结也是术中常规清扫区域。

切除足够的肠段 绝大多数肿瘤沿肠壁纵行浸润的长度不超过 2cm，少数分化差的肿瘤可达 2~5cm，因此切除肿瘤两侧 5cm 的肠管已足够。但结肠肿瘤除可至系膜血管根部的纵向淋巴引流外，还可沿边缘动脉弓发生结肠上、结肠旁的横向淋巴结转移，自肿瘤缘向近端和远端 5cm 范围内为第一站，5~10cm 范围内为第二站。一般认为结肠肿瘤的横向引流极少超出第二站，因此切除肿瘤两端 10cm 的肠段即可。

把握扩大根治性切除的适应证 结肠癌的扩大根治性切除是在标准的根治性切除基础上，扩大手术切除范围，主要包括以下几点：淋巴结清扫范围从第三站扩大至第四站，即肠系膜上血管

供血区清扫至肠系膜上血管根部淋巴结，肠系膜血管供血区清扫至肠系膜下血管根部淋巴结；切除肿瘤主干血管上下各一支主干血管并清扫所属淋巴结；肠管切除范围达近、远端10cm以上；周围受侵组织1cm外的扩大切除。对于肿瘤已超出常规第三站淋巴结转移的患者，可考虑行扩大根治术。

远处转移瘤的处理　发生肝转移或肺转移的结肠癌患者，即使临床分期已为晚期，但与其他晚期肿瘤不同，在完整切除肝或肺的转移瘤后，部分患者亦可获得长期生存。肝内转移灶的数目并不是能否手术的决定因素，只要能够一并切除，转移灶的数目与手术疗效并无关系。由于肝解剖的特殊性，转移灶往往与重要的管道系统关系密切。只要转移灶的切缘阴性（R0切除）即可满足根治要求，并无须保证1cm的切缘。同时肝外转移灶并不是手术的禁忌证，如果孤立的肝外转移灶能够根治性切除则也可以考虑一并手术切除，其疗效与无肝外转移相当。因此，只要患者一般状况能够耐受手术、结肠癌原发灶和转移灶能够达到根治性切除、残肝功能可代偿，均可考虑行手术治疗。

结肠癌的姑息性手术　主要包括姑息性手术切除和单纯的减状手术。结肠肿瘤在发生过程中，随着瘤体的增大，可发生破溃出血、穿孔、梗阻等症状。在肿瘤已浸润邻近组织或有其他器官的广泛转移，已无法行根治性手术治疗时，如果原发病灶可以姑息性切除，虽达不到根治目的，但可有减少出血、解除梗阻、减少穿孔及降低肿瘤负荷的价值，缓解患者症状并为后续的治疗创造

条件。如果原发肿瘤已无法切除或患者一般状况差，无法耐受肿瘤切除手术，或出现肠道梗阻时，可考虑行单纯的造瘘手术或短路手术。

结肠癌的腹腔镜手术　与传统开腹手术相比具有明显的微创优势，并可达到与传统开腹手术一样的肿瘤治疗标准：①肿瘤与周围正常组织的整块切除。②肿瘤切除时操作的非接触原则。③足够的安全切缘。④彻底的淋巴结清扫。同时，在部分结肠癌患者中，腹腔镜手术甚至可以获得较开腹手术更好的远期疗效。因此，只要患者没有下述腹腔镜手术禁忌，均已推荐行腹腔镜手术：①不能耐受长时间气腹的疾病，如严重的心肺疾病或感染等。②可能难以控制出血的病情，如门静脉高压、凝血功能障碍。③腹腔镜技术受限的情况，如病理性肥胖、盆腹腔广泛粘连。④晚期肿瘤侵犯邻近脏器或肿瘤穿孔引起腹膜炎。

并发症及处理　有以下几种情况。

吻合口瘘　结肠癌术后吻合口瘘常发生于术后第5～7天，表现为发热、腹痛、腹腔引流出肠内容物等。通常认为吻合肠管血供障碍、吻合口张力过大、腹腔脓肿、吻合口远端梗阻及营养状况不良等因素可致吻合口瘘发生率增加。对于较小的吻合口瘘经抗炎、营养支持、通畅引流等保守治疗后可自行愈合，瘘口较大引起腹膜炎时则应积极手术治疗，清洗腹腔，通畅引流，并行近端肠管造瘘术。

术后感染　结肠内含有大量细菌，术后感染发生率较高，尤其是在肿瘤出血、梗阻行急诊手术后。术后感染常发生于切口、

术区和盆腔等处，有时吻合口旁脓肿可穿破吻合口引起吻合口瘘，因此术前肠道准备、术中无菌操作、术后抗生素的使用尤为重要。发生感染后，应及时选择应用对细菌敏感的抗生素，同时通畅引流，注意水电解质平衡，给予充分热量及维生素以增强患者的抗感染及愈合能力。

术后肠梗阻　由于手术的刺激以及术后患者体弱，或电解质失衡，如低血钾时，可发生腹胀等肠麻痹症状。但如患者出现阵发性腹痛、腹胀、呕吐和肠鸣音亢进，同时排气、排便减少或消失时，应考虑发生机械性肠梗阻可能。结肠癌术后常见的机械性肠梗阻原因有肠道粘连、内疝、吻合口水肿或狭窄、造瘘口狭窄等原因。粘连性肠梗阻经保守治疗后无缓解，或怀疑其他因素导致肠梗阻时，应考虑及时行手术解除梗阻因素。

出血　有腹腔内术区出血及吻合口出血，根据病情，必要时需再次手术止血。

结肠造瘘并发症　近期并发症可有出血、造瘘口坏死、脓肿等，远期可出现造瘘口旁疝、狭窄、脱垂和回缩等。

气腹相关并发症　腹腔镜手术可出现二氧化碳气腹相关并发症，如皮下气肿、静脉气体栓塞、高碳酸血症和气胸等。

肠道功能紊乱　切除部分结肠后，可影响肠道水分吸收，稀便增多，大便次数增加，多经过3～4个月后，机体可适应并逐步恢复排便功能。

（周海涛）

yòu bàn jiécháng qiēchúshù
右半结肠切除术（right hemi-colectomy）　切除末端回肠约15cm、盲肠、升结肠、横结肠右

半部及相应的系膜和大网膜，并在根部结扎回结肠动脉、右结肠动脉和中结肠动脉右支及其周围的淋巴、脂肪组织的手术方式。

适应证 回盲部、升结肠及结肠肝区或横结肠近肝区处肿瘤；回盲部、升结肠病变导致肠梗阻或并发肠坏死；盲肠、升结肠严重损伤不能修补等。扩大的右半结肠切除术适合结肠肝区癌、横结肠近肝区癌，此时肠管需切除至横结肠左侧 1/3 处，结肠中动脉行根部结扎清扫，大网膜需全部切除，幽门下淋巴结也需清扫干净。

手术原则 结肠癌的手术要点是术中需预防癌细胞的扩散，故应首先切断病变肠段的淋巴回流和血管干，然后再游离肠管，肿瘤无接触原则应贯穿手术始末。

手术方法 手术可采用全身麻醉或硬膜外麻醉。患者取仰卧位。切口选择常采用右侧经腹直肌切口或旁正中切口，上达肋缘下 2cm，下至髂前上棘平面。进入腹腔后，依照由远至近、由上而下的原则探查腹腔，最后探查肿瘤。探查完毕后，于横结肠系膜根部解剖肠系膜上动静脉，于根部结扎、切断回结肠及右结肠动静脉，并切断结肠中动脉右支，同时清扫血管根部的淋巴、脂肪组织。然后于右侧结肠旁沟打开侧腹膜，沿托尔特（Toldt）筋膜由外而内完整游离末端回肠、升结肠及右半横结肠，游离过程中应注意保护十二指肠、输尿管以及男性的精索血管或女性的卵巢血管。完整游离右半结肠后，切断肠管、系膜及大网膜，移除标本后，吻合末端回肠和横结肠，并关闭系膜缺损处。最后，冲洗腹腔，请点器械、纱布无误后，

放置引流管，并逐层关闭腹腔。

手术中，还应根据肿瘤的部位、局部浸润状况和淋巴结转移范围，决定是否扩大手术切除范围。升结肠肿瘤在早期往往临床症状不典型，待到有症状就诊时，往往肿瘤较大，侵犯侧腹壁或腹膜后脂肪组织，或发生区域淋巴结转移。因此，术中如发现肿瘤侵犯侧腹壁或腹膜后脂肪组织，应于受侵处 1cm 外将腹壁组织后腹膜后脂肪组织一并切除；右半结肠切除术淋巴结清扫的上限是肠系膜上血管根部淋巴结，如果术中见结肠主干血管根部淋巴结明显肿大，则应清扫肠系膜上血管根部淋巴结，此处清扫需非常小心，避免损伤肠系膜上血管，以防导致难以补救的意外情况。对于结肠肝区肿瘤或横结肠近肝区肿瘤，不仅需切除更多横结肠及大网膜外，还需清扫幽门下淋巴结，同时于根部结扎、切断结肠中动脉，并清扫相应淋巴脂肪组织。

腹腔镜右半结肠切除术 腹腔镜手术已成为结肠癌手术切除的推荐方式，不仅可达到与传统开腹手术相同的肿瘤治疗标准，有着同样的肿瘤治疗远期疗效，更具有损伤小、恢复快等近期疗效。因此，如患者无腹腔镜手术的禁忌证，可考虑行腹腔镜右半结肠切除术，同时亦需严格遵从肿瘤切除的原则。

（周海涛）

héngjiécháng qiēchúshù

横结肠切除术（transverse colectomy） 切除横结肠及其系膜、大网膜、部分升结肠和降结肠，在根部结扎中结肠动脉，并清扫血管根部淋巴、脂肪组织的手术方式。

适应证 根据肿瘤部位，有 3

种手术方式：横结肠近肝曲肿瘤，即肿瘤位于结肠中动脉右支右侧，可采用扩大的右半结肠切除术；横结肠近脾曲肿瘤，即肿瘤位于结肠中动脉左支左侧，可采用扩大的左半结肠切除术；横结肠中段肿瘤，即肿瘤位于结肠中动脉左、右分支之间，可采用标准的横结肠切除术。手术范围包括肿瘤两侧 10cm 范围的肠管及相应的系膜、全部的大网膜，同时于根部结扎、切断结肠中血管，并清扫血管根部淋巴、脂肪组织。

手术原则 结肠癌的手术要点是术中需预防癌细胞的扩散，因此应首先切断病变肠段的淋巴回流和血管干，然后再游离肠管，肿瘤无接触原则应贯穿手术始末。

手术方法 手术可采用全身麻醉或硬膜外麻醉。患者取仰卧位。切口选择常采用上腹部正中切口，上方至剑突，下方绕脐至脐下 3~5cm。进入腹腔后，依照由远至近、由上而下的原则探查腹腔，最后探查肿瘤。于胃网膜血管弓胃侧切断大网膜，向左切开至脾结肠韧带，向右切开至肝结肠韧带，并于根部切断胃网膜右血管，同时清扫网膜右血管根部淋巴、脂肪组织。然后于胰腺下缘横结肠系膜根部，结扎、切断结肠中动脉，清扫相应区域淋巴结。再于肿瘤两端各 10cm 处切断边缘血管弓，扇形切开肠系膜，于预定切除处切断肠管，将标本整块移除。吻合两端结肠后，关闭系膜缺损处。最后，冲洗腹腔，清点器械、纱布无误后，放置引流管，并逐层关闭腹腔。

手术中，如横结肠癌已侵犯邻近脏器如胃大弯、小肠和胰腺体尾部等，应尽可能一并切除受累组织。同时，术中需切除肿瘤

两端至少 10cm 肠管，还应根据结扎结肠中血管后结肠断端肠管的血供情况，适当扩大肠管切除长度以保证吻合口的血供。如切除肠管过长，吻合时肠管存在一定张力，可适当游离结肠肝曲及脾曲，以获得满意的肠管吻合。此外，手术中应当注意，在胰腺下缘、胰腺钩突内侧解剖结肠中血管及肠系膜上血管及清扫血管根部淋巴、脂肪组织时，避免损伤肠系膜上血管，以防导致难以补救的意外情况。

腹腔镜横结肠切除术 腹腔镜手术已成为结肠癌手术切除的推荐方式，不仅可达到与传统开腹手术相同的肿瘤治疗标准，有着同样的肿瘤治疗远期疗效，更具有损伤小、恢复快等近期疗效。因此，如患者无腹腔镜手术的禁忌证，可考虑行腹腔镜横结肠切除术，同时亦需严格遵从肿瘤切除的原则。

（周海涛）

zuǒ bàn jiécháng qiēchúshù
左半结肠切除术（left hemico-lectomy） 切除左半横结肠、脾区、降结肠和部分乙状结肠及其相应系膜、左半大网膜，并在根部结扎中结肠动脉左支、左结肠动脉和乙状结肠动脉第一支的手术方式。

适应证 结肠脾区、降结肠和乙状结肠恶性肿瘤。对于结肠脾曲癌，可行扩大的左半结肠切除术，不仅要切除更多的横结肠，还需清扫脾门及胰尾处的淋巴结。

手术原则 结肠癌的手术要点是术中需预防癌细胞的扩散，因此应首先切断病变肠段的淋巴回流和血管干，然后再游离肠管，肿瘤无接触原则应贯穿手术始末。

手术方法 手术可采用全身麻醉或硬膜外麻醉。患者取仰卧位。切口选择常采用左侧旁正中切口，上方至肋缘下，下方至髂前上棘水平。进入腹腔后，依照由远至近、由上而下的原则探查腹腔，最后探查肿瘤。探查完毕后，提起大网膜及横结肠，将左半结肠显露清楚。结扎、切断结肠中动脉左支及伴行静脉后，于根部结扎、切断左结肠动静脉及1~2 个乙状结肠血管分支，同时清扫相应区域淋巴脂肪组织。然后于左侧结肠旁沟打开侧腹膜，由外向内沿托尔特（Toldt）筋膜游离全部左半结肠，注意保护输尿管以及男性的精索血管或女性的卵巢血管。于预定切除处切断肠管及相应的系膜、大网膜，将标本整块移除。吻合两端结肠后，关闭系膜缺损处。最后，冲洗腹腔、清点器械、纱布无误后，放置引流管，并逐层关闭腹腔。

手术中，如肿瘤位于结肠脾曲处，由于结肠脾曲与脾下极、胰尾关系密切，肿瘤可向脾门处转移，因此手术切除范围除应清扫结肠中动脉根部及左结肠血管相应范围淋巴结外，还应清扫脾门淋巴结以增加手术彻底性。而对于降结肠肿瘤来说，此部位淋巴引流不仅至结肠左动脉根部，还可进一步引流至肠系膜下动脉根部，因此必要时可于肠系膜下动脉根部结扎切断血管，清扫肠系膜下动脉根部淋巴结，切除病变所属肠管及系膜，行横结肠、直肠吻合术。如肿瘤侵犯侧腹壁或肾周脂肪囊时，应于受侵处外切除腹壁组织或肾周脂肪囊前份。

腹腔镜左半结肠切除术 腹腔镜手术已成为结肠癌手术切除的推荐方式，不仅可达到与传统开腹手术相同的肿瘤治疗标准，有着同样的肿瘤治疗远期疗效，更具有损伤小、恢复快等更好的近期疗效。因此，如患者无腹腔镜手术的禁忌证，可考虑行腹腔镜左半结肠切除术，同时亦需严格遵从肿瘤切除的原则。

（周海涛）

yǐzhuàngjiécháng qiēchúshù
乙状结肠切除术（sigmoid colectomy） 切除乙状结肠、直肠上段及相应系膜，并在根部结扎乙状结肠动脉的手术方式。

适应证 乙状结肠癌。

手术原则 结肠癌的手术要点是术中需预防癌细胞的扩散，因此应该首先切断病变肠段的淋巴回流和血管干，然后再游离肠管，肿瘤无接触原则应贯穿手术始末。

手术方法 手术可采用全身麻醉或硬膜外麻醉。患者取仰卧位或截石位，仰卧位适合于距肛缘 20cm 以上的肿瘤；对于乙状结肠远段肿瘤，需行吻合器经直肠吻合时，可采用截石位。切口选择常采用下腹部正中切口，上方至脐上 3~5cm，下方至耻骨联合。进入腹腔后，依照由远至近、由上而下的原则探查腹腔，最后探查肿瘤。探查完毕后，切开乙状结肠外侧与盆壁的先天融合，提起乙状结肠，打开乙状结肠系膜根部，清扫肠系膜下血管根部淋巴、脂肪组织，并结扎、切断血管。注意保护输尿管以及男性的精索血管或女性的卵巢血管。于肿瘤上方 10cm 以上扇形切断系膜，并沿骶前间隙腹下神经浅面游离上段直肠系膜（距肿瘤下缘至少 5cm）。然后于预定切除处切断降结肠远端和直肠上段肠管以及相应的系膜组织，将标本整块移除。吻合肠管后，冲洗腹腔，清点器械、纱布无误后，放置引流管，并逐层关闭腹腔。

手术中，如肿瘤位于降结肠和乙状结肠交界处，则清扫肠系膜下血管根部淋巴、脂肪组织后，可于根部结扎、切断肠系膜下血管；如肿瘤位于乙状结肠中段或远段，清扫肠系膜下血管根部淋巴结后，可于结肠左血管分叉下方结扎、切断血管（直肠上血管和乙状结肠血管）。手术中，由于直肠上血管已被切断，直肠残端血供主要来源于下方的直肠中动脉，因此为保证吻合口血供无障碍，最好吻合口不要超过腹膜返折上方5cm。另外，需注意部分乙状结肠肿瘤较大并外侵明显，可能与前方的膀胱或侧方的输尿管关系密切，应当把握肿瘤切除的原则，必要时请泌尿外科会诊协同手术。

腹腔镜乙状结肠切除术 腹腔镜手术已成为结肠癌手术切除的推荐方式，不仅可达到与传统开腹手术相同的肿瘤治疗标准，有着同样的肿瘤治疗远期疗效，更具有损伤小、恢复快等更好的近期疗效。因此，如患者无腹腔镜手术的禁忌证，可考虑行腹腔镜乙状结肠切除术，同时亦需严格遵从肿瘤切除的原则。

（周海涛）

fùqiāngjìng jié-zhícháng qiēchúshù

腹腔镜结直肠切除术 （laparoscopic colorectal surgery）

通过腹部微小创口将腹腔镜器械置入腹腔实施操作的结直肠癌手术方式。1991年腹腔镜首次用于结直肠癌的治疗。随着技术的提高和器械的发展，腹腔镜手术的安全性、可行性、肿瘤根治性及近远期疗效，与传统开腹手术相比，具有明显的微创优势，患者术后可迅速恢复。

适应证 与传统开腹手术相似，包括结直肠良恶性肿瘤、炎性疾病及多发性息肉等。

禁忌证 全身情况不良，经术前治疗不能纠正或改善；有严重心、肺、肝、肾疾病不能耐受手术。

手术原则 腹腔镜下结直肠癌根治术必须遵循与传统开腹手术一样的肿瘤治疗原则：①强调肿瘤与周围正常组织的整块切除。②肿瘤切除时操作的非接触原则。③足够的安全切缘。④彻底的淋巴结清扫。

优点 与传统开腹手术相比，腹腔镜下结直肠癌根治术的优点有：①对盆筋膜脏壁两层之间疏松组织间隙的判断和入路的选择更为准确。②腹腔镜可抵达狭窄的小骨盆并放大局部视野，对盆腔自主神经丛的识别和保护作用更确切。③超声刀沿盆筋膜间隙锐性解剖能更完整地切除含脏层盆筋膜的直肠系膜。④超声刀使用可减少出血。⑤30度镜可以扩大视野，观察开腹手术难以看到的解剖结构。⑥血管根部高位结扎更加容易。⑦减少术中对肿瘤的挤压。

对于结肠癌患者，如果没有下述气腹禁忌证，则应推荐行腹腔镜手术：①不能耐受长时间气腹的疾病，如严重的心肺疾病或感染等。②可能难以控制出血的病情，如门静脉高压、凝血功能障碍。③腹腔镜技术受限的情况，如病理性肥胖、盆腹腔广泛粘连。④晚期肿瘤侵犯邻近脏器或肿瘤穿孔引起腹膜炎。

多年临床实践结果证实，直肠癌腹腔镜手术有更好的近期疗效（如更快的肠道功能恢复、更少的麻醉药品使用及更短的住院时间等），与开放手术有着同样的远期生存率及肿瘤复发率。同时还有创伤小、恢复快的优势。

（周海涛）

quán jiécháng qiēchúshù

全结肠切除术 （total colectomy）

切除回肠末端、回盲部、升结肠、结肠肝曲、横结肠、结肠脾曲、降结肠、乙状结肠和直肠的手术方式。适用于结肠多发性癌、家族性腺瘤性息肉病、溃疡性结肠炎等。

术式包括全结肠直肠切除、回肠储袋直肠吻合术（IPRA），全结肠直肠切除、回肠储袋肛管吻合术（IPAA），全结肠切除、回肠直肠吻合术（IRA）。IPRA是将回肠储袋与直肠吻合，手术操作安全、简单，保留了肛门排粪、控粪功能，缺点是残留直肠有腺瘤复发及癌变的可能。IPAA是将回肠储袋与肛管吻合，将直肠在齿状线附近切断和切除，肛门括约肌受损较多，术后患者出现排粪次数增多和排粪控制不良的现象。由于IPAA盆腔操作侵袭性大，会使部分患者的排尿功能和性功能受到影响。为了避免这一弊端，又设计了全结肠+部分直肠切除+残留直肠黏膜剥脱+经直肠肌鞘回肠肛管吻合或回肠储袋肛管吻合手术。该手术切除了全部结直肠黏膜，消除了结直肠息肉复发和癌变的危险，保留了部分排粪和控粪功能，患者的性功能和排尿功能也不受影响，此术式适用于大多数家族性腺瘤性息肉病患者。全结肠切除、IRA可以切除大部分病变肠管，操作简单，仍被临床采用。

（裴炜）

huícháng chǔdài

回肠储袋 （ileal pouch）

全结肠切除术后用回肠制作的"代结肠"。回肠储袋可以增加库存容量，从而减少排粪次数、减轻里急后重的症状。这些症状与吻合口的位置有关，位置越低，症状越明显，吻合口距肛门 5cm 以上时，术后排粪功能障碍的程度和持续时间会逐渐减轻，吻合口距肛门 10cm 以上时，基本上不存在术后排粪功能障碍。因此，只要吻合口距离肛门 5cm 以下，就有做储袋的必要。

常用储袋有双腔回肠储袋（J 型）、三腔回肠储袋（S 型）和四腔回肠储袋（W 型）。J 型储袋易建立，被大多数术者选用。J 型储袋的制作是利用末段 30cm 回肠作储袋，不仅有储存容器作用，还能在代偿过程中有效吸收水分，起到"小肠代结肠"的作用。故在离断回肠时应注意对该段肠管及血管弓的保留。确定采用 J 型储袋与肛管吻合前，折叠远端空肠 15cm 左右试行下移入盆底，以使回肠在盆腔内获得更好的游动度。要反复评估血运情况，确认已游离的末段回肠有充足的血供。如有张力在勿伤及血运的前提下做适当的松解、游离，切开肠系膜的腹膜以利于延长肠系膜，一般储袋的长度为 15~20cm。布洛克（Block M）发现，全结肠直肠切除、回肠储袋肛管吻合术（IPAA）中回肠 K 型储袋并用吻合器吻合的远期功能更好，K 型储袋可以比 J 型储袋容量多 30%，当储袋膨胀时，K 型储袋成球形，J 型储袋呈柱形，K 型储袋对扩张压力的顺应性比 J 型储袋好。在长期随访中发现 K 型储袋在控粪方面亦优于 J 型储袋。

常见的并发症为储袋炎，患者排便次数增加，伴发热、便血和阵发性腹痛，在溃疡性结肠炎患者常见，需服用药物和调节饮食来控制。

（裴 炜）

结肠癌内科治疗（medical treatment of colon cancer） 采用化疗和/或分子靶向药物杀死或抑制结肠癌细胞生长的治疗方法。根据不同的治疗目的分为新辅助治疗、辅助治疗和姑息性治疗。

结肠癌新辅助化疗 尚无足够证据表明新辅助化疗能使可手术切除的结肠癌患者获益。仅有可切除肝转移的晚期结肠癌患者经过新辅助化疗后行根治性切除，术后再行辅助化疗，其 5 年生存率优于单纯手术患者。

结肠癌辅助化疗 II 期结肠癌辅助化疗的价值仍有争议。与根治术后单纯观察相比，采用 5-氟尿嘧啶（5-FU）为主的方案辅助化疗可使 5 年总生存率提高 2%~4%。2000 年前，5-FU 是唯一用于 III 期结肠癌辅助化疗的有效细胞毒药物。2000 年之后，卡培他滨被证明与 5-FU/亚叶酸钙（LV）的联合方案具有相同的疗效。在 5-FU/LV 基础上加奥沙利铂更进一步提高总生存。

结肠癌姑息性化疗 对晚期结肠癌有效的化疗药物有 4 个：5-FU、卡培他滨、奥沙利铂和伊立替康。通常以两个氟尿嘧啶类药物之一为基础联合奥沙利铂或伊立替康组成联合化疗方案进行治疗；对仅有肝转移、身体状况好的晚期结肠癌患者，需要快速缩小肿瘤，争取手术切除机会时，可采用 3 个化疗药的联合方案（5-FU+奥沙利铂+伊立替康）。

Mayo Clinic 方案 LV 静脉滴注，第 1~5 天；5-FU 静脉推注，第 1~5 天。LV 先于 5-FU 使用。每 28 天为 1 周期。此为经典的 5-FU 方案。由于持续静脉输注的 5-FU 方案在疗效和不良反应方面均优于静脉推注的 5-FU 方案，后者

已被摒弃不用。

DeGramonte 方案（LV + 5-FU2 方案） LV 静脉滴注，第 1 和第 2 天；5-FU 静脉输注，第 1 和第 2 天。每 14 天为 1 周期。临床广泛应用其改良方案（mLV+5-FU2 方案）为：LV 静脉滴注，第 1 天；5-FU 静脉推注，第 1 和第 2 天。LV 先于 5-FU 使用。每 14 天为 1 周期。

AIO 方案 LV 静脉滴注 2 小时；5-FU 静脉输注。每周 1 次，连用 6 周。每 8 周为 1 周期。

FOLFIRI 方案 伊立替康静脉输注，第 1 天；LV 静脉滴注，第 1 和第 2 天；5-FU 静脉输注，第 1 和第 2 天。每 14 天为 1 周期。

Douillard 方案 伊立替康静脉输注，第 1 天；LV 静脉滴注，第 1 和第 2 天；5-FU 静脉输注，第 1 和第 2 天。每 14 天为 1 周期。

FOLFOX4 方案 奥沙利铂静脉输注，第 1 天；LV 静脉滴注，第 1 和第 2 天；5-FU 静脉输注，第 1 和第 2 天。每 14 天为 1 周期。

FOLFOX6 方案 奥沙利铂静脉输注，第 1 天；LV 静脉滴注，第 1 天；5-FU 静脉输注，第 1 和第 2 天。每 14 天为 1 周期。

XELOX 方案 奥沙利铂静脉输注，第 1 天；卡培他滨口服，1 天 2 次，第 1 至第 14 天。每 21 天为 1 周期。

FOLFOXIRI 方案 伊立替康静脉输注，第 1 天；LV 静脉滴注，第 1 天；5-FU 静脉输注。每 14 天为 1 周期。

单药伊立替康方案 伊立替康 125mg/m^2，静脉输注，第 1 和第 8 天；每 3 周为 1 周期。伊立替康 300~350mg/m^2 静脉输注，

第 1 天；每 3 周为 1 周期。伊立替康 180mg/m²，静脉输注，第 1 天；每 2 周为 1 周期。

结肠癌靶向治疗　通过与结肠癌发生、增殖和转移等过程中关键分子通路上某些蛋白或基因位点进行结合，从而达到直接抑制或通过改变肿瘤微环境而间接抑制肿瘤细胞生长的目的，降低对正常细胞的伤害。结直肠癌靶向治疗仅用于晚期转移性患者，而术后辅助治疗无效。这些药物主要包括针对表皮生长因子受体（EGFR）通路和血管内皮生长因子（VEGF）-血管内皮生长因子受体（VEGFR）通路的治疗。

西妥昔单抗　是部分人源化单克隆抗体，主要针对细胞膜上跨膜的 EGFR。因为西妥昔单抗影响细胞膜表面酪氨酸激酶信号的传导，当 EGFR 通路下游具有活化性突变，如癌基因 *K-ras* 突变时，对其抑制效果不敏感。在 *K-ras* 野生型患者中，西妥昔单抗联合化疗可提高结肠癌患者生存。然而，*K-ras* 突变患者应用西妥昔单抗联合多个化疗药物（包括贝伐珠单抗时）预后更差。因此，应用该药治疗前，需要检测肿瘤组织 *K-ras* 基因状态。

帕尼单抗　是全人源化抗 EGFR 的单克隆抗体。和西妥昔单抗相似，应用前应行 *K-ras* 基因检测，只用于野生型患者。单药或与化疗联合应用。

贝伐珠单抗　是部分人源化单抗隆抗体，与 VEGF 结合，抑制血管形成通路。可与 FOLFIRI，也可与 FOLFOX 方案联合，用于晚期结直肠癌的治疗。

阿柏西普　是一个新的抗 VEGF 药物，与 FOLFIRI 方案用于二线治疗晚期结直肠癌。比单用化疗能显著延长总生存和无进展生存。

瑞格非尼　是一个多种激酶通路的抑制剂（包括 VEGF）。在对现有化疗和/或靶向治疗失败的转移性结直肠癌中，单药瑞格非尼与安慰剂比较能显著延长患者的生存时间。

（杨　林）

jiécháng'ái xīnfǔzhù huàliáo
结肠癌新辅助化疗（neoadjuvant chemotherapy of colon cancer）
针对局部晚期的结肠癌或伴有同时性肝转移的患者，在手术前采用的化学治疗。又称结肠癌术前化疗。

作用原理：①减低肿瘤负荷，降低肿瘤分期，使不能切除的肿瘤变为可以切除，提高治愈率和手术切除率。②控制微小及潜在的转移灶，减少术中播散及术后转移复发，清除肝内的微小转移灶。③防止术后肿瘤血供改变影响化疗效果，效果优于术后。④可使手术时肿瘤细胞增殖能力处于最低状态，减少术中癌细胞的医源性播散。⑤有助于了解肿瘤对化疗药物的敏感性，有利于术后化疗药物的选择，以指导制订术后治疗计划，并可协助判断预后。⑥对于伴有肝转移，使不可切除变为可切除，减少肝切除范围，最大限度地保留肝体积。

结肠癌和直肠癌新辅助化疗适应证不同：直肠癌新辅助化疗限定在术前分期局部 T₃ 期和不论局部浸润程度，但淋巴结阳性的患者；T₄ 期或局部晚期不可切除的直肠癌患者也可通过新辅助化疗获得肿瘤降期和降级的良好结果。对于结肠癌来说，除合并肝转移和/或肺转移的患者、可切除或潜在可切除外，不推荐结肠癌术前行新辅助治疗。可手术的同时肝和/或肺转移本质上属于 IV

期，治疗复发转移癌的方案均可用于新辅助化疗。

以 5-氟尿嘧啶（5-FU）为基础的两药化疗有效率可达 45%~70%。新辅助化疗一般不宜超过 2~3 个月，注意每 2 个月复查，有手术可能者即应手术。如果病灶因化疗完全或几近消失，术中转移灶定位可能困难，此时可观察和等待，再次进展时再考虑手术亦可。

新辅助化疗不一定都有效，对于直接可切除的转移灶，有可能因病情进展而失去手术机会。新辅助化疗后出现的进展是肿瘤本身的生物学行为所决定，而与延误手术时间无关。如果化疗无效，那些在诊断时已经存在的微小病灶就有足够的时间长大到能够被发现。因此，这些患者也很难从手术中获益，从而避免不必要的手术。

（李小优　丁永斌）

jiécháng'ái fǔzhù huàliáo
结肠癌辅助化疗（adjuvant chemotherapy of colon cancer）
对结肠癌进行手术治疗和放疗的前后，为使原发肿瘤缩小，同时消灭可能残存的微小转移病灶，减少肿瘤复发和转移机会，提高治愈率而进行的化学治疗。在可接受根治性手术的结肠癌患者中，约 1/3 存在区域淋巴结转移（III 期），1/4 患者的肿瘤侵透肌层但不伴有区域淋巴结转移（II 期），辅助化疗的目的是消灭微小转移灶，提高患者的无病生存期（DFS）和总生存期（OS）。

适应证：I 期结肠癌根治术后通常不需要辅助化疗。II 期结肠癌根治术后是否需要辅助化疗仍然存在争议。QUASAR 试验认为，II 期应用 5-氟尿嘧啶（5-FU）/亚叶酸钙（LV）化疗具有生存获益；但其他荟萃分析基本是阴性结论。MOSAIC 试验亚组分析显示，与 5-FU/LV 方案相比，高危 II 期患者采用 FOLFOX 方案治疗无病生存期（DFS）有改善。III 期及可手术的 IV 期患者，术后均应接受辅助化疗。IV 期转移性结肠癌如能获得根治性切除，术后辅助化疗原则上参照 III 期结肠癌来进行。

只要患者可以耐受，辅助化疗应在术后尽早启动，疗程通常为期 6 个月。有研究表明辅助化疗每延迟 4 周，OS 就降低 14%。

治疗方法：辅助化疗的基本药物为 5-FU 单药配合 LV 或与奥沙利铂联合，含伊立替康、贝伐珠单抗、西妥昔单抗或帕尼单抗的方案在辅助化疗中未带来临床获益，不推荐用于辅助化疗。5-FU/LV 的两种最常用给药方法即 Mayo Clinic 方案与 Roswell Park 方案，疗效相近。静脉推注与持续输注在疗效上无明显差异，但持续输注全身毒性较小，手足综合征发生率会增加。氟尿嘧啶类的口服制剂包括卡培他滨、替加氟和替吉奥（S-1）等，疗效与 5-FU 静脉使用相当，方便是最大优势。含其他氟尿嘧啶类药物的方案治疗失败后应用卡培他滨单药挽救治疗无效。MOSAIC 及 NSABP C-07 试验均证实，5-FU 联合奥沙利铂的 OS 及无进展生存期（PFS）均优于 5-FU 单药。

LV 作为生化调节剂能增强 5-FU 的抗肿瘤作用，高剂量 LV 的疗效并不优于低剂量 LV，且可能增加不良反应。

（丁永斌　李小优）

jiécháng'ái gūxīxìng huàliáo

结肠癌姑息性化疗（palliative chemotherapy of colon cancer）

针对无法做根治性手术的晚期结肠癌、潜在可手术患者经新辅助治疗后仍无法手术者及复发转移性结肠癌进行的化学治疗。目的是减轻患者痛苦、延长寿命。

结肠癌辅助化疗方案可以使用；如果含奥沙利铂的化疗方案时间已过去 12 个月或由于神经毒性而停用奥沙利铂可重新使用。否则，选择原先未用过的药物，如伊立替康和/或新靶点药物为基础的治疗方案，后者主要有贝伐珠单抗、西妥昔单抗、帕尼单抗和阿柏西普，单药疗效有限，通常需要与化疗联合使用。此外，雷替曲塞±顺铂、TAS-102 及瑞格非尼等也可以考虑。

Mayo Clinic 方案：LV 静脉滴注，第 1~5 天；5-氟尿嘧啶（5-FU）静脉推注，第 1~5 天。LV 先于 5-FU 使用。每 28 天为 1 周期。这是结肠癌辅助化疗一线方案。

DeGramont 方案：LV 静脉滴注，第 1 和第 2 天；5-FU 静脉输注，第 1 和第 2 天。每 14 天为 1 周期。

AIO 方案：LV 静脉滴注；5-FU 静脉输注。每周 1 次，连用 6 周。每 8 周为 1 周期。

FOLFIRI 方案：伊立替康静脉输注，第 1 天；LV 静脉滴注，第 1 和第 2 天；5-FU 静脉输注，第 1 和第 2 天。每 14 天为 1 周期。

Douillard 方案：伊立替康静脉输注，第 1 天；LV 静脉滴注，第 1 和第 2 天；5-FU 静脉输注，第 1 和第 2 天。每 14 天为 1 周期。

Raltitrexed 为基础的方案：以雷替曲塞为基础的方案。

FOLFOX 方案：奥沙利铂静脉滴注，第 1 天；LV 静脉滴注，第 1 天；5-FU 静脉推注，第 1 天，5-FU 持续静脉滴注。每 14 天为 1 周期。

FOLFOX4 方案：奥沙利铂静脉输注，第 1 天；LV 静脉滴注，第 1 和第 2 天；5-FU 静脉输注，第 1 和第 2 天。每 14 天为 1 周期。

FOLFOX6 方案：奥沙利铂静脉输注，第 1 天；LV 静脉滴注，第 1 天；5-FU 静脉输注，第 1 和第 2 天。每 14 天为 1 周期。

FOLFOX7 方案：奥沙利铂静脉滴注，第 1 天；LV 静脉滴注，第 1 天；5-FU 持续静脉滴注。每 14 天为 1 周期

SI 方案：分为 SI 方案 A，替吉奥分 2 次口服，第 1~14 天，21 天为 1 周期；SI 方案 B，替吉奥分 2 次口服第 1~28 天，42 天为 1 周期。

IFL 方案：伊立替康静脉滴注，第 1、8、15、22 天；LV 静脉推注，第 1、8、15、22 天；5-FU 静脉推注，第 1、8、15、22 天；6 周重复。

伊立替康单药用于初治的晚期结直肠癌患者的有效率可达 26%~32%。在 5-FU 耐药后的结直肠癌，伊立替康单药较最佳支持治疗 1 年生存率提高 22%。

（丁永斌　李小优）

zhícháng guǎnzhuàng xiàn'ái

直肠管状腺癌（tubular adeno-carcinoma of the rectum）

异型增生的腺体呈腺管状排列组成的直肠腺癌。管状腺癌是直肠腺癌最常见的组织学类型，约占 80%，多数分化较好。

肿瘤中存在腺管样结构，腺管显著扩张或呈裂隙状和分枝状，管腔大小形态各异，也可以存在腺泡状结构。单个肿瘤细胞呈柱状、立方状或被胞质内黏液挤压成扁平状，也可以见到透明细

胞。细胞不典型增生程度从低到高，通常根据腺体外观的变化程度以及腺样结构所占的百分率，将其分为高分化、中分化和低分化；或分为低度恶性（相当于高分化和中分化腺癌）或高度恶性（相当于低分化腺癌）。高分化腺癌内腺样结构所占的比例超过肿瘤的95%；中分化腺癌内腺样结构占肿瘤的50%~95%；低分化者占5%~50%。当癌存在不同分化时，应根据分化最差的成分来分级，但不应包括肿瘤浸润最前端的成分。肿瘤的进展边缘常呈小灶状的低分化表现，这个特点用于将肿瘤分类为低分化癌是不充分的。

该病的临床表现、诊断和治疗见直肠癌外科治疗。

（林冬梅　袁　峰）

直肠乳头状腺癌 zhícháng rǔtóuzhuàng xiàn'ái （papillary adenocarcinoma of the rectum）

直肠癌的一种病理类型。为高分化的外生性腺癌，具有伸长的指状突起，突起表面被覆圆柱状或立方细胞，轴心为纤维血管结缔组织。细胞极向尚存。一些肿瘤显示管状分化（乳头状管状）。极少数情况下，可见到微乳头结构。细胞不典型程度和核分裂指数存在变化。肿瘤浸润边缘与周围组织有明确界限。肿瘤中可见到急性或慢性炎症细胞浸润。

该病的临床表现、诊断和治疗见直肠癌外科治疗。

（林冬梅　袁　峰）

直肠黏液腺癌 zhícháng niányè xiàn'ái （mucinous adenocarcinoma of the rectum）

直肠肿瘤超过50%的成分包含有细胞外黏液的直肠癌。是直肠癌的一种病理类型，这种亚型的特点

是细胞外黏液池中存在腺样结构、链条状的或单个的恶性腺上皮细胞。

直肠黏液腺癌两种主要的生长方式是：①腺体由分泌黏液的柱状上皮细胞组成，间质腔隙内存在大量黏液。②细胞呈链条状或不规则串状散在漂浮于黏液湖内。组织学上也常可见到散在的印戒样细胞，但不影响肿瘤的组织学形态。传统上认定黏液腺癌为低分化腺癌。

该病的临床表现、诊断和治疗见直肠癌外科治疗。

（林冬梅　袁　峰）

直肠印戒细胞癌 zhícháng yìnjièxìbāo'ái （signet-ring cell carcinoma of the rectum）

发生在直肠的印戒细胞癌。超过50%的腺癌细胞含有明显的细胞内黏液，即为印戒细胞癌。传统上认定印戒细胞癌为低分化腺癌，预后较差。

癌细胞孤立散在或呈小团状生长，也可以形成花边状或纤细的梁状腺样结构，或呈带状或实性排列。肿瘤细胞有5种形态：①细胞核被推挤至细胞膜，胞质透亮，细胞扩张成球形，形成经典的印戒细胞形态。②细胞核位于细胞中央，类似于组织细胞，有少量或无核分裂象。③细胞较小但呈强嗜酸性，且胞质内含有明显且微小的中性黏液颗粒。④细胞小，有少量或无黏液。⑤退行发育的细胞有少量或无黏液。这些细胞类型常混杂在一起，以不同比例存在。

有些病变组织学形态类似于印戒细胞癌，包括淋巴瘤、吞噬黏液的组织细胞或黄色瘤等，在诊断时需要仔细鉴别，以免误诊。鉴别困难时，可以通过特殊染色包括黏液染色［过碘酸希夫

（PAS）、黏液卡红和阿辛蓝］或抗角蛋白抗体免疫组化染色帮助检测间质中稀少的且分散排列的肿瘤细胞。

该病的临床表现、诊断和治疗见直肠癌外科治疗。

（林冬梅　袁　峰）

直肠未分化癌 zhícháng wèifēnhuà'ái （undifferentiated carcinoma of the rectum）

直肠癌的一种病理类型。非常罕见，除存在上皮表型外（免疫组化染色表达角蛋白），缺乏分化的形态学证据，少部分可以出现腺样结构，但其比例低于5%。预后极差。该病的临床表现、诊断和治疗见直肠癌外科治疗。

（林冬梅　袁　峰）

直肠腺鳞癌 zhícháng xiàn-lín'ái （adenosquamous carcinoma of the rectum）

同时存在腺癌与鳞癌两种成分的直肠癌。原发性直肠腺鳞癌少见，发病率为结直肠恶性肿瘤的0.3%，其中93.4%位于直肠。发病年龄平均为63岁，低于腺癌，无明显性别差异。

直肠腺鳞癌的组织起源推测来自于黏膜隐窝底部具有多向分化潜能的多能干细胞，在慢性炎症刺激下腺上皮鳞化或腺癌向鳞状上皮分化，也可能与易位于肠黏膜中的鳞状上皮有关。

临床表现与直肠腺癌相似，主要表现为大便性状改变、便血、腹痛和消瘦等。早期没有淋巴结转移的腺鳞癌与同期腺癌预后相似，但在淋巴结转移病例中，腺鳞癌预后明显差于单纯腺癌者，约一半患者在1年内死亡。腺癌总体5年生存率约66%，而腺鳞癌仅为34%，伴淋巴转移者23%，可能与多数患者就诊时已经发生肝、肺等远处转移有关。

该病的诊断和治疗见直肠癌外科治疗。

（刘 骞）

zhícháng jiānzhìliú

直肠间质瘤（gastrointestinal stromal tumor of the rectum）

源于直肠壁多潜能间质干细胞的肿瘤。由未分化或多能的梭形、上皮样或多形性细胞组成。约占直肠间叶来源肿瘤的 80%。胃肠道间质瘤（GIST）是一组独立起源于胃肠道间质干细胞的肿瘤，由未分化或多能梭形或上皮样细胞组成，只有不到 5% 起源于直肠，直肠间质瘤约占所有原发性直肠肿瘤的 0.1%，发病年龄多见于 40~60 岁。

病理特征 光镜下，肿瘤呈梭形细胞结构，有时伴上皮样细胞。免疫组化染色对直肠间质瘤的诊断有重要意义，CD117（酪氨酸激酶受体）、CD34 和波形蛋白检测有助于间质瘤的诊断，S-100 蛋白、结蛋白和平滑肌肌动蛋白（SMA）主要用于和其他胃肠道间叶性肿瘤相鉴别。直肠间质瘤与其他部位的间质瘤类似，均以持续过表达 C-Kit 蛋白为特征。C-Kit 蛋白为原癌基因 c-kit 编码的一种跨膜酪氨酸激酶结合受体，在胃肠道中的作用非常重要，可影响胃肠道动力。c-Kit 基因突变使酪氨酸激酶处于持续激活状态，从而导致细胞增殖失控和细胞凋亡抵抗。而 C-Kit 可被 CD117 抗体特异性识别，因此，CD117 的免疫组织化学染色是直肠间质瘤最特异的诊断指标，可用于与其他部位间质来源肿瘤的鉴别诊断。

临床表现 通常无明显直肠黏膜侵犯，因此早期可无任何特异性症状和体征。就诊时，患者多有肛门下坠感、排便次数增多、排便不畅等表现，与直肠癌临床表现相似。仅有少数患者因间质瘤破溃引起便血和脓血便。

诊断 纤维结肠镜、经直肠腔内超声、腹部 CT、磁共振成像（MRI）和钡剂灌肠是常用检查手段。直肠间质瘤起源于黏膜下间叶组织，除非瘤体发生破溃，否则肠镜病理活检对直肠间质瘤诊断意义不大。超声内镜能清晰显示肠道壁各层结构，有助于判断肿瘤组织来源。

直肠间质瘤不存在绝对良性，所有间质瘤都具有复发转移的恶性倾向。GIST 最常发生腹膜扩散和肝转移，淋巴转移极少见。临床广泛采用美国国立卫生研究院（NIH）的诊断标准界定胃肠道间质瘤的恶性程度（表 1）。

治疗 手术切除是最有效的治疗方法。术式包括经肛局部切除、直肠前切除术和经腹会阴联合切除术。手术治疗的关键是肿瘤的完整切除，并获得组织学的阴性切缘，术中需注意保持肿瘤包膜的完整性。切除应保证 1~2cm 切缘阴性，因 GIST 几乎没有淋巴结转移，故不进行淋巴结清扫。根据欧洲肿瘤内科学会（ESMO）指南，间质瘤的手术指征以肿瘤大小为标准，直径小于 2cm 的间质瘤可以密切随访，而 ≥2cm 者应积极切除。

对于局部晚期或复发转移的间质瘤而言，美国国立综合癌症网络建议一线治疗选择伊马替尼。中国胃肠间质瘤诊断治疗专家共识认为复发和转移胃肠道间质瘤的术前治疗适应证为：①术前评估难以达到 R0 切除。②肿瘤巨大（直径＞10cm），术中易出血、破裂，可能造成医源性播散。③特殊部位的肿瘤（如食管胃结合部、十二指肠、低位直肠等），手术易损害重要脏器的功能。④肿瘤虽然可以切除，但手术风险较大，术后复发率、病死率较高。⑤估计需要进行联合多脏器切除手术。

预后 直肠间质瘤在接受局部扩大切除和根治性切除术后，其局部复发率分别为 70% 和 31%，术后肿瘤转移主要部位包括膈肌、肝和腹膜等。可切除直肠间质瘤预后较好，5 年生存率 40%~60%，不可切除者预后较差。在伊马替尼获得广泛应用后，不可切除间质瘤患者生存期获得了明显改善。

（刘 骞）

gāngguǎn-zhícháng hēisèsùliú

肛管直肠黑色素瘤（anorectal melanoma，ARM）

源于肛管和直肠黑色素细胞的恶性肿瘤。少见，占所有黑色素瘤的 0.2%~3.0%，位于皮肤和眼恶性黑色素瘤之后，居发病部位的第 3 位。肛管直肠是消化道黑色素瘤的最常见发病部位，约占直肠肛管恶

表 1　GIST 危险度分级（NIH 标准）

侵袭危险度分级	肿瘤直径（cm）	核分裂数（/50HPF）
极低危	<2	<5
低危	2~5	<5
中危	6~10	<5
	<5	6~10
高危	>5	>5
	>10	任何数目
	任何大小	>10

性肿瘤的 1%。多见于中老年人和女性，男女比例约为 1∶2，发病率近年呈上升趋势。

病因和发病机制 肛管直肠黑色素瘤可能源于黑色素细胞或痣细胞的恶变。肛管黑色素瘤多起源于黏膜下的黑色素细胞，可向上浸润齿状线和直肠下段。直肠黑色素瘤的起源存在争议，有学者认为直肠部位的黑色素瘤系肛管来源。

临床表现 主要表现为便血、肛门肿物、排便习惯和粪便性状改变，缺乏特异性。肛管直肠黑色素瘤误诊率较高，与其发病率低和生物学特性有关。肛管直肠黑色素瘤有将近 80% 的病灶肉眼下没有明显的黑色素沉着，而 5%~20% 的病灶显微镜下没有色素，这为诊断带来困难。过半数患者就诊时已有区域淋巴结转移或远处转移，可转移到腹股沟淋巴结和直肠系膜淋巴结，也可血性转移到肝、肺、骨和脑等脏器。

诊断 诊断标准：①肛管黑痣病史。②便血或肛门肿物的临床表现。③伴/不伴腹股沟淋巴结肿大，肛门指检发现肛管、直肠下段息肉状或结节状肿物，伴/不伴色黑。④局部活检组织经病理证实为黑色素瘤，必要时行免疫组化染色：S-100 蛋白、HMB45 阳性，则支持诊断，但 S-100 蛋白和 HMB45 阴性不能排除诊断。⑤排除其他部位转移及邻近器官恶性黑色素瘤的侵犯。⑥排除其他类型的恶性肿瘤。

由于该病发病率低，临床诊断尚缺乏共识。超声内镜和术前磁共振成像（MRI）评估肛管直肠黑色素瘤浸润深度的准确性达 81%~94%，评估周围淋巴结转移的准确性可达 58%~80%，对术前分期和手术方式的选择有重要

意义。确诊需病理学检查，光镜下观察到细胞质内色素颗粒，电镜下发现黑色素小体对确诊有决定性作用。免疫组织化学染色中，HMB-45 是诊断黑色素瘤的特异性标志，S-100 蛋白是黑色素瘤的分化标志，灵敏度高。

治疗 手术切除是主要治疗方式，但由于肿瘤多位于距齿状线 5cm 以内，选择经腹会阴联合切除术还是局部扩大切除术一直有争论。两种手术方式生存率并无明显差别，从生存质量角度出发，患者更倾向于保留肛门的手术。但腹会阴联合根治术对于降低局部复发率有一定优势。肿瘤的浸润深度是决定预后的最重要因素。与多数恶性肿瘤一样，肛管直肠黑色素瘤的转移能力在肿瘤发生时即已确定。作为一种全身疾病，外科手术的作用在于能否最大限度地提高患者生活质量，而非肿瘤根治。魏安特（Weyandt GH）建议：肿瘤厚度不超过 1mm 时，行保留括约肌的局部切除并保证 1cm 安全切缘；肿瘤厚度在 1~4mm 时，行保留括约肌的局部扩大切除并保证 2cm 安全切缘；肿瘤厚度在 4mm 以上或肿瘤侵及肌层以上则行经腹会阴联合切除术。因此，对于未发现转移的早期病例，肿瘤局部扩大切除应作为首选治疗。腹会阴联合根治术可作为局部切除术无法实施或局部切缘阳性以及复发患者的挽救治疗。

黑色素瘤的化疗及免疫治疗价值仍待验证。一项干扰素（IFN-α）治疗可切除 Ⅲ 期黑色素瘤的长期临床试验显示，IFN-α 能延长高危黑色素瘤的术后无瘤生存时间，溃疡型黑色素瘤和低肿瘤负荷的患者获益更为显著。

预后 该病预后很不理想，

中位生存期 12~18 个月，术后 5 年生存率 5%~20%。文献报道，直肠黑色素瘤 5 年和 10 年生存率分别为 17.8% 和 8.9%，中位生存期为 16.8 个月。不良预后因素包括确诊过晚、溃疡病灶、直肠黏膜血管丰富以致血行转移风险性高，以及肿瘤本身侵袭强的生物学特性。

（刘 骞）

yuánfāxìng jié-zhícháng línbāliú

原发性结直肠淋巴瘤 （primary colorectal lymphoma）

原发于结直肠的恶性淋巴瘤。以非霍奇金淋巴瘤为多。胃肠道淋巴瘤是最常见的结外非霍奇金淋巴瘤，占所有胃肠道肿瘤的 1%~4%。结直肠是淋巴瘤较少累及的部位，占胃肠道淋巴瘤的 10%~12%，仅占大肠恶性肿瘤的 0.2%~0.65%。结直肠淋巴瘤好发于回盲部，其次为直肠、乙状结肠。

病因和发病机制 可能与辐射、化学制剂及病毒等因素有关。比较明确的致病因素有获得性免疫缺陷综合征（AIDS）和免疫抑制。

分期 结直肠淋巴瘤的分期标准仍存争议，安阿伯（Ann Arbor）分期系统在实际操作中容易导致概念混淆。卢加诺（Lugano）分期对肿瘤肠壁侵犯深度、淋巴结转移范围的判断具有更好的可操作性。

临床表现 常表现为非特异的消化道症状，与其他肠道疾病难以区分。常有便血、腹痛、腹部肿块以及大便习惯改变，部分患者有发热、盗汗。与小肠淋巴瘤相比，由于症状出现较晚，诊断更为困难。10% 的患者是偶然发现的。由于大肠的肠腔较大，肠梗阻症状一般出现较晚。相对而言，发生肠穿孔和出血等急腹

症的概率也较少。

肠道 B 细胞型淋巴瘤好发于男性，年龄多为 50~70 岁。临床表现缺乏特异性，诊断时大多已处于进展期；常见表现有腹痛、消瘦、腹部包块，便血亦常见，而腹泻、肠梗阻及肠套叠等相对少见。肠道 T 细胞型淋巴瘤的发病年龄明显偏低，也不易早期诊断，发现时常为全身弥漫性病变，病情进展更快，常呈凶险症状，其中以消化道大出血、穿孔更为常见，常需急诊手术。预后较 B 细胞淋巴瘤差。

诊断 超声内镜、高分辨 CT、磁共振成像（MRI）和正电子发射体层成像（PET）等可获得明确的诊断及病理分型甚至分期。经肠镜取得组织学标本是主要的组织学诊断手段，确诊依赖于活检，病理学诊断标准参照世界卫生组织（WHO）分型。

治疗 主要采用手术加术后化疗的综合治疗方案，并有选择地对部分患者进行放疗。手术尽可能减少体内残余病灶，有利于患者预后。手术还有助于明确诊断，获得病理分型、分期以指导进一步的治疗；同时还可预防出血、梗阻和穿孔等并发症。

作为结直肠淋巴瘤最常见类型，弥漫大 B 细胞淋巴瘤对 CHOP 方案（环磷酰胺+多柔比星+长春新碱+泼尼松）高度敏感，联合利妥昔单抗、自体外周血干细胞移植术等治疗可以使疗效得到进一步提高。非霍奇金淋巴瘤化疗方案的选择主要根据病理类型和预后决定。一般低中度恶性淋巴瘤可采用 CHOP 方案，对于恶性度高、预后差的病理类型，可考虑提高剂量强度的化疗或干细胞移植。霍奇金淋巴瘤的治疗方案以放化疗为主，化疗方案主要为 ABVD（多柔比星+博来霉素+长春碱+达卡巴嗪）和 MOPP（氮芥+长春新碱+甲基苄肼+泼尼松）。

预后 结直肠淋巴瘤的 5 年生存率 27%~55%。影响预后的因素包括非霍奇金淋巴瘤国际预后指数、能否手术、肿瘤直径≥5cm 及肠旁淋巴结是否阳性等。

（刘 骞）

zhícháng shénjīng nèifēnmì zhǒngliú

直肠神经内分泌肿瘤（rectal neuroendocrine neoplasm） 发生于直肠、起源于神经内分泌细胞的非上皮性肿瘤。通常起源于直肠 L 细胞，由于可分泌胰高血糖素样肽及多肽 YY 等肽类激素，因此被称为神经内分泌肿瘤。在直肠肿瘤中占 0.3%~2%，亚洲人群中直肠为最常见部位。发病年龄多大于 55 岁，男性稍多于女性。

1907 年，德国病理学家西格弗里德·奥伯恩德费尔（Siegfried Oberndorfer，1874~1944 年）首先提出"类癌"概念。因其组织学结构与癌类似，发展相对缓慢而又较少转移，与癌的生物学行为有所区别，故称类癌。随着研究的深入，发现该类肿瘤具有侵袭及转移潜能，并且可分泌 5-羟色胺（5-HT）、血管舒张性肽等血管活性物质，且该类肿瘤在生物学行为上存在极强的异质性。因此，类癌已无法全面涵盖该类肿瘤特性，故改称为神经内分泌肿瘤。

分类 2010 年，世界卫生组织（WHO）根据组织学和增殖活性将直肠神经内分泌肿瘤分为神经内分泌瘤（NET）1 级（即类癌）、NET 2 级。（NEC）及混合性神经内分泌癌（MANEC）。临床中使用的直肠类癌特指组织学分级 G1 的直肠神经内分泌肿瘤。

临床表现 通常无特异临床表现。17%~40% 的患者因排便习惯改变、腹部不适等症状行肠镜检查时发现。肿瘤增大后可引起里急后重、便血、腹泻等症状。类癌综合征是神经内分泌肿瘤分泌血管活性物质引起的一组以腹泻、面部潮红、气喘、发绀为主要表现的临床症候群。直肠神经内分泌肿瘤甚少出现功能性表现。

诊断 结肠镜及组织学活检是发现和诊断该肿瘤的金标准。多数病变直径小于 2cm，可推动，黏膜表面光滑，颜色苍白，直视下与直肠息肉不易鉴别。当侵透黏膜下形成溃疡后镜下表现与直肠癌类似。超声内镜可显示病灶与直肠各层次的关系，对治疗方式的选择有重要意义。典型表现为黏膜下层边界清晰、回声均匀的低回声结节。当疑有远处转移或病变残留时，腹盆 CT 或直肠磁共振成像（MRI）可用于评估病情进展情况。奥曲肽闪烁显像或正电子发射计算机体层成像（PET-CT）扫描对评估病变全身进展情况及远处转移有一定价值。

神经内分泌肿瘤的侵袭性主要取决于肿瘤的大小、浸润深度、组织分化程度，其中以肿瘤大小和是否侵入肌层最为重要。免疫组化染色是该肿瘤的重要诊断方法，主要标志物为突触素（Syn）、嗜铬粒蛋白 A（CgA）等。

治疗 以根治性手术切除为主，联合化疗。

手术治疗 病灶直径、浸润深度及组织学分级是决定手术方式的重要因素。

直径小于 1cm 的神经内分泌肿瘤 较少出现远处转移，治疗方式以内镜切除及经肛局部切除为主。在完善超声内镜或直肠MRI检查后，局限于黏膜或黏膜下层病变多采用内镜下肿物切除治疗，或根据病变情况使用套扎切除、吸套切除、剥脱活检等方式。

如果术前检查提示侵犯肌层或组织学分级 G2、G3，以及内镜切除后切缘不净的肿瘤，可首先选择经肛局部切除。由于直径小于 1cm 的肿瘤出现远处转移及复发的概率较低，因此在确保切缘阴性的前提下，局部切除仍是主要治疗方式。

直径 1~2cm 的神经内分泌肿瘤　该类病变远处转移的概率为10%~15%，根治性手术并无明显获益。因此在决定行直肠根治性切除之前，需结合病变浸润深度、组织学分级、区域淋巴结等情况综合考虑。未侵及肌层、淋巴结阴性、组织学分级 G1、G2 T_1~T_2期的病变可考虑经肛局部切除。直肠前切除及腹会阴联合切除术仅在下列情况时考虑：肿瘤浸润肌层，区域淋巴结转移以及 G2 T_3/T_4、G3 病变。

直径大于 2cm 的神经内分泌肿瘤　侵犯肌层和发生淋巴结转移的概率为 60%~80%，治疗原则与直肠癌相同。对于反复多次局部切除术后复发、局部切除后发现肿瘤残存，多发病灶或伴发其他类型肿瘤时都应行根治性手术。主要术式是直肠前切除或经腹会阴联合根治术。直肠神经内分泌肿瘤行经腹会阴联合根治术应慎重，术前必须明确病理诊断及恶性证据，如 T_3、T_4 期，G3级病变或伴有区域淋巴结转移等。

化疗　直肠神经内分泌肿瘤较少伴发类癌综合征，生长抑素类似物的治疗意义有限。化疗多用于直肠神经内分泌癌（NEC，

G3），极少用于 G1、G2 病变。药物以 5-氟尿嘧啶、链脲霉素、多柔比星为主，客观缓解率小于25%。mTOR 抑制剂依维莫司及蛋白酪氨酸激酶抑制剂舒尼替尼也有一定疗效。肽受体放射性核素治疗可用于全身转移，核素显像阳性患者的辅助治疗。

预后　根据美国 SEER 数据库，直肠神经内分泌肿瘤 5 年生存率为 75.2%~88.3%。影响预后的因素包括肿瘤大小、是否肌层浸润及是否转移，通常认为直径小于 2cm 的病变预后较好。有报道局限性病变、区域转移及远处转移患者的生存期分别为 290 个月、90 个月和 22 个月。

（刘骞）

直肠小细胞癌（small cell carcinoma of the rectum）

zhícháng xiǎoxìbāo'ái

直肠癌的一种病理类型。是神经内分泌癌（NEC）的一种。NEC 是低分化高度恶性神经内分泌肿瘤，包括大细胞神经内分泌癌和小细胞癌，弥漫性表达神经内分泌分化的一般性标志物，有显著核异型性，多灶性坏死，且核分裂象计数高（>20/10HPF）；按增殖活性和组织学定为 3 级，即 G3。

直肠小细胞癌形态学上与肺小细胞癌相同，肿瘤上方常存在腺癌或邻近部位存在腺癌，肿瘤细胞呈巢状、小梁状或实性片状排列，可见菊形团结构，坏死常见。肿瘤细胞小至中等大，通常小于 3 个静止淋巴细胞，核圆形、卵圆形、梭形或纺锤形，胞质少，核染色质呈细颗粒状，核仁缺乏或不明显。细胞界限不清。核分裂象易见，平均 65/10HPF。1/4的病例合并腺癌成分（<30%）或鳞状细胞癌成分（肛管部位）。小细胞癌弥漫性表达神经内分泌分

化的标志物突触素（Syn）、嗜铬粒蛋白 A（CgA）或 CD56，75%的病例至少表达 Syn 或 CgA 二者之一，95% 的病例至少表达上述三者之一；Ki-67 增殖指数常大于50%，甚至接近 100%；小细胞癌也常表达角蛋白，呈点状阳性；1/5 的病例表达 CDX2；CD20 也可阳性；一些病例 TTF-1 也有阳性，用于判断组织起源时，其使用受限。

直肠小细胞癌属于高度侵袭性恶性肿瘤，70% 的病例在发现时就已经发生了转移，其中位生存期为 10.4 个月，2 年生存率为25%，5 年生存率仅有 13%。

（林冬梅　袁峰）

直肠类癌（rectal carcinoid）

zhícháng lèi'ái

起源于直肠黏膜腺体嗜银细胞［库尔奇茨基（Kultschizky）细胞］的神经内分泌肿瘤。其可延伸至黏膜下层甚至侵犯固有肌层。根据 2010 年世界卫生组织（WHO）肿瘤病理学分类，属于神经内分泌肿瘤 G1。直肠类癌临床较少见，结直肠镜检查中直肠类癌检出率不足千分之一。直肠类癌发病高峰年龄为 41~70 岁，平均 52 岁，男性发病率比女性稍高（1.7:1）。

病因和发病机制　直肠类癌可能是一个多因素的致病过程。其发病与生活环境、饮食习惯、遗传因素等有关，直肠息肉也是该病的高危因素。直肠类癌多见于肥胖者、高脂低纤维饮食者、家族性大肠腺瘤病患者及其家族成员。

生活环境因素　生活区域周围有化工厂等高污染企业或该地区存在较多的致病因子，如土壤或饮用水中重金属超标、矿物质缺乏等，可在长期居住的居民身

体内部诱发细胞变异，导致结直肠肿瘤发生。

饮食习惯 长期吸烟，过度饮酒，其有害成分如尼古丁、焦油、酒精会增加癌症发生风险，同时过多摄入高脂肪或红肉、膳食纤维不足等也是重要潜在危险因素，高脂低纤维饮食增加胃肠道负担，同时脂肪代谢会产生致癌物质，导致肠道微生物紊乱，提高了直肠类癌发生的风险。

遗传因素 有结直肠息肉者的类癌发病率是无结肠息肉者的5倍，家族性多发性肠息肉瘤，癌变的发生率更高。有结直肠类癌家族病史者，其发病率是一般人群的4倍，说明遗传因素可能参与结直肠类癌的发病。从遗传学观点，可将直肠类癌分为遗传性（家族性）和非遗传性（散发性），前者包括家族腺瘤性息肉病和遗传性非息肉病直肠类癌。后者主要是环境因素引起的基因突变，但即使是散发性直肠类癌，遗传因素在其发生中亦起到重要作用。

临床表现 直肠类癌大多位于距肛门8cm以内的直肠，发展缓慢，病情隐匿，早期常无明显症状。

早期症状 多无明显临床症状，少数患者可能出现少量便血、黏液便和肛门坠胀感等。

中期症状 主要有大便习惯发生改变，可有肛门坠胀，肛门疼痛，腹痛、腹泻、便血、体重减轻及梗阻等症状。排便习惯异常主要表现为排便时间不规律及大便性状的改变，如排便次数增多、排便不尽感、里急后重感、大便变稀、带黏液或带血。

晚期症状 晚期肿瘤体积增大可致肠腔变窄，排便困难，以至不能排便、排气，造成腹胀膨隆、全身无力、体重下降，甚至疼痛、发热等症状。此外，直肠类癌晚期多合并其他部位转移癌，如肝转移、肺转移及淋巴转移等，可出现腹痛、腹胀、黄疸、呼吸急促和胸痛等。由于直肠的胚胎起源于后肠，后肠类癌具有非嗜银性，即使晚期、伴肝转移或全身转移也极少出现面色潮红、水肿、喘息和右心瓣膜病等类癌综合征表现。

诊断 临床诊断较困难，主要依据病理学检查。直肠指诊可发现圆形、光滑的黏膜下硬结，肠镜下表现黏膜下结节状隆起，直径多小于1cm，质硬，推之常可移动，表面黏膜光滑。直肠类癌的腔内超声表现为黏膜内低回声图形，椭圆形肿块边缘清晰，外形光滑，有助于确定患者有无局部淋巴结转移。CT、B超可了解类癌的局限范围，有助于肿瘤的定位以及发现有无远处转移。因直肠类癌位于黏膜下，内镜下活检应取到黏膜下肿瘤组织。

免疫组化染色显示，癌细胞神经元烯醇化酶（NSE）、嗜铬粒蛋白A（CgA）、突触素（Syn）等神经内分泌标志物阳性。肿瘤标志物癌胚抗原（CEA）、上皮膜抗原（EMA）可为阳性也可为阴性。

鉴别诊断 主要与以下疾病鉴别。

痔 为常见的肛肠良性疾病，临床表现为肛门出血、血色鲜红，一般量不多，出血为间歇性，不伴有腹痛、腹胀、大便性状改变。直肠指诊无明显肿块，指套一般不染血。

直肠息肉 起病隐匿，多无明显临床症状，大部分人行肠镜检查才发现，少数可出现便血，但一般不会引起腹痛、腹胀等。直肠指诊可触及质软肿块，指套一般不染血。通常直肠类癌会在指检时发现光滑、类圆形的黏膜下硬结。

肛裂 为肛门出血，血色鲜红，一般量不多，排便时及排便后肛门剧痛，肛门视诊可见肛门皮肤裂口，有时可见前哨痔。指诊可触及肥大肛乳头，一般指套无染血，并无结节，通过直肠指检可以进行鉴别。

治疗 主要包括手术、放射治疗和化疗。

手术治疗 是主要治疗方法，分为局部切除和根治性手术两大类。

内镜下息肉切除术 适用于直肠类癌早期合并多发息肉者。若息肉头端有恶变，若病理证实分化好，切除创面无肿瘤残留及血管淋巴浸润，可认为内镜下治愈。若肿瘤分化较差，需考虑外科手术治疗。

内镜黏膜下剥离术 适用于治疗癌前病变和早期直肠类癌患者，创伤小、可接受多个部位多次治疗。

内镜下黏膜切除术 对于肿瘤直径小于1cm的直肠类癌，浸润深度未超过黏膜下层、肿瘤表面无溃疡或凹陷者，可以接受安全有效的内镜治疗，对肠镜下切除后切缘阳性或残留病灶的病例，经肛门内镜微创手术可作为有效的追加手术方案。

经肛直肠类癌局部切除或局部扩大切除术 对于直径1～2cm的直肠类癌，经肛门局部切除即能达到治愈的目的。未浸润肌层者，可选择局部切除术；浸润浅肌层而无淋巴结及远处转移者可经肛门或骶尾部行扩大的局部切除术。

直肠类癌根治术 对于直径

大于 2cm 的直肠类癌，反复多次局部切除后复发、局部切除后发现肌层浸润、多发性直肠类癌或伴肠道其他恶性肿瘤患者均应按直肠类癌治疗原则进行根治性手术。

放射治疗　术前新辅助放疗可缩小肿瘤并降低分期，提高手术切除率和降低局部复发率，术后病理提示局部复发风险高的患者可考虑术后放疗，姑息放疗可缓解症状。

化疗　用于疾病晚期的姑息性治疗或辅助性治疗，常用药物为 5-氟尿嘧啶、奥沙利铂等，主要延长晚期患者生存期。

预后　直肠类癌早期经过积极治疗，患者可治愈。肿瘤直径小于 1cm 者的 5 年无转移存活率为 100%，直径 1~2cm 为 73%，直径大于 2cm 为 25%。另外，是否合并转移是直肠类癌的重要预后因素，无转移患者术后 5 年存活率为 92%~100%，区域淋巴结转移者为 44%，已有远处转移则为 7%。

（胡　清）

yīxuégāngyuán'ái

一穴肛原癌（cloacogenic carcinoma）　源于直肠齿状线上方狭窄环形区移行上皮的恶性肿瘤。又称泄殖腔原癌。与肛管、直肠区域其他常见肿瘤相比有着特殊的临床和病理特点。

直肠齿状线上方狭窄的环形区是胚胎一穴肛的残余，由柱状、鳞状、移行上皮或 3 种混合上皮组成，该区移行上皮发生癌变称一穴肛原癌。齿状线及其上下毗邻区域是其好发部位。该病发病率占肛门直肠恶性肿瘤的 2%~3%，女性发病率较高，以 50~70 岁多见。

一穴肛原癌形态多样，依据镜检组织细胞成分不同，分为基底样细胞型、基底鳞状细胞型、移行细胞型及鳞状细胞型。临床表现以便血最为常见，其次为大便习惯改变及直肠肛门区疼痛不适等，可伴发各种肛周疾病，如肛周脓肿、肛瘘、肛裂和痔核出血等。

由于肿瘤起源于移行上皮，含有鳞癌成分，故对放疗较敏感。与肛管癌治疗相似，一穴肛原癌的治疗也是以放化疗为主，手术为辅的综合治疗。对原发病灶小、无周围侵犯、分化程度好的患者，可考虑行肿瘤局部切除加术后放疗，同样可取得较好的效果。

该病 5 年生存率为 45%，与源于上皮的肛管癌相似，其预后取决于肿瘤的范围和细胞分化，低分化和未分化者因极强的转移潜能而预后极差。

（刘　骞）

gāngguǎn'ái

肛管癌（anal canal cancer）　发生于消化道末端的恶性上皮源性肿瘤。上界起自齿状线，下界至肛门缘。较少见，发病率约 1/10 万，在下消化道肿瘤中占 4%，占肛门直肠癌的 3.9%。女性稍高于男性。在男性同性恋者中发病率可高达 35/10 万。人类免疫缺陷病毒（HIV）阳性的患者中，肛管癌的发生率高于阴性者 2 倍。肛管癌中 75%~80% 为鳞状细胞癌，15% 为腺癌。

病因和发病机制　主要与以下因素相关。

病毒感染　HPV 感染是肛管癌的重要发病因素。肛管鳞癌的 HPV16 检出率可达 50% 以上。HIV 阳性人群的肛管癌发病率可达阴性人群的 2 倍。

肛门周围慢性感染　肛瘘和肛周脓肿导致肛管癌还是肛管癌导致肛周脓肿尚待研究。对其他病理类型的肛管癌，上述慢性肛管疾病并不是导致肛管癌发生的最重要原因。

免疫功能低下　接受脏器移植的患者肛管癌发病率明显升高。

分类　肛管癌分为鳞状细胞癌和腺癌两种病理类型。鳞状细胞癌包括角化大细胞癌、非角化大细胞癌（移行细胞癌）和基底细胞癌；腺癌包括直肠型腺癌、肛腺癌、肛门直肠瘘诱发的癌、小细胞癌和未分化癌。其中，肛管鳞癌最为多见，腺癌及其他类型肿瘤较少见。

肛管癌的发展过程包括局部浸润，区域淋巴结转移，病程较晚时出现远处转移。病变的局部浸润可累及阴道、直肠、前列腺、尿道和周围的软组织；最先发生的淋巴转移途径是腹股沟淋巴结，侧方转移至盆壁淋巴结，向上方可以转移到直肠上血管周围和肠系膜下血管周围淋巴结。在肛管癌的远处转移中肝、肺是最常见的转移部位，其次是脑、骨骼。

临床表现　肛周疼痛、肛门出血和肛周肿物是常见症状，肛周疼痛常为首发症状。肛管癌常表现为基底凹陷、边缘隆起的溃疡型肿物。腹股沟淋巴结肿大也较常见。

分期　影像学检查对肿瘤分期作用很大，影像学检查可以了解肿瘤对周围组织的侵犯情况、是否存在区域淋巴结转移、是否存在远处转移。检查方法包括肠镜、活检、CT 和磁共振成像（MRI）等。肛管癌分期采取美国癌症联合委员会和国际抗癌联盟（AJCC/UICC）的 TNM 分期系统（表 1），与肠道肿瘤分期不同，肛管癌中 T 分期采用的是肿瘤大小，而不是肿瘤的侵犯程度。

表 1　肛管癌 TNM 分期和临床分期（AJCC/UICC）

TNM 分期	临床意义
T——原发肿瘤	
T_X	原发肿瘤不能评价
T_0	无原发肿瘤证据
T_{is}	原位癌
T_1	肿瘤最大直径≤2cm
T_2	2cm<肿瘤最大直径≤5cm
T_3	肿瘤最大直径>5cm
T_4	肿瘤侵犯邻近器官（阴道、尿道、膀胱），无论肿瘤大小
N——区域淋巴结	
N_X	区域淋巴结不能评价
N_0	无区域淋巴结转移
N_1	直肠周围淋巴结存在转移
N_2	存在单侧的髂内淋巴结转移和腹股沟淋巴结转移
N_3	直肠周围淋巴结存在转移和腹股沟淋巴结转移，或双侧髂内淋巴结转移，或双侧腹股沟淋巴结转移
M——远处转移	
M_0	无远处转移
M_1	有远处转移
临床分期	
Ⅰ期	$T_1N_0M_0$
Ⅱ期	$T_2N_0M_0$，$T_3N_0M_0$
Ⅲ A 期	$T_4N_0M_0$，$T_{1\sim3}N_1M_0$
Ⅲ B 期	$T_4N_1M_0$，任何 T、$N_{2\sim3}M_0$
Ⅳ期	任何 T、任何 N、M_1

治疗　肛管癌中鳞癌和一穴肛原癌的标准治疗是以放化疗相结合的综合治疗。手术常用于病变组织的病理诊断或在综合治疗效果不佳情况下进行手术补救治疗。单纯放疗在有明显化疗禁忌证的情况下采用。一般不将化疗单独作为肛管癌的治疗方法。

放化疗同时进行是肛管癌的首选治疗。对盆腔和腹股沟淋巴结进行放射治疗（50～59Gy）和以丝裂霉素或 5-氟尿嘧啶为主的化疗结合。放化疗可同步进行也可顺序进行，如身体条件允许，优先考虑同步放化疗。如顺序进行，一般应先化疗而后进行放疗。

如在放化疗结束后，活检仍存在残余病灶，则进行补救性手术。手术方式为腹会阴联合切除术。主要适用于：①早期病变的局部切除，适用于分化程度高、肿瘤直径小于 2cm，不超过黏膜下层的侵犯。②存在放疗禁忌又能耐受手术的病例。③作为诊断及评估疗效的必要手段。④作为综合治疗效果不佳或治疗后局部复发病例的补救措施，此时应该进行根治性手术。

腹股沟淋巴结的处理也很重要，如果没有腹股沟淋巴结转移的证据，一般不行预防性放疗，同样预防性清扫也不作为常规。

对于淋巴结可疑阳性病例可以先行活检，而后进行综合治疗，对于证实存在淋巴结转移的病例，淋巴结区域宜给予 45～50Gy 放疗，推荐四野区域放疗。同样，手术虽然不作为转移淋巴结的首选，但对于复发、单发和孤立的淋巴结可先行腹股沟区淋巴结清扫，而后进行化疗。

预后　肿瘤分期对肛管癌的预后影响最重要。肿瘤大小是预后的重要因素，80% 直径小于 2cm 的可活动病变可以治愈，50% 直径小于 5cm 的病变可以治愈。腹股沟淋巴结受侵情况与肿瘤大小明显相关。放化疗后的进展期肛管癌局部控制率可达到 61%～85%，5 年存活率达 58%～92%。中国国内报道，肛管癌治疗后 3 年总生存率和无进展生存率分别为 76%、56%。

（刘 骞）

gāngzhōu Pèijítèbìng

肛周佩吉特病（perianal Paget disease，PPD）　以边界清楚的湿疹样斑伴有顽固性瘙痒为损害特征，表皮内分散或成群的佩吉特细胞为组织学特征的上皮内腺癌。属乳腺外佩吉特病，约占其 5.4%，罕见。其解剖区域为齿状线下方，以肛门为中心，半径为 6cm 的区域。肛周佩吉特病好发于老年人，平均年龄 62.5 岁，男女比例为 2：1。

病理特征　表皮内有分散或成群的佩吉特细胞，其有 3 种来源：①来源于组织下方的顶浆分泌性腺癌或外分泌性腺癌，特别是汗腺癌。②来源于表皮内的原位腺癌。③由伴发的同时性或异时性的邻近内脏器官癌肿向表皮内扩散所致。采用免疫组化染色进行分类：①可能与附件腺癌有关，出现概率 7.0%～24%，肛周佩吉特病由汗腺分化起源于上皮，酶标 GCDFP15 阳性。②可能合并内脏肿瘤尤其胃肠道肿瘤，出现概率 12.0%~14.0%，肛周佩吉特病由内胚层分化具有胃肠腺结构，酶标 CK20 阳性和 GCDFPl5 阴性。

临床表现 多数表现为肛周湿疹、瘙痒、糜烂和溃疡，少数表现为痔疮、结肠炎、尖锐湿疣及慢性肛周感染等。如合并直肠肛管癌可出现便血、排便习惯改变等症状。肛周顽固性瘙痒为最早的常见症状，伴或不伴疼痛。病变起初为肛周红色或灰白色斑片，逐渐向周围浸润，表面结痂、脱屑及渗液，类似湿疹。该病发病率极低又缺乏特异性的生化检测方法，故极易误诊为湿疹、痔疮和慢性炎症等。

诊断 主要根据术前活检及术中、术后病理组织学检查。肛周佩吉特病的病理分为 3 型：病变仅累及表皮；病变侵犯皮肤附属器官；病变侵犯周围脏器。

该病误诊率高，要降低术前误诊率需要：①增加对该病的了解，加深认识。②对于肛周长期不愈的溃疡，经正规治疗 6~8 周无明显效果者必须考虑活检。③肛周佩吉特病常合并直肠肛管癌，因此，要注意直肠肛管的相关检查。

治疗 主要包括广泛性局部切除、经腹会阴直肠切除术、放疗及化疗等。

广泛性局部切除术即广泛切除皮下脂肪和部分外括约肌，切除范围包括病变缘外至少 3cm，肛管黏膜和齿状线以上 5mm 黏膜，完整保留内括约肌，同时行术中冷冻切片检查，确保切缘无癌细胞残留。广泛性局部切除若皮肤缺损较大，应行植皮术。

治疗方式主要依据肿瘤分期进行选择，对于 I 和 II A 期的肛周佩吉特病采用广泛性局部切除术；II B 和 III 期采用经腹会阴直肠切除术；IV 期采用放化疗或加姑息治疗，此期患者单纯运用放疗或化疗效果均不满意，推荐联合应用放化疗。一般认为，对于 I~III 期术后患者，若术后切缘阳性且拒绝再次切除者，可以考虑放化疗。

(刘骞)

zhícháng zhǐjiǎn

直肠指检（digital rectal examination，DRE） 用示指经肛门伸入直肠，检查肛管、直肠有无疾病的临床检查方法。又称直肠指诊。可以扪及距肛缘 7cm 以内的肛门、直肠病变。临床约 70% 的直肠癌是通过直肠指检发现的；而直肠癌延误诊断的病例中，85% 未作直肠指检。

检查方法 叙述如下。

体位 常用体位包括左侧卧位、膝胸位、截石位和蹲位。

左侧卧位 患者向左侧卧位，左臂置于身前或身后，左下肢略屈，右下肢屈曲贴近腹部。此体位适用于年老体弱者或根据治疗的需要。

膝胸位 患者双膝跪于检查床上，两前臂屈曲于胸前，臀部抬高，两膝略分开，是直肠指检最常用体位。

截石位 患者仰卧于检查床上，双下肢抬高并外展，屈膝屈髋。这种体位可使肛管下垂，肛门显露清楚。适于做双合诊以明确肿块的大小及病变范围。

蹲位 患者在检查台上取下蹲排便姿势，身体略向前倾并做排便样动作，此体位可使直肠肛管承受压力最大，可触及其他体位无法触及的肿物及病变。

以上 4 种体位可以触及距肛缘 7cm 以内的病变。蹲位可以触及更高位置的直肠病变。

肛门视诊 肛诊前应常规行视诊检查，注意肛门外观有无畸形，皮肤有无红肿、渗出；肛门周围有无血、脓、黏液和疣状物，有无漏便，有无肛周感染；有无外痔、肛裂、肿物脱出和炎性肿物，皮下有无索条状窦道等。

检查步骤 检查前要详细了解病史，确定检查的重点。指检前应向患者做好解释工作。检查者应戴手套或指套，涂润滑剂以减轻患者痛苦。先按摩肛门口，使括约肌松弛，嘱患者深呼吸降低腹压。示指进入直肠后应注意：①首先了解肛管的松紧度，检查肛管齿状线是否完整。②示指应全部插进直肠，并按顺序检查直肠前后左右四壁，循序进行，不要遗漏。③检查肛管、直肠下段有无肿物、触痛、狭窄或波动。如可触及肿块，应注意肿块位置、大小、硬度、活动度及肠管狭窄程度。对于位置较高的肿块，可采用蹲位指诊。对怀疑肿瘤侵犯阴道的女性患者，可采用双合诊来确定病变范围。④在直肠前壁触到前列腺时，应评价前列腺大小、质地及有无肿物。女性可了解子宫颈情况。⑤检查后要看指套有无染血或黏液。检查完毕，如指套染血，但未查到肿物，应建议行肠镜检查。⑥一般体位直肠指诊可发现距肛门 7cm 内的病变。改为蹲位指检，有可能扪及10cm 以内的病变。⑦如患者有肛裂等病变，应在局麻下进行指诊，以减轻患者痛苦。

肛周疾病鉴别诊断 ①痔：痔柔软不宜触及，有血栓形成可触及硬结。②肛瘘：肛门外有瘘管开口，沿瘘管口向外延伸，可触及索条状窦道。③直肠息肉：

肿物质软可推动，有蒂者可触及蒂部。④直肠癌：肿块质硬，常呈溃疡或菜花状。⑤直肠壁外表现：腹盆腔其他脏器病变累及直肠，可触及盆壁及直肠周围结节。

直肠指检还可以发现直肠肛管外的一些病变，如前列腺炎、盆腔脓肿、急性附件炎和骶前肿瘤；如在直肠膀胱陷凹或直肠子宫陷凹触及硬结，应考虑腹腔内肿瘤的种植转移。

（刘 骞）

zhícháng'ái wàikē zhìliáo
直肠癌外科治疗（surgical treatment of rectal cancer）
采用手术方式切除直肠癌，或通过姑息性手术缓解直肠癌的并发症状而达到治疗目的的方法。

适应证与禁忌证 手术切除是根治直肠癌的唯一手段，但盲目手术，或盲目扩大手术范围都会给患者造成不必要的伤害，因此应严格掌握直肠癌根治手术的适应证和禁忌证，力求给予患者最佳的治疗方案。

直肠癌确诊后应进行全面的术前检查，决定患者是否能够耐受手术。由于直肠位置深在，直肠癌手术操作难度大，手术时间长，患者如果有严重的心、肺、肝和肾疾病，不宜强求进行直肠癌的根治性手术，可考虑采用结肠造口等姑息性手术，尽量缩短手术时间，术后采用姑息性的治疗措施。年龄不是直肠癌手术的禁忌证，只要患者的一般条件良好，没有重要器官功能障碍，仍可完成直肠癌根治性手术。

直肠癌患者发生癌肿破溃出血，或出现肠道梗阻而进食困难时，往往伴发有贫血、营养不良和水电解质紊乱。直肠癌低位前切除时需要进行直肠低位的吻合，吻合口瘘的概率为 8%~20%。如果患者伴有严重的贫血、营养不良或水电解质紊乱，术后出现吻合口瘘的可能性将明显增加。因此术前应当积极纠正贫血、营养不良或水电解质失衡，改善患者一般状况后再进行手术。对于必须行急诊手术的患者，应采取结肠或回肠末端造口，二期手术切除癌肿，或采用哈特曼（Hartmann）手术等术式，而不宜采用根治性手术并强行吻合。

直肠癌穿透直肠浆膜后，经常侵犯周围脏器，如膀胱、前列腺或子宫、阴道。对于临床无远处转移的病例，即使侵犯多个脏器，仍可采用扩大的联合脏器切除术。联合脏器切除的手术范围大、创面大，因而手术并发症发生率可达 13%~75%，死亡率为 0~49%，应严格掌握手术适应证，尽可能降低手术并发症的发生率和死亡率。扩大的联合脏器切除手术的适应证包括：年龄不超过 75 岁；无心、肺、肝、肾等功能不全；肿瘤未侵犯重要脏器，如髂血管，且没有远处转移。但是，术者应具备丰富的经验；医院抢救设施齐全，如重症监护设备。对已有广泛淋巴、血行转移和腹膜种植的患者，或肿瘤侵犯大血管及神经、骨盆受侵者应为手术禁忌。

1908 年，英国外科医师恩斯特·迈尔斯（Ernest Miles，1908~1976 年）总结了直肠癌转移的规律，提出了经腹会阴联合切除术这一经典的术式。

随着解剖学及外科学的进步，逐渐发现直肠癌有上方、侧方及下方 3 条转移途径。因此，直肠癌的手术不仅要切除癌肿本身，更重要的是要彻底清扫癌肿引流的淋巴结。

由于直肠癌手术范围的扩大，使术后患者排尿及性功能障碍的发生率明显增多。保留功能的直肠癌手术得到重视，手术既要保留盆腔的自主神经，保证生存质量，同时也要进行淋巴清扫。英国外科医师比尔·希尔德（Bill Heald）在 1982 年提出了全直肠系膜切除术（TME），指明了全直肠系膜切除的必要性、临床意义及要点，TME 使得术后局部复发率下降，也提高了生存率。

手术方式 分为根治性手术和姑息性手术。

根治性手术 根治性手术不仅要切除病变所在的直肠，还要清除周围引流的淋巴结，从而达到彻底切除病变的目的。手术方式根据癌肿所在的位置而定。直肠癌细胞在肠壁内淋巴系统的转移不多见，但一旦穿透肠壁，癌细胞就会向肠壁外淋巴系统扩散。向上方的淋巴转移是直肠癌最常见的转移方式。如癌肿位于直肠下段，癌细胞也可以横向沿肛提肌和盆壁筋膜面的淋巴管侵及闭孔淋巴结，或沿直肠中动脉流至髂内淋巴结。有时癌细胞也可以向下穿过肛提肌，沿直肠下动脉引流至坐骨直肠窝内淋巴结、腹股沟淋巴结，由于直肠上段癌的淋巴转移方向几乎均向上，手术切除肿瘤邻近和在此平面以上的淋巴组织即可达到根治目的，手术有保留肛括约肌的可能。直肠下段癌的淋巴转移虽主要也是向上，但也有横向转移至髂内淋巴结和闭孔淋巴结的可能，根治性手术需包括直肠肛管周围组织和肛提肌，故常无法保留肛括约肌。

姑息性手术 如癌肿局部浸润严重或转移广泛而无法根治时，为了解除梗阻和减轻患者痛苦，可行姑息性切除，将有癌肿的肠段作有限切除，缝闭直肠远切端，并取乙状结肠作造口。如不可能，则仅作结肠造口术，尤其是已出现肠梗阻时。

术前准备 ①术前应向患者介绍直肠癌的病情、治疗方法及预后，并向患者交代术后可能发生的意外及并发症，以取得患者及家属的配合。②手术前必须纠正全身状态。需要时可适当输血及补充蛋白质等。③对全身状态衰竭者，可给予完全胃肠外营养支持，以保证术前体内热量及氮的平衡。④结肠的清洁准备：可采用全肠道灌洗或服用缓泻剂。

手术并发症 有以下几种。

输尿管损伤 因输尿管走行手术区域附近，易造成损伤，在进行淋巴清扫之前，一定要找到并游离出输尿管予以保护，可减少输尿管损伤率。

骶前静脉丛损伤大出血 是直肠癌手术时最严重的损伤，一旦发生可危及生命。发生原因多系操作粗暴，解剖不清楚，或病变较晚，勉强切除等。处理时应先压迫出血，迅速移除标本，然后以大纱布填塞压迫止血，术后5天拔出填塞纱布。

直肠吻合口瘘 吻合口瘘是直肠癌切除术后早期的主要并发症之一。国外报道其发生率为1%～39%，中国国内报道为5%～14%。无临床症状而影像学检查证实的吻合口瘘，发生率更高。低位吻合术后瘘的发生率明显高于高位吻合术，吻合器的应用及 TME 概念的普及，使低位直肠癌前切除率明显提高，吻合口瘘的发生率也随之上升。吻合口瘘对直肠癌患者围手术期的死亡率、远期存活率、肿瘤复发率及远期直肠功能都有影响。吻合口瘘的原因可能与吻合口位置低、吻合口血供减少、吻合口张力较

大、局部感染及吻合技术相关。同时和患者的全身情况，如低蛋白血症、贫血、营养不良、老龄、肥胖、长期应用激素、尿毒症、糖尿病、凝血机制障碍及术时低血压等也有一定关系。可采取手术治疗和非手术治疗。

直肠癌术后吻合口出血 较少见。直肠癌行保肛手术后吻合口出血已日渐减少，但这种并发症严重时可导致生命危险。出血表现在从肛门口有鲜血流出，此种急性出血常需要紧急处理。但也可发生在术后1周之内，尤其是某些较大量的出血，往往在术后当日或几日。患者表现肛门刺激症状：肛门下坠、频繁便意，可有便血出现，多为暗红色血块，可伴鲜血。肛查可见指套明显血染，扩肛后会有凝血块及鲜血流出，直肠镜检查可见吻合口有活动出血点或渗血点。少量出血时患者的生命体征变化不明显，但出血较多时逐渐出现循环不稳定的表现。术后吻合口出血的原因较多，往往和手术操作有一定关系，如吻合器应用不当、近端结肠周围处理不当、吻合口附近浆膜下血肿形成及吻合口炎症。吻合口出血大多经保守治疗可以控制，不需再次手术。但较大的出血应积极采取措施，纠正休克、低血容量，同时做好手术准备。采用积极的手术治疗，止血措施得当会使绝大多数患者得到治愈。

直肠吻合口狭窄 直肠癌行保肛术后所致肛管直肠吻合口段肠腔缩窄，肠内容物排出受阻，发生排便困难，甚至出现肠梗阻表现。大多数为轻度狭窄，没有明显的症状，只在检查时发现。但部分直肠吻合口狭窄可能导致患者生活质量大大降低，甚至危

及生命，因此必须引起足够的重视。直肠吻合口狭窄通常有多方面的原因，如吻合口瘘、吻合口缺血、局部感染、手术操作及吻合器使用不当、肠功能恢复延迟或行结肠造口者及放射治疗等。其治疗通常以非手术扩肛为主。

术后排尿功能异常 直肠癌手术后排尿功能异常的发生率为10%～60%，但永久性障碍发生率不到5%。

尿潴留 可表现为无尿排出，也可能为排尿无力、尿线中断、尿急、尿频、尿意不尽、尿失禁、夜尿和多尿等。其中部分患者出现膀胱扩张而没有不适症状，应注意检查膀胱区浊音界是否扩大。尿潴留可以导致尿路感染以及肾功能异常，因此需与其他手术后膀胱功能失常鉴别，如膀胱颈不能节制引起的真性尿失禁。通过超声检查可以测定膀胱中的残余尿量，另外导尿也可以通过计尿量证实尿潴留的诊断。确定尿潴留后，应该作尿培养检查有无尿路感染。

尿失禁 表现为尿液淋漓不尽，不能控制。分为真性和假性两种，直肠癌手术后真性尿失禁又分为压力性尿失禁和急迫性尿失禁。压力性尿失禁是因为腹腔内压增高导致尿液不受控制而流出，急迫性尿失禁与膀胱不稳定、容量小和顺应性差有关。可应用尿流动力学检测记录急迫性尿失禁的参数，并排除尿潴留和尿路感染的可能。

排尿困难 为直肠癌手术后排尿无力，尿液不能顺利排出，主要与膀胱本身受损或支配膀胱的神经受损有关。

一般采用脊椎麻醉者手术后出现尿潴留的比例更高，可能与麻醉导致骶管阻滞，抑制了膀胱

反射过程，而麻醉平面消退至骶2以上排尿即可恢复正常。老年人手术后尿潴留的发生率更高，一般手术时间超过120分钟者更易发生尿潴留。这与手术时间长则相应输液和麻醉性阿片类镇痛药使用更多有关。另外，直肠癌手术后膀胱后方失去支撑，膀胱尿道角发生改变，膀胱颈开放受阻；术中损伤了盆神经因此导致短暂或永久性的膀胱功能障碍，部分局部进展期癌可以侵犯膀胱等器官，手术中可能全部切除或部分切除这些器官或组织，由此导致手术后排尿功能异常。

直肠癌术中应尽可能避免损伤盆腔自主神经。由于TME中采用锐性分离方法切除直肠系膜，可更好地保留盆腔自主神经，降低手术后排尿障碍发生率。

（顾 晋）

jīng fù zhícháng'ái gēnzhìshù

经腹直肠癌根治术（low anterior resection of rectal cancer）

经腹部切口切除直肠肿瘤的手术方式。又称低位前切除术。1939年，美国外科医师克劳德·狄克逊（Claude F. Dixon，1893~1968年）提出了骶前吻合保肛手术（低位前切除术），原则上适用距齿状线5cm以上的直肠癌，是以根治性切除为前提，要求远端切缘距癌肿下缘2cm以上。

适应证 距齿状线5cm以上的直肠癌，没有直肠周边器官的严重侵犯，没有远方转移。患者一般情况可以耐受。由于直肠的位置深在，手术操作难度大，术中操作时间长，因此患者如果有严重的心、肺、肝和肾疾病，导致重要器官功能不全时，不宜强求进行直肠癌的根治性手术切除。

手术方法 手术步骤如下：

体位 取膀胱截石位，两腿尽量外展。消毒应包括腹部及会阴部两部分，腹部上至乳头水平，会阴部直达大腿的上2/3。

切口 自脐上5cm至耻骨联合作左下腹正中旁切口。

探查腹腔 按顺序探查肝、脾、大网膜、全部结肠、横结肠系膜、腹主动脉及肠系膜下动脉、乙状结肠系膜根部和两侧髂内血管周围的淋巴结。

游离乙状结肠及直肠上段系膜及清除淋巴结 提起乙状结肠，锐性分离腹膜，向下直达腹膜返折处。剪开腹主动脉前结缔组织，直达腹主动脉的固有膜，显露出肠系膜下动脉根部，清除沿该动脉走行的结缔组织，显露出乙状结肠诸分支及直肠上动脉，在肠系膜下动脉根部2cm处结扎切断（图1）。清扫周围的淋巴组织。

游离直肠 按照全直肠系膜切除术原则游离直肠。在直肠固有筋膜与盆壁筋膜间隙内进行，勿损伤下腹下神经、盆神经丛及骶前静脉丛。先分离其后部及侧部，下达尾骨尖及两侧提肛肌平面，再分离直肠前方至前列腺尖端平面。

远端系膜的切除和肌管的裸化 充分游离直肠系膜后，暴露直肠肌管以备吻合。

双吻合器法完成低位吻合 使用闭合器闭合远端直肠后，应对残端完善止血。经肛门置入管状吻合器前应充分扩肛，必要时可使用液状石蜡润滑肛管。击发吻合器前助手应使用拉钩拉开直肠前方脏器，尤其对女性患者应将阴道后壁与吻合部位隔开，避免损伤。吻合后应检查吻合环的完整性，如吻合不满意应进行充气试验除外吻合口漏，必要时可行保护性回肠造口。吻合结束后留置经骶或经腹的盆腔引流管。

并发症 常见并发症见直肠癌外科治疗。

（顾 晋）

Hātèmàn shǒushù

哈特曼手术（Hartmann operation）

经腹部切口切除直肠肿瘤的手术方式。缝闭远断端直肠、近断端肠造口。是一种结直肠外

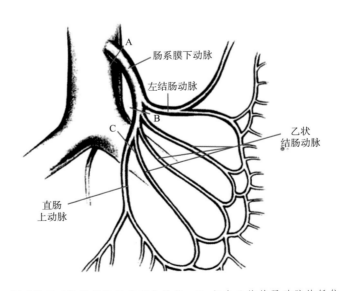

A. 肠系膜下动脉根部的经典高位结扎；B. 包含乙状结肠动脉的低位结扎；C. 仅包含直肠上动脉的低位结扎。

图1 直肠癌根治术中血管结扎水平

科常见的手术方式，由法国外科医师亨利·阿尔贝·哈特曼（Henri Albert Hartmann，1860～1952年）于20世纪初发明，并在1923年第30届法国外科协会大会上首次报道。

适应证：①结直肠癌（主要是左半结肠癌或直肠癌）合并肠梗阻、肿瘤穿孔或出血，需急诊手术。②缓解症状或预防梗阻的姑息性手术。③少数情况下用于缺血性肠病、肠扭转、结肠镜意外穿孔、克罗恩病、溃疡性结肠炎、肠道淋巴瘤及吻合口瘘的治疗。

哈特曼手术起初用于治疗憩室炎及梗阻性结直肠肿瘤，具体步骤包括切除病变肠段、近端结肠行造口转流术，封闭远端结肠或直肠（图1）。由于该手术不存在肠道吻合口，因而不会发生吻合口瘘、吻合口出血等相关的手术并发症。该手术与经腹会阴联合切除术相比较，手术并发症及围手术期死亡率均有明显降低，因而哈特曼手术较多地应用于梗阻性结直肠癌的急诊手术或合并复杂情况、无法耐受根治性切除的特殊病例。

哈特曼手术虽然是一种安全的手术方式，其缺点也显而易见：

①根治性难以保证，特别是对于低位直肠癌，会阴部的切除与清扫范围远不及迈尔斯（Miles）手术，因而带有很强的姑息性。②手术后的治愈者当中，有1/3因各种原因无法还纳而成为永久性造口者，对患者术后的生活质量产生了消极影响。

（顾 晋）

jīng fù-huìyīn liánhé qiēchúshù

经腹会阴联合切除术（abdominoperineal resection，APR）

切除包括乙状结肠远端、全部直肠、肠系膜下动脉及其区域淋巴结、全直肠系膜、肛提肌、坐骨直肠窝内脂肪、肛管及肛门周围直径约5cm的皮肤、皮下组织及全部肛门括约肌，于左下腹行永久性乙状结肠单腔造口的手术方式。又称迈尔斯手术。1908年，英国外科医师恩斯特·迈尔斯（Ernest Miles，1908～1976年）首次提出腹会阴联合直肠癌根治术，该手术问世以来，显著降低了中低位直肠癌术后局部复发率，已成为低位直肠癌的标准术式。

适应证 肿瘤下缘距肛缘6cm以内的进展期直肠癌；肛管癌及肛门周围癌；与周围器官无癌性浸润，否则宜行其他器官联合切除术；全身状态好，能耐受手术。

手术方法
手术须经腹部及会阴部两组进行。
腹部手术
①体位，消毒步骤，切口选择及腹部游离直肠步骤同经腹直肠癌根治术，遵循全直肠系膜切除术原则。②乙状结肠造瘘口：在脐

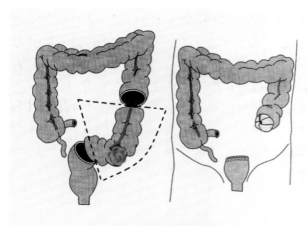

图1 哈特曼手术示意

与左侧髂前上棘连线中点上方，腹直肌外缘，切除3cm直径的皮肤和皮下组织一块，将腹外斜肌腱膜切开，将腹内斜肌和腹横肌用力拉开后切开腹膜，使切口能容2指。切断乙状结肠，将其近端从腹壁造瘘口提出腹壁外约2cm，与腹膜及腹直肌前鞘腹膜切口间断缝合固定。肠壁切缘全层与造瘘口皮肤深层间断缝合，造瘘口四周覆盖碘仿纱布后套上无菌肛瘘袋。③缝合腹壁切口：常规关腹。

会阴部手术 ①会阴部操作前，先缝闭肛门。②会阴部切口：前为会阴中点，后为尾骨尖，两侧为坐骨结节。作一椭圆形切口，先切开皮肤，环行一周，然后术者与助手分别牵开皮肤的内缘与外缘，用电刀切开皮下脂肪组织，直至显露出臀大肌前缘及肌纤维，两侧达坐骨结节。③切断肛提肌：先在直肠与尾骨之间，切断肛管尾骨韧带，然后逐渐向两侧沿骨盆的侧壁，在肛提肌的止点处，依次切断肛提肌中的髂骨尾骨肌、耻骨尾骨肌及耻骨直肠肌。会阴部操作中的后面及两侧的创面均可与腹腔中游离的创面相通。④移除标本：此时可将乙状结肠的断端及要切除的肛管自直肠后壁相通了的孔道翻出至肛门外。从前壁切开的创面中仔细解剖出前列腺包膜（女性为阴道后壁）与腹膜会阴筋膜（迪氏筋膜）之间的界限，直达会阴体部，先于会阴浅横肌后方切断肛门外括约肌浅部的交叉纤维，向深进行达会阴深横肌及耻骨直肠肌，沿会阴深横肌的后缘切断耻骨直肠肌。切断耻骨直肠肌后，可见到直肠尿道肌，其后方连接直肠纵肌，前方连接尿道膜部。向上切断会阴三角韧带，可与腹部创面相通，

然后将标本移除。⑤放置骶前引流，关闭会阴切口。

并发症 常见并发症有出血、感染及副损伤（见直肠癌外科治疗）。

人工肛门并发症：①人工肛门的位置不易掌握。②缝扎残端肠管边缘动脉或造瘘口太紧易导致造瘘口坏死。③肠管游离不充分，张力过大，与腹壁缝合不牢，肥胖或术后严重腹胀等均可导致肠管回缩，可能需手术重新造瘘。④人工肛门术后水肿持续时间长。⑤排泄物、器具刺激易导致周围皮肤炎症。⑥裤带刺激突出的人工肛门，易导致感染。

（顾 晋）

tuōchūshì zhícháng qiēchúshù

拖出式直肠切除术（pull through operation on the rectum）

要求游离直肠至肛提肌平面，切除肿瘤肠段，将近侧乙状结肠经远侧直肠裥拉出于肛门外，10~14天后在肛管处切除外置的结肠，不需要做肠吻合。是针对中低位直肠癌的根治性手术，最主要的优点是不需做永久性结肠造口，但其切除了肛提肌及以下组织，损伤了肛门部神经，术后排便功能受影响，也易发生肠坏死等。

适应证 直肠癌无直肠周边器官的侵犯，无远处转移。患者一般情况可以耐受此手术。由于直肠的位置深在，手术操作难度大，术中操作时间长，患者如果有严重的心、肺、肝和肾疾病，导致重要器官功能不全时，不宜强求进行直肠癌的根治性手术切除。

手术方法 手术须经腹部及会阴部两组进行。

腹部手术 见经腹会阴联合切除术。为了能将乙状结肠从肛门拖出，需要剪开降结肠外侧腹膜，游离降结肠及乙状结肠，有时甚至需要切开胃结肠韧带及脾结肠韧带，将结肠脾曲游离。

会阴部第1期手术 充分扩张肛门括约肌。在肛门边缘前后左右各安置一组织钳，向四周牵拉，使肛管外翻显露齿状线。用电刀在齿状线远端1~2mm处做一环形切口，经肛管皮肤和肛管黏膜下肌层，深达内括约肌，继续向上剥离到肛提肌平面以上。然后由内向外环形切断肛提肌以上的直肠，通过肛管将直肠及乙状结肠拖出。乙状结肠拖出的长度，一般以其上方不吸收线结扎处露出肛门外约5cm为准。然后检查腹腔内结肠及其系膜的张力是否过大，肠管有无扭转，结肠的血液循环是否良好。用细可吸收线将拖出的肠壁浆膜和肛管皮肤固定数针，以防结肠回缩。离肛门5cm处切断结肠。拖出的结肠周围用凡士林纱布及较软的敷料包扎。

会阴部第2期手术 术后7~10天，待拖出的结肠与周围组织已有初步愈合后。选用低位腰麻。以清洗会阴部后，拆除肛门的缝线，离直肠断端下方1cm处切断多余的乙状结肠，将乙状结肠断端与直肠断端间断缝合。缝合后，水肿的结肠黏膜仍可能突出于肛门外，但经卧床休息1~2天后，多可回缩至肛门内。

术中注意要点 ①为使乙状结肠能拉出于肛门外且无张力，左半结肠及其系膜必须有足够的长度。如乙状结肠及其系膜长度不够或血运欠佳，妨碍结肠满意拉出时，可沿左结肠外侧沟的腹膜反折向上剪开，直至脾曲。在分离脾曲时注意勿损伤脾下极的包膜和脾曲的边缘动脉。②肛门部的手术，首先应用手指将肛管充分扩张，使肛管括约肌松弛，以减轻术后肛管括约肌收缩，减少对拉出的结肠血液循环的影响。③在肛管黏膜下肌层的深面向上进行解剖时，要特别细心，以免撕破黏膜。④肛外结肠的处理一般在术后7~10天进行，但当盆腔内有感染存在时，应暂缓切除。切除前晚做温热盐水灌肠2次。

（顾 晋）

Péigēn shǒushù

培根手术（Bacon operation）

美国外科医师威廉·韦恩·巴布科克（William Wayne Babcock，1872~1963年）于1932年首创的治疗直肠癌的手术方式。后经美国外科医师哈利·埃利科特·培根（Harry Ellicott Bacon，1900~1981年）于1945年、布莱克（Black）于1948年进行改良。该术式适用于肿瘤下缘距肛缘5~8cm的直肠癌。如果乙状结肠系膜太短，切除肿瘤后无足够长度的结肠拖出肛门，或游离直肠和乙状结肠后血供不良，则不适合该术式。

该术式腹部操作与前切除术相同。而肛门侧的切除范围与处理方法因式而不同，其共同点是不行吻合而待结肠肛管自行愈合。由于此类手术可并发结肠远端坏死、肛管及括约肌损伤等并发症，且操作过程比较繁琐，现多被低位前切除、吻合器吻合所取代。

改良培根手术 1950年，美国外科医师马克·米切尔·拉维奇（Mark Mitchell Ravitch，1910~1989）改进了培根的手术，保留了肛提肌和肛门内括约肌，切除齿状线部位的皮肤，从而提高了控便能力，减少了感染。

适应证 直肠癌距肛缘4~

6cm，肿瘤较小，且属早期癌，分化程度较好者。

手术方法 ①腹部切口及乙状结肠、直肠的游离同前切除术，但直肠要游离到肛提肌平面，并在该平面的上方用粗丝线结扎直肠。②如乙状结肠较短，应剪开降结肠侧腹膜，必要时游离脾曲，使乙状结肠无张力地拖至肛门。③提起乙状结肠，在肿瘤上方4~5cm处用粗线结扎。④扩肛到4~5指，冲洗直肠肛管。肛门周围上4把巾钳，把肛管向四方拉开，在齿状线下2~3cm处环形切开肛管皮肤。⑤在肛提肌平面以下，直肠黏膜及肛管下层分离，再将血管钳从肛门伸入夹住结扎处的直肠壁向外翻，在肛提肌平面用电刀环形切断直肠黏膜及肌层。⑥把肿瘤与直肠从肛门拉出，注意勿扭转，张力不能过大，在肿瘤上缘10~15cm，保证乙状结肠断端露出肛门外3~4cm的前提下切断肠管，边切边用3-0可吸收线将拖出肠管的侧壁缝合于肛门周围皮肤上。断端彻底止血，用碘仿纱布覆盖，敷料包扎。⑦术后2周左右，拉出的结肠与肛管创面粘连愈合，在硬膜外麻醉下用电刀切除齿状线以下拉出的结肠行肛门成形术。

优点 直肠的切除位置很低，能保持较高的根治性。

并发症 ①感染：由于结肠要经过一段剥离后的肛管，故肛管与结肠间易发生积液而导致感染，避免的方法：彻底止血，通畅引流。②拖出肠管坏死：多由于将结肠向外拖出时用力过大，将血管损伤或血栓形成等所致。亦可因肛门括约肌收缩、压迫拉出肠管所致，预防措施有：切断部分肛门括约肌，该法对保存肛门功能有不良影响；术前行硬脊

膜外插管，术后前3天内给予止痛剂，如盐酸吗啡，每6~10小时经插管注射一次，术后肛门功能良好。如肠管坏死达盆腔内，应再次手术。③愈合部容易狭窄：Ⅱ期手术2周后开始扩肛，每天1~2次，待无狭窄时逐渐减少扩肛次数。

直肠经腹腔切除、肛管拉出切除术 为中国外科医师周锡庚改良培根手术。在齿状线远侧1~2mm处做一环形切口，经肛管皮肤和黏膜下肌层的近端边缘，深达内括约肌，向上剥离解剖直到肛提肌平面以上。然后由内向外环形切断肛提肌以上的直肠，再将直肠拉出。术后10~14天切除拉出的肠管。该术式同样保留了肛提肌及其下方组织，避免了肛门神经的损伤，术后肛门功能有较满意的排便控制能力。

（顾 晋）

jīng fù gāngmén-zhícháng qiēchúshù

经腹肛门直肠切除术（abdominoanal rectum resection） 根治性切除低位直肠癌后，通过剥除齿状线上方的直肠黏膜，手工缝合，以实现结肠肛管的吻合，从而恢复肠道连续性的手术方式（图1）。又称帕克斯手术（Parks operation）。

适应证 可经腹切除但经腹吻合困难的直肠良恶性肿瘤；直肠阴道瘘。

特点 ①切除范围等同于低位前切除术，但不使用闭合器闭合直肠残端。碘伏纱布填塞肛管后，使用电刀切

断肛管。后续经肛门的操作步骤中，使用1：2 000 000肾上腺素盐水注射入黏膜下层促使黏膜隆起，进而剥离齿状线上方的直肠黏膜。②保留直肠-肛管残端处的内括约肌，这是该术式与内括约肌切除最显著的不同。③手工间断缝合近端结肠与齿状线水平黏膜。④肠腔内留置橡胶片引流。⑤通常需要进行保护性回肠造口，以避免低位吻合后的吻合口漏/肛瘘。

手术方法 围手术期准备见经腹直肠癌根治术。

衍生术式 主要包括近端结肠贮袋-肛管吻合或结肠成型-肛管吻合。上述术式使用胃肠吻合器（GIA）制作结肠J型贮袋，或纵切横缝进行结肠成型，再将贮袋与肛管进行帕克斯吻合。这些手术方式的目的是提高近端结肠存储粪便的量，避免术后便次过多。

注意事项及其对肛门功能的影响 帕克斯建议常规进行保护性回肠造口以避免低位吻合后吻合口漏或肛瘘。也有学者认为结肛吻合后由于吻合口基本贴近皮肤，很难发生吻合口漏或肛瘘。

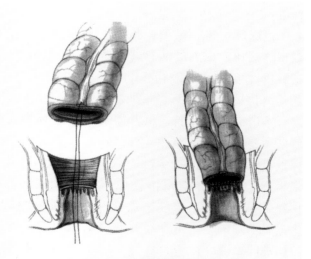

图1 经腹肛门直肠切除术示意

帕克斯报道 90% 以上患者可获得较好的控便功能。但许多学者发现结肛吻合后肛门静息压力下降。但即使如此，仍有 35%～60% 的患者能获得理想的控便能力，而其余患者可能需要长期带纸尿裤以避免粪便污染。有学者认为，尽管结肛吻合后早期功能较差，但随着功能锻炼的时间延长，3～4 年后患者的控便能力仍可进一步改善。由于对肛门功能的理解的差异，结肛吻合的合理性仍存在争议。

与使用双吻合器技术完成的结肛吻合相比，该术式使用手工缝合，对患者的骨盆条件要求不高。对于女性患者，使用手缝而不是管状吻合器吻合，有利于避免低位吻合相关的直肠阴道瘘。对于骨盆条件较差、局部分期较早，预期生存期较长且保肛愿望强烈的患者，在使用器械吻合保肛困难时，可考虑采用该术式。

（顾　晋）

quán zhícháng xìmó qiēchúshù

全直肠系膜切除术（total mesorectal excision，TME）

切除全部直肠系膜或至少包括肿瘤下缘 5cm 直肠系膜的手术方式。是英国外科医师比尔·希尔德（Bill Heald）于 1982 年提出的，经多年实践，许多学者已把它作为中低位直肠癌的标准手术。TME 可使肿瘤局部复发率在 3%～7%，明显提高术后的长期生存率。

应用解剖　直肠系膜与传统解剖学对肠系膜的描述不同，它是指包绕直肠周围脏层腹膜和壁层腹膜之间所有的脂肪结缔组织、血管、神经和淋巴组织统称为直肠系膜。

直肠系膜中的骨盆神经分为两类。①下腹神经：位于腹主动脉的前面，左右髂总血管分叉处的前方呈网状分布，主干在第 5 腰椎前方分为左右下腹神经。左右下腹神经沿骨盆侧壁行走，逐渐变细。下腹神经主要司射精功能。下腹神经在临床上容易辨认，它由较粗大的淡黄色纤维构成。②骨盆内脏神经：主要负责阴茎的勃起，从第 2～4 骶椎前孔发出，沿骨盆侧壁行走，分支细小，通常骨盆内脏神经在活体组织上难以辨认。

直肠的血管分为直肠上动脉、中动脉和下动脉，分别供应直肠不同部位。在直肠前面，腹膜返折至尿生殖隔之间称直肠前筋膜，男性前方为膀胱底部、输精管壶腹、精囊和前列腺，女性直肠与子宫和阴道毗邻。在直肠后面，覆盖骶骨的盆筋膜称直肠骶骨筋膜（Waldeyer 筋膜），此筋膜深面走行着骶前静脉。TME 强调在此间隙进行锐性分离。

直肠癌 TME 的理论基础是建立在盆腔脏层和壁层之间有一个外科平面，这一平面为直肠癌完整切除设定了切除范围，并且直肠癌浸润通常局限于此范围内。

适应证　主要适用于无远处转移的直肠中下部 T_1～T_3 期直肠癌，并且癌肿未侵出脏层筋膜，大多数适合低位前切除者基本上均适用于 TME。对于癌肿较大侵及壁层筋膜或周围器官、骶骨者，TME 已失去原有意义。上段直肠癌应和乙状结肠癌同等对待，不必行 TME。

手术原则　①直视下在骶前间隙中进行锐性分离。②保持盆筋膜脏层的完整无破损。③肿瘤远端直肠系膜的切除不得少于 5cm，肠管切除至少距肿瘤远端 2cm。凡不能达到上述要求者，均不能称为 TME。

手术方法　TME 与传统手术方式有很大的不同。首先，分离直肠系膜时采用剪刀或电刀，沿直肠系膜周围的脏壁层盆筋膜之间无血管区进行，直至全部游离直肠系膜及直肠，传统手术通常以钝性分离直肠；其次，TME 强调环绕剥离直肠系膜，包括直肠及肿瘤，肿瘤远端的直肠系膜切除应达 5cm，或全部直肠系膜，而直肠远切缘距肿瘤 2cm 已经足够，与传统手术只注重切缘距肿瘤距离不同；TME 对直肠侧韧带的分离中亦采用锐性分离，避免了传统手术中钳夹、剪开、结扎的方式，有利于骨盆神经丛的保护。

TME 疗效评价　直肠癌术后周边切缘是指将整个直肠肿瘤和直肠系膜沿冠状面连续切片，观察其整个周边切缘是否有肿瘤侵犯，是评价 TME 手术效果的重要指标。TME 能够降低直肠癌术后局部复发率，提高患者生存率。TME 能够增加保肛率。TME 强调直视下锐性分离直肠系膜，更容易发现并保护盆腔神经丛，行保留神经的直肠癌根治术。

并发症及处理　由于 TME 需要更低位的吻合，切除的系膜更彻底，术后易发生吻合口瘘。提高手术技巧、缩短手术时间是解决问题的关键。临时预防性结肠或回肠造口可以预防吻合口瘘的发生。

（顾　晋）

jiécháng zàokǒushù

结肠造口术（colostomy）

为治疗某些结直肠疾病，将病变近端结肠提出腹腔并开口固定于皮肤外，替代原来肛门的排便功能，使粪便出口改道的手术方式。

适应证　早期主要应用于急性结肠梗阻。作为结直肠癌的姑息性手术，如癌肿局部浸润严重或转移广泛而无法根治时，可行结肠造口术，解除梗阻和减轻患者痛苦。

手术方法 叙述如下。

结肠造口分类 可分为永久性造口和临时性造口。永久性造口又称腹部人工肛门，患者将终身使用。临时性造口又称预防性粪便转流性造口，待转流功能结束后，需行造口还纳术恢复结肠肠道的连续性。

结肠造口一般置于移动性较大的结肠，如盲肠、横结肠和乙状结肠，分别为盲肠造口、横结肠造口和乙状结肠造口。根据造口的形态可分为单筒式造口、双筒式造口和袢式造口。

造口位置选择 对于需要行人工肛门的患者，结肠造口直接影响患者的生活质量。人工肛门的最佳位置应是术后并发症最少、护理造口最方便的地方。美国外科医师鲁珀特·比奇·特恩布尔（Rupert Beach Turnbull，1913～1981年）提出造口5项原则：位于脐下；位于腹直肌内；位于腹壁皮下脂肪最高处；避开瘢痕、皱褶、皮肤凹陷和骨性突起；患者眼能看到和手能碰触到的地方。另外，造口位置还应离预定腹部切开线5cm以上。

结肠造口术式 ①单筒式乙状结肠造口术：是使用最多的结肠造口术，适用于直肠癌腹会阴联合切除术后行永久性腹部人工肛门，也用于哈特曼（Hartmann）手术后近端肠管造口，可为永久性的，也可为暂时性。②双筒式结肠造口术：主要用于发生梗阻不能切除的结直肠癌的近端永久性造口，近端肠管和远端肠管切断完全分流，近端排出粪便，远端排出肠管内黏液。③袢式造口术：主要应用于暂时性造口，其

中以袢式横结肠造口使用最多。袢式造口术后还要二期手术关闭造口，因而行造口手术还要考虑以后关闭造口的方便。④盲肠造瘘术：不是将盲肠与皮肤缝合而是插入一根引流管将盲肠与腹壁悬吊固定。

并发症 主要是造口本身的并发症，如造口缺血性坏死、造口回缩、造口处穿孔和造口脱垂；造口皮肤黏膜连接处的并发症，如出血、分离、瘘和狭窄；造口旁疝；造口周围的皮肤病，如接触性皮炎、损伤性皮炎；其他较少见的并发症还有造口静脉曲张出血等。

(顾 晋)

zhícháng'ái júbù qiēchúshù

直肠癌局部切除术（local excision of rectal cancer）

完整切除肿瘤及周围正常的组织，在保证根治的前提下保留肛门括约肌功能的直肠癌手术方式。

适应证 结合美国国立综合癌症网络（NCCN）指南，应符合以下条件：①肿瘤直径小于3cm。②侵袭肠壁周径低于30%。③直肠指诊示肿瘤活动良好，无基底浸润，不固定。④手术切缘大于3mm。⑤距离肛缘 ≤8cm。⑥病变局限于黏膜或黏膜下层（T_{is}/T_1 期）。⑦组织学类型好，高、中分化腺癌或绒毛状腺瘤恶变。⑧无淋巴结转移或远处转移，无局部淋巴管或血管侵袭。

术前准备 联合应用直肠腔内超声内镜、CT、磁共振成像（MRI）和直肠指诊等检查方法，对肿瘤作出客观和准确的术前分期，从而选择合适的患者进行局部切除是确保疗效的关键。超声内镜是诊断早期直肠癌特异度较高的可靠手段，同时CT和MRI检查可进一步提高直肠癌分期的

准确性。

手术方法 直肠癌局部切除的手术方法主要包括：经肛门切除（即 Parks 术）、经骶尾部切除（即 Kraske 术）、经括约肌切除（即 Mason 术）和经肛门内镜显微手术等。

经肛门切除 手术选择全麻或骶管麻醉。视肿瘤部位选择体位，肿瘤位于前壁取折刀位，肿瘤位于后壁取截石位。充分扩肛至5~6指，维持5分钟，待肛门括约肌完全松弛。通过肛门镜或撑开器牵开肛管，充分显露肿瘤。在距肿瘤上下左右各约1.5cm处作牵引缝线，距肿瘤边缘1cm处用电刀作全层盘状切除（对息肉恶变可仅切至肌层）。完全切除肿瘤，用3.0可吸收缝线作全层连续缝合。切除标本送快速冷冻病理学检查以明确手术切缘。最后检查创面是否有活动性出血，如无异常，油纱塞肛压迫止血，结束手术。次日拔除油纱。

经骶尾部切除 手术选择蛛网膜下腔麻醉或骶管麻醉。取折刀位，骶尾正中切口，上自骶尾关节，下至肛门外括约肌上方，逐层切开。若肿瘤靠近腹膜返折处，需切除尾骨充分暴露。若肿瘤靠近肛门，需切断肛提肌和耻骨直肠肌。在骶前筋膜和直肠骶骨筋膜（Waldeyer 筋膜）之间分离直肠达腹膜返折水平，充分游离直肠后壁。钝性左右分离直肠达腹膜会阴筋膜（迪氏筋膜），充分游离直肠前壁。如肿瘤位于前壁，则需切开直肠后壁显露病变。全层切除包括肿瘤及其周围1cm的正常组织。直肠切口间断横行缝合。充气试验检查有无漏气。仔细缝合肛提肌和耻骨直肠肌，常规放置引流，缝合皮下组织和皮肤。

经括约肌切除　手术选择全身麻醉，俯卧位。上起骶尾关节上约3cm处，向下直至肛缘，切口长达12cm左右。逐层切开皮肤、皮下组织，电刀切断肛尾韧带，打断骶尾关节切除尾骨。分组切断肛门外括约肌、肛提肌和耻骨直肠肌并做标记。充分游离直肠，自肛缘向上切开直肠后壁，牵开器撑开切口显露病变。根据肿瘤部位、大小和侵袭肠壁周径施以局部直肠壁全层切除或直肠节段切除、直肠-直肠端端吻合。解剖性修复肛门外括约肌、肛提肌和耻骨直肠肌，常规放置引流，缝合皮下组织和皮肤。

经肛门内镜显微手术　最先由德国外科医师杰勒德·弗雷德里克·比斯（Gerhard Friederik Buess，1948~2010年）开创的一项针对良性直肠肿瘤和早期直肠癌安全、有效的微创治疗方式。患者术前准备与经肛门切除相同。该术式采用特殊设计的直径40mm、长25cm的内镜手术器械，能够切除距离肛门10cm（前壁肿瘤）、15cm（侧壁肿瘤）和20cm（后壁肿瘤）的良性直肠肿瘤和早期直肠癌。

注意事项　术前充分的肠道准备，预防使用抗生素、营养支持以及术中仔细止血、可靠缝合治疗是避免术后切口感染、裂开、出血或肠瘘等并发症发生的重要手段。女性患者应于术前2天阴道冲洗，术中消毒应行阴道消毒，对于直肠前壁肿瘤尤为重要。术中重视无瘤观念，可先用碘伏冲洗后再用0.5g的5-氟尿嘧啶浸泡术区，防止种植转移和复发。术中避免损伤骶前静脉丛引起大出血。前壁肿瘤切除应避免阴道后壁以及精囊腺、前列腺等损伤引起直肠阴道瘘和出血。肿瘤切除

后应常规送病理学检查，同时建议行整块标本定位标记，并要求对肿瘤浸润深度、环周切缘以及局部淋巴结转移情况等作出病理描述。

（顾　晋）

jīng gāngmén nèijìng xiǎnwēi shǒushù
经肛门内镜显微手术（transanal endoscopic microsurgery，TEM）　以特制内镜系统经肛门局部切除直肠肿瘤的微创保肛手术方式。20世纪80年代初，德国外科医师杰勒德·弗雷德里克·比斯（Gerhard Friederik Buess，1948~2010年）首创通过专门的手术用直肠镜、专用手术器械和显像系统，在直肠腔内完成切除、止血、缝合等系列操作的微创外科技术。

优点　TEM技术通过巧妙、精细的设计，使术者在扩张的肠道内，通过双目镜所带来的放大、清晰、三维立体视觉效果或内镜成像系统显示器画面和运用精细的器械，实现腔镜手术中的各种操作。该技术具有显露良好、切除精准、创伤小的特点，具备住院时间短、医疗费用低等优点，可显著提高直肠局部切除手术的质量。

适应证　①直肠腺瘤，尤其适用于广基或无蒂直肠腺瘤。②组织病理学特征不差的早期直肠癌（病变占肠周低于30%、直径小于3cm、肿瘤活动、高-中分化、cT_1N_0期、无脉管或神经浸润以及无淋巴结转移证据）。③经结肠镜切除局部恶变息肉（底部/周边切缘阳性或无法评估）的扩大切除。④适合局部切除的其他直肠肿瘤（神经内分泌肿瘤G1~G2、胃肠道间质瘤、脂肪瘤、平滑肌瘤等）或直肠周围的其他良性肿瘤。⑤直肠的良性狭窄或吻

合口狭窄。⑥直肠低位前切除术后吻合瘘的修补术。⑦直肠出血的诊断。⑧直肠及其周围病变的活组织检查。⑨直肠阴道瘘或肛瘘内口的黏膜瓣易位修补。⑩直肠异物的处理。

相对适应证　①不良组织病理学特征的cT_1期直肠癌（直径大于3cm，3级分化或血管、淋巴管浸润）的姑息性切除。②高龄并患较重基础疾病、手术风险高的cT_2期及以上分期直肠癌患者的姑息性切除。③cT_2期及以上分期直肠癌行根治手术无法保留肛门而坚决要求保肛患者的姑息治疗，在充分告知风险及可选择治疗方案的前提下慎重实施，术后根据病理情况经多学科诊疗组（MDT）讨论后制订下一步治疗策略。④TEM联合腹腔镜直肠癌根治术。

禁忌证　①患严重基础疾病，无法耐受手术者。②距肛门边缘20cm以上的结直肠肿瘤。③肛门或直肠狭窄，无法置入TEM直肠镜者。

手术方法　叙述如下。

团队准备　TEM系统均为专用设备，手术中的安装和调试十分关键。经过专业培训的团队成员有能力熟练完成仪器的设定、使用和故障排除。

麻醉选择　全身麻醉、腰椎麻醉或硬膜外麻醉均可，必要时亦可在静脉复合麻醉下完成TEM手术。选择椎管内麻醉时需注意手术体位对麻醉平面的影响。根据患者情况选择合适的麻醉方式，俯卧位手术建议全身麻醉。

体位选择　TEM手术要求使病灶处于手术野的正下方。因此，病灶位置决定了手术体位。对于后壁病灶，应采用截石位；对于前壁病灶，应采用俯卧折刀位；

右侧及左侧壁病灶，应分别采用恰当的右侧或左侧卧位，以利手术操作。

手术步骤 轻柔扩肛后置入TEM直肠镜，直视下调节位置并固定，保持CO_2充气状态，最大速率为6L/min，直肠腔内的CO_2压力可自动调节保持在$1.6 \sim 2.0kPa$（12~15mmHg），以防结肠过度扩张。在立体双目镜和腔镜系统下进行手术操作，先用针形电刀电灼标出切除边界，然后沿着预设的标记线进行精确切除。

切除边界设定 如为良性病灶，可距病灶边缘0.5cm；如为恶性病灶，则需距病灶缘≥1cm。

切除深度选择 良性腺瘤可行黏膜下切除，术前高度怀疑恶变的腺瘤、直肠癌、神经内分泌肿瘤、胃肠间质瘤等恶性或潜在恶性肿瘤，须行全层切除。当切至肠壁外脂肪即可判定为全层切除。

创面处理 创面彻底止血并冲洗腔内予以缝合，腔内缝合是TEM手术的核心技术和难点所在。先于体外将1根6~8cm带缝针的可吸收缝线尾端用银夹固定，经TEM直肠镜送入直肠腔内，从创口一端（一般为右侧端）开始，用特制的抓钳和持针钳进行腔内缝合，为单层连续不锁边缝合，直至创面闭合。缝线另一端再用银夹固定。剪下缝针并退出。如创口较大或缝合困难，可用多根缝线分次缝合，从而减少创面张力。亦可降低直肠腔内压力3~5mmHg，方便缝合。

标本处理 切下的肿瘤标本自TEM直肠镜取出后将周边平展，用多枚大头针固定在软木片上。送快速病理明确病变性质、浸润深度、周边切缘和底部切除面是否阴性，随后经固定处理后作精确的病理检查和分期。

并发症 包括肠穿孔、出血、排粪控制不良、尿道损伤、直肠阴道瘘和直肠狭窄等。特别对于直肠前壁和腹膜反折以上肿瘤，应警惕肠穿孔及尿道、阴道损伤。

（周 欣）

zhícháng'ái nèikē zhìliáo

直肠癌内科治疗（medical treatment of rectal cancer） 采用化疗和/或分子靶向药物杀死或抑制直肠癌细胞增生的治疗方法。根据不同的治疗目的，分为新辅助治疗、辅助治疗和姑息性治疗。尚无证据表明单纯新辅助化疗能使可手术切除的直肠癌患者获益。仅有可切除肝转移的晚期直肠癌患者经过新辅助化疗后行根治性切除，术后再行辅助化疗，其5年生存率优于单纯手术患者。

一般认为Ⅱ期、Ⅲ期直肠癌术后应行辅助化疗。根据直肠癌患者体能状态和相应不良反应的耐受情况，可选择不同的治疗方案。①单药化疗：包括5-氟尿嘧啶（5-FU）类药物，还有卡弗他丁、雷替曲塞。②两药联合化疗：FOLFOX或FOLFIRI方案，即奥沙利铂配合5-FU，或伊立替康配合5-FU。③三药联合化疗：FOLFIRINOX方案，即奥沙利铂、伊立替康和5-FU，是直肠癌最基本的用药。④化疗联合靶向治疗：通过基因检测，判断肿瘤部位，选择治疗目标，临床上常应用化疗配合靶向治疗，小分子酪氨酸激酶抑制剂如瑞格非尼、抗肿瘤血管生成药物如呋喹替尼，配合口服类化疗药曲氟尿苷替匹嘧啶（TAS-102），可应用于三线治疗。⑤靶向治疗：通过二代测序发现罕见突变，选择针对如*NTRK*和*HER-2*基因的靶向药物。⑥免疫治疗：推荐MSI-H（微卫星高度不稳定性）型肠癌患者进行免疫治疗。研究发现，MSS（微卫星稳定性）型肠癌通过使用抗血管生成药物、瑞格非尼和PD1，达到较好的治疗效果。

直肠癌的姑息性化疗见结肠癌内科治疗。

（杨 林 赵 平）

zhícháng'ái fàngshè zhìliáo

直肠癌放射治疗（radiotherapy of rectal cancer） 通过放射线照射破坏肿瘤细胞的DNA从而杀灭直肠癌细胞的治疗方法。直肠癌根治术［包括全直肠系膜切除术（TME）］后仍有较高的局部复发率，根据直肠癌临床分期或术后病理分期来实施的术前或术后辅助放射治疗或同步放化疗可提高手术切除机会、减少局部复发率、提高患者生存率。

分类 主要包括Ⅰ期直肠癌的经肛切除术后的辅助治疗，Ⅱ/Ⅲ期直肠癌的术前和术后同步放化疗，不可手术的局部晚期直肠癌的综合治疗，以及晚期直肠癌的姑息放疗。按照放疗模式分为：①直肠癌术前放射治疗，有单纯术前放疗和术前同步放化疗。②直肠癌术后放射治疗，有单纯术后放疗和术后同步放化疗。

适应证 不同期别直肠癌的放射治疗原则如下：①Ⅰ期（$T_{1\sim2}N_0M_0$）经肛切除术后，如果为T_1存在高风险因素（分化差、脉管淋巴管受侵和切缘阳性）或T_2期建议直肠癌根治术，拒绝TME手术的患者可给予术后同步化放疗。②Ⅱ、Ⅲ期（$T_{3\sim4}N_0M_0$，$T_{1\sim4}N_{1\sim2}M_0$），应给予术前同步放化疗，未行术前同步放化疗患者，根据术后病理分期应给予术后同步放化疗。T_4或N_2期等盆腔原发部位切除困难的局部晚期直肠癌患者，应给予术前同步放化疗以提高手术切除率和提高局部控制率。③Ⅳ期（$T_{1\sim4}N_{0\sim2}M_1$），肝或肺的转移灶可手术切除的晚期直肠癌，根据直肠手术可切除性，可给予术前或术后的同步化放疗。④骨或其他部位转移灶引起疼痛，严重影响患者生活质量时，如果患者身体状况允许，可考虑局部放疗以减轻症状，改善生活质量。

放射治疗靶区和剂量 ①原发肿瘤高危复发区域包括肿瘤/瘤床、直肠系膜区和骶前区，中低位直肠癌靶区应包括坐骨直肠窝；淋巴结区包括髂内淋巴结，以及部分髂总淋巴结，如果为 T_4 期并侵及直肠前器官和结构需包括髂外淋巴结，侵及肛管时可以考虑包括腹股沟淋巴结。②可采用常规放疗（3野/4野）、三维适形或适形调强放疗。③放疗剂量：盆腔放疗 45~50Gy/25~28 次，有肿瘤残存或不可手术的缩野到肿瘤局部避开重要器官补量 10~20Gy。

同步化放疗的化疗方案和顺序 同步化放疗的化疗方案：推荐以 5-氟尿嘧啶（5-FU）及其类似物为基础的同步化疗方案。术后放化疗和辅助化疗的顺序如下：Ⅱ~Ⅲ期直肠癌根治术后，推荐先行同步放化疗再行辅助化疗或先行 1~2 周期辅助化疗、同步放化疗再辅助化疗的夹心治疗模式。

（金 晶）

zhícháng'ái dānchún fàngshè zhìliáo

直肠癌单纯放射治疗（radiotherapy alone of rectal cancer）

直肠癌术前或术后为提高局部控制率和生存率所实施的放射治疗。对于可切除直肠癌的辅助放射治疗有 3 种常用方式：术前放疗、术后放疗、联合术前和术后放疗。

术前放疗 采取剂量为 25Gy/5 次的放射治疗和单纯手术相比可降低局部复发率，也有一些亚组分析试验证明生存率有明显改善，瑞典的直肠肿瘤试验是唯一报道短程术前照射全组生存获益的研究。

短程单纯放疗模式主要针对术前评估可切除且淋巴结阴性的患者，是临床推荐的两种术前放疗模式之一；而更多患者适用常规疗程（50.4Gy/28 次）的同步放化疗的模式。

术后放疗 见直肠癌术后放射治疗。

1990 年以前，直肠癌患者大都采用先接受手术，然后根据分期接受术后单纯放疗的模式。该模式的优势在于可依据病理分期避免术前的过度医疗。术后治疗的不利点是局部较高的复发率和较高的急性/慢性毒性，以及大大降低括约肌保留的机会，放射范围更大（低位直肠癌接受经腹会阴联合切除术患者的放射野必须扩展至包括会阴瘢痕）。1990 年，美国国家癌症研究所（NCI）提出放化疗是 pT_3 和/或 $N_{1\sim2}$ 期患者术后辅助治疗的标准治疗模式。该推荐来源于（Mayo/NCCTG 79-47-51）研究，比较术后放化疗组试验与对照组的单纯手术或手术+术后放射，结果提示总生存和无病生存期都有明显改善。直肠癌术后同步放化疗成为标准化治疗，术后单纯放疗只应用于无法耐受化疗的患者。

联合术前和术后放疗 术前放疗加术后放疗又称三明治疗法，包括术前短程放疗（5~15Gy），然后手术。$pT_{3\sim4}N_{1\sim2}$ 期患者术后加量 40~45Gy。RTOG 81-15 研究的 350 例患者（87% 为直肠癌）随机分组至 5Gy 术前照射+手术和单纯手术治疗组。pT_3 期患者

和/或 $N_{1\sim2}$ 期患者术后接受最低 45Gy 剂量放疗，没有辅助化疗。组间的局部失败、远地失败或总生存率没有差异。法国古斯塔夫研究所 155 例患者的回顾性分析也显示，三明治疗法与术前放疗相比没有优势。

除术前的短程放疗还在临床应用外，其他模式的直肠癌单纯放疗已不是当前的标准治疗，只在不能耐受化疗或姑息治疗的患者应用。

（金 晶）

zhícháng'ái shùqián fàngshè zhìliáo

直肠癌术前放射治疗（preoperative radiotherapy of rectal cancer）

直肠癌手术前为提高局部控制率、提高部分患者的生存率所实施的辅助单纯放射治疗或同步放化疗。

术前放疗优点 使肿瘤缩小、淋巴结减少及降低分期，提高手术切除机会。不良反应较少，增加保留肛门括约肌手术的可能性。

分类 常用术前放疗模式有两种，一种是短程放疗（25Gy/5 次），另一种是常规疗程（45~50Gy/25~28 次）的同步放化疗模式。

术前短程放疗 是术前采用高剂量（5Gy/次）连续 5 天的短程单纯放疗，间隔 2~3 天后立即实施直肠癌根治术。适用于术前评估可切除且淋巴结阴性的直肠癌患者。多个研究显示，与单纯手术组相比可降低局部复发率，并在一些试验的亚组分析揭示生存率的改善。Camma 和大肠癌协作组的两个荟萃分析结果都提示短程术前照射可减少局部复发率，也有生存获益。

瑞典直肠肿瘤试验中，$cT_{1\sim3}$ 期直肠癌患者被随机在 1 周内接受 25Gy 放疗+1 周后手术或单纯

手术。接受术前照射组局部复发率显著降低，5 年总生存期（OS）大幅改善。13 年的随诊结果提示 OS 仍明显提高。荷兰 CKVO 95-04 研究 1805 例 cT_{1-3} 期直肠癌患者随机分组接受全直肠系膜切除术（TME）或短程术前放疗＋TME，术前放射治疗组局部复发率显著减少，但 2 年生存率无差异，长期随诊结果提示，术前放疗组 5 年的局部失败率仍低于单纯 TME。

术前同步放化疗　为术前采用常规分割疗程放疗同步以 5-氟尿嘧啶为主的方案化疗，间隔 4~8 周后实施直肠癌根治术。术前同步放化疗与术前单纯放疗相比能更好地缩小直肠肿瘤体积、提高直肠手术切除率和局部控制率，与术后同步放化疗相比进一步降低局部区域复发率，减少了毒副作用。德国 CAO/ARO-094 和 NSABP-R03 两项研究提供了循证依据，术前同步放化疗成为局部晚期直肠癌的标准治疗模式。

术前同步放化疗和单纯术前放疗比较　术前同步放化疗与单纯术前放疗相比，能显著降低病理分期、提高病理完全缓解率和局部控制率，但未改善总生存率和无病生存率。波兰研究直接比较了术前短程放疗（5Gy×5 次）与常规分割同步放化疗的疗效，术前同步放化疗提高了病理完全缓解率，同样未改善总生存率和无病生存率。对于局部晚期不可手术切除直肠癌，如 T_3 或 T_4 期，肿瘤固定或半固定，以及外科医师认为不能手术切除的患者，经过术前同步放化疗后，可转为根治性手术。瑞典一项随机研究显示，术前同步化放疗优于术前放疗，提高了手术切除率和癌症相关生存率，经过术前同步放化疗

后，约 80% 的患者可行手术切除。因此，术前同步放化疗是局部晚期直肠癌的标准辅助治疗手段。

（金 晶）

zhícháng'ái shùhòu fàngshè zhìliáo

直肠癌术后放射治疗（postoperative radiotherapy of rectal cancer）

直肠癌手术后为提高局部控制率、提高部分患者的生存率，根据术后病理分期所实施的辅助单纯放射治疗或同步放化疗。

术后放疗优缺点　依据术后病理分期、避免术前可能的过度治疗。缺点在于无法使肿瘤缩小而提高手术切除机会，以及术后放化疗与术前放疗比较局部的显著较高复发率和较高急性/慢性不良反应，并降低括约肌保留的机会。

分类　直肠癌术后放疗模式有两种：术后单纯放疗和术后同步放化疗。

术后单纯放疗　指直肠癌患者先接受直肠根治手术，然后根据术后病理分期接受术后单纯放疗。美国麻省总医院和 MD 安德森癌症中心早期的非随机数据显示，接受术后单纯放疗（45~55Gy）的 $pT_{3-4}N_0M_0$ 期患者局部失败率为 4%~31%，$pT_{3-4}N_{1-2}M_0$ 期为 8%~53%。其后开展的针对 pT_3 期和/或 N_{1-2} 期直肠癌的术后辅助单纯放疗的多项随机研究均无总生存期（OS）获益，其中 NSABP R-01 研究和医学研究理事会（MRC）研究，揭示辅助术后单纯放疗可减少局部失败率。荟萃分析提示，术后单纯放疗和单纯手术的 5 年单纯局部复发率分别为 22.9% 和 15.3%。

术后同步放化疗　指直肠癌患者接受直肠根治手术后，术后病理分期 Ⅱ/Ⅲ 期的患者，于术后采用常规分割疗程放疗同步以 5-

氟尿嘧啶为主的方案化疗。1990 年，美国国家癌症研究所（NCI）提出放化疗是 pT_3 和/或 N_{1-2} 期患者术后辅助治疗的标准方案。该推荐来源于 NCCTG 79-47-51 研究，该研究比较术后放化疗组与对照组的单纯手术或手术加术后放疗，结果提示无病生存（DFS）和 OS 都有明显改善。

术后同步放化疗作为 Ⅱ/Ⅲ 期直肠癌的标准治疗手段是基于多项 Ⅲ 期临床研究证据。NCCTG 794751 和 NSABP RO2 研究均证明，可切除 Ⅱ/Ⅲ 期直肠癌的术后同步放化疗与术后放疗、术后化疗比较，均降低了局部复发率，与术后放疗相比可提高总生存率。研究发现，对于中高度和高度危险的直肠癌患者，术后放化疗和单纯手术、术后放疗、术后化疗比较，均能进一步降低局部复发率。

（金 晶）

zhícháng'ái tóngbù fàng-huàliáo

直肠癌同步放化疗（concurrent chemoradiation of rectal cancer）

直肠癌术前或术后为提高局部控制率和生存率所实施的辅助同步放射治疗和化疗。对于可切除直肠癌的辅助放射治疗有两种常用方式：直肠癌术前同步放化疗和直肠癌术后同步放化疗。

术前同步放化疗　为术前采用常规分割疗程放疗同步以 5-氟尿嘧啶（5-FU）为主的方案化疗，间隔 4~8 周后实施直肠癌根治术。术前同步放化疗与术前单纯放疗相比可更好地缩小直肠肿瘤体积、提高直肠手术切除率和局部控制率。在初始可切除的直肠癌方面，法国 FFCD 9203 和 EORTC 22921 研究比较了常规分割放疗和常规分割同步放化疗的疗效，波兰研究比较大分割术前

放疗（5Gy×5 次）与常规分割同步放化疗的疗效，同步化疗均采用以 5-FU 为主的方案。结果表明，术前同步放化疗与单纯术前放疗相比，显著降低病理分期、提高了病理完全缓解率和局部控制率，局部复发率低于 10%，总生存率和无病生存率两者没有显著差别。对于局部晚期不可手术切除直肠癌，如 T₄ 期，肿瘤固定或半固定，以及外科医师认为不能手术切除的患者，经过术前同步放化疗后可转为根治性手术。瑞典的一项随机研究显示，对于不可手术切除的直肠癌，术前同步化放疗优于术前放疗，提高了手术切除率和癌症相关生存率，经过术前同步放化疗后，约有80%的患者可行手术切除。因此，术前同步放化疗是局部晚期直肠癌的标准治疗手段。

术后同步放化疗 为直肠癌根治术后病理Ⅱ/Ⅲ期的患者，于术后采用常规分割疗程放疗同步以 5-FU 为主的方案化疗。术后同步放化疗作为Ⅱ/Ⅲ期直肠癌的标准治疗手段是基于多项循证医学证据。NCCTG 794751 和 NSABP RO2 研究均证明了可切除Ⅱ/Ⅲ期直肠癌的术后同步放化疗与术后放疗、术后化疗比较，均降低了局部区域复发率，与术后放疗比较可提高了总生存率。对于中高度和高度危险的直肠癌患者，术后放化疗和单纯手术、术后放疗、术后化疗比较，均能降低局部复发率。因此，术后同步放化疗是Ⅱ/Ⅲ期直肠癌的标准治疗手段。

直肠癌术前与术后同步放化疗的疗效比较 二者相比进一步降低了局部区域复发率，减少了毒副作用，术前同步放化疗成为局部晚期直肠癌的标准治疗模式。德国 CAO/ARO-094 随机对照研究

针对经盆腔 CT 和直肠腔内超声检查诊断为 T₃₋₄ 或 N+，无远处转移的患者。同步放化疗时采用 5-FU，放疗为全盆腔照射，DT 50.4Gy/28 次，1.8Gy/次，术后放疗组局部补量 5.4Gy。巩固化疗为 5-FU 为主的方案化疗 4 周期。最后有 799 例患者随机分成两组：术前同步放化疗和术后放化疗。术前放化疗显著降低了局部复发率，两者总生存率和无病生存率无显著差别。共有 194 例患者在手术前经外科医师检查认为需要做腹会阴联合切除术（不能保肛），两组实际保肛率分别为 39% 和 19%，术前同步放化疗显著提高了保肛率。重要的是，术前同步放化疗的急性和长期毒副作用显著低于术后同步放化疗组，且术前同步放化疗未增加吻合口瘘、术后出血和肠梗阻的发生率，伤口延迟愈合也未显著高于术后同步放化疗组。CAO/ARO 094 研究的 12 年长期结果提示，术前同步放化疗仍显著降低了 10 年局部复发率，而 10 年总生存率两者没有差别。

术前和术后同步放化疗同为Ⅱ/Ⅲ期直肠癌的标准辅助治疗，术前同步放化疗与术后同步放化疗相比进一步降低了局部区域复发率，减少了毒副作用，是优先推荐的模式。未实施术前同步放化疗的直肠癌患者，需根据术后分期接受术后同步放化疗。

（金 晶）

zhícháng'ái shùqián tóngbù fànghuàliáo

直肠癌术前同步放化疗（preoperative concurrent chemoradiation of rectal cancer） 直肠癌术前为提高局部控制率、提高生存率所实施的辅助同步放射治疗和化学治疗。患者在术前根据临床分期，Ⅱ/Ⅲ期患者接受以

5-氟尿嘧啶（5-FU）类药物为基础的常规分割的同步放化疗，间隔 4~8 周后接受直肠癌根治术，是局部晚期直肠癌的标准治疗模式。

与单纯术前放疗比较 与单纯术前放疗相比，能显著降低病理分期、提高病理完全缓解率和局部控制率。法国 FFCD 9203 和 EORTC 22921 研究使用常规分割照射术前同步放化疗，波兰研究直接比较术前短程放疗（5Gy×5 次）与常规分割同步放化疗的疗效，同步化疗采用以 5-FU 为主的方案。结果表明，术前同步放化疗显著降低病理分期、提高了病理完全缓解率和局部控制率，但未改善总生存率和无病生存率。对于局部晚期不可手术切除的直肠癌，瑞典的随机研究显示，术前同步放化疗优于术前放疗，提高了手术切除率和癌症相关生存率，经过术前同步放化疗后，约有 80% 的患者可行手术切除。术前同步放化疗是局部晚期直肠癌的标准辅助治疗手段。

与术后同步放化疗比较 德国 CAO/ARO-094 研究结果提示，术前同步放化疗与术后同步放化疗相比进一步降低了局部区域复发率，减少了毒副作用，术前同步放化疗成为局部晚期直肠癌的标准治疗模式。CAO/ARO 094 研究的 12 年长期结果提示，术前同步放化疗仍显著降低 10 年局部复发率，而 10 年总生存率两者没有差别。

术前同步放化疗药物的选择 静脉应用 5-FU 为基础的同步放化疗方案长期被美国国立综合癌症网络（NCCN）指南推荐，口服卡培他滨与应用 5-FU 比较，经德国研究证实在术前放化疗和术后放化疗两组的 5 年总生存率分

别为 76% 和 67%，卡培他滨可以取代 5-FU。卡培他滨组同时显示出更低的远处转移率。奥沙利铂加入术前同步放化疗的初步研究提示，增加奥沙利铂可能获得更好疗效。术前同步放化疗仍是以 5-FU 类药物作为首选，卡培他滨可达到相同或更优的疗效，联合奥沙利铂方案获得更好疗效尚需证实。

术前同步放化疗和手术的时间间隔 针对可切除直肠癌术前同步放化疗和手术的时间间隔研究，分为术前单纯放疗后短间隔（2 周内）和术前放疗后长间隔（6～8 周）两组。结果提示长间隔组近期疗效更好，总反应率分别为 53.1% 和 71.7%，病理降期率分别为 10.3% 和 26%，保肛率分别为 68% 和 76%。长期结果提示两组的局部复发率和生存率没有差别。韩国国家癌症中心发表了比较同步放化疗后 4～8 周后接受手术治疗的前瞻性研究结果。局部晚期直肠癌患者根据同步放化疗与手术的间隔时间非随机分为 4～6 周组和 6～8 周组。结果显示两组患者的局部无复发生存率、保肛率、吻合相关并发症发生率均相似。同步放化疗后 4～8 周后接受手术治疗是适宜的时间间隔。

（金 晶）

zhícháng'ái shùhòu tóngbù fànghuàliáo

直肠癌术后同步放化疗 （postoperative concurrent chemoradiation of rectal cancer） 直肠癌术后为提高局部控制率、提高部分患者的生存率，根据术后病理分期所实施辅助单纯放射治疗或同步放化疗。有两种模式：一种是 Ⅱ/Ⅲ 期直肠癌术后同步放化疗，另一种是早期直肠局部切除术后同步放化疗。

Ⅱ/Ⅲ 期直肠癌术后同步放化疗 直肠癌患者在根治术后，根据术后病理分期，Ⅱ/Ⅲ 期患者接受以 5-氟尿嘧啶（5-FU）类药物为基础的常规分割的同步放化疗，是局部晚期直肠癌的标准治疗模式之一。术后放疗的优点：依据术后病理分期、避免术前可能的过度治疗。缺点在于无法使肿瘤缩小提高手术切除机会，以及术后放化疗与术前放疗比较局部的显著较高复发率和较高急性/慢性不良反应，并降低括约肌保留的机会。

1990 年，美国国家癌症研究所（NCI）共识会议提出放化疗是 pT_3 和/或 N_{1-2} 期患者术后辅助治疗的标准治疗。该推荐来源于（Mayo/NCCTG 79-47-51）研究比较术后放化疗组试验与对照组的单纯手术或手术加术后放射，结果提示无病生存（DFS）和总生存（OS）都有明显改善。

术后同步放化疗药物的选择 同步采用 5-FU 类药物为基础的化疗方案是直肠癌术后同步放化疗标准方案。NCCTG 79-47-51 研究提示，同步放疗持续静脉注射 5-FU 组的 4 年总生存率高于静脉滴注组。随后的 INT 0144 术后辅助直肠试验也评估同步放化疗持续静脉注射 5-FU 组的疗效，并未提示生存方面受益，但该组 3 级以上血液毒性发生率降低。根据这些结果，持续静脉注射 5-FU 类药物为基础的化疗方案成为术后同步放化疗标准方案。

术后同步放化疗和手术的时间间隔 韩国发表了手术治疗后比较术后立即同步放化疗和术后化疗的第 3 周期接受同步放化疗的前瞻性研究，10 年长期结果显示，两组患者的局部无复发生存率和生存率相似，但在接受腹会阴联合切除术（APR）的亚组中，早放疗组的 DFS 高于晚放疗组。因此，直肠癌 APR 术后应在第 1 周期开始同步放化疗，而其他患者在第 1～3 周期开始同步放化疗均可。

早期直肠局部切除术后同步放化疗 早期直肠局部切除术后同步放化疗后长时间随诊发现 T_2 期患者的局部复发率为 14%～24%。复发的患者如可手术挽救，仍有约一半可获得治愈。CALGB 8894 对早期直肠癌局部切除术后选择性同步放化疗的 Ⅱ 期研究，早期直肠患者局切术后，T_1 期观察，T_2 期接受术后 5-FU 方案和 54Gy 的同步放化疗。随诊 4 年，局部复发率 T_1 期为 5%，T_2 期为 14%。而另一项相似的研究中，同样为早期直肠患者局切术后，T_1 期观察，T_2 期接受术后 5-FU 同步放化疗。10 年的局部复发率和生存率，T_1 期为 8% 和 84%，T_2 为 18% 和 66%。中国卫生部结直肠癌诊疗规范规定，Ⅰ 期直肠癌局部切除术后，有以下因素之一，推荐行根治性手术：①术后病理分期为 T_2 期。②肿瘤最大径大于 4cm。③肿瘤占肠周大于 1/3。④低分化腺癌。⑤神经侵犯或脉管瘤栓。⑥切缘阳性或肿瘤距切缘小于 3mm。如拒绝或无法手术者，建议术后放疗。

（金 晶）

fùbù línbāguǎnliú

腹部淋巴管瘤 （abdominal lymphangioma，ALA） 由于淋巴管先天发育畸形或某些原因引起发病部位淋巴液排出障碍，造成淋巴液潴留导致淋巴管扩张、增生而形成的淋巴系统良性肿瘤。好发于婴幼儿，成年人少见。可发生在人体任何包含有淋巴组织的部位。75% 发生在颈部，20% 在腋窝，其他散布于肺、纵隔、肾

上腺、肾和骨骼（手、足小骨除外），腹部淋巴管瘤较少见，多发生在肠系膜、胃肠道、后腹膜、脾、肝和胰等处，多为单发，多发者少见。

病因和发病机制 倾向于以下两种观点。①先天性：胚胎发育过程中淋巴组织发育障碍、淋巴管增殖扩张所致。胎儿处于胚胎发育期时，原始的淋巴囊应与整个淋巴系统贯通而发育成正常的淋巴系统，由于某种原因部分淋巴管与正常的淋巴系统发生分离，异位的淋巴组织细胞增生，淋巴液逐渐积累，导致淋巴管扩张而形成。②后天性：由于感染、肿瘤、外伤、手术或局部淋巴结变性等因素导致淋巴管内分泌功能受损，从而使淋巴管阻塞、淋巴管径逐渐增大，终致囊肿形成。

病理特征 1877 年，韦格纳（Wegner）首次对淋巴管瘤进行分类，分为单纯性、海绵状和囊性淋巴管瘤 3 类。单纯性淋巴管瘤或毛细淋巴管瘤多见于皮肤与黏膜；海绵状淋巴管瘤多见于上肢、腋部；囊性淋巴管瘤多发生于颈部、纵隔和后腹膜等区域。

发生于腹部的淋巴管瘤，以囊性为多见，称乳糜囊肿或乳糜管瘤。囊内多有分隔，囊内液体性质可不同，一般小肠系膜囊性淋巴管瘤多为乳糜液，大肠系膜淋巴管瘤多为浆液，合并感染或出血时可为脓性或血性液体。临床上常认为肠系膜淋巴管瘤与肠系膜囊肿是一种疾病。肠系膜囊肿起源于间皮组织，而淋巴管瘤起源于淋巴系统。

临床表现 腹部淋巴管瘤属良性肿瘤，生长缓慢，肿瘤体积较小时常无症状和体征，多在体检或影像学检查时发现腹部占位性病变，肿瘤体积增大时，可累及周围脏器产生相应症状。腹部淋巴管瘤的临床表现与所累及的脏器有关。腹膜后淋巴管瘤因腹膜后空间较大及组织疏松，肿瘤体积常较大。若瘤体增大致压迫邻近神经、血管或脏器时，可出现腰腹部胀满不适、食欲减退等非特异性表现。

腹部包块 是最主要也是最早出现的症状，常表现为无痛性腹部巨大肿块，患者可自行扪及肿块。有时因腹块很小无自觉症状，多于体检时发现。如肿瘤位于肠系膜，肿瘤多可活动，位于腹膜后者则无活动性。

肠梗阻 因腹部淋巴管瘤体积通常较大，可压迫肠管导致机械性肠梗阻，从而产生腹痛腹胀及恶心呕吐等症状。位于肠系膜的淋巴管瘤可发生肠扭转，位于肠壁的肿瘤可发生肠套叠，常需外科急诊处理。

其他 肠壁淋巴管瘤破裂时可出现便血；肾周淋巴管瘤可压迫肾或输尿管可产生肾积水症状；脾淋巴管瘤常位于脾包膜下，呈单发或多发结节，瘤体较小时可无任何临床症状，肿瘤增大可致脾大、继发性脾功能亢进等。

诊断 多数早期无症状，临床表现不典型，术前确诊率较低。超声多谱勒、CT 和磁共振成像（MRI）等影像学检查和穿刺活检能够提高其诊断率。在超声引导下进行介入穿刺瘤体内囊液抽吸，如果为浆液性或乳糜性液体，含有多量淋巴细胞，可高度提示淋巴管瘤的诊断。

影像学检查 常为超声、CT及腹部 MRI 检查。

B 超 对囊性病变有独到的优势，诊断简便迅速，准确性高，可为临床诊治提供有价值的信息。典型的腹腔囊性淋巴管瘤声像图表现为边界清晰的囊性包块，呈单房或多房，内部透声良好，常伴条索状间隔，其内可见细小点状回声，内部常有流动感。瘤体通常较大且与周围组织界限清楚。彩色多普勒血流显像（CDFI）显示呈蜂窝状的暗区或粗大的管状结构，无血流信号显示。

CT 腹部 CT 平扫显示，囊性淋巴管瘤呈单房或多房蜂窝样结构，边缘清楚，囊壁菲薄，一般无钙化，囊内呈液性内容，其内 CT 值与内容物成分有关。浆液性和乳糜性成分时囊内 CT 值接近于水的 CT 值，含脂性成分时 CT 值可为负值，当发生出血、感染等并发症时，病灶密度不均匀，囊内密度增高。囊壁及其分隔增厚，甚至钙化。肿块形态呈分叶状或不规则，部分囊性淋巴管瘤呈纵轴走向的长袋状改变，囊肿内可见"血管穿行征"，淋巴管瘤有沿组织间隙蔓延的趋势，呈"爬行性生长"，同时累及多个组织间隙，充填间隙呈塑形改变。此类特点为淋巴管瘤较为特征性的影像学表现。增强 CT 肿物不强化，部分囊壁分隔可呈轻度强化。

MRI 可清晰显示肿瘤大小、形态、范围及与周围组织关系。可以根据不同的信号，协助判定囊内的液体成分。单纯性淋巴管瘤的典型表现为囊袋状结构，囊肿内部的 T1 加权像与肌肉相似或稍高，T2 加权像高于脂肪。如淋巴管瘤内有出血或感染时，T1 加权像为高信号或等信号，T2 加权像高于脂肪信号。一般瘤内分隔呈低信号。若内部有血管瘤的成分且血管比较粗大时，血管内可见流空信号影像。增强扫描时，一般囊壁清晰，有轻度强化或无强化。

鉴别诊断 ①肠系膜囊性淋

巴管需与囊性畸胎瘤、肿瘤囊性变、肠囊肿等疾病相鉴别。囊性畸胎瘤一般有明显的脂质成分，并可见周围性钙化；肿瘤囊性变常由于肿瘤液化坏死，囊壁厚且不规整，增强可见壁结节增强；肠囊肿大多呈单房结构，少见分隔。②腹膜后胰腺区囊性淋巴管瘤需与胰腺假性囊肿、胰腺囊腺瘤相鉴别，一般胰腺假性囊肿及胰腺囊腺瘤囊壁较厚或厚薄不均，可伴有囊壁钙化及胰管扩张，增强 CT 囊壁有不同程度强化，胰腺假性囊肿常有胰腺炎或胰腺手术或外伤病史。③女性患者需注意与卵巢源性囊性病变相鉴别，卵巢源性囊性病变与子宫附件关系密切，卵巢囊肿一般较小，大多可自行消失，而卵巢囊性肿瘤囊壁和间隔较厚，增强后实性部分和间隔可见强化。④腹腔内脏器（如脾、胰等）的囊性淋巴管瘤有时也要与包虫病鉴别，包虫病有特殊的流行病史和子囊、钙化头节等典型的影像表现。

治疗 以手术切除为主。因其有浸润性生长的特点，所以根据发生的部位和受累范围，尽量一次完整切除瘤体，必要时可部分或全部切除受累脏器，同时结扎周围的淋巴管道，防止淋巴管瘘而术后复发。手术有开放手术和腹腔镜手术，腹腔镜手术有损伤小、患者恢复快的特点。术中对于过大的囊肿可先行穿刺减压，但应使囊肿壁保持一定的张力，以利于手术完整剥离囊壁。囊肿的壁往往较薄容易破裂，术中应仔细操作。如术中发现囊肿壁同腹腔大血管关系密切，不要强行完整分离囊壁，可对囊肿行大部分切除后用碘酒擦拭残留的囊壁，破坏其内壁细胞，以防残留的囊壁分泌囊液使囊肿再次复发。此外，还有囊液穿刺抽吸、注射硬化剂、纤维蛋白封闭胶、抗肿瘤药物以及放射治疗、激光和热疗等方法。

预后 腹部淋巴管瘤多生长缓慢，完整切除后预后良好。

（边志民）

fùbì yìngxiānwéiliú

腹壁硬纤维瘤 （desmoid of abdominal wall） 发生在腹壁肌层、筋膜鞘等部位的纤维瘤。分为腹外和腹壁、腹内两类。该病为局部侵袭性肿瘤，无已知的转移或去分化可能性。虽然该病不能发生转移，但具有局部侵袭性，即使在完全切除后仍有较高的复发率。肿瘤相关的重要结构和/或器官破坏可致命，尤其当这些肿瘤发生于家族性腺瘤性息肉病患者时。发生该病的危险因素包括：家族性腺瘤性息肉病、妊娠、既往创伤等。腹外和腹部硬纤维瘤往往发生于妊娠期或分娩后女性。硬纤维瘤影响妊娠的风险极低，妊娠过程可能相对正常。

临床上对于该病的治疗较为困难，若是腹壁或腹外的硬纤维瘤，发展缓慢的可以考虑观察处理，若为腹内且体积较大的硬纤维瘤，手术是最佳的治疗方案。

（张嘉洗）

fùbù xiānwéiliúbìng

腹部纤维瘤病 （abdominal fibromatosis，AF） 发生于腹壁、肠系膜及腹膜后等处的深部软组织间叶来源肿瘤。纤维瘤病又称韧带样瘤、侵袭性纤维瘤病，是一种由具有局部侵袭潜能的成纤维细胞、肌成纤维细胞构成的软组织肿瘤。临床较少见，占仅软组织肿瘤的 3%，占所有肿瘤的0.03%。可发生于任何年龄，男女无明显差异，好发于经产妇女，特别是有手术史者。纤维瘤病可发生于全身多个部位，临床分为腹外型、腹型和腹内型。腹型主要累及腹壁肌肉，腹内型主要累及肠系膜、腹膜后和盆腔；其中以腹壁发病率最高，多位于腹直肌及其邻近肌肉的腱膜。

病因和发病机制 病因仍不清楚，多认为是一个多因素的致病过程，涉及损伤、内分泌和遗传等因素。

损伤因素 该病多见于经产妇及腹部外伤后患者，提示外伤或怀孕及分娩可能造成腹壁肌纤维破坏、局部出血及血肿形成，从而形成肿瘤。

内分泌失调因素 腹部纤维瘤病与女性激素水平失调有关。该病高发于分娩后数年的生育期妇女，尤其易见于剖腹产手术者；绝经后发病少见。内分泌治疗对单发肿瘤有效率为 60%；采用雌激素受体拮抗剂（他莫昔芬）治疗 4~6 周对控制肿瘤生长可能有效。另外妊娠时体内高浓度的雌激素水平及口服避孕药均会加速肿瘤的生长，提示肿瘤可能与雌激素水平有关。

家族性腺瘤性息肉病 患者中腹部纤维瘤病的发病率明显高于一般人群，发生率可达 3.5%~32%。

病理特征 AF 来源于腹部肌肉、腱膜或筋膜而富于胶原成分的纤维组织肿瘤，肿瘤无包膜，呈浸润性生长，不发生远处转移，但有明显的恶性生物学行为，即顽固多次复发。

大体见，腹部纤维瘤病因部位不同而大小不一，从数厘米至完全占据腹腔不等。病变位于肌肉与筋膜相连处时，由于浸润性肌肉内生长形成巨大的边界不清的结节或条索状肿块。腹腔或盆腔内病变则可形成边界较清楚的圆形、椭圆形肿块。病变质地韧，切面粗糙，灰白或者灰红色，有编织状纹理。该肿瘤多与皮肤无粘连，但与肌肉、骨膜粘连，基底活动差，橡皮硬性包块。光镜下见，肿瘤没有包膜，呈浸润性生长，由分化好的成纤维细胞增生形成，这种细胞具有介于成纤维细胞和平滑肌细胞之间的特点（即肌成纤维细胞）。病变边缘的血管周围可有淋巴细胞浸润，可有营养不良性的钙化和化生性骨化。

免疫组化染色对于 AF 的鉴别诊断有一定价值。波形蛋白表达强阳性，平滑肌肌动蛋白（SMA）和肌肉特异性肌动蛋白（MSA）表达强弱不一，有时可表达结蛋白和 S-100 蛋白。β 联蛋白呈核阳性表达，这对 AF 的诊断和鉴别诊断具有重要作用。

临床表现 以腹壁发病率最高，病变多位于腹直肌前鞘，大多数为散发。肿瘤生长缓慢，可较长时间生长而无自觉症状，其临床症状和肿瘤大小可因肿瘤部位的不同而存在明显差异。位于腹壁者往往以肿块为就诊的唯一症状，查体时可以触及质韧、边界不清、活动度小、表面光滑的无痛性肿块，常固定在肌肉或腱膜上。位于腹腔内肿块者，多于体检或邻近器官出现受压症状时才被发现，如腹胀、肠梗阻等，且腹腔内肿块一般发现较晚，故发现时肿块往往很大。大多数患者无典型的局灶特异性症状，在晚期可出现疼痛、局部不适感、便秘、呕吐、腹部包块和体重下降，内脏器官受压后可出现肠梗阻、肾积水等一系列并发症。此外，由于肠系膜纤维瘤病常继发于加德纳（Gardner）综合征或家族性腺瘤样息肉病，因此患者亦可有这些疾病的特异性症状。

诊断 仅靠临床表现难与其他腹部肿瘤相鉴别，需结合患者年龄、性别、既往史（如妊娠史、腹部手术史、雌激素药物应用史、加德纳综合征病史等）和影像学检查等做出诊断。确诊需手术及病理学检查。腹内型纤维瘤病和家族性腺瘤性息肉病密切相关，特别是继发于腹部肿瘤手术后的腹内型纤维瘤病，常被误诊为肿瘤复发或转移，因此，有家族性腺瘤性息肉病和加德纳综合征的患者如果出现了局部肿块应该取活检排除腹部纤维瘤病的可能。

影像学检查 常有以下几种。

B 超 肿块一般呈梭形或类椭圆形无包膜回声，或表现为以偏低回声为主的混合性回声，局部可见结节样稍强回声区。因瘤体含有大量的胶原纤维，其后方声衰减较明显。肿瘤边缘不规整，但由于肿瘤与周围软组织回声差异显著，所以肿瘤境界尚清晰。

CT 平扫表现为稍低于、等于或高于邻近肌肉密度，以稍低密度改变为主。肿块与邻近腹壁肌肉分界不清，增强后病灶呈中等程度均匀或不均匀强化，以均匀强化为主。肿块直径数厘米到数十厘米，呈浸润性生长，无包膜。较大者可明显推挤周围脏器、血管，也可包绕血管，但肿瘤密度均匀，其内无钙化或液化坏死区，后者是其 CT 表现的主要特点。

磁共振成像（MRI） 病灶内纤维细胞和胶原比例的不同可以使信号发生改变：以细胞为主而胶原成分少的病灶在 T1WI 上与肌肉相比呈等信号，在 T2WI 上呈高信号；以胶原成分为主而细胞成分少的病灶在 T1WI 和 T2WI 上均呈略低信号。以浸润性生长或复发的病灶其细胞成分常常多于胶原成分，其主要 MRI 征象为病灶 T1WI 呈等或略低信号，T2WI 信号变化多样，分别表现为高信号、略高信号和低信号，大多数表现为不均匀略高信号，在脂肪抑制 T2WI 序列中病灶信号明显增高。在各序列图像中，多数病灶内可见致密胶原纤维形成的低信号区。T2WI 呈略高信号和肿瘤在各序列中存在低信号的致密胶原成分具有十分重要的诊断及鉴别诊断价值。

鉴别诊断 需与腹部其他软组织病变鉴别，其中最主要的是与脂肪肉瘤、纤维肉瘤、恶性纤维组织细胞瘤鉴别。①脂肪肉瘤：常位于四肢或腹膜后，常有较完整的纤维包膜，分化良好的肿瘤内可见到脂肪成分。②纤维肉瘤：男性多见，肿瘤可发生坏死出血而致信号不均匀，周边可见到水肿区，容易累及邻近骨骼。③恶性纤维组织细胞瘤：老年人多见，青少年罕见，好发于四肢深部软组织内，肿瘤境界可清楚，可有出血、坏死及囊性变。

治疗 手术为主要治疗方法，对于无法手术切除或切缘不净者可给予局部放疗，内分泌治疗可能对部分患者有效。

手术治疗 根据肿瘤切除彻底程度，手术分为不十分完全的局部切除、广泛切除、根治性切除。完全切除术后复发率较低，切缘阴性者复发率低。未完全切除者复发率高，可能与肿瘤本身特点有关，亦可能手术本身是复发的诱因。手术方式应根据肿瘤的浸润程度决定，肿瘤细胞可浸润瘤旁组织 2~3cm，故切缘应尽可能距肿瘤 3cm 以上。因手术切除范围是决定术后肿瘤局部复发的关键，故对于术中诊断不明确且怀疑为该病者，可行术中快速冷冻切片病理检查明确诊断，以决定手术范围；术中亦可将肿瘤完整切除后送快速病理检查，明确肿瘤切缘是否阳性，以使手术切除范围达到根治要求，降低术后复发的可能。肿瘤发生于腹壁时为达到根治切除标准常导致腹壁缺损较大，可使用补片进行修补。对于术后复发患者，如有手术切除机会应首选再次手术，术中尽量完整切除复发之肿瘤组织。

药物治疗 系统性治疗对侵袭性纤维瘤病有一定疗效，包括化疗、内分泌治疗和靶向治疗等。常用化疗药物为多柔比星。甲磺酸伊马替尼可以通过抑制血小板衍生生长因子受体酪氨酸激酶的活性，从而抑制侵袭性纤维瘤病的生长。已证明抗雌激素治疗对肿瘤恢复有益，免疫组化雌激素受体阴性者抗雌激素治疗仍有效果。对于肿瘤生长缓慢、手术及放疗效果欠佳者，可考虑给予内分泌治疗，常用药物为三苯氧胺。

放疗 肿瘤位于腹壁，术后病理检查切缘仍阳性者，建议放疗。术后放疗可以大大地降低局部复发的风险。而肿瘤位于腹内者因为放疗的不良反应较大，较少应用。对于切缘阴性者不推荐术后常规放疗。

预后 预后较好，但因其呈浸润性生长，故易复发，复发率高达 20%～70%，一般不发生远处转移。10 年生存率为 94%，20 年生存率为 86%。

（边志民）

fùbù píxià zhīfángliú

腹部皮下脂肪瘤（abdominal subcutaneous lipoma）
由成熟脂肪组织构成的腹部良性肿瘤。是间叶来源肿瘤中最常见的一种。脂肪瘤一般分为皮肤型、真皮型和皮下型 3 种。该病多发生于 30～50 岁的中青年人。凡体内有脂肪存在的部位均可发生脂肪瘤，但好发于皮下脂肪组织，尤其以颈部、肩部、乳房、腹部、腰背部、前臂及大腿多见，其次可发生于腹膜后及胃肠壁等处。

病因和发病机制 脂肪瘤的发病机制尚未完全清楚，可能和加德纳（Gardner）综合征有关，后者为常染色体显性遗传，包括肠息肉、囊肿和骨瘤。外伤也可能是引起脂肪瘤的原因之一。在细胞和遗传学方面，80%的单发脂肪瘤表达主要累及 12q、6p 和 13q 的染色体异常。

病理特征 位于浅表组织内的脂肪瘤通常有包膜，但当其位于深部组织时则边界不明显。大体形态为球形、结节状或分叶状，肿瘤质软，有包膜，有时包膜不明显。切面黄或淡黄色。单个称为孤立型脂肪瘤，2 个或 2 个以上的称多发性脂肪瘤。光镜下可见成熟的脂肪细胞，大小、形态不一，排列紧密，由纤维梁索分隔成大小不规则的小叶，纤维组织可疏松或致密。可见有脂肪坏死、梗死和钙化的区域，在大的脂滴周围有环绕排列的组织细胞是辅助诊断脂肪坏死的指征，该点是鉴别脂肪母细胞的重要特征。电镜下典型脂肪瘤中只有单泡的成熟脂肪细胞。虽然脂肪瘤在光镜及电镜下的形态与正常的成熟脂肪相仿，但是用生物化学方法提取的脂质成分以及脂蛋白脂酶的活性有差异。

临床表现 腹部皮下脂肪瘤生长缓慢，但可体积巨大，极少发生恶变。多数患者无症状。由于腹部脂肪层较厚，较小的皮下脂肪瘤不易被发现。大多数脂肪瘤呈分叶状或扁圆状，边界清楚。位于皮下组织内的脂肪瘤大多表面皮肤正常，触诊瘤体柔软有弹性，有的可有假性波动感，境界较清楚，并可在一定范围内游走于皮下。多发性脂肪瘤通常体积较小，质地较软，可有假囊性感。多发性脂肪瘤有一定遗传倾向，并可有疼痛，称为痛性脂肪瘤。位于深部者可有恶变倾向。

诊断 主要靠临床触诊及影像学检查，一般脂肪瘤通过触诊可获得诊断，但当触诊不典型、肿块较小时，容易误诊，可使用超声、CT 或磁共振成像（MRI）帮助诊断。

B 超 在皮下低回声的脂肪层内可见单个或多个回声团，呈分叶状、纺锤形、椭圆形或团状、类圆形，一般肿瘤边界清楚，肿瘤内部回声依肿瘤大小、部位变化很大，可呈低回声、中等回声、高回声，无回声少见；单发皮下脂肪瘤较大，内部回声以低回声占多数，与周围正常脂肪组织差异不明显，外周多有一强回声边（包膜），内部可见短线状、线状强回声；多发者瘤体较小，较一般脂肪瘤略硬，肿瘤多呈高回声，与周围正常脂肪组织有明显差异；肿块周边及内部血流信号不丰富。

CT 表现为均一低密度影，CT 值与脂肪密度类似，内可见少量索条状高密度影。

MRI 病变区域呈短 T1 稍长 T2 信号影，压脂序列显示符合脂肪组织的特性。压脂像病变区域呈低信号。

鉴别诊断 需与脂肪肉瘤相鉴别。脂肪肉瘤好发于腹膜后、肩部和下肢，发病年龄较大，多见于 50 岁以上成年人，男性多见。病理上多数为有包膜的圆形、卵圆形、分叶状或结节不规则肿块，周边清楚，但常有浸润。肿瘤可由近似成熟的脂肪组织组成，也可由原始的梭形或圆形间叶细胞组成。

治疗 脂肪瘤特别是多发性皮下脂肪瘤一般不需处理，但如果肿瘤迅速增大或出现疼痛不适等症状，或患者有美容方面的要求，则需要治疗。治疗方法包括非手术治疗及手术治疗。

非手术治疗 ①吸脂：在皮肤上做小切口而去除较大脂肪瘤或局部过多脂肪，不遗留明显瘢痕。常用的吸脂方法为体外超声吸脂，一般采用 2mm 的吸脂针，接负压器或注射器进行负压抽吸。抽吸量以瘤体变平、皮肤平整松软为度。②类固醇注射：适用于体积较小的脂肪瘤。将 1% 利多卡因与曲安奈德混合，浓度为 10mg/ml，将该混合剂注射至脂肪瘤内部，致局部脂肪萎缩，少数能够彻底去除脂肪瘤。③注射经脱氧胆酸盐溶解的磷脂酰胆碱：脱氧胆酸盐可以引起脂肪细胞溶解。④卵磷脂局部注射：卵磷脂局部注射用于皮下局部脂肪包块的治疗，该治疗基本无不良反应，且费用低廉。

手术治疗 是脂肪瘤传统的治疗手段，有包膜者较易切除，而无包膜或包膜不完整者脂肪瘤与正常组织较难识别，不易彻底切除。对于较小的脂肪瘤可采用挤切法切除，有时肿瘤可自行滑出至皮肤切口，完整切除之后加压包扎。对于较大的肿瘤可采用在脂肪瘤表面做与肿瘤长轴一致的直切口，切开皮肤后用血管钳钝性分离皮下脂肪，暴露肿瘤后用组织钳钳夹肿瘤并完整切除肿瘤。

预后 腹部皮下脂肪瘤极少恶变，吸脂或手术切除后预后良好。

（边志民）

liángxìng jiānpíliú
良性间皮瘤（benign mesothelioma）
胸膜孤立性间皮增生而形成的良性病变。又称局限型胸膜间皮瘤。临床少见，仅占所有胸膜肿瘤的 5% 以下。该病可发生于任何年龄，主要发生于 50 岁以上人群，女性稍多于男性。组织学上，肿瘤来源于胸膜下具有成纤维分化特点的间质细胞。80% 肿瘤发生在脏层胸膜，少数来自壁层胸膜，亦可发生于纵隔或心包。多为良性，有潜在恶性，伴胸腔积液者易复发。

病理特征 肿瘤多数带蒂，表面光滑，质地硬，呈圆形或长方形，切面呈灰白色，有包膜。光镜下可见杂乱排列的束状纺锤样细胞，细胞间可见胶原蛋白。肿瘤主要有 3 种形态结构：纤维化的非细胞组织、含有少量胶原蛋白的细胞成分、前两种形态结构的混合型。肿瘤细胞的来源尚不清楚，可能来源于间皮下结缔组织内的各种潜在细胞，也可能从间皮下成纤维细胞和表面的间皮细胞发育而来。这些细胞有微小核多型现象，缺乏有丝分裂，可能有坏死或玻璃样变。免疫组化染色对良性间皮瘤的诊断有参考价值，一般角蛋白、癌胚抗原和上皮膜抗原呈阴性表达，而波形蛋白通常呈阳性。

临床表现 大多数患者没有症状，可在拍摄 X 线胸片时发现。肿瘤较大时可以出现气短、慢性咳嗽、胸痛、声音嘶哑、吞咽困难和发热，甚至咯血等症状。部分患者由于肿瘤压迫导致缺氧，可同时伴有肥大性肺性骨关节病和杵状指等。因此，肥大性肺性骨关节病合并有胸内巨大肿块的患者，不能一律认为是晚期原发性支气管肺癌而拒绝手术探查。4% 患者有晕厥、惊厥甚至昏迷等低血糖症状。较少见的症状是咯血、寒战、夜间盗汗、消瘦和体重减轻，少数良性间皮瘤患者可产生血性胸腔积液，但不代表恶性，肿瘤完全切除后可获得治愈。

诊断 影像学检查难以确诊，主要依靠在 CT 或超声引导下穿刺针吸活检，或在胸腔镜或开胸做胸膜活检，经病理学检查确诊。胸部 X 线检查，可见位于肺周边孤立的密度均匀的球状肿块，边缘清晰，与胸壁成钝角。也有发生于叶间胸膜者，可见肿块长径与斜裂走向一致。部分病例可见胸腔积液。少数肿瘤体积巨大，占据半侧胸腔，使心脏和纵隔移至对侧。CT 上胸膜、肺实质交界面的显示不受前后结构的掩盖，对确定肿物部位及与周围组织的关系有帮助。

治疗 手术切除是最有效的方法。对有蒂孤立的肿瘤，可行局部切除，切除范围应足够。若肿瘤位于肺实质内，应行肺叶或双叶切除；若肿瘤位于壁层胸膜、纵隔或膈肌等部位，应尽可能广泛切除。

预后 预后较好。手术后约 10% 病例需再次手术，建议术后每年作胸片检查，出现复发指征，应再次手术。

（张弘纲）

fùmó jiānpíliú
腹膜间皮瘤（peritoneal pesothelioma，PM）
起源于腹膜上皮和间皮组织的肿瘤。又称原发性腹膜间皮瘤。罕见，发病率为（1～2）/100 万，男性略多于女性，发病年龄多为 40～60 岁。由米勒（Miller）和韦恩（Wynn）于 1908 年首先报道。

病因和发病机制 流行病学

研究认为，接触石棉是恶性腹膜间皮瘤的主要病因。石棉能够与有丝分裂中纺锤体相互作用，导致单倍体形成，并可造成某种形式的染色体损伤。另外，石棉可通过形成活化氧和生长因子而间接发挥作用。该病还与氟石接触、结核性瘢痕、病毒感染、慢性炎症刺激、放射性物质和遗传易感性等多种因素有关。

病理特征 分为良性和恶性两类。

良性腹膜间皮瘤 常单发，分为腺瘤样瘤、局限性或孤立纤维性分化型间皮瘤。前者大多见于子宫、输卵管、附睾及卵巢等，后者较少见，组织学为分化成熟的纤维性肿瘤，无明显浸润，多发生在腹腔等浆膜腔。

恶性腹膜间皮瘤 往往为弥漫性，覆盖全部或部分腹膜，另亦有少量孤立恶性或弥漫良性的病例。大体分为局限型及弥漫型，局限型恶性间皮瘤较少，弥漫型表现为脏层和壁层腹膜的散在多发性斑块和结节，可伴腹腔严重粘连及肠系膜短缩。病理组织学上一般分为上皮细胞型、肉瘤样间皮瘤、混合性间皮瘤、低分化或未分化间皮瘤。①上皮细胞型：弥漫型间皮瘤最常见的类型。最大特点是肿瘤细胞以上皮型间皮细胞为主，间质细胞增生不明显。②肉瘤样间皮瘤：以梭形细胞为主，形成肉瘤样结构，在腹腔成弥漫性增生，可侵及腹腔器官及腹膜后，形态上可似纤维肉瘤、平滑肌肉瘤、神经纤维肉瘤等结构，也可伴有软骨及骨化生。③混合性间皮瘤：又称上皮及肉瘤混合分化间皮瘤，特点是上皮及肉瘤样间质分化都比较明显，弥漫性增生，不同程度侵及腹腔器官。④低分化或未分化间皮瘤：

肿瘤细胞较大，有明显异型性，似低分化或未分化腺癌，但总有区域呈间皮分化特点，细胞呈腺样或腔隙样结构。

免疫组化染色显示，恶性间皮瘤细胞一般细胞角蛋白（包括CK5/CK6）、上皮膜抗原（EMA）、钙视网膜蛋白、间皮素、WT-1、血栓调节蛋白、HBME-1、波形蛋白、神经细胞黏附因子和基底膜相关蛋白阳性。

临床表现 恶性腹膜间皮瘤起病隐匿，临床表现不典型，症状多样，极易误诊。该病早期一般无症状，当肿瘤生长到一定大小或侵及胃肠道时方可出现临床症状，一般表现为腹痛、腹胀、腹部肿块，患者可有食欲减退、恶心、呕吐、便秘及体重下降。腹水发生率高达90%，腹水量多且顽固，局限型和弥漫型皆可形成腹水，而局限性少见。腹水一般为草黄色或血性，含丰富透明质酸和大量肿瘤脱落细胞，腹水量多少不一，晚期脏层腹膜粘连，易形成包裹性积液，可出现发热、恶病质和不完全性肠梗阻等。少数病例可反复出现低血糖或低钠血症和高钾血症，可能与肿瘤组织产生的胰岛素样物质、异位加压素以及促肾上腺皮质激素（ACTH）有关。腹膜间皮瘤患者有30%~60%合并胸膜间皮瘤，可有胸痛、呼吸困难或咳嗽等症状。

诊断 临床表现无特异性，对具有顽固性腹痛伴腹胀、顽固性血性腹水、腹部肿块、不明原因的便秘及体重下降等表现的患者，应考虑腹膜间皮瘤的可能性。诊断主要依靠影像学、血清学、B超或CT引导下穿刺及腹水脱落细胞学检查或腹腔镜探查等。

影像学检查 主要有以下几

种方法。

腹部超声 检查能够明确肿块的大小、囊性还是实性，但对肿瘤是否侵及周围脏器有时判断困难。常见的超声检查有以下特征：①腹腔内可见较大的形态不规则、低回声为主、分布不均匀的肿块，部分呈分叶状，肿块与腹膜相连，但与脏器无关，尤其是多处可见此征象时应考虑此病。②腹膜或大网膜不规则增厚，形态不规则，其内可有弱光点或粘连光带。③伴有腹水，并可有肠道受推压致不完全性肠梗阻和肠粘连的改变。④彩色多谱勒超声检查，肿块周边和内部可见较丰富的血流信号。

腹盆增强CT 对于可疑腹部间皮瘤患者，需行腹部及盆腔增强CT检查。CT可基本明确肿块的边界及邻近脏器受侵犯的程度，直接显示肿瘤的大小、形态和密度。多层螺旋CT通过三维重建多角度、多方位的旋转观察肿块与周围组织的关系，故能对腹膜间皮瘤作出定位诊断，并有利于定性诊断。腹膜间皮瘤CT表现有以下特征：①腹腔盆腔或后腹膜腔内巨大囊实性肿块，以囊性为主伴多发囊腔形成，部分囊壁厚薄不均，可见壁结节；肿瘤实质部分显著强化。②肿瘤易侵犯相邻脏器，局限型腹膜间皮瘤一般无远处转移及腹水。③弥漫型腹膜间皮瘤腹水是最常见的CT表现，多为大量和中等量，当脏壁层腹膜广泛粘连时，腹水可呈包裹性；腹膜则表现为不规则增厚。④脏层腹膜若严重受累，可使脏器变形、表面不光滑。若大网膜、肠系膜不规则增厚，正常脂肪组织被软组织密度的肿瘤组织所取代，大网膜病变融合呈"饼状"包块，肠系膜病变可表现为"星状"或

"皱褶状"包块，此表现也常见于卵巢癌等肿瘤腹腔转移。

磁共振成像（MRI）可了解肿瘤与周围器官及大血管之间的关系，不同类型的腹膜肿瘤在MRI的信号特征有所不同，有助于腹膜间皮瘤的定性诊断。MRI具有良好的空间分辨力和密度分辨力，能多层次、多方位显示肿瘤的位置及大小，可显示与大血管及输尿管的关系，判断根治性切除的可能性，是诊断恶性腹膜间皮瘤较好的方法之一。

血清学检查 恶性腹膜间皮瘤可有血小板增多、低血糖、血纤维蛋白降解产物增高及高免疫球蛋白血症等。约25%腹膜间皮瘤患者可有血清癌抗原CA125升高，如果同时有慢性肝病或腹膜间皮瘤肝内转移，致肝对CA125的清除能力下降，则血清CA125水平可显著增高。

腹水检查 恶性间皮瘤的腹水多为血性，由于肿瘤细胞具有活跃的分泌透明质酸的功能，腹水中透明质酸浓度明显增高，大于0.8g/L者仅见于恶性腹膜间皮瘤，对腹膜间皮瘤有定性诊断意义。

通过对腹水进行细胞学检查，30%恶性间皮瘤可以确诊。如果腹水中发现大量异型或非典型的间皮细胞，可通过分析测量细胞核面积、细胞质面积以及核质比等参数，结合电镜和免疫组化检查与增生的间皮细胞及其他肿瘤细胞鉴别。

腹膜穿刺活检 是确诊的可靠方法。在B超或CT引导下进行腹腔或腹膜穿刺检查，操作安全，简便易行，创伤性小，活检阳性率可达80~90%。但腹膜穿刺操作不慎有造成针道瘤细胞种植的可能。

腹腔镜探查 可直接观察整个腹腔及直视下活检，是腹膜间皮瘤简便有效的诊断方法之一。该检查创伤小，手术时间短，基本无痛苦，对患者的身体条件要求不高，但肉眼观察很难与腹膜转移癌及结核性腹膜炎鉴别。

鉴别诊断 腹膜间皮瘤需与腹膜转移性癌、结核性腹膜炎等鉴别。腹膜转移性癌来源于卵巢者癌抗原（CA125）可明显升高，胎盘碱性磷酸酶（ALP）常呈阳性表达，而腹膜间皮瘤ALP常阴性。如来源于消化道肿瘤，可有癌胚抗原（CEA）、CA19-9升高，亦可通过腹水或活检组织免疫组化染色进行鉴别。特异性免疫组化标志物为钙网膜蛋白、WT-1。钙黏着蛋白共有E、N、P 3型，前两型在卵巢癌和恶性间皮瘤中均高表达，而恶性间皮瘤细胞中P-钙黏着蛋白阳性表达显著高于卵巢癌。D2-40和平足蛋白是最新确定的对间皮瘤有高度特异性和敏感性的标志物，用于鉴别间皮瘤和腹膜转移性癌。

治疗和预后 恶性腹膜间皮瘤预后较差，尚无统一治疗方案。多采用腹腔减瘤手术、腹腔内温热灌注、术中及术后腹腔内化疗，以及全身化疗等综合治疗方案。手术包括腹腔减瘤术和腹膜剥脱术，在手术同时进行腹腔灌注顺铂化疗，可减少腹水产生，提高局部药浓度，减少全身化疗不良反应。减瘤术联合顺铂腹腔灌注化疗的效果较好，其1年、3年和5年的总生存率分别为43%~88%、43%~70%和33%~68%。单纯的全身静脉化疗效果较差，效果较好的为培美曲赛联合顺铂的化疗方案，患者中位生存期为1~2年。

（边志民）

fùmó jiǎniányèliú
腹膜假黏液瘤（pseudomyxoma peritonei，PMP） 发生在腹腔壁层、大网膜及肠壁浆膜面的低度恶性黏液性肿瘤。是肿瘤种植的一种特殊形式，表现为腹腔内含有大量的黏液物质。其原发肿瘤通常是阑尾、卵巢或胰腺的交界性或恶性黏液腺肿瘤。该病发生率较低，女性高于男性，男女之比约为3：1，以中老年人居多。

病因和发病机制 PMP原发肿瘤通常是阑尾、卵巢或胰腺的交界性或恶性黏液腺肿瘤。阑尾是原发部位的占绝大多数。当伴有黏液型卵巢肿瘤时，卵巢的肿瘤多半是来自于阑尾肿瘤的种植，而不是与阑尾肿瘤同时发生的独立卵巢肿瘤。此外，尚有少数继发于卵巢畸胎瘤、卵巢纤维瘤、子宫癌、肠黏液腺癌、脐尿管囊肿腺癌、小肠系膜囊肿、胆总管黏液腺癌、胰腺黏液囊腺癌和腹膜间皮瘤等，但极罕见。阑尾或卵巢的黏液性囊肿或黏液性囊腺瘤破裂后，伴随黏液样物流出同时常含有上皮细胞，一同进入腹腔后刺激腹膜引起炎症反应；另一方面继续分泌黏液使腹腔内积蓄大量胶样黏液而形成胶质状腹水，称为胶腹。PMP亦可能经血流和淋巴管转移性扩散而形成。

病理特征 PMP最大可能是起源于阑尾的原发黏液性肿瘤。光镜下可见，大黏液池伴血管充血和慢性炎症细胞浸润，必须在黏液中找到明确的腺上皮细胞才能做出诊断。

临床表现 病史一般较长，可迁延数月或数年不等，有的可长达10余年。临床表现无特异性，常见腹胀、腹痛、腹部包块。亦可表现为反复发作的右下腹隐痛不适、右下腹包块或以肠梗阻、腹膜炎等并发症就诊，误诊率高。

症状 ①起病初期黏液性腹水刺激腹膜，可引起恶心、呕吐等胃肠道反应。②随着病情进展，腹水逐渐增多，患者可出现腹围增大、腹部胀痛，并可出现呼吸困难，严重者可有憋气、不能平卧和翻身困难等。③消瘦：PMP后期可生长很快，在大量消耗机体营养的同时，亦压迫腹腔器官，使患者食欲减退、全身乏力、体重进行性减轻。④消化道梗阻：黏液型腹水可使肠管发生粘连，还可直接压迫胃肠道使胃体和肠管等发生狭窄，出现幽门梗阻、肠梗阻甚至阻塞性黄疸等相应症状。

体征 ①腹部膨隆：是PMP的主要体征，以下腹部膨隆多见。如全腹腹膜受累，可出现腹部高度膨隆。②触诊：腹壁可有揉面感及橡皮感，可有压痛但多不显著；多数患者腹部可扪及肿块，以右下腹或下腹部多见；肿块大小不一，直径从数厘米到数十厘米不等，边界清楚，质地多较硬，活动度小。③腹水征阳性：由于腹水黏稠度不同，可表现为腹部波动感，亦可出现移动性浊音阳性。④其他：伴有肠梗阻者出现肠鸣音亢进及气过水声；肿瘤侵及盆腔时直肠指诊可有程度不等的饱满感、直肠狭窄或触及肠腔外肿块；妇科检查可于子宫直肠凹内触及肿瘤。

诊断 临床表现、实验室检查及影像学检查不典型，故术前诊断符合率不高。

影像学检查 B超表现为腹腔内壁或肠壁表面不规则小囊状无回声区以及腹腔内大片的蜂窝状无回声区，界线不清，移动性差。其内弥漫分布粗大的光点、光斑、光环缓缓晃动，随深呼吸、体位变动、加压或冲击探查见"礼花样"飘动。液暗区包绕在肝、脾、子宫等周边呈锯齿样或扇贝样改变。CT常表现为囊性包块（即假黏液瘤）及腹水内粗细不均的线条状分隔，肝脾表面有扇形压迹等，有以下特点：①腹水，可在脏器表面形成扇贝状压迹，此征象较为典型。②腹盆腔内囊性肿块，密度均匀，CT值高于水，增强扫描可有边缘性强化及分隔结构，囊壁厚度可不一致。③有些病例可显示原发灶及网膜、腹膜及肠系膜浸润改变，极少数可向胸腔扩散。④部分病例可出现脐疝。

磁共振成像（MRI）能显示与CT扫描同样的形态和特征，但由于腹水的信号在T1加权像较低，T2加权像异常高，故不如CT检查优势明显。但T2加权像在肿瘤与正常组织之间能形成理想的对比，故对发现内脏侵犯较敏感。

实验室检查 无特异性表现。肿瘤标志物癌胚抗原（CEA）及癌抗原CA19-9在PMP也可升高，但缺乏临床依据。

病理学检查 B超引导下粗针穿刺腹水病理检查可明确诊断，穿刺液常规检查可见纤维蛋白，黏蛋白定性试验一般呈阳性。胶冻样腹水对该病有较高的诊断价值。

鉴别诊断 需与感染性或恶性腹水鉴别。感染性腹水一般好发于青壮年，常继发于肺、肠结核，临床上以低热、盗汗等症状为主，CT除表现包裹性腹水外，常见腹膜线带状光滑增厚，网膜及肠系膜广泛薄雾状改变，合并淋巴结坏死或钙化。PMP一般好发于中老年，临床以腹胀及腹部包块为主诉，CT主要表现为网膜、肠系膜污浊状或"饼状"改变，若PMP有原发瘤的显示，更有助于鉴别。

继发的恶性腹水较腹膜原发肿瘤所致腹水更常见，其有原发恶性肿瘤病史，最常见于卵巢上皮性恶性肿瘤，还可见于胃、结肠、乳腺、胰腺、肾和膀胱等其他部位的恶性肿瘤。

治疗 以综合治疗为主。

手术治疗 手术为主要治疗方法，对该病实施的超根治术，即除切除受累的腹膜和脏器外，亦常规实施胃窦切除、直肠、乙状结肠或胆囊切除，右半结肠切除也常施行。虽然用超根治切除合并辅助性腹腔内和全身化疗取得了良好的效果，但由于超根治术手术创伤大，术后并发症及围手术期死亡率明显增高。一般认为首次手术应彻底切除原发病灶如阑尾、卵巢，切除网膜，尽可能彻底清除所有黏液囊泡和黏液肿块，如有必要可切除其他脏器，尤其是阑尾。如果术中病理诊断为阑尾囊腺瘤，且基底部较宽大，建议加行盲肠切除术；术中病理提示阑尾囊腺癌，应加行右半结肠切除术。

化疗 包括全身化疗和腹腔化疗，后者又包括普通腹腔化疗及术中热灌注化疗。常用化疗药物为5-氟尿嘧啶、环磷酰胺和丝裂霉素。全身化疗因副作用大及治疗效果不确切已很少使用。术中热灌注化疗是在普通腹腔化疗的基础上，把化疗药物溶于蒸馏水中，加温至43~45℃后灌入腹腔，保留30~60分钟后吸净。术中热灌注化疗能提高药物对肿瘤的作用，比正常体温化疗溶液对肿瘤细胞更具有细胞毒性。

其他治疗 腹腔内放射性核素治疗后可提高生存率。应用的同位素一般为^{32}P和^{198}Au（放射性胶体金）。也有应用光敏剂和激光作为包括PMP在内的弥漫性腹腔恶性肿瘤手术的辅助治疗，但光治疗的有效性待证实。

预后 该肿瘤低度恶性，极少发生血行和淋巴转移，生存期较长，5年生存率约75%，10年生存率约55%，但易复发，对于复发者主张再次减瘤手术治疗。

（边志民）

fùmó áibìng

腹膜癌病（peritoneal carcinomatosis，PC） 癌细胞直接种植生长或经血行转移至腹膜上而形成的肿瘤。发生腹膜转移的患者病情发展快、临床治疗难度大，一旦出现腹膜转移，生存期大多不超过半年。

病因和发病机制 晚期实体肿瘤除易发生肝、肺、骨和脑转移外，腹膜腔转移亦多见。腹膜腔转移性肿瘤包括腹膜壁层、脏层以及大网膜、小网膜、肠系膜及韧带等的转移性肿瘤，最常见于卵巢癌、子宫内膜癌、结肠癌、胃癌、胰腺癌、子宫肉瘤、原发性肝细胞癌以及其他器官肿瘤转移灶。

腹腔转移性肿瘤可继发于全身多种器官和系统的不同组织，其常见的转移方式为腹腔外或腹腔内脏器的肿瘤经血液、淋巴转移；腹腔内脏器、腹壁的肿瘤直接种植、浸润转移。

病理特征 腹膜转移瘤75%以上是转移性腺癌。最常见的原发部位是女性生殖器官（特别是卵巢），其次是大肠和胰腺。腹腔脏器的肿瘤累及浆膜后，瘤细胞脱落可弥漫种植于腹膜、大网膜或肠系膜的表面生长繁殖，在腹膜上可形成大小不等的转移性结节，结节可呈米粒状、结节状。

转移性肿瘤大体形态多种多样，由单发境界清楚结节直至弥漫性腹膜增厚。肿瘤组织的质地与组成的细胞、纤维组织及黏液成分有关。

临床表现 因来源组织及肿瘤病理性质的不同而表现各异。除原发肿瘤的表现外，其共同的表现如下。

腹部包块 一般为多发性，转移瘤常较小呈粟粒状，扪诊不易发现。若原发肿瘤侵及腹壁可表现为腹壁固定包块，质地常较硬，压痛较明显。

腹胀及腹水 转移瘤使腹膜腔液体分泌增多，重吸收减少，腹水产生和重吸收失衡。腹水常为无色或淡黄色浑浊液体，若伴肿瘤坏死出血，则可为血性。腹水一般为渗出液，蛋白含量较高，腹水病理检查可发现肿瘤细胞。

消化系统症状 常表现为食欲减退，有时伴恶心、呕吐、腹痛及腹泻。若肿瘤侵及肝或胆管，可有黄疸。当肿块压迫胃肠道或因肿块致肠扭转、肠套叠时，则可出现肠梗阻的痛、吐、胀、闭症状。

全身症状 常表现为乏力、消瘦、贫血和恶病质。

原发疾病症状 因组织器官来源和病理类型不同而不尽相同。如胃癌可出现上消化道出血、幽门梗阻；肝癌可出现黄疸、门静脉高压表现；结直肠癌可出现便血、大便习惯改变及肠梗阻等表现。另有极少数患者明确为腹膜转移性肿瘤或尸检时发现腹膜转移，但无法确定原发病灶的来源。

诊断 根据患者的腹部或盆腔原发肿瘤病史，结合典型的影像学检查，一般可诊断。腹水脱落细胞学检查如发现癌细胞可获得细胞学诊断，但确诊腹膜转移需要获得腹膜转移的病理学证据。如无法手术可行腹腔镜检查获得病理学证据。经自然腔道内镜手术（NOTES）是一种新的微创内镜手术，可以通过胃、阴道、膀胱、结直肠和食管等自然腔道进入腹腔和胸腔进行手术，完成胆囊摘除、阑尾摘除、脾切除等多种手术。将软式内镜穿越胃壁进入腹腔后可以直接观察腹水、腹膜及腹腔脏器表面形态的变化。可发现腹膜局部微小病变，同时可获取组织进行病理学诊断，大大提高了腹膜活检的精确性。

影像学表现 对于有可疑腹膜转移的患者，可行以下检查明确诊断。

B超 可发现腹膜不规则增厚，常呈高回声带状改变，形态常不规则。如有腹水可发现腹腔内游离无回声区。

CT 是诊断腹膜转移瘤的首选方法，诊断价值主要体现在：①可同时发现原发肿瘤病灶，为临床治疗提供依据。②有利于发现少量腹腔积液及了解腹腔积液分布情况。③可清晰显示腹膜转移灶的形态学改变，如饼状大网膜、网膜结节灶、网膜囊性改变等。腹膜转移瘤典型CT可表现为不同范围和程度的壁层腹膜增厚，网膜、系膜不规则增厚、水肿，呈网织状、小点状、短条状和污垢样密度影改变，网膜饼形软组织块影等，增强后腹膜可有不规则强化。

磁共振成像（MRI） 对于较小腹膜转移瘤及腹膜播散的诊断能力优于CT。中等大小及较大的腹膜转移瘤在脂肪抑制T2加权像上呈中等信号或高信号，形态多样，可表现为结节状至肿块状，由于周围腹水的衬托可使其清晰显示。然而，直径小于1cm的腹膜转移瘤或弥漫性肿瘤播散在MRI平扫上很难显示。在伴有腹水的腹膜播散中，由于腹水呈高信号，很难观察到腹膜转移的直接征象。正常腹膜的强化程度与肝脏相似或略低于肝，若强化程度高于肝则为异常。有恶性肿瘤者腹膜的异常强化提示腹膜转移。腹膜转移的典型 MRI 表现为缓慢强化，在延迟 5~10 分钟后显示最清晰，表现为中度至明显的延迟期强化。若伴有渗出性腹水，延迟 15~20 分钟后强化最明显。

正电子发射计算机体层成像（PET-CT） 是全身检查，可同时反映功能和解剖图像的信息，发现原发肿瘤的同时可明显提高诊断腹膜转移瘤的准确性。腹膜转移瘤 PET-CT 表现为条带状、结节样增厚，并见 ^{18}F-氟代脱氧葡萄糖（FDG）浓聚程度不一。但一些炎症性病变，如腹膜炎可也表现为 FDG 浓聚，故需与腹膜转移相鉴别。肿瘤转移者腹膜增厚以肝周多见，可为弥漫性增厚或结节型增厚，结节多分布不均匀，FDG 摄取呈条、带状或结节状，摄取浓度不一；腹膜炎腹膜增厚均匀、光滑，FDG 摄取多较均匀，腹膜结节分布也较均匀，且无原发肿瘤病史。

实验室检查 常表现为原发肿瘤的特点，如肝癌可有甲胎蛋白（AFP）升高，结直肠癌可有癌胚抗原（CEA）升高，来源于妇科的肿瘤则有内分泌的异常等。腹腔穿刺腹水检查简单、快捷，损伤较少，对临床怀疑腹腔转移肿瘤的患者可反复进行，通过对腹水脱落细胞的检查可确诊，并可根据肿瘤病理的特点追寻原发病灶。腹膜转移瘤约 75% 的病例腹水细胞学检查可发现癌细胞。

治疗 常规治疗方案包括全身化疗和/或姑息手术。但常规治疗一般效果较差，中位生存期不超过 6 个月。一种新型的多模式治疗策略，即细胞减灭术加围手术期化疗，后者包括新辅助化疗、腹腔热灌注化疗和/或术后早期腹腔内化疗。其主要优势在于利用手术清除肉眼可见的肿瘤，而围手术期化疗能清除腹腔内微转移灶和腹腔内游离癌细胞。

腹膜肿瘤细胞减积术 将所有肿瘤病灶及可能被肿瘤侵犯的腹膜及其形成的系膜、网膜尽量切除，达到减少肿瘤负荷，减轻症状，改善生存质量，延长生存期的目的。常用术式有 6 种：大网膜和脾切除术；左上象限腹膜切除术；右上象限腹膜切除术；小网膜和胆囊切除术；盆腔腹膜切除术；胃窦部切除术。根据癌灶大小和分布范围选用一种或多种不同术式进行手术，但单纯手术效果非常差，常需配合腹腔热灌注化疗联合治疗。

腹腔热灌注化疗 主要针对腹腔内特别是胃肠道及妇产科来源肿瘤。它综合利用了区域化疗、热疗和大容量液体对腹腔的机械灌洗作用，清除和杀灭腹腔游离癌细胞和微小癌灶，有效防治术后腹腔复发和转移，是配合手术最合理、有效的辅助措施。腹腔给药较静脉化疗具有局部浓度高、不良反应小等优点。而肿瘤组织内血管壁疏松，缺乏平滑肌和外膜，且神经感受器不健全，不能随温度升高而扩张。这些特性决定了肿瘤血管易受损伤，且因加温时肿瘤血管不能及时扩张散热，肿瘤组织内的温度可比周围正常组织高出 5~8℃，更加剧了对肿瘤细胞的温热杀伤效应。另外，很多化疗药物在加温条件下（>41℃），其细胞毒作用明显增强。常用的药物为顺铂、卡铂、丝裂霉素、氟尿嘧啶、紫杉醇和吉西他滨等。生物制剂腹腔内注射治疗也越来越多，常用的有香菇多糖、干扰素、IL-2 和铜绿假单胞菌制剂等。对于腹膜转移者行细胞减灭术联合腹腔热灌注化疗，可延长患者中位生存期。

预后 腹膜转移瘤的生存期有所延长，但长期存活鲜有报道。腹膜转移瘤的治疗尚无统一模式。严格的无瘤手术观念、防止医源性转移可在一定程度上起到预防腹膜转移的作用。

(边志民)

chángxìmó zhīfáng ròuliú

肠系膜脂肪肉瘤 （mesenteric liposarcoma，MLS） 起源于肠系膜间叶组织的恶性肿瘤。在原发性肠系膜肿瘤中，国外报道以纤维肉瘤为主，中国以恶性淋巴瘤及平滑肌肉瘤多见，原发肠系膜的脂肪肉瘤十分罕见。该病可发生于任何年龄，也可发生于儿童及青少年。

病因和发病机制 不详。

病理特征 肠系膜脂肪肉瘤可有或没有包膜，脂肪组织中含有软组织成分，呈侵袭性生长。肿瘤密度取决于肿瘤细内脂肪细胞的分化程度及与纤维组织或黏液组织的混合程度。脂肪肉瘤的共同形态学特征是具有脂肪母细胞，表现为单核或多核的细胞伴有一个或多个含有脂肪的胞质内空泡，其胞核可被一个大的脂肪空泡推向一侧而成印戒状，或胞核居中但因含有多个小泡而呈现细小的压痕或切迹，其形态类似成熟的皮脂腺细胞或肾上腺皮质的海绵状细胞。这种极具特异性的扇贝型核，也可在细针吸取的标本中看到。

临床表现 肠系膜脂肪肉瘤

早期多呈隐匿性生长，大部分患者无临床症状，部分患者体检时偶然发现。

症状 ①腹部包块：是最主要也是最早出现的症状，患者可在腹部不适或腹胀时扪及腹块，也可因腹块很小，无自觉症状，多在体检时发现。②疼痛：也是较常见的早期症状，多为胀痛不适。如肿瘤侵犯到肠管可引起肠梗阻甚至肠扭转，表现为阵痛至持续性腹痛，肿瘤自发性破裂可引起急性腹膜炎等而产生剧痛。疼痛常会促使患者就医。③发热：高度恶性的肠系膜脂肪肉瘤生长迅速，部分坏死后继发感染或因肿瘤毒素反应等导致不规则发热或低热。④其他：还可出现食欲缺乏、腹泻、腰部疼痛、消瘦、贫血和乏力等，便血或黑粪表示恶性肿瘤已侵犯肠管引起肠道内出血。肿瘤生长巨大如压迫肾或输尿管可产生肾盂积水。

体征 体检时如肿瘤远离肠系膜根部，肿瘤多可活动，小肠系膜来源者左右活动度大、上下活动度小；横结肠系膜来源者上下活动度大、左右活动度小；乙状结肠系膜来源者其活动度则根据系膜长短而异。病情严重者可出现腹水；如出现腹部静脉怒张、下肢及阴部水肿等，表示下腔静脉或髂静脉受压引起血液循环障碍；乙状结肠系膜来源的脂肪肉瘤，肛门指检往往可触及肿瘤，常出现排便不畅等症状。

诊断 临床特征不典型，诊断主要依靠影像学检查，确诊需穿刺病理学证实。

影像学检查 有以下几种。

B超 最常用，可表现为实性肿块，形态常不规则，边界常不光整，内部回声可不均匀。超声可以观察肿瘤的大小、形态、囊实性等，但超声在腹腔定位上有一定难度。B超引导下细针穿刺活检可以提高诊断准确率，但有肿瘤沿针道播散、种植转移可能。

CT 是鉴别腹腔盆腔肿瘤的常用方法，能观察肿瘤的位置、大小、与周围肠管及血管的关系及肠管受压的程度等。表现为单个或多个沿肠管生长的肿块，边缘可光整，密度常不均匀，以低密度为主并伴有大量脂肪密度。增强扫描肿块呈点状、条索状不规则轻度强化和/或多发结节样明显强化。CT不仅能鉴别腹腔内器官的肿瘤和腹膜后肿瘤，还能检查出体积较小的肠系膜肿瘤，特别对鉴别肠管和血管与肿瘤的关系非常清晰，这对手术前判断能否切除有很高的参考价值，并可用来随访评价治疗效果以及了解是否复发。

磁共振成像（MRI） 能清楚地显示肿瘤的形态、内部和周边成分。MRI表现与其分化程度有关，出血、坏死为常见征象。T1WI及T2WI均为高信号，T2WI脂肪抑制相为低信号。增强扫描肿块不规则强化，强化明显，肠道可向周围受压移位。

鉴别诊断 需与良性脂肪瘤及其他肠系膜恶性肿瘤如恶性淋巴瘤、纤维肉瘤、平滑肌肉瘤等鉴别。

肠系膜良性脂肪瘤 生长缓慢，无特殊临床症状。肿瘤可单发或多发，超声表现为境界清楚的单一、低回声结节，中心少见坏死。

肠系膜恶性淋巴瘤 以回肠系膜最多，表现为结节融合而形成大的肿块，晚期才发生扩散。临床症状以腹痛、腹部包块和消瘦为主，肠系膜淋巴瘤即使体积大，肠梗阻也可不明显。超声见内部有丰富血流信号，肿瘤可随体位及呼吸运动而有所活动。CT显示增大的淋巴结，密度呈软组织密度。增强扫描多表现为均匀强化，典型表现为肿瘤性病变累及肠系膜包绕肠系膜上动脉而呈现"三明治征"。

纤维肉瘤 常发生于神经、纤维较多的组织、器官，在肠系膜及腹膜后很少发生。纤维肉瘤生长可快可慢，常境界清楚，肿瘤质软并富于细胞，可伴有出血和坏死区。在软组织肉瘤中如见到瘤巨细胞，往往提示非纤维肉瘤。

平滑肌肉瘤 好发于中老年人，占软组织肉瘤的 $5\% \sim 10\%$，表现为不规则结节融合而形成较大肿块，边界清楚，呈浸润性生长，质地较坚实，呼吸或推挤肿瘤有活动感。发展较快，可出现中心缺血坏死。B超表现为不规则低回声，中心可有无回声区。CT表现为囊实性占位，增强后有不规则强化，坏死区无强化。

治疗 手术是最重要的治疗方法，常规放化疗对于肠系膜脂肪肉瘤的治疗效果有待进一步评估。

手术治疗 完整切除肿瘤可显著降低复发率，提高生存率。由于小肠系膜短，且肿瘤常体积较大且多发，故完整切除肿瘤困难。手术时应沿肿瘤包膜仔细分离，从而完整剥离瘤体，这对治疗多发性及复发性肠系膜脂肪肉瘤具有重要临床价值。如术中发现肿瘤巨大，剥离肿瘤可能影响肠系膜区域肠管的血供，或局部肠管已受肿瘤侵犯，则在肿瘤数目有限、无远处转移且患者一般条件允许时，合并实施局部肠管切除术。肠系膜脂肪肉瘤术后易复发，对于术后复查者如肿瘤可切除且患者一般情况允许，应积极再手术治疗，如肿瘤侵犯肠管需联合切除，但应尽可能减少肠管切除的长度。

化疗　仅有少数药物对脂肪肉瘤治疗有效，包括蒽环类药物和异环磷酰胺等，但化疗对脂肪肉瘤的治疗作用有限。

放射治疗　该病放射治疗的效果不理想。

预后　预后因素包括脂肪肉瘤的组织学分级、大小、部位、浸润深度及外科处理方式等，故术后应对患者进行定期随访查体，尽早发现复发或转移情况，以利及早治疗。

(边志民)

fùmó hòu ruǎnzǔzhī ròuliú fēnjí hé fēnqī

腹膜后软组织肉瘤分级和分期（grading and staging of retroperitoneal soft tissue sarcoma）

综合腹膜后软组织肉瘤的分期和分级因素，才能准确评估疾病进展程度和预后，指导临床治疗。

腹膜后软组织肉瘤的分级采用法国国家癌症控制中心联合会（FNCLCC）组织学与病理学分级法（表1）。

腹膜后软组织肉瘤的TNM分期：由国际抗癌联盟（UICC）和美国癌症联合委员会（AJCC）根据腹膜后软组织肉瘤侵及范围、区域淋巴结受累情况、有无远处转移做出的分期系统（表2）。综合分级分期系统（表3）。

(汪毅)

fùmó hòu shénjīngshāoliú

腹膜后神经鞘瘤（retroperitoneal schwannoma）　位于腹膜后的源于神经膜细胞的肿瘤。多数为良性，偶有恶变，可发生于任何年龄，男女发生率相等。

病理特征　肿瘤大多为圆形或卵圆形，直径较大或巨大，有完整包膜，切面多为实性，可呈灰白色、粉红色或黄色，质硬或软，有些可呈囊变、出血及钙化。

光镜下见，肿瘤常由细胞密集区和细胞疏松区两种结构组成。细胞密集区瘤细胞呈长梭形，细胞密集，细胞界限不清，胞质浅红染，核呈不规则扭曲状或波浪状，

表1　腹膜后软组织肉瘤分级标准（FNCLCC）

指标	标准
肿瘤分化	
1 分	肿瘤形态接近正常成熟的间叶组织
2 分	组织学分型确定的肉瘤
3 分	胚胎性及未分化肉瘤；不明组织学类型的肉瘤
核分裂	
1 分	0~9/10HPF
2 分	10~19/10HPF
3 分	≥20/10HPF
肿瘤坏死（镜下）	
1 分	无坏死
2 分	<50%肿瘤组织坏死
3 分	≥50%肿瘤组织坏死
组织学分级	
Gx	无法评估
G1	2~3 分
G2	4~5 分
G3	6~8 分

注：HPF. 高倍视野。

表2　腹膜后软组织肉瘤 TNM 分期（UICC/AJCC，2017）

TNM 分期	临床意义
T——原发肿瘤	
T_X	原发肿瘤不能评价
T_0	无原发肿瘤证据
T_1	肿瘤最大径≤5cm
T_2	5cm<肿瘤最大径≤10cm
T_3	10cm<肿瘤最大径≤15cm
T_4	肿瘤最大径>15cm
N——区域淋巴结	
N_0	无区域淋巴结转移或未知的淋巴结状态
N_1	区域淋巴结转移
M——远处转移	
M_0	无远处转移
M_1	有远处转移

表3　腹膜后软组织肉瘤综合分期系统

分期	T	N	M	G
Ⅰ A	T_1	N_0	M_0	G1，Gx
Ⅰ B	T_2、T_3、T_4	N_0	M_0	G1，Gx
Ⅱ	T_1	N_0	M_0	G1，Gx
Ⅲ A	T_2	N_0	M_0	G2，G3
Ⅲ B	T_3、T_4	N_0	M_0	G2，G3
Ⅲ B	任何T	N_1	M_0	任何G
Ⅳ	任何T	任何N	M_1	任何G

呈栅栏状排列；细胞疏松区瘤细胞排列稀疏，杂乱地分布在间质中，间质内血管丰富，血管壁有增厚和透明变性。

临床表现　该病缺乏特异性临床表现，常在体检时偶然发现。神经鞘瘤生长缓慢，肿块较大时才可出现压迫症状，如压迫直肠可出现肠梗阻症状；压迫神经时出现腹痛、腰背痛及下肢放射痛或麻木感；压迫膀胱时出现尿频、尿急等症状；压迫静脉引起静脉回流障碍，出现阴囊、下肢水肿等。当肿瘤侵犯邻近组织，出现血尿、便血、骨痛等转移症状时，应考虑恶性神经鞘瘤。

诊断　该病早期多无明显临床症状，故较难诊断。影像学特征缺乏特异性，超声引导下穿刺活检能确定肿瘤的性质，可作为诊断的首选方法。术后切除的肿瘤做组织病理学是诊断的金标准。

B超能显示肿瘤的大小、部位、边界以及与周围组织的关系，尤其对钙化和囊性改变较敏感；超声引导下穿刺活检可确定肿瘤的性质。CT平扫时，肿瘤呈等于或低于肌肉密度的软组织肿块影，边界清晰，相邻脏器受压变形、移位；增强扫描时，肿瘤内部常因出血、坏死及囊变而强化不均匀。磁共振成像（MRI）显示肿瘤于T1WI像上呈稍低或等信号，于T2WI像上呈高信号，其内部常因坏死、囊变区而信号不均匀。

鉴别诊断　需与以下疾病鉴别。①嗜铬细胞瘤：是一种神经内分泌肿瘤，能分泌儿茶酚胺，导致患者出现阵发性高血压危象等临床危急病症，CT增强扫描后肿块呈明显强化，较大肿瘤由于中心缺血坏死而呈低密度囊变区。②神经纤维瘤：含胶原组织丰富，生长过程中与受累神经未分界，好发于腹膜后腔，主要沿脊柱中线分布，在全身多部位发生时称神经纤维瘤病。

治疗　首选手术切除。注意将瘤体及其周围组织作广泛切除。体积小的肿瘤手术难度不大，完全手术切除后可治愈。肿瘤巨大者因与周围组织和器官粘连，手术切除有一定困难，术中应注意保护神经和血管，尽量将肿瘤从包膜中完整剥离。恶性神经鞘瘤对放化疗均不敏感。

预后　该病多为良性病变，复发率低，预后较好。恶性神经鞘瘤常侵犯邻近器官，术后易复发，对放化疗不敏感，预后较差。

（张嘉洸）

fùmó hòu shénjīngxiānwéiliú

腹膜后神经纤维瘤（retroperitoneal neurofibroma）

发生于腹膜后源自神经轴索鞘膜的神经膜细胞及神经束膜细胞的肿瘤。神经纤维瘤是一种遗传性良性肿瘤，主要由于基因缺陷使神经嵴细胞发育异常，导致人体内的多系统损害。腹膜后神经纤维瘤与全身其他部位神经纤维瘤相似，多见于青年人，男女发生率相等。病因尚不明确。

神经纤维瘤包膜完整、界限清楚、质地坚韧。病理切片呈灰白色，光镜下可见纤维细胞，瘤细胞之间有胶原纤维，常见轴突在肿瘤内穿过。

早期神经纤维瘤临床上无疼痛、不适等症状。当肿瘤体积增大到一定程度，可产生局部压迫症状。多数患者是在影像学检查或查体时发现肿瘤（如B超或CT扫描），少数可自己在无意中扪及腹部肿块。

神经纤维瘤在B超、CT和磁共振成像（MRI）等影像学检查中有特异性征象，根据肿瘤的好发部位，包膜完整，界限清楚，应考虑此病。

神经纤维瘤应尽早手术，单纯手术切除效果好。

（张嘉洸）

fùmó hòu fùshénjīngjiéliú

腹膜后副神经节瘤（retroperitoneal paraganglioma）

起源于副交感神经节，位于腹主动脉、髂总动脉、肠系膜动脉起始处或脊柱两侧的肿瘤。绝大多数为良性，恶性率约20%。发病年龄较其他部位的副神经节瘤年轻，多见于30~45岁。肿瘤可为多发性，也可合并其他部位的副神经节瘤或其他肿瘤。

临床表现　腹痛、背痛和腹部包块是最常见的临床表现，少数患者最初的表现就是转移。腹膜后副神经节瘤分为功能性腹膜后副神经节瘤和非功能性腹膜后副神经节瘤。

功能性腹膜后副神经节瘤 由于过多地分泌儿茶酚胺类物质可产生相关的临床症状，如阵发性或持续性的高血压、头晕、头痛、心悸、多汗及偶发的胃肠功能紊乱。当肿瘤受到外界作用如挤压、应激状态时，可能突然大剂量释放儿茶酚胺类物质，从而可能会引起急性肺水肿、心脑血管意外、急性心肌损害及心力衰竭等危象的发生。

非功能性腹膜后副神经节瘤 主要表现为缓慢生长的肿块对周围组织及器官的压迫症状，如压迫肠管引起不完全肠梗阻、压迫输尿管引起肾盂积水，压迫下腔静脉或髂静脉引起下肢水肿。

诊断 腹膜后副神经节瘤早期一般无症状，诊断困难。肿瘤生长到一定程度，可出现周围器官压迫症状。经影像学检查可定位诊断，术前很难定性诊断。若为有功能性的副神经节瘤，可经检测血或尿中儿茶酚胺或其代谢产物协助诊断。

影像学检查 B超可以发现脊柱旁有较大的类圆形低、中回声软组织肿块，边界清楚，内部发生坏死时可有不规则无回声区。CT平扫表现为脊柱旁有类圆形软组织肿块，密度均匀或不均匀，边界清楚，病灶长轴多与腹主动脉走行一致；增强表现为肿瘤实体部分有明显持续强化。磁共振成像（MRI）的T1WI类似于肝的信号，T2WI信号明显增加，甚至高于脂肪信号。当肿瘤有坏死时，表现为肿瘤中心在T1和T2加权像均有高信号灶。

实验室检查 血或尿中儿茶酚胺或其代谢产物升高。

鉴别诊断 ①血管外皮瘤：副神经节瘤不产生网状纤维，用网状纤维染色可与血管外皮瘤鉴别。②腺泡状软组织肉瘤：副神经节瘤细胞较小，胞质内无过碘酸希夫（PAS）反应阳性颗粒。

治疗 无论良性或恶性腹膜后副神经节瘤，一旦确立诊断应积极手术，争取完整切除，由于腹膜后副神经节瘤所处部位与血管关系密切，有时手术完整切除有困难。但除了手术，其他的辅助治疗效果均不理想。

预后 出现转移或复发以及血管侵犯提示预后不良。

（张嘉洗）

fùmó hòu zhīfáng ròuliú
腹膜后脂肪肉瘤（retroperitoneal liposarcoma，RPLS） 起源于腹膜后间叶组织的恶性肿瘤。罕见，在所有恶性肿瘤中占比在1%以下。但在原发性腹膜后软组织肉瘤中则是最常见的类型，约占40%。男女比例大致相等，发病年龄多在40~60岁。由于腹膜后间隙较大，位置隐蔽，早期缺乏特异性症状和体征，就诊时肿瘤往往巨大且边界难以确定。

病因和发病机制 不详。

病理特征 按照2002年世界卫生组织（WHO）肿瘤分类标准，PRPLS分5个病理类型：I型为分化好的脂肪肉瘤（WDL），II型为黏液性脂肪肉瘤（MLS），III型为多形性脂肪肉瘤（PLS），IV型为圆细胞性脂肪肉瘤（RCLS），V型为去分化脂肪肉瘤（DDLS）。其中I型又包括脂肪瘤样脂肪肉瘤（LLS）和硬化型脂肪肉瘤（SLS）。其中I、II型为低度恶性，III、IV、V型为高度恶性，极易复发和转移。

WDL在所有脂肪肉瘤中占45%左右，由近似成熟脂肪细胞组成，有时肿瘤内可见核深染的不典型性脂肪母细胞和梭形细胞。MLS具有明显的黏液背景，脂肪母细胞多见，多为星形或短梭形，多核脂肪母细胞少见，肿瘤细胞核浓染类似墨水点状，富含薄壁的分支状小血管。MLS及RCLS在脂肪肉瘤中占第二位，约30%。RCLS大多细胞为圆型，细胞核圆形或卵圆形，呈淡染，核仁不明显或可见小核仁，肿瘤细胞胞液少，细胞间基本无细胞连接。DDLS占所有脂肪肉瘤的15%~25%，指分化良好的脂肪肉瘤可能发生部分区域去分化，出现其他肉瘤形态，如平滑肌肉瘤样、恶性纤维组织细胞瘤样区域等，也可转化为其他亚型，恶性程度取决于去分化区域的多少。PLS占所有脂肪肉瘤的5%以下，肿瘤细胞异形性明显，可见瘤巨细胞或多核巨细胞，胞质丰富，并可见脂肪空泡。

临床表现 由于解剖位置深在，肿瘤多成隐匿性生长，大多数早期无任何症状，部分患者可在体检时偶然发现。往往表现为无痛性肿块，肿瘤可以长得很大，直至肿瘤明显增大压迫邻近器官组织时才出现相应临床症状。肿瘤有时可因外力作用或自发性破裂，出现大出血致急腹症及休克。

诊断 影像学检查是术前诊断及评估肿瘤可切除性的重要手段。

B超 表现为贴近后腹壁的圆形或椭圆形肿块，内部回声可由低到高不等，部分可有假包膜。超声可以观察肿瘤的大小、形态、囊实性及其与大血管的关系，但超声在腹腔及腹膜后的定位上有一定难度。B超引导下细针穿刺活检可以提高诊断准确率，但有肿瘤沿针道播散、种植转移可能。

CT 腹膜后肿瘤首选的鉴别诊断方法，能直接观察肿瘤与毗邻大血管及脏器情况，依病理类型不同而表现各异。①WDL：表现为脂肪密度为主的肿块，大多数肿瘤可见完整包膜，其间可见条索状或间隔状软组织密度影。硬化型脂肪肉瘤CT增强后可呈轻中度强化，延迟后强化更明显。②MLS：肿瘤边界清晰，周围常有包膜，CT值接近水密度，肿块内部可伴有软组织密度，部分可有坏死区。增强扫描时，病灶呈网状、片状延迟强化。③PLS：肿瘤内基本不含较成熟的脂肪成分，不含或仅含少量黏液成分，而且易发生坏死，故表现为质地不均的软组织肿块，平扫呈骨骼肌密度，增强扫描强化不均匀，其内坏死灶不强化。④RCLS：肿瘤组织由形状较一致的小圆形或卵圆形肿瘤细胞组成。CT多表现为不规则等或高密度软组织肿块，肿瘤内未见脂肪成分。⑤DDLS：表现为分化好的脂肪肉瘤与分化差的成分同时存在，且分界清晰，前者位于病变的表浅部位，后者都位于深部，表现为脂肪瘤样和/或黏液样组织中出现分隔明显强化的软组织肿块，强化均匀或不均匀，延迟扫描一般呈明显均匀强化。

磁共振成像（MRI） 可以清楚地显示肿瘤形态、内部和周边结构，是诊断RPLS的理想方法。不同组织学亚型的MRI表现不同，故MRI可用于腹膜后肿块的鉴别诊断及脂肪肉瘤的病理分型。①WDL：主要由分化近乎成熟的脂肪细胞组成。平扫可见在短T1短T2脂肪信号内出现不规则增厚的低信号间隔。增强扫描间隔有强化，有时病灶内同时可见云絮状和条索状强化灶。硬化型脂肪肉瘤为该类型的亚型，该型血供较丰富，MRI扫描时脂肪硬化区表现为与肌肉信号相同。

②MLS：肿瘤T1信号低于肌组织，T2信号比脂肪高，呈与水信号相似的病灶。③PLS：T1呈肌肉信号，其内坏死灶增强后无强化，T2表现为略高和等混杂信号。④RCLS：该型分化差，恶性程度高，易发生复发或转移。T1为低信号，T2呈稍高信号。增强扫描后肿块明显强化，瘤内可出现出血、坏死和囊变。⑤DDLS：表现为脂肪样成分中出现等于或高于肌肉信号的肿块，脂肪成分与软组织肿瘤成分分界清晰，增强扫描早期呈不均匀强化。

RPLS常以5种类型的混合形式存在，因而其影像表现主要取决于病变中不同组织学成分的比例、分布及混合的方式。

鉴别诊断 主要与以下疾病鉴别。

与腹膜后含有脂肪成分的肿瘤鉴别 ①肾血管平滑肌脂肪瘤：体积较小，肿瘤内可见增粗的血管，瘤内可有出血，而脂肪肉瘤一般无出血，增粗血管很少出现。②肾上腺髓样脂肪瘤：由脂肪组织和骨髓成分按不同比例混合而成，常无症状，位于肾上腺，体积常较小，容易鉴别。③脂肪瘤：体积较小，边界清楚，边缘光整，其MRI信号始终和皮下脂肪信号一致。④畸胎瘤：偶见于腹膜后，有时畸胎瘤以脂肪成分为主，但常含有牙齿、骨骼和皮脂等其他成分。

与腹膜后不含脂肪成分的肿瘤鉴别 ①平滑肌肉瘤：肿块体积较大，信号极不均匀，特别出现坏死和囊变，增强后呈显著不均匀强化。②恶性纤维组织细胞瘤：好发于中年男性，信号不均匀，增强后明显不均匀强化。③淋巴瘤：体积较大，易包绕腹膜后大血管；大多信号均匀。

④淋巴结转移瘤：通常体积较小，表现为腹膜后多个肿大的淋巴结，可以融合，中间有坏死的呈环状强化。结合原发肿瘤病史容易鉴别。⑤神经源性肿瘤：一般沿脊柱中线发布，神经鞘瘤多见囊变坏死，增强后明显强化；神经纤维瘤常双侧发病。

治疗 常规放化疗效果较差，手术完整切除是最重要的治疗方法。

手术治疗 无论原发及复发RPLS，手术仍是标准治疗手段。完整切除肿瘤可显著降低复发率，提高生存率。原发性RPLS手术完整切除率已提高到71.4%~88.8%。但由于RPLS解剖位置深且易与腹腔脏器粘连，完整手术切除难度较大，常需联合脏器切除，最常切除的是肾，其他较常见的有肾上腺、结肠、小肠、脾、胰腺、膀胱和卵巢等。术后复发是导致治疗失败和患者死亡的主要原因，但RPLS多为原位复发，很少远处转移。复发者的手术难度通常更大，常需联合脏器切除，完整切除率较低。但姑息性切除亦能使患者受益，姑息性切除术后的生存率明显高于单纯活检术，且可减少75%的症状。

化疗 化疗仅作为RPLS不能手术切除或有远处转移的姑息性治疗手段。仅有少数药物对RPLS有效，包括蒽环类药物和异环磷酰胺等。

放疗 术后放疗对RPLS治疗效果并不确切。术前放疗可使肿瘤体积缩小，有利于手术切除。术前放疗的标准剂量是50Gy，单次剂量为1.8~2.0Gy，一般放疗完4~6周可接受手术。术中放疗，对于RPLS行R0切除者，术中联合术后放疗可提高局部控制率及远期生存率。但对于不完整切除者，术中放疗并未提高肿瘤局部控制率。

预后 虽然手术完整切除率有所提高，但术后复发率仍高达41%～71%，远处转移者少见。RPLS的预后与其组织学类型、邻近脏器受侵情况及手术是否完整切除肿瘤密切相关。

（边志民）

fùmó hòu pínghuájī ròuliú

腹膜后平滑肌肉瘤（retroperitoneal leiomyosarcoma）

起源于后腹膜血管平滑肌组织的恶性肿瘤。为腹膜后血管最常见的肿瘤。常发生于中老年人，40～60岁为高发年龄，年轻人也可发生，儿童罕见。平滑肌肉瘤可发生于腹膜后、盆部腹膜外任何部位。腹膜后平滑肌组织、血管、精索、胚胎中肾及副中肾管残余等是这类肿瘤的潜在组织起源。由于腹膜后平滑肌肉瘤多巨大，临床上常难以确定其实际起源，起源于下腔静脉及腹膜后其他结构平滑肌者常相互累及。

病因和发病机制 病因尚无定论。放射线可能起一定作用，睾丸精原细胞瘤放疗后可发生腹膜后平滑肌肉瘤，此类肿瘤多起源于腹主动脉旁。平滑肌肉瘤可能还与绒毛膜促性腺激素（β-HCG）的作用有关。

病理特征 腹膜后血管平滑肌肉瘤有3种生长方式：完全血管外生长（腔外型），占62%；完全血管内生长（腔内型），占5%；腔内及腔外混合型，占33%。

大体见，肿瘤为灰白色鱼肉状外观，伴灶性出血及坏死，时有钙化。切面有时似腹膜后平滑肌瘤而呈灰白色车轮状，有时囊性变明显，易误认为囊性神经鞘瘤。瘤体常分叶，被外层瘤细胞形成的假包膜所包裹，术者在包

膜内切除肿瘤常是术后复发的重要原因。光镜下见，肿瘤细胞为细长形，胞质丰富，从浅红至深红，核通常居中，钝头或烟卷状。分化好的细胞显示出众多深红、沿细胞纵行排列的肌纤维，肿瘤细胞间可出现纤细硬蛋白网。分化差的细胞纵行纹理少、排列紊乱，细胞中核大，染色质丰富不居中，常见多核巨细胞。

大部分腹膜后平滑肌肉瘤细胞为中等度分化，边界清楚，由细长细胞或轻微梭形细胞组成，排列成不同大小的束状，常见局灶性玻璃样变。分裂指数变化很大，80%腹膜后平滑肌肉瘤每10个高倍视野平均5个以上核分裂象，尚有小部分平滑肌肉瘤为退行性变肿瘤，表面上类似恶性纤维组织细胞瘤。根据病理特征不同，可分如下几类：

表皮样平滑肌肉瘤 平滑肌肉瘤可发生上皮样变，细胞变成圆形，胞质常伴有空泡或"清洁细胞"改变。主要或全部含表皮样平滑肌细胞的肿瘤，称平滑肌母细胞瘤。

黏液样平滑肌肉瘤 平滑肌肉瘤内可发生黏液样变，有时程度较深，以致大体呈胶冻状，梭形平滑肌细胞被透明质酸池隔开，在切片上其束类似软骨肉瘤的索带。和传统平滑肌肉瘤相比，肿瘤细胞少，故高倍镜下分裂指数低，出现良性假象。这类肿瘤应全部考虑为恶性，很可能术中胶状基质残留是局部复发的原因。

颗粒状细胞平滑肌肉瘤 有很少的平滑肌肉瘤为含颗粒状嗜酸胞质的细胞，与之对应的改变是出现众多过碘酸希夫（PAS）反应阳性耐淀粉酶颗粒，超微结构下似颗粒细胞瘤所见的巨噬体。

分化型平滑肌肉瘤 具有深裂

痕核及众多排列好的、细的（6～80nm）肌丝，占据大部分细胞，上有致密小体。易见到吞饮泡及细胞连接，基底板分布整个细胞膜。分化差的肿瘤显示肌丝丢失，呈粗面内质网及游离核糖体、胞饮小泡及细胞间连接少，基底板不完全或缺乏，诊断时须结合光镜。免疫组化染色检查结蛋白、肌动蛋白可能有意义。

细胞遗传学 腹膜后平滑肌肉瘤存在细胞核异常，这种异常随时间而逐渐加剧，未见到特异性核型改变，染色体畸变可表现为近二倍体（低或高二倍体）型、多倍体和双峰型。检测这些染色体异常对预测腹膜后平滑肌肉瘤癌基因、肿瘤抑制基因及/或生长因子基因的存在具有重要意义。

临床表现 70%病例以腹部包块为首要症状，可有疼痛。下腔静脉的平滑肌肉瘤症状与其部位有关，位于下腔静脉上部者阻塞肝静脉，引起巴德-基亚里（Budd-Chiari）综合征，表现为肝大、黄疸和腹水；位于下腔静脉中部者可阻塞肾静脉，使肾功能受损；发生于下腔静脉下部和下肢大静脉可引起下肢水肿。上腹部后腹膜的平滑肌肉瘤压迫上消化道可以引起上腹部饱胀不适感，进食后饱胀感觉加重，严重时可以出现梗阻症状。盆腔的后腹膜平滑肌肉瘤可以引起后尿道及直肠等压迫，引起排尿困难或直肠刺激症状，压迫骶尾部神经组织可以引起疼痛感觉。除下腔静脉外，腹膜后平滑肌肉瘤还可侵犯卵巢、肾、胰和脊柱等器官。

该病主要经血行转移，其转移率比胃肠道平滑肌肉瘤高，常转移部位为肝、肺，其他部位有皮肤、软组织、骨及脑。少数情况下这类肿瘤可累及区域淋巴结。

晚期出现全身性毒血症状，如恶病质、贫血和低热等。

诊断 综合临床表现和影像学检查可诊断。CT 征象是密度相对不均的软组织肿块，与周围组织分界不清，其容易侵犯后腹膜血管特别是大血管是较有特征的表现。腹膜平滑肌肉瘤常与下腔静脉、主动脉分界不清。临床上有时难以确定肿瘤的实际起源，因起源于下腔静脉及腹膜后其他结构的平滑肌者常有重叠，起源于腹膜后软组织平滑肌者常侵犯静脉，包括下腔静脉，当肿瘤起源于下腔静脉者尚可因症状出现早而被早期发现并确定其起源，但腹膜后其他小血管来源的平滑肌肉瘤多发现较晚而难以判断其来源。

鉴别诊断 主要与以下疾病鉴别。

脂肪肉瘤 最常见的后腹膜肿瘤之一，其密度常较平滑肌肉瘤低，可不同程度测量到脂肪组织。

恶性淋巴瘤 一般发生在后腹膜大血管旁或间隙，成串或成片生长，密度相对较均匀。

神经母细胞瘤 主要发生在 4 岁以前儿童，在年龄上与平滑肌肉瘤可鉴别。

恶性神经鞘瘤 与平滑肌肉瘤在 CT 征象上有时难以鉴别，但神经类肿瘤倾向于沿神经走行生长，呈上下径长、前后径短的形态特点，而其他类型的肿瘤则没有这一生长特点。另外神经类肿瘤的生长可能没有平滑肌肉瘤迅速，恶性程度没有平滑肌肉瘤高。

治疗 主要治疗方法是外科手术。手术应该力求将肿瘤切除干净。但腹膜后平滑肌肉瘤多较大，并向邻近脏器浸润，很难切除干净。对于侵犯周围脏器者，可联合切除受累肾、下腔静脉等。术后复发者，依然建议在可行的情况下再次甚至反复多次手术。尽管，腹膜后平滑肌肉瘤手术常常破坏性较大，但比其他治疗方法，依然是不得已而为之。

腹膜后平滑肌肉瘤对放射治疗和化疗也有效。有报导放化疗结合使晚期腹膜后平滑肌肉瘤得以缩小，为手术切除创造了机会。内灌注多柔比星及表柔比星治疗腹膜后平滑肌肉瘤肝转移，效果显著。但对治疗的评估尚缺乏大数据的验证。

预后 该病的主要影响因素是肿瘤的位置和大小，以及肿瘤浸润深度和手术切除干净与否。肿瘤大小、浸润深度及是否有远处转移，比肿瘤分级预后意义大。腹膜后平滑肌肉瘤生存率差异大，术后复发率 36%，30% 患者至少生存 2 年。即使手术全部切除肿瘤，远期预后也不好，下腔静脉平滑肌肉瘤的预后更差。

腹膜后平滑肌肉瘤完全切除术后的随访应包括定期进行胸部、腹部及盆腔的影像学检查，与其他腹膜后软组织肉瘤的随访相同。

（赵　平　张嘉洗）

fùmó hòu héngwénjī ròuliú
腹膜后横纹肌肉瘤（retroperitoneal rhabdomyosarcoma，RMS）

发生于腹膜后的起源于横纹肌细胞或向横纹肌细胞分化间叶细胞的恶性肿瘤。罕见，儿童及成人均可发病。

病理特征 横纹肌肉瘤在组织学上分为以下 3 种类型。

胚胎性横纹肌肉瘤 占所有横纹肌肉瘤的 60%。多在 5～10 岁发病，男女发病率相等。常见于头颈部。显微镜下，肿瘤组织类似胚胎发育 7～10 周的肌组织形态，具有长、细梭形细胞，丰富的嗜酸性胞质及纵行肌原纤维或横纹。

多形性横纹肌肉瘤 占所有横纹肌肉瘤的 15%～20%。常见于成人，好发于躯干及四肢。组织学上，此类肿瘤细胞变异极大，为梭形、条带状或彩带样细胞，胞质丰富，常有横纹或纵行肌原纤维。

腺泡性横纹肌肉瘤 仅占所有横纹肌肉瘤病例的 20%。大体呈具有不同硬度的鱼肉状肿物，肿物常有包膜。肿瘤内部坏死较常见，可被误诊为腹膜后血肿或脓肿。显微镜下，瘤细胞由一致的、密集的、肌分化受阻的原始细胞构成。

临床表现 由于缺乏特异性，初诊时多处于临床 III～IV 期，并可较早发生转移。根据国际横纹肌肉瘤研究组（IRSG）对患者危险度分层方法：病理亚型胚胎性、TNM 分期 1 期、IRS 分期 I～III 期或病理亚型胚胎性、TNM 分期 2～3 期、IRS 分期 I～II 期为低危组；病理亚型胚胎性或多形性、TNM 分期 2～3 期、IRS 分期 III 期或病理亚型腺泡性或多形性、TNM 分期 1～3 期、IRS 分期 I～III 期为中危组；病理亚型胚胎性、腺泡性或多形性、TNM 分期 4 期、IRS 分期 IV 期为高危组；病理亚型胚胎性、腺泡性或多形性、TNM 分期 3～4 期、IRS 分期 III～IV 期且伴有颅内转移、脑脊液阳性、颅底侵犯或脑神经麻痹的任意一项者为中枢侵犯组。

治疗 采用综合治疗方法。

手术治疗 应该尽量完整切除肿瘤，或仅有镜下残留，对肿瘤较大、估计不可切除的病例，应给予新辅助治疗，力争在肿瘤缩小后能够延期手术。对于手术无法完全切除的肿瘤，术前局部放射治疗也可选择，是控制手术后或者化疗后有镜下或肉眼残留病灶的有效方法。单纯的手术切除或局部放疗往往难以达到长期生存的目的，只有配合全身化疗，才能进一步降低复发率，提高生存率。

化疗 是重要的治疗方式。对多形性 RMS，可采用 AI 方案（多柔比星+异环磷酰胺）联合手术及放疗治疗，患者 2 年无病生存率和 2 年总生存率分别为 64%、55%；还可以采用 VAC 方案（长春新碱+放线菌素 D+环磷酰胺）进行全身化疗，低危患者一般采用 VAC 方案化疗 24 周，并减少单次化疗剂量和缩短化疗疗程，进而减轻化疗毒性。中危患者 VAC 化疗 42 周。

对非多形性 RMS 的化疗方案包括 VAC、VAC+多柔比星+顺铂、VAC+多柔比星+顺铂+依托泊苷。但结果显示新增的化疗药物并没有显示出比单独 VAC 方案有更好的疗效。研究还发现，仅用 VA（长春新碱+放线菌素 D）方案的 5 年无失败生存率（FFS）为 85%，与 VAC 方案相似，对预后无明显影响，但 VA 方案的应用可以减少因环磷酰胺引起的患儿成年后不育/不孕症和继发性恶性肿瘤等相关并发症。另一项研究显示，标准 IVA（异环磷酰胺+长春新碱+多柔比星）方案基础上加用大剂量多柔比星，患者 3 年无事件生存率（EFS）为 67.5%，与标准 IVA 方案相比并不能显著改善 RMS 患者预后。

对于多形性 RMS 的化疗，美国国立综合癌症网络（NCCN）指南在 VAC 基础上增加 VI（长春新碱+异环磷酰胺），患者 4 年无进展生存率和总生存率分别为 59%、72%，与 VAC 方案相比并

未有明显改善。对于高危组患者，多采用 VAC 与 IE（异环磷酰胺+依托泊苷）方案，每两周交替化疗。由于 IE 易引起骨髓抑制，故应对使用该方案的患者给予长效粒细胞集落刺激因子进行预防性升白细胞治疗。对于侵犯中枢的患者，化疗前 25 周应用卡铂和异环磷酰胺为主进行密集治疗，进而达到更为显著的中枢渗透作用。

1/3 的 RMS 患者在治疗后进展或复发，从确诊到进展/复发的中位时间为 13 个月。其中部分复发病例经二次手术和放化疗后仍可获得一定程度的缓解，但 5 年的总生存率仅为 17%。挽救性化疗对于复发性 RMS 患者具有重要作用，采用 CEV（卡铂+表柔比星+长春新碱）/IVE（异环磷酰胺+长春新碱+依托泊苷）或 VI±T（长春新碱+伊立替康±替莫唑胺）作为复发性 RMS 患者手术前的新辅助化疗方案，其 3 个月的无进展生存率为 23%，在一定程度可改善复发患者的预后。

放射治疗 对于手术切除风险大的患者，术前局部放疗能够降低 RMS 细胞活性，缩小肿瘤体积和手术范围。术后放疗适用于可疑肿瘤残留、切缘阳性、淋巴结转移及病理类型为腺泡性的患者。

化疗后同期放疗已经成为不可切除 RMS 的标准治疗方案。美国儿童肿瘤协作组（COG）最新放疗方案推荐，低危、中危和高危 RMS 患者宜分别在化疗的第 13 周、第 4 周和第 20 周开始放疗。放疗期间可联合化疗，但建议化疗剂量减半，并避免使用放线菌素 D、多柔比星及放疗增敏剂，以降低放化疗不良反应。放疗范围通常为原发肿瘤、残留病灶和受累的区域淋巴结，通常应包括

受累淋巴结在内的病灶边缘 2cm，而放疗剂量取决于术前 RMS 病灶范围和残留病灶的数量，并根据正常组织的耐受程度进行调整。

COG 最新方案建议的放疗剂量如下：对于临床分组为Ⅰ组、病理亚型为胚胎性、葡萄簇型或梭形细胞型患者，不推荐放疗；临床分组为Ⅰ组、病理亚型为腺泡性的患者，推荐总放疗剂量为 36Gy（1.8Gy/次）；临床分组为Ⅱ组、切除的淋巴结阴性的患者，推荐总放疗剂量为 36Gy（1.8Gy/次）；临床分组为Ⅱ组、切除的淋巴结阳性的患者，推荐总放疗剂量为 41.4 Gy（1.8Gy/次），如果首次切除后淋巴结病变持续存在，放疗剂量建议采用 50.4Gy（1.8Gy/次）；对于临床分组为Ⅲ组、眼眶 RMS 患者，推荐总放疗剂量为 45Gy（1.8Gy/次）；对于临床分组为Ⅲ组、非眼眶 RMS 患者，推荐总放疗剂量为 50.4Gy（1.8Gy/次）。此外，需注意长期放疗所导致白内障、视网膜病变、内分泌失调、发育障碍和继发性肿瘤等并发症。

为降低术后复发风险及可能存在的并发症，采用立体定位放疗可以适形地覆盖病变范围，提高靶区放疗效率，减少周围正常组织和重要器官的放射暴露。这些放疗技术的发展也为 RMS 的治疗提供了更多的手段。

靶向治疗 分子治疗相关研究表明，PAX-FOXO1 融合蛋白可通过扰乱肌细胞生成素的功能，进而导致 RMS 中的成肌细胞失分化。*N-myc* 基因以及 *GLI1/MDM2/CDK4* 基因的扩增出现在 *PAX* 融合基因阳性的腺泡性 RMS 中，并促进肿瘤进展。抑制 *N-myc* 基因及 *GLI1/MDM2/CDK4* 基因的扩增为治疗 RMS 提供了有力

靶点。间变性淋巴瘤激酶（ALK）基因的畸变常发生于腺泡性 RMS 中，与疾病的进展和预后相关，ALK 阳性患者整体生存率较差，其过表达成为 RMS 预后不良的独立指标。联合应用 ALK 抑制剂色瑞替尼和达沙替尼或索拉菲尼，可诱导 RMS 细胞死亡，并显著减少肿瘤克隆细胞的形成，进而明显改善患者预后。

免疫治疗 主要包括免疫接种、抗原介导治疗及免疫检查点等不同技术，可以显著改善肿瘤患者的生存期。

（赵 平 张嘉泩）

fùmó hòu xiānwéi ròuliú

腹膜后纤维肉瘤 （retroperitoneal fibrosarcoma）

起源于间质，含大量成纤维细胞和胶原纤维成分的恶性肿瘤。可在任何性别及年龄发病，30~70 岁的发病率较高，平均发病年龄为 45 岁。很少在 10 岁前发病。由于腹膜后组织疏松，腹腔容积大，出现症状较晚，往往不具有特异性，易与腹腔其他器官的疾病混淆造成误诊。

病因和发病机制 可能与脂肪组织中胰岛素受体及其受体后水平的改变有关，也可能与免疫抑制、遗传因素等有关。

临床表现 腹膜后纤维肉瘤呈隐匿性生长，症状出现较晚，很多患者就诊时，肿瘤已经长得很大，肿瘤直径大多在 10cm。临床主要有腹痛、腹部包块及腹腔脏器受压的症状。消化道受压时出现腹痛、腹胀、便秘和食欲减退等；肾或输尿管移位及受压时引起肾积水、肾盂肾炎、尿毒症；膀胱直肠受压时产生尿频、尿急、便秘和排便疼痛。肿瘤侵犯腰丛和骶神经根时引起腰背部和下肢痛；压迫股神经时出现下肢不能上抬。

诊断 腹膜后纤维肉瘤常缺乏典型的症状和体征，多数患者表现为腹腔内巨大包块及腹腔脏器的压迫症状。其诊断主要依靠影像学检查及术后病理学检查。

腹部平片 可见肿瘤透光区增加，并可见小斑、环状钙化，胃肠、泌尿系造影检查可显示器官受压移位的间接征象。

B 超 经腹壁超声简单易行，可发现从腹膜后突入腹腔的实质性包块、包块的大致范围及与其他脏器的关系。

CT 增强 CT 为腹膜后纤维肉瘤的首选检查，其分辨率高，可清晰显示肿瘤部位、边界，以及肿瘤与周围脏器的关系，同时对肿瘤的定性有参考价值。在 CT 图像中高分化的纤维肉瘤均为纤维密度，血运不丰富，强化不明显；去分化纤维肉瘤为软组织密度，强化时提示血运丰富。

MRI 与 CT 有相似的诊断价值，尤其是在鉴别肿瘤侵犯重要血管结构时有重要作用。

病理学检查 是腹膜后纤维肉瘤诊断的金标准。可以为进一步鉴别及制订个体化治疗方案提供可靠依据。

鉴别诊断 需与腹膜后肿瘤鉴别：①与腹膜后畸胎瘤鉴别，分化较好的畸胎瘤，影像学检查表现为均匀的低密度病变，有时和高分化的脂肪肉瘤鉴别困难，多为囊性肿块，可伴有钙化。②与大网膜、肠系膜脂肪增生鉴别，后者表现为腹腔弥漫性脂肪影。③去分化的纤维肉瘤尤其是术后复发的低分化纤维肉瘤，有时与腹膜后的实性肿瘤难以鉴别，如滑膜肉瘤、纤维瘤等，需要根据病史及相关检查进一步鉴别。

治疗 主要为手术治疗。

手术治疗 彻底切除肿瘤应遵循以下原则：①肿瘤切除边界应远离肿瘤可触及可视的边界，力争不残留肿瘤包膜。②肿瘤难以完全切除者，力争部分或大部切除以减轻患者腹胀及对周围脏器的压迫，提高生存时间及改善生活质量。③腹膜后纤维肉瘤复发者，多数仍可再次手术，甚至反复多次手术，力争手术切除，再切除一般不会增加手术死亡率，但可获长期缓解甚至治愈。

放射治疗 对腹膜后纤维肉瘤的术后放疗的效果尚无足够证据评价；但辅助放疗可以延长患者的生存期。

化疗 针对腹膜后纤维肉瘤化疗的药物不多，且疗效不理想。尚缺乏足够的证据表明化疗对纤维肉瘤患者的复发和总生存率有较明确的影响。

预后 由于病变隐匿发现晚，手术完全切除比较困难。其预后比发生在四肢的纤维肉瘤差。纤维肉瘤分化程度愈低，预后愈差。

（张嘉泩）

fùmó hòu huámó ròuliú

腹膜后滑膜肉瘤 （retroperitoneal synovial sarcoma）

发生于腹膜后的具有间叶和上皮双相性分化的恶性肿瘤。罕见。滑膜肉瘤是正常滑膜关节间质和原始多能间质细胞的一种恶性肿瘤，发病年龄 15~40 岁，好发于青少年。通常发生于四肢大关节腔、滑囊和腱鞘，罕见发生于纵隔、腹壁、腹膜后等部位。滑膜肉瘤生长迅速，在局部形成肿块。腹膜后滑膜肉瘤是非特异性软组织肿块，不同于其他间叶组织肿瘤，滑膜肉瘤约占所有软组织肉瘤的 10%，大多为双相型。

腹膜后滑膜肉瘤病因尚不明

确，发病机制十分复杂，涉及基因融合、多种信号转导通路及相关因子。临床症状不典型，易误诊。患者多以腹膜后包块、消瘦、腹痛等为首发症状，或因邻近器官受累的并发症而就诊。

诊断见腹膜后神经鞘瘤。鉴别诊断主要依靠病理检查与纤维肉瘤、平滑肌肉瘤和神经鞘瘤相鉴别。

腹膜后滑膜肉瘤以根治性手术切除为主，争取广泛切除，血管如有受侵需一并切除，切除不彻底，局部复发率高。该病通过血行易向肺部转移，也有淋巴转移，凡引流淋巴结较大者，在肿瘤切除时，施行淋巴结清扫术。

术后化疗作为局部淋巴结和/或远处部位转移灶的最终治疗方法，仅对部分患者有反应，但不能对该病达到即刻或长期的控制。大部分滑膜肉瘤对辅助放疗有满意反应，当放疗作为最终或姑息治疗方法时，可使该病获得缓解。局部切除不彻底者，可辅以放疗。化疗效果尚不肯定。

滑膜肉瘤是恶性程度很高的肿瘤，晚期因远处转移，预后较差。多向肺部转移，淋巴结转移也多见，发生率约20%。患者5年生存率为20%~50%。

(张嘉泩)

fùmó hòu xuèguǎn ròuliú

腹膜后血管肉瘤（retroperitoneal hemangiosarcoma）

发生于腹膜后，起源于血管内皮或淋巴管内皮的恶性肿瘤。极为罕见。血管肉瘤占软组织肉瘤不足2%，好发于皮肤及皮下组织，以头颈部最为多见，其次为肝、胸腹壁、心肺及四肢。

发病可能与长期的慢性淋巴水肿、电离辐射史、化学接触史、外伤史、慢性感染及免疫抑制等因素有关。

病理学上血管肉瘤由异型性不同的内皮细胞组成：高分化病变由多数不规则、相互吻合的血管腔隙组成，血管腔衬覆不同程度多形性的内皮细胞；中分化病变不易看出血管腔隙，瘤细胞呈梭形，排列较为紧密；低分化病变则以实性为主，瘤细胞形成实性团块，其异型性明显，无血管结构，内部常可见坏死。

临床一般无特异性表现。CT多表现为类圆形或浅分叶状软组织肿块，边界较清晰，密度低于肌肉，瘤内可有坏死、出血，钙化少见。腹膜后血管肉瘤的确诊有赖于病理组织学检查，但有时影像学表现可以提示恶性：①肿瘤实性部分不规则，内部含出血、坏死。②肿瘤强化不均匀，血供丰富（腹膜后富血供肿瘤恶性居多）。③肿瘤边缘不规则，与周边器官分界不清，周围器官与肿瘤接触面出现异常密度或信号，提示器官受累，恶性可能大。④出现淋巴结或其他部位转移。

腹膜后血管肉瘤多个案报道，缺乏大数据支撑的诊治及预后指南。其是恶性程度很高的致死性肿瘤，5年生存率仅10%~20%。

(张嘉泩)

fùmó hòu shénjīngmǔxìbāoliú

腹膜后神经母细胞瘤（retroperitoneal neuroblastoma）

起源于腹膜后交感神经节细胞的恶性肿瘤。属于神经母细胞肿瘤中的一类。约75%的神经母细胞瘤发生在腹膜后，以肾上腺最为多见。

由于腹膜后神经母细胞瘤的部位比较隐匿，临床上很特异性少有症状与体征，难以早期诊断。神经母细胞瘤的临床多样性与众多临床和生物学因素密切相关，包括患者年龄，肿瘤分期和组织学，以及基因和染色体异常。确诊神经母细胞瘤必须通过组织学证实，或有骨髓转移证据伴尿液儿茶酚胺同步升高。

腹膜后神经母细胞瘤属于高度恶性肿瘤，发展比较迅速，在早期就可以出现转移，扩散到周围组织和器官。因此生存率极低，预后差。

(张嘉泩)

fùmó hòu èxìng xiānwéi zǔzhīxìbāoliú

腹膜后恶性纤维组织细胞瘤（retroperitoneal malignant fibrous histiocytoma）

位于腹膜后，由原始组织细胞和原始间叶细胞恶性分化形成的的软组织肉瘤。是高侵袭性肿瘤，多发生于四肢，位于腹膜后腔者少见，仅占16%。

病理特征 恶性纤维组织细胞瘤有以下类型。

多形性恶性纤维组织细胞瘤/未分化高级别多形性肉瘤 肿瘤多为局限性、膨胀性生长，可有假包膜。肿瘤大小和生长部位有一定关系，直径一般5~15cm。切面表现多样，可有白色纤维性区域或肉质感区，并可混合有坏死、出血和黏液变区。未分化高级别肉瘤是经充分取材和使用各种辅助检查手段之后做出的一种排除性诊断。光镜下，细胞及细胞核有明显多形性，常伴有奇异型肿瘤巨细胞，混合数量不等的梭形细胞和圆形组织细胞样细胞。常有编织状结构和间质慢性炎症细胞浸润。

巨细胞恶性纤维组织细胞瘤/伴有巨细胞的未分化多形性肉瘤 表现为大肿物，并伴有出血和坏死。光镜下，可见不同程度多形性的椭圆形至梭形细胞，以及间质有明显破骨细胞性巨细胞反应。大多数病变的巨细胞在细胞学上无恶性表现。

炎症性恶性纤维组织细胞瘤/伴有明显炎症反应的未分化多形性肉瘤　肿瘤一般较大，因经常含大量黄瘤细胞而呈黄色。光镜下，可见含有片状良性黄瘤细胞、包括中性粒细胞和嗜酸性粒细胞的大量炎症细胞以及少数淋巴细胞和浆细胞。有一个或多个不规则深染核和明显核仁的异型性大细胞散在分布于肿瘤中。大多数病例有典型的多形性恶性纤维组织细胞瘤样区域，其中梭形和多形性细胞随意分布。炎症性恶性纤维组织细胞瘤为排除性诊断。

临床表现　发病隐匿，发现时多已体积较大，并多已累及周围脏器。临床症状与体征以腹部肿块和腹痛多见。

诊断　根据临床表现、大体检查及影像学检查即可诊断。超声、CT 和磁共振成像（MRI）有助于发现肿瘤的位置、大小以及与周围器官的关系，但定性诊断困难，需通过术后免疫组化染色方能确诊，波形蛋白、α_1-抗胰蛋白酶（α_1-AT）、α_1-抗糜蛋白酶（α_1-ACT）、CD68 和Ⅷα因子常呈阳性反应，有时肌动蛋白、结蛋白和溶菌酶也呈阳性。

治疗　根治性切除是有效治疗方法。辅助治疗如放射治疗和化疗，对治疗腹膜后 MFH 效果尚存争议。

预后　该病易发生局部复发并向远处转移，尤其是肺和区域淋巴结。预后差，预后因素与肿瘤的大小和发生部位的深浅，以及远处转移密切相关。腹膜后恶性纤维组织细胞瘤的 5 年生存率仅为 14%。

（张嘉洗）

fùmó hòu shìgèxìbāoliú

腹膜后嗜铬细胞瘤（retroperitoneal phaeochromocytoma）

发生于腹膜后，起源于神经外胚层嗜铬组织的肿瘤。主要分泌儿茶酚胺。临床上少见。因腹膜后肿瘤组织学来源广、病理类型多以及术前定性诊断困难，部分嗜铬细胞瘤分泌儿茶酚胺很少，可以没有高血压等临床症状。嗜铬细胞瘤在高血压患者中的患病率为 0.05%~0.2%，发病高峰年龄为 20~50 岁。肾上腺外嗜铬细胞瘤主要位于腹膜外、腹主动脉旁，多为良性，恶性者占 10%。

病因　散发型嗜铬细胞瘤的病因仍不清楚，家族型嗜铬细胞瘤则与遗传有关。

临床表现　腹膜后嗜铬细胞瘤个体差异甚大，主要为突发性恶性高血压、心衰或脑出血等。临床表现与儿茶酚胺分泌过量有关，表现有高血压、头痛、心悸、高代谢状态、高血糖和多汗。

心血管系统表现　①高血压：为主要和特征性表现，可呈间歇性或持续性发作。典型的阵发性发作常表现为血压突然升高，伴剧烈头痛，全身大汗淋漓、心悸、心动过速和心律失常，心前区和上腹部紧迫感、疼痛感、焦虑、恐惧或有濒死感、皮肤苍白、恶心、呕吐、腹痛或胸痛、视物模糊及复视，严重者可致急性左心衰竭或心脑血管意外。②低血压、休克：可发生低血压或直立性低血压，甚至休克或高血压和低血压交替出现。③心脏病变：大量儿茶酚胺可致儿茶酚胺性心脏病，出现心律失常如期前收缩、阵发性心动过速和心室颤动。部分可致心肌退行性变、坏死、炎性改变等心肌损害而发生心衰。长期持续的高血压可致左心室肥厚、心脏扩大和心力衰竭。

代谢紊乱　高浓度的肾上腺素作用于中枢神经系统，尤其是交感神经系统而使耗氧量增加，基础代谢率增高可致发热、消瘦。肝糖原分解加速及胰岛素分泌受抑制而使糖耐量减退，肝糖异生增加。少数可出现低钾血症，也可因肿瘤分泌甲状旁腺激素相关肽而致高钙血症。

其他表现　过多的儿茶酚胺使肠蠕动及张力减弱，可致便秘、肠扩张、胃肠壁内血管发生增殖性或闭塞性动脉内膜炎，致肠坏死、出血或穿孔；胆囊收缩减弱，奥迪（Oddi）括约肌张力增强，可致胆汁潴留、胆结石。病情严重而病程长者可致肾衰竭。

诊断　包括定性诊断和定位诊断。

定性诊断　建立在血、尿儿茶酚胺及其代谢物测定的基础上的。①尿中儿茶酚胺、香草基杏仁酸、3-甲氧基肾上腺素（MN）和甲氧基去甲肾上腺素（NMN）及其总和均可升高。②血浆儿茶酚胺和 3,4-二羟基苯基二醇（DHPG）测定：血浆儿茶酚胺值在该病持续或阵发性发作时明显高于正常。仅反映取血样即时的血儿茶酚胺水平，故其诊断价值不比发作期 24 小时尿中儿茶酚胺水平测定更有意义。

定位诊断　各种影像学检查可协助对嗜铬细胞瘤进行定位、指导治疗。

B 超　灵敏度不如 CT 和磁共振成像（MRI），不易发现较小的肿瘤，可用作初步筛查、定位手段。能检出肾上腺内直径大于 2cm 的肿瘤，一般瘤体有包膜、边缘回声增强，内部为低回声均质。如肿瘤较大，生长快时内部有出血、坏死或囊性变，超声表

现为无回声区。

CT 是首选定位检查手段。肿瘤多表现为类圆形肿块，密度不均匀，出血区或钙化灶呈高密度，增强扫描时肿瘤实质明显强化，而坏死区无或略有强化。CT诊断肾上腺内嗜铬细胞瘤的灵敏度达93%～100%，但特异度只有70%。对于肾上腺外嗜铬细胞瘤，如腹腔内小而分散的肿瘤不易与肠腔的断面相区分，因此有可能漏诊。

做肾上腺CT检查时，由于体位改变或注射静脉造影剂可诱发高血压发作，应先用α肾上腺素受体拮抗剂控制高血压，并在扫描过程中随时准备酚妥拉明以备急需。

MRI 在T1加权像实性肿瘤强度类似肝实质，T2加权像信号较高。坏死、囊变区在T1呈低信号，在T2为高信号。MRI诊断嗜铬细胞瘤的灵敏度及特异度与CT相似，其优势在于是三维成像，有利于观察肿瘤与周围器官与血管的解剖关系。

同位素¹³¹I标记MIBG扫描 MIBG（间碘苄胍）是去甲肾上腺素的生理类似物，可被摄取和贮存于嗜铬细胞瘤内，经同位素¹³¹I标记后，能显示瘤体。

鉴别诊断 许多疾病都有类似嗜铬细胞瘤表现，因此需与以下疾病鉴别：

原发性高血压 某些原发性高血压患者呈现高交感神经兴奋性，表现为心悸、多汗、焦虑和心输出量增加，但患者的尿儿茶酚胺水平正常。在焦虑发作时留尿测定儿茶酚胺有助于排除嗜铬细胞瘤。

颅内疾病 在颅内疾病合并有颅内压增高时，可出现类似嗜铬细胞瘤的剧烈头痛等症状。通常会有其他神经系统损害的体征来支持原发病。但也应警惕嗜铬细胞瘤并发脑出血等情况。

神经精神障碍 在焦虑发作尤其是伴有过度通气时易与嗜铬细胞瘤发作相混淆。但焦虑发作时通常血压正常。如果血压有上升，则有必要测定血、尿儿茶酚胺以助鉴别。

癫痫 癫痫发作类似嗜铬细胞瘤，有时血儿茶酚胺也可升高，但尿儿茶酚胺正常。癫痫发作前有先兆、脑电图异常、抗癫痫治疗有效等以助除外嗜铬细胞瘤。

绝经综合征 处于绝经过渡期的女性会出现多种雌激素缺乏症状，如潮热、出汗、急躁及情绪波动难以控制等，类似于嗜铬细胞瘤发作，通过了解月经史，进行性激素及儿茶酚胺的测定可有助于鉴别。

其他 甲亢时呈现高代谢症状，伴有高血压。但舒张压正常，且儿茶酚胺不升高。冠心病心绞痛发作、急性心肌梗死等均需与嗜铬细胞瘤鉴别。一般根据发作时心电图改变、改善心肌供血治疗有效等可以与之区别。最关键的还是尿儿茶酚胺的测定。

并发症 ①心血管并发症：儿茶酚胺性心脏病、心律失常和休克。②脑部并发症：脑卒中、短暂性脑缺血发作（TIA）、高血压脑病和精神失常。③其他：糖尿病、缺血性小肠结肠炎和胆石症等。

治疗 一旦确诊并定位，应及时切除肿瘤，否则有肿瘤突然分泌大量儿茶酚胺、引起高血压危象的潜在危险。随着嗜铬细胞瘤定性和定位诊断技术的发展，手术成功率得以提高。术前采用α受体拮抗剂使血压下降，减轻心脏负荷，并使原来缩减的血管容量扩大，以保证手术的成功。

药物治疗 定性及定位诊断一旦明确，应立即用药物控制，以防出现高血压急症。主要用药为长效α肾上腺素受体拮抗剂，包括酚苄明和哌唑嗪。合并高血压急症时可静脉给以酚妥拉明。如疗效不好可静脉输注硝普钠。

α肾上腺素受体拮抗剂 ①酚妥拉明：用于高血压的鉴别诊断，治疗高血压危象发作或手术中控制血压。②酚苄明：用于术前准备，术前口服，直至血压接近正常，服药过程中应严密监测卧、立位血压和心率的变化。③哌唑嗪、特拉唑嗪和多沙唑嗪：均为选择性突触后α₁肾上腺素受体拮抗剂。应用时易致严重的直立性低血压，故应在睡前服用。④乌拉地尔：可阻断α₁、α₂受体，并可激活中枢5-HT 1A受体，降低延髓心血管调节中枢的交感反馈作用，故在降压的同时不增加心率。

β肾上腺素受体拮抗剂 因使用α受体拮抗剂后，β受体兴奋性增强而致心动过速、心肌收缩力增强、心肌耗氧量增加，应使用β受体拮抗剂改善症状。

钙通道阻断剂 可用于术前联合治疗，尤适用于伴冠心病或儿茶酚胺心肌病患者，或与α、β受体拮抗剂合用进行长期降压治疗。常用硝苯地平。

血管紧张素转换酶抑制剂 如卡托普利。

血管扩张剂 硝普钠是强有力的血管扩张剂，主要用于嗜铬细胞瘤患者的高血压危象发作或手术中血压持续升高者。严密监测血压，调整药物剂量，以防血压骤然下降，并监测氰化物的血药浓度。

儿茶酚胺合成抑制剂 α-甲

基对位酪氨酸为酪氨酸羟化酶的竞争性抑制剂，阻断儿茶酚胺合成。根据血压及血、尿儿茶酚胺水平调整剂量，可逐渐增加。常见不良反应有嗜睡、抑郁、消化道症状及锥体外系症状如帕金森病等。减量或停药后上述症状可很快消失。

^{131}I-MIBG 治疗　主要用于恶性及手术不能切除的嗜铬细胞瘤。

嗜铬细胞瘤所致高血压危象的治疗　首先抬高床头，立即静脉注射酚妥拉明。密切观察血压，当血压降至 160/100mmHg 左右时，停止注射。继之缓慢滴注。

术后处理　在肿瘤切除后，患者血压很快下降。如术后仍存在持续性高血压，可能是肿瘤未切除干净或已伴有原发性高血压或肾性高血压。儿茶酚胺在术后 7~10 天即可恢复正常水平。因此在术后 1 周时要测定儿茶酚胺或其代谢物以明确肿瘤是否完全切除。

对于不能手术或恶性肿瘤扩散的患者，可以长期药物治疗。多数的肿瘤生长很慢。应用肾上腺素能受体阻滞剂以及 α-甲基对位酪氨酸长期治疗可有效抑制儿茶酚胺合成。

恶性嗜铬细胞瘤的治疗　恶性嗜铬细胞瘤可以在腹膜后复发或是转移到骨、肺、肝等处。复发有可能在第 1 次术后的数年或数十年后才发生，需长期随诊观察。放射治疗效果虽不是很好，但对控制骨转移有好处。可以联合应用环磷酰胺、长春新碱、达卡巴嗪化疗。

家族性嗜铬细胞瘤的治疗　家族性嗜铬细胞瘤通常是多发的或是累及双侧肾上腺，而且复发率高。可供选择的方案有对小的无功能的肿瘤进行随诊观察、肿瘤侧肾上腺切除以及预防性双侧肾上腺切除等。在双侧肾上腺全切术后应注意长期皮质激素替代治疗。

预后　①如能早期诊断则预后可明显改善。②术前准备充分的情况下手术死亡率明显降低。③因家族性嗜铬细胞瘤复发率高，建议每年复查 1 次。若测定值异常，再进一步行影像学检查。④恶性嗜铬细胞瘤的 5 年生存率低于 50%；完全切除肿瘤而高血压治愈的患者约 70%，其余仍有持续性高血压或高血压复发，可能是原发性高血压或肾性高血压，通常降压药物可以良好控制血压。

（张嘉洸　汪　毅）

fùmó hòu jītāiliú

腹膜后畸胎瘤（retroperitoneal teratoma）

发生于腹膜后由 2 个或 3 个胚层的几种不同类型的组织构成的肿瘤。较多见。好发于婴幼儿，约占腹膜后畸胎瘤的 25%，多为实性或多囊性。病理多为未分化成熟性。病程进展较快。腹膜后单纯畸胎瘤罕见。

腹膜后畸胎瘤早期无明显症状，不易被发现。肿物增大可引起呼吸急促或呼吸困难。部分患儿食欲减低，巨大的肿物将肠推向前方，可引起腹痛、腹胀等胃肠道压迫症状。少数因肿物压迫致排尿及排便困难，甚至出现急性尿潴留；病情进展可出现消瘦、贫血和发热等症状。可有肝、肺及区域淋巴结转移症状。随着肿物增大，腹部膨隆，腹部包块可超过中线，形状不规则，有波动感。

诊断需综合临床表现、影像学和病理学检查。血清肿瘤标志物甲胎蛋白（AFP）升高有助于诊断。病理学检查可确诊。腹部 X 线检查多显示为密集的钙化灶（骨、软骨、牙齿样）。B 超及 CT 提示腹膜后实性肿块，或囊实性不均的肿块，并可显示与毗邻脏器有浸润性粘连。

手术切除是主要治疗方法。有时因与重要脏器和毗邻大血管粘连，切除困难，影响预后，即使完整切除也有复发、转移可能，提示预后不良。腹膜后恶性畸胎瘤对放疗及化疗有一定敏感性，靠单纯手术治疗无长期生存希望，必须辅加放疗和化疗。

（张嘉洸　汪　毅）

fùmó hòu zhǒngliú wàikē zhìliáo

腹膜后肿瘤外科治疗（surgical treatment of retroperitoneal tumor）

采用手术方法治疗腹膜后肿瘤。腹膜后肿瘤部位深在，确诊时肿瘤一般较大，多已累及周围脏器及血管。因此，外科治疗较困难，但大多数腹膜后肿瘤最有效的方法仍是手术切除。

基本原则　对腹膜后肿瘤术前准确评估，对术中可能出现的意外情况有充分的准备；术中争取完整切除肿瘤，包括受累的周围组织、大血管和脏器。

术前准备　腹膜后肿瘤位置深，周围解剖结构复杂，常累及大血管和周围脏器，手术难度高、时间长。可以通过血管造影了解肿瘤与血管的关系和受累情况，对于大血管的术中处理提供决策依据；还可以了解肿瘤的血供情况，必要时可以行血管栓塞，以减少术中出血。

腹膜后肿瘤手术，术中出血量往往较大，需要术前备血充足。备血量一般 2000ml。腹膜后嗜铬细胞瘤可释放儿茶酚胺导致术中恶性高血压的出现，术前和术中要有足够准备。部分肿瘤放化疗敏感或肿瘤较大，可考虑行术前或术中放疗。由于这类手术耗时较长、出血量及损伤较大，需术前对于患者的全身情况进行仔细评估和相应的准备。

腹膜后肿瘤手术有时需要外科、妇产科、泌尿外科和血管外科等多学科协作。外科医师是否具有足够精湛的解剖技术、足够的血管重建技术，麻醉科、重症监护室与输血科是否具有足够的应急处理能力，对于手术的成功都是不可或缺的。

切口与入路选择 术中肿瘤及周围结构的显露尤为重要。充分暴露术野，避免在盲目操作非常重要。因此，术前充分评估手术范围十分重要。最常用的切口是经腹纵行切口，术中便于扩大切口或更改入路。

一般从侧腹膜进入腹膜后间隙，避免从肿瘤表面直接切开腹膜，以免肠系膜血管受损。盆腔的腹膜后肿瘤则有可能需要经骶尾部或腹骶联合入路。从侧腹膜进入腹膜后间隙后，从肿瘤的薄膜外周向基底部分离。如肿瘤与周围组织器官关系密切，分离困难，应在不影响生命的情况下行联合脏器切除。

手术技巧 术中肿瘤破碎或残留将导致肿瘤局部复发率升高，为达到肿瘤的成块切除，并切除累及的脏器或血管，有时必须依靠术者的高超技巧。

巨大的腹膜后肿瘤成块切除有时非常困难，此时需分块切除。分块切除有利于暴露术野，减少瘤体的张力，减少牵拉。对于累及大血管的肿瘤，有时需要将肿瘤囊内切除，然后将残余部分沿包膜从血管壁上分离或切除血管。

腹膜后肿瘤常侵犯周围大血管，正确处理受侵的血管是彻底切除肿瘤并控制出血的关键技术。

如果无法从血管表面将肿瘤分离下来，必要时应连同包绕的血管一并切除。切除腹主动脉、髂动脉时，一般需要人工血管移植。侵犯下腔静脉、肾静脉和髂静脉的血管，如肿瘤侵犯时间长，已建立了侧支循环，则无须行血管重建。累及门静脉、肠系膜上静脉常需重建。一般切除血管长度在 5cm 以内，可行端端吻合，如无法行端端吻合则应行端侧吻合或血管移植。重建时门静脉或肠系膜上静脉的阻断时间不宜超过 60 分钟。

腹膜后肿瘤血运丰富，与重要血管关系密切，术中损伤大血管、肿瘤破裂、创面渗血易导致大出血。对于部分无法完全切除的肿瘤，行肿瘤减灭术，可以达到降低瘤负荷的作用。关于手术方式的选择，应根据患者的条件选择，争取尽可能延长患者的生存期。

（钟宇新）

fùmó hòu zhǒngliú dānchún qiēchúshù

腹膜后肿瘤单纯切除术 （en-bloc resection of retroperitoneal tumor）

单纯完整切除腹膜后肿瘤，无需同时行联合脏器或血管切除重建，也不进行淋巴结清扫的手术方式。完整切除肿瘤可以显著降低术后复发率，延长生存期。由于腹膜后肿瘤极少发生区域淋巴结转移，因此，腹膜后肿瘤手术无需进行淋巴结清扫。

单纯切除术应在基于完整切除肿瘤及其包膜的前提下进行，如果能完整切除肿瘤同时不损伤或切除邻近脏器或血管，则应争取行单纯切除术，保全周围正常脏器和血管的结构和功能。对于良性或低度恶性肿瘤，如果将肿瘤连其包膜一并完整切除，即达到了根治切除的目的。而对中高

度恶性腹膜后肿瘤，除需将肿瘤连同包膜一并完整切除外，还应留有一定的安全切缘，并经术后病理证实镜下切缘无肿瘤残留，方达到肿瘤完全切除的要求。腹膜后肿瘤单纯切除术可以达到与联合脏器切除术相似的治疗效果，并有效地保全了邻近脏器和血管的结构和功能，减少手术并发症，延长生存时间。

为成功实施腹膜后肿瘤单纯切除术，术前需进行详细的检查和评估。通过术前影像学检查，充分了解肿瘤与周围脏器和血管的关系，这有助于实现单纯完整切除肿瘤的目标。充分的术前准备还应包括足量的手术备血、手术器械及人工血管的备用，其他科室会诊医师，如血管外科专家能够及时到场，协助完成手术。才能有效提高腹膜后肿瘤单纯切除术的成功率，最大限度地保全周围脏器的结构和功能，使患者最大程度获益。

腹膜后肿瘤单纯切除术并非姑息性手术，而是一种能够在充分保留邻近血管和脏器的条件下，实现完整切除腹膜后肿瘤的优选术式，这种术式能够在尽量减小副损伤的同时，使患者接受根治性手术，达到与扩大切除相似的预后。

（钟宇新）

fùmó hòu zhǒngliú liánhé zàngqì qiēchúshù

腹膜后肿瘤联合脏器切除术 （combined organ resection of retroperitoneal tumor）

由于腹膜后肿瘤侵犯邻近脏器，为了完整切除肿瘤，必须将邻近受累脏器连同肿瘤一并切除的手术方式。该术式通常涉及多个脏器，切除范围广，手术难度大，风险高，手术不确定性强，需要有较强临

床经验的高年资医师实施，有时甚至需要由多个相关科室共同配合完成。实施腹膜后肿瘤联合脏器切除，如果能够达到完整切除腹膜后肿瘤的目的，可以显著降低术后复发率，延长生存期，改善患者生活质量。

原发性腹膜后肿瘤一般对放化疗不敏感，又极少出现早期血行或淋巴途径转移，因此手术是首选的治疗方案。如果手术时肿瘤已经侵犯或紧密粘连邻近脏器而无法分离时，应选择联合脏器切除术，确保手术切缘无肿瘤残存，有效降低局部复发率，改善预后。

该术式几乎涉及腹腔内的所有脏器，包括胃、十二指肠、肝、胆囊、脾、小肠、结直肠、肾、输尿管、膀胱、子宫和卵巢等。肾是原发性腹膜后肿瘤联合脏器切除中最常涉及的器官，术前有效检查、客观评估对侧肾功能尤为重要。右上腹膜后肿瘤由于容易侵犯胰头和肝门区，手术难度最大，切除率也相对最低。但只要能通过联合脏器切除术完整切除腹膜后肿瘤，即使是恶性腹膜后肿瘤，其1年、3年和5年生存率也分别能达到90.5%、73.2%和53.6%。原发性腹膜后肿瘤很少出现淋巴结或远处转移，一旦出现则属于Ⅳ期，预后较差。术前诊断发现淋巴结或远处转移的病例应作为腹膜后肿瘤联合脏器切除术的相对禁忌证。

部分腹膜后肿瘤手术时尚未侵犯邻近脏器，但因血供丰富，如果沿肿瘤边缘行单纯切除术，容易引起手术创面大量渗血，这种情况下可采用联合脏器切除术，能有效减少出血量，缩短手术时间，降低手术风险。

该术式的术前准备尤为重要。

不仅术前应该通过详尽的影像学检查充分掌握患者的病情，更应该关注患者的营养状况，是否贫血、有无基础疾病，并在术前充分补液，做好胃肠道准备及大量备血。

（钟宇新）

fùmó hòu zhǒngliú xuèguǎn qiēchú chóngjiànshù

腹膜后肿瘤血管切除重建术

（resection and reconstruction of vessel in resection of retroperitoneal tumor） 由于腹膜后肿瘤侵犯或紧密粘连邻近血管无法分离，为了完整切除腹膜后肿瘤，须将邻近受累血管连同肿瘤一并切除的手术方式。该术式极易发生大出血，手术难度大、风险高，不确定性强，应由临床经验丰富的高年资医师实施，必要时需血管外科医师共同完成。部分腹膜后肿瘤侵犯或紧密粘连邻近血管，若通过切除部分受累血管并加以重建，达到完整切除腹膜后肿瘤的目的，可显著延长患者生存期，改善生活质量。

术前准备 腹膜后肿瘤一般体积较大，并常粘连、浸润甚至包绕邻近血管，还有一些腹膜后肿瘤本身就起源于血管（如血管平滑肌肉瘤等），若要完整切除，需同时切除受累血管。在术前，首先应该进行充分准确地评估，包括对患者的一般情况、对大手术的耐受能力及术前的营养状况等，同时还应利用诸如计算机体层血管成像（CTA）、磁共振血管成像（MRA）等影像学技术对肿瘤的位置、大小、与周围血管的关系、是否有脉管瘤栓、血管堵塞程度以及侧支循环形成的情况进行全面评估。尤其对于术中是否需要进行大血管切除或重建进行预判，备足血液及手术器械和

移植血管，充分做好术前的各项准备。

手术切口选择 术前预判可能会进行大血管的切除重建术时，应选择易于延长的能充分显露术野的手术切口，一般选择腹正中切口较多。同时在术中，需耐心细致地解剖，腹膜后肿瘤常因体积较大，对邻近血管形成挤压、粘连、浸润或包裹，分离时必须有足够的耐心，辨清血管走行和相邻关系后再结扎、离断，本着先易后难，钝性、锐性分离结合的原则游离解剖，尽量避免造成误伤。同时在操作过程中，还应尽量避免肿瘤破裂或种植。

血管处理原则 如果腹膜后肿瘤与血管关系密切，需要处理相关血管时，应采用如下原则：即先易后难（从肿瘤外周开始，逐步向肿瘤中心方向游离）；先游离动脉，后游离静脉；游离动脉时先近心端，后远心端；静脉的游离顺序与动脉相反，即先远心端，后近心端；应避免或减少对血管的夹持；在解剖空间允许的情况下，对已游离好的血管预置阻断带；从血管壁上分离肿瘤时，止血钳应尽量与血管走行方向平行；钝性分离有困难时，可采用锐性分离方法，减少血管的损伤；结扎肿瘤的供血血管时，先扎动脉后扎静脉；髂内动脉可以结扎单侧。遵照上述原则，能够最大限度地保证腹膜后肿瘤血管切除术的安全性。

血管重建 有时由于肿瘤与大血管的关系密切不可分离，必须要切除部分重要血管才能达到肿瘤完整切除的目的，需要进行血管的缝合、修复甚至重建。对于较小的血管破损，可以利用5-0至7-0 prolene线进行缝合修补，横向缝合不易造成血管狭窄，原

则上缝合后血管管腔不应小于原管腔的 1/2，否则易造成供血障碍或回流受阻。如果缺损较大，需用补片修补，可以采用自体血管或人工材料，应首选自体血管。如果血管横断后两端张力不大，可以考虑行血管端端吻合。如果血管直接吻合有困难或张力过大，应考虑进行血管移植重建。容易涉及的静脉包括下腔静脉、肾静脉、髂静脉、肠系膜上静脉和门静脉等；动脉则会涉及腹主动脉、髂动脉、肾动脉、腹腔干动脉和肠系膜上动脉等。根据具体情况选用恰当的人工血管进行大静脉和大动脉的重建，对于接受了静脉补片修复、静脉移植和动脉人工血管重建的患者，术后均应进行抗凝、祛聚和降低血黏度的治疗。抗凝治疗通常需要持续半年，之后还应长期服用阿司匹林，并且定期监测患者的凝血功能，并依据检查结果及时调整相应治疗。

（钟宇新）

腹膜后肿瘤减瘤术（cytore-ductive surgery of retroperitoneal tumor）

fùmó hòu zhǒngliú jiǎnliúshù

将大部分（超过 75%）腹膜后肿瘤组织切除，尚有部分肉眼残留病灶无法彻底切除的手术方式。属于 R2 切除。由于腹膜后肿瘤生长部位特殊，通常肿瘤体积较大，同时与邻近或累及一些重要血管或脏器，很难完整切除肿瘤只能选择部分切除或减瘤术。

优点：可以根据具体病情酌情采用减瘤术，特别是通过减瘤术可以缓解肿瘤造成消化道梗阻、血管阻塞、排尿困难或疼痛明显的临床症状，提高生活质量；对于某些对放化疗敏感的肿瘤，有效减少肿瘤负荷后再进行辅助放化疗，能够提高治疗效果；对于

良性或低度恶性肿瘤，如腹膜后神经纤维瘤病或神经鞘瘤等，通过减瘤术能够最大程度地降低肿瘤负荷，有效地缓解患者临床症状，提高生活质量，甚至延长生存时间。

缺点：术后肿瘤的复发率显著高于根治性切除，即便仅为术中肿瘤破裂或分块切除，其局部复发率都会高达 15%～50%，而完整切除的局部复发率通常小于 15%，并且尚无证据支持减瘤术能够改善生存率。另外，减瘤术容易造成术中或术后大出血，并且止血也相当困难，手术风险相应增加。

减瘤术也存在许多不确定性。术者在经过充分评估后，如果减瘤术能够在基于上述原则使患者获益，就可以在尽量确保安全性的前提下实施减瘤术。术中需注意减少出血量，最大程度地保留各个脏器功能，同时应避免不必要的副损伤，尤其是邻近的重要脏器。另外肿瘤残留位置放置金属标记便于术后放疗定位，也可以术中行放射性粒子植入行近距离放射治疗。

（钟宇新）

腹膜后肿瘤化疗（chemothera-py of retroperitoneal soft tissue sarcoma）

fùmó hòu zhǒngliú huàliáo

使用有细胞杀伤或调节作用的化学药物或药物组合治疗腹膜后肿瘤的方法。化疗逐渐成为腹膜后肿瘤综合治疗的手段之一。根据肿瘤组织来源的不同，化疗敏感性差别很大，来源于胚胎组织、淋巴组织和部分间叶组织的腹膜后肿瘤，如恶性畸胎瘤、生殖细胞肿瘤、恶性淋巴瘤、恶性间皮瘤、横纹肌肉瘤及部分滑膜肉瘤等对化疗相对比较敏感；而来源于神经组织和部分间叶组

织的腹膜后肿瘤，如恶性纤维组织细胞瘤、脂肪肉瘤、平滑肌肉瘤、神经鞘瘤及神经纤维肉瘤等则对化疗不敏感。

腹膜后肿瘤化疗的方法有新辅助化疗，即针对肿瘤转移范围较大，难以彻底切除者，行术前化疗，使肿瘤缩小而达到可手术切除的目的，此方法可能为手术争取到新的机会，同时也相当于进行体内药敏试验，通过化疗后手术切除标本病理学检查来判断化疗的敏感性，对于术后辅助化疗提供治疗依据。对于手术已切除者可给予术后辅助化疗，一方面可清除体内残留肿瘤，另一方面也可预防或延缓肿瘤复发。对于已失去手术机会或术后转移复发者可行姑息性化疗。

对腹膜后肿瘤有效的化疗药物包括：长春新碱、长春花碱、长春地辛、环磷酰胺、异环磷酰胺、多柔比星、顺铂、卡铂、甲氨蝶呤、氮烯咪胺和放线菌素 D 等。其中单药最有效也最常用的有异环磷酰胺、多柔比星、氮烯咪胺和长春地辛等。不同组织类型的腹膜后肿瘤，化疗方案不同，对于恶性畸胎瘤、生殖细胞肿瘤一般选择顺铂＋多柔比星＋环磷酰胺等。对于恶性淋巴瘤通常选择长春新碱＋多柔比星＋环磷酰胺＋泼尼松等药物，而对于恶性间皮瘤、横纹肌肉瘤和滑膜肉瘤等多选择异环磷酰胺＋多柔比星＋卡铂或长春地辛等。

（张嘉泷）

腹膜后肿瘤放射治疗（radio-therapy of retroperitoneal soft tis-sue sarcoma）

fùmó hòu zhǒngliú fàngshè zhìliáo

采用放射的方法治疗腹膜后肿瘤。放疗效果主要取决于肿瘤的病理类型。放疗对腹膜后软组织肉瘤的治疗作用仍

不明确，对于其最佳的治疗时机也存在争议。中国专家共识建议，如果需要进行放疗，术前放疗优于术后，特别对部分手术无法切除和/或疑似无法切除的腹膜后软组织肉瘤。

放疗作为局部治疗手段有助于提高局部控制率。由于腹膜后软组织肉瘤根据病理分类的不同，存在着不同的复发风险与模式，放疗更适合于以局部复发为主的肿瘤，如分化良好的脂肪肉瘤、低级别（G1/G2）去分化脂肪肉瘤。对于以远处转移为主要复发模式的肿瘤，如平滑肌肉瘤、单纯放疗的作用有限，需要联合积极的全身治疗手段。另外，肿瘤大小与位置也很重要，如果肿瘤巨大，或生长在较关键的位置，侵犯较多重要器官，放疗的效果可能相对较差。

部分腹膜后肿瘤的恶性程度较低，通过放疗可能取得较好的效果；而部分肿瘤的恶性程度较高，也可能放疗的效果较差。

（张嘉洸）

rǔfáng wàikē jiěpōu

乳房外科解剖（surgical anatomy of breast）

乳房位于胸大肌前方，为半球形突出物，由腺组织、结缔组织和脂肪组织构成，同时和邻近的肌肉、筋膜等关系密切，乳房在皮下组织内，通过结缔组织束固定于该位置。位于真皮层深面的浅筋膜浅层和深层之间的结缔组织束贯穿乳腺组织并相互连成网状，称乳房悬韧带。

位置 成人乳房位于前胸壁第2~6肋间，内缘为胸骨旁线，外缘达腋前线。内侧2/3位于胸大肌前，外侧1/3位于前锯肌表面，大部分乳房在外上方存在狭长的乳腺组织突向腋窝，称为腋窝部乳腺。少部分乳腺组织还可

以超过以上范围，向上可达锁骨下缘，向下可达腹直肌前缘，向内可达胸骨正中线，向外可达背阔肌前缘，故全乳切除时手术范围需达到以上部位。

乳房腺体 是乳房最重要的结构，由实质和间质组成。实质包括导管、小叶和腺泡，间质由结缔组织、脂肪组织、血管、神经和淋巴结组成。腺体组织被结缔组织分隔为15~20个乳腺腺叶，每个腺叶以乳头为中心呈轮辐样放射状排列，各有一条导管向乳头引流，称为输乳管。输乳管直径2~4.5mm，随导管分支逐渐变细，末端与腺泡相通，在乳晕下扩大形成输乳管窦，最后开口于乳头顶端。每个腺叶有20~40个乳腺小叶，每个小叶有0~10个腺泡，腺泡为乳腺分泌部。乳腺小叶是构成乳腺的基本单位。而乳腺癌的发生常见于乳腺终末导管小叶系统。

乳房动脉 乳房的血液循环十分丰富，供血动脉主要来自腋动脉、肋间动脉和胸廓内动脉分支形成皮肤下真皮下血管网、腺体前血管网和腺体后血管网。

乳房静脉 分为浅静脉和深静脉。浅静脉即乳房皮下静脉，位于前筋膜浅层的深面，大部分回流到胸廓内静脉。深静脉一般伴随同名动脉和分支，分别汇入胸廓内静脉、胸外侧静脉和肋间静脉。其中最大的为胸廓内静脉，汇入同侧无名静脉后经右心房、右心室进入肺毛细血管网，是乳腺癌转移的主要途径。支配乳房的交感神经中枢位于第2~6胸段脊髓的灰质侧角内，支配乳房的躯体神经主要是颈丛3~4支和第2~6肋间神经的皮肤支。

乳房淋巴回流 有以下组成部分。

乳房淋巴管 乳房上皮组织下的淋巴管与全身表面上皮组织下的淋巴管相互贯通，这些淋巴管内壁没有瓣膜，与皮下淋巴管、乳晕下淋巴管丛相交通。通过连接皮下组织的垂直淋巴管，乳晕下淋巴管丛收集乳头、乳晕的淋巴。淋巴由浅入深，从乳晕下淋巴管丛，经过输乳管旁淋巴管，至小叶旁与皮下深组淋巴管丛。输乳管旁淋巴管紧贴乳腺导管的肌上皮细胞。然后，皮下深组淋巴管丛与乳腺内淋巴管中的淋巴汇聚至腋窝淋巴结和内乳淋巴结。乳房3%的淋巴汇入内乳淋巴结，97%的淋巴汇入腋窝淋巴结。乳腺皮肤和乳腺实质的淋巴汇入相同的腋窝淋巴结，这些淋巴结代表了乳腺淋巴引流的主要方向。淋巴造影研究发现，乳腺深部实质或乳房后间隙淋巴倾向于引流至内乳淋巴结；而乳晕下将经过乳晕外侧或上方的淋巴管，最终汇集至腋窝的前哨淋巴结。

腋窝淋巴结 乳腺癌区域播散的主要途径是腋窝淋巴结转移。依据肿瘤转移的病理解剖学研究，将腋窝淋巴结分为：①锁骨下（尖群）淋巴结，指位于胸小肌内侧的淋巴结。②腋静脉淋巴结，指胸小肌至腋窝外侧界沿腋静脉分布的淋巴结。③胸肌间淋巴结，指胸大小肌之间沿胸外侧神经分布的淋巴结。④肩胛组淋巴结，指沿着肩胛下血管分布的淋巴结。⑤中央组淋巴结，位于胸大肌外缘和胸小肌的下方。⑥乳腺外侧淋巴结，位于腋尾部的淋巴结。⑦28%的患者存在乳腺内淋巴结，在乳腺外上象限皮下存在乳腺旁淋巴结。

临床为了便于区分淋巴结转移的扩散范围将腋窝淋巴结进行分组。①Ⅰ组淋巴结：位于胸小

肌外缘的外侧。②Ⅱ组淋巴结：位于胸小肌的后方。③Ⅲ组淋巴结：位于胸小肌内缘的内侧。在术中对相应部位应予以标记，有助于术后病理分组。

内乳淋巴结 位置在胸骨旁、肋间隙的胸膜外脂肪组织中，紧贴内乳血管。自第 2 肋间向下，内乳淋巴结与胸膜之间由一层菲薄的胸横筋膜分隔，并逐渐过渡至由胸横肌分隔。内乳淋巴结链的淋巴结数目因人而异：在第 1、2 肋间，约 88% 和 76% 的内乳淋巴结位于内乳血管的内侧；在第 3 肋间，79% 的内乳淋巴结位于内乳血管的外侧。各个肋间隙存在内乳淋巴结的可能性：第 1 肋间 97%，第 2 肋间 98%，第 3 肋间 82%，第 4 肋间 9%，第 5 肋间 12%，第 6 肋间 62%。当淋巴结发生肿瘤转移时，生理性淋巴引流途径受阻，则出现替代性的旁路，包括通过深部、胸骨下方至对侧内乳淋巴链；通过浅层、胸骨前，向肋间、纵隔引流；通过腹直肌鞘膜向横膈下和腹膜下淋巴丛引流［又称杰罗塔（Gerota）通路］。

（茅昌飞）

rǔxiàn liángxìng jíbìng

乳腺良性疾病（breast benign disease）

各种原因所致的良性乳腺原发疾病。该类疾病可因感染、卵巢功能失调（如乳腺囊性增生）、环境、射线、激素以及遗传等因素而致，也有部分疾病病因尚不明确。人类乳腺是由乳腺导管末端的多个小腺泡集合而成的，能够分泌乳汁并通过乳导管、乳头将乳汁排出。乳腺终末导管小叶单位（TDLU）的异常增生可以演变成展开的小叶和/或囊性结构，但这种增生细胞无不典型增生的特征。随后出现的不典型增

生可能是乳腺原位癌的萌芽阶段。因此，乳腺疾病的患者，无论有无临床症状、是否存在异常体征，均应注意排除乳腺癌发生的可能。

乳腺疾病最常见的三大症状为乳腺肿块、超声或乳腺 X 线揭示的异常病灶和乳腺疼痛。乳腺疼痛是患者就诊的主要原因之一。大多数乳腺疼痛与激素刺激、乳腺肿胀有关。疼痛可以放射到肩部、上肢。超过 50% 的育龄妇女出现乳腺周期性疼痛。良性纤维囊性病变和恶性肿瘤都可能出现乳腺疼痛并伴有压痛。原发性乳腺癌的首发症状常是乳腺出现肿块，多数肿块为单发、无压痛的实性肿物。乳腺纤维囊性病变的肿块，有时表现为时大时小、时而界限清晰时而模糊等特点。对可触及的乳腺肿物、局部乳腺疼痛、乳头溢液等症状与体征的患者，建议行诊断性乳腺影像学检查。乳腺影像报告和数据系统（BI-RADS）通过对乳腺密度、影像表现的标准化描述，对病变进行评估并做出相应的治疗推荐。BI-RADS 1 代表乳腺影像学检查结果为阴性；BI-RADS 2 表示病变为良性，无需进一步评估；BI-RADS 3 提示病变可能为良性（恶性病例不超过 2%），建议每 6 个月随访 1 次。BI-RADS 4、BI-RADS 5 提示肿瘤可能为恶性，建议活检除外乳腺癌的诊断。

（唐金海 李丽）

rǔxiàn dǎoguǎn kuòzhāngzhèng

乳腺导管扩张症（mammary duct ectasia）

主要累及乳腺较大导管、以导管扩张及导管周围炎症反应和纤维化为特点的慢性炎症性疾病。又称浆细胞性乳腺炎、粉刺性乳腺炎。临床较多见。常见于中老年女性，发病高峰年龄为 50~60 岁。由于其临床表现

复杂多变，易被误诊为乳腺癌。

病因和发病机制 包括以下因素。

导管排泄障碍 如先天性乳头畸形、凹陷、不洁或外来毛发、纤维等堵塞乳孔；导管发育异常，乳腺结构不良，进而上皮增生、炎症损伤等引起导管狭窄、中断或闭塞。导管内分泌物积聚，引起导管扩张。部分中老年妇女由于卵巢功能减退，乳腺导管呈退行性变，管壁松弛，肌上皮细胞收缩力减退，导致导管内分泌物积聚而管腔扩张引起该病。

异常激素刺激 患者血中性激素水平异常，排卵前期血中雌二醇、黄体生成素水平低于正常，而催乳素水平高于正常。异常的性激素刺激能促使导管上皮产生异常分泌，导管明显扩张。一般单有阻塞存在而无异常激素刺激促使上皮分泌，不致发生导管扩张。导管排泄不畅，常是溢乳期发展到肿块期的主因。

感染 该病伴有厌氧菌感染或乳晕部感染，侵及皮下，波及乳管，经乳管穿通后形成瘘管。或在导管阻塞的基础上，管内脱落的上皮细胞和类脂分泌物大量积聚，并逸出管壁分解后产生化学物质，引起周围组织的化学性刺激和抗原反应，引起以浆细胞为主的炎症过程。

临床表现 根据乳腺导管扩张症的病理改变和病程经过可分为 3 期。

急性期 早期症状不明显，可有自发性或间隙性乳头溢液，只是在挤压时有分泌物溢出，溢液呈棕黄色或血性、脓性分泌物，此症状可持续多年。随着病情发展，输乳管内脂性分泌物分解，刺激、侵蚀导管壁并渗出到导管外乳腺间质后，引起急性炎症反

应。此时临床出现乳晕范围内皮肤红、肿、发热和触痛；腋下可触及肿大的淋巴结并有压痛；可有寒战、高热等表现。急性炎症样症状不久即可消退。

亚急性期 在原有急性炎症基础上发生反应性纤维组织增生。在乳晕区内形成具有轻微疼痛及压痛的肿块。肿块边缘不清，似乳腺脓肿大小不一。穿刺肿物常可抽出脓汁。有时肿物自然溃破而形成脓瘘，脓肿溃破或切开后，经久不愈或愈合后又重新有新的小脓肿形成，使炎症持续发展。

慢性期 当病情反复发作后，可出现一个或多个边界不清的硬结，多位于乳晕范围内，扪之质地坚实，与周围组织粘连固着，与皮肤粘连则局部皮肤呈橘皮样改变，乳头回缩，重者乳腺变形。可见浆液性或血性溢液。腋窝淋巴结可扪及肿大。临床上有时很难与乳腺癌鉴别。本期病程长短不一，从数月到数年或更长。以上表现不是所有患者都按其发展规律而出现，其首发症状不一定是先出现乳头溢液或急性炎症表现，可能先出现乳晕下肿块，在慢性期中可能出现经久不愈的乳晕旁瘘管。

诊断 主要依靠病史和临床表现，再结合影像学和病理学检查可做出正确诊断。

病史和临床表现 ①多见于40岁以上非哺乳期或绝经期妇女，常有哺乳障碍史。病变常限于一侧，但亦有两侧乳腺同时受累者。②乳头溢液有时为首发症状，且为唯一体征。可见单孔或多孔溢液，性质可为浆液性或血性。多个部位压迫乳腺，均能使分泌物自乳头溢出，病变常累及数目较多的乳管，也可占据乳晕的一大半。乳头溢液常为间歇性，时有时无。③有时乳腺肿块为首发症状，肿块多位于乳晕深部，边缘不清，早期肿块即与皮肤粘连，甚似乳腺癌。④若肿块已形成脓肿，常伴有同侧腋窝淋巴结肿大，但质地较软，有压痛，肿大的淋巴结可逐渐消退。⑤因乳腺导管壁及管周纤维组织增生及炎症反应，以致导管短缩、牵拉乳头回缩。有时局部皮肤可呈橘皮样改变。

影像学检查 X线造影导管腔呈中度至高度不规则的扩张，走行迂曲、管壁光滑、完整、延续，少数呈囊状或梭状扩张。扩大的管腔内无占位征象，造影剂均匀地充盈管腔，可与乳腺癌相鉴别。B超检查导管呈中度至高度扩张，粗细不均，迂曲走行。少数可呈囊状或梭状扩张，管腔中央可有碎片形成的回声影。

病理学检查 肿物针吸细胞学检查常能抽出脓样物或找到中性粒细胞、坏死物及大量浆细胞、淋巴细胞及细胞残核，对该病的诊断及鉴别诊断有帮助。肿物切除后行病理学检查是最可靠的诊断依据，大体见，扩张的导管内充满黄褐色、奶油样或豆腐渣样黏稠物。管周可有纤维组织增生和透明变性。光镜下，可见扩张的导管上皮细胞萎缩、变薄，脱落的上皮细胞与类脂物质充满和堵塞管腔，部分管壁破坏。管周组织内有大量浆细胞、组织细胞、中性粒细胞及淋巴细胞浸润。

治疗 手术是有效的治疗方法，根据不同的发展阶段可采取不同的手术方式。

乳管切除术 适用于病程早期，乳晕下导管普遍性扩张及乳晕下肿块伴乳头溢液者，方法是沿乳晕边缘作弧形切口，保留乳头，从乳头以下切除所有扩张导管，并楔形切除乳晕下的乳腺肿块组织。

乳腺区段切除术 适用于乳晕下肿块且伴有乳腺导管周围炎者。术中应将此区域所属大导管及肿块周围组织，从乳头起一并切除以防止术后形成乳晕下囊肿、乳腺瘘管及乳头溢液。

单纯乳腺切除术 适用于病变广泛、肿块过大，特别是位于乳晕下与皮肤粘连形成窦道者。可行皮下乳腺全切或乳腺单纯性切除术。

（唐金海 李 丽）

nánxìng rǔxiàn fāyùzhèng

男性乳腺发育症（gynecomastia）

男性乳腺组织异常增生发育，出现女性化乳房表现的疾病。临床上较常见。除了新生儿一过性乳腺增生症、青春期乳腺增大和偶尔发生在老年男性的乳腺增生外，男性凡可触摸到乳腺组织均可视为男性乳腺增生症。

病因和发病机制 男子乳腺发育是由于雌激素分泌增多或雄激素/雌激素比值降低所致，雌激素过多是主要原因。男性外源性雌激素补充，如前列腺癌患者用雌激素治疗，转性男人长期使用雌激素以及肾上腺或睾丸肿瘤分泌过多的雌激素均可导致乳腺增生症。

临床表现 男子出现单侧或双侧可触及的乳腺组织呈圆盘状结节或弥漫性增大，有时可伴有乳头和乳晕增大，底端游离，直径大于2cm。局部可感隐痛不适或有触痛，少数患者在挤压乳头时可见少量白色分泌物溢出。器质性疾病引起的病理性男性乳腺发育症，还常伴有原发病的临床表现。

诊断 首先确定是否为真的

乳腺组织，联合实验室检查、影像学和病理学检查来诊断。

实验室检查 ①性激素、促性腺激素测定：有助于诊断是否有原发性或继发性睾丸功能减退症。②肝肾功能检查：有助于诊断肝和肾衰竭。③皮质醇与促肾上腺皮质激素（ACTH），17-羟孕酮和血尿皮质醇测定：可评价先天性肾上腺皮质增生。

影像学检查 乳腺X线摄影或B超检查可区别脂肪和乳腺组织。男子罹患乳腺癌非常少见，男性乳腺发育症发生癌变的频率略高于正常男子，发病率约为0.4%。如果乳腺组织表面不光滑、生长不规则和质地坚硬往往提示癌变，局部出现溃疡或邻近淋巴结肿大则是晚期乳癌表现。

病理学检查 是最可靠的诊断依据，应行乳腺组织活检。

鉴别诊断 应与乳房脂肪沉积相鉴别，乳房脂肪沉积常见于肥胖男子，外观上很像乳腺发育，但是并无腺体组织。了解患者的服药史有助于确定药物引起的男子乳腺发育症。体检包括第二性征、睾丸和体型，性激素和促性腺激素测定有助于诊断原发性或继发性睾丸功能减退症。肝和肾功能检查有助于诊断肝和肾衰竭。皮质醇及ACTH、17-羟孕酮和血尿皮质醇测定可排除先天性肾上腺皮质增生。如果上述各种检查结果都正常，则可以诊断为特发性男子乳腺发育症。

治疗 包括药物治疗和手术治疗。

药物治疗 ①庚烷酸双氢睾酮。②他莫昔芬：能与靶组织的雌激素受体结合，阻断雌激素的作用。③氯米芬：作用机制和他莫昔芬相似。④睾酮内酯：抑制芳香化酶，阻断睾酮在外周转化

为E2。

手术治疗 由于男子乳腺发育症长期延宕后的不可逆性，乳腺成形术仍是治疗该病的重要手段，一般采用环乳晕入路切除乳晕下乳腺组织。

（唐金海 李 丽）

rǔxiàn zēngshēngzhèng

乳腺增生症（cyclomastopathy） 某些原因导致乳腺导管、小叶以及腺泡上皮和纤维组织增生的良性疾病。又称纤维囊性乳腺病、囊性增生及囊肿病等。其临床和病理特点与癌相似，而且发病率高，多见于25~45岁女性。病变常为双侧。

病因和发病机制 该病的发生与内分泌功能紊乱密切相关。乳腺在内分泌激素，特别是雌/孕激素的作用下，随着月经周期的变化，会发生增生和复旧的改变。由于某些原因引起雌激素水平增高，可以出现乳腺组织增生过度和复旧不全，经过一段时间以后，增生的乳腺组织不能完全消退，形成乳腺增生症。

病理特征 病变常累及乳腺终末导管小叶单位（TDLU），病理表现多样。基本的形态改变是大小不等的囊肿形成，囊肿若破裂可引起炎症反应，炎症细胞包括淋巴细胞、浆细胞和泡沫样组织细胞。纤维化结构程度不同，可继发于囊肿破裂后引起的纤维增生。上皮增生明显时，可能使其与癌的鉴别困难，需免疫组化染色明确。另外粗大不规则钙化和纤维腺瘤形成也可以在乳腺增生症中发生。

临床表现 在不同年龄组有不同的临床特点。未婚女性、已婚未育及尚未哺乳女性，主要症状为乳腺胀痛，可同时累及双侧，但多以一侧为重。月经前乳腺胀

痛明显，月经过后减轻并逐渐消失，随月经周期疼痛反复出现，整个乳房有弥漫性结节感，伴有触痛。35岁以上女性主要症状是乳腺肿块，乳痛和触痛较轻，且与月经周期无关。手诊乳房可摸到大小不等、扁圆形或不规则形、质地柔韧的结节，边界不清楚，与皮肤及深部组织无粘连，可推动。45岁以后常表现为单个或多个散在的囊性肿物，边界清楚，多伴有钝痛、胀痛或烧灼感。绝经后女性乳房腺体萎缩，囊性病变更为突出。乳房疼痛的严重程度与结节的有无及范围无相关性，疼痛可向腋下、肩背部放散。少数患者可伴发乳头溢液。由于病因与身体内分泌功能紊乱相关，还可伴有月经不规律、烦躁易怒、易出汗等症状。

诊断 该病临床表现无特异性，需联合影像学、病理学检查来诊断。

乳房触诊 自我检查可扪及肿块。月经前，这些肿块常更加明显且容易触及。临床手诊，常可同时或相继在两侧乳房发现多个大小不等、界限不清的结节，可被推动。乳腺纤维腺瘤多为圆形或卵圆形，境界清楚，表面光滑，与皮肤及周围组织无粘连，活动度大，触之有滑脱感。乳腺癌的肿块多为单发结节，边缘不规则，多数质地较硬，常与皮肤粘连。

影像学检查 ①B超：可依据乳腺结节的形状，囊实性，与周围组织的关系，可与乳腺增生症、乳腺纤维腺瘤和乳腺癌鉴别。②乳腺X线摄影：具有较高的诊断价值，能清晰显示乳腺各层组织及钙化灶，对鉴别良恶性病变及早期发现乳腺癌具有一定优势，但对年轻女性、致密型乳腺（腺

体密度>70%）显像欠佳。③乳腺磁共振成像（MRI）：能快速获得乳房内部结构的高精确度图像，无电离辐射，对人体没有不良影响。更适合乳房内多发小病灶，位置较深邻近胸壁的病灶，以及置入乳房假体患者的检查，故彩超和乳腺 X 线摄影高度可疑病灶时，可进一步行 MRI 检查。

病理学检查　为排除恶性病变，必要时可进行乳腺结节穿刺检查，这是一种创伤性检查，是诊断和排除乳腺癌的金标准。

鉴别诊断　需与乳腺良恶性疾病进行鉴别。鉴别乳房疼痛及乳腺结节性质很重要。乳腺增生症可并发乳腺肿瘤，包括乳腺癌。故乳腺增生症的诊断应首先除外乳腺恶性肿瘤。

治疗　采用综合治疗方法。

中医治疗　乳腺增生症是由于身体内分泌功能紊乱、劳累、生活不规律及精神紧张等引起的，乳房疼痛轻者，可调节心理、缓冲压力，疼痛重者推荐中医中药治疗，定期复查。中医认为乳腺增生症始于肝郁，而后血瘀痰凝成块，治疗宜疏肝理气，活血化瘀，软坚散结。柴胡、白芍、香附、橘叶、丹参和地龙为中医处方常用药。还可服用散结灵、乳块消、乳宁、乳康片、逍遥散或丹栀逍遥散（加味逍遥散）等中成药。

药物治疗　采用激素类药物、碘制剂及他莫昔芬可以缓解疼痛，因有一定的不良反应，不做首选。维生素 A、B_6 和 E 也有调节性激素的作用，可作为辅助用药。

手术治疗　一般不需手术。对于与乳腺癌不易鉴别的乳腺结节，可考虑穿刺或手术切除，经病理学检查明确诊断。

预防　培养良好的生活习惯，调整好生活节奏，保持心情舒畅。坚持体育锻炼，积极参加社交活动，避免和减少精神、心理紧张因素。学习和掌握乳房自我检查方法，在月经过后或两次月经中间进行自我检查，此时乳房比较松软，无胀痛，容易发现异常；已绝经的妇女可选择每月固定的时间进行乳房自查。自查中如发现异常时应及时到医院就诊。积极参加乳腺癌筛查或每年 1 次乳腺体检。

（冯晓莉）

rǔxiàn nángxìng zēngshēng

乳腺囊性增生（cystic hyperplasia of breast）

以乳腺小叶小导管及末端导管高度扩张形成的囊肿为特征，伴有乳腺结构不良病变的疾病。又称慢性囊性乳腺病、囊肿性脱皮性乳腺增生病和纤维囊性乳腺病等。是中年女性最常见的乳腺疾病。占乳腺疾病的90%以上。与单纯性乳腺增生相比较，乳腺囊性增生与不典型增生共存，存在恶变危险，危险性较正常女性增加 2～4 倍，应视为癌前病变。该病常见于 30～50 岁女性，青春期及绝经期后逐渐少见。

病因和发病机制　可能与以下几种因素相关：性激素异常，孕激素水平低下而雌激素分泌过量，长期作用于乳腺组织的结果；乳腺组织性激素敏感性增高；社会、精神与饮食因素。该病城市患者比农村多，可能与文化知识及疾病重视程度有关。

病理特征　有以下两方面。

大体形态　一侧或双侧乳腺组织内有大小不等、软硬不均的囊性结节或肿块。大囊肿直径可达 1～5cm，呈灰白色或蓝色，又称蓝色圆顶囊或蓝顶囊肿；小囊肿多见于大囊周围，直径仅 2mm，甚至肉眼见不到，只有在显微镜下可见。切开大囊肿可见囊肿内容物为清亮无色、浆液性或棕黄色液体，有时为血性液体。其中含蛋白质、激素（催乳素、雌激素、雄激素、人绒毛膜促性腺激素、生长激素、卵泡刺激素和黄体生成素等）、糖类、矿物质及胆固醇。切面似蜂窝状，囊壁较厚失去光泽可有颗粒状或乳头状瘤样物向囊腔内突出。

组织学形态　有 5 种病变。

囊肿　末端导管和腺泡增生，小导管扩张和伸展、末端导管囊肿形成。末端导管上皮异常增殖形成多层从管壁向管腔作乳头状生长，占据管腔大部分，以致管腔受阻，分泌物潴留而扩张形成囊肿。囊肿可分为单纯性囊肿和乳头状囊肿。单纯性囊肿只有囊性扩张而无上皮增生；乳头状囊肿的囊肿上皮增生呈乳头状。

乳管上皮增生　扩张的导管及囊肿内上皮呈不同程度的增生，轻者上皮层次增多，重者呈乳头状突起，或彼此相连呈网状或筛状、实体状和腺样。若囊肿上皮增生活跃，常见不典型增生或间变，有可能发展为癌。

乳头状瘤病　即在乳头状囊肿的囊性扩张基础上，囊壁上皮细胞多处呈乳头状增生形成乳头状瘤病，根据乳头状瘤病受累范围、乳头密度及上皮细胞增生程度，可将乳头状瘤病分为轻度、中度及重度，临床上有实用价值。

腺管型腺病　小叶导管或腺泡导管化生并增生，增生的上皮细胞呈实性团块，纤维组织有不同程度的增生，而导管扩张及囊肿形成不明显，称为腺病形成。

大汗腺样化生　囊肿壁被覆上皮化生呈高柱状，胞质丰富，含有嗜酸性颗粒，似大汗腺细胞，此种细胞的出现，常是良性标志。此外，囊壁、导管和腺泡周围纤维组织增生，并形成纤维条索挤压周围导管产生阻塞，导致分泌物潴留，再引起导管扭曲或扩张。

临床表现 主要表现为乳腺肿块和乳腺胀痛。

乳腺肿块 常为主要症状，可发生一侧乳腺，也可发生于双侧乳腺，左侧多见。肿块可单发也可多发，形状不一，可为单一结节，亦可为多个结节状。单一结节常呈球形、边界不清楚，可自由推动，有囊性感；多个结节常累及双乳或全乳，结节大小不等，囊肿活动往往受限，硬度中等有韧性，其中较大的囊肿位于近表面时常可触及囊性感；尚有沿乳管分布的条索状结节，直径多在 0.5~3cm。

根据肿块分布的范围可分为弥漫型和混合型，弥漫型即肿块分布于整个乳腺内；混合型，即几种不同形态的肿块，如片状、结节状、条索状和颗粒状散布在全乳。

乳腺胀痛 乳痛多不明显，与月经周期的关系也不密切，疼痛表现为乳腺隐痛、刺痛、胸背痛和上肢痛。

诊断 根据临床表现、体检和影像学检查，诊断并不困难，病理学检查有助于证实临床诊断。

影像学检查 有以下几种。

乳腺钼靶 X 线摄影 显示病变部位呈棉花团或磨玻璃状边缘模糊不清的密度增高影或条索状结缔组织，穿越其间伴有囊性时，可见不规则增强阴影中有圆形透亮阴影。乳腺囊性增生病肿块需和乳腺癌的肿块鉴别，前者无血运增加，皮肤增厚和毛刺等恶性征象；若有钙化也多散在，不像乳腺癌那样密集。

B超 常显示增生部位呈不均匀低回声区和无肿块的回声囊肿区。

磁共振成像（MRI） 典型的 MRI 表现为乳腺导管扩张，形态不规则，边界不清楚，扩张导管的信号强度在 T1 加权像上低于正常腺体组织；病变局限于某一区也可弥漫分布于整个区域或在整个乳腺。该病的 MRI 像特点通常为对称性改变。

近红外线乳腺扫描 在近红外线乳腺扫描屏幕上显示为散在点、片状灰影或条索状、云雾状灰影，血管增多、增粗，呈网状、树枝状等改变基础上常见蜂窝状不均匀透光区。

病理学检查 ①针吸细胞学检查：在乳房肿块上行多处细针穿刺。细胞学检查能全面反映肿块的病变情况或性质。特别对疑为癌的病例，能提供早期诊断参考。但最后确诊取决于病理诊断。②乳头溢液细胞学检查：少数患者有乳头溢液，多为浆液性、浆液血性。涂片镜检可见导管上皮泡沫细胞、红细胞，少许炎症细胞及脂肪蛋白质等无形物。

鉴别诊断 主要与以下疾病鉴别。

乳痛症 以乳房疼痛为主，与月经周期有明显关系，每当月经开始后，疼痛即减轻或消失。多见于 20~30 岁年轻女性，大龄未婚或已婚未育发育差的小乳房，双侧乳腺周期性胀痛。乳腺内肿块多不明显或仅局限性增厚或呈细颗粒状，又称细颗粒状小乳腺；乳腺触诊阴性，仅疼痛区乳腺腺体增厚，无明显肿块感，仅有小颗粒状感觉，很少有乳头溢液现象。针吸细胞检查有助于确诊。

乳腺腺病 多见于 30~35 岁女性。乳痛及肿块多呈周期性，

肿块多呈结节状多个散在，大小较一致无囊性感，一般无乳头溢液。

乳腺纤维腺瘤 多见于青年女性，常为无痛性肿块，多为单发，少数为多发。肿块境界明显，移动良好，无触痛。但有时乳腺囊性增生病可与纤维腺瘤并存，不易区别。

乳腺导管内乳头状瘤 多见于中年女性，临床上常见乳头单孔溢液，肿块常位于乳晕部，压之有溢液流出。乳腺导管造影可显示充盈缺损，有助于确诊。

乳腺癌 常见于中老年女性，乳腺内常为单一无痛性肿块。肿块针吸细胞学检查多能找到癌细胞。有时乳腺囊性增生病伴有不典型增生、癌变时，常不易区别。需病理活检确诊。

治疗 包括药物治疗和手术治疗。

药物治疗 ①中药治疗：对疼痛明显、增生弥漫者，可服中药治疗，疏肝理气，活血化瘀、软坚化结。如乳癖消片、乳结消颗粒、乳康片等。②激素治疗：中药治疗效果不佳，可激素治疗，通过激素水平的调整，达到治疗的目的。常用的药物有黄体酮、丹那唑和溴隐亭，增生腺体检测雌激素受体阳性者口服他莫昔芬。激素疗法不宜长期应用，以免引起月经失调等不良反应。

手术治疗 乳腺囊性增生应按良性疾病处理，行区段乳房切除或单纯乳房切除术要慎重。但不能忽略其恶性变的可能。对疑有恶变的患者可行针吸细胞学检查。如果检查结果阴性，但仍不能排除恶性者，须做手术探查，术中行快速冷冻病理检查，如为恶性，则行乳腺癌根治术。手术目的在于明确诊断，避免乳腺癌

漏诊和延误诊断。

适应证 患者经药物治疗后疗效不明显，肿块增多、增大质地坚实；肿物针吸细胞学检查见导管上皮细胞增生活跃，并有不典型增生；年龄在40岁以上，有乳癌家族史。

手术方案选择 根据病变范围大小，肿块多少采用不同的手术方法。①肿块切除：肿块直径小于3cm，可行包括部分正常组织在内的肿块切除。②乳腺区段切除术：病变仅限于局部，病理结果示有上皮细胞高度增生、间变，年龄在40岁以上，可行乳腺区段切除。③乳腺单纯切除术：有高度上皮细胞增生，且家族中有同类病史，尤其是一级亲属有乳腺癌，年龄在45岁以上应行乳腺单纯切除术。④乳腺根治术：35岁以下不同类型的中等硬度的孤立肿块，长期治疗时好时坏，穿刺细胞学检查阳性者应行乳腺癌根治术。阴性者可行肿块切除送病理，根据病理结果选择手术方式。

（唐金海 李 丽）

rǔxiàn dǎoguǎn/xiǎoyè shàngpí bù-diǎnxíng zēngshēng

乳腺导管/小叶上皮不典型增生（atypical ductal/lobular hyperplasia of the breast）

发生于乳腺终末导管小叶单位内以单一型细胞增生和均匀分布为特点的上皮增生性病变。可继发于乳腺良性病变，如导管内乳头状瘤、纤维上皮性病变、放射状瘢痕和腺病等。与良性的导管增生有明显的区别，介于良性与恶性之间。导管/小叶上皮不典型增生还包括一组细胞学及结构上类似低级别导管原位癌，但在数量和特征上都不足以诊断低级别导管原位癌的病变。随着病情的进展有可能演变成乳腺癌。这种情况需要密切随访观察，如果发现癌变，应及时选择手术治疗。导管/小叶上皮不典型增生也可以出现高级别上皮内瘤变，必要时也需要选择早期的手术治疗。

病理特征 导管/小叶上皮不典型增生可能是乳腺癌的前兆。如果不典型增生细胞持续分裂且异常程度逐渐加剧，就可能转化为非浸润性乳腺癌（原位癌）或浸润性乳腺癌。确切的癌前病变即不典型增生，不典型增生与发展成浸润性癌的风险相关，但风险系数各异。这些病变包括导管上皮不典型增生（ADH）、小叶不典型增生（ALH）和平坦型上皮不典型性（FEA）；此外，导管原位癌（DCIS）和小叶原位癌（LCIS）也明确归入其中。病理学通常将不典型增生分为3级，即轻度、中度和重度，一般而言，轻度不典型增生癌变的机会不多，而重度不典型增生则更容易癌变，与癌的鉴别诊断也较困难。

轻度导管上皮不典型增生表现为导管扩张，上皮细胞增生形成实性、乳头状或腺样结构，增生细胞和胞核轻度异型，部分细胞排列极性紊乱，但肌上皮细胞仍清楚。

中度导管上皮不典型增生介于轻度和重度不典型增生之间，表现为导管扩张，腺上皮细胞明显增生，形成实性、乳头状或网状结构，细胞和胞核有异型，大部分细胞排列极性紊乱，肌上皮细胞仍存在。

重度导管上皮不典型增生表现为导管明显扩张，增生上皮细胞形成实性、乳头状或类筛状结构，细胞和胞核异型性较明显，绝大部分极性消失，肌上皮细胞不明显。其与导管内癌的区别为，前者细胞异型较轻，少数周边上皮细胞尚有一定排列极性，仍隐约可找见少数肌上皮细胞，无坏死，无典型的筛状结构。

临床表现 多发生于成年女性，尤其以绝经前多见。无特殊症状，大多数在筛查中发现，部分患者伴有乳房不适，月经前后胀痛。临床检查可以发现乳腺增粗、增厚，部分呈沙粒样或结节状，无明显压痛；少数可见乳头溢液，以浆液性为主。但相当多患者临床未能扪及肿块，仅在筛查中通过乳腺摄片发现乳腺异常，并经穿刺活检证实。

诊断 组织学诊断标准：LCIS的改变不超过1个小叶单位的一半，剩余的一半表现为细胞的异型程度不够（诊断为LCIS存在着质的不足）；或表现为无扩张的末梢导管的残余（诊断为LCIS存在着量的不足）。

诊断为导管内癌存在着质的不足：包括组织结构够诊断但细胞改变不够及细胞改变够诊断但组织结构不够诊断两种情况；诊断为导管内癌存在着量的不足：包括同一导管内混有正常或无异型的导管增生结构及病变未累及2个以上的导管或病变范围小于2mm两种情况。

鉴别诊断 依靠病理学检查与乳腺纤维囊性增生症鉴别。与导管癌累及小叶的鉴别：除具导管癌的形态学特征外，周围多伴有浸润性癌灶的存在。E-钙黏着蛋白及细胞角蛋白（CK5/6）阳性、CK34βE12阴性。而小叶上皮内瘤变（LIN）则E-钙黏着蛋白及CK5/6阴性，而CK34βE12阳性。

治疗 为导管/小叶上皮不典型增生罹患乳腺癌的风险明显增高。因此，建议积极进行干预，以降低乳腺癌发病的风险。推荐治疗包括：使用或不使用他莫昔芬治疗；对大腺泡型、多形细胞型、印戒细胞型及坏死型的病变进行病灶手术切除，终身随访。

在保乳手术断端发现 ADH 阳性时，建议做阳性部位切缘扩大切除。当诊断为导管内癌存在着量的不足时，避免将 ADH 诊断为微小癌，以防止手术范围过大。对于与主癌巢分离的 ADH，建议随访观察。

（恽　文　唐金海）

rǔxiàn nángzhǒng

乳腺囊肿（breast cyst）由于各种原因导致乳腺小叶、导管及末梢乳腺导管高度扩张与囊性变的乳腺良性疾病。较常见，发病人群以中年女性为主，好发于乳房外上象限，发病率为 1.5%。

病因和发病机制　乳腺囊肿是因乳腺小管的闭塞导致管道增粗，终末导管小叶单位（TDLU）囊性扩张，乳腺导管上皮增生、纤维化及腺体增生。绝对或相对的孕酮缺乏、雌激素的过度增多也是其发病原因。

分类　乳腺囊肿可分为单纯囊肿和积乳囊肿。单纯囊肿最为多见，主要由内分泌紊乱引起导管上皮增生，管内细胞增多，致使导管延伸、迂曲和折叠，折叠处管壁因缺血而发生坏死，形成囊肿。积乳囊肿又称乳汁潴留样囊肿，主要由于泌乳期乳腺导管阻塞，引起乳汁淤积而形成囊肿。

临床表现　一侧或双侧乳房有大小不一、质韧的单个或多个肿物；偶有轻度触痛，可与周围组织分界不清，未触及腋窝肿大淋巴结。乳房胀痛多与月经周期相关，常出现经前痛。经期来临前，乳房肿块的体积和乳房压痛的程度有所上升。经期过后乳房肿块的体积缩小，其他症状也会有所缓解。部分患者可出现乳头溢液，溢出的液体性质常为浆液性或血性。乳腺囊肿可能会引发乳腺癌、乳腺脓肿等并发症。

诊断　结合临床表现、影像学和病理学检查可诊断。

超声检查　常用于乳腺肿物的筛查。乳腺超声成像技术有常规的灰阶成像、彩色和能量多普勒成像、空间复杂成像、三维重建成像以及弹性成像、造影增强对比成像等。

乳腺钼靶 X 线摄影　常作为乳腺筛查的重要手段。具体操作是将乳房放置于两块特制的平板中，压紧后进行检查。常规每侧乳腺需拍摄两个体位，一是正位，将乳腺上下压迫；二是斜位，将乳腺从内上往外下压迫。乳腺钼靶 X 线可以检测出触摸不到的乳腺肿块，对乳腺癌诊断的敏感性及特异性均高，特别对于乳腺彩超无法确认的乳腺腺体组织钙化点，能够进行更准确的诊断。

CT 检查　乳腺正常组织在 CT 平扫下与乳腺钼靶 X 线显示相似，但 CT 的密度分辨能力更强，能准确显示乳头、皮肤、皮下组织和乳房悬韧带等。当病灶较小时，CT 检查强于 X 线，根据 CT 值的测量结果可对乳腺肿物内的出血、坏死进行诊断，增强 CT 还可见乳腺内的血运状况。但乳腺 CT 对于细小钙化灶的显示不如乳腺钼靶 X 线，CT 平扫有助于区分乳腺肿物、囊肿及实性病变。

乳腺组织活检　在局麻下配合乳腺超声定位，通过穿刺活检或开放性手术活检两种方法从乳腺病灶中取出部分组织进行病理学诊断。乳腺组织活检对哺乳期妇女一般不适用。术前穿刺活检操作安全，并发症主要有术后血肿、皮肤损伤和疼痛等，但发生率低。乳腺组织活检可明确肿物的良恶性质。

鉴别诊断　主要与以下疾病鉴别。

乳腺纤维腺瘤　乳腺纤维腺瘤发病高峰年龄为 15~35 岁，超声呈低弱回声，细针穿刺时无液体抽出。而乳腺囊肿好发于中年女性，超声呈无回声或低回声，细针穿刺可抽出乳汁样或浆液性液体。乳腺纤维瘤为实性结节，乳腺囊肿为囊性结节。

乳腺癌　乳腺癌 CT 下可见肿块，病理穿刺可见大量异型性细胞，分化程度低，乳腺囊肿病理穿刺细胞形态正常，无异型性细胞。

治疗　乳腺囊肿发生恶变的机会很小，可定期复查，彩超进行动态监控。如果囊肿很大、有压迫症状等，或彩超提示囊壁局部变厚、有丰富血供或囊内有附壁肿瘤等可考虑手术治疗。

去除诱因　乳腺囊肿的发生与精神压力过大有关，应学会放松，减少雌激素水平增高。

抽吸治疗　对于可扪及的囊肿，可考虑穿刺的准确性和抽吸的完全性，也可以在超声定位下进行穿刺。

手术治疗　采用乳腺肿物切除术，将可触及的乳腺肿物，在乳腺边缘做与肿物直径大小相仿的弧形切口，将肿物完整切除。该术式可防止肿物复发。

注射治疗　曲安奈德注射液是常用于乳腺囊肿治疗的药物之一。治疗目的是将腔内的液体抽尽，并进行灌洗。为预防感染，可在术后预防性使用抗生素。该法有一定疗效，但术后乳腺囊肿复发率偏高。

药物治疗　严重乳腺囊肿疼

痛患者可服用对乙酰氨基酚等止痛药进行治疗。

预后 该病经规范治疗可治愈，或能减轻或消除乳腺囊肿的症状，维持正常的生活质量。

（恽 文 唐金海）

rǔxiàn wàishāngxìng zhīfáng huàisǐ

乳腺外伤性脂肪坏死（traumatic fat necrosis of breast）

乳房脂肪组织因暴力或其他原因出现损伤并在脂肪酸酶的作用下发生皂化继而引起乳房无菌性脂肪坏死性炎症。分为原发性乳房脂肪坏死和继发性乳房脂肪坏死两类。绝大多数为原发性，由于外伤造成脂肪组织坏死或出血以后坏死，组织逐渐被纤维组织所代替。该病好发于身体肥胖、乳腺下垂、30 岁以上的中年女性，一般均有不同程度的乳腺外伤、手术及炎症史等。

病因和发病机制 半数患者无明显的外伤史，但一些较轻、不经意的钝性外伤，如撞击桌边、台角等也可使乳房中的脂肪组织被挤压而发生坏死。继发性乳房脂肪坏死，是由于继发于某些疾病，如乳腺导管扩张症时扩张导管内容物可经管壁渗入到乳腺间质内，乳房的化脓性感染、乳房外科手术、乳房肿瘤的出血性坏死、乳房部分切除及放疗后都能引起乳房脂肪坏死。

病理分期 依照病程及炎症反应，乳腺脂肪坏死可分为早、中、晚三期。

早期 为乳腺外伤后 1～3 周。伤处皮肤可出现黄色、橙色或黑褐色的淤斑，病灶内可有出血，脂肪组织稍变硬。这是因为乳腺外伤后，伤处小血管破裂出血，在红细胞分解后含铁血黄素被游离，致使乳房伤处皮肤出现黄褐色淤斑。光镜下，可见脂肪细胞混浊，即脂肪皂化及脂肪细胞坏死崩解，融合成较大的脂滴。

中期 为外伤后 4～6 周。此时脂肪组织内形成圆形肿块，直径 2～4cm，边界不清，表面稍带黄色，切面见油囊形成，囊大小不一，其中充满油样液体或暗褐色的血样液体及坏死物质。因脂肪坏死，细胞裂解，脂滴游离，光镜下可见泡沫状噬脂肪细胞围绕于病灶周围，还可见异物巨细胞或包裹着针形或菱形的脂肪酸结晶体和坏死物，同时有中性粒细胞、单核细胞、淋巴细胞及浆细胞浸润；也有因坏死组织裂解产物的刺激，使成纤维细胞、异物巨细胞、类上皮细胞围绕形成异物肉芽肿样结构。

晚期 为外伤后数月。此时纤维组织明显增生，肿块纤维样变，呈灰黄色，为坚硬的实体物。切面为放射状瘢痕样组织，内有含铁血黄素及钙盐沉积。此期肿物可与皮肤粘连，使皮肤凹陷，当肿物较大、粘连较重时会使乳头内陷或偏斜，应注意与乳癌相鉴别。光镜下，可见坏死物和炎症区被纤维组织所取代，其间可见残存散在变性脂肪细胞和大小不等的含有油样物空泡及胆固醇结晶、钙盐沉着和残存的肉芽样结构。

临床表现 患者常因发现乳房内肿块而就诊。该病多发生于右侧乳房，主要表现有：

乳房皮肤改变 往往在受损伤的乳房局部出现淤斑，局部皮肤可发红。根据外伤史及乳房局部皮肤发红，对诊断帮助很大。

患侧乳房疼痛 多数患者乳房局部疼痛不明显，或不痛。这种无痛性肿块是该病的特点之一，多数因病史长而遗忘。

坚实感及皮肤粘连 受伤较表浅时，有 70% 左右的患者局部皮肤与肿块粘连，表现为乳头凹陷、乳头退缩或朝向改变，颇似乳房恶性肿瘤（但不会出现皮肤水肿和典型橘皮征）。诊断时必须同乳腺癌鉴别。

乳头凹陷 如肿块位于乳头周围之皮下脂肪内，由于病变的纤维化牵拉乳头，可产生乳头回缩。此种表现易与癌混淆。

类感染表现 乳房脂肪坏死的另一种表现很像脓肿。多无明显的外伤史和皮肤淤斑，其最初的表现为局部的红、肿、热、痛现象，在乳晕区或其附近的皮肤下可触及肿块，并有波动感。切开皮肤后可见皮下有一表浅囊肿，囊内含有陈旧血液或灰黄色的稠厚坏死组织，切片检查时可见囊壁仅为脂肪坏死。此种病变大多发生在肥胖妇女的下垂乳房中，与哺乳无关，并非一般的急性乳房脓肿。

腋窝淋巴结肿大 部分患者由于炎症的刺激可伴患侧腋窝淋巴结肿大，触之甚硬，甚至疑为癌转移。

诊断 结合病史及临床表现、影像学和病理学检查可诊断。

乳腺钼靶 X 线摄影 肿块致密阴影较表浅，局部皮肤增厚，可见向内凹陷改变，有单个或多个含脂囊肿，其内含有点状或大片状不规则钙化灶。

B 超 局部脂肪坏死多为形状不规则低回声区，并见周围纤维瘢痕形成的后方声影。创伤后油性囊肿单发声像图典型，呈圆形或椭圆形低回声区，边缘光滑清楚，可见后方声影且增强。多发者声像图不典型，形状可不规则，病变间夹杂有高回声影。

病理学检查 活检时常见脂肪内有出血，早期病损显示脂肪皂化，较广泛的脂肪坏死伴有炎性反应，病变中心有异物巨细胞和淋巴细胞浸润，中央坏死区外围有许多泡沫巨噬细胞和结缔组织生长，最后坏死组织完全被纤维组织所取代。

治疗 根据病情可有如下选择：对于小的肿块，未形成囊肿者可行理疗，应用抗生素促其吸收。及时切开引流并进行抗感染治疗。已发生脂肪坏死或瘢痕形成，则应行肿块局部或瘢痕切除：如果肿块有波动感提示出血较多，应及时切开引流并进行抗感染治疗。已发生脂肪坏死，则应肿块局部切除（含部分正常组织），逐层缝合，不留无效腔。创口也可以不用引流而予以一期缝合。术中必须彻底止血，否则手术后乳房内仍可能留有肿块。

预防 外伤是乳房脂肪坏死的主要致病原因，乳房的意外损伤虽然无法杜绝，但应避免在乳房的皮下组织中滴注药物，如生理盐水激素药物、油类物质（乳房整形术时注射的液体石蜡或凡士林）等。

(恽 文 唐金海)

rǔxiàn liángxìng zhǒngliú

乳腺良性肿瘤（benign tumor of the breast） 发生于乳腺上皮或间叶组织的良性新生物。包括上皮来源和间叶来源两大类。其中上皮来源的有上皮-肌上皮良性肿瘤、导管内增生性病变、小叶增生性病变、乳头状病变、其他良性上皮增生性病变、纤维上皮性肿瘤以及乳头良性肿瘤。间叶组织来源的良性肿瘤和软组织分类一致。

上皮来源良性肿瘤：上皮-肌上皮良性肿瘤包括多形性腺瘤和腺肌上皮瘤。导管内增生性病变包括普通型导管增生、柱状细胞

病变（包括扁平细胞非典型增生）和导管不典型增生。小叶增生性病变包括小叶增生和小叶不典型增生。乳头状良性病变包括导管内乳头状瘤和导管内乳头状瘤伴不典型增生。其他良性上皮增生性病变包括硬化性腺病、大汗腺腺病、微腺性腺病、放射状瘢痕/复杂性硬化性病变以及腺瘤（管状腺瘤、泌乳腺瘤、大汗腺腺瘤和导管腺瘤）。良性纤维上皮性肿瘤包括纤维腺瘤和叶状肿瘤，乳头腺瘤和汗管腺瘤。

间叶组织来源的良性肿瘤：结节性筋膜炎、成肌纤维细胞瘤、韧带样纤维瘤病、炎性成肌纤维细胞瘤、良性血管病变（血管瘤、血管瘤病和非典型性血管病变）、假血管瘤样间质增生、颗粒细胞瘤、神经鞘瘤、神经纤维瘤、脂肪瘤（血管脂肪瘤）和平滑肌瘤。

(冯晓莉)

rǔxiàn xiānwéixiànliú

乳腺纤维腺瘤（fibroadenoma of the breast） 发生于乳腺小叶内腺上皮和纤维组织两种成分混合组成的乳腺良性肿瘤。是乳房良性肿瘤中最常见的一种。好发于青年女性，与患者体内性激素水平失衡有关。当肿瘤构成以腺上皮增生为主，而纤维成分较少时称纤维腺瘤；若纤维组织在肿瘤中占多数，腺管成分较少时，称腺纤维瘤；肿瘤组织由大量腺管成分组成时，则称腺瘤。上述3种分类的临床表现、治疗及预后并无不同，故统称为纤维腺瘤。乳腺纤维腺瘤好发于乳房外上象限，呈圆形或卵圆形，直径多为1～3cm，生长缓慢，妊娠或哺乳期时可急骤增长。极少数青春期发生的纤维腺瘤可在短时间内迅速增大，直径可达8～10cm，称巨大纤维腺瘤，仍属良性肿瘤。纤

维腺瘤恶变成纤维肉瘤或乳腺癌者极少见，不到1%。

病因和发病机制 卵巢功能旺盛，雌激素水平过高、调节失衡，加之患者对雌激素反应敏感，在雌激素的长期刺激下，引起乳腺腺上皮组织和纤维组织过度增生，结构紊乱，形成肿瘤。由于乳腺纤维腺瘤与性激素分泌旺盛有关，故多发生在青年女性，月经来潮前或绝经后女性少见。

临床表现 主要为乳房无痛性肿块，很少伴有乳房疼痛或乳头溢液。肿块往往是无意中或体检时被发现。单发居多，亦可多发，也可两侧乳房同时或先后触及肿块。多为圆形或椭圆形，直径一般为1～3cm，亦有更小或更大者，偶可见巨大者。境界清楚，边缘整齐，表面光滑，富有弹性，无压痛，活动度较大，与皮肤无粘连。

诊断 主要依据查体及影像学检查结果。但对于妊娠后，特别是绝经后妇女，乳房发现无痛性肿块，要提高警惕，不要轻易诊断乳腺纤维腺瘤，应借助影像学检查鉴别诊断，必要时需依据病理组织学检查确诊。

彩色多普勒超声 能显示乳房各层次结构及肿块形态、大小及回声状况。乳腺纤维腺瘤彩超多为圆形、卵圆形均匀低回声肿物，多可见光滑清晰的包膜回声，肿块后方回声正常或轻微增强，可见侧方声影，肿块内可见伴声影的粗大钙化。彩超显示肿块内多无血流信号或见少量血流信号，血流阻力指数（RI）小于0.7。

乳腺X线摄影 青春期女孩，致密型乳腺，不适宜进行乳腺X线摄影。中年及以上妇女乳腺X线片纤维腺瘤表现为圆形、卵圆形肿块，也可呈分叶状，直径多

为 1~3cm，边缘光滑清楚，与等体积的正常腺体比较，肿块呈等或稍高密度，周围可有低密度晕环。部分病灶内可见钙化，钙化多位于肿块中心或边缘，多呈粗颗粒状、树枝状或斑点状，也可相互融合成大块状，占据肿块大部或全部，与乳腺癌的成簇沙粒样钙化灶不同。

乳腺肿物活检 根据病史、体检或影像学检查难以鉴别的乳腺肿块，可采取穿刺或手术切除的方法，进行组织病理学检查，明确诊断。

治疗 肿瘤发展缓慢，一般不影响生活和工作，可以密切观察，定期随诊。

手术治疗：观察过程中，如发现纤维腺瘤有增大倾向，或彩超显示肿块内出现大量血流信号，应手术切除。乳腺纤维瘤患者准备怀孕之前，应进行纤维腺瘤切除术，原因是：①乳腺纤维腺瘤的发生与雌激素水平升高有关，妊娠、哺乳期，随着体内激素水平的变化，可导致肿瘤体积迅速增大。②妊娠期乳腺不宜进行手术及有创性检查，哺乳期亦不适合手术。

青少年巨大纤维腺瘤（幼年性纤维腺瘤），因肿瘤生长快、体积大，对正常乳腺组织产生挤压，应考虑手术切除，手术不会对以后的妊娠、哺乳产生不良影响。有乳腺癌家族史者可考虑手术切除。

乳腺微创旋切手术：选择乳腺纤维腺瘤诊断明确者（不适宜乳腺癌的治疗）。利用真空辅助旋切设备，在乳腺超声引导下，一次进针多次切割将肿瘤切除。切口小，仅 0.3cm，恢复快，美学效果好。

预后 该病极少恶变，完整切除后很少复发，但可再发。

预防 建立良好生活、饮食习惯，避免和减少心理紧张因素，保持心情舒畅。控制高脂肪、高热量饮食的摄入，不乱服用外源性雌激素。掌握乳房自我检查方法，养成每月 1 次的乳房自查习惯，若发现原因不明的乳腺结节，应及时去医院就诊。积极参加乳腺癌筛查。

（唐金海 李 丽）

rǔxiàn xiànbìngliú

乳腺腺病瘤（adenosis tumor of the breast）

因硬化性腺病融合性增生而形成的乳腺良性肿瘤。是乳腺纤维腺病型之硬化性腺病，由增生的管泡和纤维化共同组成界线稍分明的实性肿块。常发生于 30~40 岁的年轻女性，发病率低，约占所有乳腺病变的 2%，较为少见。

乳腺腺病瘤是由小叶增生发展而致。以腺体增生为主者，由小叶内腺泡呈腺瘤样增生，相邻小叶相互挤在一起，小叶间纤维组织也增生，并伸展至小叶内使小叶边界消失；以肌上皮细胞增生为主者，细胞梭形排列呈束，相互交织，与肌瘤相似；以间质纤维组织增生为主者，大体标本切面为白色均匀一致的组织无包膜。光镜下见小叶萎缩，数目减少，纤维组织大量增生并有胶原化和玻璃样变性。

临床可扪及界线欠清的肿块，与周围乳腺组织稍固定，体积一般不大，有时易与癌瘤相混，但质地不如癌块坚硬。大体见，肿瘤切面有灰白带、棕色小颗粒状管泡增生区。光镜下，可见类似旺炽性硬化性腺病。该病的上皮细胞较小，具有圆形大小一致的致密核或泡状核。

乳腺腺病瘤在临床及影像学上与其他乳腺疾病如乳腺纤维腺瘤较难鉴别，临床表现缺乏特征性，诊断主要依靠病理学检查。

乳腺腺病瘤是良性肿瘤，手术切除即可完全治愈，而且术后一般不复发。与其他一些良性肿瘤相比，包括乳腺纤维瘤、乳头状瘤和脂肪瘤等，腺病瘤恶变的风险更低。

（唐金海）

rǔxiàn dǎoguǎn nèi rǔtóuzhuàngliú

乳腺导管内乳头状瘤（intraductal papilloma of the breast）

以形成导管内指突状或分枝状结构为特点的乳腺良性上皮性肿瘤。发病率仅次于乳腺纤维腺瘤和乳腺癌。多见于产后妇女，以 40~50 岁者居多，是临床上常见的乳腺良性肿瘤。

分类 在乳腺肿瘤分类中分为中央型和外周型。

中央型乳头状瘤 多发生在乳管壶腹以下约 1.5cm 的 1、2 级乳管（壶腹是指乳管接近乳头膨大成囊状的部位），又称大导管内乳头状瘤，位于乳腺中央区乳晕下方，一般认为其不增加乳腺癌的风险。

外周型乳头状瘤 指终末导管-小叶系统发生的多发性导管内乳头状瘤，曾称乳头状瘤病，位于乳腺的周围象限，一般认为是癌前病变，癌变率 5%~12%。

病因和发病机制 主要与雌激素水平增高或相对增高有关。由于雌激素的过度刺激，引起乳管扩张、上皮细胞增生，形成乳管内乳头肿瘤。

临床表现 主要有乳头溢液和乳腺肿块。

乳头溢液 乳头出现血性、浆液血性或浆液性溢液，溢液可为持续性或间断性。有些患者在挤压乳腺时流出溢液，也有些是无意中发现自己内衣上有溢液污迹。个别患者可出现疼痛或有炎症表现。中央型导管内乳头状瘤较易出现乳头溢液，而外周型乳头状瘤很少出现溢液。

乳腺肿块 肿瘤瘤体小，多数情况下临床查体摸不到。有些中央型乳头状瘤可在乳晕附近摸到结节状或条索状肿块，直径多小于 1cm，质地较软，轻压肿块时可引出溢液。外周型乳头状瘤发生在乳腺周围象限，若能触及肿块可在乳腺周边部位。

诊断 结合临床表现、影像学和病理学检查可诊断。

乳管镜检查 从溢液乳管口处放入纤维乳管镜，借助电视屏幕可直接观察溢液乳管的上皮及管腔内的情况，并可酌情进行活检，提高了乳腺导管内乳头状瘤的诊断准确性，能为需要手术的患者提供肿瘤的准确定位。

乳腺导管造影 将造影剂注入溢液导管后摄片，乳腺导管内乳头状瘤显示导管突然中断，断端呈弧形杯口状影像，管壁光滑完整，可见到圆形或椭圆形充盈缺损，近侧导管显示明显扩张。由于乳腺导管造影不能直接观察导管上皮及导管腔内的病变，许多医院已不再使用，诊断乳管内病变通常采用乳管镜检查。

乳腺超声 对较大的导管内乳头状瘤彩超检查可见到扩张的导管和肿瘤影像。

脱落细胞学或针吸细胞学检查 乳头溢液细胞学涂片是通过采集乳头溢液，制成细胞学涂片，经显微镜观察，了解病变的细胞学特征，如能找到瘤细胞则可明确诊断，阳性率较低但可重复进行。对查体可摸到的肿块，可进行针吸细胞学检查。最后确诊还应以石蜡切片的组织学诊断为准。

鉴别诊断 应与产生乳头溢液的乳腺疾病进行鉴别，如乳腺导管内乳头状癌、乳腺导管扩张症、乳腺囊性增生症等。

乳腺导管内乳头状癌 归于导管原位癌范畴，发生于乳腺导管内。导管内乳头状癌以血性溢液为主，多为单侧单孔溢液。导管内乳头状癌若可触及肿块多位于乳晕区外，质地较硬，表面不光滑，活动度差，肿块直径常大于 1cm，同侧腋窝淋巴结肿大。辅助检查可与导管内乳头状瘤鉴别，明确诊断应以病理学检查为准。

乳腺导管扩张症 是一种慢性良性疾病，病程可持续数月至数年之久，乳管分泌物不仅刺激导管扩张，还可溢出管外，引起管周以浆细胞浸润为主的炎症反应。乳腺导管扩张症病情反复发作者，可出现 1 个或多个边界不清的肿块，多位于乳晕区，位置与导管内乳头状瘤相同，但肿块较大，质地坚实，与皮肤粘连者皮肤可出现橘皮样改变，乳头回缩甚至乳腺变形，腋窝可触及肿大淋巴结。乳管造影可显示大导管明显扩张、迂曲，失去正常的树枝状影像。

乳腺囊性增生症 是乳腺小叶、小导管及末梢导管高度扩张形成囊肿，同时伴有其他结构不良，它与单纯性增生病的区别在于该病伴有不典型增生。出现乳头溢液可为单侧或双侧，多为浆液性或浆液血性，纯血性者较少。患者常以单侧或双侧乳腺肿块就诊，肿块大，有的可累及大部分乳腺，多靠近乳腺边缘，可呈孤立的圆球形或为多发性囊性肿块。乳腺囊性增生症常出现周期性疼痛，疼痛与月经有关，月经前加重，且囊性肿块似有增大；月经

后疼痛减轻，肿块亦缩小。辅助检查亦可协助与导管内乳头状瘤鉴别。

治疗 最有效的治疗方法为手术切除。临床能触及肿块者，手术切除病变导管送检即可，待病理回报。对临床摸不到肿块的患者术前必须定位病灶，如术前靠乳管镜定位可在皮肤上进行标记，必要时在乳管镜检查时置入"金属定位线"，为术中引导手术切除病灶；还可在手术中找到溢液乳管开口放入探针或注入蓝色染料（亚甲蓝），术中利用探针或蓝染的区域引导切除病灶送检。靠手术中定位的患者术前不要挤压乳房，以免溢液排净，导致术中难以定位。

对中央型导管内乳头状瘤手术切除范围合理，一般很少复发；但可在同侧乳腺的其他乳管或对侧乳腺再发。对外周型导管内乳头状瘤，若手术切除不彻底，可导致肿瘤复发，手术应切除病变所在的腺叶，术后定期复查。对病变范围较广、病理检查提示伴不典型增生，如患者年龄较大，也可考虑行乳房单纯切除加即刻乳房重建手术。

（唐金海 李 丽）

rǔxiàn èxìng zhǒngliú

乳腺恶性肿瘤（malignant tumor of the breast） 发生于乳腺上皮或间叶组织的恶性新生物。包括上皮来源、间叶来源、恶性淋巴瘤以及转移性肿瘤。上皮来源有微小浸润癌、浸润性乳腺癌、腺肌上皮来源癌、导管/小叶原位癌、乳头状癌以及特殊的癌。间叶来源肉瘤和恶性淋巴瘤分类分别和软组织及淋巴组织来源肿瘤相同。转移性肿瘤是指来源于乳腺外的恶性肿瘤转移至乳腺。

上皮来源恶性肿瘤 有以下

几种。

微小浸润癌　指乳腺间质一个或多个癌浸润灶，而且每个直径都≤1mm。一般是在高级别导管内癌的背景中出现。

浸润性乳腺癌　包括浸润性癌非特殊类型（其变异型包括多形性癌、伴有破骨样间质巨细胞癌、伴有绒癌特点的癌和伴有黑色素瘤特点的癌）、浸润性小叶癌（典型的小叶癌、实性小叶癌、腺泡状小叶癌、多形性小叶癌、小管状小叶癌和混合性小叶癌）、小管癌、筛状癌、黏液癌、伴有髓样特点的癌（髓样癌、非典型髓样癌、非特殊类型浸润性癌伴有髓样特点）、伴有大汗腺分化的癌、伴有印戒细胞分化的癌、浸润性微乳头癌、非特殊类型的化生性癌（低级别腺鳞癌、纤维瘤病样化生性癌、鳞状细胞癌、梭形细胞癌、化生性癌伴有间叶分化、混合性化生性癌和肌上皮癌）以及罕见类型的癌（伴有神经内分泌分化的癌、分泌型癌、浸润性乳头状癌、腺泡细胞癌、黏液表皮样癌、多形性癌、嗜酸细胞癌、富于脂质的癌、富于糖原的透明细胞癌和皮脂腺癌）。

腺肌上皮来源癌　包括伴有癌的腺肌上皮瘤和腺样囊性癌。

原位癌　包括导管原位癌和小叶原位癌。

乳头状癌　包括导管内乳头状瘤伴导管原位癌、导管内乳头状瘤伴小叶原位癌、导管内乳头状癌、包膜内乳头状癌（变异型包膜内乳头状癌伴有浸润）和实性乳头状癌（原位和浸润）。

特殊的癌　包括乳腺佩吉特病、男性乳腺癌、炎性乳腺癌和双侧乳腺癌。

间叶来源肉瘤　包括脂肪肉瘤、血管肉瘤、横纹肌肉瘤、骨肉瘤和平滑肌肉瘤。

恶性淋巴瘤　包括弥漫大B细胞淋巴瘤、伯基特淋巴瘤、T细胞淋巴瘤（间变性淋巴瘤激酶阴性的间变性大细胞淋巴瘤）、黏膜相关淋巴组织结外边缘区淋巴瘤和滤泡淋巴瘤。

转移性肿瘤　最常见的类型包括淋巴造血系统恶性肿瘤、黑色素瘤和癌（肺、卵巢、前列腺、肾和胃）。1/3患者初发病变在乳腺。组织形态若不是乳腺的典型形态，应考虑转移性肿瘤。恶性肿瘤病史对诊断非常重要。有病史的一般和原发病变类型一致。

若首发在乳腺，一般小细胞癌提示来源于肺，透明细胞癌来源于肾，乳头状癌来源于卵巢可能性最大。色素和核内包涵体提示黑色素瘤。另外，免疫组化染色可辅助鉴别来源，如乳腺原发癌常表达细胞角蛋白CK7、雌激素受体（ER）、孕激素受体（PR）和GCDFP-15，而不表达CK20。甲状腺转录因子1（TTF-1）是肺腺癌特异性标志物。WT1是卵巢浆液性乳头状腺癌很好的标志物。S-100蛋白、HMB-45和Melan-A组合标志物有助于黑色素瘤的鉴别。

（冯晓莉）

rǔxiàn'ái

乳腺癌（breast cancer）

乳腺导管上皮或腺小叶来源的恶性肿瘤。包括浸润癌和原位癌。乳腺癌是女性最常见的恶性上皮性肿瘤。流行病学证据提示，经济发达国家的发病危险要高于欠发达地区。随着年龄的增长，乳腺癌的发病率也不断升高。

病因和发病机制　乳腺癌由多因素引起，包括年龄、乳腺癌家族史、经产方面问题、内源性激素、外源性激素、肥胖、体育锻炼、营养以及酒精和吸烟等。

病理特征　包括浸润性癌非特殊类型（其变异型包括多形性癌、伴有破骨样间质巨细胞癌、伴有绒癌特点的癌和伴有黑色素瘤特点的癌）、浸润性小叶癌（典型的小叶癌、实性小叶癌、腺泡状小叶癌、多形性小叶癌、小管状小叶癌和混合性小叶癌）、小管癌、筛状癌、黏液癌、伴有髓样特点的癌（髓样癌、非典型髓样癌、非特殊类型浸润性癌伴有髓样特点）、伴有大汗腺分化的癌、伴有印戒细胞分化的癌、浸润性微乳头癌、非特殊类型的化生性癌（低级别腺鳞癌、纤维瘤病样化生性癌、鳞状细胞癌、梭形细胞癌、化生性癌伴有间叶分化、混合性化生性癌和肌上皮癌）以及罕见类型的癌（伴有神经内分泌分化的癌、分泌型癌、浸润性乳头状癌、腺泡细胞癌、黏液表皮样癌、多形性癌、嗜酸细胞癌、富于脂质的癌、富于糖原的透明细胞癌和皮脂腺癌）。腺肌上皮来源癌包括伴有癌的腺肌上皮瘤和腺样囊性癌。原位癌包括导管原位癌和小叶原位癌。乳头状癌包括导管内乳头状瘤伴有导管原位癌、导管内乳头状瘤伴有小叶原位癌、导管内乳头状癌、包膜内乳头状癌（变异型包膜内乳头状癌伴有浸润）、实性乳头状癌（原位和浸润）。特殊的癌包括乳腺佩吉特病、男性乳腺癌、炎性乳腺癌和双侧乳腺癌。

分级　乳腺浸润性癌是基于腺管结构、核的异型性以及核分裂象来分级。1991年，英国学者埃尔斯顿（Elston CW）和埃利斯（Ellis IO）进一步细化了布鲁姆（Bloom）和理查德森（Richardson）分级系统，并将其命名为诺丁汉（Nottingham）分级系统，全称为诺丁汉改良斯卡夫－布鲁姆－理查德森（Scarff-Bloom-Richardson，SBR）分级系统（见乳腺癌组织病理学分级）。2003 年，世界卫生组织（WHO）《乳腺肿瘤病理学和遗传学分类》将其作为浸润性乳腺癌的标准组织学分级系统并沿用至今。

分期 临床多采用国际抗癌联盟（UICC）和美国肿瘤联合会（AJCC）制定的第 8 版乳腺癌分期系统（表 1）。

临床表现 乳腺癌主要发生在女性（＞99%），高发年龄为 41~55 岁。患者较少有自觉症状，临床常以乳腺肿块就诊。乳腺浸润性癌常可触及肿块，癌性肿物表面多不平滑，甚至凹凸不平；形态不规则，与周围组织界限不清。肿物质硬或硬韧；活动受限或固定。皮肤可出现皱缩、乳头凹陷、乳头溢液及乳腺形状的改变等，晚期皮肤呈橘皮样改变。而原位癌往往需要影像检查辅助诊断。

诊断 乳腺癌位置表浅，方便患者自我检查。结合临床表现、影像学和病理学检查可诊断。

乳腺 X 线摄影 乳腺癌在 X 线上表现特征：肿块呈结节状、团块状或不规则样，界限模糊，边缘不整，有放射性毛刺。肿物密度多较周围腺体高且不均匀。微小钙化对诊断有重要意义，约 1/3 患者 X 线片可显示钙化。乳腺导管造影可显示导管不规则及充盈缺损。

乳腺 CT 乳腺癌表现为边缘不光整的肿块或结节，可显示钙化及病变扩展情况，肿瘤与胸壁关系，皮肤有无受损、腋窝及深部淋巴结腋窝转移。

超声 乳腺癌超声检查可显示不均匀的弱回声区，形态不甚

规则、周边不规整回声区内常见较强不均匀的粗大斑点状回声，回声区周围多见回声晕带。超声对乳腺癌诊断的符合率可高达 80%~85%。在乳腺超声引导下细针穿刺肿瘤可进行细胞学检查，有助于明确诊断。

分子检测 雌激素受体

表 1 乳腺癌 TNM 分期和临床分期（UICC/AJCC，2017）

TNM 分期	临床意义
T——原发肿瘤	
T_X	原发肿瘤无法评估
T_0	无原发肿瘤证据
T_{is}	原位癌（导管内癌，小叶原位癌，无肿块的乳头佩吉特病
T_1	原发病灶最大径≤2cm
T_{1mic}	微小浸润癌（肿瘤超过基底膜），最大径≤0.1cm
T_{1a}	肿瘤最大径>0.1cm，但≤0.5 cm
T_{1b}	肿瘤最大径>0.5cm，但≤1.0 cm
T_{1c}	肿瘤最大径>1.0cm，但≤2.0 cm
T_2	肿瘤最大径>2.0cm，但≤5.0 cm
T_3	肿瘤最大径>5.0cm
T_4	肿瘤大小不论，但直接侵犯胸壁或皮肤
T_{4a}	肿瘤直接侵犯胸壁，包括肋骨、肋间肌、前锯肌，但不包括胸肌
T_{4b}	肿瘤表面皮肤水肿（包括橘皮征），乳房皮肤溃疡或微型结节，限于同侧乳房
T_{4c}	包括 T_{4a} 和 T_{4b}
T_{4d}	炎性乳腺癌（皮肤广泛浸润，表面红肿，但不一定触及肿块）（除了 T_{4b} 和 T_{4c} 外，皮肤粘连、酒窝征、乳头回缩和其他皮肤改变可以出现在 T_1~T_3 中，但不影响 T 分期）
N——区域淋巴结	
N_X	区域淋巴结无法评估
N_0	无区域淋巴结肿大
N_1	同侧腋窝淋巴结肿大、转移，但能活动
N_{2a}	同侧腋窝淋巴结肿大、转移，相互融合，或与其他邻近组织粘连
N_{2b}	肿瘤转移至同侧内乳淋巴结，但无同侧腋窝淋巴结肿大、转移
N_{3a}	同侧锁骨下窝淋巴结肿大、转移
N_{3b}	同侧内乳淋巴结转移并伴有同侧腋窝淋巴结肿大、转移
N_{3c}	同侧锁骨上窝淋巴结肿大、转移
M——远处转移	
M_x	无法评价有无远处转移
M_0 期	无远处转移
M_1 期	有远处转移
临床分期	
0 期	$T_{is}N_0M_0$
Ⅰ 期	$T_1N_0M_0$
Ⅱ A 期	$T_0N_1M_0$，$T_1N_0M_0$，$T_2N_0M_0$
Ⅱ B 期	$T_2N_1M_0$，$T_3N_0M_0$
Ⅲ A 期	$T_0N_2M_0$，$T_1N_2M_0$，$T_2N_2M_0$，$T_3N_1M_0$，$T_3N_2M_0$
Ⅲ B 期	$T_4N_0M_0$，$T_4N_1M_0$，$T_4N_2M_0$
Ⅲ C 期	任何 TN_3M_0
Ⅳ 期	任何 T，任何 NM_1

（ER）、孕激素受体（PR）和HER-2已是浸润性乳腺癌的常规检测项目，这些分子检测可影响治疗方案的制订。ER和PR阳性标准指核染色阳性瘤细胞比例≥1%。HER-2免疫组化阳性判定标准如下（表2）。

治疗 治疗包括局部治疗和全身治疗。治疗方案的制订需要根据患者病情及全身情况经多学科共同讨论。早期乳腺癌以局部治疗为主；中期乳腺癌局部治疗辅以全身治疗；晚期乳腺癌以全身治疗为主，辅以姑息性局部治疗。

手术治疗 是多数乳腺癌的首选方式，有以下术式。

乳腺癌根治术 将整块切除肿瘤及全部乳腺组织、区域性淋巴组织；切除胸大小肌；清扫腋窝淋巴结及脂肪结缔组织。该术式适用于各个脏器功能正常，无手术禁忌证的 I、II、IIIa 期乳腺癌。

乳腺癌改良根治术 适应证与乳腺癌根治术相同。手术保留了胸肌，减少胸壁的缺损，使患者术后胸廓外形美观。并且临床疗效与根治术无显著差异。

单纯乳腺切除术 包括单纯乳腺及胸肌筋膜切除术和全乳腺、筋膜及腋窝肿大融合成团的淋巴结切除术。此术式适用于乳腺原位癌或微小癌，或年迈、体弱多病，伴有心、肺、肝和肾功能严重损害的 I 期、II 期乳腺癌不适合根治术者；晚期乳腺癌需要姑息治疗者。手术切除范围包括全部乳腺组织及胸大肌筋膜。

乳腺肿瘤局部切除术 适用于乳腺早期癌 $T_1N_{0\sim1a}M_0$，乳腺周围型肿瘤，腋窝淋巴结无转移者。手术方式包括局部切除、广泛切除和象限切除。局部切除是单纯切除肿瘤，切缘干净，无微小病灶残留；广泛切除是切除肿瘤及其邻近正常乳腺组织 2cm，切缘干净；象限切除是切除肿瘤及肿瘤所在象限的乳腺组织和表面皮肤。

放射治疗 也是一种局部治疗方式，包括乳腺癌根治术后放疗、早期乳腺癌功能保全性手术和根治性放疗、局部晚期乳腺癌的放疗以及根治术后局部复发病例的放疗。

乳腺癌根治术、改良根治术后放疗 术后放疗旨在消除手术可能残留的亚临床病灶，降低局部和区域性淋巴结复发率，提高生存率。国际早期乳腺癌协作组 EBCTCG 对 36 组随机试验的综合分析表明：早期乳腺癌根治术或改良根治术后放射治疗和未放射治疗组比较，局部和区域淋巴结复发率分别为 6.7% 和 19.6%，差异显著；总生存率分别为 40.3% 和 49.4%，无明显差异。随后研究发现，I、II 期乳腺癌在手术和化疗后再做放疗可明显提高生存率。

早期乳腺癌功能保全性手术和根治性放疗 保留乳房的功能保全性手术和放疗的综合应用已成为早期乳腺癌的标准治疗方法之一。适应证：①乳腺癌为单发病灶，最大径小于 3cm。②乳腺要比肿块足够大，以保证手术切除后的乳房外形无明显畸形。③乳腺肿瘤位于乳晕区以外的部位。④腋窝无肿大淋巴结。⑤患者接受保乳手术。⑥无胶原性血管疾病史。手术方式见乳腺癌保留乳房手术。

放射治疗在手术切口愈合后尽早开始。①照射范围：腋窝淋巴结未行清扫者，照射范围应包括乳腺、同侧腋窝淋巴结及锁骨上淋巴结。腋窝淋巴结行清扫者，腋窝淋巴结无转移时只照射乳腺；腋窝淋巴结有转移时，则照射乳腺和锁骨上、下淋巴结区。②照射剂量：乳腺照射剂量为 45～50Gy/4.5～5.5 周，每次剂量为 1.8～2Gy，每周 5 次。原发肿瘤部位再追加照射剂量 15～20Gy，淋巴引流区照射剂量 45～50Gy/4.5～5.5 周。

局部晚期乳腺癌的放疗 不能手术的局部晚期乳腺癌单纯放疗 5 年生存率为 10%～25%，局部控制率 25%～65%，约 80% 病例发生远处转移。放射治疗的范围包括乳腺、胸壁和淋巴引流区，术前或术后的照射剂量均为 50Gy/5～6 周。

根治术或改良根治术后局部和/或区域淋巴结复发的放疗 局部和/或区域淋巴结复发的放射范围包括胸壁和淋巴引流区。照射剂量决定于复发病灶是否已经切除，和病灶的大小。复发病灶已经完全切除者给予预防照射剂量 50Gy。未做手术切除，病灶直径

表2　HER-2 免疫组化阳性判定标准

免疫组化	判定标准
HER-2（+++）	>30%的浸润性癌细胞呈现均一的、强的包膜着色
HER-2（++）	≥10%的浸润性癌细胞呈现不均一的或弱但有明显环绕分布的包膜着色；或≤30%的浸润性癌细胞呈现强的、完整的包膜着色
HER-2（+）	任何比例的浸润性癌有微弱的、不完整的包膜染色；或<10%的浸润性癌有微弱的、完整的包膜染色
HER-2（-）	浸润性癌细胞没有着色

小于 3cm 者，照射剂量 60Gy；病灶更大者，照射剂量 65～70Gy；照射后局部控制率为 30%～75%，5 年生存率 20%～50%。

化疗和内分泌治疗　可手术乳腺癌的辅助治疗见乳腺癌新辅助化疗和乳腺癌辅助化疗。晚期乳腺癌的治疗见晚期乳腺癌化疗。

预后　综合治疗使乳腺癌的疗效迅速提高。尤其是乳腺癌早诊早治的普及，乳腺癌靶向治疗的应用使乳腺癌的 5 年生存率达到 82.3%。

(王　靖　冯晓莉)

rǔxiàn rǔtóuzhuàng'ái

乳腺乳头状癌（papillary carcinoma of the breast）　浸润性乳头状结构占 90% 以上的浸润性乳腺癌。浸润性非乳头状癌伴有囊内乳头状癌和实性乳头状癌成分不能归入此类，因此真性浸润性乳头状癌非常罕见。导管内乳头状癌是恶性非浸润性乳头状肿瘤，乳头结构位于导管-小叶系统的腔内。

真性浸润性乳头状癌尚无明确概念，也缺乏可依据的流行病学资料。临床表现无特殊性。导管内乳头状癌的流行病学资料也非常少。临床上可见乳头皱缩伴清亮或血性溢液，周围型可能会出现包块。

真性浸润性乳头状癌罕见，光镜下特征也没有明确规定，浸润性的乳头有纤细的纤维血管轴心，要注意鉴别转移性乳头状腺癌和伴有囊内乳头状癌和实性乳头状癌成分的浸润性非乳头状癌。导管内乳头状癌在光镜下，于导管或终末导管-小叶单位内见分枝状乳头被覆单层或多层肿瘤性上皮，瘤细胞可以在乳头分枝间隙形成微乳头、筛状和实性结构；瘤细胞轻-中度异型，乳头和增生

的上皮之间缺少肌上皮，但在导管周围有肌上皮。免疫组化染色显示，导管内乳头状癌 P63 在乳头轴心阴性，而病变周围阳性。肿瘤细胞细胞角蛋白 CK5/6 和 CK14 阴性，雌激素受体（ER）、孕激素受体（PR）弥漫阳性。

该病治疗见乳腺癌。真性浸润性乳头状癌生存相关资料很少，可能和分级以及分期有关。导管内乳头状癌和一般的导管原位癌预后特点一致。

(冯晓莉)

rǔxiàn xiǎoguǎn'ái

乳腺小管癌（tubular carcinoma of the breast）　90% 以上的肿瘤由衬覆单层上皮且管腔张开的小管组成的预后非常好的浸润性乳腺癌。小管癌仅占乳腺癌的 2%。与浸润性导管癌临床表现相似。10%～20% 病例为多灶。

肿块肉眼见，灰白色，质地韧硬。大多肿瘤直径小于 1.5cm。光镜下的特征性结构是开放小管，有单侧上皮围绕成空腔，小管呈椭圆形、圆形或多角形。小管结构必须超过 90%。瘤细胞小到中等，无异型，核仁不明显，一般无核分裂象。1/3 有顶浆出芽。另一个重要的形态特点是促纤维间质反应。小管癌周围常见有扁平上皮不典型增生和低级别导管原位癌。如果 50%～90% 小管癌混合其他类型的癌则归入混合型。

免疫组化染色几乎所有癌细胞均表达雌激素受体（ER），孕激素受体（PR）表达率为 69%，阳性标准均为瘤细胞比例≥1%。一般不表达 HER-2、EGFR 和 P53。主要鉴别的病变包括硬化性腺病、放射瘢痕、低级别浸润性导管癌以及导管-小叶癌。前两者可以通过肌上皮标志物辅助鉴别。后两者主要通过形态特点鉴别。

该病治疗见乳腺癌。小管癌预后非常好，长期生存和同年龄无乳腺癌患者相似。完全切除后罕见复发。淋巴结转移不常见，平均 10%，即使有淋巴结转移预后也非常好。10 年总生存为 99%～100%。

(冯晓莉)

rǔxiàn xiǎoyè yuánwèi'ái

乳腺小叶原位癌（lobular carcinoma in situ of the breast）　来自乳腺小叶终末导管及腺泡的恶性肿瘤。癌细胞局限于管泡内，未穿破其基底膜，小叶结构存在。乳腺小叶增生是指终末导管-小叶单位上皮的不典型增生，包括小叶不典型增生和小叶原位癌，两者的区别在于累及的单个小叶单位的范围。平均发病年龄 49 岁。小叶增生占良性乳腺活检的 0.5%～4%。由于钼靶筛查检测到微小钙化的增多，引起几种变异型小叶原位癌的发生增多。

光镜下见，病变局限于终末导管-小叶单位内。约 85% 为多灶，30%～67% 为双侧。低倍镜下小叶结构保存，腺泡扩张，细胞黏附性减弱。典型的小叶原位癌诊断标准为一个小叶单位中的腺泡一半以上被小而一致的缺乏黏附性的细胞所累及。沿着终末导管呈佩吉特样分布的结构常见。

免疫组化染色约 90% 癌细胞表达雌激素受体（ER）和孕激素受体（PR），HER-2 一般不表达。80%～90% 不表达 E-钙黏着蛋白，但有 10%～16% 小叶原位癌表达 E-钙黏着蛋白。主要鉴别的病变包括低级别导管癌尤其小叶癌化结构。多形性小叶原位癌需要和高级别导管原位癌鉴别。E-钙黏着蛋白阴性能够提供帮助，但阳性可能存在小叶原位癌和导管原位癌混合。小叶原位癌累及硬化

性病变时有可能和浸润癌混淆，可以通过肌上皮标志物平滑肌肌动蛋白（SMA）、P63 和 CK14 等辅助鉴别。

乳腺小叶原位癌常见的病理类型为经典型和多型性。相比较而言，前者特性更温和，而后者癌变概率更高。不论哪种类型，公认的观点是局部切除就已足够，对于单发的病灶没必要进行乳腺全切，更不必进行放化疗等治疗。

小叶瘤变患者发生浸润性癌的危险度是不伴有小叶瘤变患者的 4～12 倍。研究发现生存患者发生浸润癌的危险度提高到 35%，而且浸润癌可以发生在任何一侧。因此提倡终身随诊，必要时二次手术。

（冯晓莉）

rǔxiàn dǎoguǎn yuánwèi'ái

乳腺导管原位癌（ductal carcinoma in situ of the breast）

一种局限于乳腺导管-小叶单位内的乳腺癌。细胞的异型性从轻微到明显，具有进展为浸润性乳腺癌的趋势。

研究发现，诊断为导管原位癌的患者仍有不足 5% 在 10 年内死亡。死亡原因主要是诊断时未发现浸润癌成分。80%～85% 患者通过钼靶可诊断，另外 5% 是乳腺活检意外发现。

病理应用较多的分级是以核的改变为基准结合或不结合坏死以及细胞极向的三级法，低级别、中级别和高级别。但这三级间的关系并不代表导管原位癌一定是从低级别到高级别的顺序进展过程。光镜下低级别导管原位癌细胞核小，组织结构有拱形、微乳头、筛状，呈实性。中级别癌细胞大小、形状、染色质还有核仁均为轻-中度变化，核分裂象和粉刺样坏死可见。高级别癌细胞明显异型，排列成实性、筛状和微乳头，核极性差，核膜不规则，染色质粗，核仁明显，核分裂象易见，粉刺样坏死以及坏死碎屑明显。少见的变异型包括大汗腺、印戒细胞样、神经内分泌、梭形、鳞状和透明型。

免疫组化染色 75%～80% 癌细胞表达雌激素受体（ER），孕激素受体（PR）表达稍低，阳性标准均为瘤细胞比例≥1%。HER-2 表达比浸润性导管癌高。主要鉴别的病变包括普通型导管增生、非典型导管增生、小叶原位癌以及浸润性导管癌。后者可以通过肌上皮标志物 P63、平滑肌肌动蛋白（SMA）和钙调理蛋白（calponin）辅助鉴别。其他病变主要通过形态的诊断标准区分，鉴别困难时可以通过免疫组化染色辅助检查，如小叶原位癌常表达 CK34βE12，不表达 E-钙黏着蛋白等。

乳腺导管原位癌以手术治疗为主（见乳腺癌）。作为治疗选择的指导指标包括：年轻、病变大、高级别核、粉刺样坏死以及切缘阳性是复发和进展为浸润癌的高危因素。

（冯晓莉）

rǔxiàn wēixiǎo jìnrùn'ái

乳腺微小浸润癌（microinvasive carcinoma of the breast）

在乳腺间质内存在明确的 1 个或多个显微镜下癌浸润灶，每个浸润灶直径≤1mm，常见于高级别导管原位癌组织学背景中。

病理特征　乳腺导管微小浸润癌的组织学特征有：在间质中有恶性上皮细胞存在，浸润灶的最大径不超过 1mm，浸润细胞周围基底膜和肌上皮细胞缺如，浸润灶周围间质改变，以及常有淋巴细胞浸润；微小浸润呈现多灶；

浸润方式有单个细胞、细胞团以及浸润部分和导管内癌内外相连等方式。超微结构发现导管内癌的基底膜具有不连续性。

当存在数个浸润灶时，只计算最大的浸润灶，而不要将所有浸润灶的最大径计算在一起，但应记录病灶的数量。微小浸润主要发生在导管原位癌，即微小浸润性导管癌，也可以是微小浸润性小叶癌存在于小叶原位癌内。微小浸润乳腺癌被定义为 T_{1mi}，是 T_1 期乳腺癌的一个亚型。

诊断　乳腺微小浸润癌不常见，易于诊断。微小浸润癌通常与高级别导管原位癌有关，有时可伴小叶原位癌出现，罕见的情况下，存在微小浸润癌而无邻近原位癌成分。约一半患者有可触及的乳腺肿块。微小浸润癌与导管原位癌的大小直接相关。同时，当微小浸润癌起源于高级别导管原位癌时，临床表现为乳腺 X 线片可探测的微钙化灶，或少见的情况下表现为不对称的或结构扭曲的肿块性病变。微小浸润癌超声上可表现为实性低回声块影。

鉴别诊断　包括单纯的原位病变以及明显的浸润癌（如直径大于 1mm）。浸润灶的直径需要以目镜的微米为量度仔细的测量以除外后者。需要确定这一组织学改变并不是导管原位癌累及终末导管小叶单位（TDLU）或先前存在的良性病变，如硬化性腺病、放射状瘢痕及复杂性硬化性病变等。免疫组化染色对鉴别诊断微小浸润癌同样具有作用。肌上皮标志物染色表明浸润灶周围无肌上皮围绕。细胞角蛋白染色也有重要价值。

治疗　包括手术、放射治疗和内分泌治疗等。手术方式有乳腺癌改良根治术和保乳手术，对腋窝的处理一般采用前哨淋巴结活检。对保乳的患者须术后放疗。根据患者原位癌成分的组织结构特征及激素受体表达情况来决定是否行内分泌治疗。一般不进行化疗。

预后 该病局部复发和远处转移与导管原位癌的大小明显相关而和微小浸润大小无关，导管原位癌伴微小浸润者手术的预后很好，其无病生存率和总生存率和单纯导管原位癌接近。

(陈国际)

乳腺浸润性小叶癌 rǔxiàn jìnrùnxìng xiǎoyè'ái（invasive lobular carcinoma of the breast）

癌细胞突破末梢乳管或腺泡基底膜向间质浸润，但仍局限于小叶内的乳腺癌。和小叶原位癌密切相关，占乳腺浸润癌的 5%~15%。发病年龄为 57~65 岁，比浸润性导管癌稍大。

肿块界限欠清楚，弥漫浸润的生长导致很难确定大小。光镜下典型特点为，小的缺乏黏附性的瘤细胞单个或呈单排条索浸润在纤维间质中。肿瘤索以正常导管为中心围绕排列。间质反应少见。瘤细胞胞质少，核圆或椭圆形，常有包涵体。核分裂象少见。58%~98% 的癌伴有小叶原位癌，其核的分级与浸润癌一致。此类癌可以和特殊类型组成混合型癌。其变异型包括实性小叶癌、腺泡状小叶癌、多形性小叶癌、小管状小叶癌和混合性小叶癌。肿瘤分级采用三级分法，和预后相关，二级最多见，占 76%。免疫组化染色 80%~95% 表达雌激素受体（ER），60%~70% 表达孕激素受体（PR），HER-2 表达罕见。主要鉴别的病变是低级别浸润性导管癌，有报道提出通过 E-钙黏着蛋白和 p120 可以帮助鉴别，但

15% 浸润性小叶癌表达 E-钙黏着蛋白。

临床影像诊断准确率比浸润性导管癌低，钼靶假阴性率达 19%，磁共振成像（MRI）诊断较有帮助，尤其是多灶病变。

该病治疗见乳腺癌。传统认为该病预后比浸润性导管癌好，但有报道其诊断后前 10 年相对较好，10 年以后比浸润性导管癌差，转移、复发和病死率均较高。淋巴结转移率比浸润性导管癌低。转移到其他器官的特点也不同于浸润性导管癌，易转移至骨、胃肠道、子宫、脑膜和卵巢等。

(冯晓莉)

乳腺浸润性导管癌 rǔxiàn jìnrùnxìng dǎoguǎn'ái（invasive ductal carcinoma of the breast）

导管内少量癌细胞突破基底膜向间质浸润的乳腺癌。肿瘤大小、形状和硬度等变化范围大，瘤内常有钙化，癌周有炎症细胞浸润。世界卫生组织（WHO）最新分类中浸润性导管癌被命名为浸润癌非特殊类型，是浸润癌中最大类。这类癌异质性明显，很难明确其组织类型是小叶或导管。占乳腺浸润癌的 40%~75%，发病年龄多大于 40 岁。

肿块大小不等，直径 1~10cm。切面界限欠清楚，质地较韧硬，灰白色。光镜下是排除性诊断，首先除外特殊类型的浸润癌。肿瘤形态变化较多样，边缘可以浸润，也可以呈推挤式。组织结构多样呈巢状、索状、梁状以及实性和合体样改变。瘤细胞可以有不同表现，胞质丰富嗜酸，核规则或多形，常有多个明显的核仁。高达 80% 的癌伴有导管原位癌，其核的分级往往与浸润癌一致。间质的反应也变化多样，包括纤维化、坏死、囊性变和淋

巴浆细胞浸润等。此类癌可以和特殊类型组成混合型癌。其变异型包括多形性癌、伴有破骨样间质巨细胞癌、伴有绒癌特点的癌、伴有黑色素瘤特点的癌。

免疫组化染色显示，雌激素受体（ER）、孕激素受体（PR）和 HER-2 表达变化多样。70%~80% 表达 ER，15% 表达 HER-2。主要鉴别的病变是变异型癌与有相应特点的其他癌。

该病治疗见乳腺癌。预后较差，10 年生存率 35%~50%。影响预后的因素有组织分级、肿瘤大小、淋巴结情况以及血管浸润与否。ER、PR 和 HER-2 表达对预后有影响。

(冯晓莉)

乳腺筛状癌 rǔxiàn shāizhuàng'ái（cribriform carcinoma of the breast）

以形成筛状结构为特点的低度恶性浸润性乳腺癌。当筛状癌与小管癌混合存在时，若筛状癌成分超过 50%，即可诊断为筛状癌。当筛状癌与小管癌以外的其他类型浸润性乳腺癌混合存在时，只有筛状癌成分超过 90% 时方可诊断为筛状癌；而当筛状癌成分占 50%~90% 时，则诊断为混合型癌。

浸润性筛状癌诊断年龄为 53~58 岁。临床上一般肿块不明显，也可表现为明显的肿块。触诊可以扪及乳腺肿块。影像学上肿块可呈毛刺状，经常伴微小钙化。20% 的病例可表现为多灶性。

浸润性筛状癌肿块质硬，切面灰白，通常边界较清楚。光镜下，肿瘤细胞排列成筛状结构或小管状结构，可伴顶浆分泌，周围无肌上皮细胞围绕。肿瘤细胞有低/中度异型，核分裂象少见。间质可有明显的纤维结缔组织反应。80% 的病例中可找到筛状型

导管原位癌。免疫组化染色显示，浸润性筛状癌一般雌激素受体（ER）、孕激素受体（PR）阳性，HER-2 阴性。

鉴别诊断包括：①腺样囊性癌，除上皮细胞成分外，还有肌上皮细胞成分，可见腔内分泌物和基膜样物质。②筛状型导管原位癌，筛状结构周围有肌上皮细胞围绕。

该病治疗见乳腺癌。预后较好，10 年总生存率 90%~100%。混合型的预后比单纯性筛状癌差，但好于浸润性导管癌。

（冯晓莉）

rǔxiàn suǐyàng'ái

乳腺髓样癌（medullary carcinoma of the breast）

乳腺癌的一种特殊类型。世界卫生组织（WHO）最新分类中髓样癌包括在癌伴有髓样分化的大类中。该类包括髓样癌、非典型髓样癌和非特殊类型浸润癌的亚型，主要特点为肿瘤边界清楚或呈推挤性边界，癌细胞呈合体细胞结构，核级别高，伴明显的淋巴细胞浸润。经典的髓样癌罕见，占乳腺浸润癌不足 1%。诊断年龄多在 45~52 岁，但其中约 26% 诊断时小于 35 岁。

肿块直径 2~2.9cm。切面界限清楚，质地较软，局部有出血坏死。光镜下诊断标准包括超过 75% 的癌成分表现为合体细胞，癌组织边缘清楚或呈推挤式改变，缺少管状分化，圆形瘤细胞含有高级别泡状核及一个或多个核仁。实际工作中这个标准很难应用，因此把髓样癌、非典型髓样癌和非特殊类型浸润癌的亚型合称为癌伴有髓样分化特点。

免疫组化染色显示，雌激素受体（ER）、孕激素受体（PR）和 HER-2 常阴性（三阴）。细胞

角蛋白 CK5/6 和表皮生长因子受体（EGFR）阳性表达。浸润的淋巴细胞表达 CD3 和 CD8。主要鉴别的病变是 EB 病毒相关的淋巴上皮样癌，鉴别要点通过检测 EB 病毒辅助明确。

该病治疗见乳腺癌。髓样癌和同级别浸润癌比较预后好，可能与明显的淋巴浆细胞浸润有一定相关性。

（冯晓莉）

rǔxiàn niányè'ái

乳腺黏液癌（mucinous carcinoma of the breast）

以肿瘤细胞漂浮于细胞外黏液池为形态特点的浸润性乳腺癌。当黏液癌成分占肿瘤的 90% 以上时方可诊断为黏液癌，否则诊断为混合型癌。又称乳腺胶样癌、乳腺胶冻状癌、乳腺黏液腺癌。单纯型黏液癌约占浸润癌的 2%。发病年龄常大于 55 岁。

病理特征 肿块可以任意大小，小的直径可以小于 1cm，大者可超过 20cm。切面呈发光的胶样特点。光镜下，可见黏液湖被含有毛细血管的纤维分隔，其中漂浮细胞巢，可有小管样结构。癌细胞异型性不明显。单纯的黏液癌必须是超过 90% 的癌成分表现黏液癌特点。免疫组化染色显示，雌激素受体（ER）和孕激素受体（PR）阳性，HER-2 常阴性。有报道 WT1 阳性表达。免疫组化染色通常为 Lumina 1A 型，少数为 Lumina 1B 型。

临床表现 发病部位与一般乳腺癌相似。1/3~1/2 发生在外上象限和乳晕区。多为单侧，也有双侧发病，可单发或多发。首发症状常是乳腺肿块，或体检时发现。肿块生长缓慢，乳头溢液、佩吉特病和疼痛不常见。大的病变可以固定于皮肤或胸壁，触诊

肿物边界清楚，质地较软或中等，触诊可有捻发音，稍有波动感。

诊断 结合临床表现、影像学和病理学检查可诊断。乳腺 X 线摄影表现为椭圆形或分叶状肿块，边界清楚，很少伴有钙化。超声检查肿瘤边界清楚，内见不规则无回声区，彩色多普勒显示肿块内部血流信号稀少，周边可见散在分布短线状血流信号。磁共振成像（MRI）在 T1WI 呈低信号或等信号，其内可见信号纤维分隔，增强后早期轻度不均匀强化。

鉴别诊断 主要与黏液囊肿样病变鉴别，通过免疫组化染色显示是否存在肌上皮，另一点是囊肿周围常见扩张的导管。

治疗 单纯型黏液癌可以行乳腺单纯切除或保乳手术。直径小于 3cm 的单纯型黏液癌很少发生淋巴结转移，可免于腋窝淋巴结清扫，除非已证实有腋窝淋巴结转移，一般不推荐化疗。若肿瘤直径 ≥1cm、ER 和/或 PR 阳性，建议选用辅助内分泌治疗。无论肿瘤大小、淋巴结转移阳性者，建议辅助内分泌治疗±化疗。ER 和/或 PR 阴性者按普通乳腺癌的原则治疗。

预后 单纯型黏液癌预后好，复发和扩散发生率低。5 年、10 年和 20 年生存率分别为 94%、89% 和 81%。明显好于浸润性导管癌的 82%、72% 和 62%。

（冯晓莉）

bànyǒu dàhànxiàn fēnhuà de rǔxiàn'ái

伴有大汗腺分化的乳腺癌（carcinoma with apocrine differentiation of the breast）

具有大汗腺细胞学特点的浸润性乳腺癌。是世界卫生组织（WHO）最新的乳腺分类命名，其主要特点为呈浸润性生长，癌细胞表现为大汗

腺特点。局部伴大汗腺分化的浸润癌常见，但广泛性伴大汗腺分化的癌仅占浸润癌的4%。临床表现与不伴有大汗腺分化的癌没有区别。

肿瘤可以任意大小，位于乳腺的任何象限。光镜下，大汗腺分化的癌可以在非特殊类型浸润癌中，也可以在特殊类型浸润癌中出现，如小管癌、小叶癌、微乳头癌和髓样癌。也可以在导管/小叶原位癌中出现。癌细胞胞质丰富，可见嗜酸颗粒胞质，或泡沫状胞质。胞质内脂质成分常见。免疫组化染色显示，雌激素受体（ER）和孕激素受体（PR）阴性，HER-2常阳性。BCL-2阴性，而GCDFP-15阳性。鉴别诊断包括颗粒细胞瘤和组织细胞增生性病变。CK阳性表达可以辅助诊断。

该病治疗见乳腺癌。预后和非特殊类型浸润癌一致，对应形态学分化程度。

（冯晓莉）

rǔxiàn huàshēngxìng'ái

乳腺化生性癌（metaplastic breast carcinoma，MBC） 一组部分或全部肿瘤细胞向鳞状细胞或间叶细胞分化的浸润性乳腺癌。2019年版世界卫生组织（WHO）乳腺肿瘤组织学分类将MBC分为低级别腺鳞癌、纤维瘤病化生性癌、鳞状细胞癌（SCC）、梭形细胞癌、伴间叶分化的癌、肌上皮癌和混合性化生性癌。MBC仅占全部浸润性乳腺癌0.2%～5%。

病理特征：肿瘤成分由鳞状细胞组成。肉眼常见囊性改变，光镜下囊腔被覆鳞状上皮，伴有不同程度的核异型。瘤细胞呈巢状、索状及片状浸润邻近间质，并且伴有间质反应。炎症细胞反应较明显。瘤细胞呈不同的分化

程度，浸润的前沿常见梭形细胞形态。鳞状细胞癌的变异型棘细胞型，表现有假腺样或假血管肉瘤样结构，需要和真性血管肉瘤鉴别。化生性鳞状细胞癌可以和非特殊类型的浸润性癌混合存在。另外需注意伴有髓样特点的癌常出现鳞状分化的区域。在诊断乳腺原发鳞状细胞癌之前，要先除外从其他部位，尤其是皮肤发生的鳞状细胞癌。

临床表现通常为乳腺肿胀或扪及肿块，常在短期内快速生长。可见乳头凹陷和皮肤溃疡。就诊时乳腺肿块直径多大于2cm，平均5cm。结合临床表现和影像学检查可诊断。超声检查肿块多呈圆形或椭圆形，回声均匀，可见囊性回声。钼靶摄片常见粗大的钙化。

该病治疗以手术为主，保乳术和改良根治术均可酌情选择。肿瘤直径≥5cm，腋窝淋巴结转移大于4个，保乳术和全乳切除术后应进行辅助放疗。化疗反应不理想，紫杉醇为基础的化疗方案只有17.6%的患者有反应。以铂类为基础的化疗方案可推荐用于治疗含鳞状细胞成分的MBC。

MBC比浸润性导管癌和小叶癌有更恶性的生物学行为；比三阴性导管癌和三阴性小叶癌侵袭性更强，常通过淋巴管和血道转移，淋巴结转移率较低。最常见的远处转移器官是肺和胸膜，远处转移率是16%～46%。MBC各亚型之间预后无明显差异。高级别梭形细胞与鳞状细胞成分的存在提示预后不良。

（冯晓莉）

yǐnnìxìng rǔxiàn'ái

隐匿性乳腺癌（occult breast cancer） 以腋窝淋巴结肿大或其他部位转移为首发表现，临床体

检和影像学检查均不能发现乳腺内病灶的乳腺癌。是较少见的特殊类型乳腺癌。因此，早期的隐匿性乳腺癌检出率低，临床上容易延误治疗，影响预后。

中国数据显示隐匿性乳腺癌仅占同期乳腺癌的0.3%～0.8%。发病年龄与一般乳腺癌相似，多在45～55岁，通常以腋窝淋巴结肿大为首发症状，腋窝肿块直径从仅能扪及至5cm左右，以3cm居多，乳腺很难触摸到实质性肿块。乳腺原发灶生长缓慢，而腋窝转移灶生长较快。

临床上对腋窝淋巴结肿大而乳腺检查阴性的患者，应首先进行细针穿刺细胞学检查，确定是否为淋巴结转移癌，排除淋巴结核或炎症。细针穿刺细胞学诊断的阳性率高达76%～95%。若为转移癌，则需排除其他可能导致腋窝淋巴结肿大的肿瘤，如黑色素瘤、甲状腺癌、卵巢癌和胃癌等。约1/4的黑色素瘤以腋窝淋巴结肿大为首发症状或体征，而甲状腺癌、胃癌等通常还伴有其他阳性症状和体征。淋巴结切除活检可进一步明确组织来源和分化程度。同时作雌激素受体（ER）或孕激素受体（PR）检测，若为阳性，则对隐匿性乳腺癌的诊断有重要的参考意义，但两者阴性并不能排除隐匿性乳腺癌的诊断。

乳腺的检查应特别注意有无局部增厚改变，尤其是乳腺外上象限的部位。乳腺X线钼靶照片是常用的检查手段，可以发现直径3mm的微小肿瘤，检出率约50%，钙化往往是隐匿性乳腺癌的唯一X线表现。乳腺薄层CT检查有助于发现隐匿病灶，磁共振成像（MRI）强化扫描有较高的灵敏性，可作为隐匿性乳腺癌

检测的辅助手段。

对隐匿性乳腺癌的治疗尚无共识。中国学者建议对隐匿性乳腺癌采取根治性切除手术或改良根治术并辅以化疗、放疗。随着放疗设备和技术的进步，保守性手术加规范的放疗可能改变传统的根治术选择。

隐匿性乳腺癌的预后优于或相似于乳腺内有肿块且伴有腋下淋巴结转移的乳腺癌。预后取决于腋下肿块大小和淋巴结转移情况，并与病程有关。

（陈国际）

nánxìng rǔxiàn'ái

男性乳腺癌（male breast cancer）

发生于男性乳腺导管上皮和/或小叶的恶性肿瘤。约占乳腺癌的1%。发病率很低，其中以老年患者居多，发病高峰年龄在70岁左右。

病因和发病机制 同以下因素有关。

性激素水平 与男性乳腺癌发病相关的因素，要有雌激素水平的绝对值或相对值增高、睾丸损伤等。从50岁以后，男性外周血睾酮水平开始下降，加之老年期肝功能代谢减弱，使体内雌激素水平相对升高，从而导致雌激素和雄激素比例失调，是发生男性乳腺癌的重要因素之一。

遗传因素 同女性乳腺癌一样也有家族聚集性或遗传倾向，有乳腺癌家族史者，男性乳腺癌危险性升高2～4倍。基因异常、有克兰费尔特（Klinefelter）综合征（先天性睾丸发育不全或原发性小睾丸）、有XXY核型和雌激素/雄激素比率升高的男性患MBC的危险性增高。

临床表现 常是一侧或双侧乳晕下或乳晕周围无痛性肿块、质硬、边界不清，由于男性乳腺

的生理结构，癌组织容易侵及皮肤和乳头，出现溃疡、乳头回缩和乳头溢液，还有以淋巴结肿大为首发症状的隐性乳腺癌、皮肤潮红为主的炎性乳腺癌、乳头糜烂为主的乳腺佩吉特病。

诊断 根据临床表现，结合临床体检，诊断不困难。病变部位的活检病理是确诊的金标准。

鉴别诊断 应与乳腺良性肿瘤，尤其应与男性乳腺发育症相鉴别。男性乳腺癌与女性乳腺癌比较：发病年龄明显高于女性，病史长，发病就诊晚，转移发生早，治疗效果相对差。

治疗 局限期的男性乳腺癌一般首选改良根治术。根据手术切缘、淋巴结累及情况及分期采取术后辅助化疗、放疗及内分泌治疗。局部晚期可以采取新辅助化疗，待病灶缩小后再行手术治疗。有转移的晚期患者根据激素受体情况决定采用内分泌治疗或化疗。

预后 辅助治疗可以减少复发率和病死率。该病预后与肿瘤的大小、淋巴结转移情况、肿瘤的临床分期等多因素密切相关。因其发病年龄大、临床分期晚、淋巴结转移率较高，因此，预后往往比女性差。

（陈国际）

júbù wǎnqī rǔxiàn'ái

局部晚期乳腺癌（locally advanced breast cancer，LABC）

原发病灶直径大于5cm（T_3）或有皮肤和胸壁粘连固定（T_4）和/或区域的腋窝淋巴结互相融合（N_2）或同侧锁骨上淋巴结转移（N_3）的乳腺癌。根据以上标准，LABC临床分期主要是指ⅢA期（$T_{0\sim2}N_2$ 或 $T_3N_{1\sim2}$）和ⅢB期（T_4N_x 或 T_xN_3）的乳腺癌。虽然炎性乳腺癌（T_4D）的临床特性

和生物学行为都与普通LABC不同，且预后相对更差，但在一些分类中也将炎性乳腺癌作为LABC的一种。另外，ⅡB期（T_3N_0）乳腺癌在治疗原则上与LABC有相似之处，因此，也有文献将ⅡB期（T_3N_0）乳腺癌归入LABC。

临床表现 大多表现为巨大乳房肿块或乳房皮肤水肿、增厚和溃疡等，容易扪及肿大的或融合的腋窝或锁骨上淋巴结。但也有少数病例肿块不明显或存在弥散的浸润性病灶，需要结合钼靶或B超等影像学检查方法明确诊断。

诊断 根据临床症状与体征，LABC的诊断一般不困难。影像学检查，如胸片、B超、钼靶、核素骨扫描、CT和磁共振成像（MRI）等能够了解病变的大小及形态；还能显示对侧乳腺以及肝、肺及全身骨骼的肿瘤转移情况。采用空芯针穿刺活检（FNA）可以明确地做出细胞病理学诊断和进行核分级、激素受体检测及其他生物学指标的检测。但必须同时结合体检和影像学诊断才能作出准确的诊断。MRI对原发及转移性乳腺癌的判断更加敏感。

治疗 新辅助化疗已成为LABC标准治疗方案的一部分。新辅助化疗可明显降低分期，有助于局部病灶的手术切除，同时还有助于杀灭乳腺癌亚临床播散病灶。手术治疗仍是LABC综合治疗的最重要组成部分。

放射治疗对LABC也很重要，乳腺癌病灶切除后的辅助放疗有助于有效杀灭局部组织中残余的肿瘤组织和细胞。对于未能有效切除的肿瘤进行放疗，也能有效地提高局部控制率。对于不可手术患者，放疗可能是唯一可治疗手段。术后胸壁和淋巴引流区是

放疗的主要目标。

在 LABC 进行新辅助化疗及局部治疗后，根据其检测雌激素及孕激素受体的水平可给予他莫昔芬或第三代芳香化酶抑制剂药物进行治疗。

(陈国际)

老年性乳腺癌 (senile breast cancer)

lǎoniánxìng rǔxiàn'ái

发生于年龄 ≥65 岁老年人群的乳腺癌。其临床特点是起病隐匿，症状不明显，多以生长慢、病程长以及发生淋巴结转移相对较晚为特点。

老年性乳腺癌的发病原因与年轻人相同，主要与内分泌功能失调等因素有关，但有以下特点：①由于寿命较长，老年人接触致癌剂的机会增多。②免疫功能低下，特别是免疫监视功能下降，导致机体防御机制受损。③DNA 修复能力减弱。

老年乳腺癌患者因其特殊的生理心理特征，有别于年轻及中年患者，乳腺癌的生物学行为一般比年轻患者要好，更倾向中、高分化、淋巴结阴性、雌激素受体（ER）和/或孕激素受体（PR）阳性、HER-2 阴性者多见。诊断见乳腺癌。

对老年乳腺癌患者的治疗采用以手术为主的综合治疗，以延长寿命、提高生存质量为目标。手术适应证：患者全身情况较好，年龄 ≤75 岁，肿瘤分期属于 I、Ⅱ期及部分Ⅲ期。即使有一种或多种慢性疾病，可以经过围手术期处理后行改良根治术。如果全身情况或症状不能明显改善，可考虑行单纯乳房切除术或乳腺区段切除。除已经广泛转移的晚期患者或合并严重疾病不能耐受手术者外，均应积极选择手术治疗。不应对高龄患者的手术治疗持消极态度。单纯高龄不是手术禁忌证，与手术死亡率无关。高龄老年乳腺癌患者死亡的主要原因主要归因于分期晚和基础病严重。对于 ≥75 岁的乳腺癌患者，要考虑其预期生存时间和肿瘤的恶性程度，酌情选择创伤较小的手术，如行全乳腺切除术或缩小淋巴结清扫范围。

关于老年乳腺癌患者术后的辅助化疗，大部分观点认为其疗效不如年轻患者。因老年患者耐受能力差，辅助化疗和放疗有较大不良反应，术后内分泌治疗更为适合。这与中青年乳腺癌术后强调辅助化疗和放疗的原则有很大的不同。国际老年肿瘤学会发布的推荐指出，老年患者是否接受术后辅助化疗，不是由年龄决定的，而应综合考虑病情、全身状况、预期寿命及治疗的可能受益和化疗反应的风险等因素。腋窝淋巴结阳性、激素受体阴性者是最可能的受益人群。无心脏疾病者首选蒽环类药物治疗方案。高危患者应在蒽环类药物基础上加用紫杉类药物。

(陈国际)

妊娠哺乳期乳腺癌 (breast cancer in pregnancy and lactation)

rènshēn-bǔrǔqī rǔxiàn'ái

妊娠时或妊娠后 1 年内（即哺乳期）原发于乳腺上皮组织的恶性肿瘤。是一种特殊类型乳腺癌，由于哺乳期乳腺癌患者内分泌的变化及其对癌瘤产生的影响与妊娠期乳腺癌相似，所以常将两者统称为妊娠相关乳腺癌。占所有乳腺癌的 0.2%~3.8%，占全部妊娠女性的 0.01%~0.38%。妊娠期乳腺癌患者的平均年龄为 35 岁，而一般乳腺癌患者的平均年龄为 50 岁。

病因和发病机制 性激素是乳腺癌的危险因素之一，而妊娠期间雌激素、孕激素、胰岛素样生长因子 1 （IGF-I） 明显增加，与乳腺癌的发病及进展有密切关系。随着妊娠期雌酮水平的升高和乳腺组织基因表达的持续变化，导致妊娠合并乳腺癌的发病率升高。

临床表现 与非妊娠期乳腺癌相同，早期均表现为乳房出现无痛性肿块，随着病情变化常伴有腋窝淋巴结肿大、乳头溢液、乳头内陷、局部炎症和皮肤破溃等，溢液以血性为主。由于妊娠哺乳期激素水平的改变使乳房增大，乳腺腺泡增生，整个乳腺密度增加，乳房变得坚硬，多结节、肥大，从而使患者的乳房肿块不易早期发现，常致延迟诊断，而延迟诊断所导致的肿瘤分期较晚可能是患者 5 年生存率低的主要因素。

诊断 乳房 B 超一般在扪诊不能肯定有无肿块，或无法区别肿块是囊性或实性的情况下进行，但不能判断实性肿块的良恶性。需依靠穿刺细胞学检查或乳腺肿物活检方能确诊。

鉴别诊断 在疑为乳腺癌的情况下，应注意与急性乳腺炎、积乳囊肿、乳腺纤维瘤鉴别。

急性乳腺炎 起病急、病程短，伴高热，乳腺局部出现红肿热痛，压迫则疼痛加剧，炎症发展可形成乳腺脓肿、乳腺表面波动感，继而出现皮肤坏死、破溃、溢脓，伴同侧腋窝淋巴结肿大、疼痛。

积乳囊肿 由于各种原因造成输乳管的断裂、管腔狭窄、导管阻塞、或哺乳时乳汁流出不畅或完全滞积形成，表现为乳腺肿块，单侧发病，肿块孤立单发，妊娠期、哺乳期者多伴有乳腺炎症、红肿热痛。

乳腺纤维癌 单侧或双侧乳腺实质内单发孤立或多发散在或多发融合成团的肿物，圆形或分叶状，边界清楚，质地韧，活动度较大。

治疗 基本同普通乳腺癌。手术前是否中止妊娠须考虑妊娠的不同时期、肿瘤期别、术后是否需进行放化疗以及患者对孩子的要求等。哺乳期乳腺癌治疗前须首先中止哺乳。

预后 较差，5年生存率约40%。主要与妊娠哺乳期雌激素分泌旺盛刺激肿瘤生长及容易误诊误治等因素相关。

（陈国际）

yánxìng rǔxiàn'ái

炎性乳腺癌（inflammatory cancer of the breast） 生长迅速的临床表现酷似急性乳腺炎的特殊类型的乳腺癌。少见，仅占乳腺癌的2.5%，起病快、进展迅速及5年生存率低是其特点。多见于年轻患者，常发生在妊娠期或哺乳期，组织病理诊断多为分化差的腺癌，故病程发展快，常在短期内侵犯整个乳房。与非炎性乳腺癌相比较，炎性乳腺癌淋巴结转移出现较早而常见，较容易出现远处转移。

病理特征 主要表现为高的组织学分级和核分级以及较非炎性乳癌更显著的血管淋巴管侵犯。乳腺浸润性导管癌和乳腺浸润性小叶癌是其最常见的两种类型。在病理学上的特征性表现是皮肤淋巴管内见癌栓，但不是确诊的依据。

临床表现 乳房迅速增大伴有皮肤的红肿热痛及橘皮样外观，改变至少累及1/3的乳房，伴皮肤表面卫星结节及腋窝淋巴结肿大，病情严重者可伴有体温升高等全身症状。约有1/4的患者有乳房和乳头疼痛，还有乳头内陷、瘙痒、溢液、结痂和干裂，随病情的发展很快出现皮肤破溃。最具特征的表现是皮肤的改变，颜色自粉红至深紫色，一般病程越晚，颜色越深。由于癌组织侵犯皮内及乳房内淋巴管，导致组织水肿和张力增加，乳房皮肤肿胀发红，形成丹毒样表现。30%~65%患者在诊断时可触及乳腺内肿块。炎性乳腺癌易发生转移，55%~85%患者有腋窝或锁骨上淋巴结的转移。临床分期为ⅢB、ⅢC甚至Ⅳ期。

诊断 主要依照典型的临床表现和/或特征性的病理改变，其他还包括钼靶X线摄影、B超及空芯针或麦默通穿刺活检。皮肤卫星结节活检可确诊。

鉴别诊断 主要与急性乳腺炎鉴别。

治疗 炎性乳腺癌病程进展快，大多数患者在诊断后几个月内死于远处转移。局部治疗（手术和放射治疗）疗效欠佳。新辅助化疗可明显改善患者预后，是治疗的首选。化疗和手术、放疗相结合的综合治疗可以明显提高临床疗效。当化疗无效或患者不能耐受化疗时才考虑放疗，也能取得较好的疗效。由于炎性乳腺癌常表现为雌激素受体（ER）、孕激素受体（PR）阴性及HER-2过表达，故内分泌治疗也是重要手段，同时靶向治疗联合化疗可提高患者的完全缓解率，改善无瘤生存和5年总生存率。

预后 较差，仅行局部治疗的5年生存率为20%，经综合治疗后可以延长无复发生存时间和总生存时间，一般生存期为40~50个月，5年生存率可提高30%~50%。如果出现真皮淋巴管癌栓则预后更差。影响预后的主要独立因素是病理分期、腋窝淋巴结是否有转移和治疗效果。

（陈国际）

fùrǔxiàn'ái

副乳腺癌（accessory breast cancer） 发生于副乳腺的上皮性恶性肿瘤。多发生于腋区，少见部位为锁骨下区、腹部及外阴区。副乳腺癌有乳头、乳晕、乳腺俱全者，也有仅有乳头者，部分有泌乳功能。

病理特征 副乳腺系乳腺始基消退不全发育而成，其病理结构与特点与正常乳腺无明显区别，因而副乳腺癌的病理类型同乳腺癌。

临床表现 病程自数月至数十年不等。多见于腋窝的副乳腺，左侧稍多，多在胸大肌外侧缘处，其他部位少见。肿块多数如花生米大小，大者如核桃，质较硬、活动，周界不清，肿瘤表面一般平滑，少数可与皮肤或基底粘连。皮肤亦呈橘皮样变或破溃。局部可有疼痛并常向胸部及患侧上肢放射，肿物在经期或妊娠期肿大明显并有胀痛，腋窝淋巴结可肿大。

诊断 通过针吸细胞学检查可找到乳腺癌细胞，且癌细胞周围可见腺小叶结构或管内癌。钼靶X线摄影检查可见副乳腺内致密阴影。B超检查发现同乳腺癌，可协助诊断。由于副乳腺的特殊位置决定该病的诊断必须符合以下条件：①腋前、锁骨下区癌，临床与组织学必须验证与正常部位乳腺无联系的副乳腺组织方可诊断副乳腺癌。②腋窝肿块组织学检查为癌时，必须在癌组织的周围见到腺小叶结构或管内癌图像方可排除为腋转移癌。③正常部位的乳腺无癌，或伴发有组织学类型不同的癌。

鉴别诊断 需与皮脂腺瘤、纤维瘤、腋窝淋巴结和皮肤大汗腺癌鉴别。

治疗 首选手术治疗。但因肿瘤发生的部位不定，手术方式有所不同。发生于锁骨下区及腋部的副乳腺癌采取包括相应侧正常乳腺在内的乳癌根治术；而外阴区、腹壁发生的副乳腺癌可保留同侧乳房，而仅行相应部位的扩大根治术。术后根据淋巴结转移情况有计划辅以化疗和放射治疗，晚期病例则以化疗为主。

预后 不佳。因副乳腺癌多数发生在腋窝，该部位的淋巴结丰富，较易发生转移。另外人们对该病认识不够，常延误诊治。

(陈国际)

rǔxiàn pèijítèbìng
乳腺佩吉特病（Paget disease of the breast） 发生在乳头乳晕区呈特殊湿疹样的乳腺癌。又称乳腺湿疹样癌。占同期乳腺癌的0.7%～4.3%，高发年龄为50～54岁；绝大多数为单侧发病，双侧发病者罕见。1874年，英国外科医师詹姆斯·佩吉特（James Paget，1814～1899年）首先报道了15例乳头乳晕湿疹样改变的患者，均伴有同侧乳腺癌，故将其命名为佩吉特病。

病因和发病机制 乳腺佩吉特病的组织发生有两种学说。

嗜表皮迁移学说 认为佩吉特细胞起源于乳腺深部的导管癌，通过输乳管迁移至乳头上皮，形成所谓的"佩吉特样迁移"。

表皮内转化学说 认为佩吉特细胞是由乳头大导管表皮基底层内的多潜能细胞原位转化而来；主要依据是少数乳腺佩吉特病患者仅有单纯乳头佩吉特病变，不伴有乳腺深部病灶。

病理特征 光镜下，乳头表皮内可见到佩吉特细胞，呈圆形或椭圆形，体积比同层的上皮细胞大2～3倍，是相对较大的恶性肿瘤细胞。乳腺佩吉特病单纯乳头乳晕病变者，或仅伴有导管内癌者预后好；伴乳腺肿块且肿块病理证实为浸润性癌者，与一般性乳腺癌的预后相似或略差。

临床表现 从出现症状到确诊一般6个月至2年，最长者可超过20年，病程是一个渐进的过程。乳头乳晕部位出现湿疹样改变，以单侧发病居多，呈现渐进的病程。先出现乳头部位的异常感觉，表现为乳头奇痒或轻度灼痛，继之出现乳头、乳晕处皮肤发红，轻度糜烂，表面常有黄褐色或灰色的鳞屑状痂皮附着，病变区域皮肤粗糙，增厚变硬，与周围分界清楚。以后还可发生患侧乳头凹陷或糜烂腐蚀，并向乳晕扩展，可伴有乳头溢液。多数乳腺内可触及肿块，病程长者还可出现同侧腋窝淋巴结肿大。

诊断 结合临床表现、病理学和影像学检查可诊断。

乳头乳晕病变处刮片和/或印片细胞学检查 查找佩吉特细胞。刮片细胞学检查就是刮取细胞作涂片，如遇病变处有痂皮或坏死组织覆盖，则应先将其清除，待露出新鲜组织后，再取该处的脱落细胞进行检查。伴有乳头溢液的患者可行乳头溢液细胞学涂片检查。由于上述检查取材均较少，诊断有一定困难，需要在有技术条件的医院进行。

外科手术切取活检 即在乳头、乳晕处楔形切除病变组织，包括足够的上皮和乳腺导管，进行病理学检查，这是最有效的诊断方法。

影像学检查 包括乳腺X线摄影和彩超。由于乳腺佩吉特病伴发乳腺实质癌的比例超过90%，乳腺可触及肿块的患者超过50%，而影像学检查不仅可以了解乳头、乳晕病变部位，还可以显示病变深部及整个乳腺及区域淋巴结的征象。

鉴别诊断 需与乳房湿疹鉴别。乳房湿疹是一种急性或慢性乳房皮肤炎症，以哺乳期妇女多见，常两侧乳房同时发生。病变区质软，与周围边界不清，乳头不发生变形，乳腺内无肿块。而乳腺佩吉特病则常单侧发生，病变区质硬，与周围边界清楚，病程长者乳头可发生凹陷以致消失，乳腺内可触及肿块。通过活检鉴别诊断并不困难。

治疗 外科手术是首选治疗。若乳腺可触及肿块，术中证实为浸润性乳腺癌，治疗方案同乳腺癌，可行乳腺癌改良根治术（乳房切除加腋窝淋巴结清扫），术后根据病理报告采取相应的辅助治疗，即化疗、放射治疗、内分泌治疗和靶向治疗等。

对病变仅限于乳头、乳晕的患者可行保乳手术，即病灶扩大切除术，切除乳头乳晕及其深部组织，连同周围至少2cm范围的乳腺组织，要求切缘阴性，术后辅助放射治疗。若切缘阳性则需要扩大切除或行全乳房切除，根据患者的需求考虑行即刻（Ⅰ期）乳房重建。

同侧腋窝淋巴结是否清扫：如病变仅限于乳头乳晕，乳腺实质不伴有肿块，或仅伴有乳腺导管原位癌，原则上可不清扫腋窝淋巴结。但行改良根治术后的病理检查仍可发现腋窝淋巴结已有转移。因此，即使腋窝未触及肿大淋巴结，影像学检查也未显示腋窝淋巴结，也应考虑是否在保乳手术中行腋窝淋巴结清扫。术后依据病理诊断进行辅助治疗。

预防 该病是一种特殊类型的乳腺癌，可从以下几个方面进行预防：①建立良好的生活方式，坚持体育锻炼，积极参加社交活动，保持心情舒畅、心态平和。②养成良好的饮食习惯。③积极治疗乳腺疾病，不乱用外源性雌激素。④不长期过量饮酒。

乳头出现痒、痛的患者，特别是按皮肤病治疗两周以上疗效不明显的乳头病变，应提高警惕，及时到乳腺科检查。

（唐金海 恽 文）

jīsù yīlàixìng rǔxiàn'ái

激素依赖性乳腺癌（hormone-dependent breast cancer） 依赖于激素而生长的乳腺癌。正常乳腺上皮细胞含有多种激素受体，如雌激素受体（ER）、孕激素受体（PR）等。一些类型的乳腺癌细胞表面受体可以部分或全部保留，而此孕激素分子则像钥匙一样可以和激素受体（锁）相结合，刺激细胞分裂生长，进而促进肿瘤快速生长，称为激素依赖性乳腺癌。

临床表现 见乳腺癌。

治疗 内分泌治疗是最重要的治疗手段。原理是用某些化学方法减少癌细胞表面的ER/PR或体内激素的水平、影响二者结合或其他任何可以阻止这种结合过程的治疗方法，尽可能减慢甚至使癌细胞停止生长。

内分泌治疗药物 主要有以下几种。

选择性雌激素受体调节剂（雌激素竞争抑制剂） 代表药物：他莫昔芬。他莫昔芬的分子结构类似于雌激素，可与乳腺癌细胞表面的激素受体结合，从而阻止体内正常雌激素和孕激素与受体的结合。癌细胞无法接受激素的刺激，肿瘤停止生长。内分泌治疗适用于任何年龄，不论绝经前或绝经后，均可作为术后辅助治疗。

芳香化酶抑制剂 代表药物：来曲唑、阿那曲唑和依西美坦。芳香化酶是女性体内产生雌激素过程必需的一种活性酶，抑制芳香化酶可以有效地减少体内雌激素水平，起到减少"钥匙"的作用，因而减少其对癌细胞的刺激作用。适用于绝经后乳腺癌患者，可作为术后辅助治疗。

去势药物 代表药物：戈舍瑞林。绝经前女性体内雌激素主要由卵巢分泌。以往通过对绝经前妇女施行卵巢切除（用外科手术或射线），或肾上腺切除和垂体切除来降低雌激素水平。现采用药物来达到类似的作用，相当于短期内大幅度减少"钥匙"。适用于绝经前乳腺癌患者，可作为术后辅助治疗。当然，雌激素水平的迅速下降也会带来相应的副作用，如潮热、乏力、盗汗、心悸及烦躁等，长期使用可能增加骨质疏松风险。

激素受体调节剂 代表药物：氟维司群。氟维司群的主要功能是破坏雌激素受体和阻断雌激素和雌激素受体之间的相互作用，相当于既抢占"钥匙孔"又破坏"锁"，起到有效阻断真的"钥匙"与"锁"的相互作用。适用于绝经后乳腺癌患者。

辅助内分泌治疗 对于激素依赖性乳腺癌患者，需在乳腺癌根治性切除术后接受内分泌治疗。内分泌治疗应当在化疗和/或放射治疗结束后即开始。不同的内分泌治疗方案持续时间不同，一般多主张5年甚至更长的时间。而药物的选择，则根据患者是否绝经、合并症、不同药物的不良反应，以及患者的意愿决定。

转移性乳腺癌的内分泌治疗 ①适宜人群：内分泌治疗是所有激素受体依赖性乳腺癌的重要治疗手段之一。但是一般来说，年龄越大、术后无病生存期越长、内脏转移不迅速危及生命的患者，内分泌治疗的疗效越好。②治疗特点：在选择内分泌治疗药物时，需要结合患者的年龄、月经状态、既往术后辅助内分泌治疗情况、患者具体病情和治疗效果等诸多因素分析后决定。内分泌治疗起效缓慢，常需服药2~3个月后才能见到肿瘤缩小，因此，若肿瘤无明显进展，有必要服药3~4个月后再评价疗效。

内分泌治疗的不良反应 激素依赖性乳腺癌患者在接受内分泌治疗时，会出现与雌激素减少相关的一系列不良反应，如乏力、潮热、盗汗、心悸、烦躁和关节疼痛，甚至失眠、月经不调等，多数反应较轻微，不影响生活质量。症状较重应及时就诊，采取对症支持治疗以减轻不良反应，必要时可换用其他内分泌治疗药物。

预后 一般较好，ER或PR的表达水平越高，内分泌治疗有效率越高，在一线内分泌治疗失败后，可换用二线内分泌治疗；病情进展迅速的，可与化疗交替使用。

（徐兵河）

rǔxiàn yèzhuàng zhǒngliú

乳腺叶状肿瘤（phyllode tumor of the breast，PTB） 由过度增生的富含细胞的间叶成分与双层上皮构成的裂隙样腺体组成的乳腺双相性肿瘤。只占乳腺肿瘤的0.3%~0.9%，发病高峰年龄多在35~55岁。叶状肿瘤是由德国生

理学家约翰内斯·穆勒（Johannes Müller，1801～1858 年）于 1838 年提出的名称，之后使用过的名称多达 60 余种。2003 年，世界卫生组织（WHO）将其命名为分叶状肿瘤沿用至今。

分类 叶状肿瘤分为良性、交界性和恶性 3 类，这种分类基于组织学型态也反映了生物学行为（表 1）。PTB 中分叶型纤维瘤占 34.5%～63.7%，交界性约占 20%，叶状囊肉瘤占 17%～30%。

临床表现 常表现为质硬、光滑、无痛性乳房肿块，边界清晰。肿块通常与皮肤无粘连，可以推动。肿块突然增大往往提示发生恶变。PTB 多发生在右乳（2/3），双侧少见。大多位于外上象限。叶状囊肉瘤主要经血行转移，腋窝淋巴结转移者不足 5%，一旦出现转移预后较差。

诊断 典型 PTB 依据临床表现不难诊断。但包括叶状囊肉瘤在内的 PTB 就诊时症状与体征多不明显，病理诊断可确诊。PTB 的组织学特征：双层上皮成分排列成裂隙状，周围绕以细胞非常丰富的间质/间充质成分，形成复杂的叶状结构。间质过度生长是 PTB 重要的病理学标准，其定义是至少在一个低倍视野中只有间质而缺乏上皮成分。

治疗 首选手术。术式取决于肿瘤的病理类型和肿块的体积。直径小于 5cm 者可选择局部切除术，切缘需保证 1cm 切缘阴性。直径大于 5cm 者，可选择单纯乳房切除术。复发病灶切缘应大于 2～3cm。叶状囊肉瘤可选择乳腺癌根治术或改良根治术，PTB 较少腋窝淋巴结转移，不推荐常规腋窝淋巴结清扫。但前哨淋巴结活检还是有必要。辅助放疗有助于降低局部复发风险。切缘小于 1cm，体积 5～10cm，病理提示间质过度生长，核分裂象 ≥ 10/10HPF 可考虑术后放疗。叶状囊肉瘤对化疗不敏感。

预后 良性和交界性 PTB 预后较好。叶状囊肉瘤可能出现远方转移，好发部位在肺、胸膜、肝和骨。手术切缘是独立预后影响因素，如果切缘阴性，叶状囊肉瘤的局部复发率也低于 20%。良性和恶性 PTB 患者的 5 年、10 年生存率分别为 91%、79% 和 82%、42%。

（冯晓莉）

rǔxiàn xuèguǎn ròuliú
乳腺血管肉瘤（breast angiosarcoma） 向血管内皮细胞分化的乳腺恶性间叶性肿瘤。约占乳腺恶性肿瘤的 0.05%，好发于 30～40 岁女性，妊娠期和哺乳期妇女发病率高于正常人群。可分为原发性和继发性两类。前者罕见，在乳腺间叶肿瘤中位居第二，仅次于恶性叶状肿瘤。后者主要来源是皮肤、胸壁或者乳腺癌术后和放疗后血管肉瘤。放疗后诱发乳腺血管肉瘤的报道值得注意。

乳腺血管肉瘤直径可达 10cm 以上，平均 5cm，切面常有海绵状出血的区域。界限欠清。光镜下，分化好的血管肉瘤由相互吻合的血管组成。肿瘤性血管扩张。分化差的肿瘤常混有梭形或上皮样实性细胞区域，并常有血液湖、坏死灶和大量核分裂象。免疫组化染色显示，CD31、CD34 和 D2-40 可以辅助诊断分化差的血管肉瘤。

体检可扪及乳腺深部无痛性肿块，肿块短期内迅速增大，以乳腺外上象限相对多见。肿块表面皮肤可呈紫蓝色，也可表现为全乳肿大或皮下淤血。乳腺血管肉瘤易发生血行转移，还可有脾、卵巢及皮肤等少见部位转移。

根据临床表现，不难诊断。对体检发现的肿块进行影像学检查有助于明确诊断。钼靶摄片显示肿块与乳腺癌相似；在磁共振成像（MRI）T1WI 上，病灶内囊性含血液区可表现为点状或片状高信号，为乳腺血管肉瘤的征性表现。

乳腺血管肉瘤多选择全乳切除术或局部广泛切除术。由于腋窝淋巴结转移少见，一般不需要腋窝淋巴结清扫。辅助放化疗能否获益尚缺乏足够证据。

乳腺血管肉瘤分级对预后的影响尚有争议，低级别的血管肉瘤常发生转移。平均总生存期少于 6 年。

（冯晓莉）

yuánfāxìng rǔxiàn línbāliú
原发性乳腺淋巴瘤（primary breast lymphoma，PBL） 原发于乳腺组织的免疫系统恶性肿瘤。常被定义为患者没有淋巴瘤病史，

表 1 叶状肿瘤的组织学特点

组织特点	良性	交界性	恶性
肿瘤边界	清楚	清楚，局部浸润	浸润
间质细胞	细胞分布轻度不一致	细胞分布中度不一致	细胞分布明显不一致
间质异型性	轻度	中度	显著
核分裂象	少（<5/10HPF）	常见（5～9/10HPF）	丰富（≥10/10HPF）
间质过度生长	少见	局部	常见
占叶状肿瘤的比例	60%～75%	15%～20%	10%～20%

且肿瘤局限在乳腺和区域性淋巴结。罕见，仅占乳腺原发肿瘤的0.5%。大多为绝经后女性。发病年龄为10~84岁。

病理特征 大体见，淋巴瘤界限尚清楚，肿瘤大小不等，切面呈肉白色或灰白色，偶尔能看到出血和坏死。光镜下，可见大多数淋巴瘤呈侵袭性生长，围绕小叶或导管。

病理分型 乳腺淋巴瘤多数为弥漫大B细胞淋巴瘤，还有黏膜相关淋巴组织结外边缘区淋巴瘤和滤泡淋巴瘤。罕见类型有伯基特（Burkitt）淋巴瘤，淋巴母细胞淋巴瘤和外周T细胞淋巴瘤。

乳腺弥漫大B细胞淋巴瘤 是乳腺最常见的淋巴瘤类型，占所有乳腺淋巴瘤的一半以上。主要由弥漫浸润的大的淋巴细胞组成。肿瘤常侵犯小叶导管，可形成结节或假滤泡结构。邻近乳腺可表现淋巴细胞性乳腺炎的特点。免疫组化染色表达成熟B细胞的表型，CD20、CD79A和PAX5阳性。根据Hans分型，多数为非生发中心B细胞型。多数患者为单侧，但也有对侧复发的危险性。复发可以表现为结外的其他部位。5%~10%累及中枢神经系统。

乳腺黏膜相关淋巴组织结外边缘区淋巴瘤 仅占乳腺恶性肿瘤的0.5%。多为原发。多数为60~70岁女性。临床常通过触诊或乳腺X线检查发现一侧单发结节。1/4患者可以累及局部淋巴结。光镜下，可见瘤细胞中等大小，核不规则，染色质较粗，核仁不明显，胞质丰富淡染，典型瘤细胞描述为"单核样"或"中心细胞样"。还可见散在母细胞转化的核仁明显的大细胞。75%患者可有浆细胞样分化特点。结构上常和增生的滤泡关系密切，瘤细胞围绕滤泡周围边缘区分布。淋巴上皮病变是另一特点，在乳腺的腺泡或导管可以见到，但这些特点不像其他部位明显。在进展期患者，瘤细胞可以蔓延或占据正常滤泡。当出现弥漫片状大细胞时，提示有大B细胞淋巴瘤的转化。免疫组化染色显示，CD20、CD79a、PAX5和CD43阳性，CD5、CD23和周期蛋白D$_1$阴性。CD21或CD23可显示被瘤细胞占据的滤泡树突网。原发病例临床表现较惰性，5年生存率超过90%。多数患者对局部治疗有效，如放疗或手术切除。

乳腺滤泡淋巴瘤 是乳腺低级别淋巴瘤的另一个类型。占所有非霍奇金淋巴瘤的5%~46%。光镜下，可有滤泡结构，也可有弥漫结构，以Ⅰ级和Ⅱ级多见。肿瘤性滤泡呈单一结构，边缘模糊，由中心细胞和中心母细胞组成。免疫组化染色显示，CD20、CD79a、CD10、BCL6和BCL2阳性。CD21或CD23可显示滤泡树突网。另外，滤泡淋巴瘤常伴有高比例的反应性T细胞。注意此类淋巴瘤要和黏膜相关淋巴组织结外边缘区淋巴瘤，伴有滤泡增生的慢性乳腺炎鉴别。原发乳腺滤泡淋巴瘤的预后比经典的滤泡淋巴瘤预后差。

乳腺伯基特淋巴瘤 有3种临床变异型：地方性、散发性和免疫缺陷相关性。发生在乳腺的多为地方性。患者多为怀孕或哺乳期妇女，青春期女性也可以发生。临床表现为双侧乳腺巨块状肿大。超过95%的地方性患者存在EB病毒感染。光镜下，可见瘤细胞中等大小，相对一致，核圆形，多个嗜碱核仁，染色质较粗。可见大量核分裂象。大量巨噬细胞吞噬形成星空现象。免疫组化染色显示，CD20、CD79a、PAX5、CD10和BCL6阳性，BCL2和TDT阴性。Ki-67增殖指数几乎100%。EBER原位杂交可以检测到EB病毒序列。

乳腺T细胞淋巴瘤 很少原发于乳腺，可以是其他部位T细胞淋巴瘤累及乳腺。免疫组化染色显示，CD30、细胞毒相关标志物和上皮膜抗原（EMA）阳性，CD15和CD20阴性。T细胞相关标志物表达不一致。EBER原位杂交显示阴性。

临床表现 多为无痛性包块，可以多结节，约10%患者为双侧病变。超过一半患者有区域性淋巴结受累。70%的患者在体检时发现乳房肿块，质地中等、有弹性、边缘清晰。早期一般无异常感觉，晚期可有触痛。单侧或双侧乳房可出现弥漫性增大，但很少有乳头凹陷、溢液和橘皮样改变。

诊断 结合临床表现和影像学检查可诊断。①X线表现：可分为结节/肿块型和致密浸润型。结节/肿块型肿块边缘清楚，但也有部分边缘不清楚。致密浸润型可表现为伴有皮肤增厚的弥漫性高密度病变。但无论哪种类型一般都不同于乳腺癌的典型X线征象。②超声检查：二维声像图可显示边界清楚的肿物或结节，近似无回声彩色多普勒表现：病灶内血流丰富，杂乱。乳腺淋巴瘤内部回声、边缘形态与乳腺癌相似，但肿块后方回声增高或无改变，而乳腺癌肿物后方常衰减或有声影。③CT检查：乳腺淋巴瘤的肿块明显强化，但在肿块较大时，其中心区域可显示低密度影。④磁共振成像（MRI）检查：造影前在T1WI上显示为几个低信号，边界不清，非毛刺状团块。

而 T2WI 上为高信号的光环。行 MRI 造影后，所有病灶显著增强，并可出现一个造影前未显示的较大团块。

治疗 包括手术、化疗和放射治疗。手术包括局部切除术和根治术。手术切除范围大小对生存率影响不大，手术治疗失败的原因多为原发病灶外的全身多部位受侵。乳腺淋巴瘤的病理类型以中高度恶性为多，对化疗和放射治疗敏感。联合化疗可以降低远处复发率或播散概率。对临床分期晚、恶性程度高或瘤体大的患者，可采取术后先化疗后放疗或化疗加放疗的原则。放疗对局部病灶的控制作用明显优于化疗。新辅助化疗有助于控制全身播散，之后酌情选择对原发灶进行手术或放疗。

预后 尚无大数据报道。依据分期，Ⅰ期 5 年生存率为 83%，Ⅱ期仅为 20%。病理类型也是影响该病预后的重要因素。复发的肿瘤常发生在结外。

(黄鼎智　冯晓莉)

chùzhěn yīnxìng rǔxiàn bìngzào

触诊阴性乳腺病灶（non-palpable breast lesion，NPBL）　临床触诊未能发现的乳腺病灶。但随着乳腺癌普查的开展及乳腺 X 线钼靶摄影的广泛应用，影像学检查已能够发现临床触诊阴性的乳腺微小病灶。这些影像学上的异常表现可以是乳腺发育异常或良性的病变。但临床统计显示，约 30% 触诊阴性乳腺病灶为早期乳腺癌。对触诊阴性的乳腺病灶的准确定位活检成为早诊早治的重要环节。

随着医学影像学技术的提高，可发现许多触诊阴性乳腺病变，使早期乳腺癌诊断成为现实。触诊阴性乳腺癌的影像学特点主要是恶性钙化和边界不清的低回声占位。钼靶 X 线和高频超声对触诊阴性乳腺病灶的诊断均有较好效果，但钼靶 X 线较优于高频乳腺超声，并且钼靶 X 线能更好地诊断可疑乳腺癌。而对于年轻致密的乳腺，超声诊断更具有优势。选择诊断方法时，除了考虑患者的经济情况，还要考虑患者的年龄等情况，做到因人制宜。根据不同情况将二者联合应用，可提高患者早期乳腺癌的检出率。

病理检查是诊断乳腺良恶性病变的金标准。但若对 NPBL 患者盲目行手术活检，可能会扩大手术范围，增加患者痛苦；另外还会使病灶切除不准确，发生漏诊，导致病情延误。故对 NPBL 患者微小病灶进行准确定位、定性是治疗的关键所在。在影像引导下穿刺定位、切取组织检测是 NPBL 诊疗的基础。临床中常见的方法是：超声定位、钼靶 X 线定位、乳管镜定位以及磁共振成像（MRI）定位等。

(唐金海　恽　文)

HER-2 jīyīn jiǎncè

HER-2 基因检测（detection of HER-2 gene）　*HER-2* 基因是表皮生长因子受体（HER）家族成员之一。又称 *c-erB-2* 或 *neu*。该家族包括 HER-1（EGFR）、HER-2、HER-3 和 HER-4，均为跨膜蛋白。*HER-2* 基因位于染色体 17q21，编码 1255 个氨基酸残基的跨膜糖蛋白，分子量为 185kD。除了乳腺癌之外，在卵巢癌、子宫内膜癌、胃癌、膀胱癌和胰腺癌等多种恶性肿瘤中均有 *HER-2* 基因的扩增。在乳腺癌中有 96.5% 的 HER-2 蛋白过表达是由于基因扩增所致。

在乳腺癌中，HER-2 过表达与肿瘤体积大、核分裂象高、S 期细胞增多、非整倍体染色体组或雌激素受体（ER）、孕激素受体（PR）低表达等预后不良因素有关。HER-2 过表达的乳腺癌病例预后差。

临床应用：*HER-2* 基因检测有助于确定乳腺癌患者是否为 HER-2 阳性，是评估患者是否适合曲妥珠单抗等抗 HER-2 靶向药物的依据。*HER-2* 基因检测结果阴性，通常不适合接受抗 HER-2 的靶向治疗。另外，HER-2 也是预后指标证据分级中 A 类预测证据指标。

检测方法：检测 *HER-2* 基因扩增或蛋白过表达的方法主要有免疫组织化学法（IHC）和荧光原位杂交（FISH），这两种方法比传统的 RNA 印迹法（Northern 印迹法）、DNA 印迹法（Southern 印迹法）或蛋白质印迹法（Western）及聚合酶链反应（PCR）等要准确得多。在 IHC 检测中，免疫染色强度分为 0～+++，既往认为 0 和+为低表达，++和+++为阳性或过表达。现在则认为++是低/正常或难确定，只有+++是阳性表现。FISH 方法的过程包括特异性 DNA 探针与 *HER-2* 基因的互补性结合以及基因拷贝数量的计算，只有每个 17 号染色体上有 2 个拷贝以上才被认为是基因扩增。FISH 方法的灵敏度可达 95.4%，准确度为 97.4%，远高于 IHC 方法。FISH 在基因水平反应扩增情况，IHC 是蛋白水平的检测，多数研究表明两种方法的检验结果具有平行性。

(恽　文)

cíjīsù shòutǐ jiǎncè

雌激素受体检测（detection of estrogen receptor）　雌激素受体（ER）是转录因子核受体超家族中的一员，广泛存在于机体内多个器官，如乳腺、子宫、骨骼、中枢神经系统等，由雌激素激活，调节生殖系统的发育、生长和分化。同时，ER 也影响骨骼、肝、脑及心血管等系统。ER 包括 ER-α、ER-β 和 G 蛋白偶联的雌激素受体（GPER）。ER-α 和 ER-β 是核受体，而 GPER 是位于细胞表面的激素受体，即膜受体。它们分别由不同的基因编码，且存在结构和功能上的差异。ER-α 对乳腺发育和泌乳至关重要，ER-β 更多地参与小叶腺泡的发育。而 GPER 只在中枢神经系统起作用，参与学习、认知和记忆等多种功能的调节。

临床应用 ER 检测适用于所有乳腺癌。

检测方法 主要有以下两种。

配体结合方法（LBA） 对浸润性乳腺癌评估和检测 ER 已有数十年。在前 25 年，主要通过生物化学的 LBA 方法来检测，需要从新鲜冷冻肿瘤组织中提取检测物，既费时又不经济。

免疫组织化学方法（IHC） 自 20 世纪 90 年代初开始应用 IHC 方法以来，全世界的实验室几乎全部放弃了 LBA 方法，改用 IHC 方法。IHC 比 LBA 方法具有明显优势，特别是可用常规甲醛溶液固定、石蜡包埋组织标本检测 ER，不再需要新鲜冷冻组织，费用也大大减低。另外，还更安全、更敏感并且更特异。IHC 方法有免疫荧光法、免疫酶标法和免疫胶体金技术等。利用抗原与抗体特异性结合原理，以抗体检测乳腺癌细胞核内雌激素受体的表达情况。

免疫组化检测结果判读如下。①ER 和 PR 阳性定义：≥1% 的肿瘤细胞核着色。②ER 和 PR 阴性定义：<1% 的肿瘤细胞核着色。③ER 和 PR 不确定：同一标本中正常腺上皮细胞核着色而肿瘤细胞核均不着色，或同一标本多次送检均未发现肿瘤细胞核着色。

临床意义 ①内分泌治疗方案的选择：ER、PR 是乳腺癌患者内分泌治疗选择的指标，ER 和/或 PR 阳性乳腺癌患者应该给予内分泌治疗。②预后预测：ER、PR 阳性预示比较好的预后，提示乳腺癌患者可能对内分泌治疗敏感。③寻找新的治疗靶点：ER 突变在乳腺癌发展及内分泌治疗中有重要意义，围绕 ER 突变的研究可能找到新的治疗途径，开发作用于 ER 的新药物。

注意事项 由于乳腺癌具有明显的异质性，检测时需注意：①选择检测组织时，应注意尽量选取肿瘤发生的先端部分，即肿瘤与正常乳腺组织的交界部分；尽量选取浸润性癌组织；尽量选择无纤维化、钙化的部分。②混合型乳腺癌的检测：应对所有的类型分别进行检测和评估。③应对乳腺癌复发灶和转移灶肿瘤组织进行再次检测以及分子分型评估，为临床制订治疗方案提供精准依据。

（李秀娟）

yùnjīsù shòutǐ jiǎncè

孕激素受体检测（detection of progesterone receptor） 孕激素受体（PR）是转录因子核受体超家族中的一员。有 PR-A 和 PR-B 两种亚型，它们来自同一个基因，经不同的启动子转录并翻译成两种亚型。雌激素受体（ER）调节 PR 的表达，孕激素激活 PR，帮助调节多种生理功能。

PR 检测适用于所有乳腺癌，是乳腺癌常规免疫组织化学法检测的项目之一。PR 免疫组化染色的评估和判读标准与 ER 完全相同。PR 表达于 55%～70% 的浸润性乳腺癌，表达差异较大，阳性细胞数从 0%～100%，PR 表达水平与内分泌治疗反应直接相关。即使 PR 阳性肿瘤细胞数量很少（≥1%）也能对内分泌治疗有显著反应。因此，美国病理学家协会/美国临床肿瘤学会（CAP/ASCO）指南建议采取免疫组织化学阳性细胞数≥1% 作为 PR 阳性的定义。

PR 检测的临床意义见雌激素受体检测。PR 表达与 ER 表达呈正相关，但其相关程度并不理想，所以二者表达组合可形成 4 种可能表型，每种表型对激素治疗反应都可能明显不同。ER^+/PR^- 患者疾病复发的相对风险比 ER^+/PR^+ 患者高 28%。因为 ER 和 PR 的不同表达状态直接影响乳腺癌患者的治疗反应和预后，故所有浸润性乳腺癌患者必须常规检测 ER 和 PR。二者不仅是乳腺癌患者的重要预后指标，也是指导患者接受内分泌治疗的依据。

注意事项见雌激素受体检测。

（李秀娟）

rǔxiàn'ái yìgǎn jīyīn jiǎncè

乳腺癌易感基因检测（detection of breast cancer susceptibility gene） 乳腺癌易感基因（BRCA 基因）属于肿瘤抑制基因家族。1990 年，研究者发现了一种直接与遗传性乳腺癌有关的基因，命名为 BRCA1。1994 年，又发现另外一种与乳腺癌有关的基因，命名为 BRCA2。遗传性乳腺癌占所有乳腺癌 5%～7%，与基因突变有关，其中最多见的为 BRCA1 和 BRCA2 相关性乳腺癌。研究显示，BRCA2 与 BRCA1 基因具有微弱的相似性，与细胞转录调节、DNA 修复相关，并表现出细胞周期依赖性。BRCA 基因突变携带者患乳腺癌的概率可高达

50%~80%。

临床应用 发病年龄≤40岁的乳腺癌患者；有乳腺癌家族史；发病年龄≤60岁的三阴乳腺癌患者；双乳癌；男性乳腺癌；有已知家族性致病性 BRCA1/2 基因突变；患有卵巢癌、胰腺癌、前列腺癌等肿瘤或家族史。

检测方法 包括以下内容。

检测样本 BRCA 基因突变包括胚系突变和体细胞突变。胚系突变被复制到身体的每个细胞中。遗传（胚系）BRCA 基因突变在家族性乳腺癌中占多数。检测标本为全血、唾液等。体细胞突变是发生在除生殖细胞以外的细胞中的突变。体细胞中 BRCA 突变发生在肿瘤细胞的 BRCA 基因上，体细胞突变不具有遗传性。检测标本为肿瘤组织以及相对应的正常组织。

检测方法 主要使用二代测序（NGS）平台检测，检测范围包括 BRCA 的编码区及相邻边界正负 20bp 区域，多重连接探针扩增技术/实时定量聚合酶链反应（MLPA/RT-qPCR）可作为 NGS 平台对基因大片段重排（LGR）检测的补充。桑格（Sanger）测序主要用于对突变位点的验证。以血液为样本的胚系检测优点是 DNA 质量高、稳定以及相对容易；缺点是血液检测无法检出体细胞 BRCA 突变，遗漏 3%~7%变异解读风险。肿瘤 BRCA 检测优点是以肿瘤组织（石蜡组织、新鲜组织）为样本，可全面检测出胚系和体细胞 BRCA 突变；缺点是体细胞检测相对复杂，肿瘤组织采集相对困难，福尔马林固定和石蜡包埋组织样本受 DNA 质量的影响。

检测结果判读 ①良性突变：突变在正常人群的等位基因频率≥1%，可能致病概率≤0.001。②可能良性突变：突变在特定种族人群的等位基因频率≥1%，可能致病概率为 0.001~0.049。③意义不明突变：证据不充分的突变，可能致病概率为 0.05~0.949。④可能致病突变：高度可能影响 mRNA 转录但尚未有实验数据证实的突变，可能致病概率为 0.95~0.99。⑤致病突变：突变位于已知蛋白质功能域上游或高度保守编码区并导致蛋白质功能异常的无义突变和移码突变，或实验数据证实影响 mRNA 转录的突变，或实验数据证实导致蛋白质功能异常的拷贝数改变，可能致病概率≥0.99。

临床意义 ①风险评估：BRCA1/2 突变携带者具有较高的乳腺癌及对侧乳腺癌发生风险，临床医师应和突变携带者讨论是否选择预防性手术以降低乳腺癌等肿瘤发病风险。②治疗方案的选择：晚期乳腺癌患者接受多腺苷二磷酸核糖聚合酶（PARP）抑制剂等治疗的选择指标。③预后因子：BRCA 相关性乳腺癌的预后较差、复发风险相对较高，因为 BRCA 相关性乳腺癌患者中雌激素受体（ER）阴性比例高，同时还有分化差的特点。

（李秀娟）

xìzhēn chuāncì huójiǎn

细针穿刺活检（fine needle aspiration biopsy，FNAB） 使用中空细针刺入肿块获取组织样本行病理学检查的方法。是创伤最小的活检操作。体表可扪及肿块经触诊定位后穿刺，如果肿块不可触及，则可使用乳腺 X 线、超声或磁共振成像（MRI）等影像系统作为辅助，引导穿刺针到达病变部位。

临床应用：①乳腺可疑病灶的诊断，随着空芯针活检的开展，细针穿刺的应用较前明显减少。②对于乳腺囊性肿物的治疗与诊断，对于乳腺单纯性囊肿，可通过细针穿刺针吸出液体送细胞学检查。③乳腺癌术后复发和转移灶的确诊。④乳腺癌淋巴结转移的诊断，细针穿刺不受淋巴结大小、位置及与周围组织解剖关系的限制，因此在淋巴结转移的诊断中较空芯针更有优势。

检查方法：FNAB 操作时，病理医师或放射科医师使用很细的 21~25G 穿刺针，针头装上注射器，从可疑区域回抽（吸取）少量组织，然后将组织处理、制片后在显微镜下检查。FNAB 用的穿刺针很细，可不用麻醉。

并发症：少见，有出血、感染和气胸等。气胸易发生于腋下/锁骨上淋巴结穿刺，偶见于乳腺肿块穿刺，表现为穿刺后短时间内出现的肩部疼痛，多数可自行消退。

注意事项：穿刺针很细，如果不能从癌细胞区域获取标本，有可能漏诊乳腺癌（假阴性）。如果未能明确诊断，但临床又高度怀疑乳腺癌，可以再次 FNAB 或选择其他活检方法。FNAB 的局限性在于只能取得细胞学的诊断，不能确定组织学类型，不能区分原位癌和浸润性癌，不能判断雌激素受体（ER）、孕激素受体（PR）和 HER-2 状态。所以细针穿刺不能作为原发性乳腺癌病理诊断的依据。

（李秀娟）

kōngxīnzhēn chuāncì huójiǎn

空芯针穿刺活检（core needle aspiration biopsy，CNB） 使用空芯针刺入肿块获取组织样本行组织病理学检查的方法，是临床上最常用的活检操作。在扪及肿块定位后可以进行穿刺；如果肿块不可触及，则可借助乳腺X线、超声或磁共振成像（MRI）等影像学手段定位，引导穿刺针到达病变部位。与FNAB相比，CNB具有明显优势，但有时FNAB也能准确诊断并且费用与并发症都更少。与FNAB一样，CNB也存在低估和漏诊的可能。

临床应用 应用于乳腺可疑病灶的诊断：①与细针穿刺活检（FNAB）相比，CNB对不可触及病灶诊断的准确性更高。②乳腺癌的病理诊断。③乳腺癌新辅助化疗前的病理诊断。空芯针活检时可放置金属定位夹，为日后乳腺癌手术定位。

禁忌证 有出血倾向、凝血功能障碍等；合并严重的心肺血管等疾病，难以耐受加压包扎；患者拒绝穿刺活检。

检查方法 操作类似FNAB，但CNB使用的穿刺针比FNAB稍粗。操作过程有以下几步。①定位：超声体表定位，确定空芯针最佳进针方向。②消毒和麻醉：常规消毒；1%利多卡因局部浸润麻醉。③置入空芯针：在超声引导下，将空芯针刺入病灶。激发弹射装置，空芯针完成一次活检，抽出空芯针，打开活检槽，取下标本。④针对病灶的不同区域，分别弹射活检3~6次，确保获取的标本足够病理诊断，标本一般比FNAB所获标本更长且对整体病灶有较好的代表性。⑤操作结束复查病灶有无形成大血肿。⑥压迫止血。⑦送检：穿刺标本尽快用福尔马林固定，送病理学检查。

并发症 少见，主要有出血和感染。

注意事项 ①穿刺进针点采取就近原则，应该位于根治手术的皮肤切除范围内。②注意进针角度、弹射距离，避免穿刺伤及大血管等。③双侧乳腺病灶或多发病灶应考虑恶性肿瘤人为种植转移的可能。禁止使用同一个空芯针活检双侧乳腺病灶。④取材足量，保证病理诊断，有条件的中心应该在活检部位放置金属标记夹。

（李秀娟）

zhēnkōng fǔzhù rǔxiàn huójiǎn
真空辅助乳腺活检（vacuum-assisted breast biopsy，VABB）

能够在超声引导下去除乳腺病变的安全、低成本微创手术。通过真空装置保持负压抽吸乳腺病灶，进行旋切切割。组织切断后只需拔出切割针便可带出组织条，而针芯仍位于原位。全部操作通过单次穿刺就能准确、简便地连续收集多个组织条，而空芯针穿刺活检一次进针仅能获得一条组织。

优缺点 与传统手术切除相比，VABB的优势包括：理想的美容效果、极少的并发症以及患者的便利性和满意度。在真空旋切技术应用之前，乳腺良性病变以及重度增生性病变只能利用空芯针穿刺活检，诊断确立后还要再进行手术治疗。VABB不仅能够用于诊断，而且能够在影像学引导下同时将病灶完全切除，避免了二次手术，实现了诊断和治疗的同步化操作。VABB可在局部麻醉下进行微创手术，皮肤切口仅需3~5mm，在超声定位引导下将活检探针穿过皮肤，到达目标病灶，在负压吸引下，将病灶组织吸入旋切刀的收集槽中进行旋切。整个手术都在可视下操作，具备定位准确、切除效率高等特点。缺点为设备昂贵，需要超声等影像科医师协助。

分类 VABB一般分为3类：立体定向VABB、手持式VABB和磁共振成像（MRI）引导的VABB。

立体定向VABB 是一种经皮穿刺活检的技术；当微钙化散布在较大区域时，针对乳房X线片上显示的微钙化进针穿刺，还可以将针拔出并重新插入以去除其他区域的病变。这种活检技术通过一个切口可以采集多处样本，进行准确的分析。

VABB HH（手持式） 该系统配有计算机软件，可轻松实现自动或手动样品收集。VABB HH使用14G针头，该针头可收集的组织是现有核心活检组织的两倍。与传统活组织检查相比，该设备只花费了一半的时间来收集组织。与传统的核心活检相比，VABB具有更高的脂肪乳腺组织获取能力。

MRI引导的VABB MRI对于乳房X线照片、超声诊断不明确的乳腺癌具有特殊优势，检测乳腺癌的灵敏度几乎为100%，但其特异度为37%~97%。

临床应用 ①乳腺良性病变的切除（直径小于3cm），如乳腺纤维腺瘤、纤维囊性病变、腺瘤和乳头状瘤等：能一次将较小的乳腺病灶完全切除，并能提供充足、连续的组织标本进行病理诊断，同时可减少乳房手术的损伤，无瘢痕。②乳腺癌的诊断（这个基本被乳腺癌粗针穿刺替代）。

禁忌证 ①有出血倾向、凝血功能障碍等造血系统疾病。②处于妊娠期、哺乳期。③患心脑血管、肝、肾等严重原发性疾病。④有精神病。⑤疑为乳腺血管瘤。⑥乳房太小，且病灶太靠近乳头、腋窝或胸壁。⑦乳腺内有假体。

手术方法 1995 年，麦默通（Mammotome）微创旋切系统问世，该系统是对于微小肿块活检较先进的方法。

组成 常用的真空旋切系统有强生公司的麦默通、巴德公司的 Vacora 和 Suros 外科系统公司的 ATEC 等。麦默通活检系统是由旋转切割活检针、真空抽吸装置、控制器和相关软件等组成，术中需要超声引导旋切；Vacora 和 ATEC 还可以在 X 线、MRI 定位下活检和治疗。

操作步骤 ①对乳腺病灶进行定位：用超声辅助定位以确定肿块的部位、大小、形状、数量，用记号笔标记。②确定切口位置：在超声引导下，将 1% 利多卡因分别在预计切口位置、穿刺针道及病灶周围进行注射。在穿刺点用尖刀切开皮肤 2mm，刺入穿刺针头，经皮下隧道将穿刺针刺入到肿块底部。③调整穿刺针位置：穿刺针插入到病灶后方，使刀槽紧贴肿块，在病灶前下缘挑起，尽量水平刺入。④旋切：穿刺针凹槽对准肿块做扇形、旋转及多方位切割，使切割平面从底部逐步上移。将标本槽内的组织取干净。进行多次旋切、抽吸，直至超声显示无残留。⑤标本送检。

并发症及处理 有以下几种情况。

血肿 是最常见的并发症，约占 5%。术前应行 B 超了解病灶周围血管，术中避开血管操作，在局麻药中加入少量肾上腺素，术后压迫止血，弹力绷带加压包扎至少 24 小时等预防出血。小血肿无需处理，可自行吸收，较大血肿须加压包扎。皮下淤斑多在术后 2 周左右自行消退。

皮肤损伤 与肿瘤距离皮肤近和操作不当有关。

气胸 与肿瘤位于乳腺深部，靠近胸大肌和操作不当有关。穿刺时尽量平行于胸壁，避免粗暴操作。

病灶残留 对体积较大（直径大于 3cm）的病变应慎选。

乳房外形改变 术后局部会形成凹陷和硬化，多在术后半年恢复正常。

感染 发生率低。在操作中应严格无菌操作，避免医源性感染发生。

恶性肿瘤针道种植风险 尚无循证证据证实真空辅助活检手术会造成针道种植。对可疑病灶行穿刺活检前，必须设计好穿刺点，确保穿刺点和针道在未来手术的切除范围内。

通过超声引导的 VABB 能以微创的方式切除良性乳房病变。在大多数情况下，可以实现病灶的完全切除，无残留病变组织。适合病灶大小在 3cm 以下的良性肿瘤、超声可见的乳腺可疑病灶活检或新辅助治疗后的疗效判定。VABB 微创方式有较好的耐受性和较理想的效果，而且并发症相对较少。

（李秀娟 唐金海）

rǔxiàn yǐngxiàng bàogào hé shùjù xìtǒng

乳腺影像报告和数据系统（breast imaging reporting and data system，BI-RADS）

美国放射学会（ACR）制定的乳腺影像诊断规范。于 1993 年发布了第 1 版。该系统已更新了 5 版，涵盖乳腺 X 线、超声及磁共振成像（MRI）的诊断与报告，目的在于使乳腺报告标准化，以便于适时随访和/或治疗。

BI-RADS 不但标准化了乳腺影像表现术语、影像报告的格式，还对病变进行了分类以及提供了不同分类的处理意见。其中 0 类评价不完全，建议临床医师结合其他检查。

Ⅰ级：阴性，超声或 X 线片上无异常发现。乳房对称，无肿块、无结构紊乱或可疑钙化灶。可临床常规随访 12 个月。

Ⅱ级：良性发现病灶，本质上是非恶性的。但可有以下描述：即结构紊乱，纤维钙化，多个分泌性钙化，脂肪组织病变如脂肪囊肿、脂肪瘤、乳腺囊肿以及混合型错构瘤均有特征性的表现。报告结果均无影像学的恶性征象。单侧囊肿就属于这一级。乳腺内淋巴结（仍可能包含在Ⅰ级）、乳腺植入物、稳定的外科手术后改变和连续超声检查未发现改变的纤维腺瘤也属于Ⅱ级。建议 6~12 个月定期随访（如每年 1 次）。

Ⅲ级（经短期随访考虑为良性病变）：此类大部分为良性病变，恶性比例小于 2%。随访期间结论尚未改变，但短期随访的有效性得到相关资料的进一步证实。边缘界限清楚、椭圆形且呈水平方位生长的实质性肿块最有可能的是纤维腺瘤，其恶性的危险性小于 2%。对于不能扪及的复杂囊肿和簇状小囊肿也可纳入Ⅲ级，进行短期随访。但需要缩短随访周期（如 3~6 个月 1 次）。短期随访已成为有限的处理策略。

Ⅳ级：可疑恶性，虽无乳腺癌特征性形态学改变，但此级病灶有癌的可能性 3%~94%。应对这些病灶进行分级，即低度、中度或较大可能恶性。一般而言，Ⅳ级病灶应该进行组织取样活检。不具备纤维腺瘤和其他良性病灶所有超声特征的实质性肿块即包括在该级。

Ⅳa 级：属于低度可疑恶性（2%<恶性可能≤10%）。病理报

告一般为非恶性，在获得良性的活检或细胞学检查结果后应再进行 6 个月或常规的随访。例如，可扪及的局部界限清楚的实质性肿块，超声提示为纤维腺瘤；可扪及的复杂囊肿或可能的脓肿。

Ⅳb 级：有中度可能恶性的病灶（10%＜恶性可能≤50%）。属于这个分级的病灶放射和病理有紧密相关。部分界限清楚部分界限不清楚的纤维腺瘤或脂肪坏死可进行随访，但乳头状瘤则可能需要切除活检。

Ⅳc 级：恶性可能较大（50%＜恶性可能≤95%）但不像Ⅴ级那样典型的恶性特征。例如，边界不清的不规则实质性肿块或新出现的簇状细小多形性钙化。该级病灶很可能演变成恶性结果。

Ⅴ级：高度提示恶性病变，恶性可能＞95%，建议手术治疗。

Ⅵ级：病理已经证实为恶性，应手术治疗。

（唐金海 李秀娟）

rǔxiàn X shèxiàn shèyǐng

乳腺 X 射线摄影（mammography） 利用专用 X 射线机，以低能 X 射线摄取乳房软组织影像的 X 射线摄影技术。

临床应用 ①乳腺筛查性体检。②乳腺诊断性检查，即临床怀疑有乳腺病变者，主要包括：乳腺肿块、硬化，异常的乳头溢液、皮肤异常及局部疼痛或肿胀；筛查发现的异常改变；良性发现的短期随诊及良恶性鉴别；引导介入操作；乳腺修复重建术后患者；乳腺肿瘤治疗后随诊；其他需要放射科医师检查或会诊的患者。

局限性 乳腺 X 线摄影检出乳腺癌灵敏度只有 85%～90%，仍有 10%～15% 呈假阴性。位于近胸壁的深部、高位或乳腺尾部

的肿块可因投照位置所限而漏诊。另一局限性是良恶性病变的鉴别诊断，由于乳腺影像特征的多变性和 X 线图像为重叠影像的特点，乳腺疾病的 X 线诊断亦存在较高的假阳性率。另外，X 线摄影的灵敏度和特异度同时受乳腺组织密度及年龄影响，特别是对于致密型乳腺。鉴于放射线的损害，孕妇、哺乳期妇女及年轻患者 X 线摄影应慎重。

检查方法 有两种检查体位。

内外斜位（MLO 位） ①患者站立于乳腺摄影机前。②将乳腺机暗盒托盘平面调整到与水平面成呈 30°～60°，致使暗盒与胸大肌平行。③X 线束投射方向从乳房的上内侧射向下外侧。④患者被检乳房侧的上臂抬高，肩部前旋，使乳腺及胸大肌尽可能靠近滤线栅的中心。暗盒托盘的拐角放在胸大肌后面腋窝凹陷处，在背部肌肉的前方。⑤患者肩部放松，技师协助患者将胸大肌轻轻向前推移，使乳腺可移动的外侧缘更加明显。同时，向上向外牵拉乳房，离开胸壁以避免组织影像的相互重叠。⑥开始压迫，直至有足够压力，并能保持乳房标准位置时为止。⑦最后向下牵拉腹部组织，以打开乳房下皮肤皱褶。⑧启动曝光钮曝光。曝光完毕，释放压迫器。⑨由摄影技师认真填写检查申请单的相关项目和技术参数，并签名。

头尾位（CC 位） ①患者面对乳腺机站立，被检侧肩部放松、下垂，手置于腹部，以减少皮肤皱褶。头转向对侧。②技师站在患者被检查乳房的内侧，协助提升乳房下皱褶，同时，调整暗盒托盘升降，以达适宜高度。③轻轻将乳房组织牵拉远离胸壁，且将乳头放在暗盒托盘的中心。

④患者利用另一只手牵拉对侧的乳房，覆盖在暗盒托盘的拐角上，使滤线器的胸壁缘贴紧胸骨。⑤开始压迫，直至有足够压力，并能保持乳房标准位置时为止。⑥启动曝光钮曝光。曝光完毕，释放压迫器。⑦由摄影技师认真填写检查申请单的相关项目和技术参数，并签名。

异常征象分析 主要异常征象有乳腺肿块、钙化、结构扭曲和不对称致密影。

乳腺肿块 是在两个不同投照位置均可见的占位性病变。肿块特征包括：肿块形状（圆形、卵圆形、分叶形和不规则形）、肿块边缘（清晰、模糊、微小分叶、浸润和毛刺状）和肿块密度（高密度、等密度、低密度和含脂肪密度）。肿块边缘对于评估病变的性质最为重要，微小分叶、浸润和毛刺状边缘多为恶性征象。良性肿块多表现为边缘清晰。大多数乳腺癌呈高或等密度，极少数乳腺癌可呈低密度；乳腺癌不含脂肪密度，含脂肪密度的肿块肯定为良性。

钙化 乳房钙化灶从形态特征可分为典型良性钙化、中间性钙化（可疑钙化）和高度恶性可能的钙化 3 种。

典型良性钙化 包括皮肤钙化、血管钙化、粗糙或爆米花样钙化、粗棒状钙化、圆形和点状钙化、环形或蛋壳样钙化、牛奶样钙化、缝线钙化以及中空的营养不良性钙化等。

中间性钙化（可疑钙化）包括不定形或模糊不清钙化、粗糙不均质钙化。

高度恶性可能的钙化 包括细小多形性钙化、线样或细线分支状钙化（铸形钙化）。细线分支状钙化表现为细而不规则的线样，

常不连续，直径小于 0.5mm，提示钙化是从被乳腺癌侵犯的导管腔内形成的。钙化的分布包括弥漫或散在、区域性、成簇、线样和段样分布 5 种方式。其中线样及段样分布常提示病变来源于乳腺导管，多为恶性钙化，但亦有少数良性钙化沿导管分布。良恶性钙化均可表现为成簇分布，需结合钙化形态综合考虑。区域性分布钙化指在较大范围内分布的钙化，而不按照导管走行分布，恶性的可能性相对要小，但同样需要结合钙化形态综合考虑。恶性可能性最低的是弥漫或散在分布的钙化，尤其是此种分布的点状和无定形钙化，常为良性，且常为双侧性。

结构扭曲　指正常结构扭曲但无明确的肿块可见，包括从一点发出的放射状影和局灶性收缩，或在实质的边缘扭曲。结构扭曲也可以是一种伴随征象，可为肿块、不对称致密或钙化的伴随征象。如果没有局部的手术和外伤史，结构扭曲可能是恶性或放射状瘢痕的征象，应提请临床切取活检。

不对称致密影　不对称影缺乏轮廓的边界和三维肿块的立体性，分为球形不对称影和局灶性不对称影。球形不对称影累及较大范围的乳腺组织，常是正常变异，但合并可触及的肿块时，则提示可疑恶性肿瘤。局灶性不对称影与球形不对称影的不同之处仅在于所累及乳腺的范围不同，与后者相比，局灶性不对称影更应予以重视，此时与既往片比较很重要，当发现新出现或进行性增大的局灶性不对称影应考虑乳腺癌可能，如进一步行局部放大点压摄影和/或超声检查，会发现其实际为边缘不清楚的肿块。

其他征象常与肿块或钙化征象合并，或为不伴有其他异常征象的单独改变，包括皮肤凹陷、乳头凹陷、皮肤增厚、小梁增粗、皮肤病变投照在乳腺组织中以及腋窝淋巴结肿大等。

1993 年，美国放射学会（ACR）提出并推荐采用乳腺影像报告和数据系统（BI-RADS），至 2003 年不仅被应用于指导乳腺 X 线诊断（第 4 版），也被扩展应用于乳腺超声和 MRI 诊断。中国乳腺 X 线摄影诊断报告亦推荐使用该报告系统（见乳腺影像报告和数据系统）。

对乳腺 X 线摄影作出正确的评估，需结合相关临床信息，包括受检者症状、病程和体征，相关实验室检查、既往病史、婚育史、月经周期、家族史、其他影像学检测结果以及本次检查的目的等。

（唐金海　茅昌飞）

全视野数字乳腺 X 射线摄影

quánshìyě shùzì rǔxiàn X shèxiàn shèyǐng

（full-field digital mammography，FFDM）　采用固态感光元件取代底片，将 X 射线转换为电子信息，所得影像可以在屏幕上显示，也可以冲印在类似传统乳腺摄影底片上的乳腺 X 射线摄影。又称乳腺数字 X 射线摄影（DR），具有较大的曝光宽容度，摄影动态范围宽、对比分辨率高，图像对比度及钙化显示优于传统的屏片系统，而放射剂量也低于传统屏片系统。

优点：①可进行图像后处理，提高了照片的对比度和清晰度。②可传输数据，有助于远程会诊。③数据可储存，减少存放胶片的空间。FFDM 图像清晰，对致密型乳腺、50 岁以下以及绝经前的女性诊断准确率更优于传统屏片系统。

乳腺摄影机 X 线球管的阳极最早采用的是钼靶，因此又称钼靶乳腺 X 射线检查（简称钼靶检查）。随着技术的进展，阳极材料还包括钼铑双靶、钼钨双靶等，还有单独使用钨靶的乳腺 X 线摄影机。因此规范的命名应是乳腺 X 射线摄影。

为了获得高质量的图像，乳腺 X 射线摄影时需根据乳腺的大小和密度选择合适的曝光条件，正确地实施摆位和压迫。患者常规采用立位或坐位投照。投照双侧乳房共 4 个位置，即双侧内外斜位（MLO 位）和头尾位（CC 位）。MLO 位是最常用的投照体位，此投照位所暴露的乳腺组织最多。为了评价在常规乳腺摄影中显示出的小结节或细小钙化，可进一步行点压摄影、放大摄影或点压放大摄影。

生育期女性的乳腺会随月经周期出现复旧、增生、退化等往复循环的周期性变化，因此女性乳腺 X 线摄影和自我乳腺体检最好选择在乳腺组织复旧后或再次增生的初期，即月经来潮后的 7~10 天。检查前应去除胸前的金属异物，如项链等；不要在胸前涂抹外用的药液及护肤品，以避免出现伪影。

（唐金海）

乳管镜检查

rǔguǎnjìng jiǎnchá

（fiberoptic ductoscopy）　通过超细光导纤维内镜（乳管镜）对乳腺导管管腔和管壁进行观察的检查方法。乳管镜系统包括纤维镜、摄像系统、冷光源系统、显示系统和计算机控制记录系统，可行实时采集静态及动态影像记录。纤维乳管镜为乳头溢液患者提供了一种全新的辅助诊断和治疗手段，其最大优势在于能够对乳腺疾病进行早期诊断、准确定位和对症治疗，避免了传统疗法的盲目性和风险，保证了手术质量和患者的生活质量。

临床应用 ①明确乳头溢液的病因。②细化手术适应证，减少不必要的手术。③缩小手术范围，准确切除病变。④可对一些特殊类型的疾病进行探索性的治疗。⑤借助于乳管镜，开展镜下微创治疗及手术。

适应证 各种颜色乳头溢液（乳白色溢液除外）；乳管内微小病变，无肿块的乳头溢液，特别是血性溢液的病因诊断。

禁忌证 麻醉药过敏、局部急性炎症或乳头有严重凹陷者；乳腺手术术后；严重高血压、严重心肺功能不全；严重冠状动脉粥样硬化性心脏病（冠心病）尤其是新近（6个月）发生心肌梗死者。

检查方法 患者取仰卧位，脱去上衣。暴露双侧乳房，检查者将一根直径0.75mm（0.6mm或0.95mm）的内视镜由乳腺导管口插入，并通过医用监视器一边观察乳腺导管内的情况一边向乳管末梢探进，最远可到达第四或第五级乳管分支。整个检查过程10~15分钟，可在其部位注射麻醉药，患者亦无任何痛苦或不适。超细乳管内视镜是由超细光导纤维传像束、导光束、微小的自聚焦镜和镜头组成，通过乳管内视镜检查可以清晰地观察乳腺导管壁及管腔分泌物的情况，如有占位性病变可描述其色泽、大小、形状和光滑程度等。乳腺导管癌、导管内乳头状瘤、导管炎症分别有其特征性的乳管内视镜下表现，因而可据此做出诊断。

乳导管内视镜的作用还可以在乳管内视镜引导下进行病灶的活检以获得病理确诊；对病灶进行体表皮肤的标记或通过乳导管镜下置定位导丝而为手术准确的定位；通过乳管镜也可以对乳管内良性疾病进行治疗。

注意事项 ①准确选择病变乳管，避免暴力扩张乳管形成假道。②遵照寻腔进镜的原则，及时调整进镜方向，保持进镜方向与乳管走行一致，防止穿透或损伤乳管壁。③观察各级乳管，注意管腔有无狭窄、扩张，观察弹性、色泽以及有无充血、糜烂和僵硬。④观察管腔内病变的大小、颜色及表面特征。⑤乳管镜进出操作应轻柔缓慢，保护光纤及镜头。⑥操作时注入水或空气应适量，压力不宜过高，防止乳管破裂。⑦检查结束后，应排净乳管内的生理盐水或空气，乳头涂抹抗生素软膏，覆盖无菌纱布，当日禁浴。

（唐金海　茅昌飞）

rǔtóu yìyè xìbāoxué túpiàn jiǎnchá

乳头溢液细胞学涂片检查
（nipple discharge smear cytology） 使用清洁载玻片轻触乳头表面溢出的液体并制成涂片，进行乳腺疾病诊断的方法。是诊断乳腺癌常规的检查手段，无创操作，无并发症。由于脱落于溢液内的上皮细胞数量往往过少或仅出现吞噬细胞，乳头溢液细胞学诊断灵敏度较低，仅为41%~60%。

乳头溢液指从乳头输乳管开口自发性溢出的液体。除孕期和哺乳期外，出现乳头溢液均属异常。乳头溢液一般分为6种：血性、浆液性、脓性、白色乳汁样、黏稠液和水样液。血性溢液多为良性肿瘤，其次为非肿瘤性病变；非血性溢液多为非肿瘤性病变。

溢液中的良性细胞 有以下几种。

导管上皮细胞 立方形细胞多呈团块状存在，排列呈蜂巢状或周边栅栏状，可有轻度细胞重叠。细胞无（或轻度）异型并很少游离散在。核常较小或中等大偶见核仁。多见于乳头状瘤、导管扩张等。

乳头状细胞团 乳头状排列的特点是细胞粘连紧密，周边细胞略呈栅栏状，包围在团的外层。团内部细胞核较松散，细胞无或轻度异型。可由导管内乳头状瘤脱落而来。

大汗腺样细胞 体积大且胞质丰富，核大核仁明显。胞质常呈蓝染而颗粒不十分清楚，常散在或呈小团状存在，多来自乳腺增生症和导管扩张症等。

泡沫细胞 成团或散在，大小十分不同，胞质宽广含有多量的类脂细小空泡，致使胞质呈泡沫状。通常核偏心、核形状不固定。无异型有时可见细胞内含有吞噬的红细胞或其他细胞碎片。多见于内分泌障碍和导管扩张症等。

鳞状上皮细胞 可为完全角化或角化不全或正常的鳞状上皮细胞。常见于乳腺炎症。

炎症细胞 可见中性粒细胞、淋巴细胞和浆细胞等，有时可见多核巨细胞组织细胞。

钙化物质在涂片中并不常见，染成深蓝色不成形物质常呈细颗粒状或染成蓝色一片。常因导管扩张、导管内乳头状癌或导管内癌所致。

溢液中的癌细胞 主要有以下几种。

圆形细胞团 团内细胞多少不定，表层细胞呈环绕状，内部细胞紊乱，细胞核呈异型性。

封入细胞 一个细胞环绕另

一个细胞，被环抱者呈圆形，环抱者呈月牙状。

花环状细胞团　数个细胞的团块核位于外周环状似腺泡。

环绕细胞团　数个细胞环绕在一起，形似鳞状上皮的角化珠。

不规则细胞　多呈长形、单行或多行细胞，有时分支呈乳头状。另有许多单个散在的细胞，有的可呈印戒状，还可见瘤巨细胞或两个核远离而共用胞质的配对细胞等。

乳腺疾病的诊断　多数异常乳头溢液与纤维囊性病、导管扩张、炎症感染和导管内乳头状瘤等乳腺良性病变相关。①内分泌紊乱：溢液常为乳汁状、浆液性或水样。细胞成分很少，可见散在变性导管上皮和泡沫状细胞。②炎症：溢液可为脓性（急性炎症）或浆液性。急性炎症以脓细胞为主；慢性炎症以淋巴细胞和浆细胞为主。③乳管扩张症：溢液多显绿色或褐色。涂片以泡沫细胞和各种急慢性炎症细胞为主。④导管内乳头状瘤：溢液多为血性或浆液血性。涂片可见多少不等的导管上皮细胞片，而以乳头状排列最具诊断价值，背景常布满红细胞。

乳腺原位癌、浸润性癌以及乳头佩吉特病等皆可发生乳头溢液。特别是绝经后妇女出现溢液，更应该警惕癌的可能性。

（唐金海　茅昌飞）

rǔxiàn dǎoguǎn zàoyǐng

乳腺导管造影（mammary catheterography）　将造影剂注入乳导管后摄片以显示导管病变的检查方法。乳腺是软组织器官，结构密度相近，缺乏天然对比。乳腺导管造影是将水溶性碘制剂（碘佛醇）注入乳腺导管增加其对比度，用来了解导管病变，如乳头状瘤、终末导管癌、纤维囊性变、囊肿、导管扩张、狭窄、牵拉和受压移位，以及乳头溢液原因的查找，在临床是一种简便、安全及实效的检查方法。

适应证　①乳头异常溢液或病理性乳头溢液：包括血性、浆液性、黄色和清水样乳头溢液等，尤其适合单孔溢液。②对于非妊娠期和哺乳期的两侧乳头溢液，排除了垂体肿瘤者；或单侧乳头溢液，不论其溢液是浆液性、血性、乳汁样、糊状、有色或无色；均应作乳腺导管造影，以诊断乳腺导管及其周围组织的病变。③任何非妊娠期、非哺乳期的乳头溢液，或乳头溢液超过正常哺乳期时间，X线平片不能显示其病变者。④对于某些乳腺癌患者，虽无乳头溢液，亦可行乳导管造影检查。

检查方法　①患者取仰卧位，患乳常规消毒，清除乳头分泌物至清晰曝露乳孔。②挤捏乳晕后方使溢液挤出，确定造影乳孔。③一手固定乳头并轻微上提，取探针扩张造影乳孔后将412号注射器针头（尖端磨平）垂直缓慢插入乳管内1~1.5cm。④针头拔出后立即行侧位及轴位摄片各一张，不加压或轻度加压，以免造影剂溢出。投照条件电压可比平片稍高。先滴入数滴造影剂至针坐充满（以免空气注入影响诊断）。⑤将抽有造影剂的注射器插入针坐，缓慢注入60%泛影葡胺0.5~3ml后拔出针头。⑥擦净溢出造影剂即行轴、侧位摄片。⑦摄片完毕后令患者挤压乳房使造影剂尽量挤出。

阳性结果分析　有以下几种情况。

导管内乳头状瘤　造影多表现为导管内圆形、边缘光滑、充盈缺损，近端导管常有扩张增宽。

导管扩张　表现为各级导管失去正常树枝状形态，呈节段性增宽或扩张成囊状，部分病例因导管内多量分泌物，除导管增宽改变外还可见导管内连续不规则密度减低区，使导管边缘显示不锐利。

乳腺增生　临床触及整个乳房为一包块，各级导管均匀增宽延伸，轻度受压环绕肿块周围，导管末端见数个小囊状扩张。同时表现有导管扩张的X线改变。

乳腺脓肿及乳腺炎　表现为造影剂直接进入脓腔，形态不规则，乳晕后方导管变细、分枝减少，导管边缘模糊。

浸润性导管癌　乳晕后方能触及较硬肿块；钼靶片显示肿块不规则，中等密度且不均匀，肿块内及周围见成堆泥沙样钙化，造影见导管中断于肿块前方，残端导管不规则破坏并有僵硬，导管无增粗。

乳腺癌　临床触及质硬固定性肿块：伴有血性溢液；钼靶片显示肿块密度不均匀，边缘不规则，周围见粗大扭曲引流血管影；造影见主管后方管壁不规则破坏，管壁僵硬，远端小导管纤细、杂乱，呈线团状分布，集于肿块一侧边缘。

注意事项　①碘油造影的成功率高，照片对比度良好，但吸收慢，且有不易吸收的后期并发症。泛影葡胺造影易于失败的原因主要是药物吸收较快，而操作者技术不熟练，造影拍片过程慢使造影剂弥散至小叶内，小叶的显影会妨碍导管病变的诊断。②需要耐心寻找插管部位（乳孔），插管准确是获得造影成功的关键。先用银质泪囊探子扩张乳孔后再插管，有助于避免刺破乳管管壁，导致造影剂外漏到乳晕或乳腺间质内。③分析乳腺导管造影 X 线片时，要注意如果乳头状瘤过小，造影剂有可能将其掩盖而未能显示。

（唐金海　茅昌飞）

rǔxiàn'ái zǔzhī bìnglǐxué fēnjí
乳腺癌组织病理学分级（Elston-Ellis histopathology classification of breast cancer）

对浸润性乳腺癌进行评估的病理分级系统。1991 年，英国学者埃尔斯顿（Elston CW）和埃利斯（Ellis IO）进一步细化了布鲁姆（Bloom）和理查德森（Richardson）分级系统，并将其命名为诺丁汉（Nottingham）分级系统，全称为诺丁汉改良斯卡夫 - 布鲁姆 - 理查德森（Scarff-Bloom-Richardson，SBR）分级系统。2003 年，世界卫生组织（WHO）将诺丁汉分级系统作为浸润性乳腺癌的标准组织学分级系统，并沿用至今。

评估指标　诺丁汉组织学分级系统提出，对浸润性乳腺癌均应进行 3 项指标的评估（表 1）：腺管形成的比例、细胞核的多形性、核分裂象计数。每项指标独立评估，并分别给予 1~3 分。再将这 3 项指标的得分累加，3~5 分为 1 级（G1，即高分化/低级别）；6~7 分为 2 级（G2，即中分化/中级别）；8~9 分为 3 级（G3，即低分化/高级别）。

腺管形成的比例　指浸润癌形成的腺管占全部浸润癌的比例。腺管指的是中央为真性分泌性腺腔、癌细胞在周围有极向地环绕排列所形成的管腔结构。腺管结构形成得越多、结构越简单清晰，提示癌的分化程度越高，越趋近于成熟的有极向且有分泌功能的正常乳腺腺管上皮，分化好的癌性腺管上皮甚至可以出现类似于正常腺上皮腔缘侧的顶浆分泌现象。腺管的形状可为小圆形、成角或狭长，腺管中可有上皮桥形成，甚至形成筛孔样结构，这些都被视为腺管形成。随着癌分化程度的减弱，腺腔周围腺上皮的极向性也会逐渐减弱，分布的均匀性也变差，但至少极向性及腺腔结构还能被识别出来，否则就不能视为真性腺腔。实性、梁状、条索状（如经典型浸润性小叶癌）的结构都缺乏真性腺腔形成。此外，黏液癌的上皮巢完全漂浮于黏液池中，细胞即使有极向，其腺腔缘也往往位于上皮巢的最外围，形不成腔在中央、上皮在周围的真性腺腔结构，因此腺管形成评分应为 3 分。浸润性微乳头状癌以及微乳头型黏液癌，虽然细胞巢中央常可见空腔形成，但不是真性腺腔，细胞的极向是翻转的，腺腔缘实际位于细胞巢的最外围。MUC1 免疫组化染色可以把这种极向翻转的本质凸显出来，并有助于判断是否为真性腺腔形成。

细胞核的多形性　指肿瘤细胞核之间的差异，表现在核的大小、形状、染色深浅、核数量及核仁数量的差异等。诺丁汉组织学分级系统的核多形性评分中，涉及核的大小及核的多形性（与多形性相反的即一致性）。其实核的大小常与核的多形性成正比，即核越大，越容易多形，核的变化越多样。细胞核多形性 1 分，其大小与周围正常乳腺上皮细胞相似，核大小不超过正常细胞的1.5 倍，核的一致性很好，多形性极其轻微，染色质均匀细腻，核仁不清晰或看不见；细胞核多形性 2 分，细胞核较大，为良性上皮细胞核的 1.5~2 倍，具有轻-中度多形性，通常具有小而可见的核仁；细胞核多形性 3 分，细胞核显著多形，表现为细胞核明显增大（为良性上皮细胞核的

表 1　乳腺癌组织病理学分级系统

特征	评分
腺管形成（肿瘤范围内）	
>75%	1
10%~75%	2
<10%	3
核多形性	
小、规则、一致	1
形状和大小中等差异	2
形状和大小显著差异	3
核分裂象计数/10HPF（高倍视野）	
视野直径 0.59mm/0.274mm² 区域	
0~9	1
10~19	2
>20	3
视野直径 0.44mm/0.152mm² 区域	
0~5	1
6~10	2
>11	3

2 倍以上），且细胞核的大小、形状差异很大，泡状核很常见，核膜厚且不规则，核染色质明显增粗，呈颗粒状或团块状，常有明显的核仁，且核仁数目可为多个。虽然对多形性明显的区域到底占多大比例才有判读意义缺乏明确的界定，但如果仅有极其个别的异型性较显著的细胞，建议仍评为 2 分，而非 3 分。

核分裂象计数 应选取浸润癌增殖最活跃的区域（热点区），因这样的区域更能体现肿瘤生物学行为的凶险程度。在核分裂计数时，应避开纤维化、瘢痕化显著的区域，尽量在细胞丰富、形态保存良好的区域中选取增殖活性最高处计数。此外 Ki-67 的免疫组化染色能更直观地凸显核分裂最活跃区，因为 Ki-67 着染的是进入细胞周期的各期细胞，而核分裂象显示的是进入有丝分裂期（M 期）的大部分细胞。在乳腺癌中，Ki-67 与核分裂象的数值呈明确的正相关关系。核分裂象计数时，浸润癌的病理性及非病理性核分裂象均应纳入计数。应确保纳入计数的癌细胞真正处于 M 期，且仍为存活状态。组织病理学上容易被辨认出来的核分裂象为 M 期的中期、后期细胞，此时最大的特征是核膜完全消失，染色体呈深染的毛刺样，对称或不对称性地直接分布于胞质中。此时胞质染色可略偏浅，或偏嗜碱性、颗粒状。有些肿瘤细胞在增殖过程中，因细胞周期的某个环节（包括 M 期）过度异常，导致细胞无法继续存活下去而转向凋亡。凋亡细胞的核呈墨块状，但没有明显的毛刺感，其胞质出现明显嗜酸性变。此外因为细胞走向死亡，其与周围活细胞之间的细胞连接也普遍消失，因此在常规 HE 切片上，由于细胞收缩，在凋亡细胞周围可见一圈比较均匀的空晕形成（有丝分裂也会造成细胞连接减弱，但不会完全消失）。因此核分裂象计数时，不要把凋亡细胞误认为是核分裂象，应在最活跃区计数 10 个高倍视野（40×），并将分裂象计数数值累加作为评分参数。核分裂象计数的精确评分必须在明确了所使用的显微镜型号后才能最终确定。

注意事项 ①诺丁汉组织学分级系统仅针对浸润性乳腺癌，不应包括原位癌。在进行组织学分级之前，务必首先明确浸润灶的有无及浸润区的范围，通过 HE 切片判断困难时，必须辅以肌上皮的免疫组化染色帮助判断。②所有组织学类型的浸润性乳腺癌均有必要进行组织学分级。各种组织学类型（包括非特殊型和特殊类型）的浸润性乳腺癌均有更为复杂的次级亚型。如浸润性小叶癌，可分为经典型、组织细胞样、印戒细胞样、实性型、腺泡型和多形性等多种亚型，每种亚型对应的组织学分级不尽相同，因此预后意义也不相同。5 分（高分化）的经典型小叶癌与 9 分（低分化）的多形性小叶癌预后明显不同。

（唐金海 茅昌飞）

rǔxiàn'ái wàikē zhìliáo

乳腺癌外科治疗 （surgical treatment of breast cancer）

采用手术切除治疗乳腺癌的方法。是乳腺癌综合治疗的关键环节。

研究历史 近百年来，乳腺癌的治疗观念经历了曲折的演变，乳腺癌的手术方式经历了由小到大，再由大到小的发展历程。从霍尔斯特德（Halsted）经典根治手术到扩大根治性手术的失败，再返回到保留胸肌的改良根治手术、保留乳房手术、前哨淋巴结活检、乳腔镜及其他微创手术方式。

手术方式的演变 1894 年，美国外科学家威廉·斯图尔特·霍尔斯特德（William Steward Halsted，1852~1922 年）创建了包括全部乳腺、胸大肌、胸小肌和腋窝淋巴结整块切除的乳腺癌根治性切除术，使乳腺癌手术后局部复发率从 80% 降至 20%，长期生存率也明显提高。因此，大范围的根治性手术切除被认为是避免复发的根本性措施，乳腺根治性切除手术几乎延续了 100 年之久。然而，大量根治性手术失败的主要原因是局部手术切除范围的扩大不可能清除那些远隔部位的病灶，无止境地扩大切除范围不能有效提高患者的生存时间。人们开始探索对在疾病早期、病灶没有固定于胸肌的患者进行保留胸肌的手术，称为乳腺癌改良根治术。改良根治术的成功在于其疗效不亚于根治性手术，而且创伤小且致畸性稍小。

20 世纪 70 年代，美国外科医师伯纳德·费舍尔（Bernard Fisher，1918~2019 年）提出，乳腺癌从发病开始就是全身性疾病，乳腺癌手术治疗的失败往往是因为癌细胞早期的全身播散。盲目扩大范围的手术并不能治愈乳腺癌，只会降低患者的生存质量。只有针对全身进行系统性综合治疗，才能改善患者预后。NSABP B-04 试验也证实，腋窝淋巴结阴性乳腺癌患者随机接受根治术、单纯乳房切除加腋窝放射治疗、单纯乳房切除及腋窝随访（腋窝淋巴结转移时再行手术），结果 3 种治疗方式的长期生存完全相似。由此，费舍尔理论成为乳腺癌治疗发展史上的一个新的里程碑，为乳腺外科新的发展理念开辟了新思路。

临床化疗药物组合的不断更新、受体阳性乳腺癌的内分泌治疗不断完善、靶向药物的相继问世以及多基因芯片技术的迅猛发展，极大地改善了乳腺癌的预后。综合治疗的成果动摇了外科传统治疗的理念。

乳腺癌外科治疗开始不但要治愈疾病，还要实现生理和心理的康复。乳腺癌临床要遵循患者优先的人文理念。治疗的目标在于提高患者生存率和改善生活质量。在乳腺癌内科治疗和放射治疗取得突破性进展的背景下，乳腺癌多学科综合治疗有力地推进了乳腺外科治疗的进程，微创手术、功能保留以及乳房再造等人性化治疗开启了乳腺癌综合治疗新纪元。

淋巴结清扫　在根治术理念占主导地位的年代，常规腋窝淋巴结清扫（ALND）的范围包括所有的 Ⅰ、Ⅱ、Ⅲ 级淋巴结，有时还包括锁骨上部分淋巴结。大范围的淋巴结清扫后，上肢慢性淋巴水肿和活动障碍的发生机会和严重程度都很重。Ⅲ 级淋巴结一般只有 2 个，位于腋窝的最高处，手术显露困难。当 Ⅰ、Ⅱ 级淋巴结没有发生转移时，Ⅲ 级淋巴结转移的可能性很小。因此，免除对 Ⅲ 级淋巴结的常规清扫一般不会遗漏腋窝淋巴结的转移。因此，乳腺癌腋窝淋巴结的常规清扫范围可以限制在 Ⅰ、Ⅱ 级淋巴结，只有在 Ⅰ、Ⅱ 级淋巴结有肉眼可见的明显转移时，才考虑加行 Ⅲ 级淋巴结清扫。

淋巴结活检　前哨淋巴结活检（SLNB）用于乳腺癌临床诊治。ALND 对腋窝淋巴结阴性者弊大于利，术后上肢淋巴水肿将给患者造成极大的痛苦。因此，对早期乳腺癌 ALND 的必要性提出质疑，并开始探索以 SLNB 来取代常规的 ALND。循证医学证据提示，核素和染料双标记的方法明显提高了 SLNB 的成功率和准确率。

传统乳腺癌手术的缺陷　常规乳腺癌手术程序是先切除乳房或肿瘤，然后行腋窝淋巴结清扫。手术操作中难免挤压、牵扯肿瘤，难免导致肿瘤细胞经血液、淋巴转移的机会。

常规腋窝淋巴结清扫（CALND）可导致上肢功能障碍、水肿等严重的并发症，而且术后腋窝处的瘢痕不仅影响美观，也不同程度地限制了肩关节的正常活动。

乳腔镜手术的发展　以腔镜技术为代表的微创手术具有精准、微创和保护功能的优点，并对外科治疗观念产生了重要的影响。也为解决乳腺癌外科治疗的缺陷提供了新思路。

乳腔镜手术的技术要点包括：手术入路、操作空间建立、手术程序、合并症防治以及围术期处理等规范化程序。乳腔镜腋窝淋巴结清扫（MALND）能够在保证腋窝淋巴结清扫效果的前提下，降低上肢功能的损伤、保持较佳的胸部及腋窝美观。

乳腔镜手术在技术上整合了乳腺外科、整形外科和腔镜技术的优势，突出体现了"生物-社会-心理"医学模式的内涵。乳房手术与乳房的美容效果一直是困惑医患双方的突出矛盾。乳腔镜技术已从多方面克弥补了传统手术的缺陷和不足，提高了乳腺手术的治疗效果和患者术后的生活质量。

乳腺癌术后乳房重建　许多乳腺癌患者对于切除乳房难以接受，希望解决外观畸形的痛苦。乳房重建对于恢复女性的形体美，消除切除乳房带来的心理影响具有十分重要的作用。乳房重建对于恢复女性自尊、自信以及维护家庭和睦的作用超过了学术的价值。在技术层面，乳腺癌患者只要有需求，乳房切除术后重建都是可能的。再造乳房不影响术后的化疗。但放射治疗不适用于假体再造者，其可能导致包膜挛缩，乳房变硬畸形；自体组织移植再造者，对于放疗有一定的耐受力，但剂量过大也可导致局部畸形，影响再造乳房的形态。对于有再造要求的晚期乳腺癌患者可以考虑用乳房再造的方法覆盖创面。

手术原则　按照临床病期、肿瘤部位，乳腺癌治疗方法的选择有如下原则。

Ⅰ～Ⅱ A 期乳腺癌　以手术治疗为主，可采用根治性手术或保乳手术。术后根据淋巴结情况及预后指标决定是否需要辅助治疗。

Ⅱ B～Ⅲ A 期乳腺癌　以根治性手术为主，根据病情常应用辅助化疗、内分泌治疗或放疗。如患者肿块较大并有意愿接受保乳手术，可行新辅助治疗使肿瘤缩小后再手术。

Ⅲ B～Ⅲ C 期乳腺癌　局部病灶较大或同侧锁骨上、下淋巴结有转移或内乳淋巴结有明显转移者，可用放疗、化疗和内分泌治疗，手术可作为综合治疗的一个组成部分。特别是部分不可手术的局部晚期患者，通过新辅助治疗降期后可获得手术治疗的机会。

Ⅳ 期乳腺癌　以化疗、内分泌治疗为主，手术及放疗是局部辅助治疗方法。

乳腺癌根治术　整块切除全

部乳腺、胸大肌、胸小肌、腋窝和锁骨下淋巴结群及软组织。

适应证 Ⅰ期、Ⅱ期乳腺癌有胸大肌侵犯、胸大小肌间有转移淋巴结且与肌肉粘连，或腋窝和锁骨下转移淋巴结融合并与静脉粘连或包裹静脉，或淋巴结转移癌与前方肌肉粘连。部分Ⅲ期患者也可以进行根治术治疗。

禁忌证 患者年龄较大、体质虚弱、心肺功能不耐受麻醉。

手术方法 切口方式主要根据肿瘤位置及已完成的活检手术切口决定，常用切口包括霍尔斯特德-梅耶（Halsted-Meyer）切口和斯图尔特（Stewart）切口等。切口设计的原则是以肿瘤为中心，切口上缘相当于缘突部位，下缘达肋弓。皮肤切除的范围应尽量在肿瘤外 3~5cm，包括乳头、乳晕。斯图尔特横切口的创面美观度较好，切口长度较竖切口短，有利于重建手术的开展，患者穿低领衣服时不会显露手术瘢痕。临床多采用横切口。

麻醉方式 一般采用全身麻醉或高位硬膜外麻醉。

皮肤剥离范围 应在肿瘤外 4~5cm。细致剥离皮片，尽量剥除皮肤下脂肪组织，剥离范围为内侧到胸骨缘，外侧达腋中线。

切除范围 先后切断胸大肌、胸小肌的附着点，保留胸大肌的锁骨端，可用以保护腋血管及神经。仔细解剖腋窝及锁骨下区，清除所有脂肪及淋巴组织，尽可能保留胸长胸背神经，使术后上肢高举及向后动作不受阻碍。最后将乳房连同其周围的脂肪组织、胸大肌、胸小肌、腋下和锁骨下淋巴结及脂肪组织一并切除。皮肤不能缝合或缝合时张力较大，应予以植皮。

负压吸引 在切口下方另做小切口，放置负压吸引 48~72 小时，以减少积液，使皮片紧贴于创面。

术后处理 ①注意伤口出血，保持负压引流通畅。引流管一般在术后 3 天拔除。②拔除负压管后伤口再有积液，应及时应用注射器抽吸，防止皮下及腋窝积液，以减少皮瓣坏死。③术后尽早开始上肢功能锻炼。

（唐金海 茅昌飞）

rǔxiàn'ái kuòdà gēnzhìshù

乳腺癌扩大根治术（extensive radical mastectomy of breast cancer） 在乳腺癌根治术的同时加胸廓内淋巴结清扫的手术方式。一并切除乳房内侧部的胸壁，即在胸膜外将第 2~4 肋软骨，包括胸廓内动、静脉和胸骨旁淋巴结切除。乳腺的淋巴 75% 引流到腋窝淋巴结，25% 引流到胸骨旁淋巴结。胸骨旁淋巴结转移的概率与乳腺癌的位置和病期相关，位于乳房内侧及中部的乳腺癌可直接转移至胸骨旁淋巴结，乳房外侧的乳腺癌亦有可能转移至胸骨旁淋巴结。约 20% 的乳腺癌发生胸骨旁淋巴结的转移。对于扩大根治术的疗效，长期随访数据并未显示有价值的结果，其远期生存率较根治术并无提高。

适应证 胸骨旁淋巴结术前判断有转移且术后无放疗条件的乳腺癌患者。

禁忌证 已发生远处转移、全身情况极差、主要脏器有严重疾病、年老体弱不能耐受手术者。

手术方法 叙述如下。

术前准备 ①术前常规体检及心、肺、肝、肾功能检查，如有糖尿病应控制血糖，如行胸膜内扩大根治术须测定肺功能（不常用）。②皮肤准备范围自同侧下颈部到脐部，外侧达腋后线，包括肩部，内侧达对侧腋前线。

手术步骤 患者仰卧位，术侧肩背部垫高。常规消毒铺单。

麻醉 可采用气管内插管全身麻醉或硬脊膜外腔阻滞麻醉。由于清扫胸骨旁淋巴结有发生气胸的危险性，最好选用气管内插管全身麻醉，保证手术安全。

切口选择 主要根据肿瘤位置，应将穿刺活检针道和手术活检瘢痕包括在切除范围内。横切口术后美容效果优于纵切口，有利于实施乳房重建手术。

皮肤游离 皮瓣游离内至胸骨缘，外至背阔肌前缘，上至锁骨下缘，下至第 6 前肋水平。皮瓣剥离可以选择手术刀（椭圆形大刀片）或电刀，剥离时应由助手协助牵拉皮瓣边缘，使皮肤展平。皮瓣剥离厚度为 0.3~0.5cm。沿切口方向皮瓣剥离的长度应大于宽度，以保证皮瓣的血供，避免皮瓣坏死。

区域淋巴结清扫 将乳房、胸大肌、胸小肌、腋窝及锁骨下的脂肪和淋巴结，整块切除后，再分别于第 2~4 肋软骨与肋骨及胸骨交界处剪断肋软骨，将 2~4 肋软骨切除。剪开肋软骨后方的肋软骨骨膜和肋间肌，显露胸廓内动静脉及胸骨旁淋巴脂肪组织。于第 5 肋软骨上缘结扎切断胸廓内动静脉，并于各个肋间分别结扎切断胸廓内动静脉的内侧胸肌穿支及肋间动静脉，将其周围的淋巴结及脂肪组织一并向上方游离。至第 1 肋软骨后方，尽量于高位将胸廓内动静脉切断，切除胸廓内动静脉及胸骨旁淋巴脂肪组织，胸廓内动静脉近断端双重结扎。确定没有损伤胸膜后，缝合残留的肋软骨骨膜。

引流 胸骨旁皮下及腋下分别放置引流管，术后行负压吸引。

若术中损伤胸膜发生气胸，可放置胸腔闭式引流管。

切口缝合　注意切口皮肤张力，必要时行减张缝合。

术后处理　①注意伤口出血，保持负压通畅。粗引流管一般在术后3天拔除。细引流管可连续负压吸引保持7天左右，以减少积液。②如果胸膜有破损，由于应用了负压吸引，不必再进行胸腔引流。术后保持胸腔引流管通畅，鼓励咳嗽，以利肺部膨胀。③拔除负压管后，如伤口再有积液，应及时应用注射器抽吸，防止皮下及腋窝积液，以减少皮瓣坏死。④术后尽早开始上肢功能锻炼。

（唐金海　胡　云）

rǔxiàn'ái gǎiliáng gēnzhìshù

乳腺癌改良根治术（modified radical mastectomy of breast cancer）

保留胸大肌和胸小肌，切除患侧乳房和清扫腋窝淋巴结的乳腺癌根治性手术。对于乳腺癌扩大根治术、超根治术带来的严重并发症，单纯追求"局部控制"的根治手术方式受到质疑。1963年，奥金克洛斯（Auchincloss H）报道了保留胸大肌及胸小肌的术式以及劈开胸大肌清扫锁骨下淋巴结的术式，开启了乳腺癌改良根治术的先河。在遵循经典根治术肿瘤整块切除的原则下，开始提请对"保留功能"的关注。

乳腺癌改良根治术与根治术患者术后生存率和局部复发率并无显著差异。但改良根治术后外形与上肢功能均明显优于根治术。改良根治术已经在全世界范围内基本上取代了根治术，成为乳腺癌治疗的标准术式。

分类　乳腺癌改良根治术有两种术式：一是保留胸大肌及胸小肌［Ⅰ式，奥金克洛斯-马登（Auchincloss-Madden）术式］；二是仅保留胸大肌，切除胸小肌［Ⅱ式，佩蒂（Patey）术式］。具体技术操作有皮瓣剥离、乳腺切除和腋窝淋巴结清扫。

适应证　①非浸润性乳腺癌或Ⅰ期浸润性乳腺癌。②Ⅱ期乳腺癌临床无明显腋窝淋巴结肿大者，可选择本术式；有明显腋窝淋巴结肿大者，宜用根治性切除术。③部分Ⅲ期乳腺癌，经化疗原发病灶明显缩小者，可采用本术式。

禁忌证　①肿瘤侵犯胸大肌或胸小肌者。②腋窝或锁骨下淋巴结融合固定，术中清扫困难者。③已发生远处转移，全身情况极差，主要脏器有严重疾病，年老体弱不能耐受手术者。

手术方法　改良根治术应尽可能行全腋淋巴结清扫（Ⅰ、Ⅱ、Ⅲ组淋巴结全部清扫）。术前决定行改良根治术，术中发现腋窝肿大淋巴结较多或胸肌间、锁骨下区（Ⅲ组）有肿大淋巴结者，一定要行全腋淋巴结清扫；如感到技术困难，可采用切除胸小肌的改良根治术或改行乳腺癌根治术。

体位　患者仰卧位，术侧肩背部垫高。术侧上肢全部消毒并用无菌巾包裹置于手术无菌区内，使该侧上肢能按术中需要随时变换位置，以松弛皮肤和胸大肌，有利于游离皮瓣和显露腋窝顶部清扫腋上组淋巴结。

麻醉　采用气管内插管全身麻醉或硬脊膜外腔阻滞麻醉。气管内插管全身麻醉有利于松弛胸大肌、胸小肌，清扫腋上组淋巴结时相对较容易。

切口选择　主要根据肿瘤位置，应将穿刺活检针道和手术活检瘢痕包括在切除范围内。横切口术后美容效果优于纵切口，并且有利于实施乳房重建手术。若肿瘤位于乳头上、下部位，且距离乳头很远，横切口有一定困难，切口设计应遵循个体化原则。

皮瓣游离　皮瓣游离内至胸骨缘，外至背阔肌前缘，上至锁骨下缘，下至第6前肋水平。皮瓣剥离可以选择手术刀（椭圆形大刀片）或电刀，剥离时应由助手协助牵拉皮瓣边缘，使皮肤展平。皮瓣剥离厚度为0.3~0.5cm，尽量使皮瓣边缘薄、基底厚，沿切口方向皮瓣剥离的长度应大于宽度，以保证皮瓣的血供，避免皮瓣坏死。

区域淋巴结清扫　一般应将Ⅰ、Ⅱ、Ⅲ组淋巴结全部清除。皮瓣游离完成后，从胸骨旁开始自内向外，将乳腺连同胸大肌筋膜一起从胸大肌表面剥离。剥离至胸大肌外缘后，将乳腺翻至切口外侧，从而可以显露胸大、小肌间隙和腋窝。向前提起胸大肌，清扫胸大、小肌间的淋巴脂肪组织［罗特（Rotter）淋巴结］，并自胸小肌表面由内向外掀起翻至胸小肌外侧，以使其能与腋窝组织整块切除。注意保留胸肌神经、胸肩峰动静脉的胸肌支及上胸肌神经（胸外侧神经）。将术侧上肢置于内收屈曲位，从而松弛胸大肌。将胸大肌向前内侧牵开，绕胸小肌置牵引带，将胸小肌向外下方牵开，从而可显露并清扫Ⅲ组的淋巴脂肪组织。将游离的Ⅲ组的淋巴脂肪组织自胸小肌后方牵出，以保证腋窝淋巴脂肪组织能整块切除。保留胸肌神经、胸长神经、胸背神经和肩胛下血管。最终将乳腺组织、胸肌筋膜及同侧腋窝淋巴脂肪组织整块切除。

引流　胸骨旁皮下及腋下分别放置引流管，术后行负压吸引。

切口缝合 注意切口皮肤张力，必要时行减张缝合。

并发症及处理 施行乳腺癌改良根治术的患者病期相对较早，切除后切口皮肤张力一般不会很大，加之保留了胸肌，术后皮瓣坏死发生率较低。皮下积液是乳腺癌改良根治术后的主要并发症。手术区局部炎性渗出时间延长及加强是其形成的原因。皮下积液的主要危害是影响切口愈合，引流管拔除后如发现有皮下积液，可采取每日穿刺抽吸的方法，以利于切口愈合。若切口裂开并有积液流出，应避开切口重新放置引流管，缝合裂开的切口。若手术切口已完全愈合，皮下积液可不用处理，待压力增高后积液量的增加会停止，积液会逐渐吸收。若患者疼痛症状较重，可间断行穿刺抽吸数次，也可采用每日抽吸积液的办法，保持皮下无积液状态，以利愈合。

(唐金海 胡 云)

乳腺癌保留乳房手术（breast preservation surgery of breast cancer） 保留患者乳房，扩大切除病灶至病理学阴性切缘并行腋窝淋巴结清扫的手术方式。既切除乳腺肿瘤，又保留了相对完好的乳房外观。乳腺癌保乳手术结合放化疗的综合治疗，无论在局部和区域控制率方面，还是在长期生存率方面，均与根治术或改良根治术相同，保乳术及术后综合治疗已成为治疗早期乳腺癌的主要方法之一。

适应证 ①临床Ⅰ期、Ⅱ期乳腺癌，肿瘤最大直径小于3cm，且乳房有适当体积，肿瘤与乳房体积比例适当；临床无明显腋窝淋巴结转移的单发、周围型乳腺癌患者。②对于多灶性乳腺癌（同一象限的多个病灶），也可进行保乳手术。③临床Ⅲ期患者（炎性乳腺癌除外）经术前治疗降期后达到保乳手术标准时也可酌情考虑。

相对禁忌证 ①累及皮肤的活动性结缔组织病（特别是硬皮病和系统性红斑狼疮）。②肿瘤直径大于5cm。③灶状阳性切缘。④已知存在 BRCA1/2 基因突变的绝经前妇女：保乳手术后同侧乳腺复发或发生对侧乳腺癌的风险增加可考虑行预防性双乳腺切除以降低风险。⑤≤35岁的女性：有相对高的复发和再发乳腺癌风险，在选择保留乳房手术时，医师应向患者充分交代可能存在的风险。

绝对禁忌证 ①妊娠期间放疗。对于妊娠期妇女，保乳手术可以在妊娠期完成，而放疗可以在分娩后进行。②病变广泛，且难以达到切缘阴性或理想保乳外型。③弥漫分布的恶性特征钙化灶。④肿瘤经局部广泛切除后切缘阳性，再次切除后仍不能保证病理切缘阴性。⑤患者拒绝行保留乳房手术。⑥炎性乳腺癌。

手术方法 手术基本原则是：切缘病理阴性，减少局部复发；适量切除部分腺体，保持患乳房良好外形。主要有肿块切除术、部分乳腺切除术等。

手术切口设计 在乳房和腋窝各取一切口，若肿瘤位于乳腺尾部，也可采用一个切口。切口可根据肿瘤部位、乳房大小和下垂度及肿瘤整复技术的需要来选择。肿瘤表面皮肤可不切除或仅切除小片。如果肿瘤侵犯乳房悬韧带，需考虑切除凹陷皮肤。

原发灶的切除 切除范围包括原发肿瘤及周围1~2cm的乳腺组织；活检残腔以及活检切口皮肤瘢痕应包括在切除范围内。对乳房原发灶的切除标本进行上、下、内、外、表面及基底等方向的标记。包含钙化灶的保乳手术时，术中应对标本行X线摄片，以明确病灶是否被完全切除及病灶和各切缘的位置关系。对标本各切缘进行评估（如切缘染色或术中快速冷冻切片及印片细胞学检查），术后需要病理学检查以明确诊断。

一般认为直径小于1mm的导管原位癌切缘是不够的。但对于位于乳腺-纤维分界部位（如靠近胸壁或皮肤）的肿瘤，切缘不足1mm并不一定要再次手术，可对瘤床部位进行较大剂量加量照射。显微镜下有局灶性阳性切缘者［不伴广泛导管内癌成分（EIC）］，选择保乳手术是合理的。放射治疗时可用更高剂量的瘤床补量。

浸润性乳腺癌保乳手术的应用是以能达到病理阴性切缘为前提的。切缘阳性则可再次扩大切除范围以达到切缘阴性。如果多个切缘仍为阳性，或扩大切除达不到美容效果的要求时则建议改行全乳切除。

肿瘤与乳房体积比值较大、需要切除组织量较大时，特殊部位的乳腺肿瘤，乳房过大和或中-重度下垂时，可联合采用肿瘤整复技术，以改善术后乳房外观。保乳整形手术的方法分为容积移位和容积替代两大类。容积移位技术是在部分乳房切除术后应用剩余的乳腺腺体移位后填充肿瘤切除后的残腔，从而达到塑形和美容的效果。容积替代技术是应用腺体以外的自体组织来填充残腔以达到美容的目的。

乳房手术残腔止血、清洗放置4~6枚惰性金属夹（如钛夹）作为放疗瘤床加量照射的定位标记，以便术后影像随访，金属标记应放置在原发灶周围的腺体组织表面。逐层缝合皮下组织和皮肤。

腋窝淋巴结清扫 腋窝淋巴结阴性者行前哨淋巴结活检（SL-NB），根据活检结果决定是否进行腋窝淋巴结清扫术（ALND）；腋窝淋巴结临床阳性者直接行ALND。

ALND取与腋褶线平行的斜形或弧形切口，位于胸大肌外缘至背阔肌前缘之间，清扫Ⅰ、Ⅱ水平（即胸小肌外则和后方）的腋窝淋巴结，腋窝应放置负压引流；临床上（体检、X线、超声和MRI等）腋窝淋巴结阴性患者可行SLNB，如果前哨淋巴结阴性，则不用清扫腋窝。腋窝淋巴结引流一般从Ⅰ组到Ⅱ组，很少直接跳到Ⅲ组水平的淋巴结，跳跃式转移的概率很低。

年轻患者的保乳 年轻患者保乳治疗后的局部复发率较高，故美国国立综合癌症网络（NC-CN）指南将35岁以下乳腺癌患者列为保乳相对禁忌证。但对于年轻的Ⅰ期乳腺癌患者，其保乳与全乳切除的局部及其区域复发率相似，化疗可使其受益。因此，经过筛选的年轻乳腺癌患者保乳治疗亦是合理的选择。

中央区乳腺癌的保乳 中央区乳腺癌因易累及乳头乳晕区，切除乳头乳晕复合体后的美容效果不佳，因此，不适合保乳治疗。

新辅助化疗后的保乳 对一些体积较大的乳腺癌原本不适合做保乳手术的患者，若其强烈要求保留乳房，可以尝试新辅助化疗使病灶缩小，变为可行保乳手术。但新辅助化疗后的保乳治疗有较高的复发率。NSABP B-18试验报道了9年同侧乳腺癌的复发率为16%；另一组报道的5年随访结果显示，同侧乳腺癌复发率为6%。

新辅助化疗后保乳手术同样要求切除可能残留的癌灶且切缘病理阴性，切除的范围一般按化疗后肿瘤的大小和计算。新辅助化疗后肿瘤的缩小可以分为"向心性"收缩和"筛状"收缩两种形式。后者肿瘤呈多灶残留的可能性较大，导致局部复发的风险增高。新辅助化疗后保乳治疗局部复发的危险因素包括初始诊断时N_2或N_3、多中心病灶、化疗后病理残留肿瘤直径大于2cm以及脉管受浸。NCCN指南推荐Ⅱ A期（$T_2N_0M_0$）以上乳腺癌者可行新辅助化疗。在新辅助化疗前行前哨淋巴结活检，可避免化疗后活检较高的假阴性率。

保乳术后辅助治疗 包括放射治疗、化疗、内分泌治疗和靶向治疗。

放射治疗 与单纯手术相比，手术加放疗可使局部复发率平均下降75%；放疗还可提高总生存率。70岁以上患者，雌激素受体阳性，腋窝淋巴结阴性，肿块直径小于2cm，切缘阴性可加内分泌治疗而无需放疗；保乳术后加放疗与不加放疗对比，放疗组的5年局部复发风险7%，而未放疗组为26%；15年乳腺癌死亡风险分别是30.5%和35.9%。

保乳手术后化疗、放疗同时进行可影响美容效果，严重的早期和晚期皮肤反应、广泛皮下纤维化和放射性肺炎发生率高。辅助内分泌治疗和靶向治疗可以在放疗期间开始，也可以在放疗结束后进行。

放射治疗剂量：乳房照射靶区包括术后全部乳腺组织和胸壁淋巴引流组织。腋窝淋巴结转移数目≥4枚时需照射锁骨上淋巴引流区，在腋窝淋巴结清扫数在10枚以下时可参照腋窝淋巴结转移比例，建议在转移比例≥20%时照射锁骨上区。内乳淋巴结照射的意义仍有争议，建议在原发肿瘤位于内侧象限同时合并上述高危因素的患者中采用照射剂量：6MV-X线，全乳DT 50Gy/5周/25次，然后原发灶瘤床补量；导管内癌不作补量，浸润性癌或原位癌微小浸润均应给予原发灶瘤床补量，补量总剂量：DT 10～16Gy/1～1.5周/5～8次。

导管原位癌的放疗：肿块切除后，放疗可降低局部复发率，并可能降低浸润性癌的复发。肿瘤切除加放疗已成为导管原位癌患者保乳治疗的金标准，放疗减少了50%～75%患者的局部复发，但对总生存率没有影响。

全身治疗 在保乳+放疗组中，全身辅助性治疗可显著降低局部复发率，单纯手术组则不明显。全身辅助治疗与保乳+放疗相结合是减少局部复发的重要手段；包括术后辅助化疗、内分泌治疗和分子靶向治疗，指征同全乳切除术后。

保乳术的局部复发 保乳术后10年，局部复发率约7%，相同的患者接受根治术，局部复发率为5%。这些复发部位常位于放疗瘤床加量照射区域内。邻近瘤床加量照射区域的复发为边缘遗漏，而远离原发肿瘤的乳腺其他部分的复发被认为第2个原发灶。

（王 翔 唐金海）

bǎoliú rǔfáng de zhǒngwù kuòdà qiēchúshù

保留乳房的肿物扩大切除术

（extended lumpectomy of breast preservation） 早期乳腺癌保乳手术和放化疗的综合治疗在局部和区域控制率和长期生存率方面，

均与根治术或改良根治术相同，保乳手术及术后综合治疗已成为早期乳腺癌的主要治疗方法。

保乳手术包括乳房部分切除和腋窝淋巴结处理两部分。腋窝淋巴结状态不影响保乳手术的施行，腋窝淋巴结清扫（ALND）可同期或延期进行，不影响总生存率，应用前哨淋巴结活检（SL-NB）可避免不必要的 ALND，降低患侧上肢并发症的发生率。彻底切除肿瘤及保证良好的乳房美容效果是保留乳房治疗的基本原则，保证组织学切缘阴性是手术安全性所必需的。保乳手术的质量控制三要素包括：①以"切除组织立体不见肿瘤"为基本原则。②以点状取材，术中快速病理检查评价切缘的安全性为依据。③尽量保证乳房完美的体积形态为追求，达到最低的局部复发率与最佳美学效果的统一。

适应证 ①临床Ⅰ期、Ⅱ期乳腺癌，肿瘤直径小于 3cm。且乳房有适当体积，肿瘤与乳房体积比例适当。②较大乳腺癌，肿瘤与乳腺的比值较小，术后仍能获得良好的乳房美容效果者。③局部晚期乳腺癌，经新辅助化疗后，符合以上两个条件者。④临床Ⅲ期患者（炎性乳腺癌除外），经术前治疗降期后达到保乳手术标准可以慎重考虑。

相对禁忌证 ①位于乳头、乳晕部的中央型乳腺癌。②多中心性乳腺癌或患侧乳房有放疗史。③经扩大切除仍无法达到切缘阴性的乳腺癌。

绝对禁忌证 ①妊娠期间放疗。对于妊娠期妇女，保留乳房手术可以在妊娠期完成，而放疗可以在分娩后进行。②病变广泛，且难以达到切缘阴性或理想保乳外型。③弥漫分布的恶性特征钙化灶。④肿瘤经局部广泛切除后切缘阳性，再次切除后仍不能保证病理切缘阴性。⑤患者拒绝行保留乳房手术。⑥炎性乳腺癌。

手术方法 过程如下。

手术切口 一般建议乳房和腋窝各取一切口，若肿瘤位于乳腺尾部，也可采用一个切口。切口可根据肿瘤部位、乳房大小和下垂度及肿瘤整复技术的需要来选择。肿瘤表面皮肤可不切除或仅切除小片。如果肿瘤侵犯乳房悬韧带，需考虑切除凹陷皮肤。

原发灶的切除 切除范围应包括肿瘤、肿瘤周围一定范围的乳腺组织，并根据肿瘤位置和乳腺厚度决定是否切除部分皮下组织及肿瘤深部的胸大肌筋膜。活检穿刺针道、活检残腔及活检切口皮肤瘢痕应尽量包括在切除范围内。肿瘤与乳房体积比值较大、需要切除组织量较大时，特殊部位的乳腺肿瘤，乳房过大和/或中-重度下垂时，可联合采用肿瘤整复技术，以改善术后乳房外观。

保乳整形手术的方法分为容积移位和容积替代两大类。容积移位技术是在部分乳房切除术后应用剩余的乳腺腺体移位后填充肿瘤切除后的残腔，从而达到塑形和美容的效果。容积替代技术是应用腺体以外的自体组织来填充残腔以达到美容的目的。新辅助治疗后保乳的患者，可根据新辅助治疗后肿块的范围予以切除，并推荐由经验丰富的多学科协作团队实施，推荐在术前进行精确的影像学评估。

切除标本标记 对乳房原发灶手术切除的标本进行上、下、内、外、表面及基底等方向的标记。包含钙化灶的保乳手术时，术中应对标本行 X 线摄片，以明确病灶是否被完全切除及病灶和各切缘的位置关系。对标本各切缘进行评估（如切缘染色或术中快速冷冻切片及印片细胞学检查），术后需要石蜡包埋切片的病理学查以明确诊断。

手术残腔止血、清洗 推荐放置 4~6 枚惰性金属夹（如钛夹）作为放疗瘤床加量照射时的定位标记（术前告知患者），以便于术后影像随访，金属标记应放置在原发灶周围的腺体组织表面。逐层缝合皮下组织和皮肤。

腋窝淋巴结处理 腋窝淋巴结临床阴性者行 SLNB，根据活检结果决定是否进行 ALND；腋窝淋巴结临床阳性者直接行 ALND。

若术中或术后病理学检查报告切缘阳性，可行全乳切除，或尝试扩大局部切除范围以达到切缘阴性。虽然对再切除的次数没有严格限制，但当再次扩大切除已经达不到美容效果的要求或再次切除切缘仍为阳性时，建议改为全乳切除。

（唐金海 胡 云）

rǔxiàn qūduàn qiēchúshù

乳腺区段切除术（segmental mastectomy）

完整切除病变所在乳房区段腺体组织的手术方式。可以分为：病灶与周围部分乳腺组织切除术；楔形切除术（病灶完整包含在楔形切除乳腺组织中）；象限切除术（按病灶所处象限，完整切除该象限乳腺组织及病灶）。

适应证 适用于以下疾病。

导管内乳头状瘤病 是一种良性肿瘤，发生于乳腺导管上皮，产后女性多见。乳头出血、乳房肿块为主要的临床表现，可通过乳腺彩超或者是乳管镜来诊断。具有癌变的可能性，一旦发现应及时手术。

多发乳腺纤维腺瘤 指乳房

部有两个以上的纤维腺瘤者，是常见的乳腺良性肿瘤。多发的乳腺纤维瘤常彼此相邻而融合。可散布于乳房的多个象限。故手术应全部切除。

非哺乳期乳腺炎　是一组发生在女性非哺乳期的病原学证据不明的非特异性炎症，可以是局部的病变，也可以是全身疾病的局部表现，常见为急性炎症、慢性炎症容易误诊，可以表现为一种无痛的硬性肿块，其病理的类型多样，也容易发生误诊。炎症局限，有明显界限者，也可行乳腺区段切除。

乳腺钙化灶　临床比较常见，一般可以通过钼靶射片检查或其他影像学检查发现乳腺钙化灶。由于乳腺癌细胞可以分泌钙化样的物质，约有 50% 的乳腺癌患者有钙化样的分泌物，出现钙化灶。如钙化按腺段分布、范围较大、有手术指征者，则可行乳腺区段切除。

禁忌证　①凝血功能障碍、血液病、口服抗凝剂或抗血小板药物者。②局部炎症症状明显者或皮肤有明显破溃感染。③哺乳期的良性肿瘤。④不适合保乳的乳腺癌患者。

手术方法　过程如下。

麻醉和体位　全麻或硬膜外麻醉。患者卧位，患侧上肢外展 80°，肩胛部垫小枕。

手术切口　应兼顾手术解剖的方便和术后乳房的形体效果。肿块切除与淋巴结处理可分别做切口，腋窝的切口为平行腋褶线的斜切口，起自胸大肌外缘，横跨腋窝至背阔肌前缘，长 5~7cm。

切除肿瘤　切除肿瘤时应注意肿瘤须完全包裹在正常脂肪或乳腺组织中，正常组织的切除范围达到肉眼所见标本边缘无肿瘤

即可。一般肿瘤距标本边缘以 1cm 为宜。标本脱离手术野前做标记指明方向，切除标本后即送病理检查，当肉眼检查发现某一部位肿瘤接近边缘，则按原先的定位，在该部位再切除一片乳腺组织。新边缘应重新做快速病理检查。肿块切除后，残腔细致止血，并放置放疗标志物。

腋窝淋巴结清扫　切开腋窝部皮肤、皮下，分离皮瓣，要求上方能显露胸大肌及其内侧腋静脉周围的脂肪组织和臂丛神经，外侧的喙肱肌和背阔肌，下方皮瓣约分离 8cm。显露腋窝后清除胸大肌外侧缘的筋膜，牵开胸大肌显露喙肱肌并清除其表面的筋膜和脂肪，直至喙突的胸小肌止点。若做包括Ⅲ组的完全性清扫，需沿喙突切断胸小肌，进入胸小肌外缘的胸神经分支可予切断，但必须保护胸内、外侧神经，以避免胸大肌萎缩。切开背阔肌前缘脂肪组织以确定清扫的外侧界线。在腋静脉近侧切开胸喙筋膜，清除疏松组织后切开腋静脉鞘，凡跨过腋静脉的胸外侧神经小分支和胸肩峰神经及血管以及汇入腋静脉下方的所有属支均予切断结扎，只保留汇入腋静脉后壁的肩胛下静脉。切开胸锁筋膜，然后再纵形切开胸骨外缘的筋膜 4~6cm，此时即可将腋静脉周围已解剖的脂肪、淋巴结等组织，贴胸壁向下、向外侧清扫。电刀切断部分胸小肌的肋骨端，显露上胸壁的肋骨与肋间肌，切断第 2 肋神经进入的分支，即可切除包括腋静脉前、下方连同上胸壁 6~10cm 的脂肪组织，完成整块彻底的清扫。

放置引流管　取直径 0.6cm 的硅胶管，剪 2~3 个侧孔，前端置于腋窝顶部，末端于腋窝下方

皮肤另外戳口引出。腋窝放置厚棉垫，用胸带加压包扎。

注意事项　①严格遵守无瘤技术原则：不能将肿瘤暴露于术野，应离开瘤缘 1cm 进行楔形切除。在切缘至瘤缘的距离上已没有严格的限制，术中应做冰冻活检，保证切缘阴性。若肿瘤位置深在，还应酌情切除胸大肌筋膜和部分肌肉。②行清扫腋窝及第Ⅲ组淋巴结时，要注意保护胸长神经、胸背神经、胸内外侧神经和肋间臂神经。③腋窝部的条索样管道，特别是细小的淋巴管，要用丝线结扎，尽量少用电刀电凝，这样可以减少淋巴管漏、腋窝皮下积液的发生。④游离背阔肌时，勿损伤胸背动、静脉和胸背神经。

围手术期处理　①患者可以参与制订治疗策略，手术要在患者知情同意后进行。②肿瘤较大或局部晚期乳腺癌，术前可行新辅助化疗，待达到保乳条件后再进行手术。③由于腋窝部淋巴组织清除以及腋窝瘢痕的影响，可能发生上肢水肿和功能受限，可行热敷、弹力绷带包扎、上肢高举练习，一般可以逐渐恢复。④综合治疗：保留乳房手术只是乳腺癌综合治疗的一个重要环节，术后的放疗、化疗以及内分泌治疗对防止乳癌局部复发及提高远期效果尤为重要。应根据病理类型、临床分期、转移淋巴结数目和受体状态等制订治疗策略。

并发症　残腔较大，未作腺体成形会导致术后区段切除处乳房皮肤凹陷，影响美观。

（唐金海　胡云　邓荣）

rǔxiàn'ái xiàngxiàn qiēchúshù

乳腺癌象限切除术（quadrantectomy of breast cancer）　需切除乳腺癌所在部位的区段乳腺组

织、表面覆盖的皮肤及肿瘤下方胸肌筋膜的保乳手术方式。

适应证 ①约一半乳腺癌患者会分泌钙化样的分泌物，出现钙化灶。通过钼靶射片检查或其他影像学检查可以查出乳腺中的钙化灶，钙化灶在腺体中按腺段分布，则可行乳腺癌象限切除术。②多灶乳腺癌的保乳手术：多灶乳腺癌指处于同一象限的多个病灶，且来源于同一乳腺恶性肿瘤。由于多发病灶位于乳腺腺体同一象限，此时保乳手术可施行乳腺癌象限切除术。

对于肿块直径不超过 2cm 的乳腺癌患者，象限切除（肿瘤所在象限的 1/4 象限切除，简称 BQ）与乳癌根治术比较，局部复发率和生存率相同。普遍认为 BQ 的适应证必须是肿块直径小于 3cm 的早期乳腺癌，但不一定严格局限 1/4 象限、90° 切除、1/5 象限、60° 切除，但肿块边缘距乳腺切断线不能小于 3cm。

禁忌证 ①凝血功能障碍、血液病、口服抗凝剂或抗血小板药物者。②炎性乳腺癌。③哺乳期的乳腺癌。④不适合保乳的乳腺癌患者

手术方法 一般需同时施行前哨淋巴结活检。

麻醉和体位 在气管插管全身麻醉下进行，采用仰卧位，患侧上肢筒状袖带包裹后外展位。

手术切口 按术前拟定切口（乳腺切口与腋窝切口分开）。首先选择乳头与肿块中点连线为中心的梭形切口，皮肤切除范围不宜过大。然后按 1/5 象限原则，距肿块边缘 3cm 用抽取亚甲蓝的注射器穿刺皮下预定切除范围。考虑到乳管内转移因素，乳头侧距肿块边缘最好为 4cm。按肿瘤（体表定位或导丝定位后所标识范围）所在位置，完整切除病灶及病灶所处象限乳腺腺体。

腋窝淋巴结切除 如肿块位于外上象限，必要时延长切口即可。如肿块位于其他象限，淋巴结清除则需在腋窝处另加切口，8cm 左右即可。

皮下游离和乳腺切除 皮瓣的厚度 5mm 为最佳，游离直至暴露出整个乳腺的 1/3 为止，然后按预先的标记线切除乳腺组织，包括其下的胸大肌肌膜，在预先标记的五点处取少许组织冷冻，如有浸润则改做简化根治术。

腋窝淋巴结清扫 淋巴结的清除与保留胸大、小肌的乳癌简化根治术相同，切记包括肌间淋巴结的清除。

乳腺断端与皮肤缝合 充分游离乳腺的前面和后面，断端可用 2-0 Dexon 线分深层和浅层两层连续缝合。皮肤缝合最好采用 4~0 微乔线做皮内缝合，并用胶条固定，于腋窝处置一枚引流，并接负压吸引，乳腺切除的部位无必要下引流。

并发症 由于象限切除术切除了大量的乳腺组织，导致术后乳房外形不佳，影响美观。

（唐金海 邓 荣）

rǔxiàn'ái qiánshào línbājié huójiǎn

乳腺癌前哨淋巴结活检（sentinel lymph node biopsy of breast cancer）

通过示踪剂定位并切除活检前哨淋巴结（SLN），依据 SLN 有无转移来决定是否行腋窝淋巴结清扫术。SLN 是乳腺癌淋巴引流区域发生转移的第一站淋巴结，其组织学状况能够预测该区域淋巴结是否存在转移肿瘤的危险性，如果前哨淋巴结检查为肿瘤转移阴性，则理论上可排除整个区域淋巴系统受累的可能性。因而前哨淋巴结活检术得到广泛应用。

应用解剖 乳腺的淋巴引流系统可分为深浅两组。深毛细淋巴管网收集淋巴液，沿乳管向表面集中，引流到乳头部位，注入乳晕下的淋巴管网。浅毛细淋巴管网位于皮下和皮内，在乳晕周围形成乳晕下淋巴管丛。深浅两组淋巴管网有丰富的互相通连。而乳头、乳晕和乳晕周围皮肤的淋巴管丛亦相互吻合，发出的集合淋巴管呈放射状走向局部淋巴结。乳腺癌的淋巴引流一般有 4 条途径：引流到腋窝淋巴结和锁骨下淋巴结；引流到胸骨旁淋巴结；引流到膈下淋巴结；引流到对侧乳房淋巴结。

对于临床上未触及淋巴结的乳腺癌，前哨淋巴结活检（SLNB）可以准确地确定淋巴结的状况，避免不必要的腋窝淋巴结清扫术（ALND）。

适应证 T_1 或 T_2 期浸润性乳腺癌，临床未触及肿大的淋巴结。

禁忌证 ①腋窝可触及肿大的淋巴结。②腋窝或乳房外上象限曾行手术。③肿瘤直径大于 3cm 者。腋窝淋巴结阳性的可能性更大。④存在多灶或多中心的癌肿。多发肿瘤可能不止一条淋巴引流通道。⑤癌细胞已侵犯皮肤，出现橘皮样外观或凹陷等。⑥妊娠期乳腺癌。

手术方法 乳腺癌 SLNB 包括示踪剂的注射和术前淋巴显像、术中 SLN 的检出、SLN 术中和术后病理和分子生物学诊断等。需要外科、影像科、核医学科、病理科和分子生物学科团队的共同协作。

示踪剂 包括蓝染料和核素标志物，推荐联合使用蓝染料和核素示踪剂，可以使 SLNB 的成功率提高 1.3%，假阴性率降

低 2.5%。

蓝染料 国外较多使用专利蓝和异硫蓝，中国较多使用亚甲蓝，两者在 SLNB 的成功率和假阴性率方面无明显差异。

核素示踪剂 多采用 ^{99m}Tc（锝）标记的硫胶体，要求煮沸 5~10 分钟，标记率大于 90%。核素示踪剂的注射时间一般在术前 3~18 小时，采用皮内注射可以缩短到术前 30 分钟。用 ^{99m}Tc-利妥昔单抗行 SLN 显像的 SLNB 成功率较高。

示踪剂注射部位 蓝染料和核素示踪剂注射于原发肿瘤周围的乳腺实质内、肿瘤表面的皮内或皮下、乳晕区皮内或皮下均有相似的成功率和假阴性率，但各有特点，临床实践中可以个体化设计 SLNB 示踪剂的注射部位。

手术技巧 无论是乳房切除手术还是保乳手术，SLNB 均应先于乳房手术。术中 SLN 的确定因示踪剂的显像而有所不同。染料法要求检出所有蓝染淋巴管进入的第一个蓝染淋巴结，仔细检出所有蓝染的淋巴管是避免遗漏 SLN 的关键。核素法前哨淋巴结的阈值是超过淋巴结最高计数 10% 以上的所有淋巴结，术中 γ 探测仪探头要缓慢移动、有序检测、贴近计数。应用蓝染料和/或核素法检出 SLN 后应对腋窝区进行触诊（触诊法），触诊发现的肿大、质硬淋巴结也应单独送检。其原理是 SLN 及其输入淋巴管完全为肿瘤占据时，示踪剂无法到达该 SLN，采用触诊法可有效降低假阴性率。

SLN 组织病理学检查 抗角蛋白免疫组化染色可以明显提高腋窝淋巴结转移灶的检出率。因此，常规石蜡切片 HE 染色和/或免疫组化染色对于 SLN 的检测都

是非常有效的方法。

术中 SLN 的快速检测关系到外科医师的术中决定。如果 SLN 有转移，则应进行彻底的腋窝淋巴结清扫术，未发现 SLN 转移时，手术则可以终止。但术中快速冷冻切片检查有可能出现假阴性结果，随后的石蜡切片组织学检查可能发现微小转移灶，因此冷冻切片检查 SLN 的可靠性有限。如果术后石蜡切片或免疫组化染色方法发现 SLN 转移，还应再行腋窝淋巴结清扫术。临床应用的其他方法还有术中印片细胞学检查和术中快速免疫组化检查（抗角蛋白 EPOS）等，上述方法联合应用的成功率要高于各种方法的单独应用。

SLN 微小转移灶（直径 2mm 以内）的探测：理想的方法是联合应用连续切片、免疫组化染色及 RT-PCR 分析等检测 SLN。虽然联合检测有助于提高乳腺癌微小转移灶的发现率。但无论是免疫组化染色还是 RT-PCR 分析都耗时较长，很难在手术中成为常规。

临床意义 乳腺癌 SLNB 是评估腋窝分期的活检技术，可准确地评价腋窝淋巴结的病理学状态，对于腋窝淋巴结阴性患者，可安全有效地替代 ALND，从而显著减少手术并发症，改善患者生活质量；对于 SLN 有 1~2 枚淋巴结转移的患者，亦可有条件地安全替代 ALND。此外，新辅助治疗前后的 SLNB 也受到越来越多的关注。

（唐金海 胡 云）

yèwō línbājié qīngsǎoshù

腋窝淋巴结清扫术（axillary lymph node dissection，ALND）

完整切除腋窝淋巴结的手术方式。

应用解剖 腋窝淋巴结按其与胸小肌的关系分为 3 组：Ⅰ 组位于胸小肌外侧，Ⅱ 组位于胸小肌深面，Ⅲ 组位于胸小肌内侧。与乳腺癌手术相关的重要结构有胸长神经、胸背神经、胸内外侧神经和肋间臂神经。胸长神经在腋部紧贴侧胸壁中部几近垂直下行，走行于肋间臂神经后方，约在第 4、5 肋水平分支进入前锯肌，支配第 4 肋以下的前锯肌，切断该神经可致"翼状肩"。胸背神经与胸背动（静）脉相伴而行，位于肩胛下肌前面，毗邻背阔肌内缘，与肌肉间有疏松结缔组织相隔。胸背神经损伤可致患侧上肢内收无力。胸内外侧神经命名来自其相应的臂丛神经束起源而非支配部位。胸外侧神经起源于臂丛神经外侧束，伴胸肩峰血管走行，穿锁胸筋膜至胸大肌后面，发出分支支配胸大肌锁骨部与胸骨部内侧部；胸内侧神经起源于臂丛神经内侧束，伴胸外侧动脉走行，支配胸大肌的下外侧部。胸内外侧神经损伤可致胸大肌萎缩。肋间臂神经为第 2 肋间神经的外侧皮支，于第 2 肋间隙胸小肌外缘后方穿出胸壁，在腋静脉下方约 1cm 处横跨腋窝，越过背阔肌前缘进入上臂，该神经损伤可致患肢上臂内侧感觉麻木、酸胀、疼痛等症状。胸小肌外缘、背阔肌内缘和腋静脉是腋窝淋巴结清扫时的重要解剖标志。

适应证 有 9 个明确的适应证。①腋窝淋巴结阳性：术前超声引导或触诊下的腋窝淋巴结细针穿刺可以直接证实阳性淋巴结的存在，从而避免了前哨淋巴结（SLN）活检，可以直接行 ALND。②先前不充分的腋窝淋巴结切除，属于以下情况时应该充分考虑行补充 ALND 或腋窝淋巴结放疗：

手术切除的范围未被记载；没有大体标本重新做病理检查；清除淋巴结数目很少；大部分清除淋巴结为阳性。③SLN 阳性：ALND 是对 SLN 阳性患者的标准腋窝淋巴结处理方法，特别是术中 SLN 检测阳性的患者。④SLN 活检验证试验。⑤SLN 活检失败：虽然 SLN 活检的成功率越来越高，但仍不能达到 100%。当 SLN 活检失败或出现技术上的缺陷时，行 ALND 是合理的选择。⑥SLN 活检发现临床确诊可疑的淋巴结。⑦炎性乳腺癌新辅助化疗后。⑧不能施行 SLNB 者。⑨单独的局部区域复发：当患者出现对侧腋窝淋巴结复发，而没有其他部位病变时，也需行 ALND。

手术方法 有以下几种。

腋下群淋巴结清扫术 手术要点和腋窝中群和下群淋巴结清扫术相似，但不清除胸小肌后方的腋中群淋巴结及胸肌间淋巴结。

腋窝中群和下群淋巴结清扫术 过程如下。

手术范围 前方为胸大肌、胸小肌，内侧为前锯肌，上方为腋静脉，后方为肩胛下肌，外侧为背阔肌。

体位 仰卧位，患侧上肢外展 90°，置于托架上，不应固定，术中可使患侧上肢上举和向对侧牵拉，容易暴露胸小肌及进行腋窝解剖。术侧肩胛骨下垫一薄枕，使术侧肩部略微抬高，以利术中暴露。

手术切口 在腋毛下方边际部做凹面向上的横弧形切口，这是腋清扫中最常选用的手术切口，其自腋前线第 4 肋间始，沿胸大肌外缘至背阔肌前缘。该切口隐蔽，张力小且与皮纹较一致，不影响上肢功能。

皮片分离范围 内侧皮片沿胸大肌、胸小肌边缘分离，直达胸壁，注意保护胸前神经的外侧支。下皮片分离范围无明确的解剖学标志，一般人为地将第 5 或第 6 肋间作为下皮片向下分离的下限，并在此显露前锯肌。外侧皮片沿背阔肌前缘分离，术者应注意背阔肌的走向，避免过度分离。

腋静脉周围淋巴结处理 将胸大肌、胸小肌向上、向内牵拉开，沿腋静脉下缘切开胸锁筋膜，显露胸小肌内缘至背阔肌前缘段的腋静脉，将其前、后、下方的淋巴脂肪组织完全清除。除不宜在背阔肌前缘与腋静脉交界处首先显露腋静脉外（此处显露腋静脉有可能伤及肋间臂神经），腋静脉在何处首先显露并不重要。在清除腋下群淋巴脂肪组织时，应外展上肢，使该段腋静脉拉直，以利暴露。应注意腋静脉的变异，有些患者腋静脉在下群水平可分成 2~3 支，有时较细小，注意不要将腋静脉误认为是腋静脉的属支而切断。腋静脉的鞘膜应予保留。切勿解剖臂丛神经，以免术后产生永久性疼痛。

胸前神经内外侧支和胸肩峰动脉胸肌支 胸前神经内侧支起于臂丛神经外侧束，多在胸小肌前方斜行经过，以 3~4 终末支进入胸大肌，支配胸大肌的内下部分。胸前神经外侧支起于臂丛神经内侧束，伴胸肩峰血管走行，绝大部分神经纤维穿过胸小肌，止于胸大肌，支配胸大肌的上外部分。在清除腋窝淋巴脂肪组织时，应小心分辨并保留位于胸大肌背部的胸肩峰动脉的胸肌支和胸前神经的外侧支，不要切断，以免造成术后胸大肌萎缩。

胸长神经 胸长神经在肋间臂神经后方 2.5cm，胸廓侧方沿前锯肌表面下降，在第 4 肋间向下穿入前锯肌，并支配该肌，胸长神经和胸外侧动脉伴行。术者应首先在肋间臂神经后方，胸廓侧方找到该神经，并由上向下、由内向外分离该神经周围的淋巴脂肪组织。术者不应在胸长神经穿入前锯肌处分离和寻找该神经，也不应用血管钳钳夹胸长神经来刺激前锯肌收缩，以免引起胸长神经的不可逆性损伤。切断胸长神经将导致翼状肩胛。

肩胛下血管神经束 肩胛下动脉、肩胛下静脉和胸背神经三者共同构成肩胛下血管神经束，其在胸长神经外侧 2cm 同一深度走行于肩胛下肌表面，最终和背阔肌静脉丛一起进入背阔肌。肩胛下血管神经束通常情况下应予保留，但当肩胛下群或中央群淋巴结明显肿大，并累及肩胛下动脉时，应放弃保留该血管神经束。胸背神经切断后可引起其所支配的背阔肌瘫痪，导致上肢的内收和外旋力量减弱，但通过肩胛带其他肌肉的代偿，背阔肌瘫痪所造成的功能障碍并不明显。在沿胸背血管神经束向下分离腋窝淋巴脂肪组织时，常需切断和结扎 2~3 支肩胛下血管的上行支，方可游离标本。如果肩胛下血管进入背阔肌处破裂出血，应予缝扎。胸长与胸背神经间的疏松结缔组织，可用血管钳在其顶部钳夹后，用手术剪自上而下予以游离，最后与手术标本一起切除。

肋间臂神经 第 2 肋间神经的外皮支穿出胸壁后，在腋窝与臂内侧皮神经和第 3 肋间神经外皮支的后侧分支混合组成肋间臂神经，该神经在腋静脉下方 2~3cm 处和腋静脉平行走向，横行通过腋窝顶部。术者应由内向外仔细分离其周围的淋巴脂肪组织，切断肋间臂神经则会造成患者上臂内侧皮肤的感觉障碍。

胸肌间淋巴结　位于胸大肌的背面，沿胸大肌背面的血管神经分布，数量有 3～5 枚。位于血管神经丛周围的脂肪结缔组织中，正常情况下不能扪及，当有肿瘤转移时可被扪及，主要表现为淋巴结质地变硬，淋巴结肿大则相对少见。胸肌间淋巴结不可能整块清除，只能摘除，摘除时应避免损伤周围的血管神经丛。

引流管放置　放置前应冲洗创面，彻底仔细止血。引流管不应和腋静脉密切接触。

全腋窝淋巴结清扫术　以下着重阐述腋上群淋巴结清扫时的手术要点，其余要点同腋窝中群、下群淋巴结清扫术。

佩蒂（Patey）术式　患者上肢上举 90°，肘部屈曲并略向对侧牵拉，以利暴露。胸大肌须与其深面的胸小肌、胸锁筋膜完全游离，并用拉钩将胸大肌向上、向内拉开。胸小肌上端予以游离，左手示指向上、向外抬起胸小肌，使其远离腋静脉，将胸小肌的喙突附着点切断下翻，注意不要伤及腋静脉。胸小肌可以和手术标本一起切除，也可以不予切除。如果不切除胸小肌，必须清除其背面的淋巴脂肪组织，胸小肌由于失去神经营养作用将萎缩。大部分术者将胸前神经内侧支切断，但也有术者称能保留。切开霍尔斯特德（Halsted）韧带（胸小肌内侧缘至腋静脉入口处）外侧、腋静脉下缘胸锁筋膜，结扎腋静脉向下的分支，术时左手用纱布向外下牵拉腋上群淋巴脂肪组织，清除腋上群淋巴结。

奥金克洛斯（Auchincloss）术式　清除腋上群淋巴结时须用拉钩将胸小肌向内侧牵拉，该术式不伤及胸前神经的各支，但很难达到腋顶部的清除。

术后处理　①麻醉清醒后取半卧位，患侧肢体抬高以利静脉及淋巴回流，减少肢体肿胀。②引流管接持续负压吸引，保持引流通畅。术后 72 小时，若引流量已不多则可拔除引流管。如有局部积液，可穿刺抽液，然后加压包扎。③术后适当应用抗生素。④引流管拔除后，早期锻炼行上肢抬举活动。⑤根据腋窝淋巴结情况及其他预后指标，决定是否应用化疗。

（胡　云）

rǔxiàn'ái rǔfáng dānchún qiēchúshù

乳腺癌乳房单纯切除术（simple mastectomy of breast cancer）

将乳房皮肤、乳头乳晕完整切除的手术方式。

应用解剖：乳房位于胸前第 2～6 肋间，由 15～25 个锥体形的腺叶构成，每个腺叶又被分隔成 15～20 个小叶，腺叶间及小叶间为较致密的纤维结缔组织，胶原含量较多。每个小叶内含有 5～15 个管泡状小管，称为终末导管或腺泡，衬以单层立方上皮细胞。小叶内终末导管由疏松的黏液样纤维结缔组织包绕，这种小叶内间质随内分泌功能状态变化而发生周期性变化。小叶内终末导管汇集并延伸到小叶外，称为小叶外终末导管。小叶和小叶内、外终末导管组成终末导管小叶单位（TDLU），既是乳腺组织的基本构成和功能单位，又是绝大多数乳腺癌（包括导管癌和小叶癌）的原发部位。相邻小叶的小叶外终末导管汇集成小叶间导管。小叶间导管再汇合形成更大的叶间导管或称输乳管。各条输乳管互不吻合，向乳头部集中，在乳头基底部呈梭形扩张形成输乳窦，供作乳汁贮存处。

适应证：确诊为乳腺癌，不愿接受或不适宜保乳者。

手术方法：切口设计多样，一般根据肿瘤部位及受累范围设计，为保证愈合和上臂功能不受影响，切口力求简单，为保证充分切除，肿瘤表面皮肤及皮下组织应适当予以切除。一般切缘距肿瘤边缘 3cm 以上，如肿瘤与皮肤粘连或皮肤有水肿时适当扩大皮肤切除范围，皮肤不足时可考虑植皮，采用解剖刀潜行分离皮瓣或电刀锐性分离。

为减少分离皮瓣时出血，可将 2ml 肾上腺素与 200ml 生理盐水的混合液，均匀注入皮下浅层。皮瓣不应过薄或过厚，应在皮肤与皮下筋膜之间进行皮瓣分离，以不遗漏乳腺组织为宜。分离范围上至锁骨下，下至肋弓缘，内至胸骨缘，外至腋中线。创面彻底止血盐水冲洗后，放置内乳区和腋下区引流管各一根，如皮肤张力不大，可采用可吸收线进行皮内缝合。

但乳头乳晕组织需要术中冷冻切片确诊有无侵犯，如果没有侵犯则可予以保留乳头乳晕复合体。

（李建邓荣）

rǔxiàn dǎoguǎn jiěpōushù

乳腺导管解剖术（mammary catheter anatomy）

沿病变导管将该导管所在腺小叶切除的手术方式。

应用解剖：乳房位于胸前第 2～6 肋间，由 15～25 个锥体形的腺叶构成，每个腺叶又被分隔成 15～20 个小叶，腺叶间及小叶间为较致密的纤维结缔组织，胶原含量较多。每个小叶内含有 5～15 个管泡状小管，称为终末导管或腺泡，衬以单层立方上皮细胞。

小叶内终末导管由疏松的黏液样纤维结缔组织包绕，这种小叶内间质随内分泌功能状态变化而发生周期性变化。小叶内终末导管汇集并延伸到小叶外，称小叶外终末导管。小叶和小叶内、外终末导管组成终末导管小叶单位（TDLU），既是乳腺组织的基本构成和功能单位，又是绝大多数乳腺癌（包括导管癌和小叶癌）的原发部位。相邻小叶的小叶外终末导管汇集成小叶间导管。小叶间导管再汇合形成更大的叶间导管或称输乳管。

适应证：乳头溢液、导管内乳头状瘤病。

手术方法：沿病变导管的乳头开口注入 0.5～1ml 亚甲蓝，取乳晕切口依次切开，寻找蓝染导管，沿蓝染导管锐性分离出导管所在腺叶，切至后间隙，将病变腺叶完整切除。

导管内乳头状瘤治疗的关键入路。术前行乳管镜置定位针定位病变导管，或先在溢液的导管开口处注入 2% 亚甲蓝溶液显示导管，以便术中辨认受累导管。在麻醉下，沿术前定位逐层切开皮肤及皮下组织，寻找并解剖病变的乳腺导管，切除肿瘤及其受累的导管。

（唐金海　王　靖　李　建）

rǔxiàn'ái rǔfáng zàizào shǒushù

乳腺癌乳房再造手术 （breast reconstruction of breast cancer）

利用自体组织移植或乳房假体重建因乳房疾病或乳房切除术后引起的胸壁畸形和乳房缺损，以达到恢复或改进生理形态或心理状态的目的。

分类　有两种分类方法。

根据手术时机的不同分类分为乳腺一期（即刻）再造和乳腺二期（延期）再造。

一期再造　是在乳腺癌根治术后立刻进行。患者几乎没有乳房缺失的感觉，也可以减轻生理缺陷带来的心理压力。

二期再造　是在乳癌根治术后一段时间再进行。患者经历了乳房缺失的痛苦，对于再造有充分的心理准备和需要，再造进行后不仅能恢复女性的身体曲线美，也能修复女性的心理缺失感。二期再造可于乳房切除术后任何时间进行。某些晚期患者需要进行放疗及化疗，可待病情稳定后再选择时间行延迟乳房再造。

根据使用材料的不同分类分为自体皮瓣再造和假体再造。①自体皮瓣再造：是乳房再造手术的创新技术，能够塑造出更自然美观的乳房。皮瓣取自患者自身皮肤、脂肪和肌肉制成新的乳房。依其组织来源可为腹部、臀部、背部和股部等；依其移植方式可分为带蒂转移及游离移植。②假体再造：已成为全乳切除术后乳房重建的主要选择，20 世纪 60 年代开始使用假体置入乳房，而软组织扩张器在 70 年代才开始临床应用。

适应证　①乳腺癌术后患者有乳房重建的要求，心理状态稳定，并对其手术及其实际后果充分理解。②临床 Ⅰ、Ⅱ 期乳腺癌患者，不适合做保乳手术或不同意做保乳手术。③临床 Ⅲ 期患者坚决要求做乳房重建，先行术前化疗，并向患者讲清术后可能出现的复发、转移以及重建手术效果不佳情况等。④局部晚期患者修复局部缺损。

手术方式选择　可根据乳腺癌治疗性手术切除的范围、患者乳房的大小、供区皮瓣情况和患者意愿综合考虑。总体原则：既要达到乳腺癌最低的复发率，也

要保证乳腺再造后乳腺外形的逼真。

临床上多采用两步法置入物重建乳房。在乳房切除后即刻置入软组织扩张器，经一段时间扩张并稳定后，再更换为永久性假体。两步法乳房再造术，一定程度上减轻了乳房切除术后即刻乳房重建的皮瓣张力和重力，并在二期更换永久性假体时，因为一期置入组织扩张器时再造乳房外型的基本确定，在假体大小的选择和再造乳房局部形态的调整方面更有针对性，同时一期扩张器置入后扩张情况欠佳时，二期还可做出修正。

即刻乳房重建方式　有乳房假体或乳房软组织扩张器置入和自体组织移植两大类，随着重建材料选择余地的增多，联合使用生物源性材料如脱细胞真皮基质，人工合成材料如钛化物包裹的聚丙烯网片等辅助材料的重建方式逐渐受到重视。

即刻假体置入　随着保留乳头乳晕的乳房切除术（NSM）的普及，部分外科医师选择即刻置入假体，特别是对于尺寸较小的乳房。NSM 术后的即刻乳房重建，既保证了肿瘤的根治性原则，又能获得较满意的术后乳房外形。传统手术方式中将假体置于胸大肌后方，当植入假体较大时，胸大肌无法完全覆盖整个乳房区域，此时仍有部分置入物直接暴露于皮瓣下，增加了术后假体移位、暴露的风险，并且伴随着乳房凸度差、再造乳房下皱壁确定困难等问题，利用前锯肌或部分腹直肌筋膜与胸大肌外下缘吻合可以完整包裹植入物，但再造乳房下极成形欠佳，又出现供区畸形等问题。胸肌后间隙的空间限制了假体的自然外形，故再造乳房的

下极无法得到充分扩张，很难呈现重建乳房自然流畅丰满的下皱襞形态，乳腺切除后的残余皮瓣也未得到充分利用。可在即刻假体置入后联合使用脱细胞真皮基质（ADM）或钛化聚丙烯网片（TCPM），利用人工材料发挥肌肉的"延伸"作用，给予假体更多的支撑强度，使肌肉范围外假体表面完全无张力覆盖。

ADM 联合假体即刻重建　ADM 是异体或异种皮肤去除了附件上皮细胞、朗格汉斯细胞和微血管内皮细胞等和可溶性蛋白等引发宿主排斥反应的细胞成分后，最大程度降低了免疫原性，完整保留了细胞外基质中纤维网络的天然形态结构及基底膜的一种生物材料。具体手术步骤是：将ADM 上缘与离断的胸大肌下缘缝合，ADM 下缘与胸壁缝合，从而完整包裹住假体下极。该方法扩大了胸肌后间隙，重塑了自然稳定的乳房下皱襞，达到了更好的美容效果。应用 ADM 后的乳房假体置入重建术的并发症发生率为0~25%。其中包括感染、血清肿、皮瓣坏死等短期并发症，也包括包膜挛缩和假体移位等长期并发症，以及再次手术和假体置入失败等。

TCPM 联合假体即刻重建　TCPM 为合成网皮材料，其主要为尼龙单丝结构，并予以特殊技术钛化，具有良好的组织相容性。主要应用方式为离断胸大肌后将网皮于胸大肌下缘缝合，将假体置入网片与胸大肌缝合形成的囊袋中，网片下缘与胸壁固定或直接向内折叠包裹假体。应用了钛化聚丙烯网片后的并发症主要为乳房重建手术相关的并发症，包括近期感染、切口裂开、皮瓣坏死和血清肿等，也包括远期包膜挛缩、假体移位等。

胸肌前置入即刻乳房再造　乳房再造术根据假体或软组织扩张器置入层次的不同，可分为胸肌后置入和胸肌前置入。置入物部分放入胸大肌后方或全部放入胸大肌后方是过去多年来的习惯方式。放置于胸大肌后方的假体或组织扩张器，很难避免因胸大肌收缩或其他辅助覆盖肌肉收缩导致的再造乳房外观异常，并且肌肉本身的剥离也会带来更多并发症。因此，胸肌前放置入物的益处逐渐开始应用。此手术方式可以避免因肌肉收缩带来的再造乳房形态改变，另一方面置入物放入胸壁后的最内侧边界不是胸大肌最内侧边界，即置入物的内侧是胸壁内侧而不是胸大肌内侧，因此皮下直接置入扩张器或假体更符合解剖要求。

胸肌前即刻乳房再造同样可以辅助使用 ADM 及钛网补片。主要手术方式有：①将 ADM 或钛网预先植入皮瓣下与胸肌表面，并将其边缘与胸壁缝合固定，与后方胸大肌共同形成袋状空间，然后将扩张器或假体置入此空间，缝合封闭外侧缘。②于体外将扩张器或假体用 ADM 或钛网完全包裹封闭后再植入胸肌前，再将包裹体上缘及外缘缝合至胸壁。

乳房假体再造　即用硅胶、盐水乳房假体及扩张器等；再造小乳房体积，局部有良好的软组织覆盖。适用于年轻、不愿意牺牲自体组织的患者；其方法是将充有硅胶、硅凝胶或盐水的假体置于乳房切除后的皮瓣下或胸大肌下。如果乳房切除后，局部组织不能提供足够的腔隙以容纳所需的假体，可先置入皮肤扩张器，术后定期注水，待形成足够大小的腔隙，再次手术将扩张器更换为乳房假体。

自体组织移植再造　优势除了质感更加柔软、形态更加自然以外，对于放疗的耐受也优于置入物再造。临床较常用的自体组织是各种下腹部皮瓣及背阔肌皮瓣。

脂肪移植　主要用于改善乳房重建术后的缺损，也可在重建时增加皮瓣的厚度和容积，改善胸壁质地，从而增强覆盖植入物组织的支撑力，增加组织的张力。

带蒂横行腹直肌肌（TRAM）皮瓣　TRAM 皮瓣血运依靠在腹直肌内走行的腹壁上动静脉，腹壁上动脉的血液经由动脉吻合到达腹壁下动脉，再由腹壁下动脉的穿支供应皮瓣。此手术方式可以提供较多的组织量，无需再置入假体。腹壁下动脉穿支皮瓣逐渐得到推广，术中只切取皮肤及脂肪，将血管蒂从腹直肌中分离出来。腹壁下动脉穿支皮瓣保留了腹直肌及其前鞘的完整性。

游离腹部皮瓣乳房再造方法　①游离上界：沿腹部设计切口切开皮肤，潜行游离至腹直肌前鞘，沿前鞘继续向上游离至剑突，两侧至肋弓。②游离外侧：切开皮瓣外侧，由外向内沿腹外斜肌筋膜游离，至前鞘表面时注意查找并保护穿支，尤其脐周位置。③剥离腹直肌：在半月线处切开前鞘，向上延长至肋弓，完整显露腹直肌外侧缘，提起腹直肌外侧缘，分离其深面，仔细保护腹壁上血管及仔细结扎腹壁下各穿支。部分患者腹直肌外侧缘不易显露，可以从剑突、肋缘交界处横行或纵行打开前鞘，显露腹直肌，然后自上而下保留前鞘中间1/3束，以防腹直肌分散，至皮瓣上缘时向外侧打开前鞘显露半月线或者腹直肌外侧缘，显露腹直肌。④游离对侧：对侧皮瓣同样沿筋膜游离直至腹白线，切开前鞘内侧，此时腹直肌内、外侧已全部切开，完整游离腹直肌并于弓状线处切断腹直肌，弓装线以下的部分没有后鞘，保留残余的腹直肌填补弓状线以下的薄弱区。⑤显露腹壁下血管：腹壁下血管体表投影为腹股沟韧带外侧3/5、内侧2/5交点处与脐的连线，在弓状线以下2~3cm处汇入腹直肌深面。腹壁下血管宜在发出点位置结扎，以备腹壁上血管条件欠佳时作为补充。⑥建立隧道和皮瓣转移：左、右隧道的位置分别是在7点、5点钟方向，以四指宽为宜，此处为蒂部旋转的位置，严防血管蒂扭转或卡压。⑦腹壁缝合、脐再造：关闭前鞘，应用补片加强腹壁张力。调整手术台为"折刀位"制备新的脐孔，放置引流后缝合腹壁切口。将血供相对较差的Ⅳ区去除，参照对侧乳房形态对皮瓣进行塑形至满意的形态。

适应证：同TRAM皮瓣类似，但对于既往有腹部手术史的患者尤为慎重，如腹部抽脂、塑形、剖宫产等，手术可能破坏了腹壁的穿支血管，增加了皮瓣坏死的风险。

技术要点：皮瓣的范围同TRAM皮瓣。皮瓣由外侧向内侧游离的过程中仔细辨认优势穿支，在穿出点外侧锐性打开前鞘，辨认穿支走行，沿穿支周围分离组织，结扎沿途各分支，向上结扎与腹壁上血管的吻合，向下逆行找腹壁下血管主干，同时弓状线以下显露腹壁下血管的主干，顺行找分支，会师法游离血管。最好保留1~2支优势穿支，尽量使穿支位于皮瓣中央位置。分离过程中注意保护肋间神经，以防腹

直肌失去神经支配而萎缩。关闭前鞘及腹壁：由于没有切取前鞘及腹直肌，所以腹壁缝合时无需补片。血管吻合及塑形：常用的受区血管是胸廓内血管，因其管径和腹壁下血管较为匹配，且胸廓内血管较恒定，不受活动的影响。多数情况下选择切断第3肋软骨并在该处进行血管吻合。如果进行Ⅰ期重建时对腋窝进行了解剖，也可利用胸外侧血管、胸背血管以及胸肩峰血管。Ⅱ期乳房重建时由于受到粘连、瘢痕的影响，难以分理出胸外侧血管、胸背血管。

无论带蒂TRAM皮瓣还是游离TRAM皮瓣，由于其损伤腹壁肌肉，易造成腹壁膨隆甚至腹壁疝，在改善其供区并发症方面，腹壁下动脉穿支皮瓣（DIEP）应运而生。DIEP皮瓣是将腹壁下血管从腹直肌中抽离出来，既保留了腹直肌也保留了前鞘，对腹壁的损伤最小，所以DIEP是腹壁皮瓣乳房重建的"金标准"，在经济和有效性方面，DIEP也更优于TRAM皮瓣。但由于其对显微技术的要求较高，限制了该术式的推广。

背阔肌皮瓣（LDM）LDMF血管蒂解剖结构恒定，其主要营养血管为胸背血管，是肩胛下血管的延伸血管，此血管血供丰富，皮瓣成活率高。但背阔肌组织容量有限，只适用于乳房良性肿瘤切除术后、乳房恶性肿瘤保乳术后的乳房部分缺损修复，对于乳房改良根治术后健侧为较小乳房的患者，可同时采用假体置入行乳房重建，而对于较大乳房，可同时采用乳房软组织扩张器置入，扩张后二期更换为永久性假体，以解决组织量不足的问题。

游离背阔肌皮瓣乳房再造手

术方法：切取LDM多用侧卧位，患侧上肢外展、悬吊于头架上。逆时针切取的方法是先查找背阔肌前缘，依次切取背阔肌髂棘处起点、骶腰椎、胸椎起点，肩胛下角处分离背阔肌上缘，最后切取背阔肌肌蒂。在切除乳腺时尽量把背阔肌前缘分离出来并尽可能多地把蒂部分离，便于后续切取背阔肌的操作。背阔肌的前缘较易分离，沿背阔肌前缘由上自下完整剥离前缘直至髂棘部位，离断髂棘处背阔肌，逆时针离断骶腰椎、胸椎处的起点，注意胸椎处有斜方肌的升部覆盖背阔肌，勿伤及斜方肌升部，在肩胛下角处分离背阔肌上缘和大圆肌，此处间隙较为明显，勿伤及大圆肌。此时背阔肌的起点全部离断，掀起背阔肌，由其深面自下而上分离深部组织，注意背阔肌深面有腹外斜肌、下后锯肌走行，保护这些肌肉组织，远端的肋间后血管及腰动脉穿支仔细结扎止血，分离至血管入肌点时注意保护血管神经门。

（王 靖 唐金海 李 建 邓 荣）

rǔxiàn'ái rǔfáng jíkè zàizào shǒushù
乳腺癌乳房即刻再造手术
（immediate breast reconstruction surgery of breast cancer）在乳腺癌切除后立刻重建乳房的手术方式。一般和手术治疗同时进行。乳房再造手术有助于缓解乳腺癌患者因手术后畸形导致的身心创伤。

相对于延期再造具有如下的优点：①乳房即刻再造术后患者无乳房缺失的失落感，易于将再造的乳房看作自己身体的一部分，可以在无明显身体畸形的状态中生活，减少了心理障碍。从躯体形象、焦虑、精神压抑、自尊自重、性感与满意度等指标考察，

即刻再造均好于延迟再造。②由于乳房切除后遗留的组织未受瘢痕的影响，决定乳房形态的重要结构如乳房下皱襞得以保留，即刻再造的乳房形态也明显好于延期再造的乳房，畸形轻。③乳房切除与再造两个手术同时完成，节省时间，总花费低。

（王 靖）

rǔxiàn'ái rǔfáng yánqī zàizào shǒushù

乳腺癌乳房延期再造手术

（delayed breast reconstruction surgery of breast cancer） 手术后酌情选择适当时机再行乳房再造的手术方式。乳腺癌根治切除后择期行乳房再造术的时间一般在术后 6 个月进行。

延期再造术包括乳房二期再造和延期-即刻乳房再造术（术后即刻置入扩张器，二期更换乳房假体，又称扩张法联合假体置入乳房再造术）。延期再造术常因手术较大或自体移植供区皮瓣组织较少而皮肤量不足，或乳房切除后，局部组织不能提供足够的腔隙以容纳所需的假体而无法完成乳房重建。在乳腺癌治疗性手术后，需等条件成熟才能择期选择乳房延期再造术。部分乳腺癌患者术前没有考虑做即刻再造手术，术后又产生了重建乳房外形的意愿，也可以行该手术。另外，乳腺癌的辅助化疗和放射治疗可能对伤口愈合造成影响，重建时机一般选择在化疗和放疗结束后进行。对于局部复发概率较大的患者可随诊 3~5 年，确认局部无复发后再进行延期重建。

延期-即刻乳房再造术适应证

①皮肤、胸大肌完整，对侧乳房未明显增大者。②有自体组织乳房再造禁忌证或不愿意接受自体组织乳房再造术。该术式解决了乳房再造与放射治疗性手术的

需要，可分为保留乳头乳晕的乳腺重建术和不保留乳头乳晕的乳腺重建术。保留乳头乳晕的乳腺重建手术，效果更加逼真。但肿瘤位置位于乳腺中央的患者，无法保留乳头乳晕，可于乳腺重建后二期进行乳头乳晕的重建。

延期-即刻乳房再造术分期

主要分为 3 期。

一期手术 使用扩张器，防止乳房皮肤回缩和乳房形状改变。保留乳房皮肤，可在二期手术时让乳房形态更自然。更重要的是延期-即刻乳房再造适用于任何临床实践和不同医院对术后放疗的指南，若不能明确术后的治疗方案，也可先于术区置入皮肤扩张器，待治疗方案明确或放射治疗结束后，换成乳房假体或自体组织。乳房再造手术术前需要测量乳房基底的宽度及高度，以选择合适的组织扩张器。分离胸大肌和胸小肌，通常将扩张器置于胸大肌后方，根据扩张器直径剥离腔隙。术中需在扩张器内注入适量的生理盐水，其容量视皮肤组织切除量而定，必须保证皮下无死腔且皮肤切口无明显张力。由于胸大肌下腔隙较小，可将胸大肌下缘离断后，形成胸大肌肌瓣，对于皮肤组织切除量较大者，可将异体脱细胞真皮材料上缘与离断的胸大肌缝合，下缘与胸壁缝合，为扩张器提供完整的组织覆盖。此方法可提供良好的术中扩张，减轻术后血肿，降低皮瓣坏死率。术后 3 周内不可做上举运动，以免扩张器移位。待切口愈合后，开始定期扩张注水。

二期手术 应在患者放射治疗结束，且全身状况良好，各项化验结果正常的情况下进行。对于术中切除皮肤的患者，组织扩张的时间要适当延长，且扩张完

成的体积要略大于对侧，以产生足够的额外皮肤组织量来补偿扩张器取出后的皮肤回缩。对于术中未切除皮肤的患者，在保证切口张力不大的前提下，术中扩张器可填充所需体积的 80% 以上。此类患者扩张完成的体积应等于或略小于所选假体体积，以免包膜腔过大，造成假体移位、皮肤波纹形成等并发症。

二期手术多以乳房假体置换扩张器，术前参照扩张器注水量及对侧乳房的体积和形态，选择体积与形态合适的解剖形硅凝胶乳房假体；置换假体时，需将包膜切除，以改善局部条件，为新置入的假体提供新鲜的组织床。研究显示，在均接受放射治疗的前提下，采用延期-即刻乳房再造的患者，术后乳房美学的评分明显高于即刻乳房再造患者。除采用乳房假体外，还可使用自体脂肪移植替换扩张器，但面临的问题是：①会出现一定程度的吸收率。②是否会增加肿瘤局部复发的概率。在针对乳腺癌再造术中应用自体脂肪移植进行的回顾性分析表明，接受自体脂肪移植对肿瘤局部或全身复发无明显影响。

三期手术 为乳头乳晕复合体的重建，乳头乳晕复合体是乳房美学的中心。确定乳头乳晕复合体的位置是手术的关键，通常可通过测量乳头到胸骨上切迹、胸骨中线、锁骨中点等固定点之间的距离来参考乳头位置。对于乳腺癌而无法保留乳头乳晕的患者，可采用"C-V"皮瓣联合纹绣的方法再造乳晕。三期重建的效果，对患者的最终满意度有较大的影响。

术后并发症及处理 并发症发生率较低，但仍有与扩张器相

关的并发症，如血肿、血清肿、扩张器外露及感染等。并发症的发生与众多因素相关，如手术后进行的放射治疗对并发症的发生也有较大影响。尽管有并发症风险，但患者的最终满意率仍高达 95%。

血肿　可能发生在皮下层或肌肉下方，尽管术中采用电凝止血，但发生血肿仍不可避免。最常见的出血来源是胸廓内动脉、胸外侧动脉或肋间动脉系统的小动脉分支。临床可见患侧乳房肿胀、张力增大和局部淤斑等。清除血肿、放置引流是有效的治疗方法。如果血肿淤积在皮下，可能导致纤维化，最终影响手术效果。

血清肿　发生原因主要是在乳腺切除术中皮瓣或腋下较大范围的分离。处理方法是在保护扩张器的前提下，用无菌注射器穿刺入扩张壶周围的皮下间隙，抽出积液后，向扩张器内注入一定体积的生理盐水，其目的是填充血清肿再次聚集的空间。此过程可反复进行数次。

感染　包括局部症状及全身表现。局部表现为红斑、张力增大，伤口裂开或伤口渗液等；全身表现为发热，体温 ≥38 ℃、白细胞计数增加等。在处理时应先取分泌物行细菌培养，积极使用有效的抗生素，待细菌培养结果回报后更换敏感抗生素。感染的致病菌通常是革兰阳性球菌，如链球菌或金黄色葡萄球菌。除静脉输注抗生素外，还需选用敏感抗生素对局部灌洗或者冲洗，尽早诊断和积极处理，以挽救组织扩张器。

皮肤坏死　在扩张器置入早期，皮瓣远端边缘可能会伴有皮肤坏死，坏死的范围和程度决定处理的方法。如果皮肤坏死区域较小且有肌肉覆盖，则无需手术治疗，清创处理后可愈合；若坏死面积较大，则必须进行手术处理，重新缝合切口，以保护切口防止扩张器外露。

扩张器移位　在扩张器置入术中，将扩张器置于合适的位置非常关键。一期扩张器置入的目的是使乳房下皱襞达到与对侧对称的水平。较轻微的扩张器移位可以通过二期手术进行假体置换时对包膜腔隙的调整来纠正。如果扩张器明显移位或者乳房下皱襞位置明显不对称，则需要在行假体置换前进行调整。

手术后治疗方案，特别是治疗时机选择的问题，适用于术前、术中不能确定否需要放射治疗时，可在乳腺癌手术时按照即刻再造的方案设计切口和切除范围，先置入皮肤扩张器，待方案明确或放射治疗结束后，置换成乳房假体或自体组织。

(王　靖)

rǔxiàn'ái shùhòu shàngzhī línbā shuǐzhǒng

乳腺癌术后上肢淋巴水肿
（postoperative upper extremity lymphoedema of breast cancer）

乳腺癌术后常见的并发症之一。乳腺癌根治手术需要切除腋窝淋巴结，以及放射治疗导致腋窝部结缔组织纤维化等因素可能伤及该区域毛细血管间隙、淋巴管结构，从而妨碍了淋巴引流的功能，使毛细血管的滤过作用和淋巴引流不能达到平衡，最终导致液体和蛋白质聚积在血管外和组织间隙中，形成患侧上肢淋巴水肿。

乳腺癌切除术后的淋巴水肿可分为急性和慢性两种。约 35% 的患者出现急性短暂的患侧上肢淋巴水肿，一般在 6 周内发生，随着手臂功能恢复而消失。慢性淋巴水肿发生隐匿，程度更重，可在数周到数年内发生。该并发症发生与下列因素有关：感染、放疗副作用、手臂功能障碍、过度使用手臂、肥胖及营养不良、局部压迫、局部或全身高温和手术损伤等。避免上述因素有助于预防淋巴水肿的作发生。

治疗方法有物理治疗，包括充气加压疗法、人工淋巴引流按摩术、患肢抬举、外部弹力袜支持和微波疗法。部分患者需要手术治疗，手术方式包括淋巴静脉吻合术和淋巴移植术。

(王　靖)

rǔxiàn'ái huàliáo

乳腺癌化疗（chemotherapy of breast cancer）　应用化学药物治疗乳腺癌的方法。

适应证　①腋窝淋巴结阳性。②对淋巴结转移数目较少（1~3 个）的绝经后患者，如果具有激素受体（ER/PR）阳性、HER-2 阴性、肿瘤较小及肿瘤分级 Ⅰ 级等其他多项预后较好的因素，或患者无法耐受或不适合化疗，也可考虑单用内分泌治疗。③对淋巴结阴性乳腺癌，术后辅助化疗只适用于那些具有高危复发风险因素的患者（年龄小于 35 岁、肿瘤直径大于 2cm、肿瘤分级 Ⅱ~Ⅲ 级、脉管瘤栓、HER-2 阳性和 ER/PR 阴性等）。

相对禁忌证　①妊娠期：妊娠早期禁用化疗，妊娠中期患者应慎重选择化疗。②明显衰竭或恶病质。③患者拒绝术后辅助化疗。④有严重感染、高热、水电解质及酸碱平衡失调。⑤胃肠道梗阻或穿孔。⑥骨髓储备功能低下，治疗前白细胞 ≤3.5×10⁹/L、血小板 ≤80×10⁹/L。⑦有心血管、肝肾功能损害。

常用化疗方案 有以下几种。

CMF 方案 由环磷酰胺、甲氨蝶呤和 5-氟尿嘧啶组成。包括经典的 4 周方案和常用的 3 周方案。

CMF 4 周方案 28 天为 1 周期，共 6 周期。用于乳腺癌的术后辅助治疗，研究显示，CMF 化疗能提高总生存率和无病生存率，无论激素受体状态及肿瘤大小如何患者均能从化疗获益，1~3 个淋巴结转移的绝经前患者获益最大，超过 10 个以上淋巴结转移以及绝经后的患者获益不明显。

CMF 3 周方案 在剂量和时间上略有调整，21 天一周期，共 6 周期。研究显示，CMF 3 周方案的 5 年生存率为 89%、无复发生存率为 75%，疗效类似 CMF 4 周方案。随后的研究显示，化疗 6 周期与 12 周期或 24 周期的效果相同，但毒性更低。

CMF 方案的主要不良反应包括：白细胞、中性粒细胞减少，食欲减退，恶心、呕吐，口腔黏膜炎、腹泻、脱发、色素沉着和肝功能异常，不良反应大多为一过性，易恢复。环磷酰胺有致第二原发肿瘤的风险。

CMF 方案是最早经循证医学证实的可提高乳腺癌术后总生存的经典化疗方案。虽然后来的研究显示蒽环类联合方案的疗效优于 CMF 方案，但对于低危、有心血管疾病的老年患者或对蒽环类药物不能耐受者，CMF 方案仍为理想选择。

FAC 方案 由氟尿嘧啶、多柔比星和环磷酰胺组成，又称 CAF 方案，28 天为 1 周期，共 6 周期。是乳腺癌术后最常用的辅助化疗方案。

蒽环类药物因在晚期乳腺癌中的显著疗效引起关注，20 世纪 70 年代，将 CMF 方案中甲氨蝶呤换成多柔比星，形成了 FAC 方案。研究显示，FAC 的 5 年无病生存率和总生存率均优于 CMF。对于淋巴结阴性患者，FAC 方案优于 CMF 方案。使用 FAC 方案时多柔比星的标准剂量为 $50mg/m^2$。

FAC 方案的主要不良反应包括：骨髓抑制、脱发、恶心、呕吐、腹泻和口腔黏膜炎等；远期毒性包括心脏毒性和第二原发肿瘤。多柔比星的心脏毒性为剂量累积性，累积剂量大于 $500mg/m^2$ 时，充血性心力衰竭的发生率较高，并随时间的推移而增加。

AC 方案 由多柔比星和环磷酰胺组成，经典的用法为多柔比星 $60mg/m^2$ 静脉滴注 + 环磷酰胺 $600mg/m^2$ 静脉滴注，21 天 1 周期，共 4 周期。是最常用的乳腺癌术后辅助化疗方案之一。此外，AC 方案也常作为新辅助化疗方案治疗局部晚期乳腺癌，对于既往未使用过蒽环类药物的复发转移乳腺癌患者，也可作为解救方案。因 AC 4 周期方案化疗时间较短，毒性较轻，已经成为标准的辅助治疗方案。对于腋下淋巴结阳性的患者，加用紫杉类药物可以提高疗效。

AC 方案主要的不良反应包括：白细胞、中性粒细胞减少，食欲减退，恶心、呕吐，肝功能损害、脱发、心动过速等；远期可能出现心脏毒性和第二原发肿瘤。心脏毒性为剂量累积性，累积剂量大于 $500mg/m^2$ 时，发生心力衰竭的概率较高，并随着接受治疗之后的时间推移而增加。

FEC 方案 由氟尿嘧啶、表柔比星和环磷酰胺组成，又称 CEF 方案，其药物组成将 FAC 方案中多柔比星换为表柔比星。

FEC 方案标准用法为氟尿嘧啶 $500mg/m^2$ 静脉注射，第 1、8 天，表柔比星 $60mg/m^2$ 静脉注射，第 1、8 天，环磷酰胺 $75mg/m^2$ 口服，第 1~14 天，28 天为 1 周期，共 6 周期。临床较常用的 3 周方案为氟尿嘧啶 $500mg/m^2$ 静脉注射，第 1 天，表柔比星 $75mg/m^2$ 静脉注射第 1 天，环磷酰胺 $500mg/m^2$ 静脉注射，第 1 天，21 天为 1 周期，共 6 周期。

与 FAC 方案不同的是，对于乳腺癌术后腋窝淋巴结转移的患者，FEC 方案的疗效优于 CMF 方案。

FEC 方案总体耐受性较好。主要的不良反应和 FAC 类似，还包括肺间质纤维化、急性白血病。表柔比星的总剂量不宜超过 $800mg/m^2$，累积剂量越大，发生心力衰竭的概率越高，并随着接受治疗之后时间的推移而增加。

TCH 方案 由多西他赛、卡铂和曲妥珠单抗组成，用法为：多西他赛 $75mg/m^2$ + 卡铂（AUC = 6），静脉滴注，第 1 天，21 天为 1 周期，连用 6 周期，同时曲妥珠单抗（首次 4mg/kg，以后 2mg/kg，每周 1 次，或首次 8mg/kg，后 6mg/kg，每 3 周 1 次，持续使用 1 年。用于 HER-2 阳性乳腺癌的术后辅助治疗。

TCH 方案适于老年、心脏功能不佳患者。该方案最常见的不良反应为中性粒细胞减少，卡铂可导致血小板减少。其他常见的不良反应包括：轻到中度的食欲减退、恶心、呕吐、腹泻，脱发，乏力，皮肤色素沉着、指/趾甲改变，肌肉关节痛，肝转氨酶升高等。曲妥珠单抗初次使用时可导致一过性流感现象，长期使用中需要定期监测心脏功能，包括心电图和心脏彩超检查。

疗效及不良反应评估 乳腺癌化疗中应定期复查，通常每2~3周期评估疗效。疗效评价按照实体肿瘤的疗效评价标准（RECIST）进行，对评估为完全缓解（CR）、部分缓解（PR）和疾病稳定（SD）的患者，可以继续治疗。2~3周期后再次评估，对PD患者应及时调整治疗方案。单药治疗的有效率在20%~35%，联合化疗的有效率在30%~60%，中位疾病进展时间（TTP）6个月，单药化疗虽然有效率低于联合化疗，但不良反应轻，耐受性好，患者生活质量高，远期生存率与联合化疗相比无明显差异。

化疗的不良反应按照美国国家癌症研究所常规毒性判定标准（NCI-CTC）标准每周期评估，对出现3级及以上不良反应的患者，下一周期应根据具体毒性采取预防性措施或下调剂量，化疗中应加强患者管理，与患者充分沟通，及时处理药物的不良反应，以保证治疗的顺利完成。

常见不良反应 包括消化道反应（恶心、呕吐）、黏膜炎、骨髓抑制、肝肾功能损害、脱发、食欲减退和疲乏等。

蒽环和紫杉类药物为乳腺癌最常用和有效的化疗药物，蒽环类药物的主要不良反应为骨髓抑制和心脏毒性，3~4级粒细胞下降发生率为3.7%，心脏毒性包括延迟性心肌损伤，表现为充血性心力衰竭，与累积剂量相关，建议多柔比星的最大累积剂量不超过$550mg/m^2$，表柔比星的累积剂量不超过$720mg/m^2$，蒽环类药物的脱发发生率较高（69.6%~95.5%）。紫杉类药物包括紫杉醇、多西他赛和白蛋白紫杉醇，神经毒性为紫杉类药物发生率较高的不良反应，呈剂量依赖性，

紫杉醇的外周神经病变发生率达60%，最常见的表现为麻木和感觉异常。白蛋白紫杉醇神经系统症状出现的频率和严重程度较紫杉醇高，71%~76%会出现感觉神经毒性，3级神经毒性的发生率为5%~7%，此外紫杉醇的过敏反应和多西他赛的水钠潴留也是常见的不良反应。卡培他滨为乳腺癌常用的化疗药物，除了消化道反应外，卡培他滨的手足综合征发生率达到54%~63%，也需要引起重视。

（胡赛男 张频）

rǔxiàn'ái xīnfǔzhù huàliáo

乳腺癌新辅助化疗（neoadjuvant chemotherapy of breast cancer）

在乳腺癌局部治疗前进行的全身化学治疗。目的是解决不可切除的局部晚期乳腺癌的手术问题。通过术前化疗使肿瘤体积缩小变为可切除，术后再给予巩固化疗或放射治疗，从而提高疗效。临床研究表明，早期乳腺癌给予新辅助化疗，可降低部分患者的复发风险与死亡风险。

适应证：①局部晚期乳腺癌和炎性乳腺癌：采用手术或放疗等局部治疗预后较差，多数患者死于远处转移。通过新辅助化疗可缩小原发病灶及区域淋巴结，使多数原不能手术者获得手术切除甚至保乳手术的机会，同时化疗可消灭远处潜在的微小转移灶，改善预后。②可手术乳腺癌，有保乳意愿但不适合保乳手术者：通过术前化疗使肿瘤体积缩小、临床分期降低，从而达到在不影响疗效的前提下实施保乳手术的目的。

新辅助治疗方案：有以下几种。①含蒽环类方案：蒽环类是乳腺癌新辅助化疗的基本药物。常用的含蒽环药物方案有AC/EC

（多柔比星+环磷酰胺/表柔比星+环磷酰胺）、FAC/FEC（氟尿嘧啶+多柔比星/表柔比星+环磷酰胺）。②蒽环联合紫杉类方案：紫杉醇与多西他赛均为治疗乳腺癌有效的药物，其联合蒽环类药物可进一步提高新辅助化疗的有效率。临床推荐的新辅助化疗方案包括TAC方案（多西他赛+多柔比星+环磷酰胺）、AC序贯T方案（多柔比星+环磷酰胺，序贯多西他赛）、FEC序贯T方案（氟尿嘧啶+表柔比星+环磷酰胺，序贯多西他赛）等。③曲妥珠单抗联合化疗：20%~25%乳腺癌存在HER-2基因过度表达。曲妥珠单抗可选择性与HER-2结合，抑制HER-2过度表达的肿瘤细胞的增殖。对HER-2阳性患者，新辅助化疗加用曲妥珠单抗可提高有效率和病理完全缓解率。

（徐兵河）

rǔxiàn'ái fǔzhù huàliáo

乳腺癌辅助化疗（adjuvant chemotherapy of breast cancer）

对术前明确无远处转移的乳腺癌患者在根治性手术后进行的化学药物治疗。目的在于尽可能地消灭隐匿转移，降低局部复发率和远处转移发生率，有助于延长患者的生存期、降低乳腺癌病死率。

适应证 临床需参考患者术后病理的情况，如腋窝淋巴结是否有转移、原发肿瘤的大小、病理分级和是否有脉管瘤栓，以及免疫组化指标如激素受体（ER/PR）、人表皮生长因子受体2（HER-2）等。乳腺癌的分子分型也被纳入考虑的范围。

治疗方案 术后辅助化疗方案随着新药的不断涌现也在不断地优化，可以选择的药物包括蒽环类药物（表柔比星、多柔比星

等）、紫杉类（紫杉醇、多西他赛）、环磷酰胺、甲氨蝶呤、氟尿嘧啶和铂类等。最常采用的是含蒽环类和/或紫杉类的多药联合。根据患者的病理情况和肿瘤的生物学特性对药物进行相应的组合。一般采用2~3种药物联合，每3周为1个周期，可以进行4~8个周期，如AC方案（多柔比星+环磷酰胺）、FAC方案（氟尿嘧啶+多柔比星+环磷酰胺）、FEC方案（氟尿嘧啶+表柔比星+环磷酰胺）和TAC方案（多西他赛+多柔比星+环磷酰胺）。对于某些患者缩短给药间隔时间（如每2周1个周期），维持给药剂量，也能进一步提高化疗临床获益，又称为密集化疗，如AC-P方案（多柔比星+环磷酰胺，序贯以紫杉醇）、AC-P/T方案（多柔比星+环磷酰胺，序贯紫杉醇，或多西他赛）。对于HER-2阳性的乳腺癌患者，化疗联合应用抗HER-2治疗的曲妥珠单抗可以明显降低复发，明显延长患者的无疾病生存期以及总生存期，如TCH方案（多西他赛+卡铂+曲妥珠单抗）。曲妥珠单抗存在心脏毒性，应避免与蒽环类药物同时使用。

不良反应 乳腺癌患者化疗时可出现化疗相关的不良反应，不同药物的不良反应不尽相同。主要的不良反应表现为骨髓抑制、脱发、胃肠道反应、手足麻木、腹泻以及心脏毒性等。对可能出现的不良反应如恶心、呕吐可给予预防性止吐药物，对于出现的严重不良反应应及时处理，如采用集落刺激因子减轻骨髓抑制，反应严重时应及时调整剂量。

乳腺癌辅助化疗在乳腺癌综合治疗中占有重要的地位，必须全面权衡化疗带来的益处和潜在的毒性，根据患者的身体状况以及肿瘤的生物病理特征做出更加个体化的化疗决策。

（徐兵河　胡赛男）

wǎnqī rǔxiàn'ái huàliáo
晚期乳腺癌化疗（chemotherapy of advanced breast cancer）

乳腺癌患者在诊断时，约6%的患者已经发生远方转移；另外，30%~50%可以手术的早期乳腺癌患者在病程中会出现复发转移。通常晚期乳腺癌患者应用常规的治疗手段不能达到治愈的目的，因此，晚期乳腺癌患治疗的主要目的是延长生存期、缓解症状和提高生活质量。

适应证 激素受体阴性，或激素受体阳性但转移灶进展迅速、短期内可能危及生命的内脏转移，或对内分泌治疗耐药。

治疗方法 化疗药物可选择单一药物化疗或2种以上的多个药物的联合化疗。与单药化疗相比，联合化疗通常有更好的近期疗效，但可能对延长生存期并无明显优势。因此，对于大多数晚期乳腺癌患者，即使存在脏器转移，仍然优选单药序贯化疗，只有当肿瘤进展迅速或存在有症状的转移时才首先考虑联合化疗。在联合化疗达到一定疗效（如肿瘤缩小或稳定）的情况下，可以采用单一化疗药物继续化疗，或暂停化疗，定期复查，以保证患者的器官功能能得以恢复。

单药序贯化疗 对肿瘤发展相对较慢，肿瘤负荷不大，无明显症状，特别是老年耐受性较差的患者优先选择单药化疗。首选单药有以下几类。①蒽环类：多柔比星、表柔比星和聚乙二醇化脂质体多柔比星。②紫杉类：紫杉醇、多西他赛和白蛋白结合型紫杉醇。③抗代谢药：卡培他滨和吉西他滨。④非紫杉类微管形成抑制剂：长春瑞滨和艾日布林。

其他有效的单药还包括口服环磷酰胺、顺铂、口服依托泊苷、长春花碱、米托蒽醌、伊沙匹隆和氟尿嘧啶持续静脉给药。

联合化疗 适合病情进展较快，肿瘤负荷较大或症状明显的患者。联合化疗方案有以下几类。①CMF（环磷酰胺+甲氨蝶呤+氟尿嘧啶）。②CAF（环磷酰胺+多柔比星+氟尿嘧啶）；FEC（氟尿嘧啶+表柔比星+环磷酰胺）；AC（环磷酰胺+多柔比星）；EC（环磷酰胺+表柔比星）。③AT（多柔比星联合多西他赛或紫杉醇）。④XT（多西他赛联合卡培他滨）。⑤GT（吉西他滨联合紫杉醇）；GC（吉西他滨+卡铂）。

联合化疗方案选择原则：①辅助治疗仅用过内分泌治疗而未用过化疗的患者，可以选择CMF方案或蒽环类为主的方案。②辅助治疗中未曾使用过蒽环类药物的首选蒽环类联合紫杉类的方案，部分辅助治疗曾经用过蒽环类或紫杉类的患者，只要未判定耐药和治疗失败也可使用AT方案。③蒽环类辅助治疗失败的患者，推荐的联合化疗方案为：XT和GT。④对于紫杉类治疗失败的患者，目前尚无标准方案推荐，可以考虑的药物有卡培他滨、长春瑞滨、吉西他滨和铂类，采取单药或联合化疗。⑤如果连续3种化疗方案治疗肿瘤均无缓解或美国东部肿瘤协作组（ECOG）状态评分≥3分，则建议给予最佳的支持治疗。

全身治疗的选择原则 应该综合以下各种因素，给予患者规范化治疗和个体化治疗。治疗选择的影响因素包括：①乳腺癌的分子分型（由肿瘤组织的ER和HER-2状态决定）。②转移的部位、数量。③肿瘤发展的速度。④是否存在转移灶相关症状及其程度。⑤既往治疗。⑥能否接受有效的局部治疗。⑦患者意愿。

三阴性晚期乳腺癌的化疗 多数的三阴性乳腺癌患者在辅助化疗后较短时间内出现复发转移，出现复发转移后首选化疗。上述的化疗药物和联合方案均可用于三阴性晚期乳腺癌的治疗。靶向治疗对三阴性乳腺癌患者的预后相对较差，中位生存期为1年。

激素受体阳性晚期乳腺癌的化疗 内分泌治疗是激素受体阳性晚期乳腺癌的首选治疗，当患者出现对内分泌治疗耐药时或肿瘤进展迅速出现有明显症状的脏器转移时可选择化疗。

HER-2阳性乳腺癌的化疗 HER-2阳性乳腺癌患者的临床表现经常为病情进展迅速，易转移，生存期短，是独立的预后不良因素。曲妥珠单抗单药治疗转移性乳腺癌的有效率约25%，与化疗联合，可显著增加化疗的疗效。曲妥珠单抗联合单药或联合化疗方案是HER-2阳性晚期乳腺癌患者的首选治疗。曲妥珠单抗联合含多柔比星方案治疗HER-2阳性晚期乳腺癌，可增加患者的心脏毒性，因此，应尽量避免曲妥珠单抗联合蒽环类药物的方案。拉帕替尼、帕妥珠单抗和恩美曲妥珠单抗（T-DM1）等也将在此类晚期乳腺癌中发挥重要作用。

(徐兵河 胡赛男)

yàowùxìng juéjīng

药物性绝经（drug induced menopause）

通过药物［黄体生成素释放激素类似物（LHRHa）］作用使患者体内雌激素达到绝经后水平，使患者进入绝经状态的方法。又称药物去势。绝经前妇女的内源性雌激素

主要来源于卵巢，因此对于绝经前激素受体阳性的乳腺癌患者，去势治疗可显著降低患者体内雌激素水平，达到治疗乳腺癌的目的。

适应证 单独或与其他内分泌治疗药物联合治疗激素受体阳性、绝经前及围绝经期的乳腺癌，包括手术后的辅助内分泌治疗及复发后的晚期乳腺癌。

治疗方法 卵巢去势治疗的方法有3种：包括传统的双侧卵巢切除术、卵巢放疗去势及药物去势。双侧卵巢切除术可以彻底阻断来源于卵巢的雌激素，显效快，但由于其手术创伤的不可逆性及各种术后不良反应，现已很少使用。卵巢放疗去势虽可达到降低激素水平的目的，但所需时间较长，定位不准确，卵巢功能有可能阻断不完全，也可能造成邻近器官的放射损伤。相对于前两种去势治疗方法，应用LHRHa行药物去势，既有与手术去势相同的有效性，又有停药后卵巢功能可恢复及不良反应较少等优势，已被广泛应用于治疗绝经前的乳腺癌患者。

作用机制 LHRH是一种由下丘脑分泌的肽类激素，由下丘脑释放后与垂体的LHRH受体结合，促进垂体释放LH（黄体生成素）和FSH（卵泡刺激素）进而刺激卵巢分泌雌激素。合成的LHRHa有2000余种，但临床常用的仅有数种，如戈舍瑞林、亮丙瑞林和布舍瑞林等，它们的结构与天然LHRH类似，只是第6位及第10位氨基酸序列有所不同。应用后可通过竞争性结合垂体的LHRH受体，使LHRH的生成和释放呈一过性增强。而持续这种刺激状态，会导致受体的吞噬、分解增多，受体数减少，垂体细胞的反应下降，LH和FSH

的分泌能力降低，从而引起女性血清雌二醇水平的下降。

临床应用 以戈舍瑞林为例，第一次应用此药21天左右血中雌激素降至去势水平，并在以后的治疗中维持此浓度。停药后雌激素水平可恢复。

药物性绝经在治疗复发转移性激素受体阳性的乳腺癌方面，LHRHa单药、LHRHa联合他莫昔芬及LHRHa联合阿那曲唑均具有一定疗效，可显著降低乳腺癌患者复发风险和死亡风险，且联合应用较单药具有更好的疗效。

不良反应 有潮红、多汗、骨质疏松、性欲下降、阴道干燥、头痛、多汗及情绪变化如抑郁等，对症处理即可，一般无需中止治疗。治疗初期患者由于雌激素水平一过性升高症状可能会有加重。绝大多数不良反应均可在停药后随着雌激素水平的恢复而消失。

(徐兵河)

rǔxiàn'ái nèifēnmì zhìliáo

乳腺癌内分泌治疗（hormonal therapy of breast cancer）

通过减少体内雌激素产生或竞争结合雌激素受体（ER）而达到治疗乳腺腺癌的方法。乳腺癌的内分泌治疗经历了肾上腺切除、卵巢切除以及给予雄激素、雌激素、孕激素、抗雌激素、芳香化酶抑制剂和靶向治疗等演变过程。在预防激素依赖性乳腺癌术后复发转移，以及对激素依赖性晚期乳腺癌的姑息治疗中有非常重要的作用。内分泌治疗对改善晚期患者的生存和生活质量方面也有公认的效果。

适应证 有以下几方面。

辅助内分泌治疗适应证 ①雌激素受体（ER）和/或孕激素受体（PR）阳性的浸润性乳腺癌。②原位癌如出现以下情况可

考虑行 5 年内分泌治疗：保乳手术后需要放疗，特别是其中激素受体阳性的导管原位癌；仅行局部切除的导管原位癌。③行乳腺全切患者，用于预防对侧乳腺癌发生。

晚期乳腺癌内分泌治疗适应证　年龄大于 35 岁；无病生存期大于 2 年；仅有骨和软组织转移；无内脏危象；ER 和/或 PR 阳性；受体不明或受体为阴性的患者，如临床病程发展缓慢，也可试用内分泌治疗。

禁忌证　有深部静脉血栓或肺栓塞史；严重肝肾功能损伤者慎用；孕妇及既往应用内分泌治疗药物过敏者。

药物选择　有以下几种。

辅助内分泌治疗药物选择①绝经前患者辅助内分泌治疗首选他莫昔芬。②对于中高复发风险的绝经前患者（年轻乳腺癌患者，高组织学分级及淋巴结受累者）可考虑在辅助内分泌治疗中应用卵巢功能抑制剂。③他莫昔芬治疗期间，如果患者已绝经，可换用芳香化酶抑制剂。④绝经后患者优先选择第三代芳香化酶抑制剂，建议起始使用。⑤不能耐受芳香化酶抑制剂的绝经后患者，仍可选择他莫昔芬。

晚期内分泌治疗药物选择①没有接受过内分泌治疗或无病生存期（DFS）较长的绝经后复发或转移的患者，可选择氟维司群、第三代芳香化酶抑制剂、他莫昔芬及 CDK4/6 抑制剂联合第三代芳香化酶抑制剂。②一般绝经前患者优先选择他莫昔芬，亦可联合药物或手术去势。绝经后患者优先选择第三代芳香化酶抑制剂，通过药物或手术达到绝经状态的患者也可以选择芳香化酶抑制剂。③接受过他莫昔芬辅助治疗的绝经后患者可选第三代芳香化酶抑制剂、氟维司群。④既往接受过他莫昔芬和非甾体芳香化酶抑制剂辅助治疗失败的患者，可选择氟维司群、依维莫司联合依西美坦、孕激素或托瑞米芬等，亦可考虑采用 CDK4/6 抑制剂联合内分泌治疗方案。

注意事项　①患者应在化疗之前进行激素水平的测定，判断月经状态。②术后辅助内分泌治疗的期限为 5 年，延长内分泌治疗需要根据患者的具体情况个体化处理，需结合肿瘤复发的高危因素和患者的意愿综合决策。③辅助内分泌治疗［黄体生成素释放激素类似物（LHRHa）除外］不建议与辅助化疗同时使用，一般在化疗之后使用，可以和放疗及曲妥珠单抗同时使用。④ER 和 PR 阴性患者，不推荐进行辅助内分泌治疗。⑤晚期乳腺癌在内分泌治疗期间，每 2～3 个月评估 1 次疗效，对达到治疗有效或疾病稳定患者应继续给予原内分泌药物维持治疗，如肿瘤出现进展，则根据病情决定更换其他机制的内分泌治疗药物或改用化疗等其他治疗手段。

常见不良反应的监测和管理

①在应用他莫昔芬过程中应注意避孕，需要对子宫内膜进行超声监测，每 6～12 个月进行 1 次妇科检查。②对于应用芳香化酶抑制剂患者应监测骨密度和补充钙剂及维生素 D。对于严重骨质疏松患者可进行正规抗骨质疏松治疗。③对于在内分泌治疗中严重的不良反应需要考虑停药或更换治疗方案。

（胡赛男）

fāngxiānghuàméi yìzhìjì

芳香化酶抑制剂（aromatase inhibitor）

能特异性导致芳香化酶失活，抑制雌激素生成，降低血液中雌激素水平从而达到治疗乳腺癌的目的的药物。芳香化酶是催化类固醇结构中 C10 位甲基的裂解和 A 环的芳香化，从而将雄烯二酮、雄烯三酮分别转化为雌酮和雌三醇的酶。是雌激素生物合成的限速酶。绝经后妇女 70% 以上雌激素是由于肾上腺产生的雄激素前体在外周组织中经芳香化酶转化而成。芳香化酶抑制剂通过阻断这一过程，降低体内雌激素水平。

适应证　绝经后或卵巢去势后的雌激素受体（ER）阳性乳腺癌。

分类　芳香化酶抑制剂分为 I 型甾体类灭活剂和 II 型非甾体类抑制剂。甾体类灭活剂与内源性配体雄烯二酮及睾酮的芳香化酶作用位点结合，代谢中间产物与作用位点不可逆结合，引起芳香化酶不可逆抑制。代表药物为福美司坦、依西美坦。非甾体类抑制剂与芳香化酶竞争结合内源性配体的结合位点，它们可逆地结合于配体的含铁血红素部位，阻断配体与氧和酶的结合。代表药物为来曲唑、阿那曲唑。

第一代芳香化酶抑制剂是非选择性的，代表药物是非甾体类的氨鲁米特；第二代芳香化酶抑制剂包括非甾体类的法曲唑和甾体类的福美司坦；第三代芳香化酶抑制剂为高选择性，包括非甾体类的阿那曲唑和来曲唑，以及甾体类的芳香化酶灭活剂依西美坦，应用最为广泛的是第三代药物。

临床研究表明，第三代芳香化酶抑制剂治疗 ER 阳性的绝经后晚期乳腺癌患者疗效等于或好于他莫昔芬。阿那曲唑对比他莫昔芬在晚期一线患者的治疗中，可显著提高临床获益率；来曲唑对比他莫昔芬，二者的临床获益率分别为49%和38%；依西美坦对比他莫昔芬的EORTC研究中，客观有效率分别为46%和31%；中位无进展生存期（PFS）无明显差异，分别为9.9个月和5.8个月。在ER阳性的绝经后乳腺癌辅助治疗中，相比他莫昔芬，无论是初始治疗或他莫昔芬2~3年后换用第三代芳香化酶抑制剂，均可提高患者的无病生存率，降低复发风险12%~18%。在来曲唑的治疗中，还可见5年总生存率的提高。

药物不良反应 常见不良反应有潮红、盗汗、肌肉关节痛、高血脂、骨密度降低和骨折等，多为轻度。长期用药者应定期检查骨密度及血脂。

（张 频）

tāmòxīfēn

他莫昔芬（tamoxifen，TAM）

非甾体类抗雌激素药物。1971年首次应用于临床。适用于绝经前及绝经后激素受体阳性乳腺癌的术后辅助治疗和复发转移患者的治疗。

TAM有两个异构体，反式结构有抗雌激素活性，顺式结构有微弱雌激素样激动作用。抗雌激素作用机制包括：与雌激素竞争受体，引起雌激素受体（ER）构象改变，进而阻断核内雌激素生成基因的转录，使肿瘤细胞停滞在G_1期，减少S期比例；其次，TAM能抑制作为细胞内增殖因子信息传导通路中重要组分的蛋白激酶C，达到抗肿瘤的目的；另外，TAM还可以作用于生长因子，抑制肿瘤血管新生，诱发转化生长因子β（TGF-β），降低胰岛素样生长因子（IGF）水平，进而抑制肿瘤细胞生长和增生分裂；促进白细胞介素2（IL-2）的生成，提高NK细胞和巨噬细胞的细胞毒作用。

TAM是治疗绝经前激素受体阳性乳腺癌的标准药物，术后辅助治疗推荐的服药时间为5年。TAM一线治疗ER阳性晚期乳腺癌的有效率超过50%，而ER阴性患者的治疗有效率低于10%。EBCTCG曾报道，ER阳性乳腺癌患者术后应用TAM 5年，可降低47%的复发风险和26%的死亡风险。对淋巴结阳性和阴性患者，使绝对复发率和病死率明显降低，并能使对侧乳腺癌发生风险降低一半。NSABP B-14研究显示，术后患者应用5年TAM可使对侧乳腺癌发生率降低37%；此外，NSABP P-1和NSABP B-24研究还发现，TAM可显著降低乳腺小叶原位癌及导管原位癌发展为浸润癌的危险，降低高风险乳腺癌妇女的患病率45%。

TAM常见不良反应有潮红、乏力、阴道出血和分泌物增加以及月经失调等，少见静脉血栓，长期用药偶见视网膜病变。TAM在抗雌激素作用的同时也具有雌激素样作用，可促进子宫内膜增生，绝经后患者使用TAM可增加子宫内膜癌的发生率。因此，长期服用TAM的乳腺癌患者，应定期监测生殖系统。

（张 频 胡赛男）

rǔxiàn'ái xīnfǔzhù nèifēnmì zhìliáo

乳腺癌新辅助内分泌治疗（neoadjuvant hormonal treatment of breast cancer）

在局部治疗（一般为手术）之前，采用内分泌治疗，使得乳腺癌的原发病灶和区域转移淋巴结缩小或消失，使一些不可手术的患者重新获得手术机会、提高保留乳房手术率的治疗方法。又称乳腺癌术前内分泌治疗。相比辅助内分泌治疗，还可以提前知道患者对内分泌药物的敏感性。

新辅助内分泌治疗适用于绝经后雌激素受体（ER）阳性的乳腺癌患者，尤其是不能耐受化疗的老年患者和一般情况较差伴较多合并症的患者。新辅助内分泌治疗起效较慢（2个月），不适合肿瘤发展较快患者。

用于新辅助内分泌治疗的药物包括：他莫昔芬，芳香化酶抑制剂阿那曲唑、来曲唑和伊西美坦等，大多数患者可有肿瘤缩小，部分可行保乳手术。有报道他莫昔芬术前使用4个月，临床有效率为63%。对于绝经后患者，芳香化酶抑制剂效果更好。一项双盲随机对照试验中，ER和PR阳性的绝经后乳腺癌患者在新辅助内分泌治疗前，仅有14%可以手术，没有患者可以行保留乳房手术。接受4个月的来曲唑或他莫昔芬治疗，来曲唑组的临床有效率和保乳术率均优于他莫昔芬。另一项类似的研究显示来曲唑治疗12周，临床缓解率和保乳术率均好于他莫昔芬。连续使用3个月的阿那曲唑，84%的患者获得临床缓解。

新辅助内分泌治疗有效后应持续治疗4~6个月。治疗中应定时检查乳腺钼靶片、乳腺超声或乳腺磁共振成像（MRI）等评估疗效，与化疗不同的是新辅助内分泌治疗的病理完全缓解率很低。

（张 频 胡赛男）

rǔxiàn'ái bǎxiàng zhìliáo

乳腺癌靶向治疗（targeted therapy of breast cancer）

以乳腺癌组织或细胞所具有的特异性（或相对特异性）分子为靶点，利用分子靶向药物特异性阻断该靶点的生物学功能，选择性从分子水平逆转乳腺癌细胞的恶性生物学行为，抑制肿瘤生长的治疗方法。靶向治疗又称分子靶向治疗。靶向治疗药物包括抗 HER-2 的靶向药物、内分泌治疗中的 CDK4/6 抑制剂、针对胚系 *BRCA1/2* 突变的多腺苷二磷酸核糖聚合酶（PARP）抑制剂、血管内皮生长因子受体（VEGFR）抑制剂和哺乳动物雷帕霉素靶蛋白（mTOR）抑制剂等。

抗 HER-2 靶向药物 HER-2 为人类表皮生长因子受体2，在所有乳腺癌患者中 20%～30% 为 HER-2 阳性，该类型乳腺癌侵袭性强，预后较差。抗 HER-2 靶向药物包括曲妥珠单抗、帕妥珠单抗和恩美曲妥珠单抗（T-DM1），小分子酪氨酸激酶抑制剂（TKI）药物吡咯替尼、拉帕替尼等。

适应证 *HER-2* 基因扩增的早、晚期乳腺癌。*HER-2* 基因扩增定义：免疫组化染色（+++）、原位荧光杂交（FISH）阳性或色素原位杂交法（CISH）阳性。HER-2 免疫组化染色（++）的患者需进一步行 FISH 或 CISH 检测 *HER-2* 基因是否扩增。

相对禁忌证 治疗前左室射血分数（LVEF）低于 50%；同期正在进行蒽环类药物化疗。

临床用药 辅助抗 HER-2 靶向治疗的药物包括曲妥珠单抗和帕妥珠单抗，对于术后有高危因素的患者考虑曲妥珠单抗联合帕妥珠单抗的双靶治疗。新辅助抗 HER-2 靶向治疗后仍有残留病灶患者可考虑 T-DM1 辅助强化治疗。晚期乳腺癌的抗 HER-2 靶向治疗的药物包括曲妥珠单抗、帕妥珠单抗和 T-DM1，小分子 TKI 药物吡咯替尼、拉帕替尼等。

临床疗效 曲妥珠单抗是第一个用于乳腺癌治疗的分子靶向药物。单药治疗 HER-2 阳性的复发转移乳腺癌的有效率为 15%～35%，曲妥珠单抗联合化疗可使早期乳腺癌的 10 年无病生存率（DFS）提高至 69.3%～74.6%；在早期乳腺癌术后辅助治疗方面，曲妥珠单抗联合或序贯化疗可进一步降低 HER-2 阳性患者的复发和死亡风险，提高无病生存和总生存率。曲妥珠单抗已经成为 HER-2 阳性乳腺癌患者的标准治疗药物。

曲妥珠单抗联合帕托珠单抗双靶治疗较曲妥珠单抗单靶治疗无进展生存期（PFS）及总生存期（OS）均有延长，PFS 为 18.7 个月，OS 为 57.1 个月，也奠定了曲妥珠单抗联合帕托珠单抗晚期一线双靶治疗的地位。

吡咯替尼是中国自主研发的抗 HER-2 小分子 TKI 药物，在 Ⅱ 期及 Ⅲ 期临床研究中，吡咯替尼联合卡培他滨均较拉帕替尼联合卡培他滨有明显 PFS 延长，在 Ⅲ 期 PHOEBE 研究中，吡咯替尼组中位 PFS 达 12.5 个月，拉帕替尼组为 6.8 个月，吡咯替尼组较拉帕替尼组显著延长 5.7 个月。在中国临床肿瘤学会（CSCO）指南中吡咯替尼联合卡培他滨为曲妥珠单抗治疗失败的 Ⅰ 级推荐。

拉帕替尼作用于表皮生长因子受体（EGFR）与 HER-2 受体的双靶点，体外对 HER-2 过表达乳腺癌细胞系的生长抑制作用明显。对曲妥珠单抗治疗失败的 HER-2 阳性晚期乳腺癌，拉帕替尼联合卡培他滨化疗可进一步提高有效率，延长疾病进展时间（TTP）。因其结构为小分子，能够透过血脑屏障，对于脑转移有一定治疗作用。

注意事项 曲妥珠单抗一般不与多柔比星同期使用，但可以序贯使用。曲妥珠单抗开始治疗前应检测 LVEF，使用期间每 3 个月监测 1 次 LVEF。出现以下情况时，应停止曲妥珠单抗治疗至少 4 周，并每 4 周检测 1 次 LVEF：①LVEF 较治疗前绝对数值下降≥16%。②LVEF 低于该检测中心正常值，且较治疗前的绝对数值下降≥10%。③如果 4～8 周内 LVEF 回升至正常范围或较治疗前绝对数值下降≤15%，可恢复使用曲妥珠单抗。④如果 LVEF 持续下降超过 8 周，或因心肌病而停止曲妥珠单抗治疗 3 次以上者，应永久停止使用曲妥珠单抗。曲妥珠单抗、帕妥珠单抗辅助治疗期限为 1 年。曲妥珠单抗和帕妥珠单抗治疗期间可以进行辅助放射治疗和辅助内分泌治疗。

CDK4/6 抑制剂 可有效阻滞肿瘤细胞从 G_1 期进入 S 期，发挥抑制肿瘤细胞增殖的作用。全球已上市的 3 种 CDK4/6 抑制剂分别是帕博西尼、瑞博西尼和阿贝西利。

适应证 HR 阳性、HER-2 阴性的局部晚期或转移性乳腺癌。

临床疗效 在一线治疗的 Ⅲ 期临床研究中，3 种 CDK4/6 抑制剂可显著延长 PFS 至 23.8～27.6 个月，疾病进展风险降低近 50%。在既往内分泌治疗耐药患者中，CDK4/6 抑制剂联合氟维司群较氟维司群单药明显延长 PFS，联合组的 PFS 在 11.2～20.5 个月，死亡风险下降约 25%。

PARP 抑制剂 PARP 抑制剂通过抑制肿瘤细胞 DNA 损伤修复、促进肿瘤细胞发生凋亡，从而可增强放疗以及烷化剂和铂类药物化疗的疗效。适用于胚系 *BRCA* 突变的 HER-2 阴性的转移性乳腺癌。国际上获批的治疗晚期乳腺癌的 PARP 抑制剂包括奥拉帕利和他拉唑帕利。

抑制肿瘤新生血管药物（VEGFR 抑制剂） 包括贝伐珠单抗和索拉非尼。

适应证 HER-2 阴性的晚期乳腺癌。

临床疗效 贝伐珠单抗是针对血管内皮生长因子 A 亚型的重组人源化单克隆抗体。贝伐珠单抗联合紫杉醇或卡培他滨等化疗药物治疗 HER-2 阴性的晚期乳腺癌可提高客观有效率，延长 TTP，但不改善总生存率。

索拉非尼具有抗血管生成/抗增殖的作用。其联合卡培他滨治疗 HER-2 阴性局部晚期或转移性乳腺癌的 Ⅱb 期临床试验显示，与单药卡培他滨比较，索拉非尼联合组显著改善无进展生存期（PFS），但总生存期和总有效率无显著差异。索拉非尼组的不良反应如皮疹、腹泻、黏膜炎、中性粒细胞减少、高血压和手足皮肤反应/手足综合征高于安慰剂组。

mTOR 抑制剂 依维莫司为 mTOR 抑制剂，对雌激素受体（ER）阳性内分泌治疗耐药的绝经后患者可克服耐药，提高内分泌治疗的疗效。

适应证 HR 阳性、HER-2 阴性晚期乳腺癌。

临床疗效 依维莫司对雌激素受体（ER）阳性内分泌治疗耐药的绝经后患者，可克服耐药，提高内分泌治疗的疗效。一项随机双盲 Ⅲ 期试验（BOLERO-2）显示，来曲唑或阿那曲唑治疗后复发或疾病进展的绝经后 HER-2 阴性晚期乳腺癌，依维莫司联合依西美坦治疗的客观缓解率（ORR）和 PFS 明显优于单药依西美坦。主要的不良反应包括口腔炎、皮疹、疲乏、腹泻和食欲减退。少数出现高血糖、间质性肺炎。不良事件多见于 ≥65 岁的老年患者，应对该类患者密切监测。

（胡赛男　张频）

rǔxiàn'ái gēnzhìshùhòu fàngshè zhìliáo
乳腺癌根治术后放射治疗
（radiotherapy after radical mastectomy） 乳腺癌根治术后或改良根治术后对患侧胸壁、锁骨上淋巴结区、腋窝和内乳淋巴结区等部位进行选择性放射治疗，旨在降低局部复发率，提高总生存率。循证医学的 Ⅰ 类证据表明在全身化疗的基础上，乳腺癌根治术后放疗可以降低乳腺癌患者 2/3 的局部复发率，并且局部复发率每降低 20%，15 年总生存率提高 5%。术后放疗是复发、高危乳腺癌患者重要的治疗手段之一。

适应证 乳腺癌根治性切除术后或乳腺癌改良根治术后。如无禁忌，都需要接受放疗。

相对禁忌证 患者有胸壁或乳腺放疗史，要明确了解之前的放疗剂量及范围，包括皮肤在内的活动性结缔组织病（特别是硬皮病和系统性红斑狼疮），持续的阳性病理切缘，患者伴有已知或可疑的乳腺癌易感性［可能同侧或者对侧乳腺癌复发风险，可以通过双侧乳腺切除降低风险，或怀疑利-弗劳梅尼（Li-Fraumeni）综合征］。

绝对禁忌证 患者处于妊娠期间。

放疗方法 如下所述。

照射范围个体化原则 ①腋窝淋巴结阴性，肿瘤直径 ≤5cm 且切缘 ≥1mm，不放疗。但对具有多个高危因素的患者考虑放疗，包括中/内象限病变，肿瘤直径 ≥2cm、腋窝淋巴结活检数少于 10 枚，同时且至少以下一项：3 级，雌激素受体（ER）阴性，淋巴管浸润（LVI）。②腋窝淋巴结阴性，肿瘤直径 ≤5cm 且切缘少于 1mm，考虑胸壁放疗，同时考虑额外锁骨上下区、内乳区、高危患者的腋窝风险区域。③腋窝淋巴结阴性，肿瘤直径大于 5cm，考虑胸壁放疗±锁骨上下区、内乳区和腋窝风险区域。④腋窝淋巴结阳性 1~3 枚，强烈考虑放疗胸壁、锁骨上下区、内乳区和腋窝风险区域。在微转移（0.2mm<直径 ≤2.0mm）且没有腋窝淋巴结清扫的情况下，放疗时还要评估其他危险因素。⑤腋窝淋巴结 ≥4 枚，放疗胸壁、锁骨上下区、内乳区和腋窝风险区域。⑥切缘阳性，优先考虑再次手术至切缘阴性。如果做不到这点，强烈考虑放疗胸壁±锁骨上下区、内乳区和腋窝风险区域。

照射技术 术后放疗需要使用专用的乳腺托架，将患者固定于舒适的体位，适当调节使胸廓走行与射野平行，尽量减少肺受照射的体积。①胸壁野：上界不做锁骨上野照射时，设在锁骨头下缘水平，做锁骨上野照射时，设在第 2 前肋水平；下界为乳房皱襞下 1.5~2cm；外界为腋中线或腋后线；内界为体中线。②锁骨上野/腋顶野：上界为环状软骨水平；下界为第 2 前肋（与胸壁野上界相接）；外界为肱骨头内侧；内界为体中线健侧 1cm（头偏向健侧）。③内乳野：上下界包括 1~3 肋间；外界为体中线患侧 5~6cm；内界为体中线（电子线照射时过体中线向健侧 1cm）。如果基于 CT 定位，结合解剖部位给予勾画并制订计划。急性放射反应分级标准 RTOG 和 EORTC 略有不同。

个体化放疗计划鼓励在 CT 上勾画靶区及邻近危及器官。乳腺/胸壁和淋巴引流区通常采用光子±电子线放疗。较大靶区剂量均匀性及正常组织避让可通过诸如滤板组织补偿、分段正向计划和调强适形放疗。呼吸控制技术可用来进一步降低邻近心肺和其他邻近正常组织的剂量，如深吸气屏气和光子技术。瘤床补量技术可使用电子线、光子或近距离治疗。胸壁瘢痕如果有补量需要，选择电子线或者光子线。每周均通过影像以校准每日放疗位置稳定性。在使用特殊技术（如俯卧位乳腺）时，影像校正的次数可能要更多些。不推荐每日进行影像校正。

胸壁照射（包括乳腺重建） 靶区包括同侧胸壁、手术瘢痕和有适应证的引流部位。基于患者是否接受了乳腺重建，采用光子和/或电子线等技术。鼓励基于CT的治疗计划，以确认肺和心脏的体积并使之受照射最小化。特别对炎性乳腺癌要考虑使用补偿物以确保皮肤剂量充分。放疗剂量：胸壁为 45～50.4Gy/25～28 次±瘢痕补量（1.8～2Gy/次，总剂量达 60～66Gy）。胸壁瘢痕补量可使用电子线或光子线，可以放或不放补偿物。所有剂量模式为每周放疗 5 次。

区域淋巴结照射 通过CT治疗计划来确定靶区。根据不同患者的解剖差异，锁骨上下和腋窝淋巴结的处方深度不同。对较大的未手术淋巴结（如内乳或锁骨旁）可考虑局部补量。内乳淋巴结的确认可以参考内乳动静脉来确定（因为计划图像上淋巴结常不可见）。采取区域淋巴结照射时强烈推荐前 3 肋的内乳淋巴结照射。当内乳淋巴结照射时，需要用剂量体积直方图（DVH）来评估剂量限制正常组织（如心、肺）

剂量，以及计划靶区（PTV）。照射剂量：淋巴结引流区 45～50.4Gy/25～28 次，每周治疗 5 次。

并发症及处理 乳腺癌术后放疗常见并发症有上肢或乳房水肿、放射性肺炎、心脏损伤、肋骨骨折、皮肤损伤和乳腺（胸壁）纤维化等。

上肢水肿 乳腺癌术后放疗易导致上肢水肿，尤其是行腋窝淋巴结清扫术的患者。照射中和照射后加强上肢功能锻炼。必要时给予利尿药、糖皮质激素脱水消肿治疗。

放射性肺炎 一般发生在治疗后 1～3 个月，严重程度取决于肺受照射的体积和剂量。对有明显症状的放射性肺炎的治疗包括吸氧、祛痰、支气管扩张剂以及肾上腺皮质激素的应用，必要时使用抗生素。

心脏损伤 乳腺癌术后放疗可以引起心律失常、心包积液和心包炎等发生，且内乳区照射可使相关心血管并发症发生率升高，故内乳淋巴结区需酌情谨慎照射。治疗方面可给予利尿、激素和解毒等。

肋骨骨折 肋骨骨折发生在乳腺或胸壁照射后，多在照射数年后发生，多发生在相邻两照射野的剂量重叠区。一般无症状，无骨痂形成无须处理。

皮肤损伤 在照射中可出现皮肤损伤，尤其在皮肤皱褶处，表现为红斑、干湿性脱皮甚至溃疡。晚期可出现皮肤色素沉着和皮肤纤维化。照射野皮肤应保持局部干燥、清洁，避免理化刺激，可用射线防护喷剂喷涂、比亚芬涂抹，忌用热水、膏药、胶布和酒精等。

（钱普东 解 鹏）

乳腺癌术中放射治疗 ［rǔxiàn'ái shùzhōng fàngshè zhìliáo intraoperative radiotherapy（IORT）of breast cancer］ 在乳腺癌手术过程中直视下设野，利用专用 IORT 设备针对原瘤床及周围 1.0～2.5cm 的范围给予单次大剂量照射的治疗方法。IORT 对接受保乳术的乳腺癌患者可作为外照射的局部剂量追加技术方法，或作为替代术后外照射的技术方法，具有缩短疗程，有效保护正常组织的优势，是乳腺癌综合治疗的重要组成部分之一。

适应证 ①早期乳腺癌保乳术有低危因素，IORT 可替代保乳术后的辅助放疗。②早期乳腺癌保乳术有局部高危因素，IORT 可作为瘤床补量，提高放疗局控率。③术前新辅助化疗后保乳术联合 IORT。④保留乳头乳晕复合体的乳腺癌切除术联合 IORT。

禁忌证 ①影像学检查证实有远处转移。②不能耐受麻醉或有手术禁忌者。③患者因化疗导致白细胞降低、骨髓功能较差，再接触射线可加重骨髓抑制，尽量不进行 IORT。

治疗方法 IORT 的治疗需要外科和放疗科医师共同参与，包括术前多学科会诊制订治疗方案；术中放疗科、外科医师和物理师共同确认放射野、射线能量和放射剂量。

放射剂量 依据设备不同而选择，推荐剂量术中光子治疗仪为 20Gy，电子线为 9～15Gy。

手术步骤 有以下步骤。

切除肿瘤 根据肿瘤的部位、大小以及乳腺的大小及形态，依照标准的保乳手术方式切除肿瘤及部分乳腺组织。作皮肤放射状切口或乳晕周围切口，切除深度达胸大肌筋膜，当肿瘤侵及胸肌筋膜或乳腺表面皮肤时，必须将皮肤及胸肌筋膜与乳腺组织一并整块切除。术中对切除标本、肿瘤病灶及切缘作组织学等检查。

游离乳腺组织 肿瘤切除后，从胸大肌筋膜及表面皮肤广泛游离乳腺组织，使乳腺"靶位"能充分地暴露于放射束，仔细保留皮肤的皮下血管，以避免术后发生皮瓣缺血坏死。

保护胸壁 将专用的铅盘与铝盘（铝盘在上，铅盘在下）一并置入乳腺腺体与胸大肌之间的间隙，保护盘大小必须等于或大于乳腺靶位大小，根据皮肤切口宽度选用最大盘。

重建乳腺 在保护盘上方重建乳腺腺体，使乳腺靶位暴露于放射束。

放置术中放疗准直仪 通过皮肤切口置入直线加速器的无菌聚甲基丙烯酸甲酯准直仪，并使其直接与乳腺靶位相贴。

放射治疗 准直仪定位后，将一系列可移动屏障放于手术台周围以防散射 X 线，所有手术人员离开手术室，通过控制面板操作于 2~4 分钟内完成整个放射治疗。

移除术中放疗设备 在放射治疗结束后，从切口移除准直仪，取出铅及铝盘，重建腺体。

术后随诊 根据病理结果及术后分期行相应的辅助化疗及内分泌治疗，随访频率为术后 1 个月及其后每 3 个月 1 次，随访内容包括生存、复发、转移、生活质量评价、肿瘤标志物水平、影像学检查和美容效果评级等。

临床疗效 IORT 与外照射对乳腺美容度的评价类似，但患者的乳腺相关生活质量明显优于外照射患者。IORT 对于保乳手术患者是安全的，可作为补充照射技术替代常规外照射补量技术用于保乳术后早期乳腺癌的治疗，具有缩短治疗周期、抑制亚临床病灶的增殖及潜在降低远处转移的优势，同时可获得与常规外照射相似的局部控制率及无瘤控制率。

并发症及处理 常见并发症有切口感染、残腔积液、放射区皮肤疼痛和纤维化等，发生率较低，且可耐受，经对症处理后效果好。

（冯 勇）

rǔxiàn'ái bǎorǔshùhòu fàngshè zhìliáo

乳腺癌保乳术后放射治疗

（breast-conserving postoperative radiotherapy） 早期乳腺癌患者接受保乳手术后，根据术后病理，对患侧乳腺、锁骨上/下淋巴结区、腋窝和内乳等部位进行选择性照射的治疗方法。目的是降低局部复发率，提高总生存率。保乳手术已成为早期乳腺癌的首选术式，保乳术加术后放疗的生存率和肿瘤局控率与根治术相近。

适应证 原则上所有行保乳手术的患者均需行术后放疗，其中，$T_{is}N_0M_0$ 需要经过病理、双侧乳腺检查、受体状况、遗传学咨询、基因检测和磁共振成像（MRI）等多因素判断分析，确定复发危险因素（可触及的包块、肿块较大、紧贴或累及切缘以及 50 岁以下）。如果个体危险因素为"低"，患者仅手术即可豁免放疗，特别是雌激素受体（ER）阳性、将接受内分泌治疗以及切缘阴性距离大于 3mm。

相对禁忌证 既往胸壁或乳腺有放疗史，应了解放疗剂量及范围，包括皮肤在内的活动性结缔组织病（特别是硬皮病和系统性红斑狼疮），持续的阳性病理切缘，患者伴有已知或可疑的乳腺癌易感性［可能同侧或对侧乳腺癌复发风险，可通过双侧乳腺切除降低风险，有或怀疑利-弗劳梅尼（Li-Fraumeni）综合征］。

绝对禁忌证 妊娠期间弥漫性的可疑或表现为恶性的微小钙化，病变广泛，不能通过局部切除来达到阴性切缘的效果，弥漫性的阳性病理切缘，ATM 突变纯合子（双等位基因失活）。

治疗方法 叙述如下。

照射范围个体化 ①腋窝淋巴结清扫或前哨淋巴结活检阴性，全乳腺照射±瘤床补量，而区域淋巴结照射需要考虑中、内象限的进行过腋窝手术或原发灶直径大于 2cm 且具有其他高危因素［年轻或广泛淋巴管浸润（LVI），或选择性的低危险患者考虑加速部分乳腺照射（APBI）］。对有化疗适应证者，放疗时机选择在化疗后。对于 ≥70 岁、ER 阳性、cN_0、T_1 期接受内分泌治疗的患者可考虑豁免放疗。②腋窝淋巴结转移 1~3 个：如果符合 ALL ACOSOG Z0011 标准（$T_1~T_2$ 期、阳性淋巴结 ≤2 个、保乳手术、计划全乳腺照射和未术前化疗），全乳腺照射±瘤床补量，腋窝不刻意照射。如果不符合上述标准，全乳腺照射±瘤床补量，强烈推荐照射锁骨上下区、内乳区及任何有风险的腋窝淋巴区域。有化疗适应证者放疗在化疗后进行。③腋窝淋巴结转移 ≥4 个，全乳腺照射±瘤床补量，锁骨上下区、内乳淋巴结和高危的腋窝区域。有化疗适应证者放疗在化疗后进行。

照射技术 个体化放疗计划鼓励在 CT 上勾画靶区及邻近危及器官。乳腺/胸壁和淋巴引流区通常采用光子±电子线放疗。可以通过诸如滤板组织补偿、分段正向计划和调强适形放疗来做到较大靶区剂量均匀性及正常组织避让。呼吸控制技术可以用来进一步降低邻近心肺和邻近正常组织的剂量，如深吸气屏气和光学位置技术。瘤床补量技术可以使用电子线、光子或近距离治疗。胸壁瘢痕如果有补量适应证，选择电子线或光子线。每周均通过影像以校准每日放疗位置稳定性。在使用特殊技术（如俯卧位乳腺），可能影像校正的次数要更多些。不推荐每日进行影像校正。

全乳腺照射　靶区定义为完整包括乳腺组织。放疗剂量：全乳腺必须大分割照射 40 ~ 42.5Gy/15 ~ 16 次，某些选择性患者可以考虑 45 ~ 50.4Gy/25 ~ 28 次。推荐对高复发风险者进行瘤床补量，10 ~ 16Gy/4 ~ 8 次。瘤床补量可采用电子线、光子线和近距离治疗。所有剂量模式为每周放疗 5 次。

对于要求限定来院次数的全乳腺照射患者，可以采用超大分割放疗，28.5Gy/5 次（每周 1 次），考虑适用于 50 岁及以上年龄、$pT_{is}T_1T_2N_0$ 和保乳术后。但该方法 10 年以后的毒性反应还不清楚。同时这一方法的瘤床补量的理想模式尚未知晓。此模式的放疗必须通过三维计划来减少不均一性以及心脏、肺的暴露剂量。

区域淋巴结照射　最好通过 CT 治疗计划来确定靶区。根据不同患者的解剖差异，锁骨上下和腋窝淋巴结的处方深度不同。对较大的未手术的淋巴结（如内乳或锁骨旁）可以考虑局部补量。内乳淋巴结的确认可以参考内乳动静脉来确定（因为计划图像上淋巴结常不可见）。基于术后放疗的随机研究，采取区域淋巴结照射时强烈推荐前 3 肋的内乳淋巴结照射。当内乳淋巴结照射时，

需要用剂量体积直方图（DVH）来评估剂量限制正常组织（如心、肺），以及计划靶区（PTV）。照射剂量如下：淋巴结引流区 45 ~ 50.4Gy/25 ~ 28 次，每周治疗 5 次。

APBI　选择性的低危患者局部控制率与其他标准方法类似。然而与标准全乳腺照射对比的研究显示，APBI 美容效果略差。美国国立综合癌症网络（NCCN）确定"适合"APBI 的患者需满足下列条件之一：①≥50 岁，侵袭性导管癌，≤2cm（T_1 期），阴性切缘 ≥ 2mm，没有淋巴管浸润（LVI），ER 阳性及 BRCA 阴性，或②低中核分级，扫描检测到导管原位癌（DCIS）≤2.5cm 且阴性切缘 ≥ 3mm。剂量：34Gy/10 次，每天 2 次，加近距离治疗。或 38.5Gy/10 次，每天 2 次，瘤床光子外照射对瘤床补量。其他分割方式在研究中。

并发症及处理　常见并发症有上肢或乳房水肿、放射性肺炎、心脏损伤、肋骨骨折、皮肤损伤和乳腺（胸壁）纤维化等。

上肢水肿　乳腺癌手术涉及腋窝，易导致上肢淋巴水肿，尤其是行腋窝淋巴结清扫术的患者。照射中和照射后加强上肢功能锻炼。必要时给予利尿药、糖皮质激素脱水消肿治疗。

乳房水肿或乳腺炎　全乳照射可能导致患侧乳房水肿，严重时导致乳腺炎的发生。必要时给予理疗、抗炎和激素处理。

放射性肺炎　一般发生在治疗后的 1 ~ 3 个月，严重程度取决于个体差异及肺受照射的体积和剂量。对有明显症状的放射性肺炎的治疗有吸氧、祛痰、支气管扩张剂以及肾上腺皮质激素的应用，必要时使用抗生素。

心脏损伤　乳腺癌术后放疗可以引起心律失常、心包积液和心包炎等发生，且内乳区照射可使相关心血管并发症发生率升高，故内乳淋巴结区需酌情谨慎照射。治疗方面可给予利尿、激素和解毒等。

肋骨骨折　发生在乳腺或胸壁照射后，多在照射数年后发生，多发生在相邻两照射野的剂量重叠区。一般无症状，无骨痂形成无须处理。

皮肤损伤　在照射中可出现皮肤损伤，尤其在皮肤皱褶处，表现为红斑、干湿性脱皮甚至溃疡。晚期可出现皮肤色素沉着和皮肤纤维化。照射野皮肤应保持局部干燥、清洁，避免理化刺激，可用射线防护喷剂喷涂、比亚芬涂抹，忌用热水、膏药、胶布和酒精等。

（钱晋东　解　鹏）

rǔxiàn'ái sānwéi shìxíng fàngshè zhìliáo hé tiáoqiáng shìxíng fàngshè zhìliáo

乳腺癌三维适形放射治疗和调强适形放射治疗［three-dimensional conformal radiotherapy（3D-CRT）or intensity modulated radiation therapy（IMRT）of breast cancer］

三维适形放射治疗（3D-CRT）利用 CT 图像重建的肿瘤三维结构，通过在不同方向设置一系列不同的照射野，并采用与病灶形状一致的适形挡铅，使得高剂量区的分布形状在三维方向（前后、左右、上下方向）上与靶区形状一致，同时使病灶周围正常组织的受量降低。调强适形放射治疗（IMRT）在三维适形放疗基础上发展起来，是一种更精准的放疗技术。IMRT 不仅可使照射野形状与靶区投影一致，而且通过改变野内照射子野

输出剂量，靶区内任何一点都能达到理想的剂量，与 3D-CRT 相比，更能减少靶区周围危及器官剂量，进而提高靶区的分割剂量和总剂量。IMRT 还能实现靶区内不同区域以不同剂量照射，数个独立病灶也可以同时照射。

适应证 乳腺癌术后放疗大多采用 3D-CRT 或 IMRT，较常规放疗而言可以减少周围正常组织的损伤，理论上讲适用于各种情况的乳腺癌放疗。

乳腺导管内癌的放疗 对于有高危复发因素的患者行术后放疗，保乳术后的放疗需照射全乳腺 50Gy/25 次，无须预防照射区域淋巴结。

早期浸润性乳腺癌保乳术后放疗 保乳术后放疗可以显著降低同侧乳腺肿瘤的局部复发率。保乳手术患者，包括各种类型的浸润性癌，无论腋窝淋巴结阴性或阳性，均应行术后放疗。放疗范围包括全乳腺及瘤床补量，根据具体病情选择性照射区域淋巴结。

早期浸润性乳腺癌全乳腺切除术后放疗 全乳腺切除术后放疗可以减少局部复发率，提高总生存率。其适应证有：①原发肿瘤最大直径大于 5cm。②腋窝淋巴结阳性数目≥4 个。③原发肿瘤最大直径≤5cm 且腋窝淋巴结阳性数目少于 4 个，需满足以下条件之一：年龄≤40 岁，肿瘤最大直径大于 3cm，激素受体阴性，

肿瘤淋巴结清扫数目少于 10 个或转移比例大于 20%，HER-2/neu 高表达。照射范围包括胸壁、锁骨上下淋巴结引流区，内乳区根据具体情况决定是否照射。

局部晚期乳腺癌的放疗 局部晚期乳腺癌指乳腺和区域淋巴引流区肿瘤负荷较大，但无远处转移。临床表现为乳腺皮肤溃疡、水肿、卫星结节，肿瘤侵犯胸壁，腋窝淋巴结融合固定，内乳淋巴结转移，锁骨上下淋巴结转移等。临床多采取综合治疗，包括术前新辅助化疗+手术+术后放疗、术前新辅助放化疗+手术、根治性放化疗以及根治术+术后放化疗等，根据情况联合靶向治疗及内分泌治疗。

转移性乳腺癌的放疗 乳腺癌易发生远处转移如转移至骨、脑和肝等，针对转移灶行姑息放疗，可减轻症状如缓解疼痛、解除压迫等。

禁忌证 一般乳腺癌术后患者均能耐受术后放疗。对于预计生存期较短，心肺功能极差和恶病质的终末期患者，不考虑放疗。

治疗方法 各种乳腺癌 3D-CRT 或 IMRT 均有一整套治疗流程，主要有以下几个步骤。

制模 根据患者体型、病情及需要治疗的部位制作个体化固定装置，一般采用乳腺托架、真空垫或二者结合来制作模具，固定患者。

定位 采用 CT 定位，定位前

用铅丝标记乳腺范围，手术瘢痕处也贴铅丝标记。头偏健侧，行 CT 扫描，扫描范围从颏下至膈下，扫描层厚 5mm。

靶区勾画 CT 定位图像采集完成后传输至医师工作站，临床医生根据患者病情勾画需要照射的部位，如胸壁、锁骨上下、腋窝等区域，同时勾画出危及器官，如心脏、肺、脊髓和甲状腺等，并提交照射剂量及危及器官限量。

制作计划 物理师制订放疗计划，医师和物理师共同确认计划可执行性。

复核摆位 医师在常规模拟机下将患者体位重新复核无误后，由临床医师、物理师和放射治疗师在直线加速器上共同完成首次放射治疗。

并发症及处理 3D-CRT 及 IMRT 较常规放疗更精准，周围正常组织受照剂量更少，不良反应较常规放疗相对较少。常见并发症见乳腺癌保乳术后放射治疗。

(解鹏 尹丽)

shǎnshuò xiànxiàng

闪烁现象 (flare phenomenon)

肿瘤患者放射治疗或化疗后，临床表现有显著好转，骨影像表现为原有病灶的放射性聚集较治疗前更为明显，再经过一段时间后又会消失或改善的现象。其机制与治疗后成骨作用增强有关，一段时间后，骨骼病灶的浓聚会消退。该现象在乳腺癌中常见。

(胡赛男 赵平)

索　引

条目标题汉字笔画索引

说　明

一、本索引供读者按条目标题的汉字笔画查检条目。

二、条目标题按第一字的笔画由少到多的顺序排列，按画数和起笔笔形横（一）、竖（丨）、撇（丿）、点（、）、折（乛，包括丁乚く等）的顺序排列。笔画数和起笔笔形相同的字，按字形结构排列，先左右形字，再上下形字，后整体字。第一字相同的，依次按后面各字的笔画数和起笔笔形顺序排列。

三、以拉丁字母、希腊字母和阿拉伯数字、罗马数字开头的条目标题，依次排在汉字条目标题的后面。

八　画

九　画

十　画

条 目 外 文 标 题 索 引

内 容 索 引

说 明

一、本索引是本卷条目和条目内容的主题分析索引。索引款目按汉语拼音字母顺序并辅以汉字笔画、起笔笔形顺序排列。同音时，按汉字笔画由少到多的顺序排列，笔画数相同的按起笔笔形横（一）、竖（丨）、撇（丿）、点（、）、折（乛，包括丁乚く等）的顺序排列。第一字相同时，按第二字，余类推。索引标目中夹有拉丁字母、希腊字母、阿拉伯数字和罗马数字的，依次排在相应的汉字索引款目之后。标点符号不作为排序单元。

二、设有条目的款目用黑体字，未设条目的款目用宋体字。

三、不同概念（含人物）具有同一标目名称时，分别设置索引款目；未设条目的同名索引标目后括注简单说明或所属类别，以利检索。

四、索引标目之后的阿拉伯数字是标目内容所在的页码，数字之后的小写拉丁字母表示索引内容所在的版面区域。本书正文的版面区域划分如右图。

a	c	e
b	d	f

S

Y

希腊字母

阿拉伯数字

罗马数字

本卷主要编辑、出版人员

责任编辑　孙文欣

索引编辑　王小红

名词术语编辑　王晓霞

汉语拼音编辑　潘博闻

外文编辑　顾　颖

参见编辑　周艳华

绘　　图　兰亭数码图文制作有限公司

责任校对　张　麓

责任印制　卢运霞